妇科肿瘤诊疗新进展

New Advances in the Diagnosis and Treatment of Gynecological Tumor

（第3版）

主　编　刘　琦

副主编　尤志学　李秀琴　徐　云　朱培元

科学出版社

北　京

内 容 简 介

本书作者结合国内外妇科肿瘤的最新资料与多年的临床实践，系统阐述了外阴与阴道肿瘤、子宫颈癌及癌前病变、子宫体肿瘤、卵巢恶性肿瘤、妊娠滋养细胞疾病等常见妇科恶性肿瘤的诊断、鉴别诊断、临床分期、病理分类及治疗领域的最新进展，并对与妇科肿瘤密切相关的病理学、影像学、放射治疗学、姑息医学、靶向治疗及细胞免疫治疗等均有专章予以探讨。本版较第 2 版增加了卵巢癌、子宫肉瘤等新的 NCCN 指南精神；各个国际会议妇科肿瘤诊治的最新进展；基因、靶向、免疫治疗妇科肿瘤的最新内容及当前最新的分子病理学检测等内容，并对子宫颈微偏腺癌、神经内分泌癌、阴道 VAIN 等当今敏感问题进行了阐述。

本书内容丰富，图片清晰，临床指导性强，适于各级妇产科医师、肿瘤科医师阅读参考。

图书在版编目（CIP）数据

妇科肿瘤诊疗新进展/刘琦主编． —3 版． —北京：科学出版社，2018.8
ISBN 978-7-03-057833-4

Ⅰ．①妇… Ⅱ．①刘… Ⅲ．①妇科病—肿瘤—诊疗 Ⅳ．①R737.3

中国版本图书馆CIP数据核字（2018）第128369号

责任编辑：郭 颖／责任校对：王晓茜 贾娜娜
责任印制：赵 博／封面设计：龙 岩

科 学 出 版 社 出版

北京东黄城根北街 16 号
邮政编码：100717
http://www.sciencep.com

中国科学院印刷厂印刷

科学出版社发行 各地新华书店经销

*

2011年9月第 一 版
2015年9月第 二 版 由人民军医出版社出版
2018年8月第 三 版 开本：787×1092 1/16
2018年8月第一次印刷 印张：28 插页：9
字数：698 000

定价：128.00元

（如有印装质量问题，我社负责调换）

编者名单

主　编　刘　琦

副主编　尤志学　李秀琴　徐　云　朱培元

编　者（以姓氏笔画为序）

王微微　石群立　朱　虹　朱锡旭　朱端荣

刘红军　刘晓明　许　健　杨林东　杨桂芬

余敏敏　沈泽天　张　承　张　秦　陈小祥

陈浩飞　金　毅　周秋明　周晓蝶　郝　群

施　雅　贾宏彬　涂　频　梁元姣　蔡云朗

管　群

☆☆☆ 前　言

　　本人仅仅是一名普通的妇科肿瘤医师，但我经过再三思考决定接受本书的第 3 版撰写邀请，除了因为确实近年来妇科肿瘤的诊治出现了不少新的进展外，更重要的是我希望通过此次再版能使妇科肿瘤工作者意识到，在漫长的妇科肿瘤诊治道路上，仅仅满足于已有的手术、化疗、放疗手段及一些指南等是远远不够的，只有不断学习、思考，增强我们对肿瘤的认识能力，从"以瘤为本"转向"以人为本"，科学、人性地排列组合手中现有的"武器"，实现患者利益的最大化，才是我们妇科肿瘤医师不懈追求的目标。

　　本次再版仍分为 10 章，重点对 5 个章节（第 2 章、第 4 章、第 6 章、第 8 章、第 10 章）做了修改，增加了子宫颈癌及癌前病变 2017 年 NCCN 指南等最新内容，并且单独阐述了近年来比较困惑的子宫颈微偏腺癌及神经内分泌癌；增加了关于卵巢上皮性癌的 2017 年更新及对难治性卵巢癌的个人观点，也说明了预防性卵巢输卵管切除及单独输卵管切除的利弊；在病理章节，将第十节分子病理的内容全部更新，对当今流行的分子检测方法逐一做了介绍；在第 8 章放射治疗章节，对螺旋断层放射治疗系统做了更新；第 10 章的第一节、第三节均做了较多修改，加入了新的靶向治疗如 PARP 抑制剂的药物应用及 PD1/PDL1 等免疫治疗内容。此外，在前 3 章内强调了 HPV 对整个下生殖道（外阴、阴道、子宫颈）的影响；病理诊断一章完全按照 2014 年 WHO 妇科肿瘤新的分类，每一节开始列出中英文诊断名称，并同时注出 ICD-O（肿瘤恶性程度）编码，更方便了临床医师理解病理诊断。

　　总之，此次再版无论是内容安排还是语言润色上均较前次有明显的提高，希望能对妇科肿瘤工作者有所帮助。我与各位编者还会不断努力，争取下次再版时使此书更趋完美。

刘　琦
于南京

目　录

第 1 章

外阴、阴道肿瘤

第一节 外阴肿瘤

外阴肿瘤是指生长于外阴部的肿瘤，主要位于大阴唇、小阴唇、阴蒂及会阴。外阴癌少见，占女性生殖道恶性肿瘤的 3%～5%，据美国癌症协会估计，2013 年美国新发病例 4700 人，死于外阴癌病例 990 人。以往认为外阴癌多见于老年患者，但近年来伴随着外阴癌发病率的增加，外阴癌的发病年龄有年轻化的趋势。尽管经典的发病高危因素有吸烟、免疫抑制性疾病及慢性皮肤病变如外阴硬化性苔藓等，但近年来的研究发现，人乳头瘤样病毒（human papilloma virus,HPV）感染可能占有更重要的地位，尤其是在相对年轻、性活跃的女性中，因此子宫颈癌、阴道癌病史也成为高危因素。90%的外阴癌为鳞状细胞癌（简称鳞癌），因此，我们当前了解的流行病学、播散方式、预后因素和生存数据等资料基本来源于鳞癌的回顾性分析和少量的前瞻性研究。恶性黑色素瘤是第二常见的外阴肿瘤，此外还有基底细胞癌、前庭大腺腺癌、汗腺癌、Paget 病及少见的软组织肉瘤，如平滑肌肉瘤、脂肪肉瘤、葡萄状肉瘤和卡波西肉瘤等。外阴肿瘤也会继发于膀胱、直肠、肛门等邻近生殖器官的肿瘤。外阴肿瘤多同于皮肤肿瘤，但因其解剖学上毗邻阴道、尿道、肛门，并需承担一定张力，故有其特殊性。

一、流行病学

曾有研究发现，外阴癌患者中伴有高血压、糖尿病、肥胖者较多，推测其可能与外阴癌有关，但又有研究认为，这仅仅是伴随年龄而出现的改变，不具有特异性。也有学者认为某些感染可能与外阴癌相关，这些感染包括肉芽肿性感染（腹股沟肉芽肿、性病性淋巴肉芽肿、外阴梅毒）、单纯疱疹病毒感染、HPV 感染，提示有性传播疾病的妇女可能会有较高的外阴癌发病风险，但在外阴癌患者中始终未能分离出相关病原体抗原，以至于无法确定两者间的因果关系。

随着对 HPV 病毒研究的不断深入，近年来，越来越多的证据提示外阴癌及外阴湿疣样病变与潜在的 HPV 感染相关，HPV-DNA 也已从浸润性外阴癌和原位癌组织中分离出来，自此确定了外阴 HPV 感染与外阴癌的相关性。HPV 可有众多亚型，现已证实与外阴癌相关的亚型有 HPV16、HPV6、HPV33 型，其中 HPV16 型感染最为常见。HPV-DNA 可在 70%～80% 的上皮内病变中被发现，但在浸润性病灶中的发现率仅有 10%～50%，提示浸润性外阴癌可能不完全是 HPV 感染所致，临床上及组织学上也发现因 HPV 感染引起的外阴癌有别于无

HPV 感染者，故应分别对待。目前认为外阴癌的病因可分为两种，其一为 HPV 无关型，通常发生在 70～80 岁的老年妇女中，与硬化性苔藓等慢性炎症基础上的 *TP53* 突变有关；其二为 HPV 相关型，年轻人多见，占外阴鳞癌的 43%～60%。Brinton 等发现，有生殖道湿疣史、异常巴氏涂片史及吸烟史的妇女患外阴癌的风险明显升高，其中既有吸烟史又有生殖道湿疣史者患外阴癌的风险上升 35 倍，慢性免疫抑制和浸润性外阴癌也有一定相关性，因此认为 HPV 感染与非特异性免疫抑制可能均为外阴癌的致病因素。目前越来越多的观点倾向于吸烟、非特异性免疫抑制可能是外阴癌发展过程中的辅助因子，它可以使 HPV 感染更容易实现，进而导致外阴癌。

外阴营养不良、硬化性苔藓等慢性外阴感染性病变及鳞状上皮内瘤变（尤其是原位癌），均可能是外阴浸润性鳞癌的癌前病变。Carli 等的研究发现 32%的无 HPV 感染的外阴癌患者实际上与外阴硬化性苔藓有关，提示硬化性苔藓可能是外阴癌的癌前病变，但 Hart 等进行的一项大样本的回顾性病理学分析并没有发现从硬化性苔藓到外阴癌的转化证据。在一项对外阴原位癌患者的观察研究中发现，8 例未被治疗者中有 7 例在 8 年内进展为浸润癌，而在 105 例接受治疗的患者中只有 4 人在 7～18 年进展为浸润癌，但随后对 405 例外阴 Ⅱ～Ⅲ级上皮内瘤变病例的研究中，Jones 等发现在 1.1～7.3 年（平均 3.9 年），3.8%的经过治疗患者及 10 例未被治疗的病例均发展为浸润癌。虽然一些上皮内瘤变可能自然消退，但持续存在或进展为浸润癌的患者仍不在少数。最近来自美国和挪威的发病率数据分析显示 20 世纪 70～90 年代，外阴原位癌的发生率上升了 2～3 倍，但并未看到外阴浸润癌的发生率相应上升。对此有不同的解释：①受感染的妇女随访年限还未达到患浸润性病变的年限；②浸润前病变的积极治疗阻止了向浸润癌的发展；③原位癌和浸润癌的起因不太相关。Trimble 等推断外阴鳞癌应该是异源性病因学产生的结果，具有基底样或疣状特征的癌与 HPV 感染相关，而角化型鳞癌与 HPV 无关，而且基底样或疣状癌与经典的子宫颈癌危险因素也相关，包括初次性生活的年龄、性伴侣的数目、先前异常的巴氏涂片、吸烟和较低的社会经济地位等，而在角化型鳞癌病例中与这些因素的相关性不明显。

Flowers 等发现与 HPV 阳性的外阴癌相比较，HPV 阴性的外阴癌更容易出现 *P53* 抑癌基因的突变。*P53* 具有调控细胞生长和增生的功能，外阴癌的发生可能与 *P53* 基因突变导致失活有关，而在 HPV 阳性的外阴癌中则是 HPV 基因产物的表达所致。Mitchell 等在对 169 例外阴浸润癌的研究中发现，约有 13%的外阴癌继发于生殖道的鳞状上皮瘤变，这种继发于原发肿瘤的外阴癌与 HPV 感染明显相关，也说明一些鳞状上皮病变起始于性传播病毒，这种病毒具有感染整个下生殖道而产生瘤样病变的能力。因此，2004 年国际外阴疾病研究学会（ISSVD）将外阴上皮内瘤变（vulvar intraepithelial neoplasia, VIN）进行了新的分类：①普通型（usual type）VIN，多与 HPV 感染相关，与疣状型（鲍温病）、基底细胞型及混合型外阴癌有关，多见于相对年轻者，约占 80%；②分化型（differentiated type）VIN，常与硬化性苔藓及潜在的炎性疾病所致的鳞状上皮过度增生及外阴癌相关，而与 HPV 关系不大，多见于相对年长妇女，约占 20%。

二、播散方式

外阴癌的播散方式有三种：局部蔓延、经淋巴转移及血行转移。外阴皮下组织中淋巴系统十分发达，因此外阴癌极易出现区域性淋巴结转移。有研究显示，当外阴癌病灶浸润<1mm

☆ ☆ ☆ ☆

时很少累及淋巴系统，但病灶浸润 2～3mm 时常累及淋巴系统，当癌浸润＞10mm 时 50%以上可出现局部淋巴结转移。通常外阴癌从原发灶扩散至区域淋巴结遵循逐级规则，很少有跳跃性转移，外阴癌灶首先转移至表浅腹股沟淋巴结和股淋巴结，再扩散至深部腹股沟和盆腔淋巴结，但偶尔也可出现直接累及深部腹股沟淋巴结、闭孔淋巴结而直接向上转移至盆腔各组淋巴结的情况，特别是当病灶累及阴蒂周围时。晚期患者的皮下淋巴管系统被广泛侵犯，可导致下腹壁或大腿间的皮肤呈现明显的炎症卫星状病灶。肺是外阴癌和阴道癌血行转移最常见的转移部位。

三、临床表现及诊断

外阴癌虽长于体表而易于早期发现，但却常因医患双方的原因而延误诊断。大多外阴癌患者会以外阴部瘙痒、疼痛、小丘疹、结节、溃疡或色素减退而就诊，但非妇科肿瘤专业的医师常会忽视了外阴肿瘤而仅经验性地认为炎症的可能性大，常先按炎症处理，而没有进行组织活检，以至于患者从出现症状到外阴癌被确诊的时间常被延长。Jones 等报道 88%的外阴鳞癌患者从出现症状到确诊的时间间隔超过 6 个月，其中 31%的妇女在诊断外阴癌之前至少已就诊 3 次以上，27%的妇女曾被医师经验性地给予雌激素和皮质激素治疗。体检可见外阴部与其主诉相对应部位存在不同类型的病变，如白斑样、苔藓样、皲裂样、溃疡状、弥漫湿疹样、湿疣样等，仅通过症状和体检来确定为外阴癌常常很难，因其表现并不具有特异性，不能与外阴良性病变所区别，因此外阴癌的诊断必须通过活检而作出。活检的部位也需要推敲，通常单一的、局限的病灶活检，其部位选择不困难，但对于慢性外阴营养不良、弥漫性白斑、多点异常性病变或 Paget 病的患者选择合适的活检部位是困难的，有时不得不行多点活检。对于仅有较小单一可疑病灶的患者可在局部麻醉下完整切除病灶，既达到活检目的又兼顾了治疗。组织活检尽量包括可疑的表皮病灶及皮下组织，以便于浸润癌的病理和深度能被准确评估。晚期患者主要表现为局部疼痛、出血及肿瘤渗出，有腹股沟淋巴结转移或远处转移病灶者还可出现相应的症状。

外阴癌患者的病情评估主要包括病变范围，如原发肿瘤的测量、是否累及毗邻器官或骨膜、腹股沟淋巴结累及的可能性，以及是否有内科合并症等。盆腔检查一直是评估外阴癌和阴道癌局部扩散程度最重要的方法。病灶定位、肉眼形态、累及部位、可见深度和触摸肿瘤质地等需仔细记录并做肿瘤图解，肿瘤是否紧挨中线结构也应该被记录。影像学检查，特别是 MRI 能被用来评估膀胱或病灶下方组织的深部浸润，直肠镜或膀胱尿道镜检查也可用来确认影像学证据，包括膀胱、尿道、肛门或直肠的累及。虽然 CT 对检测盆腔和腹股沟淋巴结有所帮助，但普通 CT 对局部解剖提供的信息较少。影像学检查虽然有助于治疗计划的制订，但不能更改 FIGO 分期。

四、分期及病理分类

（一）分期

外阴癌的分期由 1970 年国际妇产科联盟（FIGO）的临床分期修改为 1988 年的手术病理分期（表 1-1），随着临床研究的不断深入，至 2009 年再次修正手术病理分期（表 1-2）。

表 1-1　1988 年 FIGO 手术病理分期

0	原位癌（浸润前癌）
Ⅰ	肿瘤局限于外阴或外阴和会阴，最大径线≤2cm
ⅠA	肿瘤局限于外阴或外阴和会阴，最大径线≤2cm，间质浸润≤1.0mm*
ⅠB	肿瘤局限于外阴或外阴和会阴，最大径线≤2cm，间质浸润＞1.0mm*
Ⅱ	肿瘤局限于外阴或外阴和会阴，最大径线＞2cm
Ⅲ	肿瘤侵犯下列任何部位：下尿道、阴道、肛门和（或）单侧区域淋巴结转移
Ⅳ	肿瘤侵犯上尿道或膀胱黏膜、直肠黏膜；或骨质固定和（或）双侧区域淋巴结转移及远处转移
ⅣA	肿瘤侵犯下列任何部位：膀胱黏膜、直肠黏膜、上尿道黏膜；或骨质固定和/或双侧区域淋巴结转移
ⅣB	任何部位（包括盆腔淋巴结）的远处转移

*浸润深度是指肿瘤从表皮乳头上皮最深处至间质受累最深浸润点的距离

表 1-2　2009 年 FIGO 手术病理分期

Ⅰ	肿瘤局限于外阴，淋巴结未转移
ⅠA	肿瘤局限于外阴或会阴，最大径线≤2cm，间质浸润≤1.0mm*，无淋巴结转移
ⅠB	肿瘤最大径线＞2cm 或局限于外阴或会阴，间质浸润＞1.0mm*，无淋巴结转移
Ⅱ	任何大小的肿瘤，伴有肿瘤侵犯下列任何毗邻部位：下 1/3 尿道、下 1/3 阴道、肛门，无淋巴结转移
Ⅲ	肿瘤有或无侵犯下列任何部位：下 1/3 尿道、下 1/3 阴道、肛门，有腹股沟-股淋巴结转移
ⅢA	1 个淋巴结转移（≥5mm），或 1～2 个淋巴结转移（＜5mm）
ⅢB	≥2 个淋巴结转移（≥5mm），或≥3 个淋巴结转移（＜5mm）
ⅢC	阳性淋巴结伴囊外扩散
Ⅳ	肿瘤侵犯其他区域（上 2/3 尿道，上 2/3 阴道）或远处转移
ⅣA	肿瘤侵犯下列任何部位：上尿道和（或）阴道黏膜、膀胱黏膜、直肠黏膜，或固定在骨盆壁，或腹股沟-股淋巴结出现固定或溃疡形成
ⅣB	任何部位（包括盆腔淋巴结）的远处转移

*浸润深度是指肿瘤从表皮乳头上皮最深处至间质受累最深浸润点的距离

（二）病理分类

以往外阴肿瘤的病理分类采用的是 2003 年 WHO 分类，2014 年 WHO 作出了第 4 版肿瘤分类，将其主要分为如下几类。

1. 上皮性肿瘤：鳞状上皮肿瘤，包括鳞状上皮内病变、鳞癌、基底细胞癌；腺体肿瘤，包括 Paget 病、前庭大腺及特异化的肛门生殖器腺癌、其他类型腺癌（汗腺型、肠型）；神经内分泌肿瘤，包括高级别神经内分泌癌（小细胞性、大细胞性）、梅克尔（Merkel）细胞瘤。

2. 神经外胚层肿瘤：尤因（Ewing）肉瘤。

3. 软组织肿瘤：葡萄状肉瘤（胚胎性、腺泡状）、平滑肌肉瘤、上皮样肉瘤、腺泡状软组织肉瘤、其他肉瘤（脂肪肉瘤、恶性外周神经鞘瘤、卡波西肉瘤等）。

4. 黑色素细胞瘤：恶性黑色素瘤。

5. 生殖细胞瘤：卵黄囊瘤。

6. 淋巴样和黏液样肿瘤。

7. 继发性肿瘤。

每种外阴肿瘤的病理学特点详见病理章节。各类肿瘤中以外阴鳞癌的发病率最高，临床最为常见，故本章随后的预后分析及治疗模式也基本以鳞癌为主。

五、预后因素

外阴鳞癌中主要的预后因素包括肿瘤直径、肿瘤浸润深度、淋巴结阳性和远处转移、脉管阳性及手术切缘阳性。这些在 FIGO 分期中都有所体现，是肿瘤复发和死亡的最重要预后因素。Wharton 等在 1975 年提出了外阴癌的微浸润概念，并且建议对于浸润深度小于 5mm 的小肿瘤免于腹股沟淋巴结手术切除，但随后的报道发现 10%～20%符合此标准的患者有隐匿的腹股沟淋巴结转移，随即废除了腹股沟淋巴结不需切除的理念。对于微浸润肿瘤与腹股沟淋巴结转移的相关性，一致的意见是以肿瘤浸润小于 1mm 为界，这也反映了 FIGO 分期中将浸润小于 1mm 分为 I A 期的道理所在。在一项对 1342 例不同病灶直径、无淋巴结转移患者的预后研究中发现，无论病灶大小均有相近的生存率（≤2cm，94%；2.1～4cm，82%；4.1～6cm，83%；6.1～8cm，82%；>8cm，88%）；另一项对 578 例患者的研究显示，同为病灶直径<2cm 者，其浸润深度不同，淋巴结状态就完全不同（淋巴结转移率：≤1mm，0；1～2mm，7.7%；2～3mm，8.3%；3～5mm，26.7%；>5mm，34.2%），说明病灶大小不是独立的预后因素，也不再是腹股沟淋巴结切除术的指征，而浸润深度要比病灶大小与淋巴结转移的关系更密切，因此术前活检应包含部分皮下组织，以判断皮下浸润深度来决定是否切除淋巴结。

淋巴结状态是最重要的独立预后因素，与临床分期及预后密切相关。腹股沟淋巴结有否转移是外阴癌的独立预后因子，有报道显示有腹股沟淋巴结转移者在初始治疗后的 2 年内大多复发，预示着长期生存率可能减少 50%。手术前临床预测淋巴结转移不够准确，通过影像学（MRI、CT、PET 和超声）试图评估腹股沟-股淋巴结的转移也不满意，均没有足够高的阴性预测价值来取代以手术方式切除腹股沟淋巴结所作出的评估准确，因此目前仍然强调系统地切除腹股沟淋巴结，而不是取样或活检。至于淋巴结播散是单侧还是双侧，许多报道表明单侧和双侧淋巴结转移的生存率没有差异，双侧淋巴结转移并不是一个独立的预后因素，而阳性淋巴结数目的多少是影响预后的重要因素。一项 609 例外阴癌的研究显示，淋巴结阳性数目与 5 年生存率极其相关（阴性：90.9%；1～2 个阳性：75.2%；3～4 个阳性：36.1%；5～6 个阳性：19%；>7 个阳性：0），但在 1988 年的 FIGO 分期中却没有体现，2009 年的 FIGO 分期中对此作出了细致规定。2009 版分期对病理报告的要求极高，病理报告要包括阳性淋巴结的数量、大小和是否囊外扩散，因为阳性淋巴结的大小和是否囊外扩散也是影响预后的重要因素，研究显示淋巴结大小及是否囊外扩散，其 5 年生存率明显不同（直径<5mm：90.9%；直径 5～10mm：41.6%；直径>10mm：20.6%；局限囊内：85.7%；囊外扩散：25.0%）。

2012 年在美国临床肿瘤学会（ASCO）年会报告的一项大规模生存期的临床研究显示，在 1637 个外阴癌患者中有 491 例（30%）淋巴结阳性，比较淋巴结阳性组、阴性组，中位生存期（OS）为 43.4 个月和 212 个月，并且淋巴结转移数量越多预后越差。491 例淋巴结阳性者中有 240 例（48.9%）接受了辅助治疗，其中放疗（85.8%），放化疗（14.2%），中位 OS 在有辅助治疗组明显长于无辅助治疗组，为 66.9 个月和 35.7 个月，因而认为淋巴结转移后给予辅助治疗也是外阴癌重要的预后影响因素。

关于局部复发风险，虽然与肿瘤体积和范围有关，但更重要的是与手术切除边缘是否足够有关。De Hullu 等报道在外阴癌切缘≤8mm 的 40 个外阴癌中 9 个局部复发，而切缘＞8mm 的患者没有局部复发；Heaps 等在病理组织切片中也发现，显微镜下切缘少于 8mm 时局部复发率明显上升，认为病理边缘距离≤8mm 是局部复发的重要预测因子，因此建议在标本未固定的组织中切除边缘至少要达到 1cm。为了帮助手术医师设计手术切缘，Hoffman 等测量了外阴浸润性鳞癌的肉眼边缘及显微镜下病灶的边缘，结果发现肉眼和显微镜下的边缘几乎一样，因此，手术医师仅凭肉眼判断病灶边缘并在其外＞1cm 作为切缘即可。

六、治疗

（一）VIN 的治疗

VIN 有 1.2%～11.6% 的自然消退率，多发生在多灶、色素性病变的年轻妇女中，与分化型 VIN 相比，HPV 相关型 VIN 进展为鳞癌的发生率低且较为缓慢，因此对此型患者可以严密观察，若 1 年仍不消退则应积极治疗。VIN 的治疗目的主要为缓解症状、阻止其病变进展为癌。治疗方法多种多样，主要有药物治疗、物理治疗及手术治疗。VIN 进展为鳞癌的概率为 15%～25%，普通型 VIN 因与 HPV 有相关性，可以考虑加入相应治疗，如咪喹莫特软膏。由于 VIN 患者相对年轻，因此治疗上应充分考虑到患者的外观、心理、生理功能及生活质量。

1. 药物治疗 目前应用较多的是 5% 的咪喹莫特软膏。咪喹莫特（imiquimod）是一种人工合成的非核苷类异环咪唑喹啉胺类药物，在体内水解后代谢为活性母体阿昔洛韦，生物利用度是阿昔洛韦的 3～5 倍。该药也是小分子免疫调节剂，具有抗病毒、抗肿瘤作用，主要是通过活化先天性免疫系统和诱导 IFN-α、TNF-α、IL-1、IL-6 等多种细胞因子来增强细胞免疫，刺激机体免疫系统发生针对感染 HPV 细胞的 Th1 型免疫应答，最终清除局部 HPV。具体用法为每周 3 次，持续 12～20 周，治疗期间每 4～6 周行阴道镜检查评估疗效。临床反应率为 77%～81%，复发率为 13.6%。但咪喹莫特有一定局部刺激性，主要副作用有局部疼痛、水肿、红斑，大多数患者可耐受。咪喹莫特也可联合其他药物或方法治疗，如加用化学药膏（5-FU、鬼臼毒素、三氯醋酸等）局部涂抹，5-FU 的单药缓解率为 34%，此类药物同样有局部刺激，故耐受性差，临床上应用较少。西多福韦（cidofovir）联合咪喹莫特的临床应用正在研究中，也有加用 IFN-α、HPV 疫苗及光动力治疗的报道。

2. 物理治疗 目前常用的方法有激光汽化、冷冻、光动力、超声空化抽吸等，激光汽化、冷冻最大的缺点为不能获得组织标本，使部分隐匿的浸润癌漏诊；而且一旦遇到未查出的浸润癌，还有促进癌扩散的可能。激光汽化的治疗深度为 1～2mm，瘢痕小，适用于病变范围过大的年轻患者，与手术切除及咪喹莫特治疗相比复发率高，治疗失败率可达 41.9%。冷冻治疗可引起局部疼痛，故适合于病灶局限者。光动力治疗（photodynamic therapy, PDT）是以光、光敏剂（光动力治疗药物）和氧的相互作用为基础的一种新的疾病治疗手段，是指在光敏剂参与下，在光的作用下，使有机体细胞或生物分子发生功能或形态变化，严重时导致细胞损伤和坏死。对 VIN 的治愈率为 57%。与 CO_2 激光汽化及手术治疗相比，具有治疗时间短、美容效果好、不引起潜在癌扩散的优点。超声空化抽吸术（cavitron ultrasonic surgical aspirator, CUSA）是利用超声波破坏组织导致空化，再吸取收集组织的一种治疗，优于激光汽化，同时可以获得病理标本，但在毛发区的复发率可高达 86%。

3. 手术治疗　正常外阴上皮组织厚度为（0.5±0.2）mm，无毛发区 VIN 累及的皮肤厚度多＜2mm，毛囊区为 2~4mm，药物及物理治疗常难以达到此厚度，因此手术切除是 VIN 治疗的主要方式。由于 VIN 发病年轻化，为保存器官的解剖及生理功能，手术也趋于保守，以局部切除为主，必要时行外阴单纯切除，尽量保留阴蒂、尿道、肛门，但于术切除的病灶要与切缘相距 0.5~1.0cm。手术治愈率为 89%，但因 VIN 病灶常多发、范围广，故也存在一定的复发率，有报道复发率可高达 26.4%。即便复发再次局部切除效果仍好。对合并有阴蒂、尿道、肛门的病变，可结合激光等物理方法同时治疗，尽可能保留其生理功能。老年妇女的广泛外阴病变容易进展为浸润性癌，因此行外阴单纯切除较为适合，但因影响外阴的解剖结构及功能，会对患者造成一定心理压力，故术前应充分沟通。经过治疗后，VIN 总的复发率为 38%~48%，其中有 3.8%~20%可进展为鳞癌，复发及进展的高危因素有持续高危型 HPV 感染、病变多灶性、切缘阳性及吸烟等。大部分 VIN 患者的复发发生在治疗后 3 年内，期间应严密随访。

（二）外阴癌的治疗

手术是外阴癌的主要治疗方式，放疗及化疗也是重要的治疗手段。外阴癌没有标准的手术方式。传统的外阴癌治疗方法是行根治性外阴切除术，包括单纯外阴切除（原发灶切除）、腹股沟-股淋巴结切除及必要时盆腔淋巴结的切除。近年来研究发现，术后放疗对高危患者可以提高生存率，甚至也有报道认为辅以术后放疗和同步放化疗可以极大程度地弥补晚期肿瘤患者的不满意根治性切除，放疗和化疗及生物治疗的进步某种程度上使得外阴癌的手术范围相对缩小了，当今对外阴癌的治疗更强调多手段的综合治疗而不是仅仅做大范围的外阴切除，鼓励在不影响治疗效果的前提下，尽量采用最保守的手术，以满足患者保持外阴解剖学上美观及性功能的要求，使得治疗更加个性化、人性化。

1. 外阴鳞癌的治疗　在 20 世纪四五十年代推崇的双侧腹股沟-股淋巴结切除的根治性外阴切除术明显提高了外阴癌的生存率，特别是对于小肿瘤和阴性淋巴结患者，长期生存率可达 85%~90%。然而，这种根治手术也增加了相应的术后并发症，如伤口裂开和淋巴水肿等。近年来，许多妇科肿瘤专家认为较小的肿瘤可以缩小根治手术范围，尤其对低危人群，这样做的好处是有效保留了未受累的外阴组织、减少了手术并发症，而对于高危人群则借鉴子宫颈鳞癌联合放疗、手术和化疗的多模式治疗方法，对于已有播散的晚期病例，治疗方法仍欠满意。

（1）不同分期的治疗

1）ⅠA 期肿瘤（微小浸润癌）：肿瘤基质浸润≤1mm 的 ⅠA 期肿瘤多发生在年轻患者，以多灶性浸润前病灶为主，但上皮内病灶中隐匿的浸润也常见，常与 HPV 感染有关。外阴肿瘤基质浸润≤1mm 时其淋巴转移的风险很小，故这类患者的腹股沟淋巴结转移可被忽略。手术采用广泛局部切除术（wide local excision），切缘要保证在正常组织外 1cm 以上，这样能明显减少局部复发。如果切除后的病理提示预后不良（神经或血管浸润），应行更广泛的外阴切除术，但通常无须切除淋巴结。由于与 HPV 感染相关，可能会伴有下生殖道弥漫性病灶存在，故在切除病灶之前整个下生殖道和外阴应被仔细评估，以避免假复发或在其他外阴部

☆☆☆☆

位出现新的病灶，术后应对患者进行仔细随访检查。

2）ⅠB～Ⅱ期肿瘤（早期外阴癌）：以往的观点是行包括双侧腹股沟-股淋巴结切除的根治性切除术（radical vulvectomy with bilateral inguinofemoral lymphadenectomy），手术去除了原发灶、周边一定宽度的正常组织、外阴真皮淋巴管和区域淋巴结，这样处理后可获得较好的长期生存和90%的局部控制率，甚至Ⅱ期肿瘤有可能通过根治手术治愈。但根治性手术也有明显的缺点，包括因正常外阴组织的减少及形态的改变带来的外观和性功能的影响、50%的切口裂开率、30%的腹股沟并发症发病率（裂开、淋巴囊肿、淋巴管炎）和 10%～15%下肢淋巴水肿的发生率，另外 10%～20%的淋巴结阳性患者术后补充放疗也增加了淋巴水肿的发生率。因此如何扬长避短、减少术后并发症及对患者心理、生理的影响，并且增强患者的生存信心，就成为外阴癌手术方式改良的关键。一些专家建议对于较小的外阴肿瘤行缩小范围的根治手术，对腹股沟的处理倾向于保守：对多点病灶或肿瘤＞2cm 或浸润＞1mm 者，可仅行单侧腹股沟淋巴结切除；患侧的腹股沟表浅淋巴结常被作为前哨淋巴结，仅在靠中线处（如阴蒂、会阴体）的病灶处理时才行双侧腹股沟浅淋巴结切除，术中病理检查淋巴结若阴性，则不再做进一步其他淋巴结的切除及术后治疗；选择较为保守的广泛局部切除术（radical wide local excision），该术式在局部复发方面与广泛外阴切除的疗效相当，但与ⅠA 比较，除切缘应在病灶边缘＞1cm 外，深度还应达到阔筋膜水平，如果病灶邻近尿道，在尽量不影响排尿的前提下切除远端尿道 1cm，有报道显示手术切除远端尿道≤1.5cm 时不影响膀胱控制功能。这种缩小范围的根治手术在ⅠA 期患者可获得超过 90%的生存率，但也有学者认为随便缩小手术范围存在诸多潜在危险，如潜在的复发，腹股沟淋巴结的不充分评估，可能存在的阳性淋巴结转移未被切除等。有文章显示，这种手术的患侧腹股沟处理失败率≤5%，而对侧腹股沟处理的失败率几乎罕见，因此，这种手术方式仍有应用的可行性。但对于浸润深、脉管阳性、分化差的肿瘤仍应彻底清扫同侧淋巴结，因为这些是腹股沟淋巴结转移的高危因素。对于肿瘤＞2cm、浸润＞5mm、单侧淋巴结阳性、肿瘤位于中线部位或双侧者，仍需行经典的双侧腹股沟淋巴结切除术。鉴于目前还没有随机的前瞻性研究进行评估，故何种外阴根治术更好仍难以确定。表浅腹股沟淋巴结作为前哨淋巴结的相关研究已不罕见，结论仍不一致，如果能够提供适当的敏感度和特异度，广泛淋巴结切除手术也许会被摒弃。

3）Ⅲ～Ⅳ期肿瘤（晚期外阴癌）：处于这些期别的肿瘤常是大块的，但一些体积虽小、浸润重的肿瘤也可见。对于局部晚期但尚可切除的病灶，根治性外阴切除＋盆腔脏器廓清术仍然是一种选择，但对于Ⅳ期肿瘤而言，满意切除肿瘤已十分困难，因此对于估计难以切净的晚期肿瘤患者，近来更多倾向于多学科综合治疗，如放疗或放化疗结合手术治疗。研究显示，对晚期外阴癌患者接受联合治疗模式较为合适，过度的根治性切除手术仅用于选择性患者。虽然采用超大型手术、放疗和化疗的联合方式有治愈可能性，但权衡利弊，ⅣB 期患者一般仍选择姑息治疗。对于淋巴结阳性者，最好避免行系统性淋巴结切除术，因为系统性切除后再放疗可能导致严重的淋巴水肿。建议仅切除增大的腹股沟和盆腔淋巴结，术后给予腹股沟区及盆腔放疗。对于原发肿瘤，通常先切除腹股沟淋巴结，后处理原发肿瘤。如果手术可以达到切缘阴性，且不损伤肛门括约肌，那么手术切除原发灶是值得的，反之最好先放化疗后再酌情手术，以达到缩小手术范围、尽量切净肿瘤的目的。同步放化疗已被广泛应用于手术切除可能损伤会阴部中心结构（肛门、尿道）的大块病灶患者，有放化疗后无须手术达到完全缓解的报道。根据治疗前确定的淋巴结状态，决定腹股沟及盆腔是否需要同时放疗。

4）淋巴结的处理：腹股沟区复发的患者预后较差，因此正确处理腹股沟淋巴结是减少外阴癌死亡率的重要因素。所有ⅠB期和Ⅱ期、间质浸润≥1mm者，至少应行同侧腹股沟淋巴结切除术。局限于一侧外阴的ⅠB期肿瘤出现对侧淋巴结转移的概率＜1%，因此仅行单侧切除淋巴结可行。位于或靠近中线的及单侧的大肿瘤应行双侧腹股沟淋巴结切除术，特别是同侧淋巴结阳性时。由于仅切除腹股沟淋巴结后仍有一定的复发率，故推荐同时切除股淋巴结。股淋巴结位于卵圆窝内股静脉周围，因此切除股淋巴结时不用去除筋膜层。采用三切口的方式术后愈合较好，应尽量保留全层皮下浅筋膜组织以避免皮肤坏死。采用腹腔镜或机器人辅助的腹股沟、股淋巴结切除可能更有优势，术后充分负压引流，并发症少。

对于术后病理提示腹股沟淋巴结阳性的患者处理仍欠明确，有报道术后辅以盆腔及腹股沟区放疗的疗效优于盆腔淋巴结切除者。放疗在控制或消灭区域小体积淋巴结上有重要作用，手术切除大块融合淋巴结可改善区域状况并有可能加强术后补充放疗治愈疾病的概率，但Hyde等在一个多元分析中发现，将有阳性腹股沟淋巴结的患者分为手术仅行腹股沟大块淋巴结切除及手术行全部腹股沟区淋巴结切除两组，术后均给予放疗，结果显示手术淋巴结切除没有预后意义。对于初始治疗即行双侧腹股沟-股淋巴结切除有阳性淋巴结，特别是超过一个阳性淋巴结的患者，术后对腹股沟区域及盆腔放疗可能获益。对于有盆腔淋巴结阳性的患者，术后放疗也优于大范围的手术。术后并发症在表浅和深部腹股沟淋巴结切除加放疗的模式中容易出现，主要是淋巴水肿。有以下指征者应行双侧盆腔和腹股沟区放疗：直径＞5mm的腹股沟淋巴结转移；转移的淋巴结有囊外扩散；有≥2处多灶性的＜5mm微转移的腹股沟淋巴结。对于＜2处的＜5mm的微转移患者则不需要辅助放疗，这些患者仅在手术治疗后预后良好。

仅行表浅淋巴结切除发现有阳性淋巴结时可有几种处理方法：不再进一步手术；继续扩展淋巴结切除，包括同侧深部淋巴结和（或）对侧的腹股沟淋巴结；术后放疗。由于外阴癌的表现复杂，因此个性化治疗是需要的。如果术后对腹股沟淋巴结的放疗已必需的，那么限制性切除肉眼阳性的淋巴结就是合理的，因为这样可以缩小根治手术和后续放疗后导致的淋巴水肿的可能性，但对明显增大的可疑淋巴结仍主张手术切除。术后放疗可用CT测量残留病灶及需要照射的腹股沟淋巴结深度，以求精准，应根据原发病变和残余病灶的范围确定放疗剂量。对于已切除淋巴结的微小转移者，总量50Gy（1.8～2.0Gy/次）即可；多个淋巴结转移或有囊外扩散证据的，可给予60Gy的总量；对有大块残余病灶者，总量应达60～70Gy。目前，应用选择性腹股沟淋巴结切除和精确的术后辅助放疗可达到良好的局部控制率并减少了术后并发症的发病率。

近年来兴起的前哨淋巴结（sentinel lymph node, SLN）活检技术为避免盲目的腹股沟淋巴清扫所致的切口裂开、感染、淋巴水肿等并发症做出了一定贡献。该技术是将手术中的淋巴结成像和传统的快速病理相结合，以指导术中是否进一步进行根治性淋巴结清扫的一种技术。起初因术中冷冻切片的数量较少，其敏感性仅为80%左右，但随着双示踪剂（^{99m}Tc及蓝色染料）、精确注射部位及连续薄层切片＋角蛋白免疫组化技术的应用（超分期技术，ultrastaging），明显降低了假阴性率。2008年AG.Van der Zee总结了2000年3月至2006年6月欧洲15个医疗中心对403例肿瘤＜4cm、浸润＞1mm的外阴鳞癌患者进行SLN活检的情况，对双示踪剂显像，快速病理SLN阴性者则不再清扫淋巴结，平均随访35个月，结果仅8例（2.3%）腹股沟淋巴结复发，SLN检测的敏感性为94.1%，阴性预测值（negative predictive value, NPV）为97.1%，3年生存率达97%，并且降低了淋巴水肿、切口裂开等并发症。GOG173试验对459例外阴鳞癌的前瞻性多中心Ⅲ期临床研究也得出了相似的结果，入组者病灶均≥1mm浸润、肿瘤直径在2～6cm，术前未见腹股沟淋巴结转移。术中进行SLN活检，并切除腹股沟淋巴结。结果：133例患者淋巴结阳性，包括11例（8.3%）假阴性，但23%的真阳性患者仅通过免疫组化被发现，其敏感性是91.7%，NPV为96.3%，假阴性率是3.7%，对肿瘤＜4cm者假阴性率降至2.0%。Hampl等对125例T_1～T_3（T_1：肿瘤局限于外阴及会阴部；T_2：肿瘤扩散至下1/3尿道、阴道及肛门；T_3：肿瘤扩散至上2/3尿道、阴道、膀胱直肠黏膜或骨盆）的外阴癌患者进行SLN活检同时行淋巴结清扫，结果39例阳性的淋巴结清扫者中有36例SLN阳性，敏感性为92.3%，3例SLN假阴性（7.7%）患者的原发肿瘤均位于近中线部位，认为其精准度主要与肿瘤部位、大小有关，若限定在T_1期、非中线部位肿瘤，并采用超分期技术，其NPV可达97%～100%。因此认为，对T_1～T_2肿瘤直径＜4cm、浸润深度≤1mm、无可疑髂淋巴结和腹股沟淋巴结阳性的患者进行SLN活检是可行的，但将SLN活检技术广泛应用于临床，仍存在常规的病理切片难以发现微转移、难以对手术操作者进行质量标准控制等困难，有待于进一步研究。

5）复发癌：不考虑初始治疗，外阴癌的复发有三种情况，即局部、腹股沟区和远处复发。局部复发的外阴癌结局较好，当复发局限于外阴并且能够切除肉眼肿瘤边缘时，无瘤生存率仍能达到75%。如果复发远离原发灶，或原发灶治疗非常成功，数年后再复发，这种情况可以认为是新发病灶，而不是复发。腹股沟处的复发是致命性的，很少有患者能通过大块切除病灶和局部放疗来被挽救。远处转移只能用全身化疗及姑息性放疗，疗效不佳。

（2）手术治疗：经典术式为根治性外阴切除术＋双侧腹股沟股淋巴结切除术，具体手术方式本书不做介绍，详见妇科肿瘤手术学方面的著作。

（3）放疗：以往认为放疗对外阴癌的作用不大，且局部皮肤放疗反应大以至于患者的依从性极差，很难完成放疗剂量，故放疗效果不佳。随着放疗技术及放疗理念的进步，越来越多的证据表明，放疗对于局部晚期外阴癌起着非常重要的作用，是外阴癌多手段治疗不可缺少的组成部分。目前对局部晚期外阴癌及腹股沟淋巴结阳性的外阴癌患者手术后给予外阴部、腹股沟区域及下盆腔部补充放疗已基本成为常规。

1）外阴局部的放疗：肿瘤皮肤或基底部切缘＜8mm（福尔马林固定后）被认为是局部复发影响5年生存率的高危因素，术后需补充放疗。有研究报道，44例切缘＜8mm的患者中有21例复发，而切缘≥8mm的91例患者中无1例复发；也有报道术后辅助放疗对切缘＜8mm或阳性者可减少16%～58%的局部复发并改善生存。另外，脉管间隙浸润和深部皮下间质浸润也是增加局部复发的重要因素，术后也推荐补充放疗。尽管不少局部复发可以通过再次手术和（或）放疗得到控制，但对有限的外阴皮肤而言，二次手术再达到满意切缘的可能性已大大减少，手术相对困难，同时局部复发也容易区域或远处扩散。目前尚没有前瞻性的临床研究来证实术后局部放疗的优势，但在有高危因素（切缘不足、深部浸润等）的选择性病例中，术后对原发瘤床补充放疗，能明显改善外阴癌局部控制状况，减少了局部复发。

也有学者建议在明显存在高危因素可能性的晚期外阴癌患者中，术前先行一定剂量的局部放疗，其理由如下：先行放疗后肿瘤活力降低，有利于根治性手术的完成；先行放疗后可使局部病灶减小、边缘清楚，有利于获得满意的手术切缘，而最大限度地减少尿道、肛门等重要脏器的结构及功能破坏；对于微卫星样外阴病灶或基底固定的腹股沟淋巴结，仅靠术前放疗即可消灭微小病灶并使淋巴结松动、缩小，有利于随后的手术切除。尽管有关术前放疗的报道不多，但采用相对温和的放疗剂量对局部晚期肿瘤照射后再行手术切除，达到了满意的局部控制率，说明放疗能够明显控制大块晚期病灶，在保证良好局部控制的前提下，使得手术更趋于保守，器官保留成为可能。

2）区域淋巴结的放疗：手术切除腹股沟区淋巴结后再补充局部预防性放疗，对于局部淋巴结阳性者可明显预防腹股沟区复发。GOG 的研究显示，对根治性外阴癌术后患者给予盆腔及腹股沟区放疗，不但降低了局部复发，而且改善了患者的生存质量。约有 30% 的外阴癌患者可有腹股沟淋巴结转移，腹股沟淋巴结阴性者 5 年生存率可达 70%～90%，而腹股沟淋巴结阳性者复发率极高，5 年生存率仅为 20%～40%。一项对 91 位患者的总结中发现，5 周内给予 45～50Gy 的腹股沟区外照射，仅 2 例复发，1 例轻度下肢水肿，但对于局部淋巴结阴性者，术后补充局部预防性放疗意义不大。对有放疗指征的患者，给予同步放化疗可能效果更好。对于有淋巴结＞5mm 转移灶、囊外扩散、≥2 个淋巴结（＜5mm）转移的患者推荐术后放疗，但对于单个淋巴结的微灶转移，术后放疗是否获益仍有争议。

3）放疗反应：急性放疗反应是剧烈的，35～45Gy 的常规剂量即可诱发皮炎样潮湿脱皮，但适当的局部对症治疗，急性反应常在 3～4 周治愈。坐浴、类固醇软膏涂抹和对可能伴有的念珠菌感染的治疗能帮助患者减少不适感。照射剂量要足够，虽然大多患者至放疗第 4 周时均有外阴皮肤黏膜炎，但权衡利弊患者通常能坚持，实在不能耐受时可暂时中断治疗，但中断的时间应该尽量短，因为容易引起肿瘤细胞的再增殖。迟发放疗反应的发病率受许多因素影响，患者常是年龄大、合并内科并发症的，如糖尿病、先前多次手术、骨质疏松等。单纯腹股沟放疗可致下肢水肿及股骨头骨折，淋巴水肿可以忽略，股骨头骨折却需要重视，限制股骨头区放疗受量少于 35Gy 可能会降低风险，但不排除严重的骨质疏松导致股骨头并发症的可能性。

（4）化疗：有关化疗治疗外阴癌的资料有限。其主要原因如下：①外阴癌的发生率低；②晚期外阴癌多倾向于年龄偏高、体质较弱、合并症较多者，化疗的副作用使化疗的应用受到限制；③以往外阴癌的治疗理念为多采用手术治疗及术后放疗，化疗仅被作为一种挽救性治疗来使用，初治化疗患者少，使得患者对化疗药物的敏感性及耐受性均差；④治疗外阴鳞癌的化疗药物在 Ⅱ 期临床试验中显示，仅多柔比星和博来霉素单药有效，甲氨蝶呤可能有效但证据不足，顺铂显示在许多妇科肿瘤中有广泛作用，但在外阴难治性鳞癌患者的治疗中作用不大。近年来的研究显示，采用新辅助化疗后使得一些局部晚期的外阴癌患者获得了手术机会或缩小了根治手术的范围；对于不能手术的晚期外阴癌患者，联合化疗在部分患者中也有明显效果；在初治患者中的疗效明显好于顽固性、复发性患者，但生存优势不明显，而 Bellati 等对 14 例根治手术后＞2 个淋巴结阳性者给予顺铂辅助化疗，总生存率达到 86%。常用的化疗单药有紫杉醇、顺铂、博来霉素，联合方案有紫杉醇＋顺铂、顺铂＋5-FU、顺铂＋托泊替康、顺铂＋长春瑞滨、顺铂＋博来霉素＋甲氨蝶呤，客观反应率为 20%～100%，这些方案的毒性可以忍受，仅博来霉素 1/28 例死于肺病。

最近，同步放化疗治疗外阴癌的文章不断涌现，其初衷是受肛门癌的治疗启发，认为同步放化疗能使患者获益更大，尤其对于已无法手术者。所用的化疗药物主要有 5-FU、顺铂、丝裂霉素 C，在经验性的报道中普遍认为同步放化疗要好于单纯放疗，由于在外阴癌中尚无前瞻性随机的临床研究来证实此结论，有学者借鉴局部晚期子宫颈鳞癌的随机临床试验的阳性结果，对晚期不能手术的外阴癌患者实施同步放化疗。最近一项对 73 例局部晚期外阴鳞癌的 GOG 研究显示，对无法切除的腹股沟淋巴结及原发病灶进行同步放化疗[顺铂：$75mg/m^2$，第 1 天；5-FU：$1000mg/（m^2 \cdot d）$，第 1～5 天]后再手术，46%患者达到肉眼无瘤，其余仍有肉眼癌灶者中，只有 5 例不能达到手术切缘阴性，副作用可以接受。Landoni 等先采用 5-FU[$750mg/（m^2 \cdot d）$，第 1～5 天]和丝裂霉素 C（$15mg/m^2$，第 1 天）联合局部放疗（总剂量 54Gy）对 58 例晚期初治患者和 17 例复发患者进行治疗，然后行局部广泛切除和腹股沟淋巴结切除，结果 89%的患者完成了预计的放疗和化疗，80%的患者出现治疗反应，72%的患者获得手术机会，并有 31%的患者在原发灶及淋巴结上出现病理学完全反应，3 例出现治疗相关性死亡。Lupi 等以同样化疗方案及分割放疗照射（总剂量仅 36Gy）治疗 31 例患者，结果反应率达 94%（29/31），但术后复发率达 65%，死亡率达 14%，在腹股沟淋巴结阳性的患者中，55%（5/9）的患者术后病理阴性，复发率为 32%。Whalen 等采用 45～50Gy 放疗联合 5-FU[$1000mg/（m^2 \cdot d）$，持续静脉滴注 96h]，丝裂霉素（$10mg/m^2$，第 1 天）治疗 19 例临床 III～IV 期的外阴癌患者，结果总反应率达 90%，局部控制率达 74%。术前放疗（57.6Gy）＋顺铂周疗（$40mg/m^2$）后行手术切除病灶，可获得 64%（37/58）的临床反应率及 85%（29/34）的病理反应率，为局部晚期外阴癌患者创造了手术机会，但是否生存获益仍需大样本的研究。

靶向治疗的报道少见，一组 41 例患者应用厄洛替尼的结果显示 27.5%部分缓解，40%病情稳定，无进展生存期为 13.2 周。

2. 外阴非鳞癌的治疗

（1）恶性黑色素瘤：外阴恶性黑色素瘤多见于绝经后的白色人种妇女，发病率仅次于外阴鳞癌，多数位于阴蒂或小阴唇。典型表现是无症状性的外阴色素沉着病灶，可单发或多发，或表现为外阴包块，可伴有疼痛或出血，包块可以为黑色、蓝色或棕色甚至无色素型。确诊需靠活检，免疫组化 S-100 抗原阳性有助于不确定病例的诊断。外阴恶性黑色素瘤可以新发，也可以起源于原已存在的外阴色素病损基础上，因此若有怀疑，任何外阴色素病变均应考虑活检。外阴恶性黑色素瘤极易出现腹股沟淋巴结及远处转移，这种转移与肿瘤浸润的深度密切相关，故外阴恶性黑色素瘤的分期也与一般的外阴癌不同，采用的是基于病变浸润深度或肿瘤厚度与预后关系的微分期系统，目前共有 3 种分期方式（表 1-3），推荐采用 Clark 或 Breslow 的改良镜下分期系统，但其本质基本一致。

表 1-3　外阴恶性黑色素瘤的 3 种微分期系统

期别 \ 作者	Clark 等	Chung 等	Breslow 等
I	浸润上皮内	浸润上皮内	<0.76mm
II	浸润至乳头真皮层	浸润颗粒层下 1mm	0.76～1.5mm
III	浸润真皮乳头全层	浸润颗粒层下 1～2mm	1.51～2.25mm
IV	侵犯真皮及皮下	浸润颗粒层下>2mm 或血管	2.26～3.0mm
V	侵犯皮下脂肪组织	侵犯皮下脂肪组织	>3mm

对外阴恶性黑色素瘤的治疗目前倾向于更保守的手术方式，仅行原发病灶广泛局部切除术，淋巴结切除的作用尚有争议，因为大多数治疗失败的病例多为出现远处转移，故想通过

☆　☆　☆　☆

超大范围的根治性外阴切除术来改善预后几乎是徒劳的。相反，对于一些早期外阴恶性黑色素瘤患者给予相对缩小的根治性外阴切除术＋双侧腹股沟股淋巴结切除术可能更现实，甚至有学者推荐仅行患侧外阴切除术或根治性外阴切除术，双侧腹股沟股淋巴结可视情况切除。病灶浸润的深度、有否溃疡形成与预后极其相关，故在制订治疗计划时应充分考虑。Look 等发现在病灶深度≤1.75mm 的患者中无 1 例复发，建议对这类患者可仅行局部广泛切除术，而所有病灶深度＞1.75mm 的患者尽管进行了肿瘤根治手术，但仍全部复发。局部淋巴结转移也与预后相关，在对 664 例患者的多因素分析中发现，阳性淋巴结为 0 个、1 个、≥2 个的 5 年无瘤生存率分别为 68%、29%、19%，因此认为局限于真皮层、无皮下结缔组织浸润的可以不做淋巴结切除。对某些高危患者，放疗对加强局部控制可能有帮助，化疗及生物免疫治疗多用于辅助、挽救或晚期姑息性治疗，效果不确定。外阴恶性黑色素瘤患者总的生存率接近 50%。

（2）外阴疣样癌：多为局部浸润，很少转移，所以仅行局部广泛切除即可治愈。复发少见，多在局部复发，通常是由局部手术不彻底导致。

（3）外阴 Paget 病：多为上皮内病变，偶表现为浸润性腺癌。主要发生于绝经期或绝经后妇女，局部可有瘙痒或烧灼感，体检常为湿疹样外观，病灶红肿，可形成溃疡，将近15%的 Paget 病患者可伴有潜在的浸润性腺癌成分，20%～30%的患者将会有或将发展为非外阴部位的腺癌，如乳腺、肺、结直肠、胃、胰腺及女性上生殖道，因此有 Paget 病的患者应注意检查、监测这些部位。Paget 病的病程进展较慢，但真皮层的浸润常较肉眼见到的范围广，故手术切缘应比其他外阴癌的范围要广，以保证边缘切净，避免复发。一旦局部复发，只要无浸润证据可以再次局部切除，仍可达到一定疗效。

（4）巴氏腺癌：发生于导管或腺体，可以是移行细胞癌或鳞癌，腺样囊性癌和腺鳞癌也有报道，常在切除了巴氏腺囊肿后确诊。广泛外阴切除＋双侧腹股沟淋巴结切除是推荐的手术方式。

总体来说，外阴鳞癌的治疗效果较好，约 2/3 的患者均为早期肿瘤，5 年生存率按 FIGO 1988 年的分期，Ⅰ～Ⅱ期患者可达 80%～90%，晚期生存率较差，Ⅲ期 60%、Ⅳ期 15%。原发灶大小相同的患者，有或没有淋巴结转移其生存率相差 50%。由于外阴非鳞癌相对罕见，可靠、有效的治疗方案及长期结局尚不明确。鉴于外阴部位的肿瘤相对容易发现，对于高危患者，如 HPV 感染者、原位癌、外阴苔藓样病变等可行严密筛查随访，使外阴癌控制在早期时被诊断。

（管　群　刘　琦）

参 考 文 献

曹泽毅，2011. 中国妇科肿瘤学. 北京：人民军医出版社：765-768.

胡君，单学敏，朱丽荣，2013. 外阴上皮内瘤变研究进展. 中国妇产科临床杂志，14（2）：186-188.

林中秋，谢玲玲，2013. FIGO 2012 妇癌报告解读1：外阴癌. 国际妇产科学杂志，40（1）：100-102.

Achilli C, Palaia I, Perniola G, et al, 2012. Complete remission after neoadjuvant chemotherapy of an advanced vulvar cancer patient: A case report. J Obstet Gynaecol Res,38: 1036-1039.

Aerts L, Enzlin P, Vergote I, et al, 2012.Sexual, psychological, and relational functioning in women after surgical treatment for vulvar malignancy: A literature review. J Sex Med, 9: 361-371.

Aragona AM, Cuneo N, Soderini AH, et al, 2012. Tailoring the treatment of locally advanced squamous cell carcinoma of the vulva: Neoadjuvant chemotherapy followed by radical surgery: Results from a multicenter study. Int J Gynecol Cancer,22: 1258-1263.

Belotte J, Awonuga AO, Bolinjkar R, et al, 2012. Platinum-based combination chemotherapy for the treatment of advanced-stage squamous cell carcinoma of the vulva. Obstet Gynecol,120 (2 Pt 2): 458-460.

Choschzick M,Hantaredja W, Tennstedt P,et al, 2011. Role of TP53 mutations in vulvar carcinomas. Int J Gynecol Pathol, 30: 497-504.

Cormio G, Loizzi V, Gissi F, et al, 2009. Cisplatin and vinorelbine chemotherapy in recurrent vulvar carcinoma. Oncology,77: 281-284.

Deppe G, Mert I, Belotte J, et al, 2013. Chemotherapy of vulvar cancer: A review. Wien Klin Wochenschr,125: 119-128.

Deppe G, Mert I, Winer IS, 2014. Management of squamous cell vulvar cancer: a review. J Obstet Gynaecol Res, 40(5):1217-1225.

Edge SB, Compton CC, 2010. The American Joint Committee on Cancer: The 7th edition of the AJCC cancer staging manual and the future of TNM. Ann Surg Oncol, 17: 1471-1474.

Forman D, de Martel C, Lacey CJ, et al, 2012.Global burden of human papillomavirus and related diseases. Vaccine,30 (Suppl 5):F12-F23.

Hacker NF, Eifel PJ, van der Velden J, 2012. Cancer of the vulva. Int J Gynaecol Obstet,119 (Suppl 2): S90-S96.

Hassanzade M, Attaran M, Treglia G, et al, 2013.Lymphatic mapping and sentinel node biopsy in squamous cell carcinoma of the vulva: Systematic review and meta analysis of the literature. Gynecol Oncol, 130: 237-245.

Hinten F, van den Einden LC, Hendriks JC, et al, 2011. Risk factors for short-and long-term complications after groin surgery in vulvar cancer. Br J Cancer, 105: 1279-1287.

Horowitz NS, Olawaiye AB, Borger DR, et al, 2012. Phase Ⅱ trial of erlotinib in women with squamous cell carcinoma of the vulva. Gynecol Oncol, 127: 141-146.

Levenback CF, Ali S, Coleman RL, et al, 2012. Lymphatic mapping and sentinel lymph node biopsy in women with squamous cell carcinoma of the vulva: A gynecologic oncology group study. J Clin Oncol,30: 3786-3791.

Levenback CF, van der Zee AG, Rob L, et al, 2008. Sentinel lymph node biopsy in patients with gynecologic cancers Expert panel statement from the International Sentinel Node Society Meeting, February 21. Gynecol Oncol, 114: 151-156.

Mak RH,Halasz LM, Tanaka CK, et al, 2011. Outcomes after radiation therapy with concurrent weekly platinum-based chemotherapy or every 3-4-week 5-fluorouracil-containing regimens for squamous cell carcinoma of the vulva. Gynecol Oncol, 120: 101-107.

Moore DH, Ali S, Koh WJ, et al, 2012. A phase Ⅱ trial of radiation therapy and weekly cisplatin chemotherapy for the treatment of locally-advanced squamous cell carcinoma of the vulva: A gynecologic oncology group study. Gynecol Oncol, 124:529-533.

Moore DH, 2009. Chemotherapy and radiation therapy in the treatment of squamous cell carcinoma of the vulva: Are two therapies better than one? Gynecol Oncol,113: 379-383.

Reade CJ, Eiriksson LR, Mackay H, 2014. Systemic therapy in squamous cell carcinoma of the vulva: current status and future directions. Gynecol Oncol, 132(3):780-789.

Siegel R, Naishadham D, Jemal A, 2013. Cancer statistics.2013. CA Cancer J Clin, 63: 11-30.

Suh DH, Kim JW, Kim K, et al, 2013. Major clinical research advances in gynecologic cancer in 2012. J Gynecol Oncol, 24(1):66-82.

Tabbaa ZM, Gonzalez J, Sznurkowski JJ, et al, 2012. Impact of the new FIGO 2009 staging classification for vulvar cancer on prognosis and stage distribution.Gynecol Oncol, 127: 147-152.

Tans L, Ansink AC, van Rooij PH, et al, 2012. The role of chemo-radiotherapy in the management of locally advanced carcinoma of the vulva: Single institutional experience and review of literature. Am J Clin Oncol, 34:22-26.

Tomao F, Di Tucci C, Marchetti C, et al, 2012. Role of chemotherapy in the management of vulvar carcinoma. Crit Rev Oncol Hematol,82: 25-39.

van der Steen S, de Nieuwenhof HP, Massuger L, et al, 2010. New FIGO staging system of vulvar cancer indeed provides a better reflection of prognosis. Gynecol Oncol, 119: 520-525.

Van der Zee AG, Oonk MH, De Hullu JA, et al, 2008. Sentinel node dissection is safe in the treatment of early-stage vulvar cancer. J Clin Oncol, 26: 884-889.

Wallbillich JJ, Rhodes HE, Milbourne AM, et al, 2012. Vulvar intraepithelial neoplasia (VIN 2/3): comparing clinical outcomes and evaluating risk factors for recurrence.Gynecol Oncol,127(2):312-315.

Woelber L, Kock L, Gieseking F, et al, 2011. Clinical management of primary vulvar cancer. Eur J Cancer, 47: 2315-2321.

Woelber L, Trillsch F, Kock L, et al, 2013. Management of patients with vulvar cancer: a perspective review according to tumour stage.Ther Adv Med Oncol, 5(3):183-192.

第二节 阴道肿瘤

一、流行病学

原发性阴道肿瘤罕见，是指病灶来源于阴道而未累及子宫颈或外阴的肿瘤，在女性生殖道肿瘤中发病率仅占 1%～2%，通常见到的阴道肿瘤 80%～90%是通过直接转移或淋巴管或血行途径从子宫颈、外阴和（或）非女性生殖道转移而来。Creasman 等在 1998 年发表的国家癌症数据库（NCDB）的报告中，统计了从 1985～1994 年登记在册的诊断为阴道肿瘤的患者共 4885 人，92%为癌（72%为浸润癌：鳞癌 72%，腺癌 14%；28%为原位癌），4%为黑色素瘤，3%为肉瘤，1%为其他少见肿瘤。在 NCDB 报告中，仅 1%的患者小于 20 岁，几乎均为腺癌，而在老年人中腺癌非常少见。阴道鳞癌易发生于老年人，60～70 岁是发病高峰年龄，但近年来在年轻人中发病呈上升趋势，推测可能与 HPV 感染有关。

1. 阴道上皮内瘤变（vaginal intraepithelial neoplasia, VAIN）和阴道鳞癌　阴道鳞癌的危险因素包括 HPV 感染、子宫颈上皮内瘤变（cervical intraepithelial neoplasia, CIN）及子宫颈癌、外阴上皮内瘤变（vulvar intraepithelial neoplasia, VIN）、免疫抑制和盆腔放疗史。Brinton

等在对 VAIN 和早期阴道癌的病例对照研究中发现，≥5 个性伴侣、初次性生活＜17 岁、吸烟、社会经济地位较低、有生殖器疣病史、异常细胞学史和接受过子宫切除术者是发病的高危因素。高危 HPV 感染可能是鳞癌及 VAIN 的致病原因，有研究发现，VAIN 患者中 80%有 HPV 感染，阴道鳞癌中 60%有 HPV 感染。10%～50%的 VAIN 或阴道癌患者都曾因 CIN 或子宫颈癌接受过子宫切除或放疗，从子宫颈癌或 CIN 治疗后发展为 VAIN 或阴道癌的平均时间报道不一，有报道为 14 年，但北大三院的资料显示为 3.6 年（2～6.4 年），笔者科室总结的资料显示为（25±18）个月（1～60 个月），可能与初次手术时未发现并存 VAIN 有关。

有学者认为雌激素可能增加 VAIN 的风险性，可能的机制是子宫颈移行区外翻，增加了 HPV 的感染机会，但也有学者认为雌激素对放疗后或手术性切除卵巢后的阴道具有保护作用，可增强阴道黏膜的厚度，并增强已感染 HPV 的上皮层的代谢。

2. 黑色素瘤　是第二常见的阴道恶性肿瘤，占所有阴道肿瘤的 2.8%～5%。尽管常多灶，但最常见的部位是下 1/3 阴道和阴道前壁。阴道黑色素瘤占所有黑色素瘤的 0.3%，平均诊断年龄为 66.3 岁。

3. 透明细胞腺癌　1971 年首次报道了年轻妇女中阴道透明细胞腺癌的发生与其母在孕 16 周前应用己烯雌酚有关，其致癌机制可能是胚胎期的苗勒管发育受到影响，导致苗勒管起源的异常细胞巢残留，在青春期时受到内源性雌激素刺激而出现癌变。Hicks 和 Piver 发现 60% 透明细胞腺癌患者在胚胎期时接触过己烯雌酚类药物，大多数病例累及阴道的上 1/3 前壁，发病年龄为 7～34 岁，中位年龄为 19 岁，但也有报道年龄偏大者，发病率为（0.14～1.45）/ 1000，几乎 90%的患者在诊断时为Ⅰ～Ⅱ期。由于近年来妊娠期已基本不用己烯雌酚了，因此这种肿瘤的发生率有所下降。

4. 肉瘤　占阴道原发癌肿的 3%，常见于成年人，阴道肉瘤中有 50%～65%表现为平滑肌肉瘤，癌肉瘤、子宫内膜间质肉瘤和血管平滑肌肉瘤少见。胚胎性横纹肌肉瘤/葡萄状肉瘤是罕见的儿童期肿瘤。盆腔放疗史是高危因素，特别是癌肉瘤和阴道血管平滑肌肉瘤。大多数肉瘤在晚期才被诊断，组织病理学级别是最重要的预后预测因子。

二、播散方式

阴道癌主要以局部浸润及淋巴转移为主，可以沿阴道壁播散到子宫颈或外阴，但如果初次活检子宫颈或外阴为阳性，则应认为阴道是继发性肿瘤。晚期阴道癌可向前后浸润膀胱、尿道及直肠。阴道淋巴系统比较复杂，当病灶位于阴道下 1/3 时，淋巴引流常向下累及腹股沟淋巴结。早期阴道癌中淋巴结转移率并不罕见，超过Ⅰ期者淋巴结转移的风险明显升高。Al-Kurdi 等报道，盆腔淋巴结转移率Ⅰ期为 14%，Ⅱ期为 32%；在 Davis 等的报道中Ⅰ期为 6%，Ⅱ期为 26%。Chyle 等随访了 10 年有局部复发的患者，盆腔淋巴结受累率为 28%、腹股沟受累率为 16%，而无局部复发组分别为 4%和 2%（$P < 0.001$），在初诊时腹股沟淋巴结阳性率为 5.3%～20%。晚期患者在初始治疗后复发时可能发生远处转移，Perez 等报道，远处转移的发生率在Ⅰ期 16%，ⅡA 期 31%，ⅡB 期 46%，Ⅲ期 62%，Ⅳ期 50%。Robboy 等报道年轻透明细胞癌患者复发时转移至肺或锁骨上淋巴结的占 35%，比子宫颈或阴道鳞癌的发现率更高。

三、临床表现

1. VAIN　常无症状，临床上通常是在细胞学检查、监测子宫颈癌时发现，也有部分患者因有阴道感染等可能会有阴道异常分泌物而就诊，偶有阴道不规则出血现象。Dodge 报道了 121 例 VAIN 患者，其中 94%无症状，2%有阴道排液，3%有阴道不规则出血。约 70%的 VAIN 发生在上 1/3 阴道或阴道穹窿部的阴道后壁，30%发生在下 1/3 阴道，阴道中 1/3 的病灶不常见。李淑敏等报道，85%发生在阴道上段，65%为多灶性。全子宫切除术后的 VAIN 多发生于阴道残端处。

2. 浸润性鳞癌　性交后出血、不规律阴道出血是常见症状，也可出现阴道排液和排尿困难，盆腔痛多在晚期出现，常与肿瘤扩散超出阴道有关。Tjalma 等对 84 例浸润性癌进行分析，55 例为鳞癌，其中 62%的患者有阴道排液，13%有包块，4%有疼痛，2%有排尿困难，10%～20%的患者没有症状。47%病灶位于阴道后壁，24%位于前壁，29%累及前后壁。

3. 其他组织学类型　透明细胞癌患者最常见的症状是阴道出血（50%～75%）或异常分泌物，晚期病例可出现排尿困难和盆腔疼痛，细胞学异常仅占 33%，可能与取材部位不全有关。透明细胞癌病灶多为外生性，位于上 1/3 阴道穹窿处，浸润性生长，双合诊多可触及阴道穹窿黏膜下异常感。胚胎性横纹肌肉瘤，是在儿童中最常见的恶性阴道肿瘤，表现为外突的、水肿的葡萄样包块，90%的患者在 5 岁前发病，成年人中症状多为疼痛及包块。

四、临床分期和病理分类

1. 临床分期　常用的阴道癌分期系统有两个，一个为 FIGO 分期（表 1-4），另一个为美国癌症联合委员会（American Joint Commission on Cancer，AJCC）分期，目前原发性阴道癌多采用 FIGO 临床分期。根据 FIGO 分期，肿瘤若累及子宫颈或外阴时应当分别归类于原发性子宫颈癌或外阴癌，故在诊断阴道癌时需同时仔细检查子宫颈及外阴情况，必要时行细胞学检查或活检。下列检查可用于 FIGO 分期评价：精确的双合诊及三合诊检查、膀胱镜、直肠镜及静脉肾盂造影，但仅凭这些检查想区分出病灶是局限于黏膜还是黏膜下，即便是经验丰富者也相当困难。盆腔 CT、MRI 及 PET 对判断病灶浸润、淋巴结受累情况及精确的放疗计划制订均有帮助，但不作为临床分期依据。Perez 等在 1973 年建议将 FIGO 分期中的 II 期再分为 IIA 期及 IIB 期，但大多数研究者并不赞成这一变动，表 1-4 中我们仍将 IIA 期及 IIB 期列出，以供参考。

表 1-4　FIGO 阴道癌临床分期

0	原位癌，上皮内癌
I	癌局限于阴道壁
II 期	癌侵及阴道旁组织，但未达盆壁
IIA 期	阴道旁浸润，未达宫旁
IIB 期	宫旁浸润，未达盆壁
III 期	癌扩张达盆壁
IV 期	癌超出真骨盆或侵犯膀胱或直肠黏膜，膀胱黏膜泡样水肿不属于 IV 期
IVA 期	肿瘤扩散至邻近器官或转移蔓延至真骨盆以外
IVB 期	扩散至远处器官

2. 病理分类　大多数阴道癌均为鳞癌，其他上皮类型并不多见，因为正常情况下阴道黏膜没有腺体，黑色素瘤是第二常见的阴道癌，具体分类见病理章节。

五、诊断

VAIN 的诊断及分级与 CIN 一样，也是三阶梯（细胞学、阴道镜、组织学）模式，组织学分为 I～Ⅲ级。通常被怀疑为阴道恶性肿瘤的患者，经过仔细的窥阴器检查、触诊、阴道镜、细胞学检查及对异常组织的活检，确诊多不困难，尤其对转移、复发患者，但在阴道癌的初始诊断时有时会被忽视，应引起高度重视。检查时窥阴器应慢慢地旋转和退出，使整个阴道黏膜可见，特别是经常出现病灶的后壁，为方便评估整个阴道壁及病变范围，对于晚期、复发、老年等阴道暴露困难的病例，可以在麻醉下检查和活检，以减少患者的不适感。子宫颈活检仅用于排除原发性子宫颈癌。

因为子宫颈癌或癌前病变有过子宫切除或放疗的患者出现异常细胞学时应行阴道镜检查，在阴道镜染色指示下进行活检，为方便检查，对于绝经或先前放疗过的患者可在阴道镜检查前适量局部应用雌激素。

六、预后因素

1. **浸润性鳞癌**　疾病分期是最重要的预后因素，病灶的位置、大小、肿瘤的组织类型及患者的年龄也可能与预后相关。Creasman 等报道的 5 年生存率为 0 期 96%、I 期 73%、Ⅱ期 58%、Ⅲ～Ⅳ期 36%。Perez 等报道的 165 例采用放疗治疗的原发性阴道癌患者，认为分期是盆腔肿瘤复发和 5 年无瘤生存的重要预测因子，该组的 10 年无瘤生存率为 0 期 94%、I 期 75%、ⅡA 期 55%、ⅡB 期 43%、Ⅲ期 32%、Ⅳ期 0。病灶位置对预后的影响尚有争议，Tarraza 等发现上 1/3 的阴道癌局部复发常见，而下 1/3 的阴道癌出现侧盆壁复发及远处转移相对多见；Chyle 等报道阴道癌的盆腔复发者 17% 为阴道上段肿瘤，36% 为阴道中下段肿瘤，42% 为累及整个阴道的肿瘤；一些研究也显示阴道上段癌与阴道下段或累及整个阴道的癌相比，生存率相对较好、复发率较低。后壁病灶与其他部位相比预后较差，10 年复发率分别为 32% 和 19%，这可能反映了在这个部位行完全近距离放疗的困难性，但另一项大样本的研究中未能显示出原发灶位置与复发率之间的相关性。病灶大小对预后的重要性也存在争议，Chyle 等的研究显示，病灶最大直径 < 5cm 的 10 年局部复发率为 20%，而病灶最大直径 ≥ 5cm 的 10 年局部复发率为 40%；玛格丽特公主医院的资料也显示，直径 > 4cm 的肿瘤预后明显差于较小肿瘤者。还有报道认为肿瘤体积与生存率和局部控制呈负相关。Urbanski 等认为，年龄也是预后因子，在他的研究中，< 60 岁患者的 5 年生存率为 63.2%，而 ≥ 60 岁者为 25%（$P < 0.001$），但也有学者认为年龄与预后不相关，因为这些研究多没有校正老年人死于继发病的情况。组织学类型是重要的预后因子，Chyle 等报道腺癌与鳞癌相比复发率较高（10 年局部复发率：52% 和 20%，远处复发率：48% 和 10%），且 10 年生存率较低（20% 和 50%）。Waggoner 等对 21 例阴道透明细胞癌患者的研究中发现，野生型 P53 蛋白过度表达者比 *P53* 基因突变者有较好的预后。

2. **其他组织学类型**　在透明细胞癌中，远处转移常转移至肺和锁骨上淋巴结。分期早、肿瘤 < 3cm、浸润深度 < 3mm 被认为预后较好。阴道黑色素瘤比鳞癌易于远处转移。Reid 等回顾了 115 例阴道黑色素瘤患者，发现浸润深度和病灶大小（> 3cm）与生存率呈负相关。恶性间叶细胞肿瘤较浸润癌难治，浸润深度、包膜完整性、每 10 个高倍镜下 ≥ 5 个有丝分裂象、肿瘤直径 > 3cm、细胞异型性均与预后有关。

七、治疗

由于阴道癌较少见，有关阴道癌的自然进程、预后和治疗数据均来源于小样本回顾性研究，故没有权威性的治疗推荐，目前关于放疗和手术的文献多来源于原发性阴道鳞癌。阴道癌患者的处理比较复杂，最好能在妇科肿瘤医师和放疗医师共同评估后作出个体化治疗方案，按 1998 年妇科肿瘤医师协会的指南要求，大多数患者仍首选放疗，对于早期和表浅病灶患者放疗可达到良好的肿瘤控制，并且保留了阴道功能。手术要充分考虑患者年龄、病灶范围是否局限等因素，以决定局部切除、部分切除还是完全阴道切除。有证据表明，阴道原位癌、Ⅰ 期癌和部分年轻的 Ⅱ 期癌患者其原发灶位于阴道上或下 1/3 时，仅通过手术即可能成功治疗。年轻、渴望保留卵巢和性功能的、疣状癌及放疗后局部盆腔剂量不足的患者，手术应被考虑。根治性手术为达到足够的手术切缘，常需切除部分膀胱、尿道或直肠，导致尿粪排泄改道，影响生活质量，对年龄较大的患者，根治性手术可能不能耐受。因此相比较而言，放疗作为阴道癌的初始治疗某种程度上有其优越性。尽管放疗常作为治疗选择，但对于各期最佳的治疗方式至今尚无定论，单纯手术或放疗均可引起并发症增加，因此缩小的手术与放疗联合的治疗模式常被考虑。腔内和组织间放疗常被用于小的表浅的 Ⅰ 期病灶中，外照射联合腔内和（或）组织间近距离照射常被用于较广泛的 Ⅰ～Ⅱ 期患者。在阴道癌中化疗仅基于散在的 Ⅱ 期临床试验或是模仿子宫颈鳞癌的治疗而来，没有更有利的化疗依据可循。

1. VAIN 及原位癌的治疗　目前国内外文献没有统一的治疗方法及标准，主要有手术切除、局部用药及物理治疗，也有应用腔内放疗的报道。各种方法的优缺点有所不同，并均有一定的复发率，临床医师应根据患者的年龄、生育要求、病灶的分布及级别作出最优的选择，以求个性化治疗。VAIN Ⅰ 多可自行消退，因此可密切随访观察不给予治疗，仅对绝经后及因手术或放疗所致绝经的妇女可局部应用雌激素，有报道认为这有利于阴道黏膜的损伤修复及 VAIN 上皮的代谢。

手术治疗被认为是最有效的治疗方法，分为局部切除、部分阴道切除及完全阴道切除。对于不能排除浸润癌的及非手术治疗失败的患者，手术切除也是最好的治疗选择。手术不但去除了病灶，同时还可获得组织标本以进一步进行病理诊断。Diakomanolis 等报道的 52 例患者中，发现部分阴道切除对于单发病灶的疗效较好，而激光消融对多发病灶较好。尽管许多人赞成对以前无盆腔放疗史的患者采用部分阴道切除方法治疗局部 VAIN，但对先前因其他盆腔肿瘤接受过盆腔放疗的患者而言，行部分阴道切除可能增加瘘的风险，此时局部应用5-FU 等也许更有益，它可刺激鳞状上皮脱落，促使正常上皮再生。

Hoffman 等对 32 例经历了上段阴道切除术的阴道原位癌患者进行评价，术后随访示无瘤生存的患者占 72%，复发率为 17%。在这项研究中，44% 的患者先前接受了包括激光消融、局部 5-FU 或局部切除治疗。28%（9/32）的患者术前未发现了浸润癌，术后病理切片中发现了浸润癌，其中浸润超过 3.5mm 的 4 例患者术后补充了放疗，3 例保持无瘤；<2mm 浸润病灶的 5 例患者中，1 例因为局部复发再行放疗，其余 4 例术后保持无瘤，术后补充放疗率为 56%（5/9）；术后病理仍为原位癌的 23 例患者中，19 例（83%）在平均随访 38 个月内无肿瘤复发。说明术前阴道原位癌的诊断常不准确，这可能与病灶范围大或多点病灶致活检不足有关，因此，临床处理时不能完全按照活检提示进行，当怀疑有可疑浸润和病灶局限于上 1/3 或上 1/2 阴道时，进行上段阴道切除而不选择局部切除，并尽量保证病灶边缘离切缘 >1cm 可能相对稳妥。部分或全部阴道切除的主要缺点是阴道缩短而影响性功能。Hoffman 等推荐手术切除病灶后不关闭黏膜，并用雌激素软膏涂抹、扩张器扩张阴道，必要时可移植皮肤。有放疗史是阴道切除的禁忌证，因为有较高的并发症率。笔者科室近年来也遇到数十例 VAIN 患者，对于手术切除的方式而言，笔者认为，局部切除最简单、安全，但复发率极高；相比之下，全阴道切除的手术最困难、发生并发症的风险也较大，但复发率最低，同时可充分进行病理评价，其优越性十分明显。在笔者曾经报道过的一组因子宫颈癌或 CIN Ⅲ 已行子宫切除的15 例患者的随访中发现，通过阴道细胞学发现的阴道癌仅 2 例（2/15），其余均为 VAIN；通过术前活检发现的阴道癌 3 例（3/15，包括细胞学发现的 2 例），此 3 例均行放疗或放化疗；另有 2 例 VAIN 行药物治疗；其余 10 例 VAIN 者选择手术治疗（8 例全阴道切除、2 例部分阴道切除），但有 4 例（4/10）术后病理发现为阴道癌，其中 1 例已出现盆腔淋巴结转移（因原为 CIN Ⅲ，未清扫淋巴，并且曾因 VAIN Ⅲ 做过局部切除）。全阴道切除的 8 例患者预后良好，部分切除者仍偶有细胞学异常，故笔者主张对 VAIN 达到Ⅲ级或多灶病变、高危 HPV 阳性、年龄偏大的患者尽量行全阴道切除，不做局部或部分切除。

物理治疗主要包括电凝、冷冻、激光消融、超声抽吸等。其主要原理为快速破坏局部病灶。可能短期效果明显，但常因为 VAIN 是多点病变，且不能消除 HPV，故复发率较高。Diakomanolis 报道的 CO_2 激光治疗复发率达 33%，但因其创伤小、对性功能影响小，故对年轻的、拒绝手术治疗的患者仍可考虑，但因不能获得病理标本，临床上对高度怀疑浸润癌者应慎重。为克服物理治疗复发率高的问题，有学者建议在应用物理治疗后加用药物治疗，给予 5%咪喹莫特软膏作为后续治疗，可能对减少 HPV 感染、降低复发率有益。

关于局部药物治疗，报道的药物主要有咪喹莫特软膏及化学性药膏（5-FU、鬼臼霉素、三氯醋酸等）。咪喹莫特是 1997 年被美国 FDA 批准用于 HPV 相关的下生殖道癌前病变的，有抗病毒、抗肿瘤作用，但咪喹莫特有局部刺激性，2～3d 用一次，大多数患者可耐受。Haidopoulos 等的研究中发现，7 例 VAIN Ⅱ～Ⅲ 的患者经咪喹莫特治疗后，6 例病灶消退或降级为 VAIN Ⅰ，具体用药方法为阴道内每周应用 5%的咪喹莫特 0.25g，持续 3 周，耐受性较好，与 5-FU 相比，咪喹莫特给药方便、毒性较低，但还需大样本研究来证实。在笔者的临床应用中，采用了具有类似作用但局部刺激性小的阿昔洛韦软膏作为替代，文章中提到的 2 例因初次手术后均补充放疗导致再次手术困难且病理均为 VAIN 而非癌的患者，采用阿昔洛韦同时交替局部应用雌激素软膏，并给予干扰素 α 300 万 U 肌内注射 2 次/周，结果用药 3 个月后均有好转，这是否提示年龄大或放疗性阴道黏膜损伤及雌激素不足导致的阴道黏膜脆弱者，在 HPV 阳性情况下容易引起阴道黏膜病变？国内夏玲芳等也支持此观点。因此笔者认为，对不宜手术的（有过癌放疗史的）、低雌激素水平（绝经或放疗所致卵巢功能衰退并使阴道穹窿纤维化，无法手术、物理治疗及放疗的）、病变尚为 VAIN 的患者，尝试局部应用雌激素增强阴道黏膜抵抗力，同时给予干扰素+阿昔洛韦治疗，可能对患者有益。因病例少，有待于进一步观察。

5-FU 属于化疗药物，理论上讲应该用于癌症的治疗，有学者将其用于 VAIN 的治疗，认为有一定疗效，但有阴道刺激、复发率高的缺点，有报道复发率可高达 59%。Krebs 等推荐的用法为每周 1～3 次，持续应用 10 周，局部可用氧化锌软膏来保护以防止疼痛、糜烂。三氯醋酸为角质溶解剂，Lin 等应用 50%的三氯醋酸治疗低级别 VAIN，近期有效率可达 100%，但对高级别 VAIN 的有效率仅为 53%，同时也有局部刺激，每周只能应用 1～2 次。

腔内近距离放疗被认为有效，控制率可达 80%～100%。采用传统的低剂量率腔内放疗技术使整个阴道黏膜的受量为 50～60Gy，如果病灶多发，累及区可能接受 70～80Gy 的剂量，高剂量可引起阴道明显的纤维化和狭窄，全阴道放疗的患者中还可出现直肠出血和中到重度的阴道黏膜反应，因此，对年轻、有性生活要求的患者应慎重选择。Macleod 等报道了采用高剂量率腔内放疗技术对 14 例 VAINⅢ的患者进行治疗，总剂量 34～45Gy，分割剂量为 4.5～8.5Gy/次，中位随访 46 个月，1 例患者病变持续存在，1 例出现病变进展，总控制率为 85.7%，2 例出现重度阴道放射性损伤；Mock 等采用高剂量率腔内放疗治疗 6 例原位癌患者，100% 无复发生存。但对曾有子宫颈癌放疗史的 VAIN 患者，选择腔内放疗风险较大，并且难以达到有效剂量，故不推荐。笔者个人认为，放疗是针对癌而不是癌前病变的，权衡利弊，慎用为佳。

Dodge 对 121 例 VAIN 治疗的研究显示，阴道部分切除、CO_2 激光、5-FU 软膏治疗的复发率分别为 0、38%、59%，甚至还有病变进展为癌的报道。因此，采用因人而异的综合治疗手段并密切随访是极其重要的，如手术或物理治疗后加用药物治疗、放疗同时加用药物治疗等。短期内应每 3～6 个月随访一次，随访应包括 TCT 及 HPV，若有好转可延长至 6～12 个月随访一次；若病变进展则应再次活检，改变治疗方式。另外值得提醒的是，临床医师对 CIN 的重视有余，而对 VAIN 的重视严重不足。近年来，由于笔者科室重视了 CIN 及子宫颈癌常伴发 VAIN 的问题，将 VAIN 的检查及治疗提到手术前，即对 CIN 及子宫颈癌患者术前均行阴道镜检查阴道，一旦发现伴发多灶性 VAINⅢ且患者年龄偏大时，则手术将子宫、阴道一并切除，避免了这部分患者的二次手术，有一定临床意义。

2. 浸润性鳞癌的治疗

（1）手术治疗：由于阴道癌的发病率低，因此至今仍缺乏明确的治疗规范，治疗强调个体化，方案的选择主要取决于患者的年龄、肿瘤部位、临床分期等。由于阴道鳞癌多发生于老年患者，被诊断时肿瘤多已浸润黏膜下层，甚至已有远处转移，故以往多采用放疗。但有报道在经过选择的患者中手术治疗可取得良好效果，Ⅰ期阴道鳞癌患者根治性手术后的生存率可达 75%～100%。尤其近年来，随着手术技巧的提高、手术器械的进步及新辅助放化疗的应用，即便是老年、肥胖、有合并症的患者也能实施手术治疗。因此，手术已成为阴道鳞癌的主要治疗手段。手术对于某些患者仍是治疗的最佳选择，原则上不论子宫切除与否，能做根治性外阴、阴道切除的患者，尽量不做去脏术，除非放疗后中心性复发或初始治疗病灶还未达骨盆的患者，但手术常包括根治性子宫切除，因为子宫在位将限制手术操作及膀胱、直肠病灶的切除。手术的适应证主要为Ⅰ～Ⅱ期的患者，Tjalma 等在 55 例阴道鳞癌的研究中通过多因素分析发现，只有年龄和病灶大小是预后因子，因此建议对于Ⅰ期和ⅡA 期病灶较小、体质较好的阴道癌患者进行手术治疗。手术方式：病灶在上 1/3 阴道的行根治性子宫、阴道切除（保证足够切缘）＋盆腔淋巴结切除；病灶在阴道下 1/3 的行外阴、阴道切除（达到满意阴性切缘）＋腹股沟股淋巴结切除；病灶在阴道中段的行全阴道切除＋盆腔及腹股沟淋巴结切除。对于Ⅰ期癌应尽可能采用根治性手术治疗，极表浅的Ⅰ期病灶可能局部扩大切除即可；对于Ⅱ期的患者，可先行新辅助化疗，90%的患者对新辅助化疗有效，一旦病灶有退缩，可行Ⅲ型根治性子宫切除＋全阴道切除＋双侧盆腔和（或）腹股沟淋巴结切除。若术后发现切缘不足或阳性或还有病灶的，术后可补充放疗。放疗后残留的孤立病灶也可手术切除。Creasman 等注意到手术治疗后良好的生存率，但在系列研究中发现这也许存在偏差，因为相对年轻、健康的患者更可能倾向于手术治疗，而年龄偏大、有内科合并症的患者更倾向于放疗。Rubin 等报道的 75 例阴道癌患者的手术结局就不如放疗的好，因此需要更大样本的前瞻性随机对照研究来作出结论。

对于 II 期患者，有研究认为手术效果明显优于放疗。Stock 等进行的包括 100 例（其中鳞癌 85 例）阴道癌患者的最大单样本研究显示，40 例患者单纯手术，5 年生存率 I 期为 56%，II 期为 68%；47 例患者单纯放疗，5 年生存率 I 期为 80%，II 期为 31%，13 例为联合治疗，总的 5 年生存率为 47%，似乎在 II 期患者手术效果更好，但同样存在病例选择偏差的问题，在仅行放疗的患者中以 IIB 期为主，而仅行手术的患者中则以 IIA 期为主。因此，Stock 建议对于癌灶位于阴道上 1/3 的患者，行上阴道段切除及根治性子宫切除和盆腔淋巴结切除比较适合，而对于广泛累及阴道旁的患者放疗应是首选，手术仅适用于严格选择后的个别患者。虽然数个研究表明选择适当的Ⅲ～Ⅳ期阴道鳞癌患者进行去脏术能达到 50% 的控制率，但因研究的病例样本太小，目前对晚期病例仍不主张首选去脏术，较为推崇的治疗是进行同步放化疗。关于手术方法，如果进行完全性阴道切除术，专家建议行经腹和会阴联合手术，会阴切口选在耻骨膀胱宫颈筋膜，在尿道下方、直肠上方，以避免静脉丛出血。切口可先腹部再会阴，但更推荐先做腹部切口，因为可以自上而下游离膀胱、尿道、直肠至会阴，分离阴道侧壁组织、游离子宫、切除淋巴结，如有不能切除的病灶，会阴部手术则没有必要；若手术成功，也可用带蒂的皮肌瓣、腹膜或乙状结肠进行阴道重建。

（2）放射治疗：I 期患者中，病灶厚度通常在 0.5～1cm，可单发或多发，为保留阴道功能，个体化治疗是很重要的。表浅病灶可以单独用阴道圆筒后装腔内近距离放疗来治疗，整个阴道黏膜量为 60Gy，对于肿瘤累及处另加 20～30Gy 的量。病灶厚度 >0.5cm 时，联合应用腔内后装和有单层插入的组织间插植放疗以增加深部的剂量并限制阴道黏膜的放疗剂量。没有绝对的标准用于 I 期患者的外照。通常认为，对于较大的浸润深度或分化差的肿瘤常有淋巴结转移的风险，这类患者需加用外照。整个盆腔 10～20Gy，中间挡板后，宫旁和盆腔侧壁再照 45～50Gy。Chyle 等推荐外照附加近距离放疗对于 I 期患者应至少覆盖阴道旁淋巴结、大的病灶、髂内外淋巴结。通过腔内和组织间插植技术，I 期患者单独放疗能达到 95%～100% 的控制率，5 年生存率达 70%～95%。

IIA 期患者常有晚期阴道旁病变但没有广泛的宫旁浸润。患者一律先外照，接着腔内照射。通常先全盆腔接受 20Gy，挡野后根据侵犯厚度另加照 45～50Gy 到宫旁、盆腔侧壁。低剂量率的腔内后装及组织间插植放疗联合应用，至少照射 50～60Gy，超越肿瘤边缘 0.5cm，加上整个盆腔剂量，肿瘤处总剂量为 70～80Gy。Perez 等显示 IIA 期患者接受近距离放疗联合外照的局部控制率为 70%（37/53），而单用外照或近距离放疗的局部控制率为 40%（4/10），说明联合放疗具有优越性。IIB 期患者因有较广泛的宫旁浸润，整个盆腔将接受 40～50Gy，中心区挡板后宫旁总剂量为 55～60Gy，再用组织间插植和低剂量腔内近距离放疗来追加 30～35Gy 使肿瘤区总剂量达 75～80Gy，宫旁和阴道旁外延处达 65Gy。单用放疗治疗 5 年生存率 IIA 期可达 35%～70%，IIB 期为 35%～60%。

Ⅲ期疾病接受 45～50Gy 盆腔外照，中间挡板使宫旁到侧盆壁剂量增加至 60Gy，追加腔内近距离放疗至最小肿瘤剂量达到 75～80Gy，如果近距离照射不方便，可以用三维治疗计划缩野放疗使肿瘤剂量达到 65～70Gy。外照盆腔和腹股沟淋巴结的剂量为 45～50Gy，联合低剂量率腔内放疗至阴道黏膜的最大剂量为 80～85Gy，Ⅲ期患者的总治愈率为 30%～50%。有直肠和膀胱黏膜累及或腹股沟淋巴结阳性的ⅣA期患者，尽管少数经严格选择的病例行去脏术可能治愈，但大多数还是首选放疗，此时多选用外照姑息治疗。对于已出现全身广泛转移的ⅣB期患者而言，放疗仅为姑息性局部控制，多采用全身化疗及支持治疗。

（3）化疗和同步放化疗：Ⅲ～Ⅳ期的阴道癌患者尽管给予高剂量外照和近距离放疗，但盆腔控制率仍较低，有 70%～80% 的患者病灶持续或疾病复发。对于局部晚期患者远处转移的发生率为 25%～30%，尽管远处转移比盆腔复发少见，但仅靠针对局部治疗的手术或放疗而言几乎不可能产生作用。因此，同时加用可经血液循环作用于全身的化疗，无论什么期别，只要有远处转移可能的高危患者或已有远处转移的晚期患者，单独化疗、姑息性手术或放疗结合化疗都被推崇。常用的化疗药有 5-FU、丝裂霉素和顺铂等，与放疗合用时完全反应率可达 60%～85%，但长期疗效差异较大。Roberts 等报道了 67 例晚期阴道、子宫颈和外阴癌患者，同时应用 5-FU、顺铂和放疗治疗，虽然 85% 完全反应，但 61% 出现癌复发，复发中位时间仅为 6 个月，5 年总的生存率只有 22%。67 例中 9 例发生了严重的迟发并发症，其中 8 例必须手术。与在直肠和外阴癌中的使用一样，放疗加化疗可适当减少放疗的剂量，以改善器官功能、减少迟发并发症。因患者数量有限，尚无随机对照研究评估同步放化疗的作用，进一步的研究需明确同步放化疗的治疗作用和理想的治疗方案。最近的数据表明，在子宫颈鳞癌中以顺铂为基础的同步放化疗对局部控制率、总生存率、无瘤生存率等方面均有益，研究中共同的药物是顺铂，提示它可能改善放疗敏感性。基于此，相同的方法可考虑用于晚期阴道鳞癌的治疗。

尽管放疗对浸润性阴道鳞癌的局部控制仍有限并存在放疗并发症的风险，但目前治疗的原则仍倾向于以放疗为主，联合化疗，酌情手术。在浸润性鳞癌的放疗中应特别注意确认治疗区域的完全覆盖，尤其在较大肿瘤中，既要达到局部控制的需要剂量，又要充分照顾到周围正常组织的耐受性。经仔细选择的早期患者行根治性阴道切除术可取得良好效果，但放疗仍是主要的治疗模式，尤其对有多种合并症的老年患者。虽然在阴道癌的化疗方面目前尚无有力证据，但加用化疗（如顺铂周疗）作为放疗的增敏剂应被推广。

（4）鳞癌治疗失败的因素：治疗后局部区域复发率Ⅰ期为 10%～20%，Ⅱ期为 30%～40%，Ⅲ～Ⅳ期的复发或持续存在率为 50%～70%，单独的远处复发或与局部复发相关的远处复发在局部晚期患者中为 25%～40%。复发的中位时间为 6～12 个月。一旦复发预后极差，虽经挽救治疗但很少有长期生存者。

Stanford 等显示较早的肿瘤期别和较高的放疗剂量对生存率有益，接受≤75Gy 的 16 例患者中有 9 例复发，>75Gy 的 22 例患者中只有 3 例复发，但较大样本量的研究中没有发现放疗剂量与复发率之间存在相关性，可能与较大的肿瘤接受了较高剂量的外照和近距离放疗有关。M.D.Anderson 癌症中心也没有发现低于或高于 75Gy 的剂量与局部控制的改善或特定疾病生存率有关，有统计学意义的因素只有疾病分期和肿瘤体积。Perez 等在ⅡA～Ⅳ期患者中比较联合应用外照和近距离放疗与单用近距离放疗的疗效，认为联合放疗有较好的肿瘤控制率，而在Ⅰ期肿瘤中没有发现放疗方式和盆腔局部复发率之间的相关性，但建议为了达到较好的肿瘤和盆腔控制率，治疗剂量必须达到原发灶处 70～75Gy，平均宫旁剂量 55～65Gy。此外，累及中上段阴道的 100 例原发性阴道癌患者均没有接受选择性的腹股沟处放疗，没有患者出现腹股沟-股淋巴结转移，相反，累及下 1/3 阴道的 29 例患者中 3 例出现，累及整个阴道的 20 例患者中 1 例出现，其中可触及腹股沟淋巴结的用了约 60Gy 放射治疗，仅有 1 例出现一个淋巴结复发，因此建议对腹股沟区淋巴结的放疗仅被推荐在肿瘤累及阴道下 1/3 时，Stock 也有相似的报道。Lee 等通过对 65 例采用放疗治疗的阴道癌患者的研究，认为总治疗时间是预示盆腔肿瘤控制的最有意义的因素，包括外照和近距离照射，放疗时间如在 9 周内完成，盆腔肿瘤控制率是 97%，如果超过 9 周仅为 57%（$P<0.01$），Perez 等尽管没有发现延长治疗时间对盆腔肿瘤控制的影响，但仍倡导治疗应在 7~9 周完成。

3. 其他类型阴道恶性肿瘤的治疗

（1）透明细胞腺癌：因透明细胞腺癌患者常年轻未育，早期患者可行保存生育能力的治疗方式，手术对于早期阴道透明细胞癌患者有优势，因为既可以保留卵巢功能，又可通过皮肤阴道移植成形来保留阴道功能。Herbst 等报道的 142 例 I 期阴道透明细胞腺癌患者中，117例接受了手术治疗，复发率仅为 8%，存活率为 87%，而在接受放疗的患者中复发风险高达36%，这可能与累及阴道穹窿的较大病灶的 I 期患者放弃手术选用放疗有关。阴道透明细胞腺癌常发生在阴道上 1/3 及穹窿部，故手术推荐采用根治性子宫切除和盆腔、腹主动脉旁淋巴结切除及广泛的阴道切除，但对于年轻未育的早期患者，也可考虑行腹膜外淋巴结切除和扩大的局部切除，术后辅以腔内近距离放疗而尽量不做全盆外照射，这样既可有效控制肿瘤，又可最大限度地保留卵巢、阴道的功能，待患者完成分娩后再行根治性子宫切除、阴道切除和盆腹腔淋巴结切除。Senekjian 等报道了 219 例 I 期的阴道透明细胞癌患者，其中 176 例行常规根治手术，43 例仅行局部治疗，两组的症状、分期、肿瘤位置、肿瘤大小、浸润深度、病理类型及分级等资料均相似，结果 5 年和 10 年的生存率在局部治疗组分别为 92% 和 88%，在常规手术组分别为 92% 和 90%，但复发率在局部治疗组明显增高，10 年复发率为 45% 和13%，复发与肿瘤 >2cm、浸润深度 ≥3mm 有关，盆腔淋巴结转移率为 12%，因此建议对于想保留生育能力的患者，治疗方式以广泛性局部切除、腹膜外淋巴结切除及术后腔内放疗为宜。在对 II 期 76 例患者的研究中显示，5 年生存率为 83%，10 年生存率为 65%，其中 22 例仅接受了手术治疗（13 例为根治性子宫及阴道切除，9 例接受去脏术），38 例仅接受放疗，12 例接受手术＋放疗，4 例接受其他治疗，结果 5 年生存率仅放疗组为 87%，仅手术组为 80%，手术＋放疗组为 85%，因此建议对于 II 期阴道透明细胞癌患者的最佳治疗应为全盆外照＋腔内放疗，但不排除对肿瘤小、可切除的阴道穹窿病灶进行手术治疗，以保留卵巢及阴道功能。晚期患者主要行放疗，对于最后确定行放疗的晚期患者去脏术应被限制，也可行去脏术或5-FU、长春新碱为主的同步放化疗。

（2）黑色素瘤：阴道黑色素瘤因发病率低，所以治疗经验极少。由于黑色素瘤容易远处转移并且缺乏对其癌前病变的认识，一旦确诊则治疗相当棘手。黑色素瘤对放疗不敏感，所以手术成了治疗的首选，但效果不确定，尽管有报道根治性手术后的 2 年生存率可达 75%，但 5 年生存率仅为 5%~30%，即便行超大型根治手术可能改善近期生存率，但长期的生存率仍没有提高。有报道认为肿瘤大小与黑色素瘤的预后相关，中位生存时间在肿瘤 <3cm 的患者中为 41 个月，而在 ≥3cm 的患者中为 21 个月，但长期生存率无统计学意义，也有报道黑色素瘤可能对放疗有反应，放疗剂量在 50~75Gy，但放疗反应率仅为 23.4%~24.2%，Petru 等报道了 14 例患者有 3 例获得长期生存，均为放疗或局部切除后辅助放疗，其中肿瘤 ≤3cm 的患者 5 年生存率为 43%，肿瘤 >3cm 的患者 5 年生存率为 0，因此笔者认为放疗对肿瘤 ≤3cm 的患者有效，同时放疗也能协同手术使手术范围缩小。化疗及免疫治疗对黑色素瘤的作用极其有限，但对于有远处转移者仍可应用。

（3）肉瘤：阴道肉瘤发病率也不高，约占阴道原发肿瘤的 3%，但常常一发现即为晚期，细胞病理分级明显影响预后，大多数阴道平滑肌肉瘤起源于阴道后壁，采用根治性手术切除，如后盆腔去脏术可能有治愈机会。成人的阴道肉瘤对化疗反应不好，去脏术可能有长期生存概率。在阴道肉瘤的报道中，最大的病例报道仅为 17 例，包括 10 例平滑肌肉瘤、4 例恶性中胚叶混合瘤、3 例其他肉瘤，其中 35%接受过先前放疗，17 例均对化疗耐药，仅有的 3 例生存者均为接受去脏术治疗者，5 年生存率在平滑肌肉瘤者为 36%，在恶性中胚叶混合瘤者为 17%。有报道术后补充放疗可降低局部复发率，但不改变生存率，而化疗可能对全身转移有益，借鉴子宫肉瘤的治疗方案，异环磷酰胺、顺铂、紫杉醇可以应用，多柔比星仍是平滑肌肉瘤化疗的首选。阴道胚胎横纹肌肉瘤常见于儿童，由于发病非常罕见，没有成熟的可推荐的治疗方案，但倾向于儿童发病采用多手段联合治疗，行局部切除＋化疗±放疗以尽量避免去脏术的应用，保证患儿的生活质量。化疗可选用 VAC（长春新碱、放线菌 D、环磷酰胺）方案或 VAD（长春新碱、多柔比星、达卡巴嗪）方案，根治性手术尽量慎用，除非持续或复发病例。

4. 并发症及其处理　由于阴道的解剖位置紧邻直肠和泌尿道下段，手术或放疗后并发症出现的风险极大。虽然在许多回顾性研究中提到了这些并发症，但有代表性的预防或处理意见几乎没有。虽然生存率是判断预后的重要指标，但不顾并发症和生活质量的高生存率治疗也不值得推崇。由于对标准放疗常见的急性或迟发并发症认识的提高，改善了妇科恶性肿瘤患者的生存状况，特别是阴道癌患者。高剂量率放疗的快速反应使阴道上皮损伤明显，特别是靠近放射源处。急性反应包括水肿、红斑、潮湿、脱皮、混合性黏膜炎、糜烂及感染等，反应程度和持续时间依赖于患者的年龄、性激素状况、肿瘤大小、分期、放疗剂量和个人卫生等，这些通常在放疗结束后 2～3 个月消退，重症者可有进行性脉管损害、继发性溃疡和黏膜坏死，这种情况可能要 8 个月左右才能痊愈。

同步放化疗增强了黏膜急性反应，对迟发反应的作用不明显，主要为剂量累积性骨髓抑制。随着时间的推移，许多患者出现一定程度的阴道萎缩、纤维化、狭窄、弹性丧失和阴道干燥，导致性交困难，重症者局部溃疡甚至瘘管形成导致直肠阴道瘘、膀胱阴道瘘、尿道阴道瘘。对于在阴道癌治疗中整个阴道的放疗耐受限制剂量仍不明确，Hintz 等对 16 例患者的研究显示，阴道前壁上段黏膜表面可接受的最大剂量为 140Gy，没有严重并发症或上阴道段坏死发生，而 1 例患者接受了 150Gy 后发生膀胱阴道瘘，因此他们推荐对于阴道上段前壁黏膜而言，最大耐受量为 150Gy（外照和近距离照射的总量），剂量率应<0.8 Gy/h，推荐阴道下段剂量应不超过 98Gy。阴道后壁比前壁或侧壁更易受到放疗的损伤，阴道后壁剂量应<80Gy，以减少阴道直肠瘘的风险。Rubin 等认为阴道黏膜发生溃疡的最高耐受量约为 90Gy，超过 100Gy 即有瘘形成的可能性。华盛顿大学的一项研究显示，传统的低剂量率是阴道黏膜接受 150Gy 的放疗，发生 2 级或以上并发症的概率为 15%～20%，合并严重并发症的为 8%～10%，严重并发症必须手术纠正或住院治疗。出现并发症的危险因素包括先前有盆腔手术史、盆腔炎性疾病、免疫抑制体质、胶原血管疾病、低体重、年龄大、明确的吸烟史、有内科合并症（糖尿病、高血压、心血管疾病）等。

Perez 等报道了 2～3 级并发症在 0 期和 I 期患者中约为 5%，II 期约为 15%。III 和IV期中没有出现并发症，可能是因为患者生存时间太短尚不足以显示出并发症。最主要的并发症为直肠炎、直肠阴道瘘、膀胱阴道瘘。最小的并发症为阴道纤维化和小面积黏膜坏死，约 10%

的患者出现。Lee 等认为原发病灶的总剂量是预示严重并发症的最重要因素。Rubin 等报道的放疗后并发症发生率为 23%，包括 13% 的瘘形成、10% 的膀胱炎或直肠炎。虽然有 2 例患者是在联合治疗后出现瘘，但研究者并不认为联合治疗并发症的发生率高于单纯放疗。

Frank 等报道了 193 例放疗治疗者（有或无化疗），5 年和 10 年累计主要并发症率（>2 级）为 10% 和 17%，他们发现 FIGO 分期和吸烟史是发生并发症的密切相关因素，化疗似乎与并发症不相关，有趣的是，有主要并发症的 73% 的患者病灶均累及阴道后壁。对于急性阴道炎的治疗包括每日用过氧化物稀释液冲洗阴道等，可持续 2~3 个月直至黏膜反应消失，以后患者每周阴道冲洗 1~2 次，持续数月。

5. 补救治疗 对于复发性阴道肿瘤的理想治疗仍不明确。下段阴道的复发癌，临床处理十分尴尬。复发时再治疗要考虑的因素包括先前的治疗方法、目前疾病的扩展程度、复发的部位及范围、无瘤间歇期、是否有远处转移、患者年龄、体力状态及医疗条件等。远处转移预示着不良结局，虽然化疗可能出现客观反应并且在短期生存方面有所改善，但对于长期生存、减轻症状和提高生活质量方面的作用仍然有限。

对只有局部复发而无远处转移的患者仍有治愈的希望，因此明确病变范围是重要的。准备补救治疗时要先通过活检来确定局部复发，如有可能，宫旁复发也用病理来证实，也可通过三联征来诊断，即坐骨神经痛、下肢水肿、肾积水。通过体检和影像学也可提示是否有局部或远处复发，PET 对复发的判断较 CT、MRI 更准确些，但也有假阳性和假阴性的报道。总之，对于先前行手术治疗，没有接受放疗的患者，出现孤立的盆腔或局部复发时可用外照来治疗，并且常合并近距离照射，同时行顺铂为基础的同步化疗；对于在主要或辅助放疗后的中心性复发的患者只能行根治性手术，通常行去脏术，或对于一些病灶较小的患者，用组织内埋植剂再放疗或三维外照；化疗的反应率较低，且对生存率的影响有限，放疗后的中心性盆腔复发灶对化疗的反应率小于远处转移病灶的反应率，可能与放疗后使局部组织纤维化有关，而且先前高剂量的放疗常常损伤骨髓，使得化疗的应用受限。对肿瘤相对有效的化疗药物有异环磷酰胺和多柔比星等，在一些化疗敏感的患者中化疗可能获得病情缓解。

（1）手术治疗：尽管对于准备行挽救性手术的患者事先均经过彻底的临床评估，但仍有部分患者在剖腹探查过程中发现已无法手术。盆腔去脏术可导致长期的功能障碍、心理改变及生活质量下降，因此医患双方均应有充分的心理准备才可应用。对于复发性阴道肿瘤在根治性盆腔手术后，阴道和会阴的重建有两个目的：①恢复或创造外阴阴道功能；②用良好血供的健康组织替代盆腔缺失组织以减少术后并发症。尿液改道和盆腔重建技术的详细内容不在本章中讲述。

（2）放疗：对于复发患者的放疗更强调个性化，患者的选择要合适，肿瘤的定位要准确，放疗医师的经验要丰富，应用的技术要多样。尽量做到精确放疗，利用三维技术制订治疗计划是有利的，医师还可通过超分割方案以降低延迟毒性的发生率。对于先前未接受过放疗的患者应给予全盆腔外照，如可行，加用近距离放疗，通常整个盆腔受量为 40~50Gy。对于阴道下 1/3 段或外阴复发的患者，放疗应包括腹股沟-股淋巴结区域。在阴道的肉眼肿瘤处、阴道旁组织和宫旁应接受额外放疗剂量，可用组织间插植放疗，使肿瘤处剂量达到 75~80Gy。从局部晚期子宫颈和外阴鳞癌的资料中类推，对于盆腔孤立复发患者，联合放化疗在局部控制和生存率方面可能有帮助。对曾有放疗史的患者，再次放疗需特别小心，但对于病灶体积小、有手术禁忌或拒绝行去脏术的患者，再次放疗仍可考虑，也可应用组织间插植技术再次放疗，局部控制率仍可达 50%～75%，3 级或更高的并发症率为 7%～15%。在年老或合并糖尿病先前用过足量放疗的患者中，若阴道复发的肿瘤小，可用永久性放疗粒子植入治疗，可能得到长久的肿瘤控制。其他可能的治疗选择包括手术和术中放疗，剖腹或腹腔镜下高剂量率导管的置入放疗等。

术中放疗后的再次局部复发和远处转移率分别为 20%～60%、20%～58%，3 年和 5 年的生存率很差，为 8%～25%，3 级或更高的毒性在约 35% 的患者中出现。Hockel 等报道了联合手术和放疗来治疗浸润盆腔侧壁复发的妇科恶性肿瘤患者，同时行带蒂血管组织阴道移植，以保护盆腔中空器官，减少放疗迟发反应，去脏术中盆腔器官被重建，术后用高剂量近距离放疗肿瘤床 10～14d。结果用此技术治疗的 48 例患者中，5 年时总的严重并发症率为 33%，生存率为 44%，完全的局部控制率在最初 20 例中为 60%，最后的 28 例中为 85%。

立体放疗技术（stereotactic body radiotherapy，SBRT），是一种新的采用直线加速器的高剂量分割的体外立体靶向放疗技术，其治疗原理像伽马刀，能对病灶精确定位、准确照射。依靠良好的靶向定位和患者的制动，使得肿瘤的受量高而周围正常组织的受量极小，大大减少了治疗的并发症。这种技术无创、无痛、快速、不用住院，应用得当将不影响患者的生活质量。因此可用于复发性阴道癌的治疗。

6. 姑息治疗

（1）放疗：目前对于ⅣB 期患者没有治疗选择，这些患者遭受严重盆腔疼痛或阴道出血的困扰，如果阴道条件允许可采用腔内近距离放疗，常可较好地控制阴道出血症状，对先前接受过放疗的患者来说，腔内剂量设定为 A 点 35～40Gy。在有选择的晚期妇科肿瘤患者中，用短疗程高剂量分割的外照方案，单次剂量为 10Gy，持续 3 次，疗程间隔 4～6 周，联合米索硝唑（RTOG7905 临床试验）可取得显著缓解，完成 3 个疗程后患者的总反应率为 41%，但有 45% 的患者出现难以承受的 3～4 级迟发性胃肠道毒性反应。Spanos 等报道一项Ⅱ期临床研究（RTOG8502），采用每日分割剂量的外照方案治疗复发或转移患者，具体方案：3.7Gy/次，2 次/日，连续 2d，间隔 3～6 周为 1 个疗程，总共应用 3 个疗程，总照射剂量为 44.4Gy，结果完全反应率为 10.5%（15 例），部分反应率为 22.5%（32 例），在完成了 3 个疗程放疗的 59% 的患者中总反应率为 45%，27 例患者生存超过 1 年，晚期并发症明显减少，12 个月内仅有 5%。在随后的Ⅲ期试验中，136 例患者在分割剂量放疗中被随机分成间隔 2 周组和间隔 4 周组，结果发现缩短放疗疗程间隔并没有导致肿瘤反应率明显改善（34% 和 26%），在 2 周间隔组中较多的患者完成了 3 个疗程的治疗，与没完成 3 个疗程的患者相比有较高的总反应率（42% 和 5%）和较高的完全反应率（17% 和 1%），对于肿瘤的退缩和症状缓解取得了有意义的结果，但间隔缩短的患者有急性毒性反应增加的趋势，迟发毒性反应在两组中无明显不同。

（2）化疗：化疗治疗转移性、复发性阴道鳞癌的报道不多，且无大样本的对照研究，有限的资料也多来自于晚期、复发子宫颈鳞癌的治疗报道，目前多采用同步放化疗。有效的化疗药物有限，Evans 等报道了 7 例此类患者应用 5-FU[1000mg/（m^2·d），第 1～4 日]和丝裂霉素（10mg/m^2，第 1 日）结合 20～65Gy 局部放疗的治疗情况，结果 7 例均有反应，中位随访时间 28 个月，66% 的患者存活。复发及远处转移的治疗局限在一些Ⅱ期临床试验中，通常在子宫颈鳞癌中有效的方案在阴道鳞癌中也有效。Thigpen 在 26 例大部分先前接受过手术和放疗的晚期或复发阴道癌患者中应用顺铂（50mg/m^2，1 次/3 周）治疗，结果在 22 例可评估

☆☆☆☆

患者（鳞癌 16 例，腺鳞癌 2 例，透明细胞癌 1 例，平滑肌肉瘤 1 例，不明确 2 例）中，1 例鳞癌患者出现完全反应（6.2%）。Muss 等报道了用盐酸米托蒽醌（12mg/m², 1 次/3 周）治疗 19 例患者，结果均无反应，中位生存时间为 2.7 个月。Long 等报道了 3 例晚期阴道鳞癌患者接受甲氨蝶呤、长春新碱、多柔比星和顺铂的治疗，结果 3 例均在短期内完全反应。尽管报道的反应率较低，但仍建议对阴道癌患者的化疗或同步放化疗的药物选择应包括顺铂。

晚期肿瘤患者共性的姑息治疗，如镇痛、营养、支持治疗等，详见有关章节。

（张 承 刘 琦）

参 考 文 献

狄文，施君， 2010. 外阴、阴道癌淋巴转移与预后.实用妇产科杂志，26（10）：726-727.

李华，耿力，郭艳利，等，2009，阴道上皮内瘤变与宫颈上皮内瘤变的相关性及其诊治的初步研究. 中华妇产科杂志，44（3）：171-174.

梁海燕，凌斌，2012. 阴道癌腹腔镜广泛宫旁切除与阴道重建.实用妇产科杂志，28（12）：1006-1008.

刘琦，施雅，张秦，等，2014. 子宫颈癌或癌前病变术后再发阴道癌或癌前病变临床分析. 医学研究生学报，27（6）601-604.

夏玲芳，吴小华，2011. 阴道上皮内瘤变的诊断与治疗. 中华妇产科杂志，46（1）：73-75.

杨悦，高永良，于爱军，等，2010. 阴道上皮内瘤变 13 例分析. 中华妇产科杂志，45（3）：197-200.

张庆霞，朱兰，郎景和，等，2008. 阴道上皮内瘤变的研究进展.中华医学杂志，88（3）209-211.

Boonlikit S, Noinual N, 2010. Vaginal intraepithelial neoplasia: a retrospective analysis of clinical features and colpohistology. J Obstet Gynaecol Res, 36(1):94-100.

Choo JJ, Scudiere J,Bitterman P, et al, 2005. Vaginal lymphatic channel location and its implication for intracavitary brachytherapy radiation treatment. Brachytherapy, 4:236-240.

Diakomanolis E, Rodolakis A, Boulgaris Z, et al, 2002. Treatment of vaginal intraepithelial neoplasia with laser ablation and upper vaginectomy. Gynecol Oncol Invest, 54:17-20.

Frank SJ, Jhingran A,Levenback C, et al, 2005. Definitive radiation therapy for sqaumous cell carcinoma of the vagina. Int J Radiat Oncol Biol Phys, 62:138-147.

Frega A, French D, Piazze J, et al, 2007. Prediction of persistent vaginal intraepithelial neoplasia in previously hysterectomized women by high-risk HPV DNA detection. Cancer Lett, 249(2):235-241.

Gonzalez Bosquet E, Torres A, Busquets M, et al, 2008.Prognostic factors for the development of vaginal intraepithelial neoplasia. Eur J Gyneacol Oncol, 29(1):43-45.

Gurumurthy M, Cruickshank ME, 2012.Management of vaginal intraepithelial neoplasia. J Low Genit Tract Dis, 16(3):306-312.

Haidopoulos D, Diakomanolis E, Rodolakis A, et al, 2005. Can local application of imiquimod cream be an alternative mode of therapy for patients with high-grade intraepithelial lesions of the vagina? Int J Gynaecol Cancer, 15(5):898-902.

Kim HS, Park NH,Park IA, et al, 2009. Risk factors for recurrence of vaginal intraepithelial neoplasia in the vaginal vault after laser vaporization. Lasers Surg Med, 41(3):196-202.

Kushner DM, Fleming PA, Kennedy AW, et al, 2003. High dose rate Ir afterloading brachytherapy for cancer of the vagina. Br J Radiol, 76: 719-725.

Lin H, Huang EY, Chang HY, et al, 2005.Therapeutic effect of topical applications of trichloroacetic acid for vaginal intraepithelial neoplasia after hysterectomy. Jpn J Clin Oncol, 35(11):651-654.

Macleod C, Fowler A, Dalrymple C, et al, 1997. High-dose-rate brachytherapy in the management of high-grade intraepithelial neoplasia of vagina. Gynecol Oncol, 65(1):74-77.

Mock U, Kucera H, Fellner C, et al, 2003. High-dose-rate (HDR) brachytherapy with or without external beam radiotherapy in the treatment of primary vaginal carcinoma: long-term results and side effects. Int J Radiat Oncol Biol Phys, 56:950-957.

Morris M, Eifel PJ, Lu J, et al, 1999. Pelvic irradiation with concurrent chemotherapy compared with pelvic and para-aortic radiation for the high-risk cervical cancer. N Engl J Med,340:1137-1143.

Murta EF, Neves Junior MA, Sempionato LR, et al, 2005.Vaginal intraepithelial neoplasia: clinical-therapeutic analysis of 33 cases. Arch Gynecol Obstet, 272(4):261-264.

Nicolas F, Vandenbroucke L, Voltzenlogel MC, et al, 2013. Are vaginal pap smear necessary after total hysterectomy for CIN3? Gynecol Obstet Fertil, 41(3): 196-200.

Perez CA, Korba A, Sharma S. 1977. Dosimetric considerations in irradiation of carcinoma of the vagina. Int J Radiat Oncol Biol Phys, 2:639-649.

Roberts WS, Hoffman MS, Kavanagh JJ, et al, 1991. Further experience with radiation therapy and concomitant intravenous chemotherapy in advanced carcinoma of the lower female genital tract. Gynecol Oncol, 43: 233-236.

Rubin SC,Young J, Mikuta JJ, 1985. Squamous carcinoma of the vagina: treatment, complications and long-term follow-up. Gynecol Oncol,20:346-353.

Tewari KS, Cappuccini F, Puthawala AA, et al, 2001. Primary invasive carcinoma of the vagina:treatment with interstitial brachytherapy. Cancer, 91:758-770.

Tjalma W, Monaghan JM, de Barros Lopes A, et al, 2001. The role of surgery in invasive carcinoma of the vagina. Gynecol Oncol, 81: 360-365.

Waggoner SE, Anderson SM, Luce MC, et al, 1996. P53 protein expression and gene analysis in clear cell adenocarcinoma of the vagina and cervix. Gynecol Oncol, 60: 339-344.

第 2 章

子宫颈癌及癌前病变

2016 年，美国被诊断的子宫颈癌新发病例估计为 12 990 例，死亡 4120 例。尽管在美国等发达国家子宫颈癌的发病率正在下降，但在全球发展中国家中发病率还在上升，仍然是全球健康的主要问题。据世界卫生组织的统计，2012 年全球新发子宫颈癌为 52.8 万例，位居世界妇女癌症发病率第 4 位，在一些发展中国家居于首位，其中 85% 发生在亚洲、非洲、拉丁美洲等发展中国家，年死亡率为 26.6 万，是发展中国家妇女癌症死亡的主要原因。我国每年子宫颈癌新发病例为 13 万~15 万，每年 3 万~5 万人死于子宫颈癌。尽管过早的性行为、长期应用口服避孕药、经性传播的感染、免疫抑制状态、多个性伴侣、吸烟等可促成子宫颈病变的产生，但循证医学证据显示人乳头瘤病毒（human papilloma virus, HPV）感染才是与子宫颈癌的发生、发展有着十分密切关系的致病因素，慢性 HPV 感染的发病率在发达国家为5%~10%，而在发展中国家为 10%~20%。持续性 HPV 感染是子宫颈上皮内瘤变及子宫颈癌发生的必要因素，因此，将子宫颈癌及其癌前病变定义为感染性疾病，理论上讲应是可防可治、可以消灭的疾病。发达国家子宫颈癌发病率的下降归功于筛查的普及和 HPV 疫苗的应用。近年来子宫颈癌的发病年龄有年轻化趋势，这与性活跃人群通过性生活感染 HPV 密切相关。从 HPV 感染子宫颈上皮到癌前病变，再发展到浸润癌要经历一个较长的阶段，这就给我们干预和治疗子宫颈癌创造了条件。因此，定期规范的筛查、及早发现癌前病变，是预防癌前病变进展为癌的关键，癌前病变也是治疗的黄金阶段。

第一节 子宫颈癌前病变

子宫颈癌前病变是指子宫颈从正常发展到癌的过程中子宫颈上皮组织产生的逐级改变，即子宫颈上皮内瘤变（cervical intraepithelial neoplasia, CIN），共分为三级：CIN Ⅰ级（轻度不典型增生），细胞异型性轻，异常增生的细胞局限于上皮层的下 1/3，中层、表层细胞正常；CIN Ⅱ级（中度不典型增生）：细胞异型性明显，异常增生的细胞仅限于上皮层的下 2/3，未累及表层；CIN Ⅲ级（重度不典型增生和原位癌）：细胞异型性显著，异常增生的细胞占据上皮层的下 2/3 以上或全层。子宫颈腺上皮内瘤样病变（cervical intraepithelial glandular neoplasia, CIGN）与鳞状上皮内瘤变相仿，包括腺型不典型增生和原位腺癌。但在 2014版的 WHO 分类中已废弃了 2003 版的 3 级分类（CIN Ⅰ~Ⅲ），采用与 1989 年细胞学诊断相一致的 2 级分类，即低级别子宫颈鳞状上皮内病变（low grade suamous intraepithelial lesion, LSIL，相当于 CIN Ⅰ）和高级别子宫颈鳞状上皮内病变（high grade squamous intraepithelial eion, HSIL，相当于 CIN Ⅱ~Ⅲ），但 CIN Ⅱ 的归属并不一定均归为 HSIL，

ASCCP 通过对 72 篇生物文献的分析后认为 P16INK4a 是最好的标志物，P16INK4a 弥漫阳性的 CIN Ⅱ 归为 HSIL，阴性者归为 LSIL。此外，Ki-67、E6/E7mRNA、IMP3、基因甲基化检测也可以作为共同检测指标，高表达时倾向于 HSIL，低表达时倾向于 LSIL。更改的原因在于：①与细胞学名称一致；②组织学上重复性更好，更有利于临床诊治。但在本章节中仍延用 CIN 分类法，以便于叙述。CIN 是组织病理学诊断名词，因此，其诊断一定是基于组织标本所进行的，临床上常用的标本是活检组织、子宫颈管搔刮组织和锥切组织，但组织学检查并不适用于筛查，因此只有通过 HPV 检测、细胞学检查等方法筛查后，才以组织学方法来确诊。

一、HPV 与子宫颈癌及癌前病变

2008 年的诺贝尔生理学或医学奖获得者 Zur Hausen 教授首先揭示了 HPV 感染和子宫颈病变及子宫颈癌的关系，此后有关女性生殖道 HPV 感染的相关研究不断深入。与 HPV 相关的人类肿瘤谱正在增长，研究发现由 HPV 导致的肿瘤中子宫颈癌发病率最高，接近 100%，口腔癌发病率最低，约 25%，其他如肛门癌 84.5%、阴道癌 69.9%、阴茎癌 47.0%、外阴癌 40.4%。

（一）HPV 及致癌机制

HPV 是一组病毒的总称，其病毒形态类似，但 DNA 限制性内切酶图谱各异，核壳体蛋白质的抗原性不同。HPV 是一种双链结构的 DNA 病毒（double-stranded DNA virus），具有噬上皮特性，在人和动物中分布广泛，有高度的特异性，其 DNA 进入宿主细胞染色体内可阻碍细胞修复和凋亡。所有 HPV 的 DNA 均含有 7 种早期基因（E1～E7）、2 种晚期基因（L1、L2）和长控制区（LCR）3 个部分。早期基因区可以编码 E1、E2、E4、E5、E6、E7 等早期蛋白，其功能与病毒的复制、转录、翻译调控和细胞转化有关，晚期基因区可以编码主要衣壳蛋白 L1 和次要衣壳蛋白 L2。长控制区含有 HPV 基因组 DNA 的复制起始点和基因表达所必需的控制元件，调控病毒基因的转录复制。已知 E6 和 E7 是高危型 HPV 的致癌基因，参与并调控宿主细胞的病毒基因表达和复制。高危型 HPV-DNA 链通常在 E1 或 E2 的开放读码框内断裂，使 HPV-DNA 整合入染色体脆弱区，E6 和 E7 具有促进和维持整合状态的功能。HPV E6 蛋白可阻碍细胞对 DNA 损伤的反应，负向调节细胞的生长和分化，E6 还可以激活端粒酶催化亚单位 hTERC。E6 和 E7 所编码的蛋白可诱导细胞增殖和转化，调节细胞周期，E6 可与 p53 结合，E7 与 pRb（retinoblastoma protein, pRb）结合，导致这两种抑癌基因失活，改变细胞周期的正常调控，正常角化细胞分化受到抑制，使细胞无限制生长导致肿瘤产生。不同亚型的 HPV 致癌能力不同，可能就是因为 E6、E7 蛋白与 p53 和 pRB 结合能力有异，或使抑癌基因失活的能力不同所致。低危型 HPV 不会引起上述变化。

生殖道高危型 HPV 往往感染子宫颈鳞状上皮最薄、最易受损伤的鳞柱上皮交界的移行带区细胞，尤其是可能对 HPV 感染特别敏感的基底层储备细胞。HPV 最先感染表皮基底层细胞，并随着基质干细胞向表皮细胞的分化，依次进行早期蛋白的表达、DNA 复制和晚期蛋白的表达及病毒颗粒的装配。细胞受感染后 HPV 可以先呈游离状态持续存在于染色体外，不引起任何病变或只引起良性病变和低度癌前病变，如尖锐湿疣或轻度不典型增生等，一旦病毒的 DNA 整合进入宿主细胞的染色体时上皮细胞即可发生癌变。HPV 基因组 DNA 在子宫颈癌细胞中大多以整合状态存在，持续表达 E6、E7 蛋白并促进和维持整合状态，当病毒 DNA 整合后，就不再有病毒颗粒的产生。

迄今为止，已鉴定出的 HPV 亚型有 200 多种，其中能引起生殖道病变的约有 40 多种，约 20 种与癌相关，可分为低危型（如 6、11、40、42、43、44、53、54、61、72、81）和高危型（如 16、18、31、33、35、39、45、51、52、55、56、58、59、66、67、68、73、82），低危型多与良性病变有关，如生长在生殖器官附近皮肤和黏膜上的人类寻常疣、尖锐湿疣及生长在黏膜上的乳头状瘤等，而高危型是引起 CIN 和子宫颈癌的主要致病病毒，80%的子宫颈癌与 HPV16、HPV18、HPV31 和 HPV45 四种类型的感染有关，其中 HPV16 是最强的致癌病毒型别，50%的子宫颈癌与 HPV16 感染相关，HPV18 导致 10%～20%的子宫颈癌，其他 10 多种高危型 HPV 约导致 30%的子宫颈癌。我国一项横跨 7 个子宫颈癌发病率不同地区的 19 家医院（共纳入 1244 个病例）的子宫颈癌 HPV 型别分布的多中心研究显示，中国不同区域的子宫颈癌及子宫颈高级别病变是以感染 HPV16、HPV18 型为主，此两型覆盖了约 85%的子宫颈癌确诊病例。

（二）HPV 感染及人群特征

女性一生中生殖道 HPV 感染的概率约为 80%，但发生子宫颈癌的概率＜1%，最大易感群体是性活跃期的妇女。HPV 感染往往是一过性的，如果机体免疫功能正常，病毒一般 6～9 个月可以被清除，Rodriguez 等的前瞻性研究显示，约 67%的感染在 12 个月内被清除，年轻女性比 30 岁以上的妇女更易清除，70%的年轻妇女 HPV-DNA 可在 1 年后转阴，90%在 2 年后转阴。一旦机体清除了某一型的 HPV，机体一般不再感染同一型别的 HPV，但对其他型别的 HPV 没有交叉免疫。只有高危型 HPV 持续感染且 2 年以上不能被清除时，才有可能发展为 CIN 或子宫颈癌。

临床上将 HPV 感染分为如下 3 种情况：①潜伏感染，仅 HPV 阳性；②亚临床感染，肉眼不能发现病变，但醋酸白试验（＋）或阴道镜可见异常改变，或有细胞学改变，通常无症状；③临床感染，肉眼可分辨的病变，可有症状，如生殖道湿疣和高级别瘤样病变等。

国外一项涵盖 100 万妇女的多中心 Meta 分析研究结果显示，细胞学正常的妇女中生殖道 HPV 感染率为 1.6%～41.9%。我国 1999 年 1 月至 2008 年 9 月发表的有关 HPV 在子宫颈组织中感染的相关研究显示，HPV 在子宫颈病变中平均感染率为 46.51%（5632/12 110），其中北方地区高于南方。深圳的一项采用二代杂交捕获技术（hybrid capture 2，HC2）检测的涵盖 1137 名妇女的研究显示，高危型 HPV-DNA 检出率为 14.0%；北京的一项涵盖 6185 名 25～54 岁妇女的研究显示，高危型 HPV 感染率为 9.9%。约 1/2 的年轻女性在开始性行为后的 3 年内会感染 HPV，随着年龄的增长，女性生殖道局部和免疫系统逐渐成熟，感染率也随之降低，而且随访中还发现，超过 90%的女性在感染 HPV 后 2 年内 HPV 可能转阴，这可能与局部增强的免疫反应清除病毒有关，但一过性 HPV 感染的病毒颗粒可随正常鳞状上皮脱落或成为再次感染的病原体，此时启动的内在免疫系统反应相对轻微，是否病毒被真正清除了还是成为潜伏感染了目前尚无法甄别。

HPV 感染主要与性接触有关，还与多个性伴侣、高危男性性伴侣（冶游史、既往性伴侣死于子宫颈癌的男性）相关，尽管使用安全套可减少 HPV 感染，但并不能完全保护。HPV 型别感染也较复杂，可以同时感染几种不同的亚型，也可以是潜伏感染重新激活或真实的持续感染。

女性感染 HPV 后可能存在下述模式：①始终 HPV-DNA 阴性；②HPV-DNA 阳性后转为

阴性；③HPV-DNA 阳性、阴性、再阳性，出现波动感染；④特定高危型 HPV-DNA 持续阳性，从而构成高级别 CIN 及子宫颈癌的必要条件。持续 HPV 感染是指既往未感染过相关 HPV 亚型的女性，在 12 个月内连续 2 次以上标本中检测到相同亚型的 HPV-DNA。10%～20%的女性会发生持续感染，其发展为癌前病变的危险较大。一项包括 8 个研究，涵盖 12 000 例患者的荟萃分析显示，18 岁以上的 HPV16/18 持续感染者，发生≥CINⅡ的相对危险度为 15.5～50.5。ATHENA 的 3 年研究显示，HPV16 持续阳性，3 年内发生≥CINⅢ的概率为 25.2%，HPV18 为 11.0%。中国大陆和台湾的流行病学研究发现，HPV16 持续 3 年、5 年、12 年感染，发展为≥CINⅡ的概率分别为 8.9%、23.8%和 47.4%。Khan 等通过 10 年的研究发现，持续感染 HPV16、HPV18 的女性，10 年累计≥CINⅢ的发病率分别为 17.2%和 13.6%（彩图 1）。高危 HPV 的持续感染发展为 CINⅡ/Ⅲ需 3～5 年完成，而从 CINⅢ进展到浸润癌约需 10 年左右，但 HPV18 型可能是一种无须经历较长的癌前病变期即快速发展为子宫颈癌的致病病毒，HPV18 型阳性的子宫颈癌患者一般年龄较小，可在 1～3 年由正常子宫颈细胞迅速发展成癌，多为腺癌或腺鳞癌。近年来的研究还发现，部分子宫颈癌的病程进展快，容易在筛查中被疏漏，其中也包括部分 HPV 阴性的子宫颈癌，如非普通型子宫颈腺癌，包括微偏腺癌、胃/肠型腺癌、中肾管型腺癌、透明细胞型及浆液型腺癌。

　　研究发现，HPV 的感染存在 3 种年龄特征曲线，第一种是年轻女性有较高的感染率，随着年龄增长，HPV 感染逐渐下降；第二种是 HPV 感染与年龄无关，即不随年龄变化而下降，始终居高不下；第三种是年轻妇女与年长（围绝经期）妇女有两个 HPV 感染高峰（彩图 2）。围绝经期感染高峰可能的解释：①免疫功能下降；②潜伏感染的复生；③生活习惯的改变或性伴侣增加；④雌激素水平下降。

（三）目前常用于子宫颈癌筛查的 HPV 检测方法

　　HPV 不能培养，只能从检测其 DNA 来识别，感染细胞中的微量病毒 DNA 可通过聚合酶链式反应（PCR）和 RNA-DNA 等检测手段检测出。鉴于高危型 HPV 感染与子宫颈病变及子宫颈癌的密切关系，HPV 检测用于子宫颈癌的筛查正逐渐在临床展开，但 HPV 检测不等同于子宫颈癌筛查。研究发现，只有感染病毒达到一定载量（阈值）及持续一定时间时，其致病的风险才增加。检测高危型 HPV 筛查子宫颈癌的目的是查出病毒载量超过阈值的人群，低于阈值的感染也有致病的可能，但致病风险很低，临床上似乎可忽略。传统的 PCR 只要病毒载量为 10 个病毒拷贝数就可以测出，但这仅仅是所谓的"实验敏感性"。而临床医师实际需要知道的是"临床敏感性"（图 2-1），筛查的目的是发现子宫颈癌及 CIN 而非患者是否有 HPV 感染。

　　纵观美国 ASCCP 提出的关于子宫颈癌筛查的 HPV 检测方法的要求：需经临床验证、良好的重复性、≥CINⅡ的敏感性达到 90%以上、以最大化筛查的益处和最小化筛查的风险的标准，目前被美国 FDA 认可的能够符合进行子宫颈癌筛查的 HPV 商业化产品只有 4 个：①digene HC2 high-risk HPV-DNA Test（2003）；②cervista HPV（2009）；③cobas 4800 HPV（2011）；④aptima HPV（2011）。这些产品均经过了临床验证，如 HC2-HPV 设定的阈值是 1pg/ml，相当于 5000 个病毒拷贝数。实际上阈值的设定是平衡筛查的敏感性和特异性的，当 HC2-HPV 检测值≥1pg/ml 时，≥CINⅢ的敏感性和特异性均为 95%（表 2-1）。HC2-HPV 也是 WHO 2013 年子宫颈癌筛查及处理指南推荐的方法，也被作为"即筛即治"使用的检测产品。

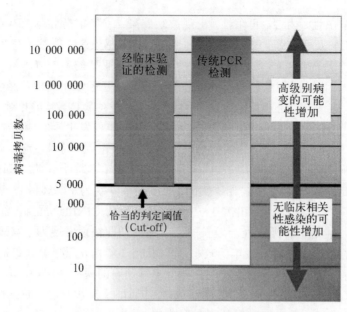

图 2-1 病毒拷贝数与临床敏感性的关系

表 2-1 HPV 检测的敏感性或临床界值与高度病变的敏感性和高度病变特异性的关系

HPV 检测的敏感性或临床界值（pg/ml）	高度病变的敏感性（%）	高度病变的特异性（%）
0.1	98	50
0.2	98	60
0.4	98	80
1.0	95	95
5	90	90
10	85	85
20	70	70
50	60	60
100	50	50
1000	10	10

注：引自 HPV Today 第 09 期

1. **高危型 HPV-DNA HC2 法** HC2 检测的原理是采用全长 8000 个碱基对的 RNA 混合鸡尾酒探针技术，将标本基因杂交、信号扩大后，用 RNA 探针与标本 DNA 结合，再用标记了荧光发光体的第二抗体进行显色测定。该方法可检测 13 种常见的高危型 HPV（16、18、31、33、35、39、45、51、52、56、58、59、68）的全长 DNA，有高度重复性，实验室要求简单，检测高度病变的敏感性达 88%～100%，阴性预测值高达 99%，较高的阴性预测值意味着如果 HC2 检测为阴性，几乎没有患病的可能，这对子宫颈疾病的初筛、分流、治疗及追踪都具有重要意义，并且可以报告病毒负荷量，便于临床随访。

2. **高危型 HPV-DNA 酶切信号放大法**（Cervista HPV-HR, Genfind DNA Extraction）Cervista HPV-HR 可检测 14 种高危型 HPV（包括 HC2 的 13 种亚型和 HPV66 型），且具有

防止假阴性结果的内部质控功能，同时还能降低与低危型的交叉反应而导致的假阳性结果。另一种检测用于检测 HPV16 和 HPV18 型并分型。这两种方法均是应用恒温酶 DNA 扩增和荧光发光判读结果的原理，而且都通过了新柏 TCT 标本进行的临床验证。

3. cobas 4800 HPV（LINEAR ARRAY HPV Genotyping Test, CE-IVD）　将全自动样本制备与 PCR 技术相结合，可通过高质量的核酸提取而实现更快的处理速度，进而达到更高的通量。其能完成全自动样本制备、自动化核酸提取、一次检测 14 个 HPV 高危型，同时能对 HPV16、HPV18 进行基因分型。

4. Aptima HPV（Aptima E6/E7 mRNA test）　Aptima®HPV 检测技术，是检测 HPV 病毒两个致癌基因的 mRNA，与单纯检测 DNA 相比，有效减少对一过性 HPV 病毒感染的检出，从而减少后续不必要的阴道镜组织学检测。

针对目前国内众多用于子宫颈癌筛查的 HPV 检测方法，国家食品药品监督管理总局第 93 号文（2015）明确指出：对用于子宫颈癌筛查的 HPV 检测方法，检测 HPV 型别只针对 18 种高危型别，18 种之外的需提供明确的理由和依据及国际权威机构的文献支持；HPV 基因分型仅针对 HPV16/18 型；阳性判断值为能够获得理想的临床灵敏度和特异性，建议采用 ROC 分析确定阳性判断值（Cut-off）；以病理学检查结果 CIN Ⅱ $^+$ 为临床试验终点判定有效指标，未做相关临床试验证明其可以用于子宫颈癌筛查的产品，应在说明书中声明：由于未做相关验证，本产品不能用于相关临床预期用途。

5. 免疫组织化学法　利用抗原抗体反应和组织化学原理，在组织切片或细胞涂片中原位显示 HPV 抗原成分，操作简便，可作回顾性研究。以往经此方法检测的是 HPV16、HPV18 的 E6 蛋白，但此方法的假阴性率较高，敏感性及特异性均比原位杂交和 PCR 低。L1 壳蛋白为此法检测，目前应用较少。

L1 壳蛋白为 HPV 病毒的主要结构蛋白，也是一种糖蛋白、核蛋白，在宿主细胞质内完成翻译加工后迅速定位于细胞核中。L1 约有 530 个氨基酸残基，其分子量为 55～60kDa，与其他病毒的衣壳蛋白相比具有较强的保守性，这种保守性表现在两个方面：①病毒的衣壳在外界环境的作用下变异很小，而其他病毒变异较大；②不同型的 HPV 的 L1 蛋白的氨基酸序列的同源性在 60% 以上，故有利于检测的稳定性。利用抗原抗体反应和组织化学原理，用抗 L1 蛋白特异抗体对组织切片或细胞学涂片进行检测，被感染的细胞核明显着色，偶尔也可见细胞质内囊泡样染色，可能为核糖体产生的 L-1 壳蛋白所致。只要出现阳性细胞即可认为存在 HPV 感染，该方法操作简单，敏感性、特异性均较高，但不能提示病毒负荷量。

近年来的研究认为，HPV-L1 壳蛋白具有刺激机体产生保护性抗体的作用，HPV 感染后可以激发机体产生特异性体液免疫和细胞免疫，针对壳蛋白 L 的 IgG 和 IgA 中和抗体在病毒感染的早期较为重要，可能有助于病变稳定或消退，不少报道发现在 ASCUS 和 LSIL 中 HPV-L1 高表达的患者病变消退或无进展，而在 HSIL 患者中 HPV-L1 表达率低甚至无表达，此类患者病变大多进展。

（四）HPV 感染的治疗

目前没有专门针对 HPV 的治疗药物。大多数 HPV 感染者都可以自发清除其感染的 HPV 而不留继发病症，只有持续性 HPV 感染才与子宫颈病变密切相关。一旦引起病变，在治疗子宫颈病变后，HPV 感染负荷即可明显下降或转阴，也就是常说的治病即治毒，这也是 HPV

感染的处理原则。主要的治疗方法包括物理消融、细胞毒药物及手术切除等。小于 30 岁的妇女高危型 HPV 阳性但 hTERC 基因阴性者多为一过性感染，若 hTERC 基因阳性则有癌变风险，应高度重视。

有报道 HPV 感染出现 CIN 的患者经宫颈环形电切术（loop electro-surgical excision procedure LEEP）治疗后，平均 HPV 转阴时间比期待疗法组明显缩短（7.7 个月和 19.4 个月），两组第 1 年 HPV 转阴率分别为 65% 和 23%，第 2 年转阴率分别为 90% 和 65%，有明显差异。Song 等对 67 例高危型 HPV 感染的 CIN Ⅱ 或 CIN Ⅲ 患者行子宫颈锥切术，切缘均无病变，高危型 HPV 感染的有效清除率为 82.1%，而术后高危型 HPV 持续存在的患者，术前均具有较高的病毒负荷，此类患者术后还应密切随访。对于年龄＞50 岁的患者感染 HPV 后机体清除慢，复发风险高，临床上可以应用免疫制剂如干扰素等治疗，通过增强人体细胞免疫、体液免疫及各种非特异因子组成的防御系统，增加免疫调节作用，从而抑制病毒蛋白合成、诱发体内免疫系统清除 HPV 感染。

（五）HPV 疫苗及其应用

HPV 疫苗是目前世界上第一个肿瘤疫苗，共分三类：一是阻止感染的预防性疫苗；二是使原有感染及相关疾病消退的治疗性疫苗；三是预防多种疾病的 HPV 嵌合疫苗。预防性疫苗是将 HPV 的晚期结构蛋白 L1、L2 作为基础诱导，将其组装成的病毒样颗粒（virus like particle，VLP），使机体产生特异性的抗 HPV 抗体，保护机体免受 HPV 感染，主要用于尚未发生感染的人群。治疗性疫苗的目的则是清除 HPV 感染的细胞，这种疫苗以 E6、E7 蛋白为基础，诱导产生特异的细胞免疫，从而阻止 HPV 感染损害的连续，清除病灶。嵌合疫苗则是新的研究热点，不同型别、不同时期蛋白的嵌合，将大幅提高预防效能。目前世界范围内只有预防性疫苗研发成功。

1. 预防性疫苗　一般以 HPV 主要衣壳蛋白 L1 和次要衣壳蛋白 L2 为靶抗原，其作用在于诱发机体产生特异性的中和抗体和有效的局部免疫反应，以阻止 HPV 的长期感染和再感染。HPV 的衣壳蛋白在真核及原核表达系统中表达时，能自我装配或形成病毒样颗粒（VLP），其结构和抗原表位与天然的病毒颗粒十分相似。VLP 能与细胞受体结合进入细胞，以利于抗原的加工呈递及诱发较强的细胞免疫。

HPV 感染导致子宫颈病变进而进展为子宫颈癌需要相当长的一段时间，因此在体内未出现 HPV 感染前采用 HPV 疫苗进行一级预防，从源头阻止子宫颈癌的发生，理论上讲是可行的，但因 HPV 的亚型众多，要求一个疫苗涵盖众多亚型就显得相当困难。目前有 3 种经美国 FDA、欧洲药品管理局和许多其他国家安全监管机构许可的商业 HPV 疫苗。第一种是英国葛兰素史克公司生产的二价 HPV16/18VLP 疫苗（Cervarix），批准用于 9～25 岁的年轻女性。第二种是美国默克公司生产的四价 HPV6/11/16/18 疫苗（Gardasil），被批准用于 9～20 岁的年轻女性。WHO 推荐应用疫苗的主要目标人群为 9～12 岁女性，次要目标人群为 13～26 岁女性。第三种是 2014 年 12 月 10 日，由美国默克公司研发的 Gardasil 9（佳达修，九价重组 HPV 疫苗），获美国 FDA 批准用于 9～26 岁的女性和 9～15 岁的男性，以预防 HPV16、HPV18、HPV31、HPV33、HPV45、HPV52 和 HPV 58 型引起的子宫颈癌、外阴癌、阴道癌和肛门癌，以及 HPV6 和 HPV11 型引起的生殖器疣。与第一代 Gardasil 疫苗相比，Gardasil 9 增加了 HPV31、HPV33、HPV45、HPV52 和 HPV58 五种病毒亚型，这些病毒引起了约 20% 的子宫颈癌。Gardasil 9 中针对的 7 种高危病毒亚型可以引起约 90% 的子宫颈癌、80% 的 CIN Ⅱ/Ⅲ

和原位腺癌（AIS）、85%～90% HPV 相关的外阴及阴道癌、90%～95% HPV 相关的肛门癌及癌前病变，Gardasil 9 针对的 9 种病毒也覆盖了 50% CIN Ⅰ。

疫苗主要用于初次性生活前的女性，也就是尚未暴露在 HPV 感染风险之前的青少年女性，但较年长的女性也可能由于在整个生命中 HPV16、HPV18 感染较迟而受益。WHO 推荐应用疫苗的主要目标人群为 9～12 岁女性，次要目标人群为 13～26 岁女性。二价疫苗采用 2 次接种（第 0、第 6 个月各接种 0.5ml）或 3 次接种（第 0、第 1、第 6 个月各接种 0.5ml）；四价疫苗也可采用 2 次接种（第 0、第 6 个月各接种 0.5ml）或 3 次接种（第 0、第 2、第 6 个月各接种 0.5ml）。疫苗在第 0、第 2、第 6 个月给予接种，接种后的预防效果报道也不一致。在美国，近 20% 的女性在 15 岁前开始性生活，18 岁女性中近 60% 有性生活。疫苗接种的理想年龄为 9～12 岁，有研究表明，10～15 岁的女性接种后产生的抗体滴度程度明显高于 16～23 岁女性。注射疫苗后能诱导机体产生型别特异的高滴度抗体，抗体滴度在疫苗注射第 8.4 年（Cervarix 提供）时仍高出自然免疫状态数倍，抗体滴度的维持可能与佐剂 AS04 有关，相比较而言 Cervarix 免疫持续时间更长。Gatdasil 对接种前未曾感染过 HPV 的 16～26 岁女性预防效率为 CIN Ⅰ 96%、CIN Ⅱ/Ⅲ 98%、外阴或阴道上皮内瘤变 100%、湿疣 100%。Cervarix 对接种前未曾感染 HPV 的女性预防效率为 ≥CIN Ⅱ 98%；对无论接种时是否感染 HPV、是否存在 HPV 相关病变，CIN 的预防效率为 20% 左右。疫苗注射不良反应的发生率为 10%～20%，主要表现为注射局部红肿、疼痛及麻木等，无疫苗特异性死亡病例和致畸病例被报道，但由于未在孕妇中开展控制良好的研究，安全起见不推荐妊娠期接种疫苗。哺乳期接种 HPV 疫苗后，母亲及婴儿发生疫苗相关不良事件的风险未见升高。

HPV 疫苗为子宫颈癌的预防带来了新的契机，但目前的预防性疫苗尚无法覆盖所有高危 HPV 型别，且对已感染相关型别的女性没有保护作用；其次，就目前观察到的疫苗接种后免疫效应仅达到 5 年左右，免疫力在体内持续多久仍不明确。所以接种者仍需定期进行有关子宫颈癌的筛查。

2. *治疗性疫苗*　是针对癌前病变和癌症患者的，主要包括肽类疫苗、嵌合性疫苗、重组蛋白疫苗、核酸疫苗、HPV 假病毒疫苗等。治疗性疫苗多以经修饰后去除其转化活性，但仍保留其抗原性的 HPV16 早期蛋白作为靶抗原，可诱导特异性的细胞免疫反应，被用于控制或消除感染 HPV 的良性和恶性病变，并可作为这类疾病的手术后的辅助治疗。在大多数与 HPV16 相关的子宫颈癌及其癌前病变中均有 HPV16 的 E6、E7 蛋白持续表达，这种持续表达是肿瘤细胞转化和维持恶性特征所必需的，而正常组织中不存在这两种蛋白，因此，E6 和 E7 蛋白就成为 HPV16 相关子宫颈癌及癌前病变治疗性疫苗的理想靶抗原。对中晚期子宫颈癌患者手术后残留的肿瘤细胞应用这种治疗性疫苗，可以激发患者的细胞免疫来杀伤、清除肿瘤细胞和已感染 HPV 的上皮细胞，从而防止或限制肿瘤的复发和扩散。HPV 宿主的免疫反应，对控制 HPV 感染及相关病变具有十分重要的作用，对已感染了 HPV 病毒并已引起相应疾病的个体，细胞免疫比体液免疫更为重要。研究发现，感染了 HPV 的 CIN 和子宫颈癌患者，普遍存在对 HPV 的低免疫状态。因此，使用疫苗，特别是联合免疫，能诱发机体产生针对 HPV 早期蛋白（E6 和 E7 转化蛋白）的细胞毒性淋巴细胞反应，从而将含有整合 DNA 的细胞或癌细胞杀伤，同时控制早期 HPV 感染的病毒增殖，还能诱发机体产生中和抗体中和病毒，减少病毒感染细胞数，并帮助肿瘤特异性杀伤 T 淋巴细胞（CTL）以更好地清除病毒感染。这种中和抗体主要由具有天然空间结构的病毒壳蛋白（HPV 晚期蛋白）诱发。上述两类免疫反应建立后，就能有效地清除已有的 HPV 感染和手术后残余的癌细胞，并能预防 HPV 的再次感染，达到预防和治疗子宫颈癌的目的。

大量研究显示，应用疫苗后 HPV 的持续感染或疾病的联合发病率下降了 90%，且存在持续的有效性。所有实验疫苗的耐受性均好，只有非常少的副作用，最常见的副作用是治疗部位的疼痛。疫苗不包含活病毒，对妊娠妇女为 B 类用药，之所以没有推荐在人群中应用和普及，是因为还没有足够安全的数据。哺乳的妇女接受该疫苗是安全的，所有接受疫苗的妇女推荐根据子宫颈涂片指南进行随诊。

值得一提的是，尽管动物实验及部分临床前实验显示 HPV 疫苗有效，但许多问题仍待解决，如疫苗的保护间隔期等。目前临床上对中晚期子宫颈癌的治疗效果不理想，子宫颈癌的复发率较高且治疗费用也高，在美国，每年用于子宫颈癌筛查和治疗的费用约为 5.7 亿美元。因此，研制高效、廉价的 HPV 疫苗，采用特异性的免疫接种方法预防和治疗 HPV 感染及其所引起的恶性病变，对预防和治疗子宫颈癌有着十分重要的意义。

二、子宫颈癌前病变的筛查

WHO 在 2013 年提出的子宫颈癌综合防控策略是：减少 HPV 感染的一级预防；对癌前病变进行筛查、诊断和治疗的二级预防；对子宫颈浸润癌进行治疗的三级预防。其中二级预防的主要措施即对所有适龄妇女开展定期的子宫颈癌筛查。对于已经接种 HPV 疫苗的妇女，如果到了筛查年龄，仍然应进行定期筛查。发达国家自从 1950 年引入子宫颈细胞学筛查后，子宫颈癌的发病率明显下降，然而在发展中国家，因筛查普及率低，子宫颈癌仍然是死亡的主要原因。自从液基薄片技术应用以来，子宫颈的癌前病变及早期癌的发现率不断增加，大大降低了子宫颈癌的发生率及死亡率，统计显示，1975 年美国妇女发病率为 14.8/10 万，2006 年下降到 6.5/10 万；1990 年美国新发病例为 13 500 例，死亡病例为 6 000 例，2007 年美国新发病例为 9 710 例，死亡病例为 3 700 例，提示美国的子宫颈癌的发病率及死亡率均明显下降。我国的子宫颈癌发生率在 20 世纪 70 年代为 10.28/10 万，90 年代为 3.25/10 万，下降了 69%，但目前每年仍有 130 000～150 000 例发病，死亡为 30 000～50 000 例。大多数贫穷的发展中国家妇女是子宫颈癌发病及死亡的主要人群，占全球总发病及死亡人数的 80% 以上，与没有筛查制度密切相关。

尽管在中国子宫颈癌的筛查在发达地区已被广大妇女所接受，但新发病例中约 50% 以上是未做过筛查的妇女，说明子宫颈癌筛查的宣传及普及力度还远远不足，尤其在边远贫困地区，因此，强调子宫颈癌的筛查是保障妇女健康和生命的重大课题，是妇产科医师的神圣责任。

（一）筛查的目的、内容和时间

筛查的目的是在正常人群中找出癌前病变、早期浸润癌及子宫颈癌的高危人群，而不是子宫颈癌患者，因为只有及时找出可能发生癌症的人群，将其消灭在癌前病变阶段，才能真正降低子宫颈癌的发病率和死亡率。筛查的内容和起止时间不能一概而论，要考虑到当地的经济状况。

在欧美等发达国家，筛查可采用每 1～2 年一次 TCT＋HPV 的联合检测，必要时还可测定 hTERC 基因；中国的多数发达城市也可以采用上述方法，但对于较贫困地区，筛查可能 2～3 年一次且仅行 TCT 或巴氏涂片，甚至还可仅行肉眼筛查或碘-醋酸染色下的肉眼检查。2004

年美国国家综合癌症网络（NCCN）指南中建议：开始进入筛查的年龄为性生活开始后 3 年左右或年满 21 岁；对于年龄＞70 岁、10 年内已有 3 次以上满意的细胞学检查且正常者，可停止筛查；但若无上述筛查历史或有不正常者，建议继续筛查；有子宫颈癌病史、免疫功能障碍（HIV 阳性）者应长期筛查。筛查间隔推荐为：巴氏涂片检查为 1 次/年，TCT 检查为 1 次/2 年；30 岁以后连续 3 次正常者 1 次/2～3 年；FDA 准许的 HPV-DNA 检测在＞30 岁后开始应用，以后每次与细胞学同时检测；TCT、HPV-DNA 检查最长不超过 1 次/3 年；同时要注意 HPV 感染的亚型、时间、强度。

中国癌症研究基金会在 2004 年制订的筛查策略：起始年龄在经济发达地区为 25～30 岁，经济欠发达地区为 35～40 岁，高危人群适当提前；终止年龄为＞65 岁；间隔为 1 次/年，连续 2 次正常延长至 1 次/2～3 年，连续 2 次 HPV（一），延长至 1 次/5～8 年，重点是筛查高危人群，而不是筛查次数；筛查方案，最佳方案为 TCT＋HPV，一般方案为巴氏涂片＋HPV，基本方案为肉眼检查（visual inspection），即以 3%～5%冰醋酸染色（with acetic acid, VIA），4%～5%碘液染色（with Lugol's iodine, VILI）后直接观察。筛查的基本程序是细胞学＋HPV、阴道镜、组织学。

（二）筛查的方法

1. 细胞学（cytology）筛查　长期以来，细胞学筛查曾是子宫颈癌筛查的唯一或主要方式。自 1941 年传统的巴氏涂片问世以来，子宫颈癌的发病率和死亡率均大大降低，死亡率下降约 70%。据美国癌症协会统计，由于子宫颈细胞学在美国的广泛普及应用，尽管 HPV 病毒感染有所上升，但子宫颈癌发病率却下降了 85%。细胞学筛查的优点：无创伤性、简单易行、价廉、可批量人群筛查；不足：受取材质量的影响较大、不能精确报告异常细胞的来源及病变组织的病变程度，并且对细胞诊断医师的要求较高，所以敏感性较低。一项涵盖 94 篇关于子宫颈癌筛查策略文献的 Meta 分析显示，巴氏涂片的敏感性为 30%～87%，特异性为 86%～100%，假阴性率较高，达 15%～40%。自 1996 年液基细胞学（liquid based cytology）制片技术和计算机辅助细胞检测系统（cellular computer tomography）引入以来，细胞涂片质量明显优于传统的巴氏涂片，从而提高了癌及癌前病变的检出率，降低了假阴性率，减少了细胞医生的主观评判错误，并且还可利用标本残留液进行 HPV 检测。由于制片技术的进步，使得细胞学诊断水平有了极大提高，诊断报告更加详细，癌前病变的检出率比传统巴氏涂片提高了 2.33 倍。1988 年美国国家癌症研究所在马里兰州 Bethesda 出版了《宫颈/阴道细胞学诊断的 Bethesda 报告系统》（表 2-2），对子宫颈癌细胞学的诊断标准作出了重大调整，在涂片质量评价、细胞形态描述和诊断建议 3 个方面进行改进，完全取代了以往的巴氏分级。该系统分别于 1991 年、2001 年、2015 年再次修订。其报告包括 3 个部分：①对标本满意度的描述；②总的分类，如正常或非正常；③细胞学异常的描述（包括鳞状或腺上皮细胞）及诊断建议。细胞学检测并不能对 CIN 作出诊断，但它可以作为筛查的第一阶段。

表 2-2　2001 年 Bethesda 子宫颈细胞学诊断报告内容

1. 样本满意度评估	不满意（指明原因）
满意	标本无用或无法分析（指明原因）
鳞状细胞数量≥5000 个；存在于子宫颈管或移行区成分（≥10 个保存完好的子宫颈管上皮细胞或鳞状化生细胞）	标本尚可诊断，但对评价上皮异常欠满意（指明原因）

2. 总的分类（可选）	不典型鳞状细胞（ASC）
无上皮内病变或恶性证据	不明临床意义的 ASC（ASC-US）
上皮细胞异常	不能排除高级别鳞状上皮内病变的 ASC（ASC-H）
其他	低级别鳞状上皮内病变（LSIL）
3. 描述性诊断/结果	包括人类乳头瘤病毒、轻度异型和 CIN I
无上皮内病变或恶性证据	高级别鳞状上皮内病变（HSIL）
微生物	（≥45 岁中有子宫内膜细胞）包括中重度异型、
阴道滴虫	原位癌、鳞癌
真菌形态符合念珠菌属	腺上皮细胞
菌群变化提示细菌性阴道炎	不典型腺上皮细胞（AGC）
细菌形态符合放线菌属	指明子宫颈管的，子宫内膜的或别的腺细胞
细胞形态改变符合单纯疱疹病毒感染	不典型腺上皮细胞、倾向肿瘤
其他非肿瘤性发现（可选择报告）	指明子宫颈管的或别的来源
反应性细胞改变	子宫颈原位腺癌（AIS）
炎症（包括典型的修复）	腺癌（子宫颈管、子宫内膜、子宫外腺癌和其他
放射治疗	类型）
宫内节育器	其他恶性肿瘤（所列不全面）
子宫切除后腺细胞状态	40 岁以上的子宫内膜细胞
萎缩	自动分析和辅助检测
4. 上皮细胞异常	提示和建议（可选择）
鳞状细胞	另：雌激素水平评估（仅在阴道涂片中使用）

注：缩写英文全称

子宫颈鳞状上皮异常细胞

非典型鳞状细胞（atypical squamous cells, ASC）

（1）不明确意义的非典型鳞状细胞（ASC of undetermined significance, ASC-US）

（2）不除外 HSIL 的非典型鳞状细胞（ASC cannot exclude HSIL, ASC-H）

鳞状上皮内病变细胞（squamous intraepithelial lesion, SIL）

（1）低度鳞状上皮内病变细胞（low grade SIL, LSIL）

（2）高度鳞状上皮内病变细胞（high grade SIL, HSIL）

鳞状细胞癌（squamous cervical carcinoma, SCC）

子宫颈腺上皮异常细胞：

非典型腺细胞（atypical glandular cells, AGC）

非典型子宫颈内膜细胞（endocervical AGC）

非典型子宫内膜细胞（endometrial AGC）

疑肿瘤的非典型腺细胞（AGC-favor neoplastic）

疑肿瘤的非典型子宫颈内膜细胞（endocervical AGC-favor neoplastic）

子宫颈内膜原位腺癌（endocervical adenocarcinoma in situ, AIS）

腺癌（子宫颈内膜、子宫内膜、子宫外腺癌-侵袭或转移）[Adenocarcinoma（endocervical, endometrial, extrauterine）]

未明示腺癌（not otherwise specified, NOS）

2. HPV 筛查　毋庸置疑，细胞学筛查作用巨大，但因需要有判读经验的细胞学医师来判定，因此存在局限性和不客观性。自 1976 年发现 HPV 与子宫颈癌尤其是鳞癌的相关性以来，子宫颈癌的筛查策略便悄然发生了转变，2015 年美国妇产科医师学会在子宫颈癌筛查的过渡期指南中指出，采用高危 HPV 筛查的方法，其敏感性高于细胞学，阴性预测值接近 100%，但特异性欠满意。大样本临床研究表明，高危型 HPV 检测在发现≥CINⅡ的病变方面有较高的敏感性，Arbyn 等对 39 项研究进行的 Meta 分析中得出 HPV 检测对发现≥CINⅡ病变的敏感性为 96%（95% CI：95%～98%），Zhao 等的研究对 1999～2008 年 17 项基于中国人群的 28 848 名受试者的汇总分析显示，HC2-HPV 检测筛查出≥CINⅢ的灵敏度为 97.5%，特异性为 85.1%，高危 HPV 检测的阴性预测值达 99.9%。2003 年 5 月美国 FDA 推荐子宫颈细胞学联合 HC2-HPV 作为≥30 岁妇女初次子宫颈癌的筛查方法；欧洲生殖道感染及癌前病变研究机构（European Research Organization on Genital Infection and Neoplasia, EUROGIN）2010 年推荐 HC2-HPV 用于 25～64 岁妇女的初筛，阴性者 5 年后复查；基于美国最大型的子宫颈癌筛查的临床研究 ATHENA 结果（47 208 例妇女参与，持续 5 年），2014 年 4 月美国 FDA 和加拿大卫生部首次批准了 cobas 4800 HPV-DNA 检测用于 25 岁以上女性的子宫颈癌一线初筛，标志着子宫颈癌筛查即将进入一个全新的时代。

2012 年美国癌症学会（American Cancer Society, ACS）、美国阴道镜及子宫颈病理学会（American Society for Colposcopy and Cervical Pathology, ASCCP）及美国临床病理学会（American Society for Clinical Pathology, ASCP）共同合作，提出子宫颈癌筛查应遵循"获益最大化、潜在危害最小化"的策略。对有效证据进行系统回顾，建立了新的筛查指南。此次指南更新的原则是"风险分层管理"，即同等风险同等处理（图 2-2，图 2-3）。

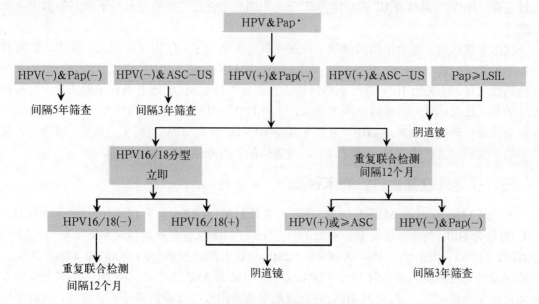

图 2-2　HPV 联合细胞学筛查的管理流程

*Pap 指细胞学检查

HPV检测联合细胞学		5年CINⅢ⁺的绝对风险	风险阈值 管理方式
HPV(+)	HISL	50%	
HPV(−)	HISL	29%	>5% 立即行阴道镜检查
HPV(+)	ASC−US	6.8%	
HPV(+)	LISL	6.2%	
HPV(+)	Pap(−)	4.5%	2%～5% 6～12个月复查
HPV(−)	LISL	2.1%	
HPV(−)	ASC−US	0.45%	0.1%～2% 3年复查
HPV(−)	Pap(−)	0.08%	<0.1% 常规筛查

图 2-3　HPV 联合细胞学筛查（30～65 岁）发生≥CINⅢ的风险度及管理

源自：kaiser 研究中心

ACS/ASCCP/ASCP 筛查指南明确提出，筛查的收益必须和潜在的危害取得平衡，并且将阴道镜检查数量作为主要的危害评估指标，因为其有可能对患者产生心理、身体不适及潜在的过渡治疗风险。通过对细胞学、HPV 检测和 HPV16/18 基因分型等不同筛查方法组合的比较发现，HPV 初筛结合 HPV16/18 基因分型和细胞学分流的策略能最好地满足筛查平衡的要求。

我国专家认为，适合中国国情的子宫颈癌筛查策略如下：①鉴于中国人口众多、缺乏有力的细胞学阅片体系，HPV 检测可能更适用于一线初筛，但 HPV 和细胞学联合检测仍是最佳的筛查选择；②采用 HPV 进行子宫颈癌筛查的目的是发现≥CINⅡ的高风险人群，对检测方法的临床敏感性进行临床验证至关重要；③将 HPV16/18 分型检测包含在 HPV 初筛中，对风险分层的管理意义重大；④HPV 分型尤其是 HPV16/18 比 HPV 负荷更为重要，因为病毒载量不是子宫颈病变或癌的独立预测因子，与疾病的严重程度没有平行关系。

三、子宫颈癌筛查后的临床管理

在一项 Meta 分析中，Melnikow 等发现，大多数 LSIL 在 24 个月左右恢复正常；从 ASCUS、LSIL 发展为 HSIL 的 2 年进展率分别为 7% 和 21%；自 ASCUS 进展为浸润癌的概率为 0.25%、LSIL 为 0.15%、HSIL 为 1.4%；AUCUS、LSIL、HSIL 的退变率分别为 68%、47% 和 35%；原位癌发展为浸润癌的概率为 12%～24%。2013 年美国 ASCCP 公布了《2012 年宫颈癌筛查和癌前病变全球共识》，将 HC2-HPV 联合细胞学检查阴性的筛查间隔延长至 5 年，同时提出必须对患者进行风险量化管理的新概念，这一概念的提出源于美国 Kaiser 医学中心"里程碑"式的循证医学证据：2003～2010 年对 965 360 名 30～64 岁妇女采用 HC2-HPV 及 TCT 进行联合筛查和随访管理，和对 269 329 名 21～29 岁妇女采用单独细胞学筛查和随访管理的对比数据研究。以≥CINⅢ的 5 年累计发病风险作为衡量的标尺，量化每一种筛查结果，给出不同的随访治疗原则（图 2-4）。

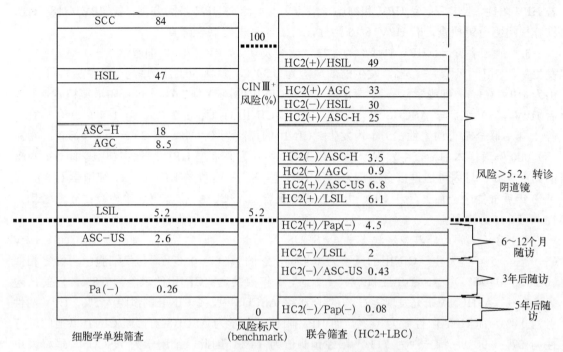

图 2-4　≥CINⅢ 的 5 年累计发病风险及管理

从上图 2-4 可以看出，以风险值 5.2（细胞学 LSIL）作为是否阴道镜的临界值，利用 HC2 对 ASCUS、LISL 进行分流，若 HC2（－），仅随访即可，有效降低了阴道镜的检查率。HC2 及 Pap 均阴性的患者 5 年内发生 ≥CINⅢ 的风险仅为 0.08%，因此可 5 年进行再次筛查。但我国经过正规培训的具有足够经验的细胞学专业人员严重匮乏，同时我国也缺乏对阴道镜医师进行教育培训和资格认证，因此，如何正确使用国外指南仍需结合中国国情。

1."不满意细胞学"的管理　不满意的细胞学样本≤1%，主要指保存的鳞状上皮细胞在常规的涂片中不足 8000 个，在液基制片中不足 5000 个。另外血液、炎细胞、污染等因素影响 75% 以上的鳞状上皮细胞的观察，也属于不满意样本。不满意细胞学样本对于检测子宫颈上皮是否异常欠可靠。HPV 检测结果也会因样本不足造成假阴性。

对不满意的细胞学采样推荐 2~4 个月后复查细胞学，对萎缩或特殊感染造成的炎症因素干扰可先行治疗。对伴有 HPV 阳性的≥30 岁患者，可 2~4 个月后重复细胞学或阴道镜检查。连续两次细胞学不满意，推荐采用阴道镜检查。

2."细胞学（－）、子宫颈管或转化区组成部分（EC/TZ）缺失或不充分"的管理　液基细胞学样本中需有足够的子宫颈管/转化区成分，指要有保存完好的≥10 个或成簇的子宫颈管细胞。缺乏子宫颈管或化生细胞在细胞学阴性的比例为 10%~20%，年龄大者中比例更高。EC/TZ 取样满意是否可提高子宫颈病变的检出率一直存在争议。既往两项研究分别报道细胞学正常的子宫颈癌患者 EC/TZ 缺失比例为 37% 和 64%，由此，他们提出 EC/TZ 取样满意可提高子宫颈细胞学异常的筛出率；但 Meta 分析显示，尽管 EC/TZ 缺失或不充分，细胞学阴性仍然有好的特异性和阴性预测价值，但对于 30~64 岁的女性而言，HPV 检测增加了筛查的安全性与可靠性，推荐使用；对于21～29岁者，可不采用HPV检查，3年后复查细胞学。若HPV阳性，1年后重复HPV和细胞学检查，也可测定HPV基因分型，若HPV16/18阳性，推荐采用阴道镜检查，若HPV16/18阴性，可1年后重复联合筛查。

3."细胞学阴性、HPV阳性"的管理　研究发现，HPV（＋）、细胞学（－）者，5年内发生≥CINⅢ的风险为4.5%，发生癌的风险为0.34%，并且50%病例是子宫颈腺癌。1年后仍为HPV（＋）、细胞学（－），5年内发生≥CINⅢ的风险为7.4%，可行阴道镜检查；1年后HPV（－）细胞学ASCUS者，5年内发生≥CINⅢ的风险为2.9%，可1年后联合筛查；若1年后联合筛查均阴性，5年内发生≥CINⅢ的风险为0.93%，可3年后联合筛查。在对789 000例大样本的筛查中发现，平均有3.99%妇女为高危型HPV阳性和细胞学阴性，60%的妇女在6个月内可通过自身免疫力清除HPV感染。≥30岁的HPV（＋）、细胞学（－）者，可1年后重复联合筛查，若HPV仍阳性或细胞学≥ASCUS，推荐阴道镜检查；若两者均阴性，可3年后重复筛查。

4."意义未明的非典型鳞状上皮（ASCUS）"的管理　研究显示，细胞学ASCUS、HPV（－）者，5年内发生≥CINⅢ的风险为0.43%，癌的风险为0.05%，与仅细胞学阴性者相似（0.26%，0.025%），ASCUS且HPV（＋）者，5年内发生≥CINⅢ的风险为6.8%，癌的风险为0.41%。ATHENA研究发现≥21岁的1578名ASCUS中，≥CINⅡ的风险为5%，HPV阴性者为0.8%，而HPV阳性者为14%，而HPV阳性细胞学为ASCUS对诊断CINⅡ以上的敏感性为87%～90%，特异性为71%，阳性预测值为14%。因此，细胞学为ASCUS，最好采用HPV检测分流。HPV阴性的ASCUS存在≥CINⅢ的绝对风险低，可3年后复查，HPV阳性的细胞学ASCUS，推荐采用阴道镜检查，若阴道镜下未发现CIN，可12个月后联合检查，仍阴性，则可3年后根据年龄选择细胞学或细胞学联合HPV检查。若所有检查阴性，可进入常规筛查。若细胞学≥ASCUS，推荐采用阴道镜检查，若结果阴性，间隔3年后进行细胞学检查。阴道镜检查阴性和不充分者，最好采用子宫颈管取样；对于阴道镜检查充分和转化区内可确认病变者也可采用子宫颈管取样。

21～24岁HPV阳性的ASCUS，5年内发生≥CINⅢ的风险为4.4%，25～29岁为7.1%，≥30岁者为6.8%。因此，21～24岁的细胞学ASCUS的女性初始治疗时最好采用间隔12个月再进行细胞学检查，也可采用HPV检测，若HPV阴性，可3年后进行细胞学筛查；若HPV阳性，12个月后重复细胞学检查，若结果为ASC-H或≥HSIL（HSIL、AGC或癌），推荐阴道镜检查。年龄在60～65岁的HPV阴性的ASCUS发生癌的风险为0.26%，而细胞学阴性者为0.035%，建议继续筛查。≥65岁的细胞学ASCUS、HPV阴性者被认为异常，应继续复查。妊娠期女性的ASCUS与非妊娠者相同，严密观察下可推迟至分娩后6周行阴道镜检查。

5."低级别鳞状上皮内病变（LSIL）"的管理　ASCUS、LSIL分流研究表明，LSIL的自然进展与HPV阳性ASCUS者类似，故处理相似。LSIL患者HPV阳性率为77%，意味着LSIL不适用HPV分流，但对年龄≥30岁已接受联合筛查后HPV阴性的LSIL者，KPNC研究显示其5年内发生≥CINⅢ的风险为2.0%与仅有ASCUS者相似（2.6%），因此HPV阴性的LSIL可不用直接行阴道镜检查。

LSIL、HPV阳性或未检测者，推荐采用阴道镜检查；LSIL、HPV阴性者，可复查或进行阴道镜检查。LSIL与发生≥CINⅢ风险的年龄相关性为：21～24岁者4.0%，25～29岁者5.0%，30～64岁者5.2%。12个月后细胞学随访为ASC-H或≥HSIL、24个月后为≥ASCUS

者，采用阴道镜检查。妊娠期女性最好采用阴道镜检查，不采用子宫颈管搔刮，可延迟至分娩后 6 周进行阴道镜检查。绝经后女性可采用 HPV 检测，若 HPV 阴性或阴道镜下未发现 CIN，12 个月后重复细胞学检测；若 HPV 阳性或重复细胞学≥ASCUS，行阴道镜检查。连续两次细胞学阴性，则回归常规筛查。

6. "不典型鳞状细胞、不能除外 HSIL（ASC-H）"的管理　D.D.Davey 等汇总 2006～2010 年关于 ASC-H 的英文文献资料进行统计发现，ASC-H 高危 HPV 阳性，约 40%发生≥CINⅡ 病变；ASC-H 高危 HPV 阴性，<5%发生≥CINⅡ病变，5 年内发生癌的风险为 2%。对于 885 例 ASC-H、HC2-HPV 阴性的患者平均随访 28 个月，发现仅 1.6%发生 CINⅡ/Ⅲ，无浸润癌发生。说明 ASC-H、HPV 阴性，发生≥CINⅡ的概率低，甚至与 ASCUS、HPV 阴性者相似。但对于 ASC-H 者，ASCCP 仍推荐阴道镜检查，而不是 HPV 检测。

7. "高级别鳞状上皮内病变（HSIL）"的管理　60%的 HSIL 阴道镜下活检可发现≥CINⅡ。KPNC 队列研究发现，≥30 岁的 HSIL，5 年内进展为≥CINⅢ的风险高达 50%，进展为癌的风险为 7%。HPV 阴性的 HSIL，5 年内发生≥CINⅢ的风险为 29%，其中 7%进展为癌，因此 HSIL 不适用 HPV 进行分流。HSIL 应立即阴道镜检查，必要时进行 LEEP，但若点活检已明确为癌，则不再行 LEEP，以免肿瘤受热扩散。组织学未确诊为≥CINⅡ，推荐采用每 6 个月 1 次、持续 24 个月的细胞学联合阴道镜随访；组织学确诊为 CINⅡ/Ⅲ，推荐采用诊断性切除术。

8. "非典型腺细胞（AGC）或原位腺癌（AIS）"的管理　AGC 是指细胞呈子宫内膜样或子宫颈内膜样变化，并伴有不典型增生的细胞核，无浸润癌的特征。AGC 的细胞学诊断重复性差且不常见，发生率为 0.13%～2.5%，可来源于女性生殖道肿瘤、生殖道外肿瘤（结肠癌、胰腺癌等），也可来源于子宫颈、子宫内膜癌前病变或良性反应性改变。AGC 分为 AGC 不能明确意义（AGC，not otherwise specified）及 AGC 倾向瘤变（AGC，favor neoplasia），倾向瘤变或 AIS 时，合并存在 CIN 的风险极高，所以即使确诊为 CIN 也不能排除 AIS 和腺癌。另外，子宫颈癌与 HPV 感染相关，而子宫内膜癌等不相关，因此 AGC 也不适合用 HPV 分流，但 HPV 阴性可提示病变倾向于子宫内膜来源。KPNC 队列研究表明年龄>30 岁的 AGC，5 年内发生≥CINⅢ的风险为 9%，发生癌的风险为 3%；尽管<30 岁的 AGC，5 年内发生癌的风险仅 1.1%，但发生≥CINⅡ的风险较高。所有 AGC 和 AIS 者推荐采用阴道镜检查及子宫颈管诊刮，妊娠期可不采用子宫颈管搔刮，不采用 HPV 检测和重复细胞学检查。≥35 岁者，推荐采用子宫颈管取样联合阴道镜检查的同时进行子宫内膜取样。<35 岁有临床迹象表明可能存在子宫内膜病变风险者，推荐采用子宫内膜取样。对细胞学 AGC 但倾向瘤变或子宫颈管 AIS 的患者，若初始阴道镜检查没有发现浸润性病变，推荐采用诊断性切除术并提供完整切缘及子宫颈管取样。

四、子宫颈病变筛查后的相关检查

1. 阴道镜检查（colposcopy）

（1）检查原理：阴道镜是一种介于肉眼与低倍显微镜之间的 5～40 倍的放大镜，自 1925 年德国学者 Hans Hinselmann 首次发明阴道镜检查以来，阴道镜由最初的双目式观察镜，发展为电子或光电一体等新型模式。其基本原理是通过放大和光源投射观察子宫颈，对子宫颈进行各种不同的染色以分辨异常，其中包括对生理性改变、癌前病变及浸润癌等的识别判断，以对病变程度及范围进行综合评估。阴道镜可检查下生殖道包括外阴、阴道、子宫颈上皮和开放的子宫颈管内膜，最独特的优势是可以发现肉眼看不见的异常子宫颈病变及指导活检，提高诊断准确率和 CIN、早期子宫颈癌的检出率，具有安全无创、重复性好的优点。研究表明，阴道镜作为筛查方法，诊断≥CINⅡ的敏感性和特异性分别为 81% 和 77%，低于 TCT 和 HPV-DNA 检测，故通常阴道镜检查用于细胞学检查提示异常时，在其指导下进行活检比随机点活检的诊断准确性更高。但阴道镜检查也有一定的局限性，如子宫颈管内病变不易观察，尤其绝经后妇女由于子宫萎缩，鳞柱交界内移，子宫颈管不易暴露；对阴道镜双染色后图像的理解易带有主观性；需要有一定经验的专业技术人员等，因此有时不能作出满意评价。应用阴道镜的意义：①在有细胞学异常时更有针对性地指导活检；②可对下生殖道病变进行全面评估，明确病变范围；③便于存档记录。

（2）结果判定

1）正常鳞状上皮：涂 3%～5% 醋酸溶液后不变色，涂碘溶液后因上皮内含有糖原可变为深棕色。绝经期妇女或幼女因雌激素水平较低，细胞内含糖原减少，可出现涂碘后不着色或着色很浅的情况。

2）正常柱状上皮：涂 3%～5% 醋酸后表面肿胀、变白，呈典型的葡萄状结构，而鳞状上皮没有此种变化，故鳞柱上皮交接清晰，易于辨认，涂碘溶液后柱状上皮一般不着色。正常转化区鳞—柱交接部上皮及柱状上皮被鳞状上皮替代过程中的化生上皮，涂醋酸后化生鳞状上皮可有轻度醋白反应，涂碘后鳞状上皮呈深棕色，柱状上皮不着色或轻度染色，化生上皮根据不同的化生阶段可表现为不着色、部分着色、深棕色。血管显示为细小发夹样或血管规则的网状结构。

3）异常图像：包括上皮及血管的异型改变，典型的"三联征"表现为醋白上皮、点状血管和镶嵌。白色上皮越厚、毛细血管的点越粗往往细胞不典型性越明显；异型血管是浸润癌的标志。

（3）注意事项：①阴道镜不是显微镜，不能观察细胞的细微结构，只能放大病变经肉眼观察，从上皮及血管的形态学改变来判断可能的病变部位，不能确诊病变性质。凡阴道镜下怀疑子宫颈、阴道病变，均应在阴道镜指导下进行活组织检查，根据病理学结果明确诊断。②尽管阴道镜检查对早期子宫颈癌、阴道癌及外阴癌有一定价值，但因需要一定的设备和经验，检查 1 例患者需数分钟，故不适用于大规模普查工作。

（4）目的、指征

1）目的：指导定位活检、对下生殖道病变程度及范围的评估及子宫颈锥切方式的选择。

2）指征：①3 次 ASCUS 或单次 ASCUS 伴高危 HPV 阳性；②2 次 LSIL 或单次 LSIL 伴高危 HPV 阳性；③HSIL；④细胞学提示恶性病变；⑤不同程度的腺细胞异常；⑥CIN 治疗后任何程度细胞学异常或高危 HPV 阳性；⑦重复 3 次不满意细胞学报告；⑧大于 40 岁性生活出血可疑病变；⑨月经间期出血或阴道排液可疑癌变、可疑子宫颈恶性肿瘤及影响子宫颈的病变，如尖锐湿疣，可能与浸润前或浸润性疾病相关［摘自 COLPOSCOPY（A PRACTICAL GUIDE）Second Edition 2012］。

（5）检查前准备：①有细胞学检查结果；②避开月经期，最好在月经周期的第 10～14 日，此时宫口微开，黏液清亮便于观察子宫颈管内情况。但若因子宫颈病变持续出血，则不必避开出血期直接行阴道镜检查；③检查前 24～48h 尽量避免妇科检查及性生活以免影响检查效果；④有下生殖道炎症时需先行抗感染治疗，以避免阴道感染引起的检测误差。

（6）质量控制：阴道镜检查是子宫颈继细胞学异常后筛查的步骤，在子宫颈病变筛查中起着重要作用，但阴道镜不宜过度使用，其操作者应当接受培训，诊断应该是全面客观地分析观察结果。3%～5%醋酸溶液和复方碘溶液是阴道镜检查必不可少的药液，而对病变的描述应包括病灶边缘、上皮对醋酸的反应、血管形态和碘着色试验等四个方面。醋酸仅反应时间的量化，CIN 在阴道镜下的表现图像有多样性，但以醋白上皮最为多见。鳞状上皮细胞核蛋白和角蛋白的含量决定醋白试验的结果，醋白上皮的厚薄是鉴别低级别病变与高级别病变的基础。虽然薄层醋白上皮仅有 10%的组织学异常，但在雌激素缺乏的情况下（如绝经后），由于上皮层数变少，即使全层鳞状上皮均发生病变，其阴道镜的表现仍仅为薄层醋白变化，此时要避免高级别病变的漏诊。醋白反应的时间变化在低级别病变时反应性较慢（1min 左右），持续 2～3min 消失；高级别病变时反应迅速（30s 内），持续时间长，消退慢（＞3～5min）。

阴道镜下多点活检：阴道镜检查未发现异常图像时是否取活检还存在争议，中国医学科学院 1999 年在山西襄垣县对 1997 例妇女同时进行的多种子宫颈病变筛查方法的随机研究发现，阴道镜检查的敏感性和特异性均低于子宫颈液基细胞学及 HPV 筛查。同时研究发现醋白上皮厚度＞441μm 者，阴道镜检测癌前病变的敏感性为 94%，醋白上皮厚度＜139μm 者，其敏感性为 31%。Pretorius 及 Sellors 的研究分别提示，37%及 19%的≥CINⅡ病变是在阴道镜未见异常的象限中发现的。因此有学者认为，阴道镜下异常象限活检＋正常象限鳞柱交界处活检＋子宫颈管搔刮术应作为阴道镜诊断子宫颈病变的"黄金标准"。

子宫颈管搔刮能增加 5%～9%的 CINⅡ以上病变的诊断例数，因此，ASCCP 在其筛查策略中指出，对部分细胞学异常或阴道镜下转化区暴露不充分者及≥40 岁女性，子宫颈管搔刮更有价值。对 ASCUS、LSIL 患者进行的多中心临床试验分析表明，子宫颈管搔刮对＜40 岁者仅能增加 2.2%的≥CIN 病变，而在≥40 岁者，增加的检出率达 13%。因此，对于 ASC-H、HSIL、AGC、AIS 或≥40 岁者，应将子宫颈管搔刮术作为阴道镜评价的一部分。

（7）检查术语

1）对子宫颈阴道镜检查的评估（表 2-3）

阴道镜检查充分或不充分：由于子宫颈的炎症、出血或瘢痕等可导致评估不充分。

鳞柱交界的可见性：鳞柱交界完全可见，是指鳞柱交界 360°都完全可见；鳞柱交界部分可见，是指大部分鳞柱交界可见，但其中一部分在子宫颈管内或病变覆盖在鳞柱交界而其内缘位于子宫颈管内；鳞柱交界不可见，是指鳞柱交界全部或大部分在子宫颈管内而观察不到。鳞柱交界的重要性在于其可见的程度与判断检查的满意度相关，并且当需切除治疗时，可帮助判断切除的方式及范围。阴道镜检查的充分性和鳞柱交界可见性相互独立，如鳞柱交界其中一部分位于子宫颈管内可见，但此次检查是充分的，因为子宫颈本身并没有被炎症、出血或瘢痕影响观察。

转化区或移行带类型：子宫颈柱状上皮已被和（或）正在被新化生的鳞状上皮取代的区域称为转化区或移行带，其外缘为原始鳞状上皮，内缘是鳞柱化生最远的界线即新的鳞柱交界。转化区或移行带分为 3 型：Ⅰ型，转化区的鳞柱交界完全可见；Ⅱ型，转化区的鳞柱交界部分延伸入子宫颈管，但通过辅助手段（如无创性子宫颈扩张等）可完全暴露转化区；Ⅲ型，转化区的鳞柱交界不可见。

表 2-3　2011 年 IFCPC 子宫颈的阴道镜术语

总体评估	充分/不充分：注明原因（子宫颈炎症、出血、瘢痕等因素造成）
	鳞柱交界可见性：完全可见、部分可见和不可见
	转化区类型：Ⅰ型、Ⅱ型和Ⅲ型
正常阴道镜所见	原始鳞状上皮：成熟，萎缩
	柱状上皮：异位
	化生鳞状上皮：纳氏囊肿；腺开口隐窝
	妊娠期蜕膜样改变
异常阴道镜所见	一般原则
	病变的部位：转化区以内或以外，时钟标记病变部位
	病变大小：病变所覆盖四个象限的数目，病变所占子宫颈的百分比
	1 级病变（次要的）：细镶嵌，细点状血管，薄的醋白上皮不规则，地图样边界
	2 级病变（主要的）：粗镶嵌，粗点状血管，边界锐利，内部边界标志，隆起标志，厚醋白上皮，醋白出现速度快，袖口状腺开口隐窝
	非特异性：白斑（角化，过度角化），糜烂
	Lugol 染色：染色/不染色
可疑浸润癌	非典型血管
	其他征象：脆性血管，表面不规则，外生型病变，坏死，溃疡（坏死的），肿瘤/肉眼可见肿瘤
杂类	先天性转化区，湿疣，息肉（子宫颈外口/子宫颈管内），炎症，狭窄，先天异常，治疗后结果，子宫内膜异位症

2）病变定位和大小

子宫颈病变定位：是指病变与转化区的关系，即转化区外或转化区内的病变。病变位于转化区内相对转化区外，被认为是高级别病变或浸润癌的独立预测因素。

子宫颈病变大小：通过描述子宫颈病变覆盖象限数、病变占子宫颈的百分比及病变的时钟定位来表示子宫颈病变大小。研究发现，病变大小与病变级别相关，病变面积越大，患高级别病变的风险越大。同时累及子宫颈 3 个以上象限的病变（异常转化区>40mm^2）存在早期浸润癌的风险极大。

3）子宫颈切除的方式及范围：Ⅰ型切除，指完全切除Ⅰ型转化区；Ⅱ型切除，指切除Ⅱ型转化区及超出转化区的少量子宫颈管上皮；Ⅲ型切除，指切除Ⅲ型转化区，切除的组织比Ⅰ型或Ⅱ型切除方式要大且长，包括阴道镜观察不到但有诊断意义的子宫颈管上皮（图2-5A）。Ⅲ型切除被用于治疗高级别上皮内病变、微小浸润癌或以往接受过治疗者。子宫颈切除标本的形状会影响未来的妊娠结局，切除后的环形转化区标本的线性描述以长度（length，从最远端/外界至最近端/内界）、厚度（thickness，从切除样本的基底边缘至切除样本的表面）、周径（circumtenence，切除样本基底的周长）作为标本大小的评价（图 2-5B）。当得到多个切除标本时应分开测量。

4）对阴道的阴道镜检查的评估（表 2-4）：阴道 HPV 感染及上皮内瘤变可能是子宫颈上皮内瘤变的延伸，也可能是与子宫颈病变无关的原发病灶。阴道的转化区可表现为阴道上皮中出现柱状上皮小岛。

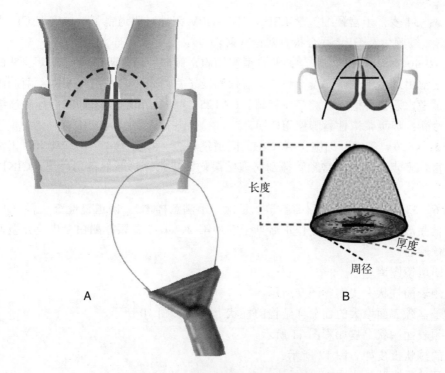

图 2-5　子宫颈切除的方式及范围

表 2-4　2011 年 IFCPC 阴道的阴道镜术语

总体评估	充分/不充分：注明原因（如炎症、出血、瘢痕等）
正常阴道镜所见	鳞柱上皮：成熟，萎缩
异常阴道镜所见	一般原则：
	上 1/3 或下 2/3，前壁/后壁/侧壁（右或左）
	1 级病变（次要的）：薄醋白上皮，细点状血管，细镶嵌
	2 级病变（主要的）：厚醋白上皮，粗点状血管，粗镶嵌
	可疑癌：非典型血管；其他征象：脆性血管，表面不规则，外生型病变，坏死，溃疡（坏死的），肿瘤/肉眼可见肿瘤
	非特异性：
	柱状上皮（腺病）
	Lugol 染色：染色/不染色，白斑
杂类	糜烂（创伤造成）、湿疣、息肉、囊肿、子宫内膜异位症、炎症

（8）典型病例介绍

病例 1：34 岁，接触性阴道出血 2 月余，子宫颈细胞学 ASC-H。阴道镜所见（彩图 3）：Ⅲ型转化区，厚醋白上皮累及子宫颈表面 4 个象限。上皮剥脱、袖口状腺隐窝、血管脆性增加、异型血管等。阴道镜诊断：可疑浸润癌。子宫颈多点活检：CINⅢ。子宫颈锥切病理：子宫颈鳞癌 I A$_1$，癌灶累及切缘。

病例 2：35 岁，子宫颈细胞学 HSIL。阴道镜示颈管内厚醋白上皮，活检 CINⅢ，子宫颈锥切病理 CINⅢ，内切缘阳性。彩图 4 为锥切前、后阴道镜检查。

病例 3：34 岁，子宫颈细胞学 LSIL，HC2-HPV 阳性，阴道镜下活检病理 CIN Ⅰ，推荐 1 年后子宫颈细胞学及 HPV 联合检查随诊（彩图 5）。

病例 4：40 岁，子宫颈细胞学：非典型腺细胞，倾向肿瘤。阴道镜检查（彩图 6）：Ⅰ 型转化区，正常阴道镜所见。分段诊刮：子宫颈管及子宫内膜正常。盆腔 MRI：两侧附件区囊实性占位，考虑恶性肿瘤，盆腔多发种植。CA125：4891U/ml。手术探查后行肿瘤细胞减灭术。术后诊断：卵巢浆液性囊腺癌ⅢC 期。

病例 5：46 岁，子宫颈细胞学 ASC-H。阴道镜检查（彩图 7）：Ⅲ型转化区，正常阴道镜所见。子宫颈多点活检及子宫颈管搔刮病理结果均为正常。诊断性锥切病理：CINⅢ，内外切缘阴性。

病例 6：33 岁，外院子宫颈细胞学：正常（不满意样本）。阴道镜检查（彩图 8）：子宫颈表面大量黏液不易清除，醋酸作用后见子宫颈第 2、第 3 象限厚醋白上皮及异型血管。活检：子宫颈腺癌。

（9）阴道镜图谱

子宫颈表面柱状上皮如彩图 9 所示。

孕妇子宫颈表面增大的葡萄样结构的柱状上皮如彩图 10 所示。

子宫颈表面鳞状上皮如彩图 11 所示。

化生的鳞状上皮如彩图 12 所示。

子宫颈纳氏囊肿如彩图 13 所示。

子宫颈表面树枝状血管如彩图 14 所示。

子宫颈表面第 1 与第 4 象限袖口状腺隐窝如彩图 15 所示。

子宫颈表面第 2 与第 3 象限袖口状腺隐窝如彩图 16 所示。

腺隐窝如彩图 17 所示。

Ⅰ 型转化区，正常阴道镜所见，如彩图 18 所示。

Ⅰ 型转化区，子宫颈第 3 象限薄醋白上皮。阴道镜诊断：1 级病变。如彩图 19 所示。

Ⅱ 型转化区，子宫颈第 1 与第 4 象限薄醋白上皮。阴道镜诊断：1 级病变。如彩图 20 所示。

外阴、子宫颈并存上皮内瘤变如彩图 21 所示。

Ⅲ型转化区。子宫颈表面 4 个象限醋白上皮，在第 1 与第 4 象限处见内部边界标志。阴道镜诊断：2 级病变。如彩图 22 所示。

Ⅲ型转化区。累及子宫颈 4 个象限的厚重醋白上皮，第 3 象限厚重醋白上皮卷曲，可见点状血管、袖口状腺开口隐窝及镶嵌。阴道镜诊断：2 级病变。如彩图 23 所示。

厚重醋白上皮，粗大镶嵌，点状血管，如彩图 24 所示。

病变主要位于子宫颈管内，表现为粗镶嵌或厚醋白上皮，如彩图 25 所示。

异型血管如彩图 26 所示。

Ⅲ型转化区，子宫颈表面 4 个象限厚醋白上皮及异型血管，其中第 2、第 3 象限上皮卷曲、剥脱。阴道镜诊断：可疑浸润癌。如彩图 27 所示。

子宫颈第 3、第 4 象限外生性肿块，表面厚醋白上皮及异型血管。阴道镜诊断：可疑浸润癌。如彩图 28 所示。

子宫颈上唇第 1、第 4 象限交界处溃疡面。阴道镜诊断：可疑浸润癌。如彩图 29 所示。

厚醋白上皮累及子宫颈及阴道穹窿部如彩图 30 所示。

阴道残端 VAIN 如彩图 31 所示。

子宫颈表面湿疣如彩图 32 所示。

2. 子宫颈活组织检查（histology） 是 CIN 诊断的基础，是确诊 CIN 及浸润癌的金标准，CIN 的三个分级也是基于活检作出的。主要检测方法有单点及多点活检（patch biopsy）、LEEP、冷刀锥切（cold-knife conization，CKC）、子宫颈管内膜诊刮（endocervical curettage，ECC）。从诊断的全面、准确而言，应是冷刀锥切优于 LEEP 优于点活检，但各有其优缺点，应根据情况选择。排除浸润癌时不能以点活检为依据。

3. hTERC 基因检测

（1）原理：大量针对子宫颈癌的研究表明，子宫颈细胞由癌前病变向癌转变的过程中几乎都伴有 3 号染色体长臂的扩增，其中涉及的最重要基因可能是人类染色体末端酶（human telomerase mRNA component，hTERC）基因，该基因定位在 3q26.3，其扩增可阻止细胞的凋亡，导致细胞永生。判断 HPV 感染细胞是否已由量变到质变，即子宫颈癌前病变细胞是否已转变为癌细胞时，检测 hTERC 基因有助于临床治疗的决策。hTERC 基因的检测方法是荧光原位杂交（fluorescence in situ hybridization，FISH），其检测原理如下：采用 TCT 低渗法制片，用已知的标记单链核酸为探针，按照碱基互补原则，与待检材料中未知的单链核酸进行特异性结合，形成可被检测的杂交双链核酸。由于 DNA 分子在染色体上是沿着染色体纵轴呈线性排列，因而探针可以直接与染色体进行杂交从而将特定的基因在染色体上定位，通过荧光显微镜观察染色情况以判断结果。

（2）结果判断：荧光显微镜下观察 3 号染色体着丝粒（CSP3）和 hTERC 基因双色探针杂交情况，hTERC 基因扩增细胞（阳性细胞）是指有 2 个以上红色信号并且绿色信号不少于 2 个的单间期细胞核，扩增阳性细胞信号类型包括 2：3、2：4、2：5、3：3、4：4 型等。

（3）hTERC 基因检测的意义：hTERC 基因对端粒酶的活性至关重要，而端粒酶的活性与子宫颈癌密切相关，研究表明，hTERC 基因扩增是子宫颈癌前病变发展为子宫颈浸润癌的必需因素，因此检测子宫颈癌前病变患者的 hTERC 基因，对判断癌前病变发展到浸润癌的风险性、指导临床治疗意义重大，尤其对于年轻妇女希望保留子宫的子宫颈癌前病变患者。

在细胞学异常时检测 hTERC 基因有助于判断细胞向癌转变的概率，通常病变级别越高，阳性率越高，癌变的概率也越高。Heselmeyer-Haddad 等采用 FISH 三色探针检测子宫颈涂片中 hTERC 基因发现，阳性率在 LSIL 为 7.14%，HSIL 为 76%，认为 hTERC 基因阳性可作为预测高度病变的指标，这些病例在 1～3 年的随访中，hTERC 基因阳性的 CIN I/II 进展到 CIN III 者多于阴性病例，FISH 方法 hTERC 基因检测预测 CIN I/II 进展到 CINIII 的敏感性是 100%，特异性是 70%，表明检测 hTERC 基因可作为预测 CIN 发展的指标。

五、CIN 的临床管理

1973 年 Richart 提出 CIN 的概念，2 年和 5 年由 CIN I 发展至 CINIII 的发生率分别为 2% 和 6%，CIN II 发展到 CINIII 的发生率分别为 16% 和 25%，CINIII 发展为原位癌和浸润癌的相对危险性分别是 4.2 和 2.5。因此，对 CIN 要有所管理。

1. CIN I 的临床管理 CIN I 的自然消退率高，尤其在年轻女性中进展到≥CIN II 较少见，故大多数 CIN I 患者可仅随访。Ostor 等对 1950 年以来的文献回顾发现，CIN I 中 57%

病变消退，32%病变持续，11%病变进展为CINⅢ，仅1%病变进展为浸润癌。另外，子宫颈组织中低级别和高级别病变可混合存在，Yang等研究309例CINⅢ的临床和病理发现，CINⅢ可与CINⅡ和CINⅠ共存。高级别CIN与周围正常组织间有级差改变移行过渡者占33%，而有截然改变、直接达到最高等级者占83.5%，因此，当阴道镜活检诊断CINⅠ时应考虑到可能合并更高级别的上皮内瘤变，必要时行锥切检查。子宫颈管内取样为CINⅠ的患者存在≥CINⅡ病变的风险较低，因此阴道镜下活检没有≥CINⅡ病变，按照上述CINⅠ处理。若CINⅠ持续不消退、年龄＞21岁且伴有高危型HPV阳性、hTERC基因阳性者，病情进展的可能性较大，应该给予适当治疗。

2. CINⅡ/Ⅲ的临床管理　青少年和年轻妇女CINⅡ的自然消退率在39%～65%，但仍有50%的病变持续或向高级别发展；CINⅢ不易消退，并有发展为浸润癌的风险，除妊娠女性外，CINⅡ/Ⅲ者尽量采用诊断性锥切为妥，不要轻易行表面物理治疗，因为存在点活检评价不全的风险。初始治疗不采用子宫切除术。锥切术后采用联合筛查随访，若第12个月、第24个月随访检查结果阴性，可3年后再次检查；若检查结果异常，推荐采用阴道镜加子宫颈管内取样。徐兴云等对203例CINⅡ/Ⅲ锥切术后患者进行随访发现，采用单独细胞学或HPV检测，术后6个月发现病灶残留的特异性为80%左右；细胞学联合HPV检测，敏感性为97.22%，阴性预测值为99.17%。切缘阳性被认为是病变残留或复发的关键因素，最好在治疗后4～6个月重复细胞学检查及子宫颈管内取样，也可再次诊断性锥切，如再次诊断性切除术难以实施，可采用全子宫切除术。组织学诊断为复发或持续的CINⅡ/Ⅲ，重复的诊断性子宫颈切除术或全子宫切除术均可采用。妊娠时尽量不做锥切，CINⅢ对妊娠本身不构成风险，但在妊娠期治疗，增加出血及流产的风险。妊娠晚期的CINⅡ/Ⅲ可采用每12周的阴道镜和细胞学检查进行随访，只有出现病变加重或细胞学提示浸润癌时，才推荐采用重复活检。

3. 原位腺癌的临床管理　原位腺癌阴道镜下的改变非常轻微，很难准确判断病灶的范围，另外病变常向子宫颈管内延伸，病变深度不确定，一般认为锥切的锥高至少达20mm。与鳞状上皮病变不同，多灶性及病变不连续是原位腺癌最显著的特点，Ostor等的研究显示，13%为多中心病灶（病灶被＞2mm的正常黏膜分隔），因此，子宫颈切除样本的切缘阴性并不意味着已经将病变完全切净。Dedecker的研究显示，子宫颈原位腺癌保守治疗切缘阴性者中约18%存在残留病灶，切缘阳性者中约46%存在残留病灶。对于已完成生育且经诊断性子宫颈锥切术确诊的原位腺癌患者，最好采用全子宫切除术；如有生育要求，也可采用锥切处理，但若标本的切缘或子宫颈管内取样为CIN或AIS，为增加完全切除病变的可能性，最好再次切除。这种情况下，也可以采用在第6个月时行子宫颈细胞学、HPV检测、阴道镜检查及子宫颈管内取样相结合的方式重新评估。对未行子宫切除者推荐进行长期随访。

4. CIN的治疗方法

（1）物理治疗：主要包括电烙、冷冻、CO_2激光治疗。电烙治疗是一种较为古老的治疗方式，疗效和冷冻类似，但病灶烧灼到一定深度时患者会有疼痛感，有时不得不加用麻醉治疗；冷冻治疗相对而言比较完美，患者极少感到疼痛，不需要麻醉，只是冷冻深度要达到4～5mm，否则有一定失败率，文献报道失败率为8%；激光治疗使用的是CO_2激光，可以破坏异常细胞，通常深度可达5～7mm，宽度超过病灶4～5mm，激光治疗与其他消融不同，治疗后转化区依然保留。虽然三种治疗方法各有利弊，但研究显示其手术治愈率、并发症、治疗失败率均无明显区别。Mitchell等对390例CIN患者进行了冷冻、激光、LEEP三种方法的前瞻性随机治疗，结果发现三种治疗方法之间并发症、持续不变或复发率均无统计学差异。物理治疗方法适用于 CINⅠ的年轻未生育患者，对妊娠的影响较小。

（2）手术治疗：主要包括冷刀锥切术、LEEP、部分子宫颈切除术、子宫切除术。LEEP 最方便、快捷、无须住院、出血少，但有可能影响切缘的病理观察，多用于门诊细胞学阳性、阴道镜检查阳性者；冷刀锥切术不影响切缘的病理观察，但需要的住院日、麻醉、出血较 LEEP 多，多用于病灶范围较大、LEEP 难以切广切深、要求保留子宫者；部分子宫颈切除术适用于子宫颈病变面积过大，以锥切方式很难切除干净，且患者要求保留子宫者；子宫切除术多用于无须保留生育功能、年龄偏大、CINⅢ、子宫颈管病灶为主、hTERC 基因阳性者。手术切除的最大好处是既可诊断又可治疗。

（3）治疗方式的选择：子宫颈的 CIN 处理并不困难，但值得注意的是，要在对 CIN 进行处理之前搞清楚此 CIN 诊断是否能够代表整个子宫颈病变的最重部位，这关系到将给予的治疗是否恰当。作出子宫颈 CIN 诊断的标本主要为单点活检、随机 4 点活检、阴道镜指示下点活检及子宫颈锥切标本，其中只有锥切标本的诊断可以直接作为 CIN 进一步治疗的依据，阴道镜指示下的点活检的可靠性也较好，但仅凭随机 4 点活检及单点活检作出的 CIN 诊断不能直接作为下一步治疗的依据。笔者在多年的临床工作中遇到不少患者先按 CIN 给予烧灼、冷冻、激光消融等治疗，结果病情无好转，再做锥切发现病变升级，教训最深刻的是一例年轻患者，术前 4 点活检诊断为 CINⅡ，因病变广泛，笔者建议患者再做锥切，但患者拒绝，坚决要求全子宫切除，术后病理为子宫颈鳞癌伴深肌层浸润、脉管阳性，尽管补充放化疗，但仍于 2 年后死亡。

治疗方式的选择受很多因素影响，如患者的意愿、对生育的要求及病变的程度和范围、是否有子宫颈管内病变等。子宫颈 CIN 的各种治疗均可能引起子宫颈狭窄，锥切还可能增加不良妊娠结局，如早产、胎膜早破等，故有学者主张对 CINⅠ、年轻未生育的妇女给予观察，但需注意 CINⅠ的评价是否准确。

（4）特殊情况的 CIN 处理

1）妊娠期 CIN：育龄妇女是 CIN 的高风险人群。美国每年有 400 万孕妇，细胞学异常在 2%～7%。孕妇细胞学异常与非孕妇一样，应给予阴道镜检查，唯一不同的是，如果病变在 LSIL 以下，阴道镜检查可以等到产褥期以后。妊娠期因子宫增大，阴道充血、松弛，子宫颈肥大等，行阴道镜检查有一定困难，容易出血和出现并发症，但≥CINⅡ、高危 HPV（＋）者都应做活检。出现非典型腺细胞时，应在阴道镜下活检，但子宫颈管内膜搔刮要慎重。与非妊娠期相同，CINⅠ可以观察，产后 6 周重复细胞学检查，也可检测 HPV L1 蛋白，如为阳性，预后较好，病变消退和无进展概率较大。CINⅡ/Ⅲ在妊娠期进展到浸润癌的可能性不大，妊娠晚期可重复阴道镜检查进行排除，如病变进展可做活检。检测 hTERC 基因有助于决策下一步处理，结果阴性，处理可以保守一些，可能与妊娠期内分泌改变有关；结果阳性，应密切随诊，产后 6 周根据子宫颈癌筛查指南处理。

2）锥切后切缘阳性的 CIN：LEEP 标本切缘阳性增加疾病持续存在的危险，可以行再次切除，但也可以 6 个月后复查细胞学和子宫颈管搔刮术。Reich 等注意到 CINⅢ切缘阳性的患者，78%无进展，因此认为如果患者随访依从性好，暂不需要再次切除。如果病理为微小浸润，可以再次行冷刀锥切或子宫切除。有报道 166 例微小浸润鳞癌的患者，进行锥切、单纯子宫切除和根治性子宫切除，30 例锥切患者病情无进展，其中有 3 例为 CINⅢ；Gaducci

☆☆☆☆

等回顾性观察了 143 例ⅠA₁ 期鳞癌锥切治疗患者，随访 45 个月，病情均无进展，因此建议如果确实是微小浸润鳞癌，对于希望保留生育功能的女性，锥切可以选择。

5. 治疗后的评估　CIN 治疗后约 10% 会复发，原因主要为 HPV 的持续感染，故监测 HPV 对诊断复发有较高的敏感性，HPV 阴性，无瘤生存率可达 100%；HPV 阳性，无瘤生存率仅 56%，因此 HPV 可以作为 LEEP、锥切等治疗后判断预后的重要因素。切缘是否阳性，不能成为预后判断的指标，必须 HPV 阴性才说明治疗成功。切缘阴性，但 HPV 持续阳性，仍有复发概率。此外 HPV 感染往往是多灶性的，外阴、阴道、子宫颈均可受到感染，因此术前阴道镜检查要仔细，不要遗漏，有可能术后发现的阴道病灶术前就已存在。除了高危 HPV 检测外，建议加入 hTERC 基因检测，综合判断，尤其对切缘阳性患者意义更大。锥切手术或物理治疗之后一般 3～6 个月复诊为宜，因为子宫颈 LEEP 术后 HPV 多在 6 个月内会明显下降或转阴。

（尤志学　刘　琦）

第二节　子宫颈癌的诊断

一、子宫颈癌的临床诊断

1. 症状与体征　子宫颈癌的发病年龄呈双峰分布，多在 35～39 岁和 60～64 岁阶段发病，平均年龄为 52.2 岁。早期子宫颈癌患者无明显症状，经常在妇科筛查时发现，接触性阴道出血是子宫颈癌最常见的表现，多见于性生活或妇科检查后。早期出血量一般较少，晚期出血量多甚至可为大出血，绝经后妇女可表现为绝经后出血。白带可增多，呈白色或血性，稀薄水样或米泔水样，有腥臭味，晚期伴有继发感染时白带可呈脓性并伴恶臭，晚期患者根据病灶范围、累及的脏器而出现一系列相关症状，如骨盆疼痛、尿频、尿急、血尿、肛门坠胀、大便秘结、里急后重、便血、下肢水肿和疼痛等。随着肿瘤转移至区域淋巴结，可出现背痛、下肢水肿和神经性疼痛，严重者导致输尿管梗阻、肾盂积水甚至尿毒症等。疾病晚期患者可出现恶病质，表现为食欲缺乏、消瘦、贫血、发热和全身各脏器衰竭的表现等。子宫颈腺癌及偏微腺癌起自子宫颈管内的黏液细胞，由于在子宫颈管内生长，TCT 时常阴性，故早期常误诊误治，至肿瘤很大时即桶形子宫颈(barrel-shaped lesions of the cervix)时才被诊断。子宫颈腺癌的临床表现与子宫颈鳞癌相似，但黏液样或黄脓样白带增多更为明显，阴道出血可有可无。子宫颈肿瘤若向子宫颈管内生长则子宫颈外观表面上皮光滑，仅见子宫颈管增粗甚至形成空洞，若向下生长则可表现为菜花样、息肉状及乳头状。

2. 妇科检查　窥阴器暴露子宫颈后可见子宫颈有如下几种外观形态：外生菜花型、子宫颈管增粗桶状型、溃疡坏死型、内生型。早期子宫颈癌可呈轻微糜烂状，晚期可呈巨块状，也可溃疡或形成空洞，子宫颈腺癌时子宫颈可呈桶状。双/三合诊检查时可以发现，子宫颈触之易出血、质地坚硬、表面不平，子宫颈管增粗，子宫通常正常大小，阴道上段可被肿瘤浸润变硬、挛缩、穹窿消失，宫旁主/骶骨韧带可能受累而增厚，严重时可成条索状伸向或到达盆壁致子宫固定不动。子宫颈癌可循淋巴引流方向逐级转移，在晚期或某些局部早期但分化极差的癌中可见腹股沟浅淋巴结、股淋巴结甚至锁骨上淋巴结的转移，因此也应常规检查并记录。子宫颈癌的分期有别于其他妇科肿瘤，完全根据妇科检查作出临床分期，因此在对患者进行检查时最好由两位或两位以上的妇科肿瘤专业医师进行双/三合诊，肥胖患者最好在麻醉下检查，若怀疑癌已侵犯膀胱或直肠时，还可行膀胱镜和直肠镜检查，此两种检查参与临床分期。

3. **子宫颈活组织检查**　通常在细胞学检查阳性时，对可疑的子宫颈部位进行足够深度的活检，以确保足够的非坏死组织而得出诊断，在肉眼看来病灶不明显的患者可在阴道镜下进行活检，病灶边缘活检可得出更好的结果。子宫颈的病理组织学检查是子宫颈癌诊断的金标准，其组织标本可以来源于子宫颈活检、子宫颈管搔刮术及子宫颈锥切。从诊断的全面、准确性而言，子宫颈锥切术要优于子宫颈活检标本，尤其在子宫颈癌前病变的诊断中，当子宫颈细胞学阳性而活检为阴性或原位癌、临床上又不能排除浸润癌的可能性时，应行子宫颈锥切术以明确诊断。LEEP 是冷刀锥切的替代手术，但缺点如下：①其边缘热效应可干扰标本切缘的病理评估，但大多数研究显示此影响可以被忽略；②LEEP 后一旦病理结果为浸润癌并且切缘阳性，则有加剧癌细胞经淋巴转移的可能，需尽快进一步治疗，因此，若点活检及肉眼判断基本肯定为浸润癌时，不要轻易再做 LEEP。

4. **血清肿瘤标志物检测**　尽管有大量报道显示肿瘤大小、浸润深度、淋巴结转移等与子宫颈癌的预后密切相关，但上述信息多依赖于手术后的病理诊断，在手术前难以作出准确评价，因此探索有价值的肿瘤标志物则有助于治疗前肿瘤进展程度的估计，从而为治疗决策提供参考。目前应用于子宫颈癌的肿瘤标志物主要有鳞癌抗原（squamous cell carcinoma antigen，SCCA）、CEA、CA125 和细胞角蛋白 19 片段抗原 21-1（cytokeratin 19 fragment antigen 21-1，CYFRA21-1）。一项研究评估了 156 例浸润性子宫颈癌患者的 SCCA、CEA 和 CYFRA21-1 水平，发现这些血清学指标的诊断敏感性分别为 43%、25% 和 26%。

（1）SCCA：以往对 SCCA 在子宫颈鳞癌中的检测意义并不重视，甚至 NCCN 指南中也未提及，但近些年的临床应用显示，在子宫颈鳞癌患者中检测 SCCA 与在卵巢上皮性癌患者检测 CA125 的意义相当，与影像学检查相比，具有方便、快捷、廉价、无创的优点，常能在影像学发现病灶之前发现肿瘤复发，且检测值水平与临床分期及预后有一定相关性，是治疗前、治疗中、治疗后评价疗效、监测复发的有效手段。SCCA 是 1997 年 Kato 和 Torigoe 首先应用的。他们采用人子宫颈鳞癌的异种血清，从子宫颈鳞癌组织中提纯出一种分子量为 42～48kDa 的糖蛋白抗原 TA-4，SCCA 是 TA-4 的 14 个亚基之一，属于丝氨酸蛋白酶抑制物(serpin)家族，主要存在于含鳞癌成分的子宫颈癌中，对子宫颈腺癌的意义较小。SCCA 释放到血浆中的含量主要取决于肿瘤的浸润性生长状况和肿瘤的大小，原发性子宫颈鳞癌中 57%～70%的患者 SCCA 水平升高。该抗原对子宫颈鳞癌并不特异，在其他鳞癌如头颈部、食管和肺的鳞癌中和皮肤良性病变如银屑病、湿疹中也会升高。SCCA 可能是鳞癌分化的标志物，在角化性鳞癌中常有表达、非角化性鳞癌中常不表达。在高分化鳞癌患者中 SCCA 升高者占 78%，中分化占 67%，低分化占 38%，其血清水平在治疗前与分期、肿瘤大小、淋巴结状态、脉管浸润相关。

在对 352 例ⅡB～Ⅳ期子宫颈鳞癌患者应用体外照射和高剂量率的腔内近距离放疗后进行多变量分析发现，治疗前 SCCA 水平和淋巴结转移与总生存率和无瘤生存率明显相关；治疗后 SCCA 水平升高可认为是治疗失败，与生存率负相关。Reesink-Peters 等研究了早期子宫颈癌患者术前 SCCA 水平，发现与正常水平的患者相比，SCCA 水平升高需要术后放疗的可能性明显增高（57% 和 16%），且复发率也高（15% 和 1.6%）。笔者所在科室多年的检测经验提示，初始治疗早期子宫颈鳞癌，尤其在子宫颈病灶仅为浅层浸润的患者中，SCCA 的阳性率不高，但随着病灶增大、浸润加深、病变扩散及淋巴结转移的出现，SCCA 阳性率不断升高，且淋巴结转移数越多 SCCA 值越高；作为术后随访指标，SCCA 对早期发现复发也有一定价值。

（2）CYFRA21-1：是肺鳞癌中的一种肿瘤标志物，近年来其在子宫颈癌中的意义也逐渐受到重视。有研究报道 35%的子宫颈 I B～II A 期鳞癌患者 CYFRA21-1 升高，64%的 II B～IV 期患者升高，而对照组中仅 14%升高，在子宫颈腺癌中也有 63%的患者 CYFRA21-1 水平升高，但对检测子宫颈鳞癌的特异性和敏感性均低于 SCCA，作为随访，CYFRA21-1 在子宫颈癌中仍有应用价值。单因素分析显示 CYFRA21-1 升高与 FIGO 分期、肿瘤大小相关，但多因素分析未发现相关性。CYFRA21-1 对预测盆腔淋巴结转移、子宫颈深肌层浸润的价值似乎不及 SCCA。

（3）CA125、CA19-9、CEA：子宫颈鳞癌妇女中仅 13%～21%的患者血清 CA125 水平升高，但对于子宫颈腺癌而言可能更有价值。有报道显示，CA125 联合 CA19-9 检测子宫颈腺癌的敏感性为 60%，加上 CEA 则敏感性可增至 70%，部分子宫颈黏液腺癌患者也可以仅仅 CA19-9 升高，因此对子宫颈腺癌而言，检测 CA125、CA19-9、CEA 水平对术前诊断、判断预后、监测复发及对放化疗的反应等可能有一定临床价值。腺鳞癌患者的血清 CA125、CA19-9、SCCA 和 CEA 水平在中晚期均可升高。单独 CEA 检测在子宫颈癌中作用不大，敏感性仅为 15%，特异性为 90%，子宫颈腺癌患者 CEA 水平明显高于鳞癌患者。

5. 影像学检查　除了 IVB 期子宫颈癌需依赖于影像学检查作出诊断外，对于≤IV A 期的子宫颈癌而言，影像学检查并不改变其临床分期，但在 2017 版 NCCN 指南中仍强调了影像学检查的临床意义和原则，细化了 CT、MRI 及 PET-CT 在子宫颈癌中的具体应用。

CT 检查的特点如下。

（1）空间分辨率较高，较少受肠蠕动及肥胖等因素的影响，能清楚显示盆腔肿块的大小、数目和密度，且形态直观，但对于观察子宫颈肿瘤在局部（子宫颈、子宫体及其周围软组织）浸润情况时，常呈低强化或等强化密度，易误判为阴性，因此 CT 对子宫颈癌，尤其是早期子宫颈癌原发灶的显示其优势不如 MRI。

（2）仅行 CT 平扫对于子宫颈癌淋巴结转移的敏感性也较差，检出率仅为 43%，但 CT 增强对淋巴结转移的判断率则明显增高，优于 MRI。

（3）对子宫颈癌的宫旁浸润缺乏特异性，CT 扫描易将宫旁血管或炎症误认为是宫旁浸润，干扰 CT 的判断而导致高估病变。

而 MRI 检查的特点恰好与 CT 有互补性。

（1）MRI 对于观察局部子宫颈肿瘤与子宫颈正常组织的对比方面明显优于 CT，其敏感性、特异性和准确性均很高，同时对膀胱、直肠及宫旁浸润的判断也优于 CT。一项 Meta 分析显示，MRI 对于判断宫旁累及的敏感性为 74%，而 CT 检测的敏感性仅为 55%。

（2）MRI 对肉眼难以观察的子宫颈管内病变的诊断有较大帮助。

（3）对于需要做保留生育功能的患者而言，MRI 有助于准备做根治性子宫颈切除患者上切缘位置的判断。

PET-CT 的特点兼顾了解剖学与功能学特点，两种图像可以共同分析，是一种较好的无创性检查方法。

（1）PET-CT 可以全面了解全身肿瘤转移情况。

（2）PET-CT 可以对盆腔、腹腔淋巴结转移做出诊断（78%，MRI：67%），对于＜1cm 的腹主动脉旁淋巴结的检测敏感性 PET-CT 可达 84%，远高于 CT、MRI。

（3）PET-CT 检测费用较高。尽管影像学在确诊子宫颈癌时很少发挥作用，但在已确定为子宫颈癌的患者决定治疗计划时是极佳的辅助手段。

基于上述特点，2017 版 NCCN 指南对于子宫颈癌的影像学检查做出如下建议。

（1）除胸部 CT 外，盆腹腔 CT 均应为增强检查，其主要用于观察盆腹腔淋巴结的转移情况。

（2）MRI 检查主要用于了解子宫颈肿瘤的局部浸润状况，尤其在需行保留生育功能患者的手术范围的判断上。

（3）有条件者可行 PET-CT 检查，以兼顾局部、全身情况的评估，并可能发现早期微小转移病灶。

6. 前哨淋巴结活检（sentinel lymph node mapping, SLN）　　前哨淋巴结是指最早接受肿瘤淋巴引流的淋巴结，也是最早发生转移的淋巴结。理论上讲，前哨淋巴结未发生转移，其他淋巴结也不存在转移，故可根据前哨淋巴结的检查结果来决定淋巴结的切除范围，以避免大范围的淋巴结清扫术。尽管前哨淋巴结活检不能替代系统的淋巴结切除，但由于几乎无假阳性，原则上在每一病例中都应进行。由于累及的淋巴结可导致治疗措施的改变，因此对于病理学专家来说，快速病理的判定就显得十分重要，一旦出现假阴性，则可能存在淋巴结切除不足的高风险率。同时，因为闭孔、骶骨前、腹股沟淋巴结可分别作为骶韧带、主韧带、阴道上段的前哨淋巴结，故前哨淋巴结的确定仍不明确。

其他检查包括胸部 CT、肝胆脾及阴道 B 超、静脉肾盂造影等。对于临床怀疑膀胱、直肠肿瘤或子宫颈癌浸润膀胱、直肠的患者，应为其预约麻醉下膀胱镜和直肠镜检查。淋巴管造影也可视情况而行。

二、子宫颈癌的转移方式

子宫颈癌主要以直接扩散的方式局部蔓延，可至子宫颈管内膜、子宫下段、宫旁、阴道壁及膀胱、直肠。其次也可通过淋巴途径转移至宫旁及盆腔甚至腹主动脉旁淋巴结，偶尔，臀上、直肠上、骶骨前淋巴结也可被累及，通常依据病灶可以预测扩散的模式。子宫颈的淋巴引流多呈渐进式特点，很少跳跃，多从宫旁、髂内（闭孔、腹下）、髂外及骶前淋巴结引流至髂总淋巴结，从髂总淋巴结引流至腹主动脉旁淋巴结。最常见的远处转移部位包括腹主动脉旁、纵隔和锁骨上淋巴结及肺、肝脏、骨骼。如盆腔淋巴结阴性，腹主动脉旁淋巴结转移非常少见，反之，腹主动脉旁淋巴结可被累及，晚期还可见到锁骨上淋巴结转移。有统计显示ⅠB 期子宫颈癌盆腔淋巴结转移的总体风险约为 17%，Ⅱ期子宫颈癌腹主动脉旁淋巴结转移风险为 16%，Ⅲ期为 25%。血行转移不多见，最常见的部位是肺、纵隔、骨和肝，脾、脑和肾上腺偶见。复发大部分发生在最初的 24 个月内，平均为 17 个月。

三、子宫颈癌的 FIGO 分期

子宫颈癌的分期一直依据的是 FIGO 临床分期系统，是由盆腔妇科检查和临床评估所决定的，分期一经确定不能更改，不能因为外科手术和影像学发现而改变临床分期，即使复发也不例外。术前没有诊断为浸润性子宫颈癌而仅做了简单子宫切除术的病例不能进行临床分期，也不能包含在治疗统计中，可分开报告。子宫颈癌的临床分期始终应用的是 FIGO 分期，1950～1994 年 FIGO 共进行了 7 次子宫颈癌分期的修改，基本上都是针对 I 期癌进行的，直到 2006 年 FIGO 开始了对 1994 年子宫颈癌分期的第 8 次修订工作，于 2009 年 5 月正式公布了子宫颈癌的新分期（表 2-5）。本次分期变动不大，有些细微变动如浸润深度以 3mm 为界或以＞3mm 为标准等，这些需在日常工作中加以留意，主要变化是在新分期中将 ⅡA 期细分为 ⅡA$_1$ 和 ⅡA$_2$ 两个亚期，将侵犯阴道但子宫颈病灶最大径线≤4cm 者分为 ⅡA$_1$ 期，侵犯阴道且子宫颈病灶最大径线＞4cm 者分为 ⅡA$_2$ 期，以方便治疗上的描述和预后判断。由于相当一部分子宫颈癌仅采用放射治疗而不手术，这次修订仍未能解决将子宫颈癌临床分期改为手术-病理分期的问题。但不采用手术-病理分期，又无法在分期中体现出影响预后的主要因素——淋巴结转移因素，因此，不做手术-病理分期并不代表可以忽视手术病理提示，对手术后的辅助治疗和判断预后等方面仍应充分考虑手术中的发现和术后病理结果。

表 2-5　子宫颈癌 2009 FIGO 临床分期

I	肿瘤严格局限于子宫颈（扩展至宫体将被忽略）
ⅠA	镜下浸润癌。间质浸润≤5mm，水平扩散≤7mm
ⅠA$_1$	间质浸润≤3mm，水平扩散≤7mm
ⅠA$_2$	间质浸润＞3mm，≤5mm，水平扩展≤7mm
ⅠB	肉眼可见癌灶局限于子宫颈，或临床前病灶＞ⅠA 期[*]
ⅠB$_1$	肉眼可见病灶最大径线≤4cm
ⅠB$_2$	肉眼可见病灶最大径线＞4cm
Ⅱ	肿瘤超越子宫颈，但未达骨盆壁或未达阴道下 1/3
ⅡA	无宫旁浸润，但阴道累及未达阴道下 1/3
ⅡA$_1$	肉眼可见子宫颈病灶最大径线≤4cm
ⅡA$_2$	肉眼可见子宫颈病灶最大径线＞4cm
ⅡB	有明显宫旁浸润，但未达骨盆壁
Ⅲ	肿瘤扩展到骨盆壁和（或）累及阴道下 1/3 和（或）引起肾盂积水或肾无功能者[△]
ⅢA	肿瘤累及阴道下 1/3，但宫旁浸润没有扩展到骨盆壁
ⅢB	肿瘤扩展到骨盆壁和（或）引起肾盂积水或肾无功能
Ⅳ	肿瘤播散超出真骨盆或（活检证实）侵犯膀胱或直肠黏膜。泡状水肿不能分为Ⅳ期
ⅣA	肿瘤播散至邻近器官（侵犯膀胱、直肠黏膜）
ⅣB	肿瘤播散至远处器官

　*所有肉眼可见病灶甚至于仅仅是浅表浸润也都定为 ⅠB 期。浸润癌局限于可测量的间质浸润，最大深度为5mm，水平扩散不超过 7mm。无论是从腺上皮或是表面上皮起源的病变，从上皮的基膜量起浸润深度不超过 5mm。浸润深度总是用毫米（mm）来报告，甚至早期（微小）间质浸润（0～1mm）。静脉或淋巴等脉管浸润均不改变分期。△直肠检查时肿瘤与盆腔间无肿瘤浸润。任何不能找到其他原因的肾盂积水及肾无功能都应包括在内

　　TNM 分期系统由美国肿瘤联合会提出，与 FIGO 临床分期有很好的一致性。TNM 主要用于疾病的手术病理评估，FIGO 用于临床评估，所有的组织学类型都包括在内。

　　2017 版 NCCN 指南中对于分期存在疑问时的建议是将其归于较早的分期中。可选择视

诊、触诊、阴道镜、宫腔镜、膀胱直肠镜及子宫颈管诊刮的方法进行分期。

四、子宫颈癌的病理类型

子宫颈癌的病理类型主要为鳞癌、腺癌、腺鳞癌、神经内分泌癌（小细胞性、大细胞性）等，具体详见病理章节。

五、预后因素

1. **肿瘤大小及切缘** 研究显示，根治性手术治疗后的Ⅰ期子宫颈鳞癌患者肿瘤病灶的大小与 3 年无瘤生存率明显呈负相关；与肿瘤间质浸润深度也有强烈的相关性，浸润 <1cm 者为 86%～94%，1.1～2cm 者为 71%～75%，≥2.1cm 者为 60%；无宫旁累及的患者，生存率为 84.9%，有宫旁肿瘤蔓延为 69.6%。Rutledge 等比较了行根治性子宫切除术治疗的患者，发现ⅠB 期患者的脉管浸润和子宫颈间质浸润深度与预后明显相关；宫旁内侧累及的ⅡB 期患者明显好于宫旁外侧累及患者；单侧蔓延至盆壁的ⅢB 期患者明显好于双侧蔓延至盆壁者；手术治疗的ⅠB 期患者，无论放疗与否，切缘阳性较阴性者预后差，且切缘距离病灶的远近与复发率明显相关。

2. **盆腔及腹主动脉旁淋巴结** 尽管 FIGO 分期对预后有重要意义，分期越晚预后越差，但许多研究显示盆腔及腹主动脉旁淋巴结有无转移对预后的影响比分期更大，而 FIGO 分期并未将淋巴结状况给予考虑。研究显示行手术治疗的患者无区域淋巴结转移者 5 年存活率 ≥90%，而盆腔淋巴结阳性者 5 年存活率仅为 50%～60%，腹主动脉旁淋巴结阳性者仅为 20%～45%。Delgado 等报道了 545 名子宫颈癌患者的 3 年无瘤存活率，盆腔淋巴结阴性者为 85.6%，淋巴结阳性者为 74.4%，因此认为淋巴结受累是影响存活率的独立危险因素，阳性淋巴结数目越多，5 年存活率越低。

3. **脉管浸润（LVSI）** 脉管浸润也是重要的预后因素，有或无脉管浸润的患者无瘤生存率分别为 77% 和 89%。有学者对 101 名手术治疗的ⅠA_2～ⅡA 期子宫颈癌患者的研究显示，脉管浸润与术后复发密切相关，而与脉管浸润的密度无明确相关；手术治疗的早期子宫颈癌患者，术前活检标本的脉管浸润与淋巴结转移有强烈相关性。

4. **缺氧和贫血** Fuso 等发现血红蛋白水平是局部浸润性子宫颈癌患者对新辅助化疗反应的强有力的预测值，血红蛋白 12g/L 可以作为判断的临界值，但是否纠正了贫血就可以改善氧合状态和治疗结果，回答不确定，有数据显示仅 50% 经输血提高了血红蛋白的患者其肿瘤氧合状态有所增加，但肿瘤乏氧与肿瘤大小之间的关系提示改善供氧并不一定改善结局。一系列用于纠正贫血的措施，如应用红细胞生成素等并未显示出其优越性，甚至有报道应用红细胞生成素组生存率反而降低，分析可能与输血降低机体的免疫功能有关。

5. **生物标志物和生物显像** 许多学者对可能与子宫颈癌预后相关的生物标志物进行评估，如肿瘤增殖参数、凋亡指数等，但结果不一，更不清楚如何利用这些指标改善治疗。Gaffney 等对 55 名子宫颈癌患者的样本进行了 EGFR、VEGF、TOPO-Ⅱ、COX-2 的免疫组化测定，评估其表达与预后的相关性，结果显示 VEGF 和 COX-2 的染色增加与死亡风险相关。代谢性生物显像被作为可能的预后标志物也逐渐用于对预后的评价中，此方法是应用 ^{18}F-FDG PET 技术，观察标准化的摄入值与无瘤生存之间的相关性，有研究发现两者间存在明显相关性，因此建议 FDG 摄入值增高患者的初始治疗可以给予更强的治疗；Grigsby 等发现在 PET

扫描显示淋巴结阴性的患者，同步放、化疗与单独放疗相比没有显示优越性。

6. 组织病理学　相同分期的腺癌和鳞癌生存率相似，ⅠB 期的腺癌和鳞癌患者无额外危险性，尽管腺癌患者≥3 个淋巴结转移的发生率高，但整体生存率和无瘤生存率无差异，但有学者对 266 名子宫颈鳞癌患者和 144 名子宫颈腺癌患者进行配对分析，发现Ⅰ～Ⅱ期腺癌患者的 5 年、10 年生存率明显降低；黏液性和子宫内膜样腺癌之间无预后差异。腺鳞癌较腺癌在组织学上具有更高的侵袭性、肿瘤级别和血管浸润性。

（王微微　刘　琦）

第三节　子宫颈癌的治疗

一、各期子宫颈癌的治疗

1. 原位癌　该类型基本无淋巴结累及的危险，通常通过局部治疗如锥切或简单的子宫切除术即可，术前应利用阴道镜检查阴道，如果存在阴道高级别上皮内瘤变，应酌情同时切除。如果患者要求保留生育功能，倾向于应用更保守的方法，但保守治疗后残余高危 HPV 感染、切缘阳性、年龄偏大者复发率也高。锥切后如有 CIN Ⅲ残留、子宫颈管内切缘仍为 CIN、子宫颈管内诊刮阳性，则有发展为浸润癌的风险。锥切后子宫颈管内诊刮阳性是预测疾病持续的最重要的相关因素，患者锥切后如子宫颈管内诊刮阳性或原位癌锥切标本子宫颈管内切缘阳性，应该在子宫切除术前重复锥切或子宫颈管内诊刮以免导致浸润性子宫颈癌的不合适治疗。

原位腺癌的处理存在争议，有应用锥切治疗原位腺癌和ⅠA₁期子宫颈腺癌 2 年以上无复发的报道，但锥切手术的成功需要建立在切缘阴性和无脉管浸润的基础上。Wolf 等报道 55 名妇女应用锥切治疗，80%的患者随后进行了子宫切除术，其中 33%（7/21）的锥切标本切缘阴性者在全子宫切除标本上仍有残余病变，甚至 3 名为浸润性子宫颈腺癌；53%（10/19）锥切后有阳性切缘的患者在子宫切除标本中有残余病变，5 名为浸润性腺癌，因此有学者强调锥切后应行子宫颈管内诊刮，对检测病灶残留的阳性预测值接近 100%。基于锥切后切缘状态的重要作用，原位腺癌患者更推荐行冷刀锥切。原则上原位腺癌或微浸润腺癌不推荐锥切的基本原因在于腺癌多位于子宫颈管内，锥切常难以切净。

2. ⅠA 期癌（微浸润癌）　微浸润的定义为突破基膜但有很少或无淋巴管累及或扩散的危险。ⅠA₁期报道有 0.8%的淋巴结转移率，且随着间质浸润深度增加淋巴结转移率也有所增加。ⅠA 期子宫颈癌治疗后复发率很低，故对于无 LVSI 需保留生育功能者可采用锥切治疗（ⅡA 类推荐），以阴性切缘≥3mm 为佳，但如锥切后切缘阳性（指有浸润癌或 HSIL）或子宫颈管内诊刮仍阳性，应再次锥切评价浸润深度，以确定下一步的治疗方式或行根治性子宫颈切除，锥切推荐冷刀为佳，若选择 LEEP，应尽量避免切缘阳性，因为热损伤后容易加剧肿瘤转移。锥切的形状和深度应与病变部位相一致，如为腺癌则尽量窄而长，以免遗漏子宫颈管病灶，对于有 LVSI 需要保留生育功能者，除上述处理外，可行 SLN 显影或直接盆腔淋巴结切除及腹主动脉旁淋巴结活检。对无须保留子宫的ⅠA₁期无 LVSI 患者，可经腹、经阴道或腹腔镜下行筋膜外全子宫切除术，手术控制率接近 100%。有 LVSI 者较无 LVSI 者肿瘤复发率高（9.7%和 3.2%），其也是盆腔淋巴结转移的重要因素，因此对有 LVSI 的ⅠA₁期患者，2017 年 NCCN 指南建议应按ⅠA₂期的子宫颈癌处理，采用改良根治性子宫切除＋盆腔淋巴结切除术。

IA_2 期的处理有争议，大锥切对需保留生育功能无 LVSI 者仍可选择，阴性切缘仍需 3mm 以上，但若切缘阳性，重复锥切评价＋腹腔镜下淋巴结切除术或直接行根治性子宫颈切除＋盆腔淋巴结切除术±腹主动脉旁淋巴结的取样。IA_2 期患者若 LVSI 阳性，采用保守治疗不合适，因为平均淋巴结转移率可达 5%～13%，LVSI 阳性并且病灶范围广泛者预后更差，因此 2017 年 NCCN 推荐 IA_2 期子宫颈鳞癌如无须保留生育功能者的治疗方案是改良的（Ⅱ型）根治性子宫切除术和盆腔淋巴结清扫术±腹主动脉旁淋巴结的取样（ⅡB 类推荐），同样也可选择根治性放疗（腔内、腔外放疗，A 点 70～80Gy）。但有学者认为单纯的或改良的根治性子宫切除术对于 IA_2 期无 LVSI 患者已足够，也有学者认为单纯子宫切除术＋盆腔淋巴结切除术对 IA_2 期也适合。对于 IA_2 期患者最值得推荐的还是改良的根治性子宫切除术＋盆腔淋巴结清扫术。对不能手术的患者，可应用腔内放疗，有研究报道 34 名 IA 期患者，13 名仅接受腔内放疗，其余 21 名加用盆腔放疗，只有 1 名复发，总体并发症率约 6%。

3. IB_1 和 $ⅡA_1$ 期癌（非巨块型）　　IB_1 期和 $ⅡA_1$ 期的患者，2017 年 NCCN 指南仍作为 I 类推荐的是行根治性子宫切除＋盆腔淋巴结切除±腹主动脉旁淋巴结取样；也可直接行盆腔放疗＋腔内近距离放疗（A 点 80～85Gy，B 点 50～55Gy），可同时行铂类为基础的同步放化疗；或对于要求保留生育功能者行根治性子宫颈切除术＋盆腔淋巴结清扫术＋腹主动脉旁淋巴结取样，术后根据手术情况酌情行放化疗。此期就治疗结果来说，根治性手术和全量放疗的结果相似，至于选择哪种治疗方式可根据所在医疗单位的情况、肿瘤专家的特长、患者的整体情况及肿瘤的特点而定。年轻妇女倾向于手术治疗，因为手术可以保留卵巢功能、阴道弹性及性功能，术中可将卵巢移位，避开日后可能补充放射治疗时的射线损伤，从而预防放疗性卵巢衰竭。卵巢功能的保留与卵巢接受的辐射剂量有关。根治性子宫切除术可以经腹、经阴道或腹腔镜、机器人辅助下进行。卵巢的转移率非常低，约为 0.9%，故附件切除不是根治性子宫切除术的内容，应根据患者的年龄或其他因素具体考虑。手术最常采用的类型为Ⅱ型和Ⅲ型术式。Ⅱ型手术时间短，失血和输血率低，术后并发症和Ⅲ型相似，长期并发症Ⅱ型少于Ⅲ型。腹腔镜或机器人辅助下根治性子宫切除术伴或不伴盆腔淋巴结切除与常规根治性子宫切除术比较具有住院时间短的优点，手术时间、并发症、获得的淋巴结数量相似，与常规标准手术的效果相当甚至复发率还低。根治性手术会缩短阴道长度，但放疗除缩短阴道长度外，还缩小阴道宽度及润滑度，这些症状均可通过激素替代和阴道扩张等方法得以减轻。

4. IB_2 和 $ⅡA_2$ 期癌（巨块型）　　此期肿瘤包括桶状子宫颈肿瘤有更高的中心型复发、盆腔和腹主动脉旁淋巴结转移及远处扩散概率。2017 年 NCCN 指南仍将盆腔放疗＋腔内近距离放疗（A 点≥85Gy）＋含顺铂的同步放化疗作为 I 类推荐；根治性子宫切除＋盆腔淋巴结切除±腹主动脉旁淋巴结取样被作为ⅡB 类推荐，由于局部大肿瘤的盆腔及腹主动脉旁淋巴结转移概率高，故对有可能盆腔淋巴转移者应行腹主动脉旁淋巴结切除术，也有专家建议对此期患者的手术以先行腹腔镜淋巴结切除判断为妥，若淋巴结阴性则继续做根治性子宫切除，若淋巴结阳性则不再行子宫切除，改为同步放化疗；而盆腔＋腔内放疗（A 点 75～80Gy）＋含顺铂的同步放化疗后，辅助性子宫切除术（AHPRT）为Ⅲ类推荐，并特指 AHPRT 仅可用于病灶或子宫超出后装放疗范围或放疗效果不佳者。实施 AHPRT 的主要动机是减少盆腔复发率，但其使用仍存在争议，因为整体生存率不受影响。AHPRT 可能的受益者：子宫颈管内有＞4cm 的大块病灶；子宫颈管受肿瘤压迫解剖位置不清使腔内放疗置管困难、限制了近距离放疗；放疗后病灶持续存在。对此期患者的常规处理仍倾向于直接放化疗，但放疗前应仔细进行影像学评估，观察病变范围及转移情况，以制订出合理的放疗野及治疗方案。

GOG 对子宫颈直径≥4cm 的 256 名 ⅠB$_2$～ⅡA$_2$ 期患者进行了研究，对比应用全量放疗（体外照射＋腔内照射）与术前放疗＋腔内放疗＋放疗后辅助性子宫切除术的治疗效果，结果 3 年总体无瘤生存率和生存率分别为 79%和 83%，进展发生率为 46%和 37%，但长期随访结果显示联合手术组与放疗组相比并不能提高生存率，毒性反应两组相似，但手术组的并发症率较高，改为以腹腔镜方式完成手术可降低并发症率。对被切除的子宫标本进行病理学检查显示：48%无肿瘤残留，40%有显微镜下肿瘤残留，12%有肉眼肿瘤残留，与病理学检查无肿瘤患者比较，死亡率高出 7 倍。

5. ⅡB～ⅣA 期癌（局部晚期癌）　2017 年 NCCN 指南对此期患者的处理给予如下建议：①首先通过影像学（CT、MRI、PET/CT）手段描绘出肿瘤的体积、可疑转移灶及盆腹腔淋巴结状况；②对影像学可疑的部位肿大淋巴结进行细针穿刺病理学检查；③采用腹膜外或腹腔镜切除盆腹腔淋巴结，以得到"手术分期"（仅切除淋巴结，保留子宫）结果（ⅡB 类推荐），因为影像学常难以分辨出存在微小转移灶的淋巴结，使得放疗时被忽略，而且手术切除腹主动脉旁淋巴结的效果优于放疗，因为延伸野放疗区的剂量难以增量，故只能对含有微小转移的腹主动脉旁淋巴结有用。对于经上述检查确定无淋巴结转移或病灶局限于盆腔者，推荐同步放化疗（盆腔外照＋腔内放疗＋顺铂为基础的同步化疗）作为ⅡB～ⅣA 期子宫颈癌的初始治疗（Ⅰ类推荐）。

同步化疗推荐的方案：①顺铂周疗，顺铂 40mg/m^2，外照射期间每周 1 次；②顺铂＋5-FU，每 3～4 周 1 次；③顺铂＋吉西他滨同步放化疗，并在停放疗后继续应用 2 个疗程化疗，此方案经国际性Ⅲ期临床试验显示，与同步顺铂＋放疗相比，对无进展生存期（PFS）、总生存期（OS）均有改善，但其毒副作用也明显增加。对于影像学提示有腹主动脉旁、盆腔淋巴结转移者应行腹膜外或腹腔镜淋巴结切除后，再行腹主动脉区延伸野放疗，同时行顺铂为基础的同步放化疗。ⅡB 期患者单用放疗的 5 年生存率为 60%～65%，盆腔控制失败率为 18%～39%。GOG 85 试验中对ⅡB～ⅣA 期患者中位随访 8.7 年的研究显示，采用铂类为基础的化疗联合放疗的生存率可达 55%。对肿瘤没有浸润到盆壁的ⅡB～ⅣA 期患者，特别是合并有膀胱阴道瘘或直肠阴道瘘无法局部放疗者，盆腔脏器廓清术可能是唯一尚有潜在治愈可能的治疗选择。同步放疗方案：体外照射可采用盆腔 4 野照射或盆腔前后野照射，盆腔前后野照射为先给予全盆照射 25～30Gy，以后中间挡铅[4cm×（8～10）cm]再照射 15～20Gy；腔内照射 A 点 35～40Gy（高剂量率）；总照射推荐剂量为 A 点 85～90Gy，B 点 55～60Gy。髂总或腹主动脉旁淋巴结阳性者，行延伸野放疗。特别提出的是对ⅡB 期子宫颈癌的处理，因为子宫颈癌的分期完全依赖于妇科肿瘤医师的手感，早期宫旁浸润的判断难免带有主观性，故对ⅡB 期子宫颈癌的处理笔者认为可有一定的灵活性，即对有些阴道穹窿无浸润、年龄较轻、坚决要求手术者，可以在充分评估后给予手术治疗，必要时先期化疗 1～2 次再手术，2017 年的 NCCN 指南中也提到了类似处理，指出在分期有疑问时，应归于较早的分期。笔者在临床工作中发现，术前诊断为可疑ⅡB 期的患者，术后病理评价时几乎均无主韧带、骶韧带的转移存在，说明ⅡB 期子宫颈癌的临床诊断常可能比真实分期偏重，但估计手术后很可能需补充放疗的（已存在局部肿瘤极大、深层浸润、LVSI 等中危因素）仍以不手术为佳，以避免增加术后放疗并发症。

6. ⅣB 期癌（远处转移癌）　此期患者的治疗是以顺铂为基础的化疗为主，个体化局部放疗为辅，手术几乎不予以考虑。但临床试验显示对化疗的反应时间非常有限，因此几乎罕见生存获益。常用的一线化疗方案：顺铂＋紫杉醇＋贝伐单抗（Ⅰ类推荐）、顺铂＋紫杉醇（Ⅰ类推荐）、顺铂＋托泊替康（ⅡA 类推荐）、卡铂＋紫杉醇（ⅡA 类推荐）。GOG169 试验显示，顺铂＋紫杉醇与单药顺铂比较，治疗反应率提高（36%和 19%），PFS 延长（4.8 个月和 2.8 个月，$P > 0.001$），OS 无改善，对顺铂＋紫杉醇治疗有反应者，生活质量也明显改善。GOG179 试验显示，顺铂＋托泊替康与单药顺铂比较，联合治疗组优于单药组，总反应率（27%和 13%，$P = 0.004$），PFS（4.6 个月和 2.9 个月，$P = 0.014$），中位 OS（9.4 个月和 6.5 个月，$P = 0.017$），但顺铂＋托泊替康的毒副作用较顺铂＋紫杉醇组重，可以作为对紫杉醇不耐受患者的一种治疗选择。GOG204 比较了顺铂＋紫杉醇、顺铂＋托泊替康、顺铂＋吉西他滨、顺铂＋长春瑞滨 4 组药物的治疗效果，结果无统计学差异，但顺铂＋紫杉醇仍略显优势。GOG240 试验是将贝伐单抗分别加入化疗联合方案：顺铂＋紫杉醇＋贝伐单抗（Ⅰ类推荐）及托泊替康＋紫杉醇＋贝伐单抗（ⅡB 类推荐），结果显示明显改善了 OS（17.0 个月和 13.3 个月，$P = 0.004$）。托泊替康＋紫杉醇（ⅡA 类推荐）并不优于顺铂＋紫杉醇，但可用于铂类过敏者。尽管贝伐单抗可以引起高血压、血栓、胃肠道瘘等并发症，但患者的生活质量并未下降（$P = 0.3$）。二线治疗多采用单药，如贝伐单抗、多西他赛、5-FU、吉西他滨、异环磷酰胺、伊立替康、丝裂霉素、托泊替康、培美曲塞及长春瑞滨。疫苗治疗及特异性靶向治疗尚未进入临床阶段。

二、子宫颈癌的手术治疗

1. 手术适应证　手术仅适用于Ⅰ A、Ⅰ B₁ 和ⅡA₁ 期患者。由于子宫颈癌的年轻化、腺癌比例的增加及卵巢保留的要求，也有学者建议对中青年局部晚期、大癌灶（Ⅰ B₂、ⅡA₂、ⅡB）患者给予新辅助化疗（neoadjuvant chemotherapy, NACT）后手术治疗。NACT 是指对此期患者先行数个疗程化疗，若有反应，肿瘤有缩小趋势则行手术治疗，以增加手术满意率，但这种治疗方式仍存在争议。经 NACT 缩小病灶后手术可以保留卵巢和阴道功能，对于阴道切除＞3cm 时可酌情做阴道延长术（腹膜返折阴道延长术、乙状结肠阴道延长术）。由于子宫颈腺癌对放疗欠敏感，因此只要患者能耐受手术且估计病灶尚能切除者，无论期别如何，均应尽量争取手术。鉴于肿瘤体积增大时盆腔淋巴结受累率也增加（肿瘤直径＜2cm 淋巴结转移率约 6%，＞4cm 为 36%），Ⅰ B₂～ⅡA₂ 期患者初始手术治疗后有 50%～80%需要辅助放疗或放化疗，因此对于肿瘤直径＞4cm 的患者不推荐手术治疗，以避免手术后放疗并发症增加的风险。

2. 手术范围　子宫颈癌的临床分期是以子宫颈原发癌灶对宫旁主韧带、骶韧带和阴道的侵犯而确定的，因此子宫颈癌广泛手术是以切除宫旁主韧带、骶韧带和阴道的宽度来确定的。手术范围包括子宫、子宫颈及骶韧带、主韧带、部分阴道和盆腔淋巴结，一般不包括输卵管和卵巢。盆腔淋巴结清扫范围包括双侧髂总、髂外、髂内、深腹股沟、闭孔深、浅组淋巴结，如果髂总淋巴结阳性，应取样甚至清扫到腹主动脉旁淋巴结。ⅡB～ⅣA 期患者，推荐采用腹膜外或腹腔镜切除盆腹腔淋巴结后（手术分期）再行放化疗。放疗后中心性复发患者推荐行Ⅳ型根治术。中心性复发特别是有生殖道瘘的患者，则建议行Ⅴ型根治术。

3. 手术类型　1974年Piver Rutledge将广泛子宫切除术术式分为5种类型（表2-6）。

Ⅰ型：筋膜外子宫切除术（extrafascial hysterectomy）。

Ⅱ型：改良根治性子宫切除术即次广泛子宫切除术（Wertheim，modified radical hysterectomy），切除1/2骶韧带、主韧带和部分阴道。

Ⅲ型：根治性子宫切除术即广泛性子宫切除术（Meigs，radical hysterectomy），靠盆壁起切除骶韧带、主韧带和上1/3阴道。

Ⅳ型：扩大根治性子宫切除术（extended radical hysterectomy），从骶韧带、主韧带的盆壁部切除全部骶韧带、主韧带和阴道1/2～2/3。

Ⅴ型：盆腔脏器去除术（exenteration），可分为前盆、后盆、全盆去脏术。

表2-6　Ⅲ型及以下子宫切除术手术范围（Piver分型）

	筋膜内	Ⅰ型筋膜外	Ⅱ型	Ⅲ型
子宫颈筋膜	部分切除	完全切除		
阴道切除长度	无	少量环形切除	1～2cm	阴道上1/3
膀胱	部分推开			完全推开
直肠	不推开	部分推开		完全推开
输尿管	不推开		打开输尿管隧道	完全游离输尿管直至膀胱入口
主韧带切除长度	紧贴子宫切断		在输尿管水平切断	紧贴骨盆壁切断
骶韧带切除长度	紧贴子宫颈切断		部分切断	紧贴骨盆壁切断
宫体	全部切除			
宫颈	部分切除	完全切除		

2016年起NCCN指南又新增了新的手术分型，即QM分型（表2-7）。

表2-7　子宫颈癌初始治疗手术切除范围（QM分型）

	子宫切除术类型			子宫颈切除术类型	
	单纯子宫切除（A型）	次广泛子宫切除（B型）	保留神经的广泛子宫切除（C型）	单纯子宫颈切除	广泛子宫颈切除
适应证	ⅠA₁期	ⅠA₁期伴脉管浸润和ⅠA₂期	ⅠB₁₋₂期和选择性ⅡA期	HSIL和ⅠA₁期	ⅠA₂期和ⅠB₁期鳞癌病灶直径<2cm
目的	治疗微小浸润	治疗小病灶	治疗大病灶	治疗微小浸润并保留生育功能	治疗选择性ⅠB₁和ⅠA₂期并保留生育功能
子宫体	切除	切除	切除	保留	保留
卵巢	选择性切除	选择性切除	选择性切除	保留	保留
子宫颈	切除	切除	切除	切除	切除
阴道切除	不切除	切除1～2cm	切除阴道上1/4～1/3	不切除	切除阴道上1/4～1/3

续表

	子宫切除术类型			子宫颈切除术类型	
	单纯子宫切除（A型）	次广泛子宫切除（B型）	保留神经的广泛子宫切除（C型）	单纯子宫颈切除	广泛子宫颈切除
输尿管	未涉及	通过阔韧带打隧道	通过阔韧带打隧道	未涉及	通过阔韧带打隧道
主韧带	贴近子宫及子宫颈旁切断	输尿管进入阔韧带处切断	骨盆壁处切断	子宫颈旁切断	骨盆壁处切断
宫骶韧带	子宫颈旁切断	部分切除	紧贴骶骨切断	子宫颈旁切断	紧贴骶骨切断
膀胱	分离至子宫颈外口	分离至阴道上段	分离至阴道中断	分离至腹膜反折	分离至腹膜反折
直肠	未涉及	分离至子宫颈下	分离至阴道中段下	分离至腹膜反折	分离至腹膜反折上方
手术途径	开腹或腹腔镜	开腹、腹腔镜或机器人腹腔镜	开腹、腹腔镜或机器人腹腔镜	经阴道	经阴道、开腹、腹腔镜或机器人腹腔镜

4.手术方式

（1）经腹子宫颈癌根治术：由 Werthiem 奠定，为经典术式，是早期子宫颈癌的主要手术方式。

（2）经阴道广泛全子宫切除术和经腹膜外盆腔淋巴结切除术：经阴道广泛全子宫切除术为 Schauta（1901）创立，可避免进腹腔对胃肠道的干扰，术后恢复快。但经阴道手术的视野小，暴露困难，遇到子宫颈癌灶较大时，切除主韧带和宫骶韧带的宽度受限，且还需改变体位行腹膜外盆腔淋巴切除，手术时间长，故仅建议在<2cm 病灶患者中应用。

（3）腹腔镜及机器人辅助下子宫颈癌根治术：腹腔镜及机器人手术的优势如下。①与经腹子宫颈癌根治术相比，创伤小、腹腔干扰少、术后恢复快；②在微创的前提下可准确评估区域淋巴结状况，帮助决定治疗方案；③一旦需要补充术后放疗时，由于手术性肠粘连率低，相应的放疗肠并发症率也低。

（4）保留神经功能的根治性子宫切除术：传统的根治性子宫切除术中因盆底支配膀胱、直肠的自主神经受损，影响其器官功能，术后可出现尿潴留、排便困难等。近年来，保留神经功能的子宫颈癌根治术(nerve sparing radical hysterectomy)受到重视，手术时保留盆腔内脏神经、盆腔神经丛及膀胱背侧神经支，可改善术后膀胱、直肠功能。日本的小林隆最早在子宫颈癌开腹手术中保留膀胱神经，减少了术后尿潴留的发生，主要方法是在切除主韧带时推开盆腔交感神经，此后他又提出了保护盆腔内脏神经丛的手术步骤，这种保留神经的术式称为"东京术式"。在未保留神经的患者中，37%术后 1 个月有尿潴留；而保留了一侧或双侧神经的患者，尿潴留率降为10%。德国学者 Hockel 等提出子宫颈癌广泛子宫切除术中利用吸脂术保护神经的建议。虽然手术中保留膀胱神经有许多优点，但对保留神经与广泛手术之间是否存在矛盾，是否同时保留了较多的宫旁组织而增加子宫颈癌的复发概率等尚存在争议。

（5）根治性子宫颈切除术（radical trachelectomy）：该手术是为有生育要求的患者设计的，

是近年来兴起的一种新型术式。1987 年 Dangent 首次进行了经阴道切除子宫颈和宫旁组织（经阴道根治性子宫颈切除术，VRT）及上段阴道切除，在子宫颈子宫结合处放置环扎带，以及腹腔镜下盆腔淋巴结切除术（LPL），此后该手术不断完善，并可经腹、经阴道、经腹腔镜完成，经腹进行此手术与经阴道手术比较可切除更宽的宫旁组织。2009 年的 NCCN 指南曾将此手术的适应证扩大至病灶直径≤4cm 的 I B$_1$～II A$_1$ 期患者，但近年的实践证实，肿瘤体积过大时往往肌层浸润深，淋巴转移的风险高，且肿瘤过大时子宫颈旁、阴道旁组织难以切净，也易侵犯子宫下段，增加了复发的风险。

2014 年后的 NCCN 指南又将此手术限用于临床分期为 I A$_2$ 或 I B$_1$、病灶直径≤2cm 者，2～4cm 者应以 MRI 充分了解病灶与子宫颈内口的距离后慎重选择手术为妥。可采用腹腔镜完成淋巴结切除或 SLN（II B 类推荐）及根治性子宫颈切除，但不推荐用于子宫颈神经内分泌肿瘤或腺癌、偏微腺癌患者，因为目前尚缺乏相关安全性证据。经阴道的根治性子宫颈切除术适用于病灶≤2cm 者，对病灶为 2～4cm 的 I B$_1$ 患者，处理上可由有经验的手术医师酌情决定，可经腹或腹腔镜、机器人手术完成。Plante 等报道了 72 例应用 VRT＋LPL 治疗的患者，中位年龄 32 岁，74%未产，术后 31 例妇女共妊娠 50 次，早期和中期流产率为 16%和 40%，72%的妊娠达到了晚期，整体早产率为 16%～19%，总体复发率为 4%。Marchiole 等将病灶＜2cm 的患者分别行 VRT＋LPL 与根治性经阴道子宫切除术＋LPL 进行比较，结果显示术中并发症（2.5%和 5.8%）、术后并发症（21.2%和 19.4%），复发率相似（5.2%和 8.5%）。

该术式的术前评估包括：①复核病理切片，明确浸润深度、宽度、组织类型及细胞分化程度；②进行 CT 和 MRI 检查，充分估计子宫颈管长度，确定子宫颈内口至病变的距离，除外宫旁、宫体浸润或扩散及淋巴结转移；③应在手术前麻醉下再次进行认真窥视及三合诊，进行临床分期核对，了解阴道长度、宽度及暴露情况，为手术实施提供依据。

手术步骤分为四步：①腹腔镜下盆腔淋巴结切除，并行第一次冷冻病理检查，淋巴结阴性则手术继续，若阳性则改为放疗或放化疗；②根治子宫颈切除，上切缘距离病灶应＞5mm，并取子宫端切缘组织进行第二次冷冻病理检查，若＞5mm 的切缘阴性，则进行阴道和子宫端切缘吻合及功能重建；若切缘和病灶距离＜5mm 阳性，则应放弃子宫体，切除子宫；③子宫颈内口环扎，预防子宫颈过短或内口松弛造成的功能不全而致妊娠晚期流产及早产，并于子宫颈管内放置硅胶管支架预防吻合口粘连或狭窄；④缝接残余子宫和阴道黏膜，恢复完整生殖道。该手术的主要并发症为子宫颈内口松弛、子宫颈管狭窄、流产、早产等。

（6）盆腔和腹主动脉旁淋巴结切除术：对于盆腔淋巴结影像学检查、腹腔镜评估及冷冻切片（包括 SLN）均未显示累及的患者，在根治性手术时是否需要腹主动脉旁淋巴结切除仍有争议。若盆腔淋巴结阴性，腹主动脉旁淋巴结多为阴性，可不行腹主动脉旁淋巴结切除；如果在最初的腹腔镜分期中发现盆腔淋巴结受累，则应行腹主动脉旁淋巴结切除。淋巴结受累数目≤2 个，根治性手术是合理的选择；如果受累淋巴结数＞2 个，应放弃根治性子宫切除术，改为同步放化疗，其是最好的选择。如果在最终病理学检查时才发现盆腔淋巴结累及（非最初的冷冻切片或假阴性的冷冻切片），二次手术时应行腹主动脉旁淋巴结切除。

5.手术后的辅助治疗 术后是否补充辅助治疗取决于手术中发现、术后病理及疾病的分期。对于根治性子宫切除术后无危险因素（高危因素：淋巴结＋、切缘＋、宫旁浸润；中危因素：大肿瘤、深层间质浸润、LVSI＋）的 I A$_2$、I B$_1$ 及 II A$_1$ 期患者，术后可不再治疗，仅定期随访即可；否则应给予术后盆腔放疗（I 类推荐）±顺铂为基础的同步化疗（II B

类推荐）。

　　有报道，在ⅠB～ⅡA期仅采用标准放疗的患者5年生存率ⅠB期为85%～90%，ⅡA期为65%～75%；而此期行根治性手术治疗后发现有宫旁累及、阴道切缘阳性和（或）淋巴结阳性需要术后补充放疗的比率ⅠB$_1$期为54%（62/114）、ⅠB$_2$期为84%（40/55）。尽管生存率无差异，但术后补充放疗组发生严重并发症率明显高于仅放疗组（28%和12%，$P=0.000\ 4$），其原因可能为手术容易造成盆腔小肠粘连，使固定于盆腔的部分小肠受到较大的放疗剂量引起肠壁纤维化、肠坏死甚至肠梗阻、肠瘘（彩图33）。因此有学者建议对ⅠB～ⅡA期患者术前也需要仔细评估，对于术后极有可能补充放疗者最好放弃手术，选用一种方法（手术或放疗）治疗，而不是两种方法（手术＋放疗）更好。术后有复发高危因素者采用同步放化疗（concurrent chemo-radiotherapy, CCRT）可以改善生存率，化疗方案主要为5-FU＋顺铂或单用顺铂。髂总或腹主动脉旁淋巴结阳性者，应考虑扩大野放疗。对阴道切缘阳性者，术后可通过放置阴道模具实施腔内放疗，但此部位的近距离放疗因已无子宫颈遮挡，距离膀胱、直肠极近，剂量稍大即有发生瘘的风险，因此，许多机构并不采用。笔者的临床经验是，一旦遇此高危因素则再次经阴道手术，部分或全部切除残余阴道，从而避免了手术后的经阴道放疗。

　　辅助性术后盆腔放疗分为中危组（局部大肿瘤、间质浸润深、LVSI）与高危组（盆腔淋巴结阳性、切缘或近切缘阳性、宫旁浸润阳性）。回顾性和前瞻性分析显示，在完成根治性手术的中危组、高危组患者中，辅助性术后盆腔放疗明显改善局部控制率及无瘤生存率。在高风险的患者中加入同步化疗作用更明显。

　　（1）中危组（局部大肿瘤、间质浸润深、LVSI）：荷兰的一项回顾性研究观察了51例淋巴结阴性的中危组肿瘤患者，34例接受了放疗，17例未接受放疗。结果放疗组5年无瘤生存率为86%，对照组为57%。GOG 92对277例ⅠB期子宫颈癌广泛术后淋巴结阴性的患者进行术后辅助盆腔放疗的比较，140例未补充放疗，137例根治性子宫切除术后存在间质浸润＞1/3、LVSI（＋）、肿瘤直径＞4cm三项中≥2项的患者给予术后补充放疗，全盆外照46～50.4Gy，未使用近距离放疗，平均随访5年。结果显示加用放疗组复发率显著下降（15%和28%），2年无复发率为88%和79%，Cox模型分析表明，放疗组的复发风险降低了44%。在附加的随访和数据成熟后，Rotman等从GOG 92中得出最后结论，与观察组相比，放疗组的复发危险性下降了46%（$P=0.007$），进展或死亡的风险也有所下降（$P=0.009$）。尤其令人惊奇的是术后放疗对腺癌或腺鳞癌患者的作用，放疗组只有8.8%的复发率，而对照组是44%，12年后的随访显示，补充放疗组的PFS明显延长，总生存也有改善趋势（$P=0.074$），但未达到统计学意义。有严重或威胁生命的不良反应在补充放疗组高达7%，对照组仅2.1%。即便如此，术后放疗作为手术后的有效补救措施，权衡利弊，仍推荐有中危因素者补充放疗。

　　2015年NCCN指南新增了Sedlis标准，明确了中危因素术后的放疗指征（表2-8）。

表 2-8　Sedlis 标准中危因素术后放疗指征

LVSI	间质浸润	肿瘤大小（临床触诊）
＋	深部 1/3	任何大小
＋	中层 1/3	最大径≥2cm
＋	浅层 1/3	最大径≥5cm
－	≥中层 1/3	最大径≥4cm

在 2016 年、2017 年 NCCN 指南中又新增角标：中危因素不限于 Sedlis 标准，如腺癌、肿瘤靠近切缘。

此观点的提出主要是基于最近一项对 2158 例 ⅠB～ⅡA 期子宫颈癌患者术后的队列研究提出的中危组"四因素模式"的复发预测指标而产生的，四因素包括肿瘤≥3cm、子宫颈深（外 1/3）间质浸润、LVSI（+）、组织学为腺癌或肿瘤靠近切缘≤0.5cm。该研究显示，在根治性手术后只要存在任何 2 项因素对预测复发均有意义。至于在中危组是否放疗同时给予同步化疗目前仍不清楚，GOG 263 正在进行Ⅲ期临床试验。

（2）高危组（盆腔淋巴结阳性、切缘靠近病灶或阳性、宫旁有浸润）：盆腔淋巴结转移可能与病灶大小、间质深度侵犯、LVSI 相关，属于术后辅助盆腔放疗的指征。美国西南肿瘤协作组领导的一项 SWOG/GOG/RTOG 临床试验，对手术后有盆腔淋巴结转移、宫旁累及、切缘阳性的 ⅠA₂、ⅠB 或ⅡA 期患者放疗同时加用或不加用 CCRT 进行了研究。127 例患者给予盆腔外照加 5-FU、顺铂同步化疗，116 例患者仅给予盆腔外照治疗，中位随访时间为 43 个月。结果显示，放疗加同步顺铂、5-FU 化疗组的 3 年生存率为 87%，而单独放疗组仅为 77%，差异有显著意义，PFS（$P=0.003$），OS（$P=0.007$）。化疗似乎可以减少盆腔和盆腔外的复发，但化疗组急性毒性反应更多见，权衡利弊，认为术后补充全盆照射＋含铂的同步化疗±阴道近距离放疗可使患者获益更明显， 因此 NCCN 指南将手术后存在任一高危因素的患者术后补充顺铂为主的同步放化疗作为Ⅰ类推荐，对阴道切缘阳性者，推荐阴道近距离放疗。Monk 等进一步分析了这项随机试验的数据，以评估患者在哪些分组的辅助治疗中更能获益，在中位随访5.2 年时，化放疗与单纯放疗组的存活率分别为 80% 和 66%。单因素分析显示，化疗疗效最为显著的是肿瘤直径>2cm 和 1 个以上淋巴结转移的患者。Kim 等提供了一系列接受术后放疗患者的详尽分析数据发现，死亡和复发率随阳性淋巴结数目增加而增加，无阳性淋巴结者 5 年无瘤生存率为 89%，而有 1、2、≥3 个淋巴结阳性的患者生存率则分别降低至 85%、74%、56%。

约 85% 参与 SWOG/GOG/RTOG 分组研究的患者有盆腔淋巴结累及，但仅有 5% 的患者切缘阳性。手术切缘靠近病灶或切缘阳性、宫旁累及被认为是高危因素，应行辅助性放化疗，但对一些仅有接近或阳性切缘的患者，仅术后放疗可能就已足够。Estape 等对 51 例行根治性子宫切除但切缘距病灶≤5mm 的患者进行了回顾性分析，23 例患者淋巴结阴性但病灶离切缘≤5mm，虽然接受放疗的 16 例患者还有其他危险因素，但接受辅助盆腔放疗者复发率明显降低（12.5%）、5 年生存率显著提高（81.3%）。Uno 等分析了 117 例有宫旁浸润接受辅助性放疗的患者，51 例淋巴结阴性患者中只有 6 例盆腔外复发，5 年总生存率和无复发生存率分别为 89% 和 83%，相比之下，淋巴结阳性患者的情况则欠佳。kodama 等也发现，接受根治性子宫切除后，若无淋巴结转移和阴道侵犯仅宫旁阳性，给予辅助性放疗后预后很好，5年生存率为 90%。因此，同为高危组患者，若无淋巴结阳性，可能仅补充放疗即可以，一旦出现淋巴结阳性，加入 CCRT 可能是明智的选择。

6. 术中、术后并发症的预防及处理

（1）淋巴囊肿：笔者多年的临床经验提示，淋巴囊肿更容易发生在年轻、较瘦、有淋巴转移、淋巴管较粗及接受抗凝治疗的患者中。手术中对此类患者应高度重视，对各组淋巴结的断端应尽量双重电凝后切断或结扎，避免因求快而撕拉淋巴。淋巴囊肿一旦发生，主要处理如下：①禁油性饮食；②酌情静脉补充白蛋白或给予静脉营养；③泵入或皮下注射生长抑素；④局部持续引流＋无水酒精冲洗囊腔；⑤经保守治疗无好转者可再次手术缝扎。

（2）膀胱、输尿管阴道瘘：多发生在应用能量器械的手术中，因能量器械热损伤而发生的膀胱、输尿管阴道瘘多见于手术后 7～28d，此时被凝固的组织出现坏死脱落，尿液溢入盆腔，而此时阴道顶端的伤口尚未愈合，尿液则从阴道顶端漏出；若阴道顶端已愈合较好，尿液便积在盆腔内，引起尿液性腹膜炎，可出现腹痛、发热、盆腔积液。诊断尿瘘的方法不难，收集阴道流出液或盆腔积液送检，若尿素氮、肌酐数值远高于血中该数值即可诊断。亚甲蓝试验阳性可以诊断为膀胱瘘，输尿管镜检查可以确定哪一侧的输尿管瘘及瘘口大小，以确定是否可以保守治疗。避免此类情况发生最好的方法是预防在先。首先，术中对能量器械的掌控应格外注意，尤其是在游离输尿管下段及下推膀胱、分离膀胱角时，除应尽量保留输尿管鞘膜外，对鞘膜上的血管出血应尽量压迫或小针缝扎止血，不要用能量器械直接电凝；其次，手术中若可疑损伤了输尿管不要抱有侥幸心理期待，要术中直接置入双 J 管并保留 2～3 个月，若怀疑膀胱电凝过度，则留置导尿管 4 周后再酌情拔除。即便术后发生尿瘘，多数患者也可以通过置入双 J 管、导尿管而保守治疗成功，仅极少一部分患者需要手术修复。保守治疗期间，患者可能会因阴道大量溢尿而缺乏耐心，此时除心理疏导外，还可以将气囊导尿管置入阴道，将气囊膨胀至尿液基本不漏大小，再在阴道口处缝合固定一针，外接引流袋，这样处理后多数患者于 1 周后即可去除此装置。

（3）肠粘连、肠梗阻、肠瘘：子宫颈癌手术创面较大、位置低，盆底又为腹腔最低点，故手术后肠管粘连于盆底的概率较大。此种粘连若不发生肠梗阻则并无大碍，但若患者需要补充术后放疗时，此粘连则容易造成粘连处肠管接受的放射剂量相对较大，导致放疗性肠纤维化致肠狭窄，出现上段肠扩张、肠梗阻甚至肠瘘（彩图 33）。为预防此类情况的发生，手术中可以在盆底创面应用防粘连膜屏障肠管（彩图 34）。一旦出现放疗性肠梗阻，多数患者经过保守治疗能够缓解，不缓解者可考虑手术治疗。

三、子宫颈癌的放射治疗

1. 放疗原则及个性化放疗　子宫颈癌的放疗根据目的不同主要分为根治性放疗、术后辅助性放疗及局部姑息性放疗。放疗方式主要有体外照射及经阴道腔内后装近距离放疗。腔内放疗的目的是控制局部病灶，体外放疗则用于治疗盆腔淋巴结及子宫颈旁组织等处的病灶。早期病例病灶仅在局部，故多以腔内放疗为主，体外放疗为辅；中期病例内外各半；晚期病例病灶多已出现盆腹腔淋巴结转移，故以体外放疗为主，腔内放疗为辅。之所以这样分配内外照射的比例是因为：早期患者病灶局限，盆腔转移的概率极小，将主要放疗剂量集中于腔内近距离，有利于最大限度地杀灭肿瘤细胞，而对周围正常组织的损伤最小；对于晚期患者，整个盆腔甚至腹主动脉旁都可能有病灶累及，并且距离子宫颈原发灶越远的转移灶其细胞活力可能越强，因此，加强外围照射，有效控制肿瘤的继续转移，可能要比控制子宫颈原发灶的意义更大。

患者的个体情况有所不同（如身体素质、以往病史、对射线的耐受性及解剖情况等），肿瘤的部位、形状、体积、放疗敏感性、瘤床情况及病理类型也各异，因此制订治疗计划时必须要个性化考虑。①早期浸润癌仅单纯腔内放疗即可，如需体外照射可依据宫旁情况及患者体型将放射野的长度、宽度及形状适当调整。②大子宫颈者可增加局部剂量或先给予消瘤量，小子宫颈者可减少局部剂量。③阴道侵犯多、阴道狭窄、子宫颈呈空洞、合并炎症的可从全盆照射开始，并可增加全盆照射剂量，相应减少腔内治疗剂量。④阴道浸润严重及孤立转移者可附加阴道塞子或模具进行腔内放疗。⑤晚期子宫颈癌（如冷冻盆腔）可考虑采用以体外照射为主的治疗方式。⑥小宫体或子宫颈残端癌可增加体外剂量或增加阴道剂量，因为残端短无法行子宫颈管放疗。⑦子宫偏位者，应调节体外剂量，以弥补远离子宫侧的宫旁剂量不足。在治疗过程中还要根据患者耐受及肿瘤反应的具体情况调整治疗方案。

2. 放疗的适应证、禁忌证

（1）适应证：放疗是子宫颈癌治疗的重要手段，各期子宫颈癌均可采用放射治疗，但ⅡA期以下多以手术治疗为主，术后如存在复发危险因素时需补充放疗或同步放化疗；ⅡB期及以上则以放疗为主。由于子宫颈腺癌对放疗欠敏感，因此只要患者能耐受手术且估计病灶尚能切除者，应尽量争取手术。

（2）禁忌证：骨髓抑制如血白细胞总数$<3\times10^9$/L、血小板$<70\times10^9$/L、血红蛋白<70g/L；肿瘤广泛转移、恶病质、尿毒症；急性或亚急性盆腔炎；急性肝炎、精神病发作期、严重心血管疾病未控制；子宫颈癌合并卵巢肿瘤，应先切除卵巢肿瘤后再行放疗；照射区有新鲜伤口$\leqslant8$周或皮肤病损；照射区有新鲜（$\leqslant8$周）肠吻合、膀胱输尿管吻合伤口。

3. 放疗与手术联合

（1）术前放疗

目的一：用于ⅠB$_2$、ⅡA$_2$期子宫颈癌有较大的外生型肿瘤患者，在广泛子宫切除术前给予部分剂量的放疗，以缩小肿瘤、增加手术成功率。

目的二：用于不适合广泛子宫切除术，但全量放疗后子宫局部控制不佳而补充的辅助性子宫切除术（AHPRT）。

（2）术中放疗：由于技术原因、肠道并发症和防护问题等已较少应用。

（3）术后放疗：术后补充盆腔照射或腔内后装治疗适用范围如下。①盆腔和（或）腹主动脉旁淋巴结阳性；②宫旁或阴道切缘距病灶$\leqslant3\sim5$mm阳性；③深层间质浸润；④LVSI；⑤不良病理类型或癌组织分化差；⑥局部大肿瘤。

4. 放疗与化疗联合　适用于中晚期子宫颈癌及盆腔复发的病例，在消除局部巨大肿瘤、控制肿瘤蔓延及晚期复发、转移中均有一定作用，可以改善患者的生存率，联合化疗比单纯放疗疗效要好。

（1）放疗后化疗：以往常用此种方式作为晚期肿瘤放疗后的补充治疗或姑息治疗。目前认为放疗后盆腔纤维化，小血管闭塞，对盆腔肿瘤的作用有限，故多不主张放疗后化疗，除非有盆腔外转移或可疑潜在转移的癌存在。

（2）放疗前化疗：理论上对缩小局部肿瘤体积及减少全身潜在性转移有利。但由于子宫颈癌病灶大多较为局限且对放疗较为敏感，加之一些临床试验未证实放疗前辅助化疗可以提高子宫颈癌放疗的疗效，因而并不提倡辅助化疗常规用于子宫颈癌的放疗之前。一项对局部晚期子宫颈癌（主要是Ⅱ～Ⅳ期）的随机试验显示，与单独放疗相比，放疗前化疗无论是在完全缓解率还是在生存率方面均无意义，并且还可能出现相关并发症，这可能与先期化疗延误了放疗开始的时间有关。一项涵盖了18个随机临床试验、2074名患者的Meta分析显示，先化疗再放疗与单独放疗相比，无论PFS、OS、局部无瘤生存、无转移生存方面都没有显示出优势，故对局部晚期子宫颈癌在放疗前化疗的方法不推崇。

对手术后需补充放疗的患者，在放疗开始前的围术期时适当应用1～2个疗程化疗作为保护是可行的。2010年ASCO会议上（ABSTRACT 5005）介绍了一项NOGGO-AGO关于对高危子宫颈癌术后辅助治疗的对照研究，将ⅠB～ⅡB期子宫颈癌行根治性子宫切除术±

盆腔、腹主动脉旁淋巴结清扫后伴有一个以上高危因素的患者，分别给予联合顺铂周疗的 6 周同步放化疗或先给予 4 个周期的紫杉醇＋卡铂化疗，每 3 周重复，而后序贯体外放疗，结果虽然生存获益不明显，但紫杉醇＋卡铂序贯体外放疗组在耐受性方面明显优于同步放化疗治疗组。

也有学者尝试在适量放化疗后给予根治性手术的方法治疗中晚期子宫颈癌。Houvenaegherl 等报道了对 35 例局部晚期子宫颈癌患者术前放化疗后行根治性手术的长期随访，术前接受顺铂＋5-FU 化疗联合 A 点 45Gy 的放疗。结果ⅠB～ⅡB 期患者中有 12/20 例、Ⅲ～ⅣA 期患者中有 4/15 例获得完全组织学反应，盆腔控制率为 88.6%，10 年无瘤生存率为 66.4%，5 例患者术后出现严重并发症。

（3）同步放化疗：指放疗的同时辅以化疗，一些化疗药物除具有化疗的作用外，还同时可以为放疗增敏，提高疗效，改善预后。同步放化疗可分别作用于不同的细胞周期，化疗使肿瘤细胞与放疗敏感时期同步化并干扰肿瘤细胞亚致死损伤后的 DNA 修复，起到放疗增敏作用。同步放化疗较诱导化疗周期短，可最大限度地减少肿瘤细胞在放疗后期的加速再增殖和产生对治疗的交叉耐药性。随机对照试验结果显示，以铂类为基础的同步放化疗较单纯放疗能明显提高无瘤生存率及总生存率，与单纯放疗相比子宫颈癌复发及死亡风险分别下降了 50% 和 40%，虽然急性不良反应较重，但常为一过性，并不增加远期不良反应。因此，美国国立癌症研究所及 NCCN 指南均肯定了同步放化疗在治疗中晚期子宫颈癌中的作用，也是ⅠB$_2$ 期以上子宫颈癌治疗的标准模式。同步放化疗的适应证为：ⅠB$_2$（不宜手术）～ⅣA 期的局部晚期子宫颈癌；ⅣB 和复发转移性子宫颈癌；根治术后存在高危因素的子宫颈癌。

常用的化疗方案如下。

单药：DDP 30～40mg/（m^2 · W）；5-FU 600mg/m^2 或 DDP 60～70mg/m^2，间隔 3～4 周重复，共 2～3 个疗程。

联合化疗：PVB、PBM 或 BIP 方案等。

同步放化疗的毒性反应高于单纯放疗或化疗，可能降低了患者对按时放疗的耐受性，尤其在年老体弱者，因此应因人而异，不应强调所有病例均使用同步放化疗，可以只对体质较好、晚期、不良病理类型的病例实施同步放化疗，同时应加强支持治疗，减轻毒性反应，保证患者的生活质量及按时放疗。

5. **放疗增敏剂的使用**　虽然子宫颈癌放疗已取得了较大的进展，但仍有部分患者因对放疗不敏感而导致治疗失败。研究发现，细胞周期、凋亡受阻、DNA 倍体、肿瘤组织中的乏氧细胞、缺氧诱导因子-1（HIF-1）等均与子宫颈癌放射敏感性有关。肿瘤乏氧细胞对射线有抗拒性，其放射敏感性只有富氧细胞的 1/3，因此肿瘤内乏氧细胞量越多，对放疗的敏感性越差。HIF-1 是广泛存在于哺乳动物和人体内的一种转录因子，在人体及动物肿瘤中过度表达影响肿瘤的发生、发展及对放化疗的敏感性，因此检测 HIF-1 在子宫颈癌中的表达水平可预测其放疗效果。所谓增敏，就是使处于不同细胞周期的细胞同步化，并尽可能动员 G$_0$ 期细胞进入增殖周期，以便于放射线将其杀伤。增敏的方法可概括为物理增敏（如加温、超短微波等）和化学增敏（如 metronidazon）。为了增强放射敏感性，国内外学者进行了大量研究，在基因和分子靶向药物等方面也取得了一些进展。目前放射增敏剂主要分为八类，包括：乏氧细胞放射修饰剂如米索硝唑；非乏氧细胞增敏剂如 5-碘-2-嘧啶酮-2'-脱氧核苷（IPdR）；细胞毒类药物，如顺铂、紫杉醇等；生物治疗药物如表皮生长因子受体（EGFR）阻断药西妥昔单抗（IMG-C225）；血管生成调节剂如 ZD6474 等用基因治疗的方法增强放射敏感性；还有中药增敏剂如毛冬青提取物、地龙提取物等。肿瘤的微环境极其复杂，虽经数十年的研究合成了大量不同类型的化合物，但能在临床应用的放射增敏剂不多，因此寻找高效低毒的放射增敏剂，任务仍很艰巨。

6. 国内常用的放疗技术

（1）体外照射：指射线经过一定的空间距离到达肿瘤组织进行治疗，一般均穿过皮肤后到达受照射的肿瘤组织。目前体外照射多由加速器或钴-60 体外照射机实施。放疗前首先应确定靶区，盆腔野一般应包括子宫、子宫颈、宫旁和上 1/3 阴道（或距阴道受侵最低点 2cm），以及盆腔淋巴引流区如髂内、闭孔、髂外、髂总、骶前及腹股沟深淋巴结，ⅢA 期患者包括全部阴道。应精确设定照射野：①盆腔前后野（矩形野），上界为 $L_4 \sim L_5$ 间隙；下界为闭孔下缘或肿瘤下界以下至少 2cm；侧界为真骨盆最宽处向外 $1.5 \sim 2cm$。同时，应用铅块或多叶光栅技术（MLC）遮挡正常组织。②四野箱式照射。③扩大野照射，髂总或腹主动脉旁淋巴结转移时，可从上述两种照射野上缘向上延伸至所需照射的部位，野宽 8cm。

（2）近距离放射治疗：指放射源在肿瘤附近或组织内进行放疗，后者又称组织间放疗，其放射源可在短距离内明显衰减。妇科近距离治疗最常用是腔内放疗，指放射源置于宫腔、阴道内进行治疗。治疗过程中，先用不带放射性的模拟源模拟定位，再行源位置空间再建，经优化处理得出合理的剂量分布，也可直接应用标准程序。①剂量率：后装腔内治疗机根据其对 A 点放射剂量率的高低分为 3 类，即低剂量率（$0.667 \sim 3.33cGy/min$）、中剂量率（$3.33 \sim 20cGy/min$）、高剂量率（在 $20cGy/min$）。目前，国内多使用高剂量率腔内治疗。②方法与剂量：高剂量率腔内治疗 1 次/周，A 点剂量 $6 \sim 7Gy$/次为宜，总剂量 $35 \sim 42Gy$。

（3）调强放疗（intensity-modulated radiation therapy, IMRT）：该技术不是将单一的大束射线穿过机体，而是将射线分成数千段细小线束，每一线束均有不同的强度，从许多不同的方向进入机体。如此产生了一个聚焦的高剂量区，在这个高剂量区内有急剧升高或降低的剂量梯度，使复杂的不规则的临床靶体积被强烈照射，而邻近正常组织仅接受了极低剂量的照射。IMRT 可应用于盆腔淋巴结、阴道穹窿、子宫颈旁组织和阴道旁组织某一病灶特殊剂量的照射，可减少直肠、膀胱和小肠的受量。目前 IMRT 的应用还应慎重，因为对初治子宫颈癌或术后患者盆腔内器官位置的改变，如膀胱或直肠充盈及子宫移动的问题还没有解决。IMRT 尽管可以做到局部超强度定位放疗，但是否可以代替腔内近距离放疗仍有争议，因为腔内治疗可在子宫颈局部产生极强的剂量，在剂量学上拥有巨大的优越性。

（4）三维适形放射治疗（three dimensional conformal radiation therapy, 3D-CRT）：患者首先在 CT 或 MRI 模拟定位机下进行治疗区域的扫描，由放疗医师确定靶区及周围正常组织的范围、预期的照射剂量，然后将图像传输到逆向计划系统，由计划系统优化放射野参数以达到理想的临床目标。3D-CRT 不仅能使射线束在三维空间形态上与靶区形状一致，而且在计划优化的条件下能实现靶区边缘被 90%等剂量曲线包绕，很好地满足临床剂量要求，符合肿瘤放疗生物学原则，不受病灶大小和形态的限制，适应证范围较广。3D-CRT 在给予盆腔不同区域和淋巴结引流区足够剂量的同时，比常规放射野更有效地减少小肠、直肠和膀胱的受量，其优势如下：①定位精确，采用 $3 \sim 5mm$ CT 模拟定位，能清楚显示原发病变和邻近组织器官的关系。②设计和治疗精确，采用非共面立体照射方式，保证了肿瘤组织获得比常规治疗更高的靶区剂量，且剂量分布与肿瘤在三维空间上形状一致即靶点精度更高，靶区内剂量均匀，肿瘤周围组织得到更有效的保护，剂量分布更合理。3D-CRT 精度高，放射反应小，治疗时间短，提高了肿瘤的局部控制率，改善了子宫颈癌的治疗效果。③克服了传统盆腔四野加铱-192 后治疗操作不易规范、容易造成机械损伤、腔内放射源定位不准确等造成剂量分布不均、剂量过量或不足的弊端，减少了近期反应和远期并发症。④为复发癌的再治疗提供了更有效的治疗手段，解决了子宫颈癌术后或放疗后盆腔内复发无法进行放射治疗的困难。目前 3D-CRT 临床上应用较多的包括大体可见的淋巴结受侵、肿瘤距切缘较近或切缘阳性或那些不能进行近距离治疗的患者。

四、子宫颈癌的化疗

化疗在子宫颈癌中的作用已越来越受到重视，大量资料表明，以铂类为基础的化疗方案对子宫颈癌的疗效肯定。手术及放疗仅能作用于局部，对已有扩散的晚期肿瘤或有扩散倾向的早期肿瘤而言，手术及放疗的作用十分有限，此时有效的化疗恰可弥补此不足。目前化疗主要用于以下几种情况：①晚期、复发及转移性子宫颈癌的治疗。②子宫颈癌的术前化疗，即新辅助化疗。③子宫颈癌的同步放化疗。以铂类为主的同步放化疗已成为治疗局部晚期子宫颈癌的标准治疗方案之一。常用于子宫颈癌化疗的药物有顺铂、紫杉醇、拓扑替康、异环磷酰胺、多柔比星、表柔比星和长春瑞滨等，顺铂以外的单药反应率为 20%左右，若与顺铂联合用药反应率可增加 1 倍，无进展期生存率也有提高，但与顺铂单药相比，没有改善总生存率。2 种以上药物的联合化疗不提倡，既增加毒性，又不能改善总生存率。

1. 新辅助化疗（neoadjuvant chemotherapy, NACT） 是指在子宫颈癌患者手术或放疗前先给予化疗的一种治疗，其优点在于可使患者的肿瘤体积缩小、有效控制亚临床转移，以利于局部的进一步治疗。手术前肿瘤血供尚未被破坏，与手术后子宫旁血管多被结扎相比，术前化疗具有药物更容易进入瘤体的优势。NACT 主要用于有淋巴或远处转移倾向、肿瘤直径≥4cm 的 IB_2～ⅢA 期局部晚期者，给药途径可静脉或超选择动脉介入治疗，各种途径疗效相近。可单药或联合用药，一般<3 个疗程，肿瘤有缩小即可手术。在 2008 年美国 ASCO 会议上报道了托泊替康＋顺铂周疗作为 NACT 治疗局部晚期子宫颈癌的Ⅱ期临床研究（$n=22$），具体用法：托泊替康 2mg/m^2＋顺铂 40mg/m^2，1 次/周×6 次，化疗有效和疾病稳定者行根治手术，疾病进展者全量放疗。结果显示 91%的患者完成了 6 个疗程的化疗（82%的疗程为足量、定时化疗），临床应答率为 82%，病理学缓解率为 95%，5%的患者出现 3～4 级骨髓毒性，3例患者输血，3 例使用粒细胞集落刺激因子，1 例使用红细胞生成素，无患者死亡，认为托泊替康＋顺铂周疗作为 NACT 治疗局部晚期子宫颈癌的疗效肯定，耐受性良好。一些非随机研究也认为 NACT 取得了一定效果，似有逐渐得到认可的趋势。还有包括 5 个随机临床试验 872例患者的 Meta 分析也对 NACT 后手术±放疗与直接单独放疗进行了比较，结果显示 NACT 后行手术组在无进展期生存、局部无瘤生存、无转移生存和整体存活方面都有显著改善。

NACT 最大的缺点是如果化疗不敏感，则有可能延误治疗时机。有报道指出，通过检测化疗前子宫颈癌肿瘤组织中环氧化酶（COX-2）、有丝分裂指数（MI）、Ki-67 等可以协助判断肿瘤对于化疗药物的敏感性。NACT 的疗效除通过妇科检查判断外，还可通过检测化疗前后肿瘤组织的细胞凋亡指数（AI）、微血管密度（MVD）、鳞状细胞癌抗原（SCCA）水平的变化来进行评估。

也有文献提示，NACT 后手术与直接手术联合辅助治疗相比并未带来益处。NACT 可掩盖手术切除标本的病理学阳性表现，造成对辅助放射治疗及辅助化疗指征评估的复杂化。对于早期子宫颈癌患者而言，与直接手术相比，NACT 也并未提高生存期。因此，2017 年 NCCN 仍未推荐 NACT。

FIGO 对 NACT 的态度不确定。在 2009 年的 FIGO 指南中提出，理论上讲，采用 NACT 可以缩小肿瘤体积从而有利于根治性切除，可能比单用手术治疗效果更好。NACT 可以缩小淋巴结和宫旁病灶，减少术后辅助治疗的高危因素，对当地缺乏放疗设施的患者而言更为适用。

2. 术后辅助化疗　一些非随机研究显示了根治术后有复发高风险患者术后辅助化疗可能有用。两个小样本量的随机试验试图评估根治术后有高风险的子宫颈癌患者行辅助化疗的疗效。第一项研究包含 71 例均有淋巴结转移的患者，将直接术后放疗与术后 3 周期 PVB 方案化疗后再放疗进行比较。第二项研究包含 76 例盆腔淋巴结转移和（或）脉管侵犯的患者，随机分别接受辅助化疗（卡铂＋博来霉素，1 次/4 周，共 6 次）、标准放疗或无进一步治疗。结果两项研究在复发率或生存模式方面均无明显差异，故不推崇单纯补充术后化疗。但对于子宫颈神经内分泌癌（大细胞癌、小细胞癌）、宫颈淋巴瘤及ⅣB（局部因≤ⅡA 期而手术）子宫颈癌而言，化疗是需要的。

五、热疗在子宫颈癌中的应用

热疗（hyperthermia）是近年来兴起的一种肿瘤治疗方法，有学者认为高温和放疗的作用相仿，能直接杀伤癌细胞，其原理是利用各种人工加热的物理能量在人体组织中所产生的热效应使肿瘤细胞升温到一定程度，并维持一定时间，达到杀灭癌细胞避免正常细胞遭受损伤的目的。热疗在临床上分为局部热疗（包括浅表热疗、腔内加热和插植热疗技术）、区域热疗（主要指深部肿瘤加热及各种灌注技术）和全身热疗（whole body hyperthermia, WBH）。单独使用热疗治疗肿瘤的完全缓解率是 13%，当热疗联合其他传统方式治疗肿瘤时疗效明显增加，体内研究表明，热疗可增加放疗疗效 1.5～5 倍，因此热疗被称为目前最有潜力的放射增敏剂之一。其放疗增敏原理：①高温有助于杀伤对放射线抗拒的乏氧细胞；②加温可以阻碍放射损伤的修复。

在亚洲报道的 5 项热疗联合放疗治疗子宫颈癌的随机对照试验中 3 项显示出更好的完全缓解率、局部控制率及无病生存率，1 项显示了更好的局部控制率趋势，1 项未显示出优势，认为热疗联合标准放疗，对于局部中晚期子宫颈癌患者可以获得更好的疗效。Franckena 等采用顺铂周疗联合局部区域热疗治疗 47 例放射区域复发性子宫颈癌，结果 55% 的患者对治疗有反应，74% 的患者达到姑息目的，19% 获得手术机会，36% 出现 3～4 级血液系统毒性，最大肾毒性为 2 级，因此认为热疗联合化疗治疗可获得更高的反应率并且毒性可接受。热疗联合生物治疗子宫颈癌也取得了初步进展，2007 年 Takeda 等报道采用树突状细胞（dendritic cell, DC）联合热疗治疗 41 例癌症患者，其中 1 例伴有颈部及腹主动脉旁淋巴结转移，通过瘤内注射 DC 联合局部热疗获得完全缓解，颈部及腹主动脉旁肿大淋巴结均消失。放疗加热疗的具体做法：患者在接受腔内放射治疗后数十分钟内给予加热治疗，选择功率为 40W，加热温度为 43℃，加温时间为 40min，热辐射器尽量接触瘤床。近期临床疗效明显，尤其对复发、未控、晚期病例，瘤灶缩小，局部情况改善，患者症状减轻。关于放疗、化疗、热疗的远期疗效及是否提高治愈率，有待进一步研究总结。

六、子宫颈癌的基因治疗

随着对恶性肿瘤的研究在分子水平上取得的突破性进展，恶性肿瘤的基因治疗已成为当前研究的热点。基因治疗的方法主要包括抑癌基因治疗、癌基因治疗、免疫基因治疗及自杀基因治疗等。治疗的方法主要有反义寡核苷酸、核酶及 RNA 干扰（RNAi）。反义寡核苷酸包括反义 DNA 和反义 RNA，通过 Watson-Crick 碱基互补的原则，寡核苷酸与目的基因的 mRNA 特异位点结合和杂交，封闭靶基因，抑制基因的翻译表达。Márquez-Gutiérrez 等发现联合使用针对 HPV16 E6/E7 mRNA 的反义寡核苷酸，能够有效抑制子宫颈癌细胞在体内和体外的生长，并且这种联合治疗有可能对 HPV16 的多种变异体有效。Hamada 等构建的携带 HPV16 E6/E7 的反义 RNA 的重组腺病毒，对细胞内 E6/E7 蛋白的抑制持续时间可达 3d，并且能够完全抑制癌细胞在裸鼠体内的成瘤性。近年来也有采用 P53 重组腺病毒局部注射治疗子宫颈癌的报道。核酶是具有催化活性的 RNA，主要参与 RNA 的加工与成熟，催化结构域在目标 RNA 的特定位点切割，从而抑制特定基因的表达，有研究表明特异性 HPV16 的核酶能够抑制细胞生长和促进细胞凋亡，并且能够抑制裸鼠体内成瘤。免疫基因治疗就是通过转染某些细胞因子基因或共刺激分子基因进入肿瘤细胞或体细胞，使其在体内表达来刺激机体免疫系统对癌细胞产生攻击的一种治疗。基因治疗为子宫颈癌的生物学治疗提供了一种崭新的治疗手段，其疗效已在体内外实验中得到了一定证实，但子宫颈癌的基因治疗尚处于探索阶段，真正成为新的临床治疗手段还需要更多的研究和摸索。

七、复发性子宫颈癌的治疗

在规范的手术治疗后 1 年、放射治疗后 3 个月出现新的肿瘤病灶称为复发，短于上述时间的称为肿瘤未控，子宫颈癌的主要死亡原因是肿瘤未控。影响复发治疗的因素主要有治疗方案的选择、初始治疗方式、复发程度、复发部位、无瘤间隔、体质状况和有否并发症等。累及侧盆壁的复发常伴有坐骨神经痛、下肢水肿、肾积水等。局部复发应通过活检证实，2017 版 NCCN 指南中也强调对复发病例治疗前要经病理证实。远处转移可通过体检和影像学检查评估，PET-CT、SCCA 对判断复发最为敏感。

（一）根治性放疗后的挽救性治疗

1. 先前放疗区域的子宫颈癌复发　处理较为棘手。若采用挽救性手术，通常是脏器廓清术，若手术成功，仍有治愈可能，但应用此手术的患者十分有限，即使年龄和一般状况允许，放疗后根治性手术的操作也相当困难，容易产生严重并发症甚至永久性的结构和功能丧失，因此该手术通常受到医患双方及临床情况的限制，即便患者满足严格的术前标准，仍有约 1/4 的患者放弃手术。接受过放疗的组织尤其是大野外照射过的组织，对再次创伤的耐受性差，愈合能力低，因此常会有严重的术后并发症。此时选择再次放疗与脏器廓清术相比，其急性耐受性相对较好，手术死亡率低，往往能保留盆腔器官的结构和功能，可能医患双方更容易接受。近来有证据表明，在一部分小体积中心性复发的肿瘤患者，尤其是在诊断早、治疗后无瘤间隔时间长的患者中，经过重新放疗仍可能治愈。此时多采用永久或临时性的组织间插植照射（IRI），剂量通常为 30～55Gy，鳞癌患者的预后显著好于腺癌患者，肿瘤越小、植入的放疗剂量越高预后也越好，严重并发症率达 25%，其中 12% 为瘘。调强放疗也可应用于再次照射，常用于因复发灶大小、部位或其他因素不能进行近距离放疗的盆腔复发时。再次照射时要仔细分析初步治疗所用的技术（光束能量、流量、外照射和腔内照射的剂量）、放疗间隔时间等。由于放疗后再化疗的作用有限，因此，再次照射可能是患者唯一可行的治疗。患者的选择和仔细的近距离放疗对再次照射的成功至关重要。

2. **腹主动脉旁淋巴结复发**　虽然少见，但仍有初次手术或放疗后复发局限于腹主动脉旁淋巴结的报道。一项包括 20 例根治性放疗后腹主动脉旁淋巴结复发的报道显示，初次诊断至复发的中位时间为 12 个月，全部患者在复发的 2 年内死亡，其中再次放疗剂量>45Gy 或有>24 个月无瘤间隔的患者中位存活时间延长。Singh 等报道，如果复发仅由影像学随访发现且为孤立的腹主动脉旁复发，并接受了>45Gy 的放疗联合化疗，患者可以得到 100% 的挽救。Hong 等也报道了 46 例孤立的腹主动脉旁复发患者，其中 35 例（76%）接受了挽救性的放化疗，3 年和 5 年生存率分别为 34% 和 27%。

3. **挽救性手术**

（1）盆腔脏器廓清术：随着围术期处理及盆腔泌尿、肠道重建技术的发展，目前盆腔脏器廓清术有了很大的进步，患者生活质量明显提高，存活率也从 20% 上升至约 60%，5 年生存率平均为 40%～50%。尽管如此，盆腔脏器廓清术仍是一个高死亡率的手术，死亡率达 5%～7%，近期和晚期并发症率高达 50%～60%。

放化疗仍是复发治疗的首选，手术仅适用于盆腔放疗后盆腔中心性复发的部分ⅣA 期患者。接受脏器廓清术的患者手术切缘状况十分重要，如切缘为阴性，5 年生存率为 55%，反之仅为 10%，因此应仔细选择合适的患者确保没有疾病远处转移并能做到切缘阴性。无瘤间期<1 年、复发灶>3cm、有淋巴扩散、宫旁及盆壁累及均影响预后。淋巴结阳性者的存活率≤20%，应被视为脏器廓清术的禁忌。Husain 等发现 PET 扫描对盆腔以外的转移有 100% 的敏感性和 73% 的特异性，认为可能是术前最准确的影像学判断方法；也有报道认为腹腔镜检查对确认适合做廓清术的病例选择有帮助。Berek 等报道了 75 例 45 岁以上的患者行廓清术的情况，手术时间平均为 7.76h，平均失血量为 2500ml，平均住院时间为 23d。

术后并发症包括 15% 肠瘘、8% 尿瘘、11% 早期肠梗阻、22% 晚期肠梗阻。Goldberg 等报道了 103 例患者 16 年并发症的情况，输尿管吻合口瘘 14%，输尿管狭窄 5%，胃肠道瘘 11%，伤口并发症 17%，46% 的低位直肠重新吻合患者盆腔复发，54% 肠道功能欠佳，总死亡率低于 1%。

（2）根治性子宫切除术：放疗后中心性复发病灶<2cm 的患者可考虑行根治性子宫切除术。Maneo 等对符合要求的 34 例持续性或复发性肿瘤患者进行了根治性子宫切除术，总体 5 年生存率为 49%，复发率为 59%，平均复发时间为 37 个月，重度并发症率为 44%，5 例发展为瘘，肿瘤小、无宫旁及阴道累及的患者结局更好。另外一项包括 50 例患者的报道显示，有淋巴结阳性的患者 13 个月内全部死亡，42% 有严重并发症，28% 有胃肠道瘘，22% 有输尿管损伤，20% 有严重的长期膀胱功能紊乱，5 年和 10 年的存活率为 72% 和 60%，肿瘤直径<2cm 者生存率更高，整体复发率为 48%。认为对于持续性或中心性肿瘤复发<2cm、无宫旁或阴道浸润的患者，选择根治性子宫切除术是相对合理的。

（3）术中放疗（IORT）：挽救性手术后显微镜下切缘阳性或病灶靠近切缘的患者预后较差，此时应用 IORT 可在大块肿瘤被切除后尽可能消灭残余病灶。术中放疗可直接照射靶区，避开了对周围正常组织的损伤，但因受以往放疗剂量、邻近正常组织的影响，单次放疗不可能达到满意的消瘤剂量。有限的可得到的数据显示，术中放疗尽管可行，但并不能明显改善预后，因此，术中放疗仅作为行盆腔脏器廓清术时发现有局部复发的不利预后因素（如切缘阳性、脉管浸润等）的一种补充，术中组织间永久性插植放疗也可能有益。

（二）根治性手术后的挽救性治疗

1. 根治性放疗或放化疗　Ito 等报道了 90 例根治手术后中心性复发的患者，应用高剂量率的腔内近距离放射±体外照射的方法治疗，总体 10 年生存率为 52%，肿瘤大小明显影响生存率，小肿瘤、中肿瘤（<3cm）、大肿瘤（>3cm）的 10 年生存率分别为 72%、48%和 0，放疗后获得完全反应的患者 10 年生存率为 63%，而放疗后仍有残余病灶者为 10%。同步放化疗被证实在局部复发的中晚期子宫颈癌中有用，一项回顾性研究报道，未接受过放疗的 22 例盆腔复发者，接受 5-FU+顺铂的同步放化疗，10 年总体生存率为 35%，急性毒性反应可控，但中晚期毒性明显，使得笔者不得不考虑其他的化疗方案或单独放疗。

2. 化疗　顺铂被认为是单药最有效的细胞毒性药物，可用于转移或复发性的子宫颈癌治疗，一般剂量为 50～100mg/m²，每 3 周静脉给药。Memorial Sloan-Kettering 肿瘤中心尝试应用 200mg/m² 的顺铂（同时硫代硫酸钠保护肾脏），结果显示更高剂量的顺铂反应率无明显增高，并且毒性难以接受。在个案报道中，联合化疗的反应率相差极大，累积数据显示在经过很好选择的患者中反应率约为 40%。随机临床试验将联合化疗方案与单一顺铂进行对比，客观反应率和无进展生存率有所改善，而整体生存无明显改善。

2004 年的 GOG169 试验比较了紫杉醇＋顺铂与单药顺铂对Ⅳ期、复发性、难治性子宫颈癌（$n=264$）的治疗效果，用药剂量：顺铂 50mg/m²＋紫杉醇 135mg/m²，顺铂 50mg/m²，结果显示联合用药在总反应率、无进展生存率方面均有优势，尽管总生存优势不明显，但血液学毒性低，患者生存质量好，因此，也被推荐用于晚期不可手术患者的治疗。

2005 年的 GOG179 试验比较了和美新＋顺铂（$n=147$）与单药顺铂（$n=146$）用于不能手术的Ⅳ期、复发或持续存在的子宫颈癌患者的疗效，用药剂量：和美新 0.75mg/m²（第 1～3 日）＋顺铂 50mg/m²（第 1 日，每 3 周 1 次），单药顺铂 50mg/m²（第 1 日，每 3 周 1 次），结果显示客观反应率有改善（27%和 13%），无进展生存和整体生存时间均有所延长，对于既往无铂类接触史的患者无进展生存和整体生存的数据更支持联合化疗。和美新＋顺铂的血液学毒性高于单药顺铂，但没有降低患者的生活质量，所以 2006 美国 FDA 批准该方案用于复发及不可手术的子宫颈癌。

目前用于一线化疗的联合方案主要有顺铂＋紫杉醇、顺铂＋拓扑替康、顺铂＋吉西他滨。可供选择的一线单药有顺铂、卡铂、紫杉醇、托泊替康、吉西他滨。二线治疗药物有多西紫杉醇、异环磷酰胺、长春瑞滨、伊立替康、比柔比星、丝裂霉素、氟尿嘧啶、贝伐单抗、脂质体多柔比星、培美曲塞。但化疗均无治愈性，仅对延长生存可能有帮助。

八、子宫颈癌治疗的几种特殊情况

（一）早期子宫颈癌淋巴结阳性

约 15%的Ⅰ～ⅡA 期可手术的子宫颈癌患者会出现淋巴结阳性，这种情况下是继续行根治性子宫切除还是放弃手术选择根治性放疗，意见不一。Leath 等报道了 23 例早期子宫颈癌患者，由于盆腔扩散（11 例）、淋巴结阳性（12 例）而放弃了根治性子宫切除术改为放疗，结果显示 5 年生存率为 83%。继续手术可能延迟放疗开始的时间、增加手术并发症率。随机数据显示有远处转移和淋巴结阳性的患者，术后同步放化疗效果更好，且放疗前手术切除明显阳性的淋巴结对生存有益。因此有学者提出切除或大块切除明显肿大的淋巴结，将子宫保留，既为腔内放疗提供合适的通道，又可能减少手术及术后放疗的并发症，应是较合理的治疗。

（二）单纯子宫切除术后意外发现子宫颈浸润癌

临床上也会遇到因原位癌、微小浸润癌或良性疾病行子宫切除术后病理发现为浸润癌的情况。2017 年的 NCCN 指南对于出现此情况时给予的建议是：如果仅有微小浸润而无脉管浸润的 IA_1 期癌，无须其他治疗；如果有脉管浸润的 IA_1 期癌或 $\geq IA_2$ 期癌，单纯的筋膜外子宫切除术是不够的，需要复习病理切片、做全身影像学（全身 PET-CT 或胸腹部 CT 增强及盆腔局部 MRI）检查及必要的膀胱镜、直肠镜检查。若切缘阴性、影像学阴性，可补充含腔内、腔外照射的同步放化疗或完成广泛性子宫旁切除＋阴道上段切除＋盆腔淋巴结切除±腹主动脉旁淋巴结取样，但再次根治性手术技术上有一定困难，此次术后的处理同初次子宫颈癌广泛术后；若切缘阳性、影像学检查淋巴结阴性，给予含腔内、腔外照射的同步放化疗；若切缘阳性、影像学检查淋巴结阳性，可先切除肿大的淋巴结后，再给予含腔内、腔外照射的同步放化疗。另一推荐的方法是浸润癌患者应用辅助性盆腔放疗，总体 5 年和 10 年生存率为 85.5%和 74.1%，长期并发症少见。单纯子宫切除术后行放疗的结局与根治性子宫切除术后放疗的结果基本相同。有研究将再次手术的患者与行术后放疗的患者进行比较，从平均 5 年生存率来看更支持放疗。放疗应在手术恢复后立即开始，延迟治疗则预后差。尽管无直接证据，但更支持单纯子宫切除术后的浸润癌行同步放化疗，特别是患者有肉眼残留、阳性切缘、阳性淋巴结、脉管阳性和腺癌时。

（三）妊娠期子宫颈癌的处理

子宫颈癌患者中约有 1%诊断时合并妊娠。妊娠时异常细胞学发生率为 5%，子宫颈刮片或 TCT 检查是安全的，不推荐行子宫颈管内诊刮以免胎膜早破和出血，为排除浸润癌，妊娠时行阴道镜评估和指导活检是需要的。

1. **妊娠期子宫颈 CIN、原位腺癌和微小浸润癌的处理**　妊娠期妇女子宫颈从 CINⅠ进展到 CINⅡ/Ⅲ的发生率为 7%，可每 8 周进行阴道镜下活检直至分娩。Averette 等报道 180 例妊娠期中做锥切的患者，妊娠前 3 个月流产率为 24%，妊娠 3～6 个月低于 10%。Robinson 等报道 8～34 周的 20 例妊娠期患者应用 LEEP 的经验，发现 57%有边缘累及，47% LEEP 后有残余病灶，3 例早产，2 例需要输血，1 例术后 4 周胎儿死亡（尸体解剖发现为绒毛膜羊膜炎），推荐妊娠期进行冷刀锥切，理想的时间在妊娠 3～6 个月时。

妊娠期诊断腺体异常通常困难，因为妊娠时腺体过度增生和蜕膜、腺细胞可表现为良性 A-S 反应，可使医师产生迷惑。对于妊娠期子宫颈原位腺癌的处理，有报道 5 例妊娠中期行锥切治疗患者均足月分娩，只有 1 例分娩后因 IB 期需要行根治性子宫切除术。多数妊娠期微小浸润癌者可以安全随访，对于镜下浸润的患者阴道分娩是安全的，可至产后再手术处理。

2. **妊娠期浸润癌的处理**

（1）手术：70%的 Ⅰ 期妊娠期子宫颈癌患者有很好的生存率，如何治疗取决于分期、肿瘤大小、妊娠时间、患者对维持妊娠的愿望等，治疗通常按大于妊娠 20 周与否进行区分。小于妊娠 20 周者应不考虑妊娠，立即处理子宫颈癌，但也有延迟至胎儿分娩后处理的报道。大部分延迟处理的患者均为 Ⅰ 期，延长治疗时间为 3～32 周，只对严格选择过的、经过很好咨询的、早期小体积病灶的患者适用。Sood 等对 30 例妊娠期子宫颈癌患者与非妊娠期患者进行根治性或简单子宫切除术的配对分析显示，11 例在平均延迟 16 周后进行了手术治疗，无 1 例复发，妊娠期行根治性子宫切除与出血增多相关，但输血率不增加，术后并发症无差异。Monk 等评估了 13 例胎儿在原位的根治性子宫切除术和 8 例剖宫产术后行根治性子宫切除术的安全性和有效性，无 1 例围术期死亡，平均随访 40 个月，整体存活率为 95%。认为对于Ⅰ期患者，20 周前胎儿在原位行根治性子宫切除术和盆腔淋巴结清扫术或在妊娠晚期胎肺成熟后先剖宫产取胎后再行根治手术是安全的。

对于执意保持妊娠和生育功能的Ⅰ期<2cm 的子宫颈癌患者，可考虑经阴道或腹部行根治性子宫颈切除术＋子宫颈口环扎，同时行腹腔镜盆腔淋巴结切除。Ungar 报道了 5 例妊娠13～18 周的Ⅰ B 期患者，经此治疗后分娩了 2 名健康足月新生儿，其余妊娠丢失发生在术后1～16d。所有患者随访 10～54 个月保持无瘤生存。

（2）放疗：放疗和铂类为基础的化疗增敏对于浸润性子宫颈癌是标准的治疗方法，在Ⅰ期的治疗效果等同于根治性子宫切除术，但对早期患者更倾向于根治性手术，以避免放疗导致的纤维化及卵巢衰竭。Benhain 报道了 2 例应用放化疗的患者，1 例患者在妊娠 12 周时诊断为ⅣA 期鳞癌，胎儿在原位接受放疗和顺铂周疗，放疗至 40Gy 时发生自然流产，与其他文献中的报道相同，治疗后 20 周死于癌转移。另 1 例患者妊娠 12 周时诊断为Ⅱ B 期鳞癌，放疗开始后 3 周发生自然流产，随诊 29 周无瘤生存。有关妊娠期放化疗的资料有限，如果在产褥期放疗，应在子宫复旧 3 周后开始。

（3）新辅助化疗：8 例诊断时妊娠 12～21 周的子宫颈癌患者被报道接受 BVP 方案的NACT，其中Ⅰ B$_1$～Ⅱ A 期的 7 例患者有临床反应，1 例完全反应，手术治疗平均延迟 16.5周，3 例手术后接受了辅助治疗，随诊 5～80 个月，4 例无瘤存活，4 例死亡。妊娠期新辅助化疗的资料有限，应谨慎采用。

3. 妊娠期子宫颈癌的分娩途径　除Ⅰ A$_1$ 期患者可行阴道分娩外，妊娠期子宫颈癌应行剖宫产分娩。有学者研究了妊娠期或分娩后 6 个月内诊断为子宫颈癌患者的结局，7 例中有 1 例为剖宫产术后发生转移，而经阴道分娩的 17 例中有 10 例（59%）发生转移，多变量分析显示阴道分娩是最强烈的复发因素，因此认为妊娠期子宫颈癌应行剖宫产分娩，并建议行古典式剖宫产以避免侵犯至子宫下段或子宫颈。另外，剖宫产后应行根治性子宫切除术或行手术探查了解疾病程度，可同时行卵巢移位术有助于盆腔放疗时保留卵巢功能。

（四）子宫颈微偏腺癌

子宫颈微偏腺癌（minimal deviation adenocarcinoma of cervix）属于子宫颈黏液腺癌，镜下显示为胃型高分化特征，故 2014 版的 WHO 分类将其归入胃型黏液腺癌。这是一种少见的分化良好的黏液腺癌，仅占子宫颈腺癌的 1%～3%。平均发病年龄 40 岁，临床症状不典型，常似子宫颈肥大、纳氏囊肿的表现，部分患者可能有持续不断的黏液样白带流出症状，还可合并黑斑息肉综合征及卵巢黏液性肿瘤。常规 TCT 及 HPV 检查常常阴性，因大多数肿瘤性腺体与正常腺体极其相似，即便行诊刮或活组织检查也常难以诊断此病，Hart 等报道此型癌的误诊率高达 34%。影像学检查常常类似于子宫颈纳氏囊肿，增强时肿瘤强化并不明显，因此临床上常常误诊，以致患者失去早期治疗的机会而导致预后不佳。对待此类患者最重要的就是重视患者的主诉，只要患者症状不缓解，妇科检查医师手感子宫颈质地较硬，应不惜代价对患者做高锥高的锥切手术以提供更好的病理诊断标本，并主动与病理医师沟通，提出倾向性诊断，建议经验丰富的病理医师阅片。血肿瘤标志物 CA19-9、CEA 的升高可能有助于诊断。一旦确诊，对此类患者的治疗应有别于通常意义上子宫颈癌的常规治疗原则，即并非超过ⅡA期即放疗为主。因为该肿瘤为黏液性高分化腺癌，对放化疗的效果极差，且此类癌肿多在局部生长，极少远处转移，故尽最大努力手术切除，必要时盆腔廓清手术以争取治愈机会。理论上讲，此癌的生物学行为偏良性，生长相对缓慢，只要能早期发现手术切净，预后应该较好。但临床上多因误诊的时间较长，以致对此类患者作出诊断时多数已到局部晚期，加之手术后放化疗又不敏感，导致预后较差，因此，误给临床医师造成该肿瘤极其凶险、预后极差的错觉。

（五）子宫颈神经内分泌癌

子宫颈神经内分泌癌（neuroendocrinal carcinoma of cervix）是一组共享神经内分泌表型的肿瘤，临床少见，仅占子宫颈癌的1%～3%，1957年由Reagan等首次报道。2014版的WHO分类改变了过去延用的类癌及小细胞癌的分类，采用与胃肠神经内分泌肿瘤分类相一致的诊断术语，即低级别神经内分泌肿瘤（包括类癌、非典型类癌）、高级别神经内分泌肿瘤（包括小细胞神经内分泌癌、大细胞神经内分泌癌）。这些肿瘤均为恶性，但类癌预后良好，非典型类癌次之，而小细胞神经内分泌癌和大细胞神经内分泌癌的侵袭性强，早期即易发生远处转移，预后极差，5年生存率不足10%。若以Ki-67作为恶性程度的判断指标，其阳性率为类癌≤2%、非典型类癌3%～20%、大/小细胞神经内分泌癌均>20%。

高级别神经内分泌肿瘤的中位发病年龄为45～50岁，临床表现无特异，部分患者可有神经内分泌症状，如库欣综合征、副肿瘤综合征、高钙血症等，其相应的血液检测可能有阳性发现，部分患者血神经元特异性烯醇化酶（NSE）升高。由于高级别神经内分泌肿瘤远处转移发生早、转移率高，所以治疗时不应仅考虑局部肿瘤情况而仅行手术或放疗，应充分评估全身情况，最好术前行PET-CT检查，若存在远处转移，则手术、放疗应仅作为姑息性治疗，没必要做根治性子宫切除，应选择以化疗为主的治疗。

Cohen的研究表明，Ⅰ～ⅡA期患者接受根治性子宫切除的5年生存率为28.2%，而未手术者5年生存率为23.8%；中国台湾的一项回顾性研究也认为，对≤ⅡB期者行根治性手术可能并不改善预后。具体化疗方案可借鉴肺小细胞癌的方案，如PE（顺铂、依托泊苷）、PI（顺铂、伊立替康），也可应用PVB（顺铂、长春新碱、博来霉素）或VAC（长春新碱、多柔比星、环磷酰胺）。

Frumovitz等（Gynecologic oncology，2016;141:588.）用二代测序方法对44例小细胞子宫颈癌患者进行了50个相关基因突变的检测，结果发现最常见的突变是PIK3CA（8例，18%）、KRAS（6例，14%）、TP53（5例，11%），提示PI3K-AKT-mTOR信号通路与部分此类型癌有关。笔者所在科室近年来对部分高级别神经内分泌癌患者也进行了基因检测，发现部分患者的mTOR信号通路阳性，提示该类患者加用mTOR信号通路抑制剂可能有帮助，但还有待于大样本证实。

九、治疗后随访

子宫颈癌治疗后50%的复发在1年内，75%～80%在2年内。第1年内放射治疗后随访每个月复查1次，手术治疗后每3个月复查1次；第2～3年内每3～6个月复查1次；第3年后每6个月复查1次。随访内容：①盆腔检查、三合诊检查；②阴道细胞学和HPV检测；③肿瘤标志物SCCA、CA125、CA199、CEA、NSE检查；④影像学检查，尤对Ⅱ～Ⅳ期患者首选全身PET-CT检查或胸腹部增强CT检查，局部有怀疑时可行MRI检查；⑤怀疑复发时，要做组织学检查确诊。

（郝　群　刘　琦）

参 考 文 献

孔北华，Zheng WS，2010. 中国子宫颈癌及其癌前病变诊治的若干问题[J]. 中华医学杂志，3027-3030.

郎景和，2014. 精确筛查风险分层 HPV 与子宫颈癌防治[J]. 中华妇产科杂志，49(10):746-748.

钱德英，陈观娣，何剑辉，2014.阴道镜实用指南[M]. 第 2 版.沈阳，辽宁科学技术出版社.

孙建衡，2005. 妇科恶性肿瘤继续教育教程[M]. 北京：中国协和医科大学出版社.

章文华，2012. 阴道镜诊断图谱[M]. 北京：人民卫生出版社：6-9.

章文华，2017. 阴道镜检查规范化势在必行[J]. 中国妇产科临床杂志，8:84.

Arbyn M, Sasieni P, Meijer CJ, et al, 2006. Chapter 9: Clinical applications of HPV testing: a summary of meta-analyses [J]. Vaccine, 24(Suppl 3)：S3/78-89.

ACOG Committee on Practice Bulletins-Gynecology, 2009. ACOG Practice Bulletin no. 109: Cervical cytology screening. Obstet Gynecol, 114(6):1409-1420.

An HJ, Kim KR, Kim IS, et al, 2005. Prevalence of human papillomavirus DNA in various histological subtypes of cervical adenocarcinoma: a population-based study [J]. Mol Pathol, 18(4):528-534.

Bansal N, Wright JD, Cohen CJ, et al, 2008. Natural history of established low grade cervical intraepithelial (CIN 1) lesions[J]. Anticancer Res, 28(3B):1763-1766.

Bornstein J, Bentley J, Bösze P, et al, 2012. 2011 colposcopic terminology of the international federation for cervical pathology and colposcopy[J].Obstetrics & Gynecology, 120(1):166-172.

Boutas I, Sofoudis C, Kalampokas E, et al, 2014. Fertility preservation in women with early stage cervical cancer. Review of the literature [J]. Eur J Gynaecol Oncol, 35(4):373-377.

Castle PE, Gage JC, Wheeler CM, et al, 2011. The clinical meaning of a cervical intraepithelial neoplasia grade 1 biopsy [J]. Obstet Gynecol, 118(6):1222-1229.

Castle PE, Stoler MH, Wright TC Jr, et al, 2011. Performance of carcinogenic human papillomavirus(HPV) testing and HPV16 or HPV18 genotyping for cervical cancer screening of woman aged 25 years and older: a subanalysis of the ATHENA study[J]. Lancet Oncol,12(9):880-890.

Castle PE, Fetterman B, Poitras N, et al, 2009. Five-year experience of human papillomavirus DNA and Papanicolaou test cotesting [J]. Obstet Gynecol, 113(3):595-600.

Chan PK, Cheung TH, Li WH, et al, 2012. Attribution of human papillomavirus types to cervical intraepithelial neoplasia and invasive cancers in southern china[J]. Int J Cancer, 131(3):692-705.

Chen W, Zhang X, Molijin A, et al, 2009. Human papillomavirus type-distribution in cervical cancer in China: the importance of HPV 16 and 18[J]. Cancer Causes Control, 20(9):1705-1713.

Choi YS, Kang WD, Kim SM, et al, 2010. Human papillomavirus L1 capsid protein and human papillomavirus type 16 as prognostic markers in cervical intraepithelial neoplasia 1[J]. Int J Gynecol Cancer, 20(2): 288-293.

Darragh TM, Colgan TJ, Thomas Cox J, et al, 2013. The lower anogenital squamous terminology standardization project for hpv-associated lesions: Background and consensus recommendations from the college of american pathologists and the american society for colposcopy and cervical pathology [J]. Int J

Gynecol Pathol, 2013, 32(1):76-115.

Dassonville O, Falk AT, Poissonnet G, 2014. Cervical lymph nodes: surgeon's point of view [J]. Cancer Radiother, 18(5-6):549-552.

del Pino M, Garcia S, Fuste V, et al, 2009. Value of p16 (ink4a) as a marker of progression/regression in cervical intraepithelial neoplasia grade 1[J]. Am J Obstet Gynecol, 201(5): 15.

Du K, Gong HY, Gong ZM, 2014. Influence of serum VEGF levels on therapeutic outcome and diagnosis /prognostic value in patients with cervical cancer [J]. Asian Pac J Cancer Prev, 15(20):8793-8796.

Duesing N, Schwarz J, Choschzick M, et al, 2012. Assessment of cervical intraepithelial neoplasia (cin) with colposcopic biopsy and efficacy of loop electrosurgical excision procedure (leep)[J]. Arch Gynecol Obstet, 286(6):1549-1554.

Eftekhar M, Pourmasumi S, Karimi-Zarchi M, 2014. Preservation of ovarian function during chemotherapy and radiotherapy in young women with malignancies [J]. Iran J Reprod Med, 2014, 12(6): 377-382.

Farzaneh F, Shahghassempour S, Noshine B, et al, 2014.Application of tumor markers SCC-Ag, CEA, and TPA in patients with cervical precancerous lesions [J]. Asian Pac J Cancer Prev, 15(9):3911-3914.

Fleming S, Cooper RA, Swift SE, et al, 2014. Clinical impact of FDG PET-CT on the management of patients with locally advanced cervical carcinoma [J]. Clin Radiol, 69(12):1235-1243.

Fujii S, Takakura K, Matsumura N, et al, 2007. Anatomic identification and functional outcomes of the nerve sparing Okabayashi radical hysterectomy[J]. Gynecol Oncol, 107(1):4-13.

Fujii S, 2008. Anatomic identification of nerve-sparing radical hysterectomy: a step-by-step procedure [J]. Gynecol Oncol, 111(2 Suppl):S33-41.

Galgano MT, Castle PE, Atkins KA, et al, 2010. Using biomarkers as objective standards in the diagnosis of cervical biopsies[J]. Am J Surg Pathol,34(8):1077-1087.

Gong L, Lou JY, Wang P, et al, 2012. Clinical evaluation of neoadjuvant chemotherapy followed by radical surgery in the management of stage IB2-IIB cervical cancer [J]. Int J Gynaecol Obstet, 117(1):23-26.

Gravitt PE, Coutlée F, Iftner T, et al, 2008. New technologies in cervical cancer screening[J]. Vaccine,26 (26 Suppl 10):K42-52.

Grce M, Davies P, 2008. Human papillomavirus testing for primary cervical cancer screening[J]. Expert Rev Mol Diagn, 8(5):599-605.

Grigsby PW, 2008. The prognostic value of PET and PET/CT in cervical cancer [J]. Cancer Imaging, 24(8):146-155.

Hammes LS, Naud P, Passos EP, et al, 2017. Value of the international federation for cervical pathology and colposcopy (ifcpc) terminology in predicting cervical disease[J]. J Low Genit Tract Dis,11(3):158-165.

Han SN, Verheecke M, Vandenbroucke T, et al, 2014. Management of gynecological cancers during pregnancy [J]. Curr Oncol Rep, 16(12):415.

He L, Wu L, Su G, et al, 2014. The efficacy of neoadjuvant chemotherapy in different histological types of cervical cancer [J]. Gynecologic Oncology, 134(2): 419-425.

Huang M, Chen Q, Xiao J, et al, 2014. Overexpression of hypoxia-inducible factor-1α is a predictor of poor prognosis in cervical cancer: a clinicopathologic study and a meta-analysis [J]. Int J Gynecol Cancer, 24(6):1054-1064.

Jin Y, Li JP, He D, et al, 2011. Clinical significance of human telomerase rna gene (hTERC) amplification in cervical squamous cell lesions detected by fluorescence in situ hybridization[J]. Asian Pac J Cancer Prev.12(5):1167-1171.

Kamura T, Ushijima K, 2013. Chemotherapy for advanced or recurrent cervical cancer [J].Taiwanese Journal of Obstetrics & Gynecology, 2013, 52(2) :161-164.

Katki HA, Gage JC, Schiffman M, et al, 2013. Follow-up testing after colposcopy: five-year risk of CIN 2＋ after a colposcopic diagnosis of CIN 1 or less [J]. J Low Genit Tract Dis, 17(5 Suppl 1): S69-S77.

Katki HA, Kinney WK, Fetterman B, et al, 2001. Cervical cancer risk for women undergoing concurrent testing for human papillomavirus and cervical cytology: a population-based study in routine clinical practice [J]. Lancet Oncol，12(7):663-672.

Katki HA, Schiffman M, Castle PE, et al, 2013. Five-year risk of CIN 3＋ to guide the management of women aged 21 to 24 years [J]. J Low Genit Tract Dis，17(5 Suppl 1):S64-S68.

Katki HA, Schiffman M, Castle PE, et al, 2013. Five-year risks of CIN 2＋ and CIN 3＋ among women with HPV-positive and HPV-negative LSIL Pap results [J]. J Low Genit Tract Dis, 17(5 Suppl 1):S43-S49.

Katki HA, Schiffman M, Castle PE, et al, 2013. Five-year risks of CIN 3＋ and cervical cancer among women who test Pap-negative but are HPV-positive [J]. J Low Genit Tract Dis, 17(5 Suppl 1):S56-S63.

Katki HA, Schiffman M, Castle PE, et al, 2013. Five-year risks of CIN 3＋ and cervical cancer among women with HPV testing of ASC-US Pap results [J]. J Low Genit Tract Dis, 17(5 Suppl 1):36-42.

Kim HS, Sardi JE, Katsumata N, et al, 2013. Efficacy of neoadjuvant chemotherapy in patients with FIGO stage IB1 to ⅡA cervical cancer: an international collaborative meta-analysis [J]. Eur J Surg Oncol, 39(2):115-124.

Lan YL, Yu L, Jia CW, et al, 2012. Gain of human telomerase RNA gene is associated with progression of cervical intraepithelial neoplasia grade I or Ⅱ [J]. Chin Med J, 125(9):1599-1602.

Li C, Wu M, Wang J, et al, 2010. A population-based study on the risks of cervical lesion and human papillomavirus infection among women in beijing, people's republic of china[J]. Cancer Epidemiol Biomarkers Prev, 19(10):2655-2664.

Liao GD, Sellors JW, Sun HK, et al, 2013. P16 immunohistochemical staining and predictive value for progression of cervical intraepithelial neoplasia grade 1: A prospective study in china [J]. Int J Cancer, 17(10):28485.

Lorusso D, Petrelli F, Coinu A, et al, 2014. A systematic review comparing cisplatin and carboplatin plus paclitaxel-based chemotherapy for recurrent or metastatic cervical cancer [J]. Gynecol Oncol, 133(1): 117-123.

Markman M, 2013. Chemoradiation in the Management of Cervix Cancer: Current Status and Future Directions [J]. Oncology, 84(4):246-250.

Matsumoto K, Oki A, Furuta R, et al, 2011. Predicting the progression of cervical precursor lesions by human papillomavirus genotyping: A prospective cohort study [J]. Int J Cancer, 128(12): 2898-2910.

Mehlhorn G, Obermann E, Negri G, et al, 2013. HPV L1 detection discriminates cervical precancer from transient hpv infection: A prospective international multicenter study[J]. Mod Pathol, 26(7): 967-974.

Minig L, Patrono MG, Romero N, et al, 2014. Different strategies of treatment for uterine cervical carcinoma

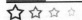

stage I B$_2$ to II B [J]. World J Clin Oncol, 5(2):86-92.

Mitchell DG, Snyder B, Coakley F, et al, 2006. Early invasive cervical cancer: tumor delineation by magnetic resonance imaging, computed tomography, and clinical examination, verified by pathologic results, in the ACRIN 6651/GOG 183 intergroup study [J]. J Clin Oncol, 24(36): 5687-5694.

Molina R, Filella X, Auge JM, et al, 2005. CYFRA 21.1 in patients with cervical cancer: comparison with SCC and CEA [J]. Anticancer Res, 25(3A):1765-1771.

Nakano T, Ohno T, Ishikawa H, et al, 2010. Current advancement in radiation therapy for uterine cervical cancer[J]. J Radiat Res (Tokyo), 51(1):1-8.

Nogami Y, Iida M, Banno K, Kisu I, et al, 2014. Application of FDG-PET in cervical cancer and endometrial cancer: utility and future prospects [J]. Anticancer Res, 34(2):585-592.

Ozaki S, Zen Y, Inoue M, 2011. Biomarker expression in cervical intraepithelial neoplasia: Potential progression predictive factors for low-grade lesions[J]. Hum Pathol, 42 (7):1007-1012.

Plante M, 2013. Evolution in Fertility-Preserving Options for Early-Stage Cervical Cancer Radical Trachelectomy, Simple Trachelectomy, Neoadjuvant Chemotherapy [J].Int J Gynecol Cancer, 23(6): 982-989.

Raju SK, Papadopoulos AJ, Montalto SA, et al, 2012. Fertility-sparing surgery for early cervical cancer-approach to less radical surgery [J]. Int J Gynecol Cancer, 22(2):311-317.

Reade CJ, Eiriksson LR,Covens A, 2013. Surgery for early stage cervical cancer: How radical should it be? [J] Gynecologic Oncology, 131(1): 222-230.

Reesink-Peters N, van der Velden J, Ten Hoor KA, et al, 2005. Preoperative serum squamous cell carcinoma antigen levels in clinical decision making for patients with early-stage cervical cancer [J]. J Clin Oncol, 23(7):1455-1462.

Rydzewska L, Tierney J, Vale CL, et al, 2010. Neoadjuvant chemotherapy plus surgery versus surgery for cervical cancer [J]. Cochrane Database Syst Rev, 1:CD007406.

Rydzewska L, Tierney J, Vale CL, et al, 2012. Neoadjuvant chemotherapy plus surgery versus surgery for cervical cancer [J]. Cochrane Database Syst Rev, 12:CD007406.

Salicrú SR, de la Torre JF, Gil-Moreno A. et al, 2013. The surgical management of early-stage cervical cancer [J]. Curr Opin Obstet Gynecol, 25(4):312-319.

Sinno AK, Fader AN, 2014. Robotic-assisted surgery in gynecologic oncology [J]. Fertil Steril, 102(4): 922-932.

Tirumani SH, Shanbhogue AK, Prasad SR, 2013. Current concepts in the diagnosis and management of endometrial and cervical carcinomas [J]. Radiol Clin North Am, 51(6):1087-1110.

Touboul C, Uzan C, Mauguen A, et al, 2010. Prognostic factors and morbidities after completion surgery in patients undergoing initial chemoradiation therapy for locally advanced cervical cancer [J]. Oncologist, 15(4):405-415.

Wolfson AH, Varia MA, Moore D, et al, 2012. ACR Appropriateness Criteria® role of adjuvant therapy in the management of early stage cervical cancer[J]. Gynecol Oncol, 125(1):256-262.

Yang HP, Zuna RE, Schiffman M, et al, 2012. Clinical and pathological heterogeneity of cervical intraepithelial neoplasia grade 3[J]. PLoS One, 7(1):13.

第 3 章

子宫体肿瘤

第一节 子宫内膜癌

子宫内膜癌（endometrial cancer）是指原发于子宫内膜腺上皮的恶性肿瘤，是发达国家最常见的妇科恶性肿瘤。据美国癌症协会报道，2008 年美国子宫内膜癌新发病例 40 100 人，死亡病例 7470 人；2013 年新发病例已达 49 560 人，死亡病例为 8190 人。发达国家由于子宫颈癌筛查的普及使子宫颈癌死亡率明显下降，而子宫内膜癌和卵巢癌成为女性生殖道恶性肿瘤发病的前两位。尽管 75% 的子宫内膜癌患者在诊断时处于早期，但其发生率和死亡率呈逐年上升趋势。子宫内膜癌发病率在北美、南美及欧洲中部最高，在亚洲南部及东部和绝大多数非洲国家较低。国内尚缺乏大范围确切的流行病学调查资料，但根据北京协和医院、复旦大学附属妇产科医院的统计，子宫内膜癌占妇科住院总数比 20 世纪 50～90 年代均有明显上升。根据病因学、组织学和生物学特征，子宫内膜癌可分为三大类：①雌激素依赖型（Ⅰ型），多为子宫内膜样腺癌，与内源性或外源性雌激素增高有关，占子宫内膜癌的 80%～85%，常分化好，对孕酮治疗有反应，预后较好，多见于绝经前妇女。②非雌激素依赖型（Ⅱ型），浆液性癌、透明细胞癌、癌肉瘤及部分分化差的子宫内膜样腺癌，与雌激素不相关，占子宫内膜癌的 10%～15%，常分化差，侵袭性强，发病年龄偏大，预后差，多见于有色人种。Ⅱ型子宫内膜癌的流行病学特征还不确定。③遗传性，约占 10%，其中 5% 为 Lynch 综合征，可伴发遗传性非息肉型结直肠癌（hereditary non-polyposis colorectal cancer, HNPCC）。

一、发病相关因素

Ⅰ型子宫内膜癌可能与过多的无孕激素拮抗的雌激素长期刺激有关，而Ⅱ型子宫内膜癌的确切病因尚不清楚。子宫内膜癌发病的流行病学研究主要针对Ⅰ型子宫内膜癌。凡影响体内雌激素水平的因素，如肥胖、糖尿病、高脂饮食、不孕、内分泌紊乱、口服激素类药物及遗传因素等，均有增加子宫内膜癌的风险。

1. **内源性雌激素相对过多**

（1）不排卵：青春期下丘脑-垂体-卵巢（H-P-O）轴激素间的反馈调节尚不成熟，雌激素对大脑中枢的正反馈作用存在缺陷，无促排卵性黄体生成素（LH）高峰形成，导致不排卵；围绝经期，卵巢功能发生衰退，卵巢对垂体促性腺激素的反应低下，卵泡因退行性变而不发生排卵；生育期因为外界各种因素（如精神紧张、营养不良、应激等）影响 H-P-O 轴的正常调节，发生无排卵。无排卵则缺乏孕激素，导致子宫内膜持续受雌激素刺激，产生癌变。

（2）不孕不育：子宫内膜癌患者中 15%～20%有不孕史。不排卵型的不孕者孕酮水平相对不足，子宫内膜过度增生甚至发生子宫内膜癌。有研究结果表明，没有生育过的妇女患子宫内膜癌的风险是已经生育妇女的 2～3 倍，而患有不孕症的妇女患子宫内膜癌的风险更高，是正常人群的 3～8 倍。妊娠和哺乳期可使子宫内膜免受雌激素刺激，而不孕患者无此保护作用。

（3）多囊卵巢综合征（PCOS）：不排卵导致孕激素缺乏，加上雄激素的升高使体内雌酮水平增加，血清性激素结合蛋白低下，游离雌二醇浓度增加，在雌激素长期刺激下使子宫内膜增生甚至癌变。40 岁以下的子宫内膜癌患者 19%～25%患有 PCOS，PCOS 患者以后发生子宫内膜癌的危险性约为同龄女性的 4 倍。

（4）初潮早及绝经迟：使子宫内膜接受雌激素刺激的机会增多。有报道，>52 岁以上绝经者发生子宫内膜癌的危险性是 45 岁以前绝经者的 1.5～2.5 倍。通常初潮早及绝经迟与排卵异常有关。

（5）卵巢激素分泌性肿瘤：分泌雌激素的卵巢肿瘤如卵泡膜细胞瘤、颗粒细胞瘤和部分浆液性卵巢肿瘤，可刺激子宫内膜增生至癌变。约 4%的卵巢肿瘤合并子宫内膜癌，卵泡膜细胞瘤合并子宫内膜癌是颗粒细胞瘤的 4 倍。

2. 外源性激素应用

（1）口服避孕药：可以降低子宫内膜癌风险，用药妇女与未用药妇女比较，风险降低 50%，且长期应用效果更明显。Kaufman 等的研究发现，口服避孕药不但对用药期间妇女的内膜有保护作用，而且停药后至少 5 年内仍有保护作用。避孕药中孕激素剂量越高，对内膜的保护作用越明显，能够明显降低肥胖、未生育妇女的子宫内膜癌风险。但那些雌激素成分较多而孕激素成分较少的避孕药对子宫内膜保护作用欠缺，可能增加子宫内膜癌的风险。

（2）绝经后激素替代治疗：单一雌激素替代治疗增加子宫内膜癌的发生概率，其危险性与雌激素用量大小、持续时间、是否合用孕激素、中间停药及患者体质有关。研究表明，3 年内单用雌激素替代治疗者子宫内膜癌的风险并不增加，超过 3 年则明显增加，超过 10 年患子宫内膜癌的相对风险增至 20 倍以上。雌孕激素序贯或联合应用将明显提高安全性。

（3）他莫昔芬（tamoxifen，TAM）：是非甾体类抗雌激素制剂，但有微弱的雌激素样作用。Fisher 等报道应用 TAM 2 年以上者，子宫内膜癌的发生风险较不用者增加 2 倍，应用 5 年者其危险性增加 5 倍。Cohen 等报道 164 例绝经后妇女服用 TAM 后，20.7%发生子宫内膜病变（子宫内膜癌、子宫内膜增殖症、子宫内膜息肉等），激素受体阳性的乳腺癌患者术后常长期应用 TMA，需严密随访子宫内膜变化。

3. 体质因素

（1）肥胖：尤其是绝经后肥胖，明显增加子宫内膜癌的危险性。绝经后卵巢功能衰退，肾上腺分泌的雄烯二酮在脂肪组织内经芳香化酶作用转化为雌酮，脂肪组织越多，转化力越强，血浆中雌酮水平也越高，子宫内膜长期受到无孕激素拮抗的雌酮影响，导致子宫内膜增生、癌变。肥胖导致子宫内膜癌的同时常伴有代谢异常，高血脂、高血糖、高血压是子宫内膜癌相关的三联征。糖尿病或糖耐量异常者患子宫内膜癌的概率是正常人的 2.8 倍，说明高血脂、高血压、糖尿病增加子宫内膜癌的风险。

（2）饮食与运动：食物中的营养元素可能影响体内的激素水平，过多摄取动物性脂肪将增加患子宫内膜癌的风险，膳食纤维、β 胡萝卜素、维生素 A、维生素 C、维生素 E 可以降低子宫内膜癌的风险。体力活动可能通过影响体内类固醇激素、胰岛素、胰岛素样生长因子-1 等水平影响子宫内膜癌的发病率。

（3）内外科疾病：中枢神经系统疾病，如胶质细胞瘤、脑外伤等，可引起下丘脑、垂体器质性损害或功能异常，从而影响它们对雌激素合成和分泌的调节；内分泌腺疾病，如肾上腺皮质增生、甲状腺功能性障碍等，可促使体内雌激素合成增加；肝脏病变引起肝功能障碍影响雌激素降解，雌激素积聚，导致子宫内膜癌发生。

4. 遗传因素

（1）家族史：子宫内膜癌是遗传性非息肉型结直肠癌（HNPCC）中最常见的肠外表现，约 42% 的 HNPCC 妇女发生子宫肿瘤，有卵巢癌、乳腺癌或子宫内膜癌家族史者，患子宫内膜癌的风险也增大。有报道遗传性子宫内膜癌属非激素依赖型，分化差，预后差。

（2）相关基因：目前发现癌基因 *K-Ras*、*HER-2/neu*、*C-myc*、*hTERT*、*Survivin* 等与子宫内膜癌的发生有关，有学者报道子宫内膜癌中 19%～46% 存在 *K-ras* 基因编码区 12 位点的突变，9%～30% 存在 *HER-2/neu* 的过度表达，11% 有 *C-myc* 基因的扩增。Lehner 等研究发现子宫内膜癌的 hTERT mRNA 和端粒酶活性显著高于正常子宫内膜，中低分化子宫内膜癌中 Survivin mRNA 平均含量明显高于高分化子宫内膜癌。与子宫内膜癌相关的抑癌基因主要有 *PTEN*（phosphatase and tensin homolog）、*P53*、*P16*、*P21* 等，其中对 *PTEN*、*P53* 的研究最多。PTEN 有 9 个外显子，子宫内膜样腺癌中最常见的是第 5、第 6、第 7、第 8 外显子的突变。一些研究者报道 *PTEN* 突变在子宫内膜样腺癌中的作用可能与 DNA 错配修复、微卫星不稳定性（microsatellite instability, MSI）有关，*PTEN* 基因在 MSI（＋）的子宫内膜样腺癌中突变率可高达 60%～80%，而在 MSI（－）者中突变率为 24%～35%。*PTEN* 突变可引起 PI3K-Akt-mTOR（phosphatidylinositol-3 kinase/serine-threonine kinase/mammalian target of rapamycin）信号通路的激活，从而促进肿瘤血管生成、蛋白转录及细胞增殖，为肿瘤细胞提供生存优势。研究发现，P53 蛋白的表达状况与子宫内膜癌的分化程度有关，肿瘤分化越低，P53 蛋白的表达越高。除上述基因外，还有一些与子宫内膜癌侵袭、转移密切相关的基因，如 β-环连蛋白基因、转录因子 Ets 差异基因 5（ETV5/ERM）、基质金属蛋白酶（MMPs）基因、血管内皮生长因子基因等。有学者认为 β-环连蛋白核表达是子宫内膜样腺癌的分子特征，似乎也与 MSI 有关，在子宫内膜样腺癌中 MSI（＋）的细胞核上 β-环连蛋白表达高于 MSI（－）者。利用组织芯片技术发现 ETV5/ERM 在萎缩型子宫内膜、单纯增生子宫内膜、复杂增生子宫内膜和子宫内膜癌组织中的表达逐渐增高，推测 ETV5/ERM 在子宫内膜癌发生的早期起作用，并与子宫内膜肌层浸润相关。MMP2、MMP7 及 MMP9 也能促进子宫内膜癌细胞的侵袭，其中 MMP-7 被认为是引起子宫内膜癌细胞侵袭及转移的关键。

二、病理组织类型

根据 2014 年 WHO 分类，子宫内膜癌主要分为如下几种：子宫内膜样腺癌（包括有鳞状上皮分化的癌、绒毛腺癌及分泌型癌）；黏液腺癌；浆液性子宫内膜上皮内癌；浆液性癌；透明细胞癌；神经内分泌肿瘤；混合细胞腺癌；未分化癌及癌肉瘤（去分化癌）。目前主要分为雌激素依赖的 I 型子宫内膜癌和非雌激素依赖的 II 型子宫内膜癌。有研究发现低级别的

☆☆☆☆

子宫内膜样腺癌主要以 *PETN*、*PIK3CA*、*ARID1A*、*KRAS* 突变为主，而高级别的子宫内膜样腺癌、浆液性癌及透明细胞癌则以 *TP53*、*PIK3CA*、*PPP2R1A* 突变为主。

　　卵巢表面上皮、输卵管、子宫和阴道上 1/3 具有共同的胚胎学起源，都来自体腔上皮及其内陷形成的苗勒管，随着胚胎发育，这些器官仍保留着多向分化潜能的未分化细胞。因此，当子宫内膜发生肿瘤时，大多数形成与原子宫内膜相同类型的子宫内膜样腺癌，也可出现其他部位苗勒上皮的分化，如这种分化成分为良性时称为化生，如纤毛细胞化生、鳞状化生、乳头状化生、黏液性化生等；如分化成分为恶性时，称为特殊类型的癌，如浆液性癌、透明细胞癌、癌肉瘤等，类似情况也可见于卵巢、子宫颈等。病理组织类型详情参见病理章节。

　　在 2013 年《自然》杂志上，研究者对 373 例子宫内膜癌（包括低级别子宫内膜癌、高级别子宫内膜腺癌及浆液腺癌）进行了系统的基因组学和蛋白组学分析，发现约 25% 被认为属于高级别子宫内膜样腺癌的组织，实际上分子特征与子宫内膜浆液腺癌非常相似，包括 *TP53* 频繁基因突变、*P16* 基因过度表达、广泛的基因拷贝数变化及鲜有 DNA 甲基化改变，因此建议此类子宫内膜腺癌的治疗方式参照浆液腺癌治疗可能获益。其余低级别子宫内膜癌的 *TP53* 基因突变、拷贝数变化均很少，而 *PTEN* 和 *KRAS* 基因突变频繁。这种分子特征的不同，对临床进行分子分类、指导治疗、判断预后和靶向药物的研发均提供了依据。

　　此外，在基因特征上，子宫内膜癌与卵巢癌浆液性腺癌、基底样乳腺癌甚至结直肠癌的特征相似，提示这些肿瘤发病机制的相关联性。

三、诊断和分期

1. 诊断

（1）病史及高危因素：子宫内膜癌虽可发生于任何年龄，但多发生于绝经后，其好发年龄比子宫颈癌约晚 10 年，平均 55 岁左右，但近年来有低龄化倾向，15%～25% 发生在绝经前，其中 10% 年龄<45 岁，4%<40 岁。

　　对合并以下子宫内膜癌发病高危因素的妇女应注意密切随诊：①内源性雌激素增多，不孕、绝经延迟、慢性不排卵（如多囊卵巢）、分泌雌激素的功能性卵巢肿瘤（如卵巢颗粒细胞瘤和卵泡膜细胞瘤）、肥胖、糖尿病、高血压等；②外源性雌激素增多：长期应用雌激素、乳腺癌患者术后长期服用 TAM；③有乳腺癌、子宫内膜癌、结直肠癌家族史。

　　（2）症状和体征：约 90% 的患者均有不规则阴道出血，绝经后有不规则阴道出血的妇女子宫内膜癌的可能性更大，对生育年龄出现不规则阴道出血并且存在上述高危因素者也应警惕。如伴有年龄≥70 岁、糖尿病、未生育三个高危因素时，约 83% 为子宫内膜不典型增生或子宫内膜癌，而没有这些高危因素者仅为 3%。阴道排液和疼痛并不多见，多因肿瘤累及子宫颈内口继发感染引起宫腔积脓时出现阴道排液，可有异味伴下腹疼痛，还可有子宫及附件区触痛，晚期癌灶浸润周围组织或压迫神经可引起下腹及腰骶部疼痛。妇科检查早期常无异常，可伴子宫轻度增大、宫体稍软，偶见脱出于阴道的癌组织，少数晚期者子宫明显增大，癌组织可穿透浆膜层，甚至出现盆腔及远处（肺、骨骼等）转移的相应症状及体征。

　　（3）辅助检查

1）子宫内膜组织学检查：子宫内膜活检是确诊子宫内膜癌最简单、有效的方法，但因取材不够全面容易漏诊或与术后病理不一致；诊断性刮宫则取材相对较全面，漏诊或与术后病理不一致率相对较低。一组来自 GOG 的数据显示，63%的标本来自子宫内膜活检，37%来自分段诊刮，其病理与最终病理的吻合率前者为 91%，后者为 99%，说明分段诊刮明显优于内膜活检。内膜标本同时还可检测肿瘤分级和雌激素受体、孕激素受体，有助于判断预后及指导治疗。由于诊刮是盲刮，对较小的、长于宫角的早期病灶仍有可能漏诊，且诊刮不能判断肌层浸润和分期，术后病理分期也有约 20%升级，因此对诊刮阴性但临床高度怀疑存在内膜病变者应继续随访。

2）细胞学检查：子宫颈及阴道后穹窿涂片对子宫内膜癌辅助诊断的阳性率仅有 50%～60%，可能与柱状上皮细胞不易脱落，脱落细胞通过子宫颈管到达阴道时溶解变性或颈管狭窄，脱落细胞难到达阴道等有关。近年来应用宫腔毛刷、宫腔冲洗、宫腔细胞吸取器等行细胞学检查，准确率提高至 90%以上，但仍有漏诊，临床应慎重应用。

3）宫腔镜检查：近年来，宫腔镜检已广泛应用于子宫内膜病变的早期诊断，可在直视下行定位活检，诊断子宫内膜癌的准确性和特异性可达 90%以上，特别适用于微小内膜病灶及诊刮漏诊病例，但仍无法了解肌层受累情况。至于膨宫液是否会造成癌细胞逆行扩散进入腹腔，目前学术上仍存在争议。Bradley 等的研究表明，宫腔镜下内膜活检造成子宫内膜癌患者腹腔冲洗液细胞学阳性的 OR 值为 3.88，Revel 等也认为宫腔镜检查增加腹腔冲洗液细胞学阳性率，增加了辅助治疗的概率，但没有前瞻性研究说明腹腔细胞学阳性对患者的预后有影响，建议对诊刮已明确诊断或高度怀疑子宫内膜癌的患者谨慎选用。

4）阴道 B 超检查：超声检查可显示子宫增大、内膜增厚（绝经后≥5mm，绝经前≥10mm）或宫腔内有实质不均回声、盆腔积液等，肌层回声不均可提示肌层有否浸润，判断浸润深度的准确率可达 75%。彩色多普勒还可测定肿瘤内部血流阻力指数（RI），伴深肌层浸润或淋巴结转移的患者 RI<0.4，流速高、方向不定的混杂的斑点状或棒状血流信号也常见。

对怀疑子宫内膜癌患者可先行 B 超检查，提示内膜增厚者行子宫内膜活检或诊刮，若诊刮阴性仍有反复阴道出血者，再选用宫腔镜检查。

5）其他影像学检查：肌层浸润深度与淋巴结转移高度相关，为了术前能精确判断临床分期及手术范围，有必要进行 CT 和 MRI 检查。CT 对判断肌层浸润的敏感性及特异性均欠佳，采用增强 MRI 最佳，其敏感性为 84%～100%，特异性为 71%～100%，高于 B 超、CT、MRI，但对子宫外病灶检出率相对较低。弥散加权像 MRI（DWI）结合 T_2 加权像在精确判断肌层浸润时可能更有优势，同时可避免部分患者对增强 MRI 检查采用的造影剂产生过敏的现象。对于评价淋巴结转移，CT 及 MRI 均欠满意，敏感性为 25%～65%，特异性为 73%～99%，Lin 等建议结合淋巴结大小和相关表面弥散系数（ADC）值进行评价，可将 MRI 的敏感性从 25%增加到 83%。PET-CT 对判断淋巴结转移同样不敏感，因此不能依此来代替淋巴结切除，但 PET-CT 对检测淋巴结有较高的特异性及阴性预测值，提示对手术不宜过大的患者可能依此作为不做淋巴结切除的依据。

6）肿瘤标志物：子宫内膜癌没有确切的血清肿瘤标志物，但晚期、有子宫外转移、浆液性癌或复发患者，其血清 CA125 水平可能升高。1984 年 Niloff 等首次报道在Ⅳ期子宫内膜癌患者中 78%（14/18）CA125＞35U/ml，而所有Ⅰ期患者中（11 例）CA125 均低于 35U/ml。Patsner 等报道，81 例子宫内膜癌患者术前检查认定病灶局限于子宫，但在腹腔镜手术过程中发现，术前血清 CA125 升高者中 87%（20/23）存在隐匿的子宫外转移，CA125 正常者 58 例

☆ ☆ ☆ ☆ ☆

中仅 1 例有宫外转移。Hsieh 等研究了 141 例子宫内膜癌患者的术前血清 CA125 能否预测淋巴结转移，结果显示 124 例进行了手术分期，其中 24 例（19%）有淋巴结转移，淋巴结阳性组中 CA125 平均值为 94U/ml（17～363U/ml），若以 40U/ml 为临界值，则 CA125 预测淋巴结转移的敏感性和特异性分别为 78% 和 84%，因此 Hsieh 建议，将子宫内膜癌患者术前 CA125值超过 40U/ml 作为术中切除盆腔和腹主动脉旁淋巴结的指征，说明术前常规检查血 CA125水平具有一定意义。也有很多研究支持血清 CA125 的测定对分期晚、分化低、浆乳癌或透明细胞癌患者更有意义，可用于术后病情的监测及对化疗药物敏感性的判断。国内报道 CA125＞35U/ml 预测子宫外扩散的符合率为 87.5%，晚期子宫内膜癌远处转移的常见部位为肺、肝、骨等。若疑为其他器官受累时，可针对性地选用 CT、结肠镜、膀胱镜、胃镜及骨扫描等检查。但 CA125 在有感染性或放疗性腹膜炎症时可能出现假阳性，在有孤立性阴道复发病灶时也可出现假阴性。

近年来发现 HE4（人附睾蛋白 4）对于检测子宫内膜癌而言是一个既精确又敏感的肿瘤标志物。Moore 等发现 HE4 在任何分期的子宫内膜癌中均增高，尤其在早期子宫内膜癌中；Angioli 等发现 HE4 以 70pmol/L 为阈值时敏感性为 59.4%，特异性为 100%，且在良性疾病时不增高；HE4 不随细胞分化程度而变化，但随肌层浸润深度、淋巴结转移而增高。因此，联合检测 HE4 及 CA125 可能对排除良性疾病、发现早期患者、判断肿瘤浸润转移更有帮助。

2. 分期　1988 年以前对子宫内膜癌通常采用临床分期，但由于临床分期和术后实际分期（特别是 I 期和 II 期）有较大的出入，目前广泛采用的子宫内膜癌的分期是手术病理分期，此分期体系已经被 FIGO 和 AJCC 采纳为通用的分期标准。但对于无法手术、采用单纯放疗或首选放疗的子宫内膜癌患者仍可采用临床分期（表 3-1），但要说明分期体系。手术病理分期较临床分期的优点在于提供了较准确的子宫内膜癌预后信息，有利于指导临床治疗和判断预后。随着国际抗癌联盟（UICC）对 TNM 分期的不断完善和发展，FIGO 也开始引入 TNM分类法的概念，在 2000 年第 16 届 FIGO 会议上明确提出了 TNM 分期标准。以 T 表示原发肿瘤的大小，判断标准与 FIGO 临床分期标准相同；N 表示区域淋巴结状态，N_X 指无法评估区域淋巴结的转移，N_0 指没有区域淋巴结转移，N_1 指有区域淋巴结转移；M 表示远处转移，M_X 指无法评估远处转移，M_0 指没有远处转移，M_1 指存在远处转移。FIGO（1988）手术病理分期及 UICC-TNM 分期（表 3-2）。

经过国际妇科肿瘤协会（IGCS）、妇科癌症团体（GCIG）、美国妇科肿瘤学会（SGO）、美国癌症联合委员会（AJCC）和国际妇科病理学会（ISGP）等机构的共同努力，FIGO 于 2009年又做出了新的分期（表 3-3）。

表 3-1　FIGO 子宫内膜癌 1971 年临床分期

期别	肿瘤范围
I 期	病变局限于子宫体：I A，子宫腔长度≤8cm；I B，子宫腔长度＞8cm
II 期	病变累及子宫颈
III 期	病变播散于子宫体以外，盆腔内（阴道、子宫颈旁可能受累，但未累及膀胱、直肠）
IV 期	癌累及膀胱或直肠或有盆腔以外的播散 VIA：癌瘤累及邻近器官；IVB：癌瘤累及远处器官

表 3-2　FIGO 子宫内膜癌 1988 年手术–病理分期和 UICC–TNM 分期

FIGO 1988 年手术-病理分期		UICC-TNM 分期		
Ⅰ 期	癌局限于宫体		T_1	
Ⅰ A	癌局限于内膜	T_1a	N_0	M_0
Ⅰ B	癌浸润肌层≤1/2	T_1b	N_0	M_0
Ⅰ C	癌浸润肌层＞1/2	T_1c	N_0	M_0
Ⅱ 期	癌累及子宫颈, 但无宫外转移		T_2	
Ⅱ A	仅子宫颈腺体受累	T_2a	N_0	M_0
Ⅱ B	子宫颈间质受累	T_2b	N_0	M_0
Ⅲ 期	局部或区域扩散		T_3 和（或）N_1	
Ⅲ A	癌侵犯浆膜面和（或）附件和（或）腹腔细胞学阳性			
Ⅲ B	阴道转移	T_3a	N_0	M_0
Ⅲ C	转移至盆腔和（或）腹主动脉旁淋巴结	T_3b	N_0	M_0
Ⅳ 期	癌侵犯膀胱和（或）肠黏膜或盆腔外远处转移	T_1 T_2 T_3a T_3b T_4 和（或）M_1	N_1	M_0
Ⅳ A	癌侵犯膀胱和（或）肠黏膜	T_4	任何 N	M_0
Ⅳ B	有远处转移, 包括腹腔内和（或）腹股沟淋巴结转移	任何 T	任何 N	M_1

表 3-3　FIGO 子宫内膜癌 2009 年手术–病理分期

Ⅰ[*]	肿瘤局限于子宫体
IA[*]	肿瘤浸润深度＜1/2 肌层
IB[*]	肿瘤浸润深度≥1/2 肌层
Ⅱ[*]	肿瘤侵犯子宫颈间质, 但无宫体外蔓延[△]
Ⅲ[*]	肿瘤局部和（或）区域扩散
ⅢA[*]	肿瘤累及浆膜层和（或）附件[★]
ⅢB[*]	阴道和（或）宫旁受累[★]
ⅢC[*]	盆腔淋巴结和（或）腹主动脉旁淋巴结转移[★]
ⅢC$_1$[*]	盆腔淋巴结阳性
ⅢC$_2$[*]	腹主动脉旁淋巴结阳性和（或）盆腔淋巴结阳性
Ⅳ[*]	肿瘤侵及膀胱和（或）直肠黏膜, 和（或）远处转移
ⅣA[*]	肿瘤侵及膀胱或直肠黏膜
ⅣB[*]	远处转移, 包括腹腔内和（或）腹股沟淋巴结转移

* 任何细胞分级；△ 仅有子宫颈内膜腺体受累应属Ⅰ期而不再认为是Ⅱ期；★ 细胞学检查阳性应单独报告, 并不改变分期

2009 年子宫内膜癌的分期改动较多, 首先删除原来肿瘤局限在子宫内膜的Ⅰ A 期, 将其与原 I B 期合并为Ⅰ A 期。有子宫颈内膜腺体受累原分期是Ⅱ A, 现应当认为是Ⅰ期。其次, 腹水或腹腔冲洗液细胞学阳性结果不改变分期, 腹水细胞学阳性和腹腔或淋巴结的转移不相关。目前还没有足够证据说明腹水细胞学阳性与复发风险和治疗效果有何关系。另外, 在Ⅲ C 期中再细分为ⅢC$_1$和ⅢC$_2$期, 将盆腔淋巴结和腹主动脉旁淋巴结转移分开。

因此, 以前使用的分段诊刮区分Ⅰ期或Ⅱ期的方法不再使用；肌层厚度应和癌浸润深度

同时测量。有关病理分级的注意事项：细胞核呈明显的不典型性病理分级时应提高一级；对浆液性腺癌、透明细胞癌和鳞癌细胞核的分级更重要；伴有鳞状上皮化的腺癌，按腺体成分中细胞核的分级定级。

四、治疗

子宫内膜癌的治疗以手术为主、放化疗为辅，由于约 70%的子宫内膜癌诊断时是临床Ⅰ期，仅靠手术治疗有较高的治愈率，因此子宫内膜癌患者大多无须进行化疗，化疗主要用于晚期或复发患者及有高危因素的子宫内膜样腺癌、Ⅱ型子宫内膜癌手术后为预防复发的辅助治疗。放疗用于控制局部复发及不能耐受手术的晚期患者，可同时应用化疗和（或）激素治疗。

1. 手术治疗

（1）分期性手术：手术的目的是进行全面分期和切除肿瘤，为以后的治疗提供依据。推荐的程序：经腹中线直切口打开腹腔后立即取盆腔、腹腔冲洗液，仔细探查整个盆腹腔，包括大网膜、肝、肠曲、腹膜、子宫直肠陷凹和附件表面等，仔细触摸腹主动脉旁和盆腔内可疑或增大的淋巴结。标准的手术方式为筋膜外全子宫切除及双附件切除术（TH/BSO）。附件外观即使正常也提倡切除，因为可能会存在微小浸润癌。一般情况下没有必要切除阴道穹窿和宫旁组织，如果术前疑有或证实子宫颈浸润，以根治性全子宫切除术为宜。切除子宫及双附件后应立即剖视子宫，了解癌灶大小、部位、范围及肌层浸润深度等，同时测量子宫肌层的厚度，并送冷冻检查。但依靠冷冻检查结果而决定术中是否进一步进行分期手术，临床至今仍有争议。争议的主要焦点如下：①冷冻结果与最终病理结果的符合率；②判断淋巴结转移风险的准确度。一项回顾性研究比较了冷冻切片与最终病理的情况，细胞分级的不一致率为 34.8%，肌层浸润的不一致率为 28%，LVSI 的不一致率为 31.7%。因此，快速冷冻结果最好是作为临床参考，而不是指导。例如，对于一个有多种合并症（过度肥胖、高血栓倾向等）的患者术前不考虑做淋巴结切除，但术中肉眼观察标本高度怀疑有高危因素存在，此时若冷冻切片支持临床怀疑，则冒风险切除淋巴结就值得，反之则不值得，因为手术创面大，增加了患者术后肺栓塞等急性致命性的风险。

是否常规作盆腔及腹主动脉旁淋巴结清除仍有争议。GOG33 试验对 621 例患者进行分析，结果发现淋巴结转移与细胞分化和肌层浸润深度密切相关，高分化者淋巴结转移率仅 3%，低分化者为 18%，深肌层浸润者为 34%，子宫颈管浸润者为 16%，浆乳癌或透明细胞癌即使没有肌层浸润，淋巴结转移率也高达 30%～50%。鉴于ⅠA 期高分化内膜样癌患者淋巴结转移率极低，2014 年 NCCN 指南中为避免过度治疗，认为对于肌层浸润＜50%、肿瘤＜2cm、中高分化的子宫内膜样腺癌患者可不常规做盆腔及腹主动脉旁淋巴结清除，但在术中能精确评价这些因素十分困难，仅就肌层浸润深度而言，细胞分化越差，判断肌层浸润深度的准确率越低，有报道在高分化癌的准确率为 87.3%，中分化癌为 64.9%，而在差分化癌仅为 30.8%。因此，2014 年 NCCN 指南推荐在此类患者中可先行 SLN 活检以避免不必要的淋巴结切除术，有报道在子宫内膜癌中切除阳性 SLN 能明显改善无疾病生存期。SLN 检测在外阴癌、乳腺癌等的分期手术中已成为标准手术步骤，但对子宫内膜癌的分期还不够成熟，因为选择能够代表肿瘤淋巴引流部位的显示剂注射点有一定困难，NCCN 指南推荐的子宫颈注射仅能代表子宫淋巴引流的一部分，宫腔镜下靶向 SLN 技术（hysteroscopy target-SLN technique）可提高检出率，其达到 82%且无假阴性，但费时、费钱，同时还有报道进行 SLN 检测在 SLN 阳性的子宫颈癌、外阴癌、乳腺癌患者中可能增加复发的风险，故 NCCN 以 ⅡB 类推荐此项检查。对过度肥胖、年纪较大或伴有内科合并症要综合考虑患者能否耐受。

对有深肌层浸润、低分化、Ⅱ型癌或术中触及肿大淋巴结的高危患者应行淋巴结清除或淋巴结活检。深肌层浸润或术前检查提示淋巴结阳性是淋巴结清除的明确指征。腹主动脉旁淋巴结活检的指征为：可疑的腹主动脉旁、髂总淋巴结阳性及盆腔淋巴结增大，淋巴结切除的水平以达到肾静脉水平为佳。术中子宫冷冻切片不能作为淋巴结清除的依据，一项前瞻性研究结果表明，冷冻切片判断肌层浸润深度与最后的病理结果吻合率仅有 67%，28%的病例术后分期上升，因此对有高危因素者淋巴结清除应直接实施。

近年来腹腔镜技术已越来越多地应用于子宫内膜癌的手术治疗，与开腹手术比较，腹腔镜手术可减少手术并发症、伤口感染、肠梗阻及抗生素使用等的发生率，腹腔镜手术时间略长，但缩短住院日，增加了患者的生活质量。2006 年的 GOG-LapⅡ临床试验显示，腹腔镜中转开腹率为 26%，中转最常见的原因是视野差（15%）、子宫外转移（4%）和出血（3%）及过胖。中转开腹患者的体重指数（body mass index，BMI）＜20kg/m^2 时，腹腔镜成功率为 90%；BMI 为 35kg/m^2 时，成功率为 65%；BMI 为 50 kg/m^2 时，腹腔镜成功率为 34%。腔镜组 8%没能切除淋巴结，而开腹组仅 4%没有切除，切除淋巴结的数量和阳性淋巴结数在开腹组和腹腔镜组间没有差异，术中并发症的发生率（血管、泌尿系统、肠道、神经系统或其他）在开腹组为 7.6%，腹腔镜组为 9.5%。因此认为腹腔镜分期手术可能是不过胖的早期子宫内膜癌患者的更佳选择。

机器人手术（robotic surgery）作为更先进的微创手术被认为有利于子宫内膜癌的分期性手术，尤其对肥胖者，但因费用相对高，临床尚未普及。

若经严格的分期手术后证实确为无高危因素（年龄过大、脉管受累、子宫下段或子宫颈表面有病灶、肿瘤较大）的ⅠA期 G_1 患者，其 5 年生存率可达 92.7%，故术后可不用辅助治疗，仅定期复查。其余各期的术后处理，2014 年 NCCN 指南推荐的处理流程如下。

Ⅰ期：①无高危因素的ⅠA期 G_2/G_3、ⅠB期 G_1、G_2 及有高危因素的ⅠA期 G_1：可行观察或阴道内放疗；②有高危因素的ⅠA期 G_2、G_3 及有高危因素的 IB 期 G_1、G_2：可行观察或阴道内放疗和（或）盆腔放疗（盆腔放疗对有高危因素的ⅠA期 G_2 为ⅡB 类推荐，其余为ⅡA 类）；③无高危因素的ⅠB期 G_3：阴道内放疗和（或）盆腔放疗或观察（观察为ⅡB类推荐）；④有高危因素的ⅠB期 G_3：盆腔放疗和（或）阴道内放疗±化疗（化疗为ⅡB 类推荐）。

Ⅱ期：

G_1：阴道内放疗和（或）盆腔放疗。

G_2：盆腔放疗＋阴道内放疗。

G_3：盆腔放疗＋阴道内放疗±化疗（化疗为ⅡB 类推荐）。

ⅢA 期 $G_{1\sim3}$：化疗±放疗，或肿瘤直接照射±化疗，或盆腔放疗±阴道内放疗。

ⅢB 期 $G_{1\sim3}$、ⅢC$_{1\sim2}$ 期 $G_{1\sim3}$：化疗和（或）肿瘤直接照射。

ⅣA～ⅣB（减瘤满意，无肉眼残留）：化疗±放疗。

对有低分化、深肌层浸润或已达Ⅱ期但手术未能完成分期的患者，应补充进行影像学检查，必要时行再分期手术（包括淋巴结切除）。

（2）手术方式：根据子宫内膜癌的组织病理类型及 MRI 等术前评估，2014 年 NCCN 指南将子宫内膜样腺癌分为三种情况以利于治疗：①病灶局限于子宫，行全子宫及双附件切除（TH/BSO），依照术前、术中提示行手术分期；②疑有子宫颈受累，因子宫颈活检不一定准确，手术前有时很难区分是原发性子宫颈腺癌还是子宫内膜样癌累及子宫颈，故建议行根治性全子宫及双附件切除（RH/BSO）及手术分期。③疑有子宫外扩散，如可切除，则行 TH/BSO 及肿瘤细胞减灭术、手术分期，如术前已明确子宫外扩散，可酌情先化疗；对不可手术者可选择放化疗。

对于 II 型子宫内膜癌的手术，因其生物学行为与卵巢上皮癌极其相似，故手术方式基本采用卵巢癌的手术方式，主要包括 TH/BSO、大网膜切除、盆腔及腹主动脉旁淋巴结切除、阑尾切除，还应该包括腹水或盆腔冲洗液的细胞学检查。若肿瘤明显超出子宫范围，应行类似于卵巢癌的肿瘤细胞减灭术。术后多数需要采用卵巢上皮癌的方案进行化疗。

对符合下列条件并坚决要求保留卵巢者可考虑保留一侧卵巢：≤45 岁；手术病理分期为 I A 期 G_1 的内膜样腺癌；腹腔细胞学阴性；术前或术中探查未发现可疑腹膜后淋巴结；雌激素受体、孕激素受体（ER、PR）均阳性；有较好的随访条件；术后可接受大剂量孕激素治疗。根据 SEER（National Cancer Institute's Surveillance, Epidemiology, and End Results database）的数据，在 3269 例≤45 岁的患者中有 12%进行了卵巢保留，多因素分析显示，并未造成癌相关性的生存影响。另一项对≤45 岁所有分期已切除了双附件的回顾性研究也提示，切除双附件似乎 PFS 有优势，但对总生存没有影响，尤其在 I 期患者中。保留卵巢唯一潜在的风险是来源于未发现合并有隐匿型卵巢癌及微小转移灶，因为约 15%的此类患者在手术中肉眼观察卵巢正常。保留卵巢不仅仅是保留了激素分泌，同时也保留了卵子，为日后代孕生育提供了机会。

对于晚期广泛转移或复发性癌的手术，可视患者的手术耐受状况及病灶的特点给予个性化治疗。阴道断端复发或盆腔孤立病灶的手术切除仍有治愈可能；放疗后、手术后中心性复发及大的病灶应给予切除；条件允许时可行扩大或根治性手术，必要时行盆腔脏器廓清术；腹主动脉旁复发也可酌情切除；盆腹腔广泛复发或导致肠梗阻者只能保守姑息处理。

2. 放疗　是仅次于手术治疗子宫内膜癌的重要治疗手段。目前放疗主要用于不适合手术的中晚期患者、复发患者及早期复发高危患者。现应用较多的是术后辅助放疗，而全量放疗或术前放疗已很少应用。

（1）术后辅助放疗：鉴于 I 期子宫内膜癌患者的生存率高，复发后仍可再次手术或用放疗缓解病情，故可慎重应用。子宫内膜癌术后放疗研究组（the postoperative radiation therapy in endometrial carcinoma, PORTEC）对 714 例 I B 期 G_2、G_3 或 I C 期 G_1、G_2（1988 年 FIGO 分期）患者进行随机分组（盆腔放疗 354 例，观察 360 例）放疗研究，结果显示 5 年局部复发率分别为 4%和 14%，差异显著，但 5 年远处复发率及 5 年 OS 差异无显著性；亚组分析显示 I B 期 G_2 或年龄＜60 岁的患者复发率＜5%，认为对于这两类患者无须术后放疗。10 年时局部复发率分别为 5%（放疗组）及 14%（观察组），OS 为 66%及 73%（$P=0.09$），仍无显著差异。大部分患者死于其他疾病，因子宫内膜癌的死亡率分别为 11%和 9%，认为术后放疗不能改善早期患者的生存率。综合近年一些大样本的临床研究，对子宫内膜癌术后辅助放疗的结论：盆腔放疗可以显著降低阴道残端的复发及改善 PFS，但较单纯手术而言明显增加严重放疗并发症，并且不能明显改善长期生存率。因此，建议术后辅助放疗应根据子宫内膜癌术后复发的危险度来进行。低危组：肿瘤限于子宫，侵犯肌层＜50%，I A 期 $G_{1\sim2}$；中危组：ⅠA 期 G_3，侵犯肌层≥50%，Ⅱ期；高危组：子宫外或淋巴结转移。低危者术后不需放疗，高危者需加辅助放疗，中危者是否必要？GOG 的Ⅲ期临床试验显示中危组行术后放疗复发率有所降低（12%和 3%），但生存率无显著差异。为进一步验证放疗对中危者的实际价值，GOG 将 3 个高危因素（G_2 或 G_3，脉管浸润及外 1/3 肌层浸润）结合年龄把中危组分成 2个亚组：高中危组（high intermediate risk, HIR）及低中危组（low intermediate risk, LIR）。HIR 的条件：1 个高危因素，≥70 岁；2 个高危因素，50～69 岁；3 个高危因素，任何年龄。不具备 HIR 条件的属 LIR。中危组中约 1/3 属 HIR，复发的 2/3 是在 HIR 组中。结果 HIR 组中接受放疗与不接受放疗的 2 年复发率差异显著（6%和 26%），而 LIR 组的复发率及死亡率都较低，放疗与不放疗的复发率和死亡率无差异。因此，从疗效、并发症、生活质量及费用与效益等因素综合考虑，应将子宫内膜癌术后辅助放疗限于高危及高中危的患者，这样可以减少不必要的术后放疗及放疗并发症。

术后放疗方式的选择：术后放疗的目的主要是减少盆腔及阴道复发，主要分为全盆外照射和经阴道近距离照射，全盆外照射应用较多，剂量为 40～50Gy/4～6 周，对有腹主动脉旁淋巴结转移或可疑转移者加用腹主动脉旁区域照射。20 世纪 70 年代到 80 年代中期，放疗方式由阴道内近距离照射转向盆腔外照射加阴道内照射，80 年代末到 90 年代初趋向于单用盆腔外照射，近年来，随着手术病理分期的广泛应用，腹膜后淋巴结已被切除，故又趋向于单用阴道内照射预防局部复发。Aalders 等对 540 例ⅠB～ⅠC（FIGO, 1988）的内膜癌患者全部行经腹 TH/BSO，不做盆腔淋巴结清扫，术后加用阴道内照射，将这些患者随机分为观察组（$n=277$）和补充照射组（$n=263$），结果照射组的局部复发率明显低于观察组（1.9%和6.9%，$P<0.01$），但两组 OS 无显著性差异。Greven 等分析了 270 例子宫内膜癌患者术后采用两种放疗方式的结局，其中 173 例接受盆腔外照射，97 例采用盆腔外照射联合阴道内近距离照射，结果两组 5 年盆腔控制率分别为 96%和 93%，无瘤生存率分别为 88%和 83%，均无统计学意义。这些结果提示加用阴道内近距离照射似乎没有必要。

另外两项随机对照研究的结果说明手术辅助腔内照射，局部复发率仅为 2%～4%。美国纪念斯隆-凯特林癌症中心对 382 例中危子宫内膜癌患者采用单纯全子宫切除加术后高剂量阴道内放疗，结果 5 年阴道及盆腔控制率达 95%，认为术后单纯阴道内近距离放疗可取得较好的治疗效果，而且并发症较少。Touboul 等将 358 例子宫内膜癌接受术后放疗者分为两组：196 例术后单纯腔内放疗，158 例外照射后再加腔内放疗，结果显示外照射并不能改善局部肿瘤控制率，且明显增加放疗的远期并发症。尽管这些报道显示腔内放疗可以取得较好的阴道及盆腔肿瘤控制率，但它并不能完全取代外照射，特别对那些有宫外转移者。

（2）单纯放疗：适用于不适合手术的晚期癌症或有严重内科合并症或年老体弱的患者。传统观念认为子宫内膜癌根治性放疗疗效差，5 年生存率为 30%～40%，随着放射源的微型化、后装腔内放射技术的进步和腔内放疗剂量分布的深入研究，子宫内膜癌单纯放疗的疗效明显提高，对早中期癌症患者能起到根治作用。20 世纪 80 年代后的子宫内膜癌单纯放疗，Ⅰ期 5 年生存率超过 70%，Ⅱ期也超过 50%，早中期子宫内膜癌放疗的疗效已与手术治疗接近。但由于采用单纯放疗的病例数较少和腔内放疗技术的复杂性，以及目前国内多数医疗单位对此缺乏经验等原因，其疗效似不如手术治疗。

3. 化疗 尽管术后放疗对局限于子宫的高危患者（深肌层浸润、G_3）可能降低局部复发，但仍不能降低微小远处转移的风险，因此，2014 年 NCCN 指南中将ⅠB/G_3/脉管阳性等高危因素存在的情况下加入了化疗（ⅡB 类推荐），化疗在ⅠB/G₃中的益处 GOG249（PORTEC-3）也在进一步验证。在Ⅱ期 G₃中该版指南也给了ⅡB 类推荐，从ⅢA～ⅣB 期，化疗则均为ⅡA 类首推。GOG122 对Ⅲ～Ⅳ期的患者分别采用全盆腹腔照射及化疗（多柔比星 $60mg/m^2$ ＋顺铂 $50mg/m^2$）的方法进行治疗，结果显示化疗组明显改善 PFS 及 OS。由此可见，化疗用于手术及放疗顾及不到的已有或高度怀疑有广泛转移的患者是可获益的。顺铂或卡铂已初步显示出对晚期或复发子宫内膜癌患者的价值，单独应用效果肯定，有效率达 30%～40%；紫杉醇单药有效率达 36%。2014 年 NCCN 推荐的单药主要有顺铂、卡铂、多柔比星、脂质体多柔比星、紫杉醇、托泊替康、贝伐单抗等。近年来文献报道联合化疗的疗效明显优于单一药物化疗，常用的联合化疗方案有 ADM＋DDP（或 CBP）、卡铂＋紫杉醇、ADM＋CTX＋DDP（或 CBP）及紫杉醇＋ADM＋DDP（或 CBP）等。AP 方案（ADM $60mg/m^2$ ＋DDP $60mg/m^2$）治疗晚期及复发子宫内膜癌患者可以获得 60%的缓解率（CR 20%，PR 40%）。Pasmantier 等用 AP 方案治疗 16 例晚期子宫内膜癌患者，有效率（CR＋PR）达到 81%。另一项研究同样显示对晚期和复发的子宫内膜癌，AP（ADM $60mg/m^2$ ＋DDP $50mg/m^2$）方案优于 ADM（$60mg/m^2$）单药，有效率为 43%和 7%。GOG 也对 AP 及 ADM 在 281 例晚期和复发的子宫内膜癌患者中的疗效进行了比较，结果发现 AP 方案 CR 19%，PR 23%，ADM 单药 CR 8%，PR 17%，中位 PFS 为 5.7 个月和 3.8 个月，说明联合化疗优于单药化疗。CTX＋ADM＋DDP 联合化疗方案同样具有较好的效果。Burke 对 87 例晚期及复发子宫内膜癌患者应用 CAP 方案化疗，缓解率为 45%，对具有高危因素的子宫内膜癌患者术后采用 CAP（CTX $500mg/m^2$ ＋ADM $50mg/m^2$ ＋DDP $50mg/m^2$）治疗，3 年 OS 无宫外扩散者为 82%，有宫外扩散者 46%。Hancock 等用 CAP 方案治疗 18 例晚期和复发的子宫内膜癌患者，缓解率达到 56%。有报道 TAP（Taxol＋ADM＋DDP）化疗方案治疗晚期及复发子宫内膜癌患者的疗效优于 CAP 方案，但毒性反应（骨髓抑制、神经毒性等）大于 CAP 或 AP 方案。但对于子宫内膜浆乳癌、癌肉瘤等更适合应用含紫杉醇的方案，因此可用于子宫内膜浆乳癌的治疗。目前常用的联合化疗方法如表 3-4 所示。

表 3-4　子宫内膜癌常用的联合治疗方案

方案	药物	剂量	途径	用药间隔	疗效（CR＋PR）
AP	ADM	$50～60mg/m^2$	静脉滴注	3 周	33%～81%
	DDP	$50～60mg/m^2$			
CAP	CTX	$500mg/m^2$	静脉滴注	3～4 周	31%～56%
	ADM	$50mg/m^2$			
	DDP	$50mg/m^2$			
TAP	Taxol	$135～175mg/m^2$	静脉滴注	3～4 周	43%～80%
	ADM	$50mg/m^2$			
	DDP	$50mg/m^2$			
APE	DDP	$50mg/m^2$	静脉滴注	3～4 周	30%～50%
	ADM	$50mg/m^2$			
	VP16	$150mg/m^2$			

注：CR.complete response，完全缓解；PR.partial response，部分缓解

化疗时应充分考虑患者的年龄、体质、内科合并症、化疗药物的毒性等，必要时进行适当调整。有报道化疗联合孕激素治疗子宫内膜癌患者，缓解率可达 17%～86%，但尚缺乏前瞻性报道支持其优越性。

4. 激素治疗　自 1961 年 Kelly 首先报道应用高效价孕酮治疗转移性子宫内膜癌成功以来，以孕激素治疗难以手术或放疗患者的报道陆续出现。子宫内膜癌组织中，ER 阳性者为 61%～100%，PR 阳性者为 49%～88%，ER、PR 均阳性者为 41%～80%，这为激素治疗奠定了基础。通常认为 PR 阳性率越高，细胞分化越好，临床分期越早，对治疗的反应及治愈率也就越高；反之，癌细胞分化差，对治疗的反应及治愈率也就较低。2014 年 NCCN 推荐的激素类药物主要有孕激素、选择性雌激素受体调节剂（selective estrogen receptor modulator, SERM）、芳香化酶抑制剂（aromatase inhibitor, AI）。

（1）孕激素：治疗 I 型子宫内膜癌的机制如下。对 ER 产生降调作用，增加 PR 亚型（PR-A 和 PR-B）mRNA 在子宫内膜间质细胞中的表达水平；提高 17β-羟甾脱氢酶和芳香硫基转移酶活性，通过受体水平及细胞内酶系统等拮抗雌激素作用；通过对性激素结合蛋白及生长因子等产生影响，直接影响癌细胞代谢；一些由孕激素调节的基因可能抑制了由雌激素调节基因刺激生长的活性。

目前子宫内膜癌的孕激素治疗适应证为：①晚期、复发子宫内膜癌患者和（或）因严重合并症不适宜手术者；②手术后激素受体阳性的辅助治疗，但对手术后常规孕激素治疗的必要性及有效性，目前还存在争议；③年轻、早期、需要保留生育能力的子宫内膜癌患者。孕激素是治疗子宫内膜癌主要采用的激素，大剂量用药效果好，但并非用药量越大疗效越好，有研究显示，口服甲羟孕酮 1000mg/d 与 200mg/d 相比，反应率并没有提高，因此 GOG 推荐的孕激素剂量为口服甲羟孕酮 200mg/d 或甲地孕酮 160～320mg/d。给药途径除口服和肌内注射外，有学者建议对手术风险大的 I A 期高分化癌患者也可应用含孕酮的宫内节育器。也有学者以腺病毒为载体将孕激素受体基因导入实验小鼠体内，同时应用孕激素治疗，结果发现总生存率增加了 2.6 倍，这为以增强孕激素受体基因表达为目的的治疗提供了新的思路。

（2）抗雌激素类药：主要为 SERM 和 AI 两类。

1）SERM：是一种非甾体类抗雌激素药物，通过与雌二醇竞争 ER 产生抗雌激素作用，同时上调肿瘤内的 PR，有利于孕激素治疗。

第一代 SERM 是他莫昔芬（TAM），1970 年以来主要用于乳腺癌的术后治疗，在子宫内膜癌的治疗中主要用于晚期和（或）转移者，可单用（孕激素治疗无效时）或与孕激素、化疗药物联合应用。TAM 在孕激素治疗无效的患者中仍有 20% 的反应率，但部分患者在联合治疗时会出现重度血栓栓塞，临床应用时应谨慎。对需保留生育能力而行孕激素治疗失败的患者，采用促性腺激素释放激素激动剂（GnRH-a）联合 TAM 治疗也可达到完全缓解，但复发率高，也应谨慎应用。一些体外试验显示 TAM 可降低肿瘤细胞对化疗药物的耐药性，增强疗效，故可与化疗药物联合使用，其缺点为 TAM 本身具有弱雌激素样作用。

第二代 SERM 为雷诺昔芬，目前仅用于绝经后骨质疏松妇女的预防与治疗，无治疗子宫内膜癌的报道。

第三代 SERM 为阿佐昔芬（arzox），是一种新型的具有选择性雌激素受体调节活性的苯丙噻吩类似物，可使 ER 表达下调，其程度与雷诺昔芬相同。动物实验研究显示：阿佐昔芬可以抑制裸鼠体内的 ECC-1 人型子宫内膜肿瘤。Burke 等在乳腺癌患者中进行了阿佐昔芬的

Ⅰ期临床研究，在转移、复发的子宫内膜癌患者中进行了阿佐昔芬的Ⅱ期临床研究。结果发现在单剂量的Ⅰ期试验中，用药期间患者病情稳定，除2例因肺转移而加用其他药物外，毒性反应温和，主要副作用是潮热。其临床应用价值还有待于进一步研究。

2）AI：芳香化酶即细胞色素P450（P450arom），是雌激素合成最后一步的限速酶，它由 *CY19* 基因编码，能催化C19雄激素转化为雌激素。近年来发现在许多雌激素依赖性疾病如子宫内膜癌、子宫内膜异位症等组织中芳香化酶异常表达，其表达量和活性直接决定了这些组织中雌激素的水平，从而影响雌激素依赖性疾病的发生、发展和预后。绝经后妇女体内雌激素主要来源于肾上腺分泌的雄烯二酮，经芳香化酶作用后转变为雌二醇及雌酮，在局部起雌激素作用，AI能抑制芳香化酶的活性，从而降低雌激素水平，阻断雌激素对肿瘤细胞的刺激，达到治疗目的。目前AI已成功用于乳腺癌的治疗，研究显示AI对乳腺癌的治疗作用优于TAM，但关于子宫内膜癌的报道较少，AI单独使用或联合孕激素治疗子宫内膜癌具有潜力，能够干扰内源性外周组织中雌激素的产生，避免大剂量孕激素的副作用，可能更适合于肥胖妇女的激素治疗。Rose等认为AI对高分化、受体阳性的子宫内膜癌治疗效果好；Sasano等发现AI能降低体外培养的子宫内膜癌细胞的Ki-67及增殖能力；加拿大的一项使用来曲唑的研究显示总反应率为9.4%；张薏等发现二代AI注射用福美坦（兰他隆）可明显抑制雄激素诱发的细胞增殖和细胞内芳香化酶mRNA水平的升高，认为兰他隆是一种较具潜力的治疗雌激素依赖性肿瘤的药物，有望用于子宫内膜癌的治疗。AI也被认为是未来临终关怀医学中治疗雌激素依赖性疾病的最佳药物。

（3）抗孕激素类药物：米非司酮（mifepristone）是由法国Rossel-Uclaf公司1982年首先研制成功的一种抗孕激素的新型抗生育药物，简称RU486，为孕激素和糖皮质激素受体拮抗剂。临床上除用于紧急避孕、终止早孕和引产外，米非司酮还用于治疗妇科性激素依赖性疾病，如子宫肌瘤，但对抗子宫内膜癌作用的分子生物学研究相对较少。张秋实等的实验研究发现米非司酮在体内可调节动物移植瘤细胞增殖周期的分布，阻滞细胞于G_1期，抑制瘤细胞增殖，并且通过增强Fas和降低bcl-2的表达诱导瘤细胞凋亡。但米非司酮应用于子宫内膜癌临床还有待于进一步研究。

（4）促性腺激素释放激素激动剂（GnRH-a）：研究发现，约80%的子宫内膜癌有GnRH受体表达，子宫内膜癌的自分泌作用很有可能依赖于GnRH。GnRH-a可通过GnRH受体直接作用于子宫内膜癌，同时还可通过性腺轴对垂体产生降调作用，使垂体分泌的促性腺激素、卵巢分泌的雌激素均下降。对于保留卵巢及保留生育能力的患者可以尝试使用。

激素治疗是一种副作用低、易于接受的辅助治疗，但在治疗过程中应警惕血栓或栓塞的风险；尽管子宫内膜癌的激素治疗已广泛使用，但用药剂量、方案、给药途径、临床疗效及如何达到最佳治疗效果仍有待于进一步研究。

5. 其他治疗

（1）坦西莫司（temsirolimus）：是一种mTOR抑制剂。2011年，NCIC报道了坦西莫司治疗复发及转移子宫内膜癌的Ⅱ期临床试验结果。尽管没有证实PI3K-AKT-mTOR信号通路如p-mTOR、p-AKT及p-S6与子宫内膜癌的临床结局相关，但临床研究已显示出其单药活性，尤其对化疗不敏感患者仍可出现14%部分反应，69%疾病稳定。有关坦西莫司联合贝伐单抗、二甲双胍及常规化疗方案的临床研究也正在进行中。

（2）二甲双胍（metformin）：原本是一种物美价廉的降血糖药物。基于其具有降低肿瘤刺激的胰岛素水平和抑制 mTOR 信号通路的作用，同时不具有化疗毒性，目前有关其抗癌活性的研究也不断涌现。因此 GOG 已着手进行临床试验，在晚期子宫内膜癌中将其加入紫杉醇、卡铂方案中，期待阳性结果出现。

6. 生育功能保留及激素替代治疗

（1）保留生育功能：年轻女性患子宫内膜癌常倾向于早期、高分化的子宫内膜样腺癌，故预后相对较好，5 年的 PFS 为 99.2%，10 年 PFS 为 98%，这为保留生育功能奠定了基础，因此对于年轻迫切要求生育的、子宫内膜活检及 MRI 证实为早期低危（ⅠA 期 G_1）的子宫内膜腺癌患者可考虑保留生育功能，但因①没有进行手术分期，仍有 10.5%～29.5% 的"早期"患者实际已达Ⅲ～Ⅳ期；②年轻女性子宫内膜癌合并有卵巢癌的概率可高达 5%～29%，所以选择适合的患者应十分慎重。安全起见，有学者建议对于此类患者应在实施保守治疗之前先进行诊断性腹腔镜检查，以排除附件及盆腹腔内的微小病灶及合并卵巢癌的风险，同时也应排除 Lynch 综合征。标准的保守治疗模式至今未见共识。目前的治疗主要有激素治疗、光动力治疗（photodynamic therapy, PDT）及反复刮宫、宫腔镜局部切除治疗。

1）孕激素治疗：至今仍没有关于孕激素应用的种类、剂量、治疗时间的共识问世。最常用的是口服醋酸甲地孕酮（MA）、醋酸甲羟孕酮（MPA）及宫腔内放置左炔诺酮宫内节育器（LNG-IUD）。有报道，MA 与 MPA 治疗的反应率基本相似，也有报道 MPA 比 MA 的反应率更高，但应用 MA 者的复发风险相对较高。报道的药物剂量相差较大，为 MA 10～400mg、MPA 2.5～800mg，一篇含 9 例患者的报道中仅用 MPA 10～20mg/d，竟也获得了 88.9% 的完全反应率，并且无晚期复发。因此药物的剂量可因人而异，但若采用大剂量时需注意对有乳腺癌、脑梗死、心肌梗死、肺栓塞、深静脉血栓及吸烟者应禁用，并应告知患者可能出现的副作用，如栓塞性疾病、体重增加、头痛、睡眠障碍及肝肾功能损害等。为降低大剂量孕激素的风险，LNG-IUD 也可应用。

有报道对绝经前 ⅠA/G_1 患者应用 LNG-IUD 的反应率可达 40%～100%，期间随访子宫内膜时可用宫腔吸管进行，不会影响 LNG-IUD。治疗期间应严密随访，每 3～6 个月诊刮 1 次，如子宫内膜有逆转，再治疗 6～12 个月，同时监测 CA125、子宫超声。经治疗后约有 50% 的患者出现完全缓解，可期待自然妊娠。推荐借助辅助生育技术（assisted reproductive technology, ART）尽快妊娠，可获得更高的妊娠率及活胎率（39.4% 和 14.9%），没有证据表明应用 ART 增加复发风险，但为避免 ART 促卵泡发育时引起的雌激素对子宫内膜的刺激，可事先放置含孕酮宫内节育器，或用来曲唑＋GnRH-a 促排卵。经过治疗后，约有 34.8% 的患者可能妊娠，但复发率也高达 35.4%，复发多发生在保守治疗后的前 3 年内，但也有早至 2 个月、晚至 30 年，5 年无复发生存率为 68%。还有约 25.4% 的患者疾病持续或进展，因此建议在如下情况下进行 TH＋BSO 及分期手术：①分娩后；②孕酮治疗 6 个月后病变持续存在；③刮宫证实疾病进展。Niwa 等报道 12 例 ⅠA 期子宫内膜癌患者，采用醋酸甲羟孕酮治疗 6～10 个月，每 4 周刮宫 1 次，直至病理活检转阴后再持续用药 2 个月以上。结果 12 例患者均获缓解，10 例有生育要求者中 7 例受孕，5 例足月分娩，9 例长期随访 30～138 个月，8 例复发，其中 4 例子宫切除，其余重复保守治疗，其中 1 例 3 次复发者最终受孕并足月分娩，除 1 例一侧卵巢转移外，无远处转移或死于子宫内膜癌者。

Ramirez 等综述了 1966～2003 年日本有关子宫内膜癌应用孕激素治疗的文献，27 篇文章共 81 例早期子宫内膜癌患者，复发率为 24%，平均复发时间为 19 个月（6～44 个月）。另一篇综述了 13 例子宫内膜癌患者，6 例复发，中位复发时间为 40 个月（19~358 个月）。笔者所在科室曾治疗 1 例早期子宫内膜癌患者，保守治疗成功，但于分娩后 6 个月复发。因此，保守治疗仅适用于那些要求保留生育功能而严格筛选过的患者，治疗期间及治疗后要严密随访、监测，一旦完成生育后立即切除子宫以减少复发。对于暂时不想生育者，在疾病完全缓解后可给予周期性、小剂量孕酮维持或放置 LNG-IUD，并严密随访，尽快妊娠。对于复发后仍不愿意切除子宫者，尽管报道的文献不多，但仍有再次成功治疗的案例。2013年，Park 等报道了 33 例局限于子宫的复发患者再次应用孕激素治疗仍出现了 85% 的反应率，这说明对于早期复发患者再次激素保守治疗可能是可行的。部分孕激素治疗反应不佳的患者，文献分析可能与体重指数 $\geqslant 25kg/m^2$ 有关，因此应鼓励此类患者减重。尽快妊娠及孕激素维持治疗有利于预防复发。

2）光动力治疗（PDT）：是近年来兴起的对早期子宫内膜癌治疗的新方法，以往主要用于食管、支气管、膀胱、外阴、阴道及子宫颈的癌症及癌前病变的治疗。其原理是用一种无毒的光敏剂暴露于特定波长的光线下通过产生活性氧毒杀周围的癌细胞。2013 年 Choi 等报道了 16 例（11 例为初始治疗，5 例为激素治疗失败者）采用 PDT 进行保留生育功能治疗的情况，初始反应率为 75%（12/16），复发率为 33%（4/12），妊娠率为 57%，唯一的副作用是有 25% 的患者出现轻度面部血管性水肿。认为 PDT 可能是一种有效的保守治疗方法。

3）手术治疗：反复刮宫属于激素治疗定期监测的手段之一，前已介绍。在此主要介绍宫腔镜手术治疗。2009 年 Mazzon 等报道了 6 例 I A 期的子宫内膜癌患者行宫腔镜保守治疗的情况，采用 3 步法切除病灶：①切除肿瘤；②切除肿瘤周围的内膜组织；③切除肿瘤下方的肌层。如果病理证实肿瘤确为 G_1 无肌层浸润，随后给予孕激素治疗 6 个月。6 例均无手术并发症，3 个月随访时病灶均完全退化，随访 50.5 个月无 1 例复发，4 例自发妊娠。2011 年 Laurelli 等也报道了 14 例相同的治疗，除 1 例宫腔镜切除后 5 个月复发行全子宫切除外，其余均与 Mazzon 的报道结果相似。因此有理由认为，先行宫腔镜手术切除肿瘤及其周围组织的方法治疗此类患者可能更准确并缩短激素治疗时间，值得进行大样本的临床试验。

（2）激素替代治疗（hormone replacement therapy, HRT）：因为 I 型子宫内膜癌为雌激素相关型，因此在这类患者中是否给予 HRT 至今仍有争议。在目前得到的回顾性研究中确实没有发现 HRT 增加子宫及双附件切除后早期患者的复发及死亡，但有报道显示在绝经后妇女中应用 HRT 乳腺癌的风险明显增加。因此如准备应用，一定要在充分告知利弊的前提下，选择在 I 期分化好，ER、PR 均阳性，无复发高危因素的患者中慎重应用。近年来也有应用莉芙敏（黑升麻）进行 HRT 的报道，认为即可改善低雌激素的不适症状，又相对安全，但还需长时间、大样本的验证。

7. **特殊类型癌的治疗**　主要指子宫浆液性癌、子宫透明细胞癌及癌肉瘤。此类肿瘤的子宫外转移率较高。癌肉瘤作为高度恶性的上皮性肿瘤被认为是化生癌而不属于肉瘤范畴。此类肿瘤即便是早期也常难免有远处转移，因此多不主张保留生育功能。除不规则阴道出血外，此类肿瘤还常伴有盆腔包块、子宫颈细胞学异常及腹水症状。CA125 常增高，CT、MRI 及 PET 常能发现子宫外病灶，临床表现及手术方式、化疗方案与卵巢上皮性癌相似。手术后确为 I A/G_1 者可观察，其余则建议化疗±肿瘤直接照射，而化疗比放疗效果更佳。对子宫浆液性癌、子宫透明细胞癌推荐应用铂类＋紫杉类药物化疗，而对癌肉瘤则更推荐异环磷酰胺＋紫杉醇（2014 年 NCCN 指南 I 类推荐）。有研究显示，对癌肉瘤手术后给予化疗比给予放疗能明显改善 PFS，故现已不再推荐全盆腹腔照射±阴道内照射作为此类癌症的初始治疗。但也有研究显示，对晚期、复发的浆液性癌可实行三明治疗法（化疗—放疗—化疗），能改善生存且副作用可耐受。

五、预后

子宫内膜癌患者的预后与年龄、期别、组织学类型、细胞分级、肌层浸润深度、淋巴结转移、淋巴血管间隙受累（lymphovascular space invasion, LVSI）、肿瘤体积、癌周围子宫内膜增生、性激素受体表达及治疗方案等因素有关。

病理学上可将预后影响因素分为子宫内及子宫外因素，子宫内因素包括组织学类型、细胞分级、肌层浸润深度、子宫颈受累、宫腔病灶范围、LVSI 和肿瘤新生血管等；子宫外因素包括附件转移、盆腔及腹主动脉旁淋巴结转移、腹腔内种植转移灶及远处转移等。对于腹腔细胞学阳性的预后价值目前尚有争议，一般认为，腹腔细胞学阳性率与其他高危因素密切相关，若单纯腹腔细胞学阳性而无其他高危因素存在，则其对生存及复发无影响。

1. **年龄**　子宫内膜癌患者的 5 年生存率在 50 岁以下 96.3%，51～60 岁为 87.3%，61～70 岁为 78%，71～80 岁为 70.7%，80 岁以上为 53.6%。随着年龄的增长，子宫内膜癌患者 5 年生存率下降，可能与肿瘤低分化、高危组织学类型等因素有关，但年龄是独立的预后因素，年龄＞60 岁提示预后不良。

2. **期别**　手术病理分期在判断预后方面具有优越性。早期子宫内膜癌术后复发率为 10%～15%，5 年生存率Ⅰ期为 81%～91%，Ⅱ期为 67%～77%，晚期子宫内膜癌虽占比例不高，但预后明显差于早期患者，Ⅲ期的 5 年生存率为 32%～60%，Ⅳ期仅为 5%～20%。有淋巴结转移与无淋巴结转移的患者比较，预后明显要差，FIGO 的数据显示，5 年生存率在ⅢC 期患者为 57%，而在淋巴结阴性的Ⅰ～Ⅱ期患者 5 年生存率为 74%～91%。淋巴结转移是子宫内膜癌的重要预后因素，有淋巴结转移者的复发风险是无淋巴结转移者的 6 倍。北京协和医院对 108 例子宫内膜癌的分析表明，Ⅰ期患者 5 年生存率为 91%，Ⅱ、Ⅲ期均为 50%，Ⅳ期为 0，继续比较Ⅰ期中各亚分期的生存率，如ⅠA 期（无肌层浸润）患者 5 年生存率可达 100%，ⅠB 期（浅肌层浸润）为 97%，ⅠC 期（深肌层浸润）为 93%。

3. **组织学类型**　组织学类型是子宫内膜癌的重要预后因素，Wilson 等对 388 例子宫内膜癌回顾性分析发现，子宫内膜样腺癌预后较好，5 年生存率为 92%；非子宫内膜样腺癌（浆液性乳头状、透明细胞癌和未分化癌等）患者手术时有 62% 已有子宫外扩散，5 年生存率为 33%。Creasman 等分析了 FIGO 数据，Ⅰ期浆液性乳头状腺癌与Ⅰ期 G_3 的内膜样腺癌比较，前者ⅠB、ⅠC 的 5 年生存率为 81%、55%，后者则为 84%、66%。

4. **细胞分级、肌层浸润**　子宫内膜癌的细胞分化程度与肌层浸润、子宫颈受累、淋巴结转移及局部和远处复发密切相关。G_3 肿瘤较 G_1、G_2 肿瘤的复发风险增加 5 倍，Ⅰ期子宫内膜癌，G_1、G_2 和 G_3 的 5 年生存率分别为 94%、84%和 72%。子宫内膜癌浸润肌层越深，越容易侵及淋巴系统，因而更容易发生子宫外扩散和复发，无肌层浸润者淋巴结转移率不足 1%；有深肌层浸润者，盆腔和腹主动脉旁淋巴结转移率分别为 25%和 17%；5 年生存率无肌层浸润者为 94%，浸润肌层内 1/3 者为 91%，浸润肌层中 1/3 者为 84%，浸润肌层外 1/3 者为 59%。

5. **LVSI**　不论是子宫内膜样腺癌，还是特殊类型子宫内膜癌，LVSI 都是复发和死亡的独立预后因素。LVSI 与肿瘤分化程度及肌层浸润深度密切相关，随着肿瘤组织学分级升高和肌层浸润深度增加，LVSI 发生率显著增加。G_1 浅表浸润时，LVSI 发生率为 5%，而 G_3 深肌层浸润时 LVSI 发生率为 70%。LVSI（＋）的 I 期子宫内膜癌患者的死亡率较 LVSI（－）者增加 2 倍。有报道显示，LVSI（－）的 I 期子宫内膜癌患者的死亡率为 9.1%，而 LVSI（＋）的 I 期子宫内膜癌患者的死亡率为 26.7%。另有报道显示，LVSI（－）者 5 年生存率为 83%，而 LVSI（＋）者 5 年生存率为 64.5%。

6. 肿瘤体积　与生存率有关，随着肿瘤体积增大，淋巴转移率增高，生存率下降。对临床 I 期子宫内膜癌的研究显示，肿瘤体积≤2cm 者，淋巴转移率为 4%；肿瘤体积＞2cm 者，淋巴结转移率为 15%；肿瘤累及整个宫腔者，淋巴结转移率为 35%；5 年生存率分别为 98%、84%和 64%。

7. 治疗方法　虽然子宫内膜癌症状出现较早，容易早期发现，预后相对较好，早期低危患者单纯手术即可达到较好疗效，但对高危及晚期患者，合理的辅助治疗方法有助于改善预后。早期子宫内膜癌的基本手术方式为筋膜外子宫切除及双侧附件切除。Arndt-Miercke 等的多因素分析显示，肿瘤细胞低分化及未切除阴道穹窿是 I 期子宫内膜癌的独立预后因素。腹膜后淋巴结切除对分期及指导术后辅助治疗有重要意义，但其本身的治疗价值仍存争议。Fujimoto 等报道，2 处以上盆腔淋巴结阳性者，腹主动脉旁淋巴结切除有助于改善患者生存率。术后辅助放疗有助于降低局部复发，术后辅助化疗对控制病灶、延长生存期有一定意义。

8. 其他　除上述经典的组织学预后因素以外，ER、PR（特别是 PR-B）阴性、DNA 非整倍体、S 期细胞比例增高、*K-ras* 基因突变、*HER-2/neu* 基因过表达、*P53* 基因突变等也可能与子宫内膜癌的不良预后有关。

（张　承　刘　琦）

参 考 文 献

高宝荣，王建六，2014. 基因表达谱在子宫内膜癌中的研究进展.中华妇产科杂志，49(1)：67-69.

Abaid LN, Rettenmaier MA, Brown JV, et al, 2012.Sequential chemotherapy and radiotherapy as sandwich therapy for the treatment of high risk endometrial cancer.J Gynecol Oncol, 23(1):22-27.

Altman AD, Thompson J, Nelson G, et al, 2012.Use of aromatase inhibitors as first- and second-line medical therapy in patients with endometrial adenocarcinoma: a retrospective study.J Obstet Gynaecol Can, 34(7): 664-672.

Alvarez EA, Brady WE, Walker JL, et al, 2013. Phase II trial of combination bevacizumab and temsirolimus in the treatment of recurrent or persistent endometrial carcinoma: a Gynecologic Oncology Group study. Gynecol Oncol, 129(1):22-27.

Barlin JN, Khoury-Collado F, Kim CH, et al, 2012.The importance of applying a sentinel lymph node mapping algorithm in endometrial cancer staging: beyond removal of blue nodes.Gynecol Oncol, 125(3): 531-535.

Brudie LA, Backes FJ, Ahmad S, et al, 2012. Analysis of disease recurrence and survival for women with uterine malignancies undergoing robotic surgery.Gynecol Oncol, 128(2):309-315.

Cantrell LA, Havrilesky L, Moore DT, et al, 2012.A multi-institutional cohort study of adjuvant therapy in stage Ⅰ-Ⅱ uterine carcinosarcoma.Gynecol Oncol, 127(1):22-26.

Crivellaro C, Signorelli M, Guerra L, et al, 2013. Tailoring systematic lymphadenectomy in high-risk clinical early stage endometrial cancer: the role of ^{18}F-FDG PET/CT.Gynecol Oncol, 130(2):306-311.

Dinkelspiel HE, Wright JD, Lewin SN, et al, 2013. Contemporary clinical management of endometrial cancer. Obstet Gynecol Int, 2013:583891.

ElSahwi KS, Hooper C, De Leon MC, et al, 2012.Comparison between 155 cases of robotic vs. 150 cases of open surgical staging for endometrial cancer.Gynecol Oncol, 124(2):260-264.

Falcone F, Balbi G, Di Martino L, et al, 2014. Surgical management of early endometrial cancer: an update and proposal of a therapeutic algorithm. Med Sci Monit, 26(20):1298-1313.

How J, Lau S, Press J, et al, 2012.Accuracy of sentinel lymph node detection following intra-operative cervical injection for endometrial cancer: a prospective study.Gynecol Oncol, 127(2):332-337.

Kalogera E, Dowdy SC, Bakkum-Gamez JN, 2014. Preserving fertility in young patients with endometrial cancer: current perspectives.Int J Womens Health, 29(6):691-701.

Kumar S, Mariani A, Bakkum-Gamez JN, et al, 2013.Risk factors that mitigate the role of paraaortic lymphadenectomy in uterine endometrioid cancer.Gynecol Oncol, 130(3):441-445.

Lajer H, Elnegaard S, Christensen RD, et al, 2012. Survival after stage IA endometrial cancer; can follow-up be altered? A prospective nationwide Danish survey. Acta Obstet Gynecol Scand, 91(8):976-982.

Lee TS, Lee JY, Kim JW, et al, 2013. Outcomes of ovarian preservation in a cohort of premenopausal women with early-stage endometrial cancer: a Korean Gynecologic Oncology Group study.Gynecol Oncol, 131(2): 289-293.

Manchanda R, Saridogan E, Abdelraheim A, et al, 2012. Annual outpatient hysteroscopy and endometrial sampling (OHES) in HNPCC/Lynch syndrome (LS). Arch Gynecol Obstet, 286(6):1555-1562.

Milam MR, Java J, Walker JL, et al, 2012. Nodal metastasis risk in endometrioid endometrial cancer. Obstet Gynecol, 119(2 Pt 1):286-292.

Mori KM, Neubauer NL, 2013. Minimally invasive surgery in gynecologic oncology.ISRN Obstet Gynecol. 12; 2013:312982.

National Comprehensive Cancer Network. 2015. Uterine neoplasms. NCCN guidelines version 1.

Nout RA, Putter H, Jürgenliemk-Schulz IM, et al, 2012. Five-year quality of life of endometrial cancer patients treated in the randomised Post Operative Radiation Therapy in Endometrial Cancer (PORTEC-2) trial and comparison with norm data.Eur J Cancer, 48(11):1638-1648.

Onsrud M, Cvancarova M, Hellebust TP, et al, 2013. Long-term outcomes after pelvic radiation for early-stage endometrial cancer.J Clin Oncol, 31(31):3951-3956.

Park JY, Kim DY, Kim JH, et al, 2013. Long-term oncologic outcomes after fertility-sparing management using oral progestin for young women with endometrial cancer (KGOG 2002). Eur J Cancer, 49(4): 868-874.

Park JY, Seong SJ, Kim TJ, et al, 2013. Pregnancy outcomes after fertility-sparing management in young women with early endometrial cancer. Obstet Gynecol, 121(1):136-142.

Press JZ, Gotlieb WH, 2012, Controversies in the treatment of early stage endometrial carcinoma.Obstet Gynecol Int, 2012:578490.

Siegel R, Naishadham D, Jemal A, 2013. Cancer statistics, 2013. CA Cancer J Clin, 63:11-30.

Smith RA, Cokkinides V, Brawley OW, 2012. Cancer screening in the United States, 2012: A review of current American Cancer Society guidelines and current issues in cancer screening. CA Cancer J Clin:19.

Suh DH, Kim JW, Kang S, et al, 2014.Major clinical research advances in gynecologic cancer in 2013.J Gynecol Oncol, 25(3):326-248.

Van den Bosch T, Coosemans A, Morina M, et al, 2012. Screening for uterine tumours. Best Pract Res Clin Obstet Gynaecol, 26(2):257-266.

Vidal F, Leguevaque P, Motton S, et al, 2013. Evaluation of the sentinel lymph node algorithm with blue dye labeling for early-stage endometrial cancer in a multicentric setting.Int J Gynecol Cancer, 23(7): 1237-1243.

Walker JL, Piedmonte MR, Spirtos NM, et al, 2012. Recurrence and survival after random assignment to laparoscopy versus laparotomy for comprehensive surgical staging of uterine cancer: Gynecologic Oncology Group LAP2 Study.J Clin Oncol, 30(7):695-700.

Win AK, Lindor NM, Winship I, et al, 2012. Risks of colorectal and other cancers after endometrial cancer for women with Lynch syndrome.J Natl Cancer Inst, 20;105(4):274-279.

第二节　子宫肉瘤

一、概述

子宫肉瘤（uterine sarcomas）是一类不常见的、来源于间叶组织的恶性肿瘤，部分可出现异源性组织分化或混合有上皮成分。子宫肉瘤约占女性生殖系统恶性肿瘤的1%，占子宫恶性肿瘤的3%左右，人群年发病率为（0.5～3.3）/100 000。子宫肉瘤总的5年生存率为20%～38%。子宫肉瘤的病因迄今不明，文献报道有盆腔放疗史及黑色人种可能是发病的危险因素，组织发生学上认为可能与胚胎细胞残留和间质细胞化生有关，2004年Leath等发现子宫肉瘤中均有 *C-KIT* 基因表达，但是因是果仍不清楚。低度恶性的子宫内膜间质肉瘤常表达ER、PR，故推测其发病可能与性激素有关，该类患者可能对激素治疗有反应，预后相对较好，反之则差。

二、分类

广义的子宫肉瘤可分为无上皮性成分肉瘤及混合有上皮成分的肉瘤，前者包括子宫平滑肌肉瘤（leiomyosarcoma, LMS）、子宫内膜间质肉瘤（endometrial stromal sarcoma, ESS）及非特异性的横纹肌肉瘤、血管周上皮细胞肉瘤等，后者包括腺肉瘤及癌肉瘤。腺肉瘤指肉瘤内有非癌性的腺体存在，癌肉瘤则指肉瘤内的上皮成分也是恶性，即有癌也有肉瘤（以往也称为恶性混合性苗勒管肿瘤）。腺肉瘤的肉瘤成分可以是上述肉瘤中的任何成分，故其临床表现、治疗及预后也基本同相应的肉瘤；癌肉瘤从理论上讲，其肉瘤成分也可以是上述肉瘤的任何成分，但近年来的研究显示癌肉瘤主要起源于上皮组织，其免疫组化染色、转移方式、对铂类化疗敏感性及复发行为等均与差分化腺癌相似,其肉瘤部分被认为是癌去分化的结果，因此被认为是未分化的伴有肉瘤化生的上皮性子宫体癌（undifferentiated epithelial uterine carcinoma），而被归入子宫体癌章节，临床处理基本同癌。在子宫肉瘤中，LMS最常见，约占子宫肉瘤的60%，其次为ESS，好发于绝经前后的女性，腺肉瘤最少见，仅占子宫肉瘤的

6%，主要发生在较年轻女性中。

目前采用的 2003 年 WHO 分类：LMS；ESS（包括子宫内膜间质结节、低级别 ESS 及未分化子宫内膜肉瘤）；其他间叶性肉瘤（包括横纹肌肉瘤、血管周上皮细胞肉瘤等）。2009年的 NCCN 指南中也基本采用了该分类方法。但在最新的 2014 年 WHO 的分类中做了一定修改。

2014 年 WHO 子宫间叶肿瘤（mesenchymal tumours）分类如下。

1. 子宫平滑肌肿瘤　分为 3 类。

（1）子宫平滑肌瘤（leiomyoma）：是良性肿瘤。

（2）恶性潜能未定的子宫平滑肌肿瘤（smooth muscle tumour of uncertain malignant potential）：是可能恶性的肿瘤。

（3）LMS：是恶性平滑肌肿瘤，细胞常为纺锤样，偶见上皮样或黏液样特征。

2. 子宫内膜间质及相关肿瘤　分为 5 类。

（1）子宫内膜间质结节：是由增生期子宫内膜间质细胞样细胞构成的良性子宫内膜间质肿瘤，肿瘤境界清楚，可见指状突起（＜3mm），无脉管浸润。

（2）低级别 ESS：是由增生期子宫内膜间质细胞样细胞构成的恶性子宫内膜间质肿瘤，伴有子宫肌层及血管淋巴管间隙浸润，核分裂指数常＜5 个/10HPF。

（3）高级别 ESS：是由圆形细胞或伴有低级别纺锤样细胞构成的子宫内膜间质演变而来的高级别恶性肿瘤，核分裂指数常＞10 个/10HPF。

（4）未分化子宫肉瘤：肿瘤起源于子宫内膜或子宫肌层，不像子宫内膜的间质细胞，也没有特殊的分化类型，伴有高度恶性的细胞特征。

（5）卵巢性索肿瘤样子宫肿瘤：是与卵巢性索肿瘤相似，但没有子宫内膜间质成分，有潜在恶性的肿瘤。以往将其归为杂类肿瘤，应不属于严格意义上的子宫内膜间质肿瘤。

3. 杂类间叶肿瘤　包括横纹肌肉瘤、血管周上皮样细胞肿瘤等。

三、分期

因子宫肉瘤相对少见，2009 年之前 FIGO 并没有建立单独的子宫肉瘤分期系统，而是借用国际抗癌协会及美国癌症联合委员会（UICC-AJCC, 1994）及 FIGO（1988）子宫内膜癌的手术病理分期系统，但这两个分期系统并不适合子宫肉瘤分期。癌与肉瘤的组织学起源明显不同，其生物学特性、转移方式、预后因素均存在明显差异，故 2009 年 FIGO 对子宫肉瘤做出了新的分类（表 3-5）。

表 3-5　2009 年 FIGO 子宫肉瘤的临床分期

LMS/ESS
Ⅰ期：癌肿局限于子宫
ⅠA：肿瘤最大径线≤5cm
ⅠB：肿瘤最大径线＞5cm
Ⅱ期：癌肿扩散至子宫外，但在盆腔内
ⅡA：肿瘤累及附件
ⅡB：肿瘤累及其他盆腔组织

Ⅲ期：肿瘤已超出盆腔，累及腹腔组织

　　ⅢA：仅一处腹腔受累

　　ⅢB：超过一处腹腔受累

　　ⅢC：区域淋巴结有转移

Ⅳ期：肿瘤侵犯膀胱或直肠黏膜，或有远处转移

　　ⅣA：肿瘤侵犯膀胱或直肠黏膜

　　ⅣB：远处转移

腺肉瘤

Ⅰ期：癌肿局限于子宫

　　ⅠA：肿瘤局限于子宫内膜/子宫颈内膜

　　ⅠB：肿瘤累及<1/2肌层

　　ⅠC：肿瘤累及≥1/2肌层

Ⅱ期：癌肿扩散至子宫外，但在盆腔内

　　ⅡA：肿瘤累及附件

　　ⅡB：肿瘤累及其他盆腔组织

Ⅲ期：肿瘤已超出盆腔，累及腹腔组织

　　ⅢA：仅一处腹腔受累

　　ⅢB：超过一处腹腔受累

　　ⅢC：区域淋巴结有转移

Ⅳ期：肿瘤侵犯膀胱或直肠黏膜或有远处转移

　　ⅣA：肿瘤侵犯膀胱或直肠黏膜

　　ⅣB：远处转移

　　此次对 LMS 及 ESS 的分期，在Ⅰ期中强调了肿瘤大小的意义，研究表明，若肿瘤超过 5cm，出现淋巴结转移的概率明显增加，5 年生存率则明显下降；Ⅱ期患者也不以子宫颈被累及作为分期标准，而是以盆腔扩散作为Ⅱ期，因为子宫肉瘤不像子宫内膜癌是沿内膜表面蔓延生长，而是通过肌层或间质向深部扩散浸润的，因此出现子宫颈累及并不反映肿瘤处于更高级别。

四、各论

　　1. 子宫平滑肌肉瘤（leiomyosarcoma, LMS）　是最常见的子宫肉瘤，占子宫恶性肿瘤的 1%～2%，妇女年发病率为（0.3～0.4）/100 000，有因乳腺癌应用他莫昔芬治疗史的妇女发病率可能更高，多数患者发病年龄超过 50 岁。临床主要表现为阴道出血、子宫肿块及疼痛，肌瘤快速生长，若发生在更年期没用激素补充治疗的妇女应特别重视。多数复发发生在 2 年内，Ⅰ～Ⅱ期患者的复发率达 70%，因主要为血行转移，复发多在肺、肝等部位。LMS 总的 5 年生存率为 15%～25%，Ⅰ～Ⅱ期患者的 5 年生存率为 40%～70%，绝经前妇女的预后可能相对好于绝经后妇女，原发性 LMS 较子宫肌瘤肉瘤变者预后更差。

　　病理特点：来源于子宫肌层或子宫血管的平滑肌细胞，可单独存在或与平滑肌瘤并存，多为单个，体积较大（平均直径达 10cm，仅 25%<5cm），肌壁间多见，仅 5% 起源于子宫颈，与子宫肌层界线不清，切面质软，呈鱼肉样，典型的肌瘤螺旋结构消失，可伴有灶性出血及坏

死。显微镜下可见瘤细胞中重度核异性，核分裂象＞10 个/10HPF，坏死明显，当组织学特点不足以将其划分入良性或恶性时，可诊断为恶性潜能不明确的平滑肌肿瘤。血行播散是平滑肌肉瘤的主要转移途径。免疫组化可见与平滑肌相关的标志物，如 h-caldesmon、SMA 等阳性。

诊断：对更年期及绝经后原有子宫肌瘤生长较快或短时间新长出子宫肌瘤者，应高度怀疑 LMS。LMS 的诊断主要依赖于病理检测，但因 LMS 多无特异性症状，且子宫肌瘤很难也很少做活检，故术前诊断较困难，多在子宫切除后被诊断。无论肿瘤是良性还是恶性，术中应在子宫切除后立即切开标本检查，若发现肌瘤与肌层界线不清，螺旋结构消失，切面呈鱼肉状，质地不均匀，组织糟脆，有出血、坏死，无假包膜，则应送快速病理检查。但最后诊断仍依靠术后石蜡病理检测。有报道显示，在因子宫肌瘤切除子宫的患者中，0.1%～0.3%是 LMS。为明确肿瘤分期，无论在初诊还是复发时，胸腹部及盆腔 CT 或 MRI 应作为常规影像学检查。值得提醒的是，因黏膜下子宫肌瘤常有不规则阴道出血，为排除子宫内膜病变，手术前有些医院会常规诊刮，但如何看懂诊刮病理报告很有讲究。通常的报告内容是关于子宫内膜层的，但若报告"见到梭形细胞"则高度提示可能为 LMS，说明诊刮的组织已超出子宫内膜，只有恶性间叶肿瘤才容易长穿子宫内膜、容易被刮出，此时不宜做宫腔镜手术，以免肿瘤扩散。

治疗：手术是治疗的主要手段，术后辅助化疗有一定作用，但 LMS 对放疗欠敏感，对Ⅰ～Ⅱ期 LMS 患者的术后放疗研究显示，无论是 FFS、OS，还是对局部盆腔肿瘤的控制，放疗均无明显优势，反而增加组织纤维化影响以后的化疗，故不推荐术后放疗。最新的靶向治疗似显示出一定作用。

全子宫＋双附件切除及子宫外病灶切除是主要的手术方式。约 60%的 LMS 被诊断时肿瘤基本局限于子宫体，文献报道治愈率在 20%～60%，主要取决于初次手术切除的满意度。需要提醒的是，当今行微创子宫肌瘤切除术或子宫切除术者极多，切除的标本常需在腹腔内粉碎后才能取出，被粉碎的瘤块难免掉入腹腔，此时若肿瘤为 LMS，则使原本可能是Ⅰ期的肿瘤患者人为扩展为Ⅲ期，因此美国 FDA 已对病理不明确的子宫肿瘤限制实行碎瘤术。笔者最近还遇到 1 例 3 年前在外院行良性子宫肌瘤腹腔镜手术的患者，现发现盆腔包块而再次手术，术中见盆腔腹膜表面有 3 个肌瘤样肿物，大者 8cm，切除后病理报告为"肿物似肌瘤，内夹杂子宫内膜腺体"，结合病史，考虑可能为 3 年前腹腔镜碎瘤时有小块组织掉入盆腔种植所致。试想，良性肿瘤都可以种植播散（彩图 35，彩图 36），恶性肿瘤是否就更容易了，因此我们认为碎瘤术应慎重。盆腔及腹主动脉旁淋巴结切除尚有争议，研究显示，淋巴结切除与否对生存期无明显影响。早期 LMS 患者的淋巴转移率仅为 3%左右，若进行盆腔及腹主动脉旁淋巴结切除，可以将其作为是分期性手术的一部分，但晚期患者淋巴结转移常见，是否切除淋巴结应取决于是否所有肿瘤能被完全切除。如为子宫颈部位的 LMS，则建议行广泛性子宫切除术及双侧盆腔淋巴结切除术和腹主动脉旁淋巴结切除术。关于卵巢的保留，多数专家持不赞成观点，但也有学者认为对早期、无浸润、肿瘤为局部恶变的年轻患者可以保留卵巢，其预后与切除卵巢者无明显区别，但因子宫肌瘤也可受雌激素影响，故保留时应慎重。

因 LMS 具有血行转移的特点，文献报道临床Ⅰ、Ⅱ期的 LMS 术后 3 年内肺转移率高达40.7%，鉴于手术或放疗均为局部治疗，在出现多灶性转移时，化疗更具有治疗优势，因此若 LMS 对化疗敏感，应是术后辅助治疗的最佳方法。以往认为化疗的作用不确定，1985 年的一项针对局部 LMS 进行的随机临床试验，采用多柔比星 $60mg/m^2$，每 3 周重复，连续 8个疗程。结果显示差异并不显著，仅在复发率上似有优势（44%和 61%）。但最近的资料显示

联合化疗可改善预后，有报道多西他赛联合异环磷酰胺治疗能改善软组织肉瘤的预后，但对
LMS 是否有效还不能确定。一项在Ⅰ～Ⅱ期 LMS 患者中采用吉西他滨、多西他赛及多柔比
星联合化疗的Ⅱ期临床试验结果显示效果显著，2 年的 PFS 达到 78%；采用卡铂＋脂质体多
柔比星的Ⅱ期临床试验也显示出有效。另一项采用放化疗联合（实验组采用多柔比星、异环
磷酰胺、顺铂化疗后给予局部放疗，对照组仅用放疗）治疗局限的 LMS 的Ⅲ期临床试验显
示，联合化疗组能显著改善 3 年 PFS（51%和 40%），但 OS 无改善，且该方案毒副作用较大，
应慎重应用。综上所述，目前对 LMS 建议术后适当辅助化疗。主要的化疗单药有多柔比星、
表柔比星、达卡巴嗪（DTIC）、吉西他滨、异环磷酰胺（IFO）、脂质体多柔比星、帕唑帕尼、
替莫唑胺、多西他赛等。目前尚缺乏理想的化疗方案，2015 年 NCCN 首推的方案为多西他赛
（75mg/m², d8）＋吉西他滨（900mg/m², d1、8），每 21d 重复，总反应率达 36%，其次还有多
柔比星＋IFO，多柔比星＋DTIC，吉西他滨＋DTIC 等，研究中采用的化疗方案如表 3-6 所示。

表 3-6　研究中采用的化疗方案

作者	肉瘤//分期//病例	化疗方案	PFS	OS
Pautier et al. (2012)	LMS //Ⅰ～Ⅱ //n=81	多柔比星 50mg/m² d1, IFO 3g/（m²·d）d1～2, DDP75 mg/m² d3，每 21d 重复→RT 和 RT	3 年 PFS：51%和 40%	3 年 OS：81%和 69% P=0.41
Herter et al. (2013)	LMS //Ⅰ～Ⅱ //n=47	吉西他滨 900mg/m² d1、8，多西他赛 75mg/m² d8→多柔比星 60mg/m² 每 21d 重复	2 年 PFS：78%	
Herter et al. (2011)	子宫/卵巢肉瘤//Ⅰ～Ⅳ和复发 //n=40	脂质体多柔比星 40mg/m²，卡铂 AUC6 每 28d 重复	8.6 个月	29.5 个月
Demetri et al. (2009)	脂肪/平滑肌肉瘤//复发 //n=270	trabectidin 1.5mg/m²（每 21d 重复，24h）和 trabectidin 0.58mg/m²（1 次/周，3h）	3.3 个月和 2.3 个月 P=0.0418	13.9 个月和 11.8 个月，P=0.1920
Maki et al. (2007)	软组织肉瘤//转移 //n=122	吉西他滨 900mg/m² d1、多西他赛 75mg/m² d8，每 21d 重复和吉西他滨 1200mg/m²（d1、8，每 3 周 1 次）	6.2 个月和 3.0 个月；P=0.02	17.9 个月和 11.5 个月，P=0.03
Garcia del Muro et al. (2010)	软组织肉瘤//晚期 //n=113	达卡巴嗪 500mg/m²，吉西他滨 1800 mg/m²（每 2 周重复）和达卡巴嗪 1200mg/m²（每隔 21d 重复）	16.8 个月和 8.2 个月；P=0.014	4.2 个月和 2 个月，P=0.005
Van der Graaf et al. (2012)	软组织肉瘤//转移 //n=362	帕唑帕尼 800mg 1 次/日和安慰剂	4.6 个月和 1.6 个月；P<0.0001	12.5 个月和 10.7 个月，P=0.25
Chawla et al. (2011)	软组织/骨肉瘤//复发 //n=711	ridaforolimus 12.5mg（d1～5，每 2 周 1 次）和安慰剂	14.6 个月和 17.7 周；P=0.0001	21.4 个月和 19.2 个月，P=ns

对于复发性 LMS，若肿瘤相对局限，手术切除仍应考虑。化疗也是治疗复发性 LMS 的重要部分，目前尚缺乏针对复发性 LMS 的临床试验，可参考的临床试验多是针对复发或转移性子宫肉瘤的。一项针对软组织肉瘤的 II 期临床研究显示：联合应用吉西他滨及多西他赛的疗效明显优于单用吉西他滨，中位 PFS：6.2 个月和 3.0 个月，$P=0.02$；中位 OS：17.9 个月和 11.5 个月，$P=0.03$，但该方案有超过 40% 的患者不能耐受化疗毒性而中途停药。卡铂联合脂质体多柔比星在治疗晚期及复发患者上，不论在毒性、安全性、有效性方面均显示有优越性，中位 PFS：8.6 个月，中位 OS：29.5 个月，77% 的患者 OS 达到 12 个月。另一项含有 32 个 LMS 患者的 II 期临床试验显示，达卡巴嗪联合吉西他滨比单药吉西他滨疗效更佳，中位 PFS：4.2 个月和 2.0 个月，$P=0.005$，中位 OS：16.8 个月和 8.2 个月，$P=0.014$。表 3-6 总结了主要临床试验数据。

一项采用帕唑帕尼单药治疗转移及复发的软组织肉瘤患者（除外胃肠间质肉瘤）的 III 期临床试验显示，与安慰剂组比较，中位 PFS：4.6 个月和 1.6 个月，$P<0.000\ 1$，OS：12.5 个月和 10.7 个月，$P=0.25$，认为帕唑帕尼是化疗后复发患者的另一种选择。ridaforolimus 是一种 mTOR 的抑制剂，一项将 ridaforolimus 用于晚期骨及软组织肉瘤的 II 期临床试验显示临床获益明显，尤其对 LMS 患者，临床获益率达到了 33.3%。Eribulin 也被报道对晚期或复发的 LMS 出现良好反应。

2. 子宫内膜间质肉瘤（endometrial stromal sarcoma, ESS）　好发于更年期妇女，占子宫肉瘤的 7%～15%，占子宫恶性肿瘤的 0.2%～1%，是由子宫内膜间质细胞发展成的恶性肿瘤。肿瘤常向宫腔突起，呈子宫内膜息肉状或子宫黏膜下平滑肌瘤状，有时可在子宫颈口看到软脆、易出血的息肉样肿物。早期一般无特殊症状，常见阴道不规则出血、子宫增大、下腹疼痛、下坠、阴道分泌物增多等。低级别 ESS 是一种生长迟缓的低度恶性肿瘤，局部复发及远处转移甚至能发生在初次诊断 20 年后。I 期患者 5 年 OS 为 98%，10 年 OS 为 89%，中位复发时间为 65 个月，III～IV 期患者的复发率达 76%，中位复发时间为 9 个月，但总生存率仍可达 66%。高级别 ESS 及未分化子宫肉瘤相对少见，较低级别 ESS 而言肿瘤恶性度更高，体积更大，出血坏死更明显，有的病灶类似子宫内膜癌和子宫中胚叶混合瘤，肉眼可见肌层浸润。5 年 OS 为 25%～55%，II～IV 期患者 5 年 OS 为 0，大多数患者在最初治疗后 6 个月内复发及远处转移，2 年内死亡。

病理特点：低级别 ESS 来源于子宫内膜间质细胞，多数 5～10cm 大小，切面呈鱼肉样淡黄色，子宫肌层和子宫周围血管内可见到有蚯蚓样瘤栓。转移多位于子宫旁及肺，也可见局部浸润和淋巴转移。显微镜下可见瘤细胞像增殖期子宫内膜间质细胞，由小卵圆或梭形细胞组成，细胞呈轻微异型性，核分裂象＜5 个/10HPF，肿瘤内血管较多，肿瘤沿扩张的血管、淋巴管生长，呈舌状浸润周围平滑肌组织。高级别 ESS 及未分化子宫肉瘤瘤体常＞10cm，切面除鱼肉样外还可见坏死、出血，瘤细胞可排列成上皮样细胞巢，常有深肌层浸润及破坏性生长，较易发生淋巴、血行转移，如肺、肝、脾、脑、肾、骨髓等。显微镜下细胞异型性明显，核分裂象活跃，常＞10 个/10HPF，出血坏死常见。ESS 标志性的免疫组化染色是 CD10 阳性，低级别 ESS 的 ER 及 PR 常阳性，高级别 ESS 的 ER、PR 常阴性并伴有细胞核 P53 积聚。

诊断：绝经期前后不规则阴道出血伴子宫内肿物或子宫内肿物突然增大者应高度警惕此病。经阴道彩色多普勒超声检查对鉴别子宫肉瘤和子宫肌瘤有一定帮助；已知或怀疑子宫外病变时可行 MRI 或 CT 检查；可疑的子宫颈赘生物活检或子宫内膜诊刮有助于鉴别诊断，但病理阴性并不能排除此病，因为无子宫肌层组织时低级别 ESS 与子宫内膜间质结节的病理形态极其相似，术前难以区分。宫腔镜检查极易误诊为子宫内膜息肉及黏膜下肌瘤而行宫腔镜电切术，建议对怀疑 ESS 者应避免此操作。应在手术切除子宫或肿块后立即剖视检查，若发现有可疑者送快速病理切片检查，但仍要注意无子宫肌层组织时低级别 ESS 与子宫内膜间质结节的病理形态相似的特点，临床医师要懂得结合临床来判断。

在此，我想介绍一个生动的误诊病例作为经验教训，帮助大家理解。

某患者 51 岁时因不规则阴道出血，B 超发现 5cm "黏膜下肌瘤" 而行宫腔镜电切术，术中将电切下的小块组织送快速病理检查，结果为 "良性"，随即完全电切除肿瘤，但术后常规病理见到电切至肿瘤基底部含子宫肌层的组织中有肿瘤浸润，最终病理诊断为低级别 ESS。医患双方仍未引起重视，至 3 个月后才切除子宫及双附件，术后未行进一步治疗。8 个月后患者出现腹腔内广泛复发伴淋巴结转移，尽管再次手术切除，但不久又出现胸腔、双肺、胸骨等转移，最终转变为高级别 ESS，危及生命。该患者在 49 岁时也曾因宫腔息肉行宫腔镜电切术，病理确诊为子宫内膜息肉。

从该病例中，我们应该可以得出如下经验教训。

（1）患者 2 年前已将宫腔内病灶去除，2 年中又长出 5cm 的宫内肿瘤，且逢更年期，是否应怀疑到恶性肿瘤的可能？

（2）已 51 岁，手术仍选用宫腔镜肿瘤切除而不是全子宫及双附件切除，是否欠妥？选择宫腔镜手术很可能是患者的要求，但医师是否清楚其风险？是否对患者讲清了利弊？

（3）手术医师可能以为做了快速病理检查就可避免风险，但其送快速的组织不含有肿瘤基底部的子宫肌层，加之肿瘤细胞异型性极轻，导致快速病理误诊为良性，但临床医师应懂得结合临床，不能完全依赖病理。有经验的妇科肿瘤医师会追问一下 "是什么良性肿瘤？"，若为子宫内膜间质的，则不能排除恶性可能。

（4）一个低度恶性的 ESS，术后短时间内反复复发并最终转变为高级别 ESS，是否与宫腔镜切瘤术有关？答案应该是肯定的。一方面，肿瘤细胞及小组织块会随着带压力的膨宫液沿输卵管冲入腹腔；另一方面，电切脱落的肿瘤细胞也可在膨宫压力下沿电切创面的开放血管、淋巴管播散，这也就是该患者既有腹腔种植转移，又有淋巴、血行转移的原因。近年来美国 FDA 叫停碎瘤术（morcellation），这应该是道理所在。

治疗：病理类型不同的 ESS，其生物学行为及转移方式也不同，对治疗选择及反应也不同。原则上 ESS 以手术治疗为主，术后根据个体情况辅以内分泌治疗、放疗、化疗等。对于 ESS 而言快速冷冻切片有时难以确诊，故手术医师的临床经验、术中判断也很重要。对于已不能手术者可视具体情况行局部放疗同时辅以化疗或激素治疗。

对于低级别 ESS，手术是第一选择，除可去除肿瘤外，还可进行临床分期、获得病理信息，以决定下一步治疗方案。手术的基本方式倾向于全子宫＋双附件切除。因有可能仅通过手术而达到治愈低级别 ESS 的效果，故也有学者建议行广泛性子宫＋双附件切除甚至可行淋巴结切除，以减少局部复发和不确定性放化疗的概率。因为 ESS 易出现宫旁直接蔓延及血管内瘤栓，并且肿瘤易受雌激素刺激而导致复发，故通常不建议保留卵巢，但对于绝经前的早期低级别 ESS，若患者强烈要求保留卵巢者可酌情保留，有报道认为卵巢保留是 ESS 复发的主要因素之一。

对早期低级别 ESS 患者强烈要求保留生育功能者，有散在的成功生育的个案报道可借鉴，

☆ ☆ ☆ ☆

但分娩后复发率较高，推荐的保留方法为：不要做宫腔镜下肿瘤电切术，采用开腹或腹腔镜方式，切开子宫，完整切除肿瘤及肿瘤周围 2～3cm 的子宫壁组织，仔细修复缝合后，避孕 2 年，严密随访并应用孕激素治疗，一旦分娩后即将子宫切除。对于盆腔淋巴结是否切除仍存在争议，一部分人认为 ESS 早期即可有淋巴结转移，故主张行盆腔及腹主动脉旁淋巴结切除，同时可以准确分期；但另一部分人认为淋巴结切除无助于改善预后，对生存影响不大，尤其在低级别 ESS 者淋巴结转移较少见，故认为可以不切除，仅建议在术中发现有增大的淋巴结或疑有淋巴结转移时进行摘除。对于早期低级别 ESS，手术后仅推荐严密随访，但也有术后补充孕激素治疗降低复发率的报道。

对于晚期或复发的低级别 ESS，如有手术机会仍首选减瘤术，减瘤应尽量彻底，必要时可一并切除被转移的脏器。若 ER、PR 阳性，手术后首选激素药物治疗，有证据表明辅助激素药物治疗能减少复发的风险。主要药物包括高效孕激素：醋酸甲地孕酮、甲羟孕酮；芳香酶抑制剂：来曲唑、阿那曲唑、依西美坦等；GnRH-a：亮丙瑞林、戈舍瑞林、曲普瑞林等。激素治疗的效果与其受体状态相关，有受体表达则相应激素治疗的反应可能就好。孕激素类药对低度恶性 ESS 及部分 PR 阳性的高度恶性 ESS 有较好的反应，但用量较大，一般主张剂量不小于醋酸甲羟孕酮 200mg/d，持续不短于 1 年，故有血液高凝状态或肝功能异常者慎用，必要时加用阿司匹林，同时监测肝功能，以防药物性肝损伤。尽管他莫昔芬为抗雌激素药物，但因其长期应用时有弱的刺激子宫内膜间质细胞作用，故应慎重应用，雌激素替代治疗更应避免。低度恶性 ESS 复发时若相应受体阳性，仍优先考虑激素治疗，即使以往用过激素治疗也可试行应用其他的激素类治疗。但若在激素治疗期间即复发或进展，则应放弃激素治疗选用化疗，推荐以多柔比星为基础的联合方案化疗。

化疗对低级别 ESS 的作用不确定，但也有报道认为化疗可改善早期低级别 ESS 的预后。放疗的作用不确定，一项由欧洲癌症研究治疗机构（EORTC）对 222 例手术后早期子宫肉瘤（LMS＝103，癌肉瘤＝91，ESS＝28）患者进行的Ⅲ期临床试验显示放疗对降低癌肉瘤的复发率可能有益，但对 LMS 及 ESS 无益，故不推荐。总的来说，子宫肉瘤对放射线敏感性较低，但 ESS 对放疗相对敏感，癌肉瘤次之，LMS 最差。文献报道单用放疗很少有 5 年生存者。2015 NCCN 指南中仍推荐对Ⅲ～ⅣA 期 ESS 术后补充激素治疗＋肿瘤照射，但笔者的经验认为放疗尽量滞后可能更好，原因如下：①对于手术中无肉眼癌灶残留者术后放疗是否有作用意见尚不一致，多数人认为放疗可降低局部复发率、延长无瘤生存期，但对长期生存意义不大；②放疗后极易导致局部组织纤维化，而 ESS 是个极易反复复发并通过再次手术或激素＋化疗可能缓解的肿瘤，而放疗后再次手术，不但增加了手术难度及手术并发症，也因组织纤维化使得化疗效果不佳。

对于高度恶性 ESS（高级别 ESS、未分化子宫肉瘤），无论是初治还是复发，手术均是首选的治疗方法，可考虑行最大程度的减瘤术，必要时可切除膀胱、直肠、肺叶、部分肝及脾等，淋巴结的切除应作为满意减瘤的一部分。因缺乏激素受体，激素治疗多不考虑。化疗对高度恶性 ESS 及 ESS 复发（尤其是在激素治疗后复发）患者有一定作用。推荐的药物有 IFO、多柔比星、吉西他滨、多西他赛、脂质体多柔比星、紫杉醇等。IFO（$1.5g/m^2$），d1～5，每 3 周重复，对转移、复发的 ESS 总反应率为 33%（GOG，1996）；多柔比星的总反应率可达 50%。推荐的联合治疗方案为多柔比星＋IFO，放疗作为局部控制或姑息治疗的一部分，可酌情应用。

甲磺酸伊马替尼（格列卫）作为一个络氨酸激酶抑制剂，具有调节细胞增殖、分化的作用。有报道 ESS 表达其相应靶点，认为格列卫有可能成为 ESS 的潜在治疗药物，但也有文献报道 ESS 几乎不表达相应靶点，故用此类药无效。将贝伐单抗加入多西他赛＋吉西他滨方案，也无生存优势。靶向药物是否有作用，还需大样本的临床研究证实。

3. 腺肉瘤（adenosarcoma）　是一种混合了良性上皮成分及恶性间叶成分的肿瘤，主要有两种类型。

（1）低度恶性：含有良性或不典型上皮成分及低度恶性间叶成分的肿瘤，通常呈息肉样生长，平均直径可达 6.5cm，切面实性为主，可有水样或黏液样小囊腔，显微镜下见间质细胞丰富，细胞核异型性轻微，核分裂不活跃。免疫组化染色很像 ESS，有 76% 表达 ER，35% 表达 PR，超过 70% 表达 CD10 和 WT1，通常为低度恶性，预后较好。

（2）高度恶性（也称伴有肉瘤样过度生长的腺肉瘤）：肿瘤含有高级别肉瘤样成分超过 25%，且肿瘤较大、切面鱼肉样并伴有出血坏死、有深肌层浸润或间质成分过度生长，显微镜下可见间质细胞过度生长，高度异型性，核分裂活跃，可见异源性成分，可伴有肌层、血管浸润，免疫组化多不表达 CD10、WT1、ER、PR，但高表达 Ki-67 及 P53，多为高度恶性，预后可能较差。腺肉瘤多发生在绝经后妇女，但也有近 30% 发生在绝经前甚至青春期，症状与 ESS 相似。可能与以往有盆腔放疗史及长期单用雌激素有关，尤其是长期应用他莫昔芬者。腺肉瘤的治疗与其相应的肉瘤治疗基本一致。

4. 癌肉瘤（carcinosarcoma）　占子宫恶性肿瘤约＜5%，已被重新分类至特殊类型子宫体癌范畴，在此简述。多见于绝经后妇女，约 1/3 在诊断时已有子宫外播散，约 1/2 的患者可见肿瘤从子宫颈口脱出。与同期别、低分化的子宫内膜样腺癌相比，其预后可能更差，5 年生存率约为 36.5%，通常在 2 年内复发，年龄大、深肌层浸润者预后更差。癌肉瘤被认为与应用他莫昔芬或长期无对抗的雌激素应用有关，也有报道认为与曾经盆腔放疗有关，距离放疗平均间隔时间为 10～20 年，子宫内膜癌的易感因素也同样适用于癌肉瘤。肿瘤较大，呈息肉状或多发性分叶状向宫腔突出，质软可有囊性变，切面呈灰白色或灰黄色，可见充满黏液的小囊腔，常伴有坏死和出血，常见肌层、淋巴血管浸润及子宫颈累及，如有异源成分，可有砂砾感或骨样坚硬区。镜下见癌和肉瘤样两种成分，并可见过渡形态，癌的成分主要有腺癌和鳞癌，而绝大多数是腺癌（95%），可以是子宫内膜腺癌、透明细胞癌、浆液性腺癌、黏液性腺癌，极少数为鳞癌（5%）；肉瘤成分分为同源性和异源性，同源性肉瘤主要是梭形细胞形成的平滑肌肉瘤，异源性肉瘤除梭形细胞肉瘤外，还含有横纹肌肉瘤、成骨肉瘤、软骨肉瘤或脂肪肉瘤，也可有神经胶质成分，上述各种成分可混合存在，有异源成分时预后更差。子宫肉瘤可发生沿盆腹腔脏器的转移，常侵犯大网膜、腹膜、肠管表面、直肠和膀胱，类似于子宫内膜浆液性乳头状腺癌，晚期浸润周围组织，易发生淋巴结转移，初次手术时盆腔淋巴结转移率达 1/3，腹主动脉旁淋巴结转移率达 1/6。对化疗药物如紫杉醇、铂类等敏感，此点也更接近癌，而不像肉瘤。

对癌肉瘤而言，手术应按卵巢上皮性癌方式进行，早期行分期手术，晚期则行肿瘤细胞减灭术＋大网膜切除术＋盆腹腔淋巴结切除术，术中应留取腹腔液送细胞学检查，探查盆腹腔脏器及淋巴结情况，术后均建议补充化疗，有报道术后补充盆腔放疗较单独手术而言，可明显减少局部复发率，故也有学者建议对病灶相对局限者术后补充放疗。癌肉瘤对化疗有一定敏感性，2007 年 Homesley 等的研究显示，IFO 是最有效的单药化疗药，IFO＋紫杉醇对于晚期癌肉瘤比 DDP＋IFO 方案有效率更高且毒性更低。对于有腹水及盆腔、腹腔转移病灶者可行静脉联合腹腔化疗，化疗方案以能照顾到癌及肉瘤两方面为佳，具体可用：IFO＋紫杉醇、DDP＋IFO、DDP＋VP16＋IFO、DDP＋DTIC 等方案。激素治疗并非常规推荐，但该肿瘤有约 30%表达雌孕激素受体，故也有试行激素治疗的报道。

（周秋明　刘　琦）

参 考 文 献

Abeler VM, Royne O, Thorsen S, et al, 2009. Uterine sarcomas in Norway. A histopathological and prognostic survey of a total population from 1970 to 2000 including 419 patients. Histopathology, 54:355-364.

Amant F, Floquet A, Friedlander M, et al, 2014. GCIG (Gynecological Cancer Inter Group) consensus review for endometrial stromal sarcoma. Int J Gynecol Cancer, 24(3):67-72.

Amant F. Moerman P, Neven P, et al, 2005. Endometrial cancer. Lancet, 366:491-505.

Bai H, Yang J, Cao D, et al, 2014. Ovary and uterus-sparing procedures for low-grade endometrial stromal sarcoma: a retrospective study of 153cases. Gynecol Oncol, 132(3):654-660.

Brown L, 2008. Pathology of uterine malignancies. Clin Oncol, 20:433-447.

Chawla S, Staddon A, Baker L, et al, 2012. Phase II study of the mammalian target of rapamycin inhibitor ridaforolimus in patients with adcanced bone and soft tissue sarcomas. J Clin Oncol, 30:78-84.

Cheng X, Yang G, Schmeler KM, et al, 2011. Recurrence patterns and prognosis of endometrial stromal sarcoma and the potential of tyrosine kinase-inhibiting therapy. Gynecol Oncol, 121:323-327.

D'Angelo E, Part J, 2010. Uterine sarcomas: a review. Gynecol Oncol, 116:131-139.

Dahhan T, Fons G, Buist MR, et al, 2009. The efficacy of hormonal treatment for residual or recurrent low-grade endometrial stromal sarcoma. A retrospective study. Eur J Obstet Gynecol Reprod Biol, 144(1): 80-84.

Dizon DS, Birrer MJ, 2014. Advances in the diagnosis and treatment of uterine sarcomas. Discov Med, 17(96):339-345.

El-Khalfaoui K, du Bois A, Heitz F, et al, 2014. Current and future options in the management and treatment of uterine sarcoma. Ther Adv Med Oncol, 6(1):21-28.

Feng W, Hua K, Malpica A, et al, 2013. Stages I to II WHO 2003-defined low-grade endometrial stromal sarcoma: how much primary therapy is needed and how little is enough? Int J Gynecol Cancer, 23(3): 488-493.

Gadducci A , Satori E, Landoni F, et al, 1996. Endometrial stromal sarcoma: analysis of treatment failures and survival. Gynecol Oncol, 63:247-253.

Gadducci A, Cosio S, Romanini A, et al, 2008. The management of patients with uterine sarcoma: a debated clinical challenge. Crit Rev Oncol Hematol, 65(2):129-142.

Gadducci A, 2011. Prognostic factors in uterine sarcoma. Best Pract Res Clin Obstet Gyneacol，25:783-795.

Garcia del Muro X, Pousa A, Maurel J, et al，2011. Randomized phase II study comparing gemcitabine plus dacarbazine versus dacarbazine alone in patients with prviousely treated. soft tissue sarcoma: a Spanish Group for Research on Sarcomas Study. J Clin Oncol, 29:2528-2533.

Harter P, Canzler U, Lueck H, et al, 2011. Pegylated liposomal doxorubicin and carboplatin in malignant mixed epithelial mesenchymal gynecologic tumors: a phase II trial of the AGO study group. J Clin Oncol, 29(Suppl): abstract 5093.

Hensley M, Wathen J, Maki R, et al, 2013. Adjuvant therapy for high-grade, uterus-limited leiomyosarcoma: Results of a phase 2 trial(SARC005). Cancer, 119:1555-1561.

Hyman DM, Grisham RN, Hensley ML, 2014. Management of advanced uterine leiomyosarcoma. Curr Opin Oncol, 26(4):422-427.

Koskas M, Morice P, Yazbeck C, et al, 2009. Conservative management of low-grade endometrial stromal sarcoma followed by pregnancy and severe recurrence. Anticancer Res, 29(10):4147-4150.

Kurman RJ, Carcangiu ML, Herrington CS,et al, 2014. World Health Organization Classification of Tumours. 4th Edition. WHO Classification of Tumours of Female Reproductive Organs. Tumours of the uterine corpus. Lyon: IARC Press:121-154.

Maki R, Wathen K, Patel S, et al, 2007. Randomized phase II study of gemcitabine and docetaxel compared with gemcitabine alone in patients with metastatic soft tissue sarcomas: result of sarcoa Allianace for Reserch Through Collaboration Study 002. J Clin Oncol, 25:2755-2763.

Maluf FC, Sabatini P, Schwartz L, et al, 2001. Endomtial stromal sarcoma: objective response to letrozole. Gynecol Oncol, 82:384-388.

Park JY, Kim DY, Kim JH, et al, 2011. The impact of tumor morcellation during surgery on the outcomes of patients with apparently early low-grade endometrial stromal sarcoma of the uterus. Ann Surg Oncol, 18(12):3453-3461.

Pautier P, Floguet A, Gladieff L, et al, 2012. A randomized clinical trial of adjuvant chemotherapy with doxorubicin, ifosfamide and cisplatin followed by radiotherapy versus radiotherapy alone in patients with localized uterine asrcomas (SARCGYN study). A study of the French Sarcoma Group. Ann Oncol, 24:1099-1104.

Rauh-Hain JA, del Carmen MG, 2013. Endometrial stromal sarcoma: asystematic review. Obstet Gynecol, 122(3):676-683.

Reed NS, Mangioni C, Malmstrom H, et al, 2008. Phase III randomized study to evaluate the role of adjuvant pelvic radiotherapy in the treatment of uterine sarcomas stages I and II: an European organization for Research and Treatment of Cancer Gynaecological Cancer Group Study(protocol 55874). Eur J Cancer, 44:808-818.

Sardinha R, Hernández T, Fraile S, et al, 2013. Endometrial stromal tumors: immunohistochemical and molecular analysis of potential targets of tyrosine kinase inhibitors. Clin Sarcoma Res, 3(1):3-13.

Shi Y, Liu Z, Peng Z, et al, 2008. The diagnosis and treatment of Mullerian adenosarcoma of the uterus. Aust N Z J Obstet Gynaecol, 48(6):596-600.

Spano JP, Soria JC, Kambouchner M, et al, 2003. Long-term survival of patients given hormonal therapy for metastatic endometrial stromal sarcoma. Med Oncol, 20:87-93.

Van dei Graaf W, Blay J, Chawla S, et al, 2012. Pazopanib for metastatic soft-tissue sarcoma: a randomized, doble-blind, placebo-controlled phase 3 trial. Lancet, 379:18879-18886.

Yan L, Tian Y, Fu Y, et al, 2010. Successful pregnancy after fertility-preserving surgery for endometrial stromal sarcoma. Fertil Steril, 93(1):269.e1-3.

第4章
卵巢恶性肿瘤

第一节 概　况

卵巢恶性肿瘤是指构成卵巢的细胞产生的恶性肿瘤，主要包括表面上皮细胞、生殖细胞、性索细胞、非卵巢特异性软组织细胞等，而由其他器官（多见于乳腺及胃肠）转移到卵巢的癌并不是真正意义上的卵巢癌。通俗意义上，常用上皮起源的"卵巢癌"替代卵巢恶性肿瘤。世界范围内，卵巢癌是位居女性第五大死亡率的癌症，在妇科恶性肿瘤中发病率位居第二、死亡率位居第一。在过去50年中总体生存进展不大，上皮性卵巢癌占了卵巢癌的75%，导致了90%的卵巢癌相关死亡。2012年全球新发病例240 000例，死亡140 000例，且新发病例逐年增加；2016年美国新发病例22 280例，死亡14 240例。流行病学研究显示，妇女一生患卵巢癌的风险约为1.4%。在接受手术的附件包块患者中，13%~21%最终确诊为卵巢癌。由于卵巢癌深居盆腔，缺乏早期症状及有效的筛查手段，被确诊时多数已达晚期，故总的5年生存率只有45%。

一、不同年龄段附件包块的类型

胎儿期时偶可见受母体激素刺激而产生的卵巢囊肿，这种囊肿多为初始卵泡并在出生后的3~6个月时消失，无须处理。月经来潮前出现的妇科肿瘤少见，此阶段相对常见的腹部肿瘤是肾母细胞瘤及神经母细胞瘤，卵巢肿瘤几乎均为生殖细胞肿瘤，其中畸胎瘤及无性细胞瘤占21%~35%，也有部分为幼年型颗粒细胞瘤，多以性早熟就诊而发现。

青春期更易出现的是功能性卵巢囊肿，通常在3~6cm。生殖细胞瘤是最常见的附件包块，囊性畸胎瘤占多数。其他不常见的附件包块还有中肾管残留囊肿，因月经来潮，一些由于生殖道发育异常引起的包块也被发现，如处女膜闭锁导致的盆腔积血或粘连性包块。

育龄期妇女的盆腔包块以良性多见，可来源于妇科及邻近妇科的任何组织器官。与妊娠相关的盆腔包块包括异位妊娠、黄体及黄素囊肿甚至黄体瘤，可通过HCG检测予以鉴别，此外还要想到妊娠滋养细胞肿瘤的可能。绝经前期的妇女患恶性盆腔包块的概率为6%~11%，在此年龄段最常见的卵巢包块为功能性囊肿，如滤泡囊肿、黄体囊肿，此外还有子宫内膜囊肿及多发性滤泡囊肿，炎性包块也可见。囊肿中主要为浆液性、黏液性囊腺瘤及囊性畸胎瘤。实性肿瘤中以良性的Brenner瘤、纤维瘤及恶性肿瘤为多见。

围绝经期及绝经后期的妇女出现盆腔包块时尽管多为良性，肿瘤类型以上皮性瘤如浆液性、黏液性囊腺瘤为主，也可见到生殖细胞肿瘤及间质肿瘤，但仍有29%~35%的恶性可能。

☆☆☆☆

年龄偏大伴有腹水、双附件包块时，其患恶性肿瘤的风险更大，包块的大小在此年龄段也与恶性肿瘤的风险呈正相关，统计显示，在超过10cm的卵巢包块中，约2/3为恶性肿瘤。

卵巢转移癌也不容忽视，其原发癌多起源于乳腺、结直肠、胃、胰腺，有统计显示，50%～90%的卵巢转移癌来源于乳腺及胃肠肿瘤，在没有妇科肿瘤病史而出现附件包块的妇女中，约1/5为恶性，其中的60%为转移癌。

二、卵巢癌的流行病学

妇女一生中患卵巢癌的概率为1.4%（1/70）；若有1个一级亲属（母女、姐妹）患卵巢癌，其终身患病风险增加到5%；若有≥2个一级亲属患病，风险上升至7%；如果是 $BRCA1/2$ 相关的遗传性卵巢癌家族，其风险增加到40%左右；有遗传性非息肉性结直肠癌综合征（HNPCC）家族史者，其卵巢癌的发病率也会增加，约为12%。卵巢癌中约90%为上皮性卵巢癌，2000～2004年年龄调整后的平均年发病率为13.5/100 000，平均年死亡率为8.9/100 000，仅有不足40%的卵巢癌可能被治愈，是妇科癌症致死的主要原因。流行病学研究显示卵巢癌可能与下列因素有关。

1. **年龄及种族因素**　不同类型的卵巢癌年龄分布也不同。卵巢上皮性癌40岁以下者其发病率、死亡率均较低，40岁以后迅速增加，近70%的卵巢癌患者被确诊时年龄多在60～70岁，平均诊断年龄为63岁，70岁以后又逐渐下降，年龄越大的上皮性卵巢癌与激素的相关性就越少、分期越晚、分化越低（表4-1）、预后就越差（图4-1）；性索间质肿瘤类似于卵巢上皮性癌，随年龄增长而上升；生殖细胞肿瘤多见于20岁以下的年轻女性。卵巢癌发病与种族也有关，上皮性癌在白种人中发病率明显高于黑种人及黄种人，因此，欧美、斯勘地那维亚等国家的发病率明显高于非洲国家及亚洲国家（图4-2）；而生殖细胞肿瘤在黄种人及黑种人中发病率明显高于白种人，因此，在亚洲、非洲国家的发病率高于欧洲、美洲国家。

表4-1　年龄发病率与分期、分化的关系（SEER DATA 1988～2001年）

	总计（$n=28\ 165$）（%）	年龄<30岁（$n=400$）（%）	年龄30～60岁（$n=$11 601）（%）	年龄>60岁（$n=16\ 164$）（%）
Ⅰ期	22	58	31	15
Ⅱ期	8	8	9	8
Ⅲ期	36	19	34	38
Ⅳ期	34	16	26	40
G_1	9	34	12	5
G_2	18	24	21	16
G_3	44	13	44	45
未知的	29	29	23	34

Chan JK, Urban R, Cheung MK, et al, 2006. Ovarian cancer in younger vs older women: a population-based analysis. 95(10):1314-1320.

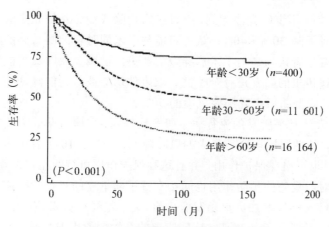

图 4-1　年龄与生存率的关系

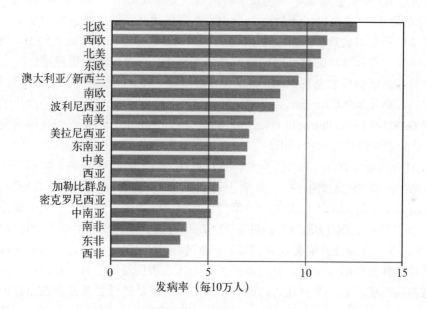

图 4-2　年龄标化的世界卵巢癌发病率（每 10 万人，所有年龄）

Ferlay J, Bray F, Pisani P, et al, 2001. GLOBOCAN 2000: cancer incidence, mortality and prevalence worldwide. IARC Cancer Base No. 5. Lyon: IARC.）

2. 月经及生育因素　晚绝经也可能增加卵巢癌患病的风险，但初潮早是否增加此风险尚不确定，有报道有弱相关性。单身或未生育的妇女卵巢癌发病率高，妊娠可降低卵巢癌患病风险，年轻时妊娠并在≤25 岁初次分娩、哺乳、口服避孕药，可降低 30%～60% 的卵巢癌风险；相反，不孕或初产年龄＞35 岁则增加风险。一次妊娠可使卵巢癌的相对风险性降低为 0.6～0.8，此后每妊娠一次还可额外降低 10%～15% 的风险，足月妊娠分娩对降低卵巢癌风险的影响最大，而非足月妊娠影响较小。一项研究显示，未避孕也未妊娠超过 10 年的性活跃期妇女其患卵巢癌的风险是普通妇女的 6 倍，尤其在长期排卵而不孕者。也有研究认为应用促生育药物可能与卵巢癌发病有关，但不确定。母乳喂养也有报道可降低卵巢癌的风险，其机制可能与排卵抑制、促性腺激素水平降低有关。

☆★☆☆☆

3. **妇科手术因素** 不少研究注意到，有过子宫切除或输卵管结扎史的患者其患卵巢癌的风险较无此类手术者下降 30%～40%，认为可能与手术同时将肉眼看到的不良卵巢表现给予了处理有关，但也有学者认为是与手术后导致的卵巢血供减少及卵巢功能的下降有关。有家族卵巢癌、乳腺癌遗传史的妇女进行全子宫、双附件切除被认为能降低随后患卵巢上皮性癌风险的 80%～95%，降低随后患乳腺癌风险的 50%。

4. **女性激素因素** 几乎所有的流行病学研究均提示，口服避孕药无论剂量大小均可降低卵巢癌的发病风险，长期服用可获得最大的风险降低，服用≥10 年者可达到最大风险降低的 80%，即便仅用数月也可出现保护作用，并且这种保护作用可持续至停服避孕药后的许多年。多产及口服避孕药对卵巢癌的预防作用也间接支持了卵巢癌的"持续排卵、促性腺激素"学说，过多的促性腺激素分泌，增加卵巢癌发病风险。关于绝经后激素补充治疗（hormone therapy, HT）与卵巢癌发病风险的关系不确切，比较肯定的是短期使用 HT 不会增加卵巢癌发生的危险，但长期应用 HT 是否会增加卵巢癌发生的危险性文献报道不一致，多数倾向于可能相关，这又与"促性腺激素"学说产生了矛盾，因为 HT 能降低绝经后的促性腺激素水平，理论上应该能降低卵巢癌的发病风险。提倡加入孕激素的 HT，要比单独应用雌激素的 HT 明显降低卵巢癌的发病风险。有报道辅助生育对卵巢的刺激可能增加卵巢交界瘤的风险。

雄激素对卵巢癌的产生也有影响，卵巢含有雄激素受体，过高的雄激素水平可刺激卵巢，增加卵巢癌的发病风险。Cottreau 等报道采用达那唑（一种合成的雄激素）治疗子宫内膜异位症比采用 GnRH-a（gonadotropin releasing hormone analogue）治疗，卵巢癌的发病风险要高 3.2 倍。孕激素对卵巢有保护作用。

5. **宿主遗传因素** 10%～15% 的早发卵巢癌被认为可能与遗传有关。大部分遗传性卵巢癌与基因 *BRCA1/2* 的突变有关，医学上称为遗传性乳腺-卵巢癌综合征（hereditary breast-ovarian cancer syndrom, HBOCS），携带该基因突变的妇女，一生中患卵巢癌的危险性高达 40%（*BRCA1*）、20%（*BRCA2*），将近有 10% 的侵袭性卵巢上皮性癌与 *BRCA1/2* 基因突变有关。*BRCA* 基因作为经典的肿瘤抑制基因，通过对 DNA 双链损伤进行有效和准确的修复来保真、维持物种基因的稳定性，其功能的丢失意味着遗传基因正常的稳定性可能受损，导致相关肿瘤容易形成。另一个被认为与遗传相关的卵巢癌是遗传性非息肉性结直肠癌综合征（hereditary nonpolyposis colorectal cancer syndrom, HNPCC, Lynch syndrome Ⅱ），其一生患卵巢癌的风险约为 12%，该病由 DNA 错配修复基因（mismatch repair gene, *MMR*）突变而致，携带此突变基因的妇女不但易患结直肠癌，而且也易产生子宫内膜癌、卵巢癌或生殖泌尿道肿瘤，卵巢上皮性癌可见于约 10% 的 Lynch 综合征妇女中，且发病年龄明显偏小。该基因突变时细胞的错配修复功能缺失，DNA 复制错误增加，基因组 DNA 微卫星序列出现不稳定（MSI），从而导致细胞向肿瘤转化。*MMR* 有多种突变型，其中与卵巢癌最相关的为 *MSH2*，但也有研究显示在 98 例 <40 岁的上皮性卵巢癌患者中，2 例 MLH1/PMS2 表达丢失，1 例 MSH2/MSH6 表达丢失，3 例 MSH6 表达丢失。

6. **吸烟及饮食因素** 卵巢对香烟也很敏感，有研究显示，每日吸 20 支香烟的妇女，闭经早，卵巢癌发病率高，尤其对卵巢黏液性癌。促成卵巢癌的所有高危因素对黏液性肿瘤影响均不大，但吸烟是黏液性癌明显的高危因素，有报道吸烟可 3 倍增加黏液性卵巢肿瘤的发病率。饮食与卵巢癌的关系不明显，也有报道肥胖及动物脂肪摄入过多可能与卵巢癌发病有关，Renehan 等在 2008 年 *Lancet* 上发表的一篇荟萃分析显示：肥胖很有可能成为多种癌症的致癌首因，他认为，三个激素系统（胰岛素-胰岛素样生长因子、性激素、脂肪因子）可能参与其中，而这三个系统同样也是卵巢上皮性癌的可能致病因素，而富含维生素A、胡萝卜素的饮食，经常户外活动接触阳光使体内产生的天然维生素 D 增加，对降低卵巢癌发病有益。

7. 妇科相关疾病因素　子宫内膜异位症与盆腔炎性疾病也被认为与卵巢癌发病相关。子宫内膜异位症与透明细胞癌、子宫内膜样癌明显相关，而盆腔炎所产生的致炎因子同样有致癌作用，应用抗炎药物，如阿司匹林、非甾体抗炎药（NSAID），则对卵巢有保护作用。

8. 其他因素　单身者的卵巢癌发病率较已婚者高 60%～70%。A 型血者卵巢癌发病率较 O 型血者高。精神因素对卵巢癌的发生发展有一定影响，性格急躁、长期精神刺激可导致宿主免疫监视系统受损，促进肿瘤发生。经常接触滑石粉、石棉的人患卵巢癌的概率较高。

三、卵巢肿瘤的分类及分期

1973 年 FIGO 首次发布卵巢癌、输卵管癌和腹膜癌的分期，1988 年有过一次修订，2014 年为第 3 次修订。卵巢癌不是一种单纯的疾病，包括数种临床和病理特点迥异的肿瘤。约 90% 为恶性上皮性癌，根据组织学、免疫组化和分子遗传学分析，至少有 5 种主要类型：高级别浆液性癌（HGSC，70%）、子宫内膜样癌（EC，10%）、透明细胞癌（CCC，10%）、黏液性癌（MC，3%）和低级别浆液性癌（LGSC，<5%）。恶性生殖细胞肿瘤（主要为无性细胞瘤，卵黄囊瘤，未成熟畸胎瘤）约占 3%，恶性潜能的性索间质肿瘤（主要是颗粒细胞瘤）占 1%～2%。

原发性输卵管癌和原发性腹膜癌比较罕见，与 HGSC 有很多相似的临床及形态特点，且主要发生在 *BRCA1/2* 遗传变异的女性中。大量证据发现这些肿瘤主要为输卵管起源。而散发的 HGSC 则有多种来源可能。既往"苗勒管新生化生（mullerian neometaplasia）"的概念得到更多证据支持。而绝大部分 EC 和 CCC 则可能来源于子宫内膜异位症。

FIGO 目前达成一致的卵巢癌组织学类型如下：

（1）上皮性癌（按频率顺序排列）：高级别浆液性癌、子宫内膜样癌、透明细胞癌、黏液性癌、低级别浆液性癌。注：移行细胞癌目前被认为是 HGSC 的一种变异形态；恶性 Brenner 瘤则被认为是极端罕见的低级别癌。

（2）恶性生殖细胞肿瘤（无性细胞瘤、卵黄囊瘤、未成熟畸胎瘤）。

（3）恶性潜能的性索间质肿瘤（主要是颗粒细胞瘤及含有异源性肉瘤成分的 Sertoli-Leydig 细胞瘤）。

此外，癌肉瘤、交界性上皮性肿瘤及卵巢转移癌也应一并考虑。2014 年 NCCN 指南为便于临床诊治仅将其分为两大类：上皮性肿瘤及少见病理类型肿瘤（less common ovarian histopathologies, LCOH）（生殖细胞肿瘤、卵巢性索间质肿瘤、癌肉瘤、交界性上皮性肿瘤），但在 2016 年 NCCN 指南中又将上皮性肿瘤中的黏液性腺癌、透明细胞癌和低级别浆液性癌、子宫内膜样腺癌归于 LCOH，以便更好地针对不同的分子类型给予不同的治疗。因输卵管癌及原发性腹膜癌在病因、病理、临床表现及治疗上与卵巢上皮性癌相似，故一并讨论。

卵巢肿瘤的分期为手术-病理分期，准确的组织病理诊断对于卵巢癌的成功分期及治疗至关重要。2014 年，FIGO 妇科肿瘤委员会对卵巢癌的分期再次修订（表 4-2），尽量将所有肿瘤类型共享的最相关的预后因素考虑在内，以提高它的可用性和可重复性，但在诊断和分期的时候，仍应清楚说明具体卵巢癌的组织类型。历次 FIGO 分期及本次修订的原则都是依据循证医学新的证据进行的，证据获得的局限性决定分期不可能尽善尽美或每一条目均有充分的证据来支持，但 FIGO 仍会努力完善，继续修订。

表 4-2　2014 年 FIGO 卵巢癌、输卵管癌和腹膜癌的手术–病理分期系统及相应的 TNM

I	肿瘤局限于卵巢或输卵管	T_1
I A	肿瘤局限于一侧卵巢（未累及包膜）或一侧输卵管，卵巢或输卵管表面没有肿瘤，腹水或腹腔冲洗液中没有恶性细胞	$T_{1a}-N_0-M_0$
I B	肿瘤局限于双侧卵巢（未累及包膜）或双侧输卵管，卵巢或输卵管表面没有肿瘤，腹水或腹腔冲洗液中没有恶性细胞	$T_{1b}-N_0-M_0$
I C	肿瘤局限于一侧或双侧卵巢或输卵管，有如下情况之一	T_{1c}
I C_1	术中手术导致肿瘤破裂	$T_{1c1}-N_0-M_0$
I C_2	术前肿瘤包膜破裂，或者卵巢或输卵管表面出现肿瘤	$T_{1c2}-N0-M0$
I C_3	腹水或腹腔冲洗液中出现恶性细胞	$T_{1c3}-N_0-M_0$
II	肿瘤累及一侧或双侧卵巢或输卵管，伴有盆腔蔓延（在骨盆缘以下）或原发性腹膜癌（T_p）	T_2
II A	肿瘤蔓延至和（或）种植于子宫和（或）输卵管和（或）卵巢	$T_{2a}-N_0-M_0$
II B	肿瘤蔓延至盆腔的其他腹膜内组织	$T_{2b}-N_0-M_0$
III	肿瘤累及一侧或双侧卵巢或输卵管，或原发性腹膜癌，伴有细胞学或组织学确认的盆腔外腹膜播散，和（或）转移至腹膜后淋巴结	T_3
IIIA	转移至腹膜后淋巴结，伴有或不伴有骨盆外腹膜的微小转移	$T_{3a}-N_0/N_1-M_0$
IIIA$_1$	仅有腹膜后淋巴结阳性（细胞学或组织学确认）	$T_{3a1}-N_1-M_0$
IIIA$_1$(i)	转移灶最大直径≤10mm（注意是肿瘤直径而非淋巴结直径）	
IIIA$_1$(ii)	转移灶最大直径>10mm	
IIIA$_2$	骨盆外（骨盆缘之上）累及腹膜的微小转移，伴有或不伴有腹膜后淋巴结阳性	$T_{3a2}-N_0/N_1-M_0$
IIIB	骨盆缘外累及腹膜的大块转移，最大直径≤2cm，伴有或不伴有腹膜后淋巴结阳性	$T_{3b}-N_0/N_1-M_0$
IIIC	骨盆缘外累及腹膜的大块转移，最大直径>2cm，伴有或不伴有腹膜后淋巴结阳性（包括肿瘤蔓延至肝和脾包膜，但无转移到脏器实质）	$T_{3c}-N_0/N_1-M_0$
IV	腹腔之外的远处转移 IVA：胸腔积液细胞学阳性 IVB：转移至腹腔外器官（包括腹股沟淋巴结和腹腔外淋巴结），脏器实质转移属于IVB 期	任何 T，任何 N，M_1

引自 Gynecol Oncol.2014;133(3):401-404.

注：①如有可能就应该标注原发部位。②应该记录组织学类型。③分期包括对III期的修订。分配至IIIA$_1$ 期的情况基于肿瘤播散至腹膜后淋巴结但没有腹腔内播散，因为对这些患者的分析发现她们的生存显著优于那些有腹腔内转移的情况。④腹膜后淋巴结的受累必须通过组织学或细胞学确诊。⑤从大网膜转移至脾脏或肝脏的情况（IIIC 期）应该和那些脾脏或肝脏实质孤立转移的情况（IV B 期）相鉴别

2014 新分期的依据和注意点如下：

（1）I 期的修订：I A 期定义无变动，排除 I 期腹膜癌。I B 期也无改动，仅占 I 期的

1%～5%。ⅠC 期纳入了医学干预对分期的影响，提示临床医师要慎重选择穿刺、微创术中主动破坏肿瘤完整性等举措。IC_1、IC_2 和 IC_3 分别代表手术导致的肿瘤破裂、肿瘤自发破裂或卵巢、输卵管表面有肿瘤和腹水细胞学阳性。有研究发现，术中肿瘤破裂的预后要比包膜完整的情况差，一项多元分析中，包膜破裂和细胞学阳性都是无疾病生存的不良预后因素。卵巢或输卵管的表面受累指赘生物中含有直接从破裂的卵巢包膜内流出的癌细胞。

（2）Ⅱ期的修订：Ⅱ期卵巢癌的定义仍有争议。它欲包括的是其肿瘤直接蔓延而不是扩散至其他盆腔器官的少部分卵巢癌患者，但此期常无法与类似Ⅲ期患者扩散至盆腔腹膜的患者相区别。通过肠壁侵袭至肠道黏膜的疾病应升级至ⅣB 期。Ⅱ期的定义为肿瘤扩散或转移至卵巢外/输卵管外的盆腔器官。Ⅱ期在卵巢癌中所占比例＜10%，分为ⅡA 期及ⅡB期，剔除了ⅡC 期。FIGO 肿瘤委员会认为乙状结肠属于盆腔器官，孤立的乙状结肠受累仍为Ⅱ期；目前没有证据和生物学依据将镜下盆腔腹膜转移或肉眼可见的盆腔腹膜转移分为IIB_1期和IIB_2期，且Ⅱ期患者术后辅助治疗方法相同，似无再分组必要。

（3）Ⅲ期的修订：约 85% 的卵巢癌表现为Ⅲ期，绝大部分为 HGSC。卵巢癌、输卵管癌、腹膜癌具有沿腹膜表面扩散的特点，可累及盆腔和腹腔腹膜，具体包括网膜、小肠和结肠表面、肠系膜、结肠旁沟、膈下、肝及脾表面的腹膜。2/3 的患者表现出癌性腹水。接受手术-病理分期的患者中，淋巴结病理显示 78% 的晚期患者有淋巴结转移，即使术中外观为Ⅰ期的患者中，也有约 9% 有淋巴结转移，Ⅱ、Ⅲ、Ⅳ期患者中淋巴结转移率为 36%、55% 和 88%。大部分 HGSC 患者就诊时已处于ⅢC 期（84%）。新分期对Ⅲ期进行了修改，如果肿瘤扩散至腹膜后淋巴结但无腹腔内播散，分为$IIIA_1$ 期，$IIIA_1$ 期又分为$IIIA_1$（i）期（转移淋巴结最大直径≤10mm）和$IIIA_1$（ii）期（转移淋巴结最大直径＞10mm），此修订主要基于预后的差异，一些证据表明单独的腹膜后病灶意味着较好预后，为此，新的分期系统通过ⅢA 期分类强调了这一问题。有腹腔腹膜组织受累患者的预后较仅腹膜后淋巴结转移患者的预后差，且建议腹膜后淋巴结转移的范畴不应该局限于腹腔，可包括更高范围的淋巴结受累（如纵隔淋巴结，ⅣB 期）。新分期明确显微镜下盆腔外腹膜受累分为$IIIA_2$；以 2cm 为界，划分ⅢB 期及ⅢC 期。

（4）Ⅳ期的修订：Ⅳ期被定义为远处转移，包括有肝/脾实质转移和其他腹腔外转移。Ⅳ期占 12%～21%，基于预后差异分为肿瘤由网膜蔓延至脾或肝（ⅢC 期）、脏器实质孤立性转移的情况（ⅣB 期）、转移到胸膜及胸腔积液中找到癌细胞（ⅣA 期）。从临床实践的角度出发，存在孤立性肝实质转移和孤立性脾实质转移时可进行细胞减灭术，预后与ⅢC 期相当。FIGO 将肠管浸润、脐部种植结节、肝、脾及肺、骨实质转移均归为ⅣB 期。

第二节 上皮性卵巢癌

上皮性卵巢癌（epithelial ovarian cancer）是发病率最高的卵巢恶性肿瘤，约占卵巢癌的 70% 以上，占成年女性卵巢癌的 90% 以上，低级别卵巢癌被认为是由卵巢表面不断排卵所致的上皮破裂及修复过程中上皮细胞的增生失控导致恶变而产生，排卵后卵巢表面上皮暴露于促性腺激素、性激素及其他化学物质如炎性介质等，这些因素间的微妙作用可能促成其癌变。卵巢表面为单层生发上皮，起源于胚胎时期覆盖在生殖嵴表面的体腔上皮，该上皮具有多潜能属性，能向恶性转化，也能向苗勒管相关的任何细胞类型分化，如向输卵管内膜上皮分化

☆ ☆ ☆ ☆

则产生浆液性癌，向子宫内膜分化产生子宫内膜样癌，向子宫颈黏液上皮分化产生黏液性癌，向富含糖原细胞即像胚胎苗勒上皮又像分泌期子宫内膜腺体分化则产生透明细胞癌，向泌尿道上皮分化则形成移行细胞癌。

一、病理类型

上皮性卵巢癌是卵巢恶性肿瘤中最常见的类型，也是恶性程度最高的妇科肿瘤，其病理类型主要包括浆液性癌、黏液性癌、子宫内膜样癌、透明细胞癌、移行细胞癌、Brenner 瘤、癌肉瘤、鳞癌及未分化癌（详见病理章节），其中浆液性癌（包括腹膜癌）的发病率最高，晚期患者最多；黏液性癌的发病率较低，早期患者多见；而移行细胞癌、Brenner 瘤、鳞癌及未分化癌则相对少见（表 4-3）。

表 4-3　卵巢上皮性癌的病理类型与 FIGO 分期的关系（1991～2007 年）

	Ⅰ期	Ⅱ期	Ⅲ期	Ⅳ期	总计
浆液性癌	5	5	132	41	183
腹膜癌	—	0	41	12	53
癌肉瘤	1	3	17	4	25
子宫内膜样癌	12	5	6	2	25
黏液性癌	6	0	2	0	8
透明细胞癌	11	8	8	5	32
移行细胞癌	2	1	1	0	4
鳞癌	0	0	0	1	1
未分化癌	0	0	1	0	1
混合癌	7	0	9	3	19
总计	44	22	217	68	351

近年来基于一系列形态学和分子遗传学研究，Kurman 等将上皮性卵巢癌分为Ⅰ型和Ⅱ型（表 4-4）。Ⅰ型癌生长缓慢，遗传学比较稳定，很少有拷贝数异常，诊断时病变多局限在卵巢，预后较好，多有从癌前病变逐级演变为癌的过程，即由交界性肿瘤发展而来，相对容易通过常规检查而发现，对化疗可能欠敏感，包括低级别浆液性癌、黏液性癌、子宫内膜样癌、透明细胞癌，特征性的遗传学改变包括 KRAS、BRAF、PTEN 等基因突变为主，但Ⅰ型癌只占上皮性卵巢癌的 25%，占所有卵巢癌死亡的 10%。Ⅱ型癌呈高度侵袭性病程，有高度的遗传学不稳定性，存在基因扩增和缺失，发病快，生长迅速，预后差，卵巢自身多无逐级演变过程，即无癌前病变，多数为来自输卵管伞端上皮的浆液性病变，常规检查难以发现，确诊时常已达临床晚期，对化疗可能较敏感，但易产生肿瘤适应及耐药，主要包括高级别浆液性癌、癌肉瘤、未分化癌，从基因表达状况来看，毫无疑问，高级别子宫内膜样癌也应隶属于Ⅱ型癌。几乎所有的高级别浆液性癌中都有 P53 的突变，其中 40%表现出 BRCA1/2 突变或表观遗传改变，这组肿瘤的特征性遗传学改变是 P53 突变，很少发生 KRAS、BRAF 基因突变，约 75%的上皮性卵巢癌和 90%因卵巢癌死亡的病例均为Ⅱ型癌。

☆ ☆ ☆ ☆

表 4-4　Ⅰ型和Ⅱ型 EOC 常伴随的基因异常表达状况（激活或突变）

		K-ras	PTEN	PIK3CA	P53	BRCA1/2
Ⅰ型	黏液性癌	+				
	低级别浆液性癌	+				
	透明细胞癌	+	+（可伴 B-raf、ErbB₂ 突变）	+（可伴有 ARID1A 突变）		
	低级别子宫内膜样癌		+	+（可伴 β-carenin 激活）		
Ⅱ型	高级别子宫内膜样癌			+	+	+
	高级别浆液性癌				+	+

　　低级别浆液性腺癌可来自交界瘤，主要表现为微乳头形态伴 KRAS（19%）和 BRAF（38%）基因的突变，罕见 TP53 突变，也无染色体不稳定，Ki-67 指数低，约为 2.5%；低级别子宫内膜样癌起源于子宫内膜异位囊肿，50%伴有鳞化，这与 Wnt/β-carenin（38%～50%）基因异常突变相关，PTEN（20%）、PIK3CA（20%）突变可致子宫内膜发生恶变，激活 PI3K/AKT 通路，抑制凋亡发生，Ki-67 指数低，平均为 8.2%；黏液性腺癌可以出现结直肠腺癌分化标志物，如 CDX-2、KRAS、BRAF 基因异常，但无 BRAF、TP53 突变，KRAS 突变是黏液性癌发生的早期事件，CK7（＞80%）、CK20（65%）可阳性；透明细胞癌无染色体不稳定，46%～57%有 ARID1A 基因突变并缺失表达 BAF250a 蛋白，这与透明细胞癌早期恶变相关，同时还可出现 PIK3CA 突变。高级别浆液性腺癌的细胞异型性显著，超过 80%的患者有 TP53 突变和 CCNE1（编码 cyclin E1）扩增，KRAS 突变罕见，P53、P16 弥漫阳性表达；高级别子宫内膜样癌的 TP53 突变率达 63%；癌肉瘤的 TP53 突变率高达 95%，且上皮及肉瘤样成分存在相同的 TP53 突变；移行细胞癌的遗传学改变报道较少，同样有较高的 TP53 突变率，也未见 KRAS 基因突变，因此应属于Ⅱ型癌。基因表达上的差异不但对肿瘤的分类具有意义，更重要的是为当今靶向药物的准确治疗提供更合理的依据。

　　分子病理学证据也支持二元发病机制学说，Ⅰ型癌可起源于卵巢上皮，而Ⅱ型癌起源于输卵管伞端上皮，类似卵巢高级别浆液性癌、高级别内膜样癌和未分化癌。另外，卵巢高级别浆液性癌表达与输卵管上皮高度相关的苗勒管标志物 PAX8，而不表达和卵巢上皮相关的间皮标志物 calretinin，这也间接支持其输卵管起源学说（彩图 37）。不少报道发现卵巢浆液癌与远端输卵管癌共存的情况，且存在相似的 TP53 基因突变；在超过 50%的原发性腹膜癌患者中也见到了输卵管黏膜癌或原位癌；在预防性切除双附件的 BRCA 突变妇女中 TP53 阳性细胞群和上皮内癌在输卵管黏膜的检出率可达 30%，而卵巢表面却阴性（彩图 38）。

　　对Ⅰ期卵巢癌的研究显示，Ⅰ期浆液性癌只占Ⅰ～Ⅳ期浆液性癌的 4%，Ⅰ期透明细胞癌占Ⅰ～Ⅳ期透明细胞癌的 36%，Ⅰ期子宫内膜样癌占Ⅰ～Ⅳ期子宫内膜样癌 53%，Ⅰ期黏液性癌占Ⅰ～Ⅳ期黏液性癌 83%，Ⅰ期勃勒纳瘤占Ⅰ～Ⅳ期勃勒纳瘤 100%。FIGO 1996 年的资料也显示ⅠA 期癌中黏液性癌的比例最高，ⅢC 期癌中浆液性癌的比例最高，说明勃勒纳瘤、黏液性癌、子宫内膜样癌相对容易在早期发现，预后较好；透明细胞癌尽管预后较差，但也有 1/3 的患者能在早期发现，只要尽力手术切除干净，预后也还不错；只有卵巢浆液性癌，发生率最高，早期发现率最低，一旦发现即达晚期，预后较差。因此，提高卵巢上皮性癌生存率的关键就在于提高卵巢浆液性癌的早期诊断率及晚期治疗的有效率。

二、转移方式

卵巢肿瘤患者中上皮性癌的转移发生率最高，肉瘤次之，生殖细胞瘤和间质细胞瘤最低。不同组织学类型的卵巢癌其转移部位基本相同，腹腔的转移率最高，腹主动脉旁淋巴结和盆腔淋巴结的转移率次之，间质细胞瘤的肝转移高于淋巴结转移。上皮性癌通过淋巴结转移和腹腔内途径转移至远处，而肉瘤则多经血源途径转移至远处。

Rose 等尸检了 428 例原发性卵巢恶性肿瘤患者，其中卵巢上皮性癌占全部尸检的 89%，肉瘤占 7.2%，生殖细胞瘤和间质细胞瘤各占 1.9%。各类型卵巢肿瘤中以腹腔转移率为最高（83%～100%），间质细胞瘤的肝转移率为 88%，上皮性癌、肉瘤和生殖细胞瘤的腹主动脉旁淋巴结转移率为 50%～63%，盆腔淋巴结的转移率为 25%～61%。其他较常见的转移部位为大肠（25%～63%）、小肠（25%～63%）、肺（25%～35%）、胸膜（0～28%）、肝（25%～88%）、脾（13%～23%）、胃（0～26%）。

根据腹腔、盆腔及腹主动脉旁的淋巴结转移情况对远部位转移的分析，结果显示上皮性癌转移至肺、大脑、肾、肾上腺、心包和骨与淋巴结转移相关（$P<0.05$），而肉瘤远部位转移与淋巴结转移不相关；上皮性癌转移至肺、肾上腺和肾与腹腔内转移相关（$P<0.05$），而肉瘤、生殖细胞瘤和间质细胞瘤的远部位转移与腹腔内转移不相关；上皮性癌的腹腔外转移与肺转移相关（$P<0.05$），而肉瘤、生殖细胞瘤及间质细胞瘤不相关。

卵巢上皮性癌以腹腔种植转移为主，脱落的癌细胞沿腹腔液体循环方向，自右结肠旁转移到右侧膈顶表面，大网膜及腹膜表面均可受累。经腹膜后淋巴途径转移是卵巢上皮性癌的另一种主要转移方式，癌细胞经漏斗韧带淋巴引流可直接转移至肾血管水平的腹主动脉旁淋巴结；经阔韧带可转移至盆壁各组淋巴结；经圆韧带可转移至腹股沟淋巴结（图 4-3）。

三、诊断及鉴别诊断

卵巢上皮性癌尤其浆液性癌的早期诊断相对困难，数据显示卵巢上皮性癌的生存率 I 期 $\geq$90%，但此期仅有不足 20% 的患者被诊断；II 期生存率也可达 50%～70%，但也仅有 10% 的患者在此期被诊断；而III期生存率只有 15%～25%、IV 期<5%，但 60%～70% 的患者在III期、10%在IV期才被诊断，导致卵巢浆液性癌的预后差。

造成此种窘境的原因如下：

（1）早期患者多无症状，一旦出现症状则疾病多已达晚期，这些症状主要包括持续腹胀、盆腹腔痛、进食下降、易饱、尿频、尿急，即便是出现了这些症状仍有许多患者不会来妇科就诊，而常先去消化内科、泌尿科等就诊，因为这些症状并不具特异性。疲劳、消化不良、背痛、性交痛、便秘、月经紊乱也可出现在卵巢癌患者，但同样对诊断帮助不大，笔者在临床上还见到持续治疗顽固性便秘，结果为卵巢癌的患者。

（2）出现症状来妇科就诊的多为育龄期妇女，而此时期并不是卵巢癌发病的高危人群，妇科检查触到的附件包块常常是功能性卵巢囊肿，而恰恰是在不易到妇科就诊的育龄前及绝经后妇女中触到附件包块才更有卵巢癌的可能。

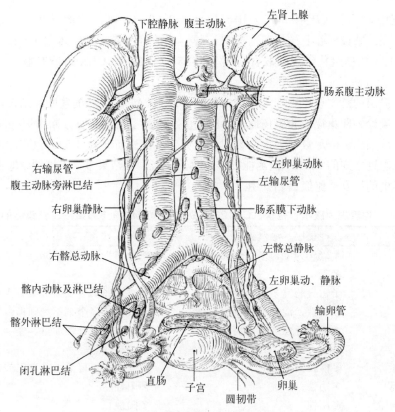

右输尿管
腹主动脉旁淋巴结
右卵巢静脉
右髂总动脉
髂内动脉及淋巴结
髂外淋巴结
闭孔淋巴结
直肠 子宫
圆韧带
卵巢
输卵管
左卵巢动、静脉
左髂总静脉
肠系膜下动脉
左输尿管
左卵巢动脉
肠系腹主动脉
左肾上腺
腹主动脉 下腔静脉

图 4-3 卵巢癌的淋巴转移途径

（3）早期卵巢癌筛查的手段欠缺、敏感性不高。目前每 1～2 年一次的妇女普查主要是针对子宫颈癌的，筛查对象多为育龄期妇女，罕见育龄前、绝经后妇女，尽管也可能同时做妇科触诊、B 超及 CA125 的检测，但筛查率远不及子宫颈癌。因此，能够早期发现的卵巢癌多为偶然。现阶段经济、安全、简单、无创、相对敏感、相对特异的血 CA125 检测仍被认为是卵巢上皮性肿瘤中最有价值的肿瘤标志物。已经被证明仅有＜1%的非妊娠期妇女 CA125 水平＞35U/ml，而在上皮性卵巢癌患者中 CA125＞35U/ml 者达 80%～85%，在浆液性卵巢上皮性癌患者中＞85%，黏液性癌中此比例较低。绝经后的妇女若出现无症状的盆腔包块、CA125＞65U/ml，则诊断的敏感性达 97%，特异性达 78%，因此，对绝经后伴有 CA125 升高的妇女应高度重视。而在绝经前的妇女其特异性相对较差，因为 CA125 的升高还可以出现在妊娠期、子宫内膜异位症、盆腔炎性疾病、腹腔结核、胰腺炎、肾衰竭、肝炎等情况下，但连续多次测定 CA125，观察其变化趋势及增长速度，仍有可能鉴别出一些良性疾病。因此，对绝经后伴有 CA125 升高的妇女应高度重视。对于卵巢癌术前 CA125 检测阴性的原因及其术后肿瘤标志物的监测我们也进行了探讨，检测 40 例术前 CA125 阴性的卵巢上皮癌患者血清CA125、CA19-9、AFP、HCG-β 及 CEA 水平，结果发现浆液性癌的比例明显下降；CA125、CA19-9、CEA 检测阳性率在恶化病例中分别为 60.0%（3/5）、60.0%（3/5）、40.0%（2/5），在复发病例中为 42.9%（6/14）、64.3%（9/14）、57.1%（8/14），CA125 敏感性为 66.7%。CA19-9、CEA 联合检测能够提高 CA125 对肿瘤复发的预测率，AFP、HCG-β 阳性率很低，对预测肿瘤复发无帮助。免疫组化法检测肿瘤组织中 CA125 表达水平，结果显示在 CA125 免疫组化

☆☆☆☆

阴性的卵巢癌中，Ⅱ型（P =0.04）及Ⅲ～Ⅳ期（$P<0.01$）癌的比例降低。因此认为，卵巢上皮癌患者血清 CA125 水平与其病理类型、肿瘤负荷等因素有关，术前 CA125 阴性患者，术后结合 CA125 免疫组化结果并联合检测 CA125、CA19-9、CEA 可能有益。对有盆腔包块者应询问家族史并进行必要的风险评估。

还想特别提出的是主要以表现为腹水、盆腔包块、CA125 升高的盆腹腔结核，临床上常能见到这种患者误诊为卵巢癌或腹膜癌而手术的，但手术除了对结核有诊断作用外（彩图 39）并无其他益处，故临床上应尽量在手术前鉴别，避免手术性诊断（表 4-5）。也有不少大样本的前瞻性研究希望通过定期的 CA125 检测能筛查出早期患者，但结果多令人遗憾，即便是在有家族遗传性卵巢癌史的妇女或绝经后妇女中。

表 4-5　均表现为腹水、包块、CA125 升高的盆腹腔结核与卵巢癌、腹膜癌的鉴别

	卵巢癌、腹膜癌	盆腹腔结核
年龄	中老年为主，多＞50 岁	青壮年为主，多＜50 岁
发热	多无	多有
妇科检查	子宫直肠窝多有结节、固定	子宫直肠窝多空虚或柔软囊性包块
包块影像	多实性、混合性	多液性、多个、不规则形
腹水张力	大、进行性加重、快	小、少有进行性加重、慢
腹壁	硬	韧、揉面感
腹水穿刺细胞学	多能找到癌细胞	无癌细胞，可见大量淋巴或间皮细胞
腹水 ADA 检测	多阴性	多阳性
血 TB-IGRA 检测	多阴性	多阳性
腹腔镜下腹膜结节	大小不一、分布不均	均匀一致、粟粒样
试验性抗结核治疗	无效、症状加重	有效，症状减轻

注：DAA.腺苷脱氨酶；TB-IGRA.结核血 γ-干扰素体外释放试验/结核感染 T 细胞检测

在过去的 30 年中，血清 CA125 一直用于卵巢癌的诊断、疗效监测和复发判断。CA125 的预后预测意义仍然不清楚。有研究认为，最低浓度的 CA125 水平能评估完全缓解后卵巢癌患者的预后，比参考范围高的 CA125 水平与复发或死亡有关。以前的研究对卵巢癌的生物异质性欠缺考虑。笔者通过研究 MD Anderson 癌症中心（MDACC）410 例临床完全缓解上皮性卵巢癌患者的最低点 CA125 水平、组织学类型及与预后的关系发现，Ⅱ型卵巢癌患者血清中 CA125 基线水平比Ⅰ型癌者高（$P<0.001$）；最低 CA125 水平是 PFS（$P<0.001$）和 OS（P=0.035）的独立预测指标。江苏省肿瘤防治研究所对 616 例患者的分析也得到了相似的结果。

新的肿瘤标志物近年来也不断涌现，已有不少文章对此进行探讨，其基本思路仍是以 CA125 为核心，加入其他肿瘤标志物及 B 超进行排列组合，在众多候选标志物中，人附睾蛋白 4（HE4）的优势明显。Hellstrom 等检测了 37 例卵巢癌、19 例卵巢良性疾病和 65 例健康对照者的血清 HE4 及 CA125 水平，发现血清 HE4 比 CA125 能更好地区分卵巢癌患者和正常对照个体。2007 年 Moore 等比较了 HE4、CA125、可溶性间皮瘤相关肽、CA72-4、活化素 A、抑制素、骨桥蛋白、HER2 和表皮生长因子受体九种肿瘤标志物在 67 例卵巢上皮性癌和 166 例卵巢良性疾病患者血清中的水平，将其与术后病理进行比较，结果显示：良性肿瘤和卵巢癌患者之间，除 HER2 外各项肿瘤标志物水平均有显著差异，在特异性同为 95%的情况下，

就单一标志物而言，HE4 诊断卵巢癌的敏感性最高（72.9%）；就组合标志物而言，CA125 和 HE4 联合检测的敏感性最高（76.4%）；而就良性肿瘤与卵巢Ⅰ期癌而言，HE4 为最佳单用标志物。2008 年 Moore 等分别检测了患有盆腔肿物妇女的血清 HE4 和 CA125 水平，采用 Logistic 回归分析建立数学模型计算出绝经前后妇女的卵巢癌风险预测值，结果显示两者联合检测能成功预测有盆腔肿物的妇女当中患卵巢癌的高风险个体，这就为此类患者尽早就诊并引起医务人员重视提供了很好的理论依据。董丽等应用酶联免疫吸附试验方法也检测了 30 例卵巢恶性肿瘤、45 例卵巢良性肿瘤、57 例子宫内膜异位症、8 例盆腔炎和 137 例正常妇女血清中 HE4 和 CA125 水平，发现单项检测诊断卵巢癌的特异性 HE4（正常值 0～150pmol/L）优于 CA125；两者联合可提高诊断能力；当以 150pmol/L 为界值点时，诊断卵巢癌的正确率更高；以 86pmol/L 为界值点时有利于卵巢癌的筛查、降低漏诊率。这样看来，HE4＋CA125±B 超的检测模式很有希望成为卵巢癌的筛查方法，但最近的研究显示，该组合检测并不增加早期卵巢癌的检出率。

B 超也被认为是一种方便、经济的卵巢癌筛查手段，也有许多研究希望通过定期超声检查早期发现卵巢癌患者，但结果同样不甚满意。尽管 B 超的方式在不断改善，如从腹部 B 超变为阴道 B 超，从阴道 B 超到增加了多普勒血流测定功能的 B 超，其目的是希望能够更清楚地观察卵巢内部结构及血流情况而早期诊断卵巢癌，但收效甚微。

CT、MRI、PET-CT 对诊断卵巢癌有帮助，但更重要的是在决定手术范围、判断是否有淋巴结转移及卵巢癌复发时的作用更为明显，对于筛查及早期诊断作用甚微。

四、筛查及预防性输卵管切除

1. 筛查　2015 年 12 月 The Lancet 在线发表了英联邦卵巢癌筛查协作试验（UKCTOCS）随访 14 年的研究结果，这是有史以来第一项证实卵巢癌多模式筛查（multimodal screening，MMS：血清 CA125 检测和卵巢癌患病风险评估的联合筛查法，将 CA125 作为首筛，阴道超声作为二筛）和阴道超声筛查（ultrasound screening，USS）可以降低 20%卵巢癌死亡率的研究。该研究以英国 13 家医学中心的绝经期女性作为受试对象，年龄 50～74 岁，无双侧卵巢切除史、卵巢恶性肿瘤史、家族史、非卵巢恶性肿瘤史等。选取 2001 年 6 月至 2005 年 10 月的 202 638 名受试者，以 1∶1∶2 的比例随机分成 3 组（一组 50 640 名接受每年 MMS，二组 50 639 名接受每年 USS，三组 101 359 名不接受任何筛查），筛查停止于 2011 年 12 月 31 日，比较中位随访 11.1 年时卵巢癌的筛出率及 2014 年 12 月 31 日之前患卵巢癌的死亡率。结果：中位随访 11.1 年时确诊为卵巢癌者 1282 名（0.6%），MMS 组、USS 组和非筛查组分别为 338 名（0.7%）、314 名（0.6%）和 630 名（0.6%），筛查组未见明显优势；但死于卵巢癌者三组分别为 148 名（0.29%）、154 名（0.30%）和 347 名（0.34%），根据 Cox 回归模型，从 0～14 年，MMS 组和 USS 组分别降低了 15%（95% CI−3～30，$P = 0.10$）和 11%（95%，CI−7～27，$P=0.21$）的卵巢癌死亡率。根据 Royston-Parmar 弹性参数模型，筛查对死亡率降低的影响，MMS 组在 0～7 年构成 8%（−20%～31%）的死亡病例，在 7～14 年构成 23%（1%～46%）的死亡病例；USS 组在 0～7 年构成 2%（−27%～26%）的死亡病例，在 7～14 年构成 21%（−2%～42%）的死亡病例。判断分析（prespecified analysis）中，尽管在初步分析时各种筛查方案的死亡率并没有显著差别，但排除了筛查开始前就有卵巢癌的患者后，MMS 筛查与不筛查相比死亡率显著下降（$P = 0.021$），而且在筛查第 7～14 年更为显著，总体死亡率降低 20%（−2%～40%），在 0～7 年降低 8%（−27%～43%），7～14 年降低 28%（−3%～

49%）（图 4-4）（注：本研究中多模式筛查，指基于血清 CA125 水平，对高出基础值 CA125 水平的，根据文献 SJ Skates 及 U Menon 的方法计算卵巢癌风险，然后根据 ROCA 流程进行分流）。该研究的重要意义不是筛查对卵巢癌的检出率，而在于筛查能够明显降低卵巢癌患者的死亡率。因此，在目前尚无更好的筛查方法出现之前，每年行 MMS 或 USS 不失为一种有效的方法。

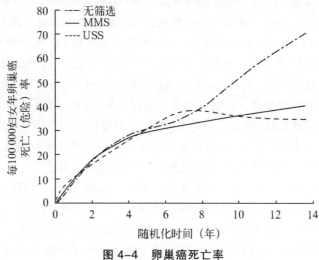

图 4-4 卵巢癌死亡率

但另一项在美国进行的中位随访 12.4 年的涵盖 78 216 名 55～74 岁妇女的以经阴道超声联合 CA125 的大样本筛查（PLCO）并没有发现死亡率下降。还需注意的是，筛查组的假阳性率可能增加，这有可能导致不必要的手术治疗。

2. 预防性输卵管卵巢切除　尽管在 2016 年 NCCN 指南中明确推荐了可以降低风险的输卵管卵巢切除术（Risk-reducing salpingo-oophorectomy, RRSO）可用于伴有 BRCA 胚系突变的已无生育要求的高危遗传性乳腺癌卵巢癌综合征（HBOC）的妇女，认为其有确切的卵巢癌预防作用，对单独输卵管切除的作用未明确说明。但有学者认为，RRSO 进行的过早，有可能提早出现心脑血管、骨质疏松等肿瘤非相关性并发症，降低生活质量并增加相关死亡风险，若为此行激素替代治疗，则又存在增加乳腺癌的风险。

发表于 *Journal of the National Cancer Institute* 的瑞典全国人群为基础的包括 1973～2009 年因良性疾病而行输卵管切除（$n = 251\ 465$ 名）及对照人群（$n = 5\ 449\ 119$ 名）的关于输卵管切除术后卵巢癌风险的研究显示，既往行输卵管切除的女性其卵巢癌风险显著降低（HR 0.65, 95% CI 0.52～0.81），既往行全子宫切除的女性（HR 0.79, 95% CI 0.70～0.88）、输卵管绝育的女性（HR 0.72, 95% CI 0.64～0.81）和全子宫双附件切除的女性（HR 0.06, 95% CI 0.03～0.12），其卵巢癌风险均显著降低。与单侧输卵管切除相比，双输卵管切除可以降低 50% 的卵巢癌风险（HR 分别为 0.35 和 0.71, 95% CI 分别为 0.17～0.81 和 0.56～0.91）。显然这项研究的发现也间接支持卵巢癌起源的二元学说。

还有研究发现，子宫切除的同时切除输卵管或绝育手术时选择输卵管切除，即不增加合并症的风险，又不影响卵巢功能。而切除双附件的患者不但可因卵巢功能丧失导致绝经、骨质疏松等，还对降低卵巢癌的风险无益处。在 *Nurses's Health Study* 研究中发现，接受双附件切除的女性其所有原因的死亡率和癌症相关死亡率均上升，而切除子宫并保留卵巢的死于卵巢癌的比例仅为 0.03%，说明保留卵巢对生命有保护作用，但此保护效应随着年龄的增长而降低，至 65 岁后消失，提示双输卵管切除较双附件切除应是一种更好的选择。在进行输卵管切除时需要注意，尽管在 *BRCA* 突变患者被切除的输卵管中发现 1%～5%存在的早期病变多位于输卵管伞端，但仅行伞端切除的效果不如全部输卵管切除，因此，建议手术应切除全部输卵管，对粘连于卵巢的部分伞端也必须电灼或切除。

一项来自加拿大的研究评估了因良性疾病而行全子宫切除或手术绝育术中行机会性输卵管切除的获益情况。结果显示，双输卵管切除与单纯全子宫切除或双卵管结扎相比，分别可以降低 38.1%和 29.2%的卵巢癌风险，因此建议所有接受全子宫切除或绝育手术的女性均可考虑行双卵管切除。

综上所述，美国妇产科协会指南也建议，在全子宫切除同时切除输卵管；对希望腹腔镜绝育的女性也推荐行双输卵管切除，认为这是一种非常有效的绝育方法。预防性输卵管切除对于患者而言可能提供了一种预防卵巢癌的方法。

因此，基于高级别浆液性癌可能起源于输卵管内膜的二元发生学说，以及既往对子宫内膜样癌和透明细胞癌结扎输卵管具有保护效应的研究，对普通人群而言，行妇科良性手术同时切除双侧输卵管，可以预防卵巢癌的发生；对 *BRCA* 突变者而言，考虑到女性的生活质量，可以在未绝经时先行输卵管切除、在接近绝经期时再行延迟性卵巢切除，这样可达到较理想的预防目的。

五、治疗

上皮性卵巢癌的治疗应建立在准确的临床分期及病理亚型、细胞分化的基础上。治疗手段主要包括肿瘤细胞减灭术及化疗，此外生物调节治疗、分子靶向治疗、激素内分泌治疗、放疗及中医中药治疗均可起到一定作用，但无论如何，晚期卵巢癌几乎是难以治愈的，治疗的目标应着眼于提高患者的 5 年生存率及生存质量上。

（一）上皮性卵巢癌的处理原则

1. *性质不明的盆腔包块* 怀疑早期卵巢癌患者，避免进行细针穿刺诊断，应直接手术探查，有时卵巢转移癌（库肯勃瘤）因无腹水、妇科触诊盆底光滑，也容易误诊为早期卵巢癌，若肿瘤标志物偏向于 CEA、CA19-9 增高时，最好于手术前能行 PET-CT 检查；对于晚期的巨块型患者，可行细针穿刺术诊断；已有腹水者可行腹水细胞学检查，尽量排除来源于肠道、子宫、胰腺的癌及淋巴瘤，同时排除腹腔结核等良性病变。若术中病理能提示淋巴瘤，则手术切除范围无须太大，可以通过术后的化疗及靶向治疗达到良好效果；若为结核，则立即结束手术，开始正规抗结核药物治疗即可。

2. *初始手术治疗* 包括分期手术、细胞减灭术（初次/间歇性）。推荐由妇科肿瘤医师实施手术（Ⅰ类）。仍建议以行腹部纵切口的开腹手术为主，对某些经选择的患者，可以由有经验的妇科肿瘤医师进行腹腔镜手术，一旦腹腔镜手术影响获得满意减瘤时，应转为开腹术式。新辅助化疗后行间歇性肿瘤细胞减灭术的做法目前仍有争议，但由妇科肿瘤专科医师确定的因患者体质无法直接手术或强行直接手术可能弊大于利的晚期患者可行新辅助化疗（2016 NCCN Ⅰ类推荐），化疗前必须有明确的病理诊断结果（可通过细针抽吸、活检或腹水穿刺细胞学获得）。先使用腹腔镜评估满意减瘤术的可行性也是可用的方法之一。间歇性肿瘤细胞减灭术与直接肿瘤细胞减灭术的患者总生存期相当，但新辅助化疗组术中并发症的发生率较低。

☆ ☆ ☆ ☆

在北美，先做肿瘤细胞减灭术然后再化疗仍是最先考虑的治疗方法，因为有资料显示，初次满意的减瘤手术（PDS）要比间歇性满意的减瘤手术（IDS）预后明显要好（图 4-5）。

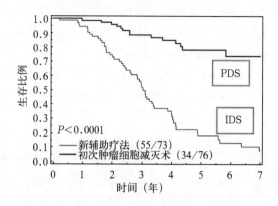

图 4-5　ⅢC/Ⅳ期 EOC、残瘤为 0 的生存曲线

引自：Barry Rosen et al(Canada); Gynecologic Oncology 2014

手术记录必须描述的内容：术前整个盆腹腔减瘤的原发病灶范围；术后残瘤情况；是否完全切除病灶，如不完全，需标明主要病灶大小和数量，是粟粒样还是块状病灶。

3. 初次手术分期不全面者　若患者已接受不完整的分期手术（指子宫、附件、大网膜未切除、分期记录不完整、有可能被切除的残留病灶），应根据肿瘤的期别和分化程度确定后续处理方案。疑为ⅠA/ⅠB 期的 G_1 患者，可完成全面分期手术；疑为ⅠA/ⅠB 期的 G_2 患者，可选择没有可疑病灶者完成手术分期后观察或选择不进行手术分期直接化疗 3～6 个疗程；有可疑病灶者须完成分期手术。ⅠA/ⅠB 期 G_3 患者，或ⅠC 期 G_1～G_3 患者，疑有残留病灶者须完成手术分期，无残留病灶者可化疗 3～6 个疗程。所有Ⅱ～Ⅳ期患者，如果残留病灶可以切除，推荐行减瘤术。怀疑有无法切除的残留病灶，可直接化疗 6 个疗程，也可先行 3 个疗程化疗，然后再行全面分期手术，术后完成化疗疗程。透明细胞癌均按 G_3 处理。

4. 辅助化疗　全面分期手术后的ⅠA/ⅠB 期 G_1 的患者，因单纯手术后的生存率可超过90%，故术后可仅观察随访；ⅠA/ⅠB 期 G_2 的患者术后可选择观察随访或化疗；ⅠA/ⅠB 期 G_3 和ⅠC 期的患者术后须化疗。化疗方案均可应用于上皮性卵巢癌、原发性腹膜癌和输卵管癌的治疗。Ⅰ期患者推荐静脉化疗。对于接受满意细胞减灭手术、残留肿瘤最大径≤1cm 的Ⅲ期患者，推荐给予腹腔化疗（Ⅰ级证据）。Ⅱ期患者也可以接受腹腔化疗。不适合腹腔化疗的患者（如体力状态评分较差者），首选的化疗方案为：紫杉醇＋卡铂静脉化疗（Ⅰ级证据），多西他赛＋卡铂（Ⅰ级证据）或紫杉醇＋顺铂（Ⅰ级证据）静脉化疗也可作为备选的方案。对于化疗后易发生神经系统副作用的患者(如糖尿病患者)，可考虑选择多西他赛＋卡铂方案。早期病例推荐给予 3～6 个周期化疗；晚期病例（Ⅱ～Ⅳ期）推荐给予 6 个周期化疗。没有证据支持 6 个疗程以上的联合化疗能使初次化疗的患者生存获益。

5. 靶向治疗

（1）贝伐单抗：GOG218 和 ICON7 随机对照试验显示化疗联合贝伐单抗并以贝伐单抗维持治疗可提高中位 PFS，但 OS 和生活质量无明显差异，因此专家组成员将贝伐单抗加入卡铂/紫杉醇的一线化疗方案中作为ⅡB 类推荐。NCCN 专家组鼓励患者参与临床试验，以对抗血管形成药物的效果进行更进一步的评价。

（2）帕唑帕尼：见后述。

（3）奥拉帕尼：见后述。

2017 年 NCCN 推荐的初始辅助化疗方案（Ⅱ～Ⅳ期）新增了一个ⅡA 类推荐，即卡铂 AUC 5 静脉输注＞1h，d1；脂质体多柔比星 30mg/m²，静脉输注，d1。每 4 周重复，共 6 次。除此之外的推荐同前：（1）～（4）为Ⅰ类推荐；（5）、（6）为ⅡB 类推荐。

（1）IP（腹腔）/Ⅳ（静脉输注）：紫杉醇 135mg/m² 静脉输注＞3h 或 24h，d1；顺铂 75～100mg/m² IP，d2；紫杉醇 60mg/m² IP，d8。每 3 周重复，共 6 次。

（2）IV：紫杉醇 175mg/m² IV＞3h；卡铂 AUC 5～6 IV＞1h，d1。每 3 周重复，共 6 次。

（3）紫杉醇周疗：紫杉醇 80mg/m² IV＞1h，d1、8、15；卡铂 AUC 5～6 IV＞1h，d1。每 3 周重复，共 6 次。对于＞65 岁和（或）有合并症的患者，可能对常规化疗方案剂量的耐受性差，推荐使用低剂量周疗方案，即：紫杉醇 60mg/m²，IV＞1h，d1、8、15；卡铂 AUC 2，IV＞30min，d1、8、15，共 18 周。

（4）多西他赛 60～75mg/m² IV＞1h，d1；卡铂 AUC 5～6 IV＞1h，d1。每 3 周重复，共 6 次。

（5）加入贝伐单抗：紫杉醇 175mg/m² IV＞3h，d1；卡铂 AUC 5～6 IV＞1h，d1；贝伐单抗 7.5mg/kg IV＞30～90min，d1。每 3 周重复，共 5～6 次，然后单独贝伐单抗持续应用 12 个周期。

（6）加入贝伐单抗：紫杉醇 175mg/m² IV＞3h，d1；卡铂 AUC 6 IV＞1h，d1；每 3 周重复，共 6 次。从第二个周期开始加入贝伐单抗 15mg/kg IV＞30～90min，d1，每 3 周重复，共 22 次。

6. 放射治疗　对于肿瘤体积较小的Ⅲ期卵巢癌患者，全腹腔放疗（WART）已经不再作为初始治疗或巩固治疗的治疗选择。

7. 初治结束后的处理　患者在初始治疗后应接受再次临床评估。如果无疾病进展可观察随访。初治治疗期间部分缓解或出现进展者应接受二线治疗。部分高危患者可选择实验性维持/强化治疗，但 NCCN 专家组无治疗方案推荐。

8. 随访推荐　可通过临床症状（如盆腔痛、体重减轻）、生化指标（CA125 水平等）和（或）影像学检查发现复发。保留生育功能的患者在完成生育后考虑行根治性手术（ⅡB 类证据）。如果初始治疗前 CA125 升高，则每次随访都应监测 CA125 及相关肿瘤标志物。

单纯 CA125 水平升高的处理：对于临床完全缓解而随访中发现 CA125 水平上升但没有肿瘤复发的症状、盆腔检查异常和胸腔、腹腔、盆腔 CT 检查的异常，是否立即处理仍有争议。从未接受过化疗者应作为新病例处理，进行必要的影像学检查和细胞减灭术，然后根据前文中推荐的方案进行处理。对于原来已接受过化疗的复发患者，立即开始治疗并不能使患者获益，建议患者参与临床试验或暂时推迟治疗时间（观察）直到出现临床症状。他莫昔芬等激素类药物或其他的复发治疗方式都可作为可接受的治疗方式（ⅡB 类证据）。

9. 肿瘤复发　停止化疗后≥6 个月复发者属于铂类敏感型复发，此类复发的患者，首选含铂类药物的两药联合方案进行化疗（Ⅰ类证据），也可单药卡铂或顺铂化疗。对于铂类敏感型复发，若为孤立可切除病灶、无腹水者也可先手术、再化疗。连续两种化疗方案没有持续性临床获益者（难治性），或肿瘤在化疗停止 6 个月内复发者属于铂类耐药型复发，此类复发预后很差，建议参加临床试验，不推荐再用含铂类或紫杉醇的化疗方案。对于铂类耐药的病例，首选非铂类单药。尽管贝伐单抗可能引起动脉栓塞和肠穿孔，但其对于铂类敏感和铂类耐药患者均显示有一定疗效（有效率：21%）。对于不能耐受化疗药物或使用后效果不佳者，他莫昔芬或其他药物（包括阿那曲唑、来曲唑、醋酸亮丙瑞林或醋酸甲地孕酮）进行内分泌治疗也是一种选择。

除上述治疗原则外，2016年NCCN指南强调了如下原则。

手术治疗：以开腹为主，腹腔镜手术仅在经选择的患者中进行腹腔镜手术分期和减瘤术，腹腔镜手术也可以允许有经验的妇科肿瘤医师用于评估是否能够进行满意减瘤术或复发病灶能否切除的评估等；儿童/年轻患者的手术原则与成人有所不同，保留生育功能者需进行全面的分期手术，但儿童期和青春期的早期生殖细胞肿瘤可不切除淋巴结；交界性肿瘤是否切除淋巴结不影响总生存率，但大网膜仍需切除并进行腹膜多点活检；复发患者的二次肿瘤减灭术需满足下列条件：化疗结束≥6个月、孤立病灶、能完整切除、无腹水。

化疗原则和方案：对化疗方案进行重新排序和归类为"腹腔化疗/静脉化疗方案"和"静脉化疗方案"；腹腔化疗方案中紫杉醇静脉滴注的用法可选择≥3h或24h静脉滴注；3h输注方案更方便、更容易耐受且毒性较少，但过敏反应风险大，且目前没有证据证实它跟24h输注方案疗效相当；新辅助化疗可以考虑用静脉化疗；儿童/年轻患者的ⅠA/ⅠB期未成熟畸胎瘤、ⅠA期胚胎性肿瘤或ⅠA期卵黄囊瘤可考虑观察或化疗；静脉或腹腔化疗并不能使低度恶性潜能肿瘤（交界性上皮性卵巢肿瘤）患者获益，但对肿瘤有持续残留或复发者，推荐给予铂类为主的化疗（ⅡA类推荐）。

（二）早期上皮性卵巢癌的处理

有4%～25%的盆腹腔探查显示为Ⅰ期的上皮性卵巢癌患者术后病理可见腹膜后有淋巴结转移，这种转移与肿瘤亚型（浆液性、透明细胞性）和细胞分化（低分化）相关，提示手术中若患者为低分化浆液性、透明细胞性癌，即使肉眼观为早期，仍有必要行盆腔及腹主动脉旁淋巴结清扫。Vergote等回顾性分析了1500例未做盆腔及腹主动脉旁淋巴结清扫、仅做淋巴结活检的Ⅰ期上皮性卵巢癌患者，其5年生存率仅为83%，无瘤生存率80%。在Ⅰ期上皮性卵巢癌患者中，黏液性癌预后最好，5年无瘤生存率91%，其后依次为子宫内膜样癌82%，浆液性癌76%，透明细胞癌73%和未分化癌62%（图4-6）；在不同分化程度中5年无瘤生存率为高分化癌94%，中分化癌81%，低分化癌61%。

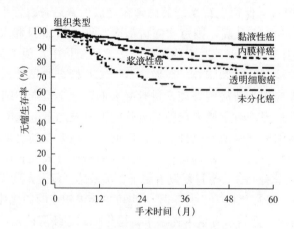

图4-6　无瘤生存率与病理亚型的关系

Vergote I, De Brabanter J, Fyles A,et al，2001. Prognostic importance of degree of differentiation and cyst rupture in stage I invasive epithelial ovarian carcinoma. Lancet, 357:176–182.

1. 分期手术　不仅仅是为了切除病灶，更重要的是获得正确的临床分期，从而为制订相适应的临床治疗方案及判断预后提供可靠依据，资料显示近 30% 的患者经过完全的分期手术后分期上升，因此分期手术做不做、做得好不好就显得十分重要。有资料显示专业妇科肿瘤医师与普通妇产科医师或普通外科医师所做的分期手术相比存在明显差别，经检查核实的准确性分别为 97%、52%、35%；Young 等报道对一组初次手术被认定为Ⅰ～Ⅱ期卵巢癌的患者进行再次分期手术的情况，结果发现 31% 的患者分期均上升了，其中 77% 的患者已达临床Ⅲ期。

三项关于Ⅰ期癌的研究也体现出分期手术的重要性。其一，是一组 1980～1994 年仅行手术治疗（可能为不严格的分期手术后不加任何治疗）的Ⅰ期患者，31%（61/194）的患者中位复发时间为 17 个月（6 个月至 15.7 年），中位随访时间为 54 个月，5 年无瘤生存率为ⅠA 期 87%、ⅠB 期 65%、ⅠC 期 62%，高分化 90%，中分化 85%，低分化 45%；其二，是一组接受了包括腹膜后淋巴结评价的分期手术的Ⅰ期患者，中位随访时间为 4 年，结果 68 例中只有 3 例疾病进展，其中 2 例是透明细胞癌（2/16），1 例死亡；其三，为一项多中心的研究，入组的为早期、高分化患者，共 67 例，其中只有 24 例完成了分期手术，结果 5 年无瘤生存率在完成分期手术组为 100%，其余的仅为 88%。这 3 项研究也说明分期手术对于判断预后、决定是否辅助治疗极其重要。

因此 NCCN 指南中要求卵巢癌的手术一定要做分期手术，并且最好由专业妇科肿瘤医师进行，若初次手术不是分期手术也建议最好做二次手术进行仔细分期。具体的初次分期手术原则：选择纵切口，微创手术仅在经选择的患者中进行，希望保留生育功能者需进行全面的分期手术后单侧Ⅰ期（ⅠA 或ⅠC）低危肿瘤者行单侧附件切除，2017 年 NCCN 指南对于ⅠB 期低危肿瘤新增了较为保守的建议，即切除双侧附件，但保留子宫，以备辅助生育时仍可妊娠。无须保留生育功能者术中留取腹腔冲洗液送细胞学检查，完整切除肿瘤及全子宫、双侧附件，全面腹腔探查，切除大网膜，腹膜后淋巴结活检并切除可疑淋巴结，随机腹膜多点活检（膈下腹膜也可做巴氏涂片证实），黏液性癌可切除阑尾。即便如此，仍不能排除复发风险，建议在尽快完成生育后再次手术，完成上皮性卵巢癌彻底的分期手术。笔者也对上皮性卵巢癌系统性腹膜后淋巴结切除术的临床意义进行了探讨，回顾性分析了 102 例上皮性卵巢癌患者进行系统性腹膜后淋巴结切除术的临床病理资料，结果发现肠系膜下动脉水平切除淋巴结 20～31 个，平均 26.5 个；肾静脉水平切除淋巴结 26～35 个，平均 31.4 个；淋巴结转移数 1～12 个。盆腔淋巴结转移率随着临床分期增加及组织分化程度增加而升高（$P = 0.000$）。浆液性腺癌淋巴结转移率（61.7%）高于黏液性腺癌淋巴结转移率（20.0%）（$P = 0.005$，有显著性差异）。39 例分期探查中 9 例淋巴结转移，23.1% 的患者临床分期上升，因此，认为系统性腹膜后淋巴结切除术是卵巢癌准确分期的必要条件，同时也是临床治疗的重要组成部分，对指导术后治疗及预测预后有重大意义。

2. 术后化疗　对于早期卵巢癌确实经过严格分期手术的ⅠA、ⅠB 期高分化癌，NCCN 指南建议仅给予观察，不需追加后续治疗；ⅠA、ⅠB 期低分化癌则需行静脉紫杉醇＋卡铂 3～6 个周期；ⅠA、ⅠB 期中分化癌则可视患者意愿、肿瘤亚型等给予观察或静脉紫杉醇＋卡铂 3～6 个周期。ⅠC 期患者无论分化程度如何，均应给予静脉紫杉醇＋卡铂 3～6 个周期。

早期患者用紫杉醇＋卡铂 3 个周期与 6 个周期无明显差异，但 6 周期有更强的毒性，3～4 度中性粒细胞减少为 11% 和 2%，故提倡用＜6 个周期方案或将卡铂用量降至 AUC≤6；

全腹照射没有优势，且副作用大，仅 67% 的患者可完成治疗；^{32}P 腹腔内放疗也不具有优势，晚期的肠并发症明显（9%），因此，对于早期高危患者仍以术后化疗为妥。

（三）交界性肿瘤的处理

交界性肿瘤（low malignant potential, LMP）是否切除淋巴结不影响总生存率，但大网膜仍需切除并进行腹膜多点活检；静脉或腹腔化疗并不能使低度恶性潜能肿瘤（交界性上皮性卵巢肿瘤）患者获益，但对肿瘤有持续残留或复发者，推荐给予铂类为主的化疗（ⅡA类推荐）。

LMP 常含有 10%～20% 的恶性成分，通常为浆液性或黏液性亚型，75%～80% 可在早期被诊断，即便患者晚期才被诊断，常常进展缓慢，5 年生存率超过 80%。有研究显示Ⅰ期交界瘤的 10 年生存率为 99%，Ⅱ期 98%，Ⅲ期 96%，Ⅳ期 77%，因此对于Ⅰ～Ⅱ期患者不建议行术后化疗。

LMP 患者较年轻且诊断时多为Ⅰ期，晚期者术中肉眼可见腹膜播散，镜下检查分为浸润性种植及非浸润性种植。腹膜表面有浸润性种植提示预后相对较差，对这些患者可以考虑采用与上皮性卵巢癌相同的治疗方式（ⅡB 类证据）。无浸润性种植者，术后化疗是否有益尚不明确，因此仅推荐术后随访观察。有生育要求的 LMP 患者可在全面分期手术时仅行患侧附件切除术（保留子宫和健侧附件）；无生育要求者，行全面分期手术或标准卵巢癌细胞减灭术。尽管会提高患者的分期，目前尚无证据显示淋巴结切除术和大网膜切除术会提高患者的生存率，但大网膜切除和腹膜多点活检可使近 30% 的患者提高分期并可能影响预后。已接受过不完全分期手术者，后续治疗需结合患者的生育要求，无生育要求且无浸润性种植（或无法确定有无浸润性种植）的患者，可行全面分期手术或观察；原手术发现有浸润性种植者，可行全面分期手术，也可进行观察（ⅡB 级证据）或参照上皮性卵巢癌进行治疗（ⅡB 级证据）。如果患者有生育要求且原手术未发现浸润性种植（或无法确定有无浸润性种植），可观察或行保留生育功能的分期手术；如果原手术已发现浸润性种植，可选择行保留生育功能的全面分期手术（ⅡB 级证据）、观察（ⅡB 级证据）或按照上皮性卵巢癌进行治疗（ⅡB 级证据）。全面分期手术后应根据有无浸润性种植决定后续治疗方式。有浸润性种植者，术后可选择观察随访，也可以考虑按照上皮性卵巢癌治疗指南进行治疗（支持术后化疗的证据等级为ⅡB级）；无浸润性种植者可仅行随访监测。保留生育能力的患者在生育完成后应行全面分期手术（ⅡB 级证据）。LMP 复发后推荐再次细胞减灭术。没有证据表明化疗（腹腔或静脉）能使 LMP 患者获益。

手术仍是首选，手术分期原则与卵巢癌相同，由于 LMP 更易出现在年轻妇女中，因此对于是否保留生育能力及卵巢功能，是否给予辅助化疗应更加慎重。有研究显示，为保留生育能力，Ⅰ期 LMP 患者可仅行肿瘤切除术，尽管可能复发率高，但生存率影响不大，但这样的手术仍以少做为好。Ⅱ期以上者仍推荐行全子宫、双附件切除及分期手术。

有 5%～10% 的早期浆液性交界瘤在确诊后的 10～15 年时会复发，因此有必要长期随访。研究显示，复发者的病理亚型多为微乳头型，此型更易有浸润性种植，因此强调手术中要仔细寻找、切净病灶。交界瘤细胞生长缓慢，化疗效果多不理想，但浆液性交界瘤对化疗的反应相对较好，Gershenson 等报道了一组转移性浆液性交界瘤初次手术后有明显残瘤者接受术后化疗及二次探查术的情况，结果显示 15%（3/20）非浸润性种植及 57%（4/7）浸润性种植者对化疗有反应，但对生存率的影响不确定。因此，手术就被推荐为非浸润性种植交界瘤的唯一初始治疗，其 5 年生存率可达 94%～95%，术后化疗则仅被推荐在浸润性种植患者。超过 90% 的浆液性交界瘤 ER 阳性，因此可用他莫昔芬、亮丙瑞林和阿那曲唑等治疗。有研究发现，浆液性交界瘤中存在高频度的 *BRAF* 突变，针对此突变的靶向药有希望成为浆液性交界瘤的研究方向。

黏液性交界瘤多为 I 期，且绝大多数均为单侧巨大的卵巢包块，双侧者多为对侧转移所致。处理黏液性交界瘤时应常规行阑尾切除术及胃肠道探查，以排除原发性胃肠道肿瘤的可能性。微浸润可以存在，但无预后意义。I 期的复发风险极低，无论是肠型还是子宫颈内膜型，转移率为 0～7%。腹膜假黏液瘤曾被认为是卵巢黏液性交界瘤种植的结果，但现在病理学家更愿意相信它是阑尾肿瘤转移所造成的。纯粹的晚期黏液性交界瘤相当少见。

（四）晚期上皮性卵巢癌的处理

1. 肿瘤细胞减灭术　晚期上皮性卵巢癌治愈的概率较小，采取以手术为主、结合化疗的综合治疗，手术方式也从早期癌的分期手术变为肿瘤细胞减灭术（debulking or cytoreduction or bulky stage）。在 2016 年 NCCN 指南对肿瘤细胞减灭术定义为如下：在合适的情况下最大程度地减灭肿瘤细胞，使残余肿瘤的最大直径 ＜1cm，对于 ≤ⅢB 期（盆腔外肿瘤结节 ≤2cm）的患者还应行双侧盆腔和腹主动脉旁淋巴结切除术，对于所有期别患者，为达到满意的肿瘤细胞减灭术，可以考虑进行如下手术，盆腔廓清术、阑尾切除术、肠切除术、脾切除术、胆囊切除术、部分肝脏切除术、部分胃切除术、部分膀胱及输尿管切除术、胰尾切除术、膈面或其他含肿瘤的腹膜面剥离术，系统的腹膜后淋巴结切除术应作为满意减瘤的一部分。新辅助化疗后中间型肿瘤细胞减灭术是否有益目前仍有争议，但对于经妇科肿瘤医师确定的估计无法直接手术的或强行直接手术可能弊大于利的晚期患者仍可考虑进行此类治疗（2016 年 NCCN 指南 I 类推荐），2017 年 NCCN 指南又额外强调了在减瘤术之前一定要仔细评估患者的营养状态及血浆白蛋白水平，以努力降低减瘤术的风险及并发症。新辅助化疗的用药可相同于术后化疗时的静脉化疗方案，但含有贝伐单抗等抗血管生成类药需慎用，以免影响手术伤口愈合，术前化疗以 ≤3 个疗程为妥。

欧洲的 EORTC-55971 在 ⅢC～Ⅳ 期患者中的 Ⅲ 期随机临床试验，比较了新辅助化疗联合间歇性肿瘤细胞减灭术与直接行肿瘤细胞减灭术的效果。两组患者的 OS（30 个月和 29 个月）、PFS（12 个月和 12 个月）均相当，但满意减瘤率明显不同（80.6% 和 41.6%），且新辅助化疗组术中并发症的发生率较低。ASCO 2014 年报道的 JGOG0602 试验也得出了新辅助化疗＋手术治疗较直接手术的侵入性更低的结论。

但美国 MSKCC2016 年发表在 *Gynecol Oncol* 上的对 586 例晚期卵巢癌的回顾性研究显示，直接肿瘤细胞减灭术加术后常规化疗的中位 OS 达 71.7 个月，明显高于 NACT 的 42.9 个月，满意减瘤率达 81%，只有年龄 ＞85 岁、有内科合并症无法麻醉及转移灶已超出腹腔者不直接手术。最近的 EORTC-NCIC 试验也提示，对 Ⅳ 期患者在 NACT 后手术其 OS 获益，而 ⅢC 期者则是先手术其 OS 获益。因此 NCCN 专家组认为，在把新辅助化疗作为有潜在切除可能的患者的推荐治疗方法之前，还需要更多的研究数据，在美国，直接给予肿瘤细胞减灭术仍是最先考虑的治疗选择。至于 NACT 的用药选择上，可两药联合，但对于 ＞65 岁、有合并症、体能评分差者也可单用铂类。实际上对于晚期上皮性卵巢癌患者而言，要想做到真正的肿瘤细胞减灭几乎是不可能的，这只是临床医师的良好愿望，希望能以手术的方式最大限度地消灭肿瘤。该手术的优点在于减轻患者不适感、减少肿瘤负代谢平衡、改善患者的营养状态、增加患者对化疗的耐受性，更重要的是为手术后的辅助化疗增加了药物敏感性。肿瘤较大时其中心血供相对较差，使静脉化疗药物到达肿瘤内部杀灭肿瘤增加了难度，一些肿瘤细胞便逃离化疗药物的干扰；低血供同时也使得一部分肿瘤细胞生长较慢，处于 G_0 期状态，而这种细胞对化疗药物不敏感，因此，肿瘤细胞减灭术要求残存肿瘤结节尽可能小也有此道理在内。许多临床试验已经证实了这种观点，即残留癌灶越小，术后化疗反应越好，患者的 OS 及 PFS 就明显延长。GOG 的一项Ⅲ期临床试验比较了两组术后均以顺铂为基础方案的治疗，结果显示，无肉眼残存癌灶组其 OS、PFS、二探术阴性比例均明显高于有肉眼残瘤组，中位 OS 为 39 个月和 17 个月。Eisenkop 等的一项小样本的研究发现，在用 CO_2 激光或氩气刀将腹腔内所有可见病灶均行气化手术后，患者的生存期明显延长，所以，在 1994 年由国际健康机构召开的卵巢癌专题会议上对卵巢癌肿瘤细胞减灭术给予了这样的评价：这种积极彻底的细胞减灭术作为卵巢癌的最初治疗将提高患者的长期生存机会。当然残存肿瘤的大小也不是决定预后的唯一因素，也有一些试验得出了无相关性的结果，这也提示晚期卵巢癌是一个十分复杂的疾病，可能还有许多未知的影响因素尚未发现。

2. 手术后的化疗　2006 年的一项涵盖了 198 个临床试验、涉及 38 440 名患者的 Meta 分析显示：最能延长患者生存期的化疗方案是铂类＋紫杉类，并且腹腔化疗更好。对化疗方案进行重新排序和归类为"腹腔化疗/静脉化疗方案"和"静脉化疗方案"。在美国术后化疗采用的标准方案仍是紫杉醇＋卡铂静脉滴注，每 3 周 1 次，共 6 个周期。近年来 NCCN 推荐的一线化疗方案几乎未变，主要以紫杉类＋铂类为主，2016 年的 NCCN 指南仅将以往的术后化疗 6~8 个周期统一更改为 6 个周期，2017 年 NCCN 指南有所突破，新增了一个ⅡA 类一线化疗方案，即卡铂 AUC 5 静脉滴注＞1h，d1；脂质体多柔比星 30mg/m² ，静脉滴注，d1。每 4 周重复，共 6 次。

（1）静脉化疗：自铂制剂问世以来，铂类在卵巢癌治疗中即起到了举足轻重的作用，已成为一线卵巢癌化疗方案组合中的基本用药，但方案中应用顺铂还是卡铂，大量临床研究并未发现差异，只是在进行腹腔化疗时仍推荐以顺铂为好，顺铂的肾毒性、神经毒性及胃肠道反应可能更明显，需要水化，用药相对麻烦；卡铂避开了顺铂的弱点，但骨髓抑制明显；奈达铂、洛铂、奥沙利铂均各有优缺点，但多作为二线用药。在一项一线卵巢癌用药的临床试验中，奥沙利铂＋环磷酰胺与顺铂＋环磷酰胺比较，其优势无明显差异。

20 世纪 80 年代，GOG111、OV-10 证明了紫杉类联合铂类在卵巢癌治疗中具有明显优越性，自此，基本确定了紫杉醇联合铂类作为卵巢癌一线化疗方案的地位，目前紫杉醇 175mg/m² 静脉滴注＞3h 联合卡铂 AUC5-6 静脉滴注＞1h d1 q3 周×6 个周期的方案已被认为是卵巢癌一线化疗的金标准（Ⅰ类）。紫杉醇过量容易导致较强的骨髓抑制及神经毒性。有研究显示，250mg/m² 紫杉醇＋粒细胞集落刺激因子与 175mg/m² 紫杉醇相比，可能具有更高的反应率（36% 和 27%），但 OS 及 PFS 无差异，反而带来了更强的骨髓抑制和消化道毒性。不少文献中提及紫杉醇 3h、24h、96h 输注问题，GOG162 研究显示，延长输入时间从 OS、PFS 上未见差异，可能减少了急性过敏反应，部分减轻了神经毒性，但骨髓抑制可能加重，临床应用时可酌情侧重。

英国苏格兰妇科癌症研究组（Scottish Gynaecological Cancer Trials Group，SGCTG）还比较了另一种紫杉类药物——多西他赛与紫杉醇的不同，结果发现，用 75mg/m² 的多西他赛＋卡铂 AUC 5 与 175mg/m² 紫杉醇＋卡铂 AUC 5 相比较，其 2 年 OS 及 PFS 均无差异，多西他赛组有更低的神经毒性（11% 和 30%，≥Ⅱ度神经毒性）和更高的骨髓抑制（11% 和 3%）。因此 NCCN 指南推荐多西他赛 $60\sim75mg/m^2$ 静脉滴注 1h + 卡铂 AUC $5\sim6$ 静脉滴注＞1h q3 周×6 周期（Ⅰ类推荐），用于不能耐受紫杉醇周围神经毒性及糖尿病患者。紫杉醇周疗在一线化疗中的作用被 JGOG3016（2009）试验证实有效，相比较常规的 3 周紫杉醇+卡铂方案，紫杉醇周疗组（紫杉醇 $80mg/m^2$，静脉滴注＞1h d1、8、15+卡铂 AUC $5\sim6$ 静脉滴注＞1h d1 q3 周×6 周期）的 PFS（28.2 个月 和 17.5 个月，$P=0.0037$）、OS（100.5 个月和 62.2 个月，$P=0.039$）均有显著提高，Ⅲ～Ⅳ级的毒性反应除贫血（69%和 44%）外，均无显著差异，因此，NCCN 指南也将其作为Ⅰ类推荐。但对年老体弱者（＞65 岁、体质评分差）应慎用。依据 MITO-7 的试验结果，2015 年后的 NCCN 指南新增了低剂量周疗方案，即紫杉醇 $60mg/m^2$，静脉滴注，1 次/周，卡铂 AUC 2，静脉滴注，1 次/周，共 18 周（Ⅰ类推荐），该方案与 3 周化疗方案无差异，但明显减轻了副作用，从而改善了生活质量，更适合于年老体弱者。

在上述两药方案基础上加入第三种药是否可提高疗效？随机对照研究显示结果是否定的。托泊替康在单药反应率中被认为不亚于紫杉醇（20.5%和 13.2%），并且与紫杉类无交叉耐药，因此，在第三种药选择时可考虑加入托泊替康，但研究显示在紫杉醇+铂类方案中加入托泊替康 $1mg/m^2$，d1～3，每 21 天重复，并未出现疗效提高，反而增加了贫血发生率甚至需要输血。GOG182 也显示，在紫杉醇＋铂类方案中再加入吉西他滨、脂质体多柔比星或托泊替康其中之一无任何意义。近年来抗血管内皮生长因子单克隆抗体——贝伐单抗在复发性卵巢癌中单药有效率达 15%～20%，所以 GOG218 首先考虑在紫杉醇＋卡铂方案中加入贝伐单抗 15mg/kg 同时用药并继续以贝伐单抗单药维持治疗 16 个周期，结果显示与单纯紫杉醇+卡铂方案或仅化疗时同期加入贝伐单抗而不用贝伐单抗维持治疗相比，显著提高了 PFS（14.1 个月和 10.3 个月，$P<0.001$），治疗方案可耐受，不良事件与前期报道一致，而后两种方案相比无优势。ICON7 采用贝伐单抗 7.5mg/kg，也得到了相似的结果（PFS 延长 2.4 个月）。2015 年发表在 *Gynecol Oncol* 上的 GOG 研究还提示，对伴有腹水的一线患者而言，术后在紫杉醇＋卡铂方案中加用贝伐单抗能明显改善 PFS（$P<0.001$）及 OS（$P=0.014$）；ICON7 的研究也发现，在差预后组的患者中，加用贝伐单抗能改善患者的 OS（39.9 个月和 34.5 个月，$P=0.03$）。贝伐单抗是第一个在初治晚期卵巢癌患者中显示出临床获益的抗血管生成靶向药物，但该方案未见明显 OS 获益及生存质量改善，同时药物昂贵，因此仅被 2016 年 NCCN 作为晚期一线化疗的ⅡB 类推荐。2014 年 10 月 17 日国家食品药品监督管理总局批准上市的小分子抗 VEGF 靶向药物阿帕替尼也开始应用于卵巢癌的治疗，个案报道显示有一定疗效，且口服方便，价格便宜，值得在卵巢癌中进行临床试验。

（2）腹腔化疗：大量研究表明，在满意减瘤的患者中应用腹腔化疗较静脉化疗具有明显优越性。其理论基础如下。

1）卵巢上皮性癌是一种主要局限于腹腔的癌症，其转移主要是沿腹膜表面的种植转移及所引流范围的淋巴结转移，因此，腹腔化疗即可直接作用于癌灶，又可经腹膜淋巴管引流吸收药物使淋巴结也产生高药物浓度。

2）实验表明，腹腔化疗药物可直接穿透肿瘤表面 1～2mm 并形成明显的高药物浓度，但肿瘤中心的药物浓度较低，因此术中把种植肿瘤尽量减积至直径＜5mm 左右时，就有了腹腔化疗的可行性及有效性。

3）较静脉用药相比，腹腔用药具有更高的腹腔药物浓度及更长的组织接触时间，分子量越大、水溶性越低的药物就越可长时间保留于腹腔，这就增加了药物在腹腔的有效性，同时减慢了药物吸收入血时间，降低了药物毒性。

　　常用于腹腔化疗的药物有顺铂、卡铂、托泊替康和紫杉醇。顺铂在腹腔内有 10～20 倍、卡铂有 17 倍的药理学浓度优势，而紫杉醇可以达到 1000 倍的药理学浓度优势，其腹腔内有效药物水平浓度可持续 1 周，血液中药物浓度低，但因用药后产生腹痛，大大限制了其临床应用。临床大样本研究很好地支持了腹腔化疗具有优越性的理论基础。在一项涵盖了 8 个临床试验的 Meta 分析中显示：腹腔化疗平均死亡风险下降了 21.6%，中位总生存期增加了 12 个月，GOG172 试验（顺铂 100mg/m^2 腹腔 d1+紫杉醇 135mg/m^2 静脉滴注 24h d1+紫杉醇 60mg/m^2 静脉滴注 d8 q3 周×6 个周期和顺铂 75mg/m^2 静脉滴注 d1＋紫杉醇 135mg/m^2 静脉滴注 d1 q3 周×6 个周期）更显示出顺铂＋紫杉醇腹腔/静脉化疗方案比标准的静脉化疗方案延长生存期达 16 个月（65.6 和 49.7 个月，$P＝0.03$）的优势。基于上述理由，2006 年，美国 NCI 推荐腹腔化疗用于满意减瘤的卵巢癌患者。2013 年发表在 *Gynecol Oncol* 一项美国 GOG 的研究（$n＝428$）显示，对ⅢC 期卵巢癌满意减瘤（<1cm）后给予紫杉醇+铂腹腔化疗，中位 PFS 24.9 个月，中位 OS 61.8 个月，在 36%无残留病灶患者中的中位 PFS 达 43.2 个月，中位 OS 达 110 个月。因此，腹腔联合静脉化疗方案更被 NCCN 指南推荐为晚期卵巢癌满意减瘤后的首推方案（Ⅰ类）。最近的研究显示，对于 *BRCA1* 突变的患者，采用顺铂＋紫杉醇腹腔/静脉化疗也可改善生存，该方案也同样适用于满意减瘤后的腹膜癌、输卵管癌及恶性中胚叶混合瘤。考虑到 GOG172 方案对骨髓 3 系的明显抑制及感染、疲劳、肾脏毒性等副作用，仅有 42%的患者能够完成 6 个疗程的化疗，因此目前 NCCN 的方案在腹腔顺铂的用量上改为 75～100mg/m^2 d2、紫杉醇 24h 静脉滴注改为＞3h 或 24h 静脉滴注。即便如此，仍建议此方案尽量用于相对年轻、体质较好的患者中，年老体弱者需慎重。

　　尽管腹腔化疗具有明显优越性，但在美国目前并没有被广泛应用，其主要原因如下：①腹腔化疗的技术要求高、需要住院、费用增加、留置化疗管增加了患者的不方便及化疗管堵塞、腹腔感染、腹腔粘连的概率。也有报道肾衰竭时应用的腹膜透析液有减少粘连作用。②目前腹腔化疗多用顺铂，而顺铂的胃肠道反应及肾毒性均较大，常需在腹腔化疗前后给予 5～7d 的水化以补充水电解质、减低肾脏毒性。静脉化疗方案中更倾向于卡铂，卡铂不需水化，给药方便、毒性低，但临床上相对缺乏卡铂用于腹腔化疗的大样本研究的支持。③紫杉醇腹腔应用的过敏风险，可能增加了糖皮质激素的用药，而刺激性腹痛则增加患者的不适，降低依从性。

　　（3）延长化疗及巩固维持治疗：尽管大多数患者经过一线化疗后疾病获得完全缓解，但其中大部分仍将复发，因此即产生了延长治疗或巩固维持治疗的想法。三项小的随机临床试验显示，延长化疗周期作为巩固维持治疗未见生存优势，反而增加了化疗毒性；希望通过第三种化疗药作为巩固治疗用药的尝试也以否定性结论而结束。在此类临床试验中唯一出现有意义结论的研究是 GOG178 试验，对Ⅲ/Ⅳ期卵巢癌患者（$n＝222$）经初次铂＋紫杉醇化疗获得临床完全缓解后，继续接受紫杉醇单药 135～175mg/m^2 每 4 周 1 次持续 3 个疗程或 12 个疗程作为巩固治疗。结果显示 3 个疗程组 mPFS=21 个月，12 个疗程组 mPFS=28 个月（$P＝0.0023$），总体生存没有显著差异，但可以改善 CA125 基线水平较低的那部分患者的生存，因此，2016 年 NCCN 指南将其作为ⅡB 类推荐。

　　也有一些研究考虑到化疗药物的毒性累积而放弃用细胞毒药物作为巩固用药，采用非细胞毒药物进行巩固，结果显示无论是大剂量的干扰素、抗 CA125 单抗、放射免疫结合物，还

☆　☆　☆　☆

是基质金属蛋白酶抑制剂，均未显示出生存优势。2015 年公布的 AGO-OVAR16 的临床试验（$n=940$）显示，帕唑帕尼 800mg/d，连服 24 个月作为巩固治疗用药在一线治疗后未进展者中的中位 PFS 延长了 5.6 个月（17.9 和 12.3，$P=0.002$），明显延迟了复发及二线药物的应用，但 OS 没有改善，并且增加了 3～4 级高血压的发生，国家食品药品监督管理总局也未批准其适应证，因此 NCCN 指南仅将其作为ⅡB 类推荐。

（4）特殊类型上皮性卵巢癌的化疗：在长久的临床实践中人们发现，同样的一线化疗方案对于不同亚型的上皮性卵巢癌的治疗效果存在明显不同，明显感觉到浆液性癌对一线化疗的敏感性高于透明细胞癌及黏液性癌，一项涵盖了 1976～1982 年 GOG 对晚期上皮性卵巢癌经一线化疗后的二探术情况的综述显示，所有透明细胞癌及黏液性癌均为阳性；2012 年 ASCO 会上报道的 JGOG3016 试验关于 PT 周疗方案与 3 周疗方案的大样本前瞻性对照研究，在分层分析时也显示，PT 周疗的实际受益人群仅为浆液性癌患者（OS，$P=0.025\ 2$），而对透明细胞癌及黏液腺癌无益处（OS，$P=0.776$）。NCCN 指南专家也注意到了此问题，在 2016 年的 NCCN 指南中特别将透明细胞癌、黏液性癌、低级别浆液/子宫内膜样癌均列入少见组织类型（LCOH）癌，由于发病率低，大样本、前瞻性的资料几乎没有，故在治疗上更强调个体化的治疗，NCCN 也给予了有别于一线推荐的上皮性卵巢癌方案供参考，因此，有必要额外讨论一下。

1）透明细胞癌：此癌患者发病年龄相对年轻，发病率仅次于高级别浆液性癌，占卵巢上皮性癌的 3%～12%，在美国少见，而在日本相对多见，几乎可占上皮性卵巢癌的 20%并且以早期多见，Ⅰ期可达 39%。尽管透明细胞癌被认为是高级别癌，但因细胞增殖不快，故对常规化疗药物常耐药，早期手术切净者预后好，而晚期需化疗辅助时预后差。此癌被认为与卵巢子宫内膜异位症的反复囊内出血导致的铁离子超负荷，局部氧化应激反应，使异位的子宫内膜细胞 DNA 受损致癌有关。组织病理上此癌与妊娠期的蜕膜（A-S 反应）有相似的表型和基因特征，可见透明细胞及鞋钉细胞，核分裂象低，遗传相对稳定，大多数不表达 WT1、P53 及 ER，但表达转化因子（TGF）、肝细胞核因子-1β（HNF-1β）、胰岛素样生长因子结合蛋白-1（IGFBP-1），HNF-1β 与子宫内膜分化、蜕膜化、再生、激素依赖、糖原合成、细胞周期调控等有关。透明细胞癌存在 *ARID1A* 抑癌基因的高度变异，导致 BAF250 减少，抑癌功能失调，也可见 *PIK3CA* 突变，少见 *PTEN*、*K-RAS*、*BRAF* 突变。透明细胞癌约 30%存在 *MET* 基因扩增，约 14%有 *HER2* 扩增，MET/PI3K 是其主要的信号通路。其初始治疗仍为分期手术（早期）或肿瘤细胞减灭术（晚期），并且切除盆腹腔淋巴结对生存有益。部分该肿瘤还与 Lynch 综合征有相关，约 3.3%的患者可同时患有子宫内膜癌。透明细胞癌与其他上皮性癌相比，一线化疗常表现出对铂类反应不佳，对激素疗法无效。Goff 等报道一组均为Ⅲ期上皮性卵巢癌经初次铂类化疗后的随访结果，肿瘤出现进展者浆液性癌组为 29%，而透明细胞癌组达 52%；Hellenic 肿瘤协作组总结了 1987～2003 年共 35 例晚期透明细胞癌的化疗效果，结果显示化疗反应率 45%，中位生存期 25.1 个月，而同期的浆液性癌化疗反应率达 81%，中位生存期 49.1 个月；Sugiyama 等报道的一组透明细胞癌患者对一线铂类化疗的反应率只有 11%；来自 M.D.Anderson 的一份对复发性卵巢透明细胞癌的治疗结果显示，曾经铂类敏感的 22 例中只有 2 例（9%）对卡铂＋紫杉醇方案有部分反应。上述资料提醒我们，对透明细胞癌而言铂类可能不是最好的化疗选择，这可能与透明细胞癌富含糖原、细胞增生相对较慢导致的化疗不敏感有关。一项体外研究显示紫杉醇、伊立替康对 5 个透明细胞癌株中的 3 个有

☆ ☆ ☆ ☆

效，而顺铂仅对 1 株有效。Shimizu 等报道采用伊立替康及丝裂霉素 C 对铂类耐药的透明细胞癌、黏液性癌化疗，反应率达 52%；也有学者建议加入紫杉类药物可能反应率更高。吉西他滨、托泊替康可能也有较好的反应率。另外，不少报道中发现透明细胞癌容易发生血栓。进一步的分子水平研究发现透明细胞癌细胞中 HNF-1β、ABCF2（属于 ATP 结合域基因超家族）的含量较高，尤其在对化疗无反应者中表达更高，这些结果高度提示卵巢透明细胞癌应被归为不同于其他上皮性卵巢癌的范畴，可能与起源于子宫内膜的、肾脏的透明细胞癌有相似之处。

最近研究显示，肾脏、卵巢、子宫内膜的透明细胞癌均表达一致的 3 号染色体短臂的杂合性缺失，使 VHL 抑癌基因失活。基于此观点是否可以借鉴肾透明细胞癌的治疗方案？因很难有大样本的研究形成，仅以笔者所在科室数十例的临床经验提示：①可试用伊立替康治疗，但用药前需检测是否有 UGT1A1 基因突变，以避免过度腹泻及白细胞过低的副作用；②若有手术机会，无论第几次复发，均应尽最大努力手术切净，笔者曾有一例患者反复复发，经 4 次手术切净后终于停止复发的成功案例；③可行二代基因测序，若有阳性靶点可考虑加入靶向治疗，如 PI3K-AKT-mTOR 抑制剂、VEGF 抑制剂等。

2）子宫内膜样癌：此癌约占卵巢上皮性癌的 11%，发病多在围绝经期，与卵巢子宫内膜异位症相关，其发病也认为与囊内反复出血释放的高铁离子有关，Ⅰ型的子宫内膜癌和卵巢的子宫内膜样癌均可因 ARID1A 突变导致 PTEN、β-catenin、PIK3CA、BRAF 的变异。卵巢高级别的子宫内膜样腺癌在免疫组化及基因分型上很难与高级别的浆液性癌鉴别诊断，故病理上将其归于高级别浆液性癌，在此讨论的仅为低级别子宫内膜样癌。低级别子宫内膜癌通常分化好，常表达 CK7、PAX8、CA125、ER，不表达 P53、WT1，若免疫组化提示其表达 P53、WT1 则应考虑为高级别浆液性癌，若微卫星不稳定高表达，则要考虑 Lynch 综合征。50% 的子宫内膜样癌患者为Ⅰ期，预后好，晚期者少见，但因对化疗不敏感而预后差。手术原则同卵巢癌，早期可保留生育功能，晚期者即便可能直接减瘤手术不满意，也不主张行新辅助化疗，因为其可能对化疗不敏感。手术后化疗仍按卵巢上皮性癌方案，也可考虑采用激素治疗（ⅡB 类推荐），包括他莫昔芬、阿那曲唑、来曲唑、亮丙瑞林。CA125 仍可能是其随访指标，复发时若有手术机会应尽量手术切除，这可能比仅靠化疗的效果要好。

从发病机制上讲，伴有 Lynch 综合征的患者应该常有微卫星不稳定性高（microsatellite instability-high, MSI-H）或错配修复缺陷（mismatch repair deficient, dMMR），因此，若基因检测有相关改变，美国 FDA 近日批准的 KEYTRUDA（perbrolizumab, PD-1 抑制剂）可以考虑应用于此类患者的治疗。PI3K-AKT-mTOR 抑制剂、VEGF 抑制剂等也可尝试应用。

3）黏液性癌：卵巢原发的黏液性癌相对少见，发病率占上皮性癌的 3%～5%。80% 的卵巢原发黏液性癌为单侧且直径＞10cm，而双侧者多源于胃肠道、胰腺、子宫颈、乳腺、子宫内膜的癌转移。＞50% 的此癌存在 K-RAS 基因突变，可伴有 BRAF、PIK3CA、ARID1A 基因突变，罕见 TP53、BRCA1/2 突变，约 20% 有 HER2 扩增。组织病理学上此癌常与黏液性交界瘤伴发，多数分化好，可表达 ER，多不表达胃肠标志物 CEA、CA19-9、CDX2。早期黏液性癌通常发生在 20～40 岁的年轻人，预后好，而晚期黏液性癌不常见，通常化疗反应差，预后差。黏液性癌的初始治疗仍为分期手术（早期）及肿瘤细胞减灭术（晚期），同时强调一并切除阑尾，黏液性癌很少腹膜后转移，故手术不一定要打开后腹膜腔进行淋巴结切除。一项关于Ⅲ～Ⅳ期黏液性癌的研究发现对一线铂类为基础的化疗方案反应率为 26%，仅 1 例完全反应，63%疾病进展；而非黏液性上皮癌对一线铂类为基础的化疗方案反应率为 65%（$P=0.009$），中位总生存期为 12 个月和 37 个月（$P<0.001$），说明黏液性癌对上皮性卵巢癌的一线化疗方案也不敏感。2016 年 NCCN 指南对黏液性癌的补充较多，认为起源于卵巢的此类癌尽管体积巨大，但多为早期且分化好，一旦超出Ⅰ期出现盆腹腔种植，则应高度怀疑阑尾起源的黏液性癌，PAX8 阳性可能有助于卵巢来源的诊断。因此，指南推荐对≥ⅠC 期患者，除应增加胃肠道检查、血 CEA、CA19-9 外，还应在一线化疗方案不敏感时积极考虑采用胃肠道癌的化疗方案（ⅡA 类推荐），如 5-FU+甲酰四氢叶酸+奥沙利铂，或卡培他滨+奥沙利铂。也有报道对难治者联合伊立替康可增加疗效。贝伐单抗、西妥昔单抗（K-RAS 突变者）、曲妥珠单抗（HER2 扩增者）也可酌情尝试应用。

4）低级别浆液性癌（LGSC）：浆液性癌约占卵巢上皮性癌的 75%，而高级别浆液性癌（HGSC）又占了浆液性癌的 70%，其发病可能源于输卵管，切除输卵管可降低 HGSC 的发生；而 LGSC 发病可能源于卵巢，与切除输卵管无明显相关性。HGSC 与 LGSC 的区分主要依据于 Malpica 提出的二级分层，即低级别：核分裂数<12 个/HPF、染色质少、核异型性低；高级别：核分裂数≥12 个/HPF、染色质多、核异型性高。免疫组化显示，HGSC 常有 *P53*、*BRCA1/2* 的变异，而 LGSC 表达 ER、K-RAS、BRAF，也常见与浆液性交界瘤共存现象。LGSC 发病年龄更小，肿瘤生长缓慢，但因对化疗不敏感而使晚期患者的预后差。因此，尽可能给予肿瘤细胞减灭术，是 LGSC 的首选方法，有研究表明，残余肿瘤是 LGSC 的唯一预后因素。LGSC 常对铂类及紫杉类耐药，体外实验显示其对依托泊苷、多柔比星、托泊替康可能相对敏感。因其 ER、PR 阳性，故激素治疗可以应用，贝伐单抗也可酌情考虑。

5）原发性腹膜癌（primary peritoneal serous carcinoma, PPSC）：被 GOG 定义如下。①卵巢正常大小或良性增大；②无卵巢受累或仅限于卵巢表面和（或）卵巢皮质浅层受累，若有癌结节侵入卵巢皮质，则范围不超过 5mm×5mm；③组织类型为浆液性；④卵巢外病灶体积明显超过卵巢本身。

以往认为 PPSC 少见，但近年来的研究表明其发病率远远超出想象，一项大样本研究中发现 22%的卵巢浆液性癌均符合 PPSC 的诊断标准。浆液性癌可以在卵巢、输卵管表现不明显或是以往已经切除了双侧附件，而在腹膜上表现为弥漫性的腹膜癌，这种情况即被称作原发性腹膜浆液癌，约有 18%的 PPSC 被当作卵巢癌而手术。与卵巢浆液性癌一样，多数原发性腹膜浆液癌患者 CA125 会增高且组织学表现也一致，可以是相同因素作用于卵巢上皮或腹膜表面所致。PPSC 以往常被误以为是腹膜间皮瘤（peritoneal malignant mesothelioma, PMM），但腹膜间皮瘤可表达间皮标志物如 calretinin、CK5/6，而在 PPSC 中很少表达；CA125、S100 则在 PPSC 中常见，在腹膜间皮瘤中罕见表达。携带 *BRCA1* 基因突变的妇女同样增加 PPSC 的风险，但在预防性切除附件后的风险不清楚，估计仍有 1%～10%。

与 PPSC 生长表现形式相似的恶性肿瘤除了 PMM 外，还有胃肠道肿瘤腹膜转移（peritoneal carcinomatosis from the gastrointestinal tumors, PCGT）、原发性上皮性卵巢癌（primary epithelial ovarian carcinoma, PEOC），这 4 种肿瘤的免疫组化表达上存在不同，可用以鉴别（表 4-6）。

GOG 的临床试验显示 PPSC 的 OS 及 PFS 与卵巢浆液性癌无差异，治疗方案可按Ⅲ期卵巢浆液性癌处理。因此，PPSC 也可入组晚期卵巢癌的临床试验。非浆液性腹膜原发癌，如黏液性癌、内膜样癌也可遇到，但较罕见，其治疗及生存情况尚不清楚。

☆ ☆ ☆ ☆

表4-6　4种肿瘤在病理免疫组化表达上的区别

	CD15	CK7	S-100	CA125	CK20	ER	PR	CEA
PPSC	+	+		+	-	±	±	-
PEOC	-	+	±	+	-	+	+	-
PMM	-	-	±	±	-	-	-	-
PCGT	-	-	-	-	+	-	-	+

6）输卵管癌：多为浆液性乳头状腺癌，但也可见到黏液性、子宫内膜样等与卵巢上皮性癌分类一致的各种亚型。输卵管癌多起源于壶腹部或漏斗部，肿瘤直径多不超过3cm，外观常见输卵管扩张、扭曲变形、远端闭塞，双侧受累者为5%～30%。近年来在家族遗传性卵巢癌 *BRCA1/2* 基因突变的患者进行双侧附件预防性切除的标本连续切片中发现，部分患者存在输卵管原位癌或微浸润癌但外观正常，提示以往认为 *BRCA1/2* 基因突变的家族遗传性卵巢癌可能来源于输卵管。输卵管癌可伴有26%～89%的 *HER2/neu*、60%～83%突变型 *P53* 及61%的 *C-myc* 基因过表达，而较少见雌激素受体表达。常能见到输卵管癌与输卵管炎共存的情况，但输卵管炎并不是输卵管癌的致癌因素，原因：①输卵管炎常双侧发生，而输卵管癌多为单侧；②输卵管癌多发生于绝经后，此时患者很少产生输卵管炎，因此输卵管炎很有可能是输卵管癌由于远端闭塞，癌分泌液刺激的结果。

输卵管癌的转移方式与卵巢上皮性癌基本相同，常常累及腹膜、大网膜、肠管及卵巢。某些研究发现超过50%的复发患者可出现腹腔外转移，最常见的部位为肺、胸膜、阴道、肾、脑。盆腔或腹主动脉旁淋巴结受累率初次手术时达10%～30%，复发者中达1/3，尸检中达75%。输卵管癌的预后与肿瘤浸润深度、脉管浸润、细胞分化程度极其相关，有研究发现输卵管癌患者的5年生存率在病灶局限于黏膜内者可达91%，侵入黏膜下层者达53%，穿通浆膜者不足25%；早期输卵管癌中若有脉管浸润则5年生存率明显下降（29%和83%）。

输卵管癌的分期是1992年FIGO建立的，1999年Alvarado-Cabrero等根据仔细病理检查与预后的相关性，推出了修正的FIGO手术病理分期，2014年FIGO将其并入卵巢癌分期（详见表4-2）。

有关晚期输卵管癌化疗的研究报道相对较少，通常采用与晚期卵巢上皮性癌相似的治疗方案，其预后也与同亚型卵巢癌相似，故在NCCN卵巢癌治疗指南中，将其与卵巢上皮性癌一同叙述，许多有关卵巢癌的Ⅲ期临床试验也将其纳入其中。

7）卵巢癌肉瘤（ovarian carcinosarcoma, OCS）：又称恶性混合性苗勒瘤或恶性中胚叶混合瘤（mixed malignant mesodermal tumors, MMMT），是临床极为罕见但恶性程度很高的一类肿瘤，预后很差，因组织中含癌和肉瘤两种恶性成分而得名。目前许多病理医师认为该病是差分化上皮性卵巢癌的某种变异。根据其组织学结构可分为同源性与异源性两种，同源性者腺癌成分为乳头状癌、子宫内膜样癌、鳞癌、透明细胞癌甚至未分化癌，肉瘤组织成分为纤维肉瘤、平滑肌肉瘤；异源性者除上述组织改变外，还可有软骨肉瘤、骨肉瘤、横纹肌肉瘤等成分。WHO将其划分为卵巢上皮性恶性肿瘤的一个亚型，临床上该肿瘤表现出较卵巢上皮性癌更高的恶性程度、更低的化疗反应率和更差的预后，是一种罕见的侵袭性强、进展快的高度恶性肿瘤，多见于绝经后，平均发病年龄60岁左右，平均生存期7个月左右，64%的患者1年内死亡，其生物学行为与分化最差的卵巢上皮性癌相似，易早期广泛播散种植到盆腹腔脏器，故诊断时多为晚期，给理想的肿瘤细胞减灭术带来困难。对 OCS 目前尚无切实有效的化疗方案，放疗对 OCS 的疗效不肯定，经过全面的分期手术确认为Ⅰ期者术后也必须加化疗，化疗方案尚无特别推荐，目前尚无数据表明何种方案最佳，但以铂类为基础的化疗似乎优于其他化疗药物，还可以考虑以异环磷酰胺为主的化疗方案，有病理学家认为Ⅱ～Ⅳ期的癌肉瘤是一种危险性很高、分化很差的上皮性卵巢癌，因此其化疗方案也可按上皮性卵巢癌的方案进行。2017 年 NCCN 指南推荐的方案除上皮性卵巢癌方案外，还可以采用顺铂+异环磷酰胺、卡铂+异环磷酰胺、紫杉醇+异环磷酰胺（ⅡB）方案。

3. 化疗后的全腹放疗（consolidative whole abdominal radiotherapy, cWAR）　对于低肿瘤负荷的Ⅲ期卵巢癌患者，全腹腔放疗已不再作为初次治疗或巩固治疗的治疗选择。几乎没有随机对照研究显示 cWAR 能够对手术后及术后化疗后残留的小癌灶具有治愈性，相关的研究多是小样本非随机的，因此结论也各不相同，有些学者认为能延长 PFS 及 OS，有些则认为没有意义，但最棘手的问题是约 10% 的患者会出现严重的肠并发症，如肠梗阻、肠瘘甚至与肠并发症相关的死亡等。因此，在 2014 年 NCCN 指南中 cWAR 不作推荐。

4. 二次开腹探查术或腹腔镜探查术　二次探查术起源于 20 世纪 60 年代，当时是作为一种判断是否应该停止烷化剂化疗的手段而产生的。至 20 世纪 70 年代，肿瘤减灭术及铂类为基础的化疗被广泛应用后，将近 50% 的患者化疗后临床检查不能发现肿瘤，但确实有患者仍有隐匿性肿瘤存在，这些残存的隐匿性肿瘤经影像学检查（CT、MRI、PET）或留取腹腔穿刺冲洗液找癌细胞的方法检查阳性率均有限，甚至 CA125 水平正常、患者临床完全缓解时，二次探查术中仍可发现病灶，故二次探查术仍然盛行。早些年发表的有关文章显示：即便临床完全缓解，二次探查术中仍能发现约 55% 的患者残存癌灶，这就表明在当时情况下，采用非创伤性手段没有能力发现持续性隐匿性病灶。但二次开腹探查术毕竟是一个创伤性的诊断过程，不但费用高、住院时间长、患者痛苦，也容易产生手术并发症。直至 20 世纪 80 年代后，出现了腹腔镜进行二次探查的报道，认为腹腔镜具有微创、视野更清楚、住院时间短、住院费用更少等优点，但实际结果却不尽如人意，原因：其一，肠穿孔等并发症发生率相对较高，使得 10%～15% 的患者不得不改为开腹手术；其二，腹腔镜探查阴性时，仍有 55% 的患者经开腹证实为阳性，因此，开腹二次探查术仍未被取代。二次探查术中发现大块残留癌灶仍提示预后差，将近 80% 的患者会在二次探查术后 3 年内死亡，只有仅在显微镜下有阳性发现的二次探查术患者，其 2 年及 5 年生存率分别为 96%、71%。但二次探查术的初衷并非为了判断预后，而是希望其能指导化疗、改善预后，但研究发现无论是二次探查术同时切除阳性病灶，还是二次探查术阳性者继续化疗，统计学处理显示均不能改善预后，甚至还增加了患者的手术痛苦，因此，至 20 世纪 80 年代末期，大多数妇科肿瘤专家不再考虑为一线治疗完全缓解的患者进行二次探查术。

5. 血清 CA125 水平与卵巢癌的治疗　血清 CA125 水平通常可反应肿瘤的负荷量，手术后高水平的 CA125 可能提示肿瘤未切净或预后较差，也有学者发现在完成初次化疗后 CA125≤12U/ml 的患者其预后明显好于 CA125＞12U/ml 的患者（OS，5.8 年和 3.7 年；PFS，2.8 年和 1.7 年）。术后 CA125 水平同样可指导化疗方案的修正，若 CA125 水平随化疗疗程而逐步下降则应继续原方案；若 CA125 水平随化疗疗程不降反升则应更改方案，并不是一定要一成不变地完成事先设定好的方案及疗程。对手术前 CA125 升高的卵巢癌患者，其 CA125

水平经化疗曾降至正常后又持续升高可视为肿瘤进展；在结束化疗 CA125 水平正常者中仍有约 50% 的患者可在二次探查术中发现持续存在的镜下或肉眼病灶；CA125 水平异常者中即使二次探查术未能证实肿瘤残存，至少也有 95% 的病例确实有癌残留。

在一线治疗结束后随访期间，是否 CA125 出现升高即开始二线化疗尚有争议。一种观点认为，越早开始化疗肿瘤的负荷量越小，可能效果越好，但另一种观点认为二线化疗几乎不具有治愈性，一旦开始二线化疗常常意味着该患者在有限的生存期内将很难脱离化疗。欧洲的 OV-05 研究和欧洲癌症研究及治疗机构（EORTC）在 2009 年 ASCO 会议上曾报道一项Ⅲ期临床试验，认为 CA125 一升高即开始化疗与出现症状或体征再开始化疗其生存率无统计学差异，从 CA125 水平升高到出现临床复发的中位时间为 2～6 个月，早化疗使患者二线化疗平均提早了 4.8 个月，且生存质量无改善。因此美国 NCCN 指南明确规定：当 CA125 出现升高时，对从未接受过化疗的患者，首先进行临床影像学检查（MRI、PET-CT 等），有明确病灶则按新诊断病例给予肿瘤细胞减灭术；对曾经接受过化疗的患者，由于他莫昔芬和其他一些抗激素类药物（孕激素、芳香化酶抑制剂、促性腺激素释放激素等）对于铂类化疗后肿瘤进展的患者可能有缓解作用，并且能够延长无铂类间期，故 NCCN 将其作为ⅡB 类推荐在仅有 CA125 升高的患者应用，其他备选方案包括参加临床试验、观察直至临床出现症状再化疗或按照复发肿瘤立即治疗（ⅡB 类推荐）。

（五）复发性卵巢上皮性癌的治疗

2014 年 NCCN 指南中将复发性卵巢癌分为铂类敏感型复发：即治疗达到完全缓解后距前次化疗停止时间间隔≥6 个月的复发；铂类耐药型复发：治疗达到完全缓解后距前次化疗停止时间间隔<6 个月的复发，其中初次治疗后未达到完全缓解或连续 2 个疗程化疗后病情仍然进展者属于铂类原发耐药，又称顽固性卵巢癌，此类患者预后极差。卵巢上皮性癌经一线治疗后复发的概率：Ⅰ～Ⅱ期患者，100% 可临床缓解，20%～25% 将复发；满意减瘤的Ⅲ期患者，90% 可临床缓解，75% 将复发；不满意减瘤的Ⅲ～Ⅳ期患者：50% 可临床缓解，≥90% 的病例将复发。这就使复发性卵巢上皮性癌的治疗面临极大的挑战。

一旦复发，治愈肿瘤的可能性微乎其微，所以二线治疗时需要全面评价、仔细考虑如下问题：①复发的范围和类型（局部/广泛？结节型/盔甲型？膈顶、肠系膜根、肝肾实质/其他？）以决定是否能再次手术；②前次治疗情况（初次减瘤情况，化疗方案及停药时间）以决定化疗方案；③前次治疗的毒副作用（药物的累积毒副作用能否允许另一种不同方案的全身化疗）以权衡机体的承受力，必要时应考虑姑息治疗，尽量保证生活质量；④准备给患者应用药物的特性及代谢机制（即经肝脏或经肾脏代谢；骨髓抑制如何），以减少药物对患者的毒副作用。此时需要考虑的不仅仅是 RR（客观反应率）、PFS、OS，治疗目标应放在尽可能地延长生命及改善生活质量上，甚至要照顾到患者的经济承受能力。

尽管 NCCN 指南分别给予了治疗建议，但这仍不能满足复杂的、诡异的复发性卵巢上皮性癌的治疗需要，尤其是预后极差的铂类耐药型卵巢上皮性癌，该型对其他细胞毒化疗药物也易产生耐药。因此，对于复发性卵巢上皮性癌的治疗几乎没有绝对的标准可循，对于每一个患者而言，强调个体化治疗、充分考虑患者的意愿、化疗的有效性、药物的毒性累积、给药的方便程度、患者的经济承受力等多方面因素，甚至推荐患者进入临床试验，采用多手段、多方面的治疗以充分发挥每种治疗之长，尽量回避每种治疗之短，可能不失为现阶段的最佳治疗。

1. 化疗及靶向治疗　复发性卵巢癌的化疗原则：①对于铂类敏感的复发患者，尽管可能对许多化疗药均敏感，但大多数研究均建议还是以含铂类方案为最佳，因为铂类仍然是最具活性的单药制剂，并且以采用铂类为基础的两药联合化疗为佳；②对铂类耐药的复发患者，联合化疗无优越性，尽管二线化疗的单药反应率并不高，但仍建议采用非铂类单药化疗；③在决策治疗方案或准备选择姑息治疗时必须考虑药物的有效性和毒性、患者的体能状态和是否方便。

（1）铂类敏感型复发：大量研究显示对铂类敏感的复发癌患者，采用铂类为基础的两药联合化疗无论是 RR 还是 PFS 都要好于单药铂类，故多年来 NCCN 指南一直将含铂类的两药联合化疗尤其是卡铂+紫杉醇作为Ⅰ类推荐，至 2015 年起又增加了脂质体多柔比星+卡铂方案作为铂敏感型复发的Ⅰ类推荐。ICON4/AGO-OVAR-2.2 试验显示，铂类+紫杉醇化疗与单药铂类相比具有 5 个月的中位生存优势（29 个月 和 24 个月）；2007 年的一项报道显示奥沙利铂+多西他赛方案对复发患者有效率达 67%；AGO-OVAR-2.5 试验也显示吉西他滨+卡铂比单药卡铂延长了中位 PFS（8.6 个月 和 5.8 个月，$P = 0.003\ 1$），但总生存未见优势，并且 $3 \sim 4$ 度骨髓抑制高于卡铂组（贫血：27% 和 8%；中性粒细胞减少：70% 和 12%；血小板减少：35%和11%，$P < 0.001$），因此，应用吉西他滨联合卡铂方案时应慎重。在 GCIG CALYPSO 试验中比较了脂质体多柔比星＋卡铂（$n = 466$）与紫杉醇＋卡铂（$n = 508$）方案，结果显示脂质体多柔比星+卡铂不劣于甚至在 PFS 上显著优于紫杉醇+卡铂（11.3 个月和 9.4 个月，$P < 0.001$），并且降低复发风险 18%（$P=0.005$）；在 MITO-4 的回顾性研究发现，120 例初始接受紫杉醇＋卡铂方案者，化疗结束 6 个月后仍有 15%、1 年后 14%、2 年后 11%存在神经毒性，故为缓解前次化疗紫杉类的神经毒性，建议＞2 年再用紫杉类更好。因此，自 2015 年起脂质体多柔比星+卡铂方案作为铂类敏感型复发的Ⅰ类推荐方案写入 NCCN 指南。2017 年 NCCN 指南中还提到了白蛋白紫杉醇的应用，认为在紫杉醇过敏时若仍考虑应用紫杉类药物，则可更换为白蛋白紫杉醇。

NCCN 指南ⅡA 类推荐的铂类敏感复发方案有：单药卡铂/顺铂（老年、不能耐受联合方案）、卡铂＋多西他赛、卡铂＋吉西他滨、卡铂＋紫杉醇周疗、顺铂＋吉西他滨；唯一推荐的三药方案是：卡铂＋吉西他滨＋贝伐单抗（2017 年 NCCN 以ⅡA 类推荐），该推荐主要是基于 OCEANS 试验的结果，卡铂+吉西他滨＋贝伐单抗较不加贝伐单抗组 PFS 明显延长（12.4 个月和 8.4 个月，$P < 0.000\ 1$）。另外，2016 年发表在 *Lancet* 上的一个小分子高效 VEGFR2/3 抑制剂西地尼布（cediranib）模仿 GOG218 的分组对铂类敏感复发的卵巢癌的Ⅲ期临床研究（ICON6 63 个中心，$n = 456$）结果显示：含铂方案化疗+安慰剂组×6 个周期（$n=118$），含铂方案化疗＋Cediranib 组 20mg/d×6 个周期（$n=174$），含铂方案化疗＋cediranib 20mg/d×6 个周期后继续 cediranib 20mg/d 维持组（$n=164$）的 PFS 分别为 8.7/9.9/11.0（$P < 0.000\ 1$，维持用药组与对照组比），OS：无改善（$P=0.11$）。在化疗和西地尼布同时治疗期间，腹泻、中性粒细胞减少、高血压和声音改变的毒性反应更为多见；在西地尼布维持治疗期间，腹泻、甲状腺功能减低和声音改变更为多见；在维持治疗期间，毒性反应是终止治疗的最常见原因，导致依从性较差，很多患者过早停药，因此，尽管能够改善 PFS，但 NCCN 指南仍未推荐。

贝伐单抗对铂类敏感或耐药复发的卵巢癌单药有效率可达 21%，基于一项单独应用贝伐单抗满意治疗复发性卵巢癌（尤其伴有腹水者）的Ⅱ期临床试验结果，2014 年 NCCN 将此类患者单药应用贝伐单抗作为ⅡA类推荐。

2017年NCCN指南特别针对复发性黏液性癌新增了化疗方案：5-氟尿嘧啶+四氢叶酸钙+奥沙利铂±贝伐单抗（ⅡB类推荐）；卡培他滨+奥沙利铂（ⅡA类推荐）。

（2）铂类耐药型复发：在铂类已耐药的患者中，大多数药物的单药反应率不高，中位PFS为3~4个月，中位OS为9~12个月，联合用药不但未见优势，反而增加毒副作用，故原则上推荐非铂类单药治疗。2014年NCCN推荐的单药为：多西他赛（RR：22%）、口服VP16（RR：27%）、吉西他滨（RR：19%）、脂质体多柔比星（RR：26%）、紫杉醇周疗（RR：21%）及托泊替康（RR：20%）；另外，贝伐单抗与脂质体多柔比星、贝伐单抗与紫杉醇周疗、贝伐单抗与托泊替康三种组合也被以ⅡA类推荐用于铂类耐药型复发，该推荐主要是基于AURELIA的阳性试验结果，但对有胃肠穿孔、动脉栓塞等风险者禁用。考虑到用药方便、经济及相对有效性，其他可用于铂耐药的二线药物还有口服六甲蜜胺（RR：14%）、卡培他滨、异环磷酰胺（RR：12%）、伊立替康、奥沙利铂、培美曲塞（RR：21%）、长春瑞滨（RR：20%）及白蛋白紫杉醇（RR：64%）等。在一线用过紫杉醇及铂类又出现铂类耐药型复发的卵巢癌患者中，再用紫杉醇仍能显示出20%~30%的反应率，因此也可作为二线用药的一种选择。拓扑替康在铂类耐药患者中其有效性不亚于甚至好于紫杉醇或脂质体多柔比星，但其3周疗法骨髓抑制的副作用明显限制了它的应用。2009年，在美国ASCO年会上报道了托泊替康周疗（4mg/m^2，d1、8、15/q28d）对比传统的3周疗法（1.25mg/m^2，d1~5/q21d）对耐药复发卵巢癌的随机多中心研究（TOWER），结果显示在不影响疗效的前提下，血液学毒性明显降低，非血液学毒性相似，因此在应用托泊替康时可以优先考虑拓扑替康周疗方法。临床经验显示，托泊替康的血液学毒性多在用药的前2个周期比较明显。另外托泊替康最大的优点在于其主要经肾脏代谢，因此对于反复多次化疗后患者肝功能不佳的患者无疑是最佳选择。在2010年美国ASCO会议上报道了一项用EC-145+脂质体多柔比星与单药脂质体多柔比星比较治疗铂类耐药卵巢癌的Ⅱ期临床试验（EC-FV-04）的中期结果，EC-145是叶酸与去乙酰长春碱vinca alkaloid desacetylvinblastine hydrazide, DAVLBH）的结合物，EC-145与叶酸受体（FR）特异性结合，而叶酸受体过表达于90%的卵巢癌患者中，通过胞饮作用，EC-145将DAVLBH运送至细胞内，体外研究显示，其抗肿瘤活性与脂质体多柔比星有协同作用，动物实验中耐受性良好，研究结果显示，EC145联合脂质体多柔比星与单药脂质体多柔比星相比，无进展生存期提高了2倍。

二线用药时仍需注意，对复发性卵巢癌：①目前尚无特别值得推荐的化疗单药，可权衡患者及药物的毒副作用进行选择，NCCN不推荐体外药敏试验。②无论患者的初次化疗方案为哪种，每2~4周期化疗后均应进行临床评估，判断患者是否从中获益，若经过连续2种以上不同化疗方案治疗而没有持续性临床获益的患者，再增加化疗也不会获益。此时应该根据患者个体情况，决定是否改用支持治疗或进入临床试验。③既往使用过铂类药物，无论再次使用何种铂类药物，其骨髓毒性的发生率及严重程度均会增加。如果患者已多次使用过卡铂和（或）顺铂，再次使用时发生致命性过敏反应的风险会增加，因此有必要提前告知患者用药时应高度警惕，并备好相关的抢救设施。

2. 非细胞毒性药物治疗（激素、生物靶向治疗）

（1）激素治疗：激素治疗卵巢癌的基础在于卵巢癌细胞频繁表达激素受体，如GnRH受体、卵泡刺激素（FSH）受体、黄体生成素（LH）受体、ER、PR，超过90%的浆液性交界瘤其ER阳性，因此卵巢癌可能具有激素相关性。在性激素中，FSH、雌激素（E）、雄激素

（T）可能是肿瘤刺激因子，GnRH-a、孕酮（P）、选择性雌激素受体调节剂（如他莫昔芬，TAM）、芳香化酶抑制剂（AI）可能是肿瘤对抗因子。尽管激素治疗复发性卵巢癌的反应率仅 10%左右，但因其毒副作用极少，在二线治疗中仍有一定地位。主要应用的药物有：①GnRH 类似物（亮丙瑞林、戈舍瑞林、曲普瑞林）及 GnRH 抗拮剂（cetrorelix，西曲瑞克）；②AI（阿那曲唑、来曲唑、依西美坦）；③选择性雌激素受体调节剂（TAM）；④孕酮及抗孕酮制剂（孕激素、米非司酮）等。

TAM 在一些组织中能拮抗雌激素受体，从而达到抗肿瘤作用。一项涵盖了 18 个临床试验 648 例患者应用 TAM 的综述显示，晚期卵巢上皮性癌患者的总体反应率为 13%；另一项 GOG Ⅱ期临床研究（n =102）的结果显示：在肿瘤复发化疗耐药或持续的患者中服用 TAM 20mg，2 次/日有显著疗效，顺铂敏感患者中（n = 20）3 例有效，1 例完全缓解，反应率为 15%；顺铂耐药患者中（n = 77）10 例有效，5 例完全缓解，反应率为 13%。

还有研究显示，约 80%的卵巢癌患者的癌组织均表达 GnRH 受体，一项涵盖了 12 个研究的分析显示，对于复发性卵巢癌 GnRH-a 治疗的反应率为 5.7%（21/369），疾病稳定率 21%（77/369），并有 1 例完全缓解；另一项研究显示 FSH 受体、LH 受体在高分化卵巢癌中较低分化癌表达更高，在 GnRH-a 用于铂类耐药患者中显示 6 例高分化癌中部分缓解 3 例，疾病稳定 2 例，而 12 例中低分化癌中部分缓解 1 例，疾病稳定 0 例；西曲瑞克部分缓解率为 18%（3/17），疾病稳定 35%（6/17）；GnRH-a 联合 TAM 的完全缓解率 3.8%（1/26），部分缓解率 7.7%（2/26），疾病稳定率 38.5%（10/26）。

卵巢癌组织中芳香化酶表达率为 33%～81%，绝经后妇女雌激素的主要来源是皮肤及皮下脂肪中的雄烯二酮经芳香化酶转化形成。一项涵盖 5 个研究（n=366）的关于 AI 用于复发性上皮性卵巢癌患者的结果显示，来曲唑的反应率 0～37.5%，疾病稳定率 20%～42%；阿那曲唑的部分缓解率 1.9%，疾病稳定率 42%（n=57）；阿那曲唑＋EGFR 抑制剂完全缓解率 4.3%，疾病稳定率 60.9%（n=23）；依西美坦的反应率 0，疾病稳定率 36%（n=22）。研究还发现，高表达 ER，低表达 HER2 和高表达 EGFR 可能与 CA125 下降或稳定有关。

孕酮的反应率为 7.2%，米非司酮的反应率达 26.5%，其中 1 例完全缓解超过 3 年，但米非司酮在初始治疗时易起红疹，部分限制了应用。

2017 年 NCCN 指南仍将阿那曲唑、来曲唑、亮丙瑞林、甲地孕酮、他莫西芬作为有潜在活性药物以ⅡA 类推荐使用。

（2）生物、靶向、基因治疗：详见相关章节。

（3）其他治疗：COX-2 抑制剂、二甲双胍、沙利度胺（thalidomide）等。

（4）中医、中药治疗：斑蝥素、鸦胆子、华蟾素、康莱特、参一胶囊、参莲胶囊等。中医中药还可辨证施治，有其独到之处。

3. 二次卵巢癌细胞减灭术　对于二次肿瘤细胞减灭术仍有争议。持肯定观点者认为：无瘤间期＞6 个月的局灶性复发可行二次手术，如患者选择合适，手术死亡率及并发症与初次手术相同；持否定观点者主要认为：复发癌患者本身预后较差，手术操作较难，术后缺少有效的二线化疗药物，因此手术意义不大。近年已有多篇相关回顾性文献发表，研究显示更多学者持积极、肯定的态度。目前认为只有在铂类敏感性复发、手术可完全切净病灶者（术后无肉眼残留病灶）才能提高生存期，而与残留肿瘤的大小无关（图4-7）。2014年发表在 Gynecol Oncol 上的澳大利亚 C.K.Lee 等研究者对 CALYPSO 试验中随机化的 975 例患者进行分析，其中 20%接受二次减瘤术+化疗者的 OS 明显长于 80%仅接受单纯化疗的患者（49.9 个月和 29.7 个月，$P = 0.004$）。

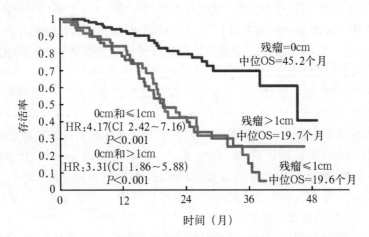

图 4-7　2000 年 1 月至 2003 年 12 月复发性卵巢癌接受再次减瘤术的残瘤与生存关系（$n = 267$）
引自：DESKTOP I

　　技术上讲，完成二次肿瘤细胞减灭术应不是问题，文献报道成功完成手术率在 24%～84%，但手术成功并不意味着能给患者带来生存优势。Chambers 等的报道显示二次手术残留肿瘤的大小与生存率无关，23 例仅有显微镜下残留者与 6 例明显肉眼残留者其生存期无差异；Luesley 等也有同样的发现，且认为残留大小与其预后也无差异；但 Podratz 等的文章认为残留癌灶大小可影响预后，在他的研究中，做到仅有显微镜下残留者其 4 年生存率为 55%，而肉眼残留者 4 年生存率仅为 19%；Hoskins 等的报道显示二次探查术时仅有显微镜下残留者其 5 年生存率可达 51%，明显优于有肉眼残留者，这与初次肿瘤细胞减灭术残留情况有相似之处。

　　最近报道了 55 例一线治疗后完全缓解的复发性上皮性卵巢癌患者经历二次细胞减灭术的情况，在从最初诊断到疾病复发＞12 个月、影像学提示复发灶≤5 个部位的患者中，二次细胞减灭术达到无肉眼残留者 41 例（74.5%），其中从最初诊断到疾病复发≥18 个月、影像学提示复发灶≤2 个部位、二次细胞减灭术达到无肉眼残留的患者其生存率明显延长，并认为这 3 项是独立预后因素。Hauspy 和 Covens 综述了 17 篇相关文章后得出这样的结论：无瘤间期越长、患者一般情况越好、腹腔内复发癌灶越少和越小的患者，从二次细胞减灭术中受益的可能性越大，这也意味着对此部分患者采用先二次手术、再二线化疗的效果较好（2014 年 NCCN Ⅰ 类推荐），她们仍然保持着对化疗的敏感性，不至于手术后无有效化疗药物消灭残癌细胞。

　　基于上述试验结果，NCCN 指南对二次肿瘤细胞减灭术做了如下规定，符合以下标准的患者应考虑手术治疗：初次手术肿瘤切净者且复发间期＞6 个月；孤立的可切除病灶且可以做到满意切除、无肉眼残留；无不可切除的腹腔外或肝转移病灶及腹水；无肠梗阻（为解除肠梗阻而进行的姑息性手术不属于治疗复发的手术范畴）；无临床手术禁忌证；Karnofsky 评分≥60 分；患者同意且经济上允许在手术后应用化疗者。手术的优点还包括在有条件的医院可同时行术中放疗。

　　4. 二线治疗后的维持治疗　主要为 3 个 PARP 抑制剂，NCCN 指南以 Ⅱ A 类推荐的单独应用的靶向药。

（1）olaparib：对复发性卵巢癌的总体反应率为 34%，对有 *BRAC1/2* 基因突变者反应率更好。在 2017 年美国 SGO 年会上报道的 SOLO2 Ⅲ期临床研究结果显示，对于存在 *BRAC* 突变的、至少经历过二线含铂类化疗后临床缓解的患者，使用 olaparib 维持治疗的中位 PFS 可达 30.2 个月，远高于对照组 5.5 个月，因此，美国 FDA 批准其单药用于三线或以上化疗后复发的 *BRCA* 突变患者。

（2）niraparib：为 2017 年 NCCN 指南新增的 PARP 抑制剂，依据 NOVA Ⅲ期临床研究的结果提示，对铂类敏感性复发、化疗二线或以上影像学确定处于缓解期的患者，无论 *BRAC1/2* 是否突变，给予 niraparib 维持治疗均可获益，并且无须进行基因检测。

（3）rucaparib：依据对初始铂类敏感的复发性高级别浆液性癌的Ⅱ期临床研究 ARIEL2 的结果显示，患者无论是铂类敏感还是铂类耐药复发、无论是体系还是胚系 *BRAC* 突变，应用 rucaparib 对二线或以上复发的治疗均可获益。

目前 olaparib、niraparib、rucaparib 均已被美国 FDA 批准上市。

5. **辅助姑息性治疗**　姑息性手术可用于一切减轻患者晚期不适的情况，如肠梗阻时的肠造瘘、胃镜辅助下的肠内营养置管及必要的膀胱造瘘等。局部放疗可用于晚期及复发性卵巢癌相对局限的病灶的控制，M.D.Anderson 癌症中心的资料显示，对于控制晚期卵巢癌的疼痛及出血可达到 55%～71% 的反应率，还有报道对阴道直肠出血的反应率可达 85%～90%。晚期卵巢癌最终将有大多数患者出现肿瘤播散性肠梗阻，梗阻的部位为小肠：44%，大肠：33%，大肠、小肠均受累：22%。此时的处理需权衡利弊，以改善患者的生存质量为前提，慎重考虑手术治疗。胸/腹腔穿刺引流术/置管术、输尿管支架/肾造瘘术、必要的肠梗阻缓解术、胃/肠造瘘置管术（肠内营养）、深静脉血管通路全肠外营养（PICC 或埋置输液港）、逐级镇痛及支持治疗等都属于姑息治疗范畴，详见相关章节。

6. **目前复发性卵巢上皮性癌治疗中的困惑及思考**　对于复发性卵巢上皮性癌的治疗临床仍存在诸多困惑，如复发的诊断标准，是以症状和体征出现为标准，还是以 CA125 升高或影像学阳性为标准？如何尽可能延长无进展间期，从而尽量减少铂类不敏感类型的复发？如何尽努力减少化疗造成的骨髓抑制、重要脏器损伤，使其尽量保持在多次复发时仍能耐受再次化疗？这些问题仍有待研究。对于复发性卵巢癌的治疗，我还是想谈些个人想法，仅供参考。

（1）应尽量规范一线治疗，减少肿瘤耐药的发生。一线治疗的不规范容易增加肿瘤细胞的耐药，以致常常出现 CA125 下降缓慢或在完成足疗程的一线化疗时 CA125 水平才达正常或仍然较高，从而出现一线化疗停药＜6 个月的复发。为避免此类情况的出现，尽量减少铂类耐药型复发的概率，应当尽量做到如下几点。

1）根据患者的体质、每种化疗药物的特点及患者的经济能力，尽量按照指南推荐的一线方案用药。循证资料显示，无论是应用 PC（铂类＋环磷酰胺）、PAC（铂类＋多柔比星＋环磷酰胺）或 PT（铂类＋紫杉醇）方案治疗，只要规范，多能达到较好的疗效。治疗过程中还应注意不断评价患者的正副作用，倘若治疗 2～3 个疗程时，患者 CA125 持续不降或下降缓慢，或患者出现极其严重的副作用以致不能按时、足量的用药时，则应考虑更改方案。曹泽毅等对 959 例 1 年内未控与复发的卵巢癌进行分析，结果提示，55.47% 是因用药剂量不足或不及时造成的，足以体现规范用药的重要性。

2）减少不必要的术前化疗，只有对于确实难以直接手术的患者，为创造手术机会，不得已时应用 1～2 个疗程，原则上不超过 3 个疗程。未手术时肿瘤的负荷量相对较大、肿瘤的组织学类型不清楚，所以化疗用药存在盲目性及相对用量不足的情况，不适时手术，不最大限度地减少肿瘤负荷，极易产生肿瘤耐药，临床上常常见到初治是在肿瘤内科的卵巢癌患者，因为第 1～2 疗程治疗可能有效而没能及时转科手术，代之以继续化疗，结果越来越不敏感时才想到手术的这部分患者，经常是导致发展成顽固性或铂类耐药复发的患者。

（2）恰当应用巩固治疗、突出体现以人为本。巩固维持治疗是妇科肿瘤工作者最容易想到的对抗卵巢癌复发的方法，它的初衷是希望借助于一线化疗药的敏感性增加化疗疗程，加强初治效果，延缓肿瘤复发甚至根治肿瘤。Foster 等总结了 MEDLINE 收录的 2001～2009 年发表的巩固治疗的相关文章，但令人失望地发现除了 GOG178 试验报道的单药紫杉醇连续巩固 12 个月较连用 3 个月延长了 7 个月的无进展生存外，几乎未见有益的报道，即使巩固化疗或放疗可以延长无进展生存，但无延长总生存期的证据，并且多以增加毒副作用、降低生存质量为代价。造成这种结果的原因，笔者个人认为可能是思维问题，没能将肿瘤、患者、药物这三者有机地结合起来，没有考虑到在合适的时间、合适的场合给予合适的药物。好比初次治疗时，癌细胞数量巨大，却任由患者的选择，放弃手术、化疗，仅行中药等治疗，试想会是什么结果？相反，倘若患者已处在疾病缓解期，癌细胞数量相对较少时，却再次手术、联合足量化疗，是否也感觉欠妥？因此，对于当今巩固治疗采用的强大的细胞毒药物来攻击极少量的且多处在 G_0 期的肿瘤细胞的方法，可否比喻为大炮打蚊子（除了高消耗、低效果外，还伤及无辜），错误的时间、错误的场合用了错误的药物。相反，在经过满意的一线处理后，对残余的小量肿瘤细胞是否可考虑采用破坏力相对较弱的治疗手段，好比对待细菌感染：急重症时静脉内给予广谱、高效抗生素；缓解后给予口服普通抗生素；基本痊愈时换成中药活血化瘀、清热解毒的道理一样，此时应用生物、靶向、免疫调节、抗激素、诱导分化甚至中医中药等治疗，或与细胞毒药物交替序贯治疗，不求快速全面消除，只求稳中有降，即便是和平共处，因其对患者的损伤小，仍然不失为胜利。这样既可能延长了患者的复发间隔，又有机会使患者的骨髓抑制得到恢复，并且经济实惠，为复发时再次用药打下了良好的基础。

（3）努力做到因人而异、因瘤而异，积极进行个体化治疗。为什么晚期卵巢癌几乎 100% 难以细胞学切净，但并不是 100% 复发？为什么复发后有些采用原化疗方案有效，有些无效？为什么同一类型、同样分化程度的卵巢癌预后不同？为什么同一个患者的卵巢癌组织切片上其癌细胞的分化程度、免疫组化染色表达也有不同？为什么在治疗和随访过程中患者的肿瘤标志物会发生变化？在此，我再介绍一个在治疗和随访过程中患者的肿瘤发生病理性质变化的病例以引起大家思考。

患者刘某，55 岁，2001 年行全子宫＋右侧附件切除，术后病理为卵巢浆液性腺癌ⅢCG3，行 PC 化疗 6 次；2004 年 8 月出现左侧附件包块及 CA125 升高至 279U/ml；2004 年 9 月行二次减瘤术＋盆腹腔淋巴清扫（9/9；＋），术后 PAC 化疗 8 次；2007 年 1 月出现 CA125 升高至 51.7U/ml，再次 PC 化疗 4 次；2008 年 3 月：CA125 为 303U/ml，2008 年 5 月：CA125＞600U/ml，CT 示盆腔 10cm×8cm×8cm 包块；2008 年 6 月：再次减瘤，病理为未分化肉瘤＋浆乳癌，多西他赛＋顺铂化疗 4 次，CA125 降至 11.4U/ml，但术后每日阴道持续流出烂鱼肉样组织，病理报告为肉瘤，遂局部植入 ^{125}I 粒子、奈达铂＋吉西他滨静脉化疗 2 次同时服用 TAM 30mg/d，症状完全缓解；2010 年 5 月：患者再发胆管癌于外科手术，CA125 正常，盆腔（一）。

该病例的肿瘤病理从浆液性到浆液-肉瘤混合再到肉瘤性，提醒我们，是否同一肿瘤内可能存在异质性（heterogeneity），当然也不排除新生肉瘤。肿瘤异质性是指同一肿瘤内部由于肿瘤细胞系不同而造成的差异，可体现在：组织学（细胞分化、癌组织与间质比例、肿瘤表面/深层结构功能）、免疫学（免疫组化表达）、抗原性（表达的肿瘤标志物）、代谢性（DNA 含量及细胞周期）、激素受体、生长速度（转移灶与原发灶）、化疗药（反应及敏感性）及预后等方面的不同。肿瘤干细胞的自身遗传不稳定性（多次突变）使其失去单克隆性（出现亚克隆）是异质性的基础。因此，肿瘤复发、耐药的根源有可能与异质性有关。

目前大量临床研究均集中在肿瘤共性治疗上，是否忽视了肿瘤异质性的治疗，这是否是多年来我们对复发性卵巢癌治疗效果不满意的可能原因？因此，对每一份肿瘤标本我们是否应该要求病理科在多部位取材。做多种免疫组化标记？是否不同部位的肿瘤组织其免疫表达也不相同？而不应该仅满足于只报告出肿瘤组织的类型及细胞分化。随访过程中是否该想到肿瘤标志物会出现变化？是否应同时检测多种肿瘤标志物？因此，肿瘤的治疗是否也应从异质性角度考虑，是否应存在多方案的一/二线治疗（如鸡尾酒疗法）？是否应随时评价化疗效果，而不是一成不变地完成 6～8 个疗程？是否应考虑和平共处的稳态治疗，而不是只想到消灭性治疗？是否可以考虑单药或组合药的序贯治疗？是否可以考虑有相关基因表达提示的靶向治疗？是否可以考虑有激素受体表达提示的抗激素治疗？是否可以恰当地给予中西医结合治疗？

基于这种理念的治疗目前已不少见，如借鉴激素相关性治疗在乳腺癌及前列腺癌治疗中的成功经验，对卵巢上皮性癌 ER、PR、FSH、GnRH 及芳香化酶有优势表达或血激素水平较高的患者加入高效孕酮、TAM、GnRH-a 及 AI 等抗激素治疗，已经显示出临床效果。另外，在病理免疫标记提示患者有 VEGF、HER2 等优势肿瘤分子表达时，给予的相应靶向治疗、更先进的 DNA 微阵列技术及全景癌基因测序技术检测患者肿瘤基因谱表达的与化疗方案疗效相关的基因谱指导下的精确化疗；在局限性复发灶植入 ^{125}I 粒子的内照射及为尽量减少全腹外照射对肠管、肝肾、骨髓等损伤而实施的四维 CT 指导下的调强放疗；考虑到肿瘤多克隆性而采用的序贯治疗；对高凝血项患者给予的阿司匹林、小分子肝素等抗凝治疗；对分化差的肿瘤坚持不懈地进行三氧化二砷、维 A 酸等的诱导分化治疗；对有可能手术者进行PET-CT 指导下的再次手术治疗等都不同程度地显示出其优越性。再者，还可以考虑借鉴中药君臣佐使的组方原则来组合化疗方案，并适时地给予中西医结合治疗等，这些都将为卵巢上皮性癌的治疗带来希望。

最近，笔者所在科室与基因加公司合作，对相同分期高级别的卵巢浆液性癌的肿瘤组织样本进行高通量二代测序分析，结果发现，患者的肿瘤突变负荷、拷贝数随复发间隔的缩短而增加，即在铂类敏感型复发的患者中其肿瘤突变负荷、拷贝数变化均较少，且再次复发后的标本中基因变异与前次标本中相差不大甚至基本一致；而在铂类耐药型复发者中的肿瘤突变负荷、拷贝数均明显增加，其复发标本中的基因变化与前次标本中差异也较大。该结果似乎也说明了铂类敏感型复发者在复发时仍对原方案有效及铂类耐药型复发时对原方案无效的原因。想说明的是，NCCN 指南多年来对铂类耐药型复发给予的治疗建议仍为非铂类单药治疗，其中消极的成分可能更多，即不一定有作用，但副作用不至于过大，但根据检测结果，笔者认为若患者体质好，能耐受化疗副作用，治疗可以更积极些，即给予不同作用机制的多药序贯或混合多药的鸡尾酒式的联合化疗，这样有可能达到针对多个突变点的治疗，笔者在

☆☆☆☆

临床中的尝试也得到了一些阳性结果，但还有待于进一步研究证实。

（陈小祥　刘　琦）

参 考 文 献

曹文枫，刘明，孙保存，2013. 上皮性卵巢癌起源二元论及分子生物学基础. 中国肿瘤临床，40（20）：
　　1264-1267.

陈明，刘纯，2009. 放射性 125 碘粒子植入治疗肿瘤 30 例. 中国肿瘤，18：339-340.

陈小祥，刘琦，2014. PARP-1 抑制剂靶向治疗上皮性卵巢癌的研究进展. 药学进展，38（10）：722-728.

董丽，昌晓红，叶雪，等，2008. 血清人附睾分泌蛋白 4 和 CA125 水平检测在卵巢恶性肿瘤中的诊断
　　价值. 中华妇产科杂志，43：931-936.

冯征，温灏，吴小华，2014. 卵巢上皮性癌相关的性激素受体的研究进展. 中华妇产科杂志，49(11)：
　　878-880.

李小平，董丽，魏丽惠，等，2009. 卵巢上皮性癌序贯化疗 41 例临床分析. 中国妇产科临床杂志，10：
　　37-40.

周伟华，邓觐云，2009. DNA 微阵列在肿瘤耐药研究中的应用及指导个体化治疗. 肿瘤防治研究，36：
　　76-79.

Armstrong DK, Bundy B, Wenzel L, et al, 2006. Intraperitoneal cisplatin and paclitaxel in ovarian cancer. N
　　Engl J Med , 354:34-43.

Beral V, Bull D, Green J, et al, 2007. Ovarian cancer and hormone replacement therapy in the Millon Women
　　Study. Lancet , 369:1703-1710.

Black SS, Butler SL, Goldman PA, et al, 2007. Ovarian cancer symptom index:possibilities for earlier
　　detection. Cancer, 109:167-169.

Boran N. HizliD, YilmazS, et al, 2012. Secondary cytoreductive surgery outcomes of selected patients with
　　paclitaxel/platinum sensitive recurrent epithelial ovarian cancer. J Surg Oncol, ,106(4):369-375.

Carel JC, Eugster EA, Rogol A, et al, 2009. Consensus statement on the use of gonadotropin-releasing
　　hormone analogs in children. Pediatrics, 123(4):e752.

Chen X, Zhang J, Zhang Z, et al, 2013. Cancer stem cells, epithelial-mesenchymal transition, and drug
　　resistance in high-grade ovarian serous carcinoma. Hum Pathol, 44(11): 2373-2384.

Chen ZH, Jing YJ, Song BH, et al, 2009. Chemically modified heparin inhibits in vitro L-selectin-mediated
　　human ovarian carcinoma cell adhesion. Int J Gynecol cancer, 19:540-546.

Chen, X, Zhang J, Cheng W, et al, 2013. CA-125 level as a prognostic indicator in type I and type II epithelial
　　ovarian cancer. Int J Gynecol Cancer, 23(5):815-822.

Committee opinion no, 2015. 620: salpingectomy for ovarian cancer prevention. Obstet Gynecol. 2015;
　　125(1):279-281.

Falconer H, Yin L, Gronberg H, et al, 2015. Ovarian Cancer Risk After Salpingectomy: A Nation wide
　　Population-Based Study. J Natl Cancer Inst27, 107(2):dju410.

Foster T, Brown TM, Chang J, et al, 2009. A review of the current evidence for maintenance therapy in
　　ovarian cancer. Gynecol Oncol , 115(2): 290-301.

Fujiwara K, Armstrong D, Morgan M, et al, 2007. Principles and practice of intraperitoneal chemotherapy for ovarian cancer. Int J Gynecol Cancer, 17:1-20.

Gadducci A, Cosio S, Zola P, et al, 2007. Surveillance procedures for patients treated for epithelial ovarian cancer: a review of the literature. Int J Gynecol Cancer, 17:21-31.

Gates MA, Rosner BA, Hecht JL, et al, 2010. Risk factors for epithelial ovarian cancer by histologic subtype. Am J Epidemiol, 171(1):45-53.

Hecht JL, Kotsopoulos J, Hankinson SE, et al, 2009. Relationship between epidemiologic risk factors and hormone receptor expression in ovarian cancer: results from the Nurses' Health Study. Cancer Epidemiol Biomarkers Prev, 18(5):1624-1630.

Hilliard TS, Modi DA, Burdette JE,2013. Gonadotropins activate oncogenic pathways to enhance proliferation in normal mouse ovarian surface epithelium. Int J Mol Sci, 14(3):4762-4782.

Jacobs IJ, Menon U, Ryan A, et al, 2016. Ovarian cancer screening and mortality in the UK Collaborative Trial of Ovarian Cancer Screening (UKCTOCS): a randomized controlled trial. Lancet, 387(10022): 945-956.

Kwon JS, McAlpine JN, Hanley GE, et al, 2015. Costs and benefits of opportunistic salpingectomy as an ovarian cancer prevention strategy. Obstet Gynecol, 125(2):338-345.

Lee Y, Miron A, Drapkin R, et al, 2007. A candidate precursor to serous carcinoma that originates in the distal fallopian tube. J Pathol, 211:26-35.

Li YF, Hu W, Fu SQ, et al, 2008. Aromatase inhibitors in ovarian cancer: is there a role? Int J Gynecol Cancer 18:600-614.

Mclaughlin JR, Risch HA, Lubinski J, et al, 2007. Reproductive risk factors for ovarian cancer in carriers of BRCA1 or BRCA2 mutations: a case-control study. Lancet Oncol, 8:26-34.

Menon U, Ryan A, Kalsi J, et al, 2015. Risk Algorithm Using Serial Biomarker Measurements Doubles the Number of Screen-Detected Cancers Compared With a Single-Threshold Rule in the United Kingdom Collaborative Trial of Ovarian Cancer Screening. J Clin Oncol, 33(18):2062-2071.

Moore RG, Brown AK, Miller MC, et al, 2008.The use of multiple novel tumor biomarkers for the detection of ovarian carcinoma in patients with a pelvic mass. Gynecol Oncol, 108:402-408.

Moore RG, McMeekin DS, Brown AK, et al, 2009. A novel multiple marker bioassay utilizing HE4 and CA125 for the prediction of ovarian cancer in patients with a pelvic mass. Gynecologic Oncology, 112: 40-46.

Moore R G, Miller M C, Eklund E E, et al, 2012. Serum levels of the ovarian cancer biomarker HE4 are decreased in pregnancy and increase with age. American Journal of Obstetrics & Gynecology, 206(4):349.el.

Mutch DG, Prat J,2014. 2014 FIGO staging for ovarian,fallopian tube and peritoneal cancer.Gynecol Oncol , 133(3):401-404.

Park JY, Eom JM, Kim DY, et al, 2010. Secondary cytoreductive surgery in the management of platinum-sensitive recurrent epithelial ovarian cancer. J Surg Oncol, 101(5):418-424.

Renehan AG, Tyson M, Egger M, et al, 2008. Body-mass index and incidence of cancer: a systematic review and meta-analysis of prospective observational studies. Lancet ,371:569-578.

Rustin GJ, van der Burg ME, Griffin CL, et al, 2010. Early versus delayed treatment of relapsed ovarian cancer (MRC OV05/EORTC 55955): a randomized trial. Lancet, 376:1155-1163.

Seidman JD, Wang BG, 2007. Evaluation of normal-sized ovaries associated with primary peritoneal serous carcinoma for possible precursors of ovarian serous carcinoma. Gynecol Oncol, 106:201-206.

Siegel R, Ma J, Zou Z, et al, 2014. Cancer statistics, 2014. CA Cancer J Clin, 64(1):9-29.

Skates SJ, Drecher CW, Isaacs C, et al, 2007. A prospective multi-center ovarian cancer screening study in women at increased risk. J Clin Oncol, 25:276s.

Vitonis AF, Titus-Ernstoff L, Cramer DW, 2011. Assessing ovarian cancer risk when considering elective oophorectomy at the time of hysterectomy. Obstet Gynecol, 117(5):1042-1050.

Wang F, Ye Y, Xu x, et al, 2013. CA-125-indicated asymptomatic relapse confers survival benefit to ovarian cancer patients who underwent secondary cytoreduction surgery. J Ovarian Res, 6(1):14.

Xu X, Chen X, Dai Z, et al, 2013. Secondary cytoreduction surgery improves prognosis in platinum-sensitive recurrent ovarian cancer. J Exp Clin Cancer Res, 32(1):61.

Xu X, Wang Y, Wang F, et al, 2013. Nadir CA-125 level as prognosis indicator of high-grade serous ovarian cancer. J Ovarian Res, 6(1):31.

Yan TD, Black D, Savady R, et al, 2007. A systematic review on the efficacy of cytoreductive surgery and perioperative intraperitoneal chemotherapy for pseudomyxoma peritonei.Ann Surg Oncol, 14:484-492.

Zheng H, Kavanagh JJ, Hu W, et al, 2007. Hormonal therapy in ovarian cancer. Int J Gynecol Cancer, 17: 325-338.

第三节　卵巢生殖细胞肿瘤

卵巢生殖细胞肿瘤（germ cell tumors）来源于卵巢的原始生殖细胞，发病率远低于上皮性癌，居原发性卵巢肿瘤的第二位，占所有卵巢肿瘤的15%～20%，黄种人及黑种人发病率高于白种人。95%为良性，多在成年女性中发生，平均发病年龄30～40岁；5%为恶性，主要发生在儿童和青春期，平均年龄为16～20岁，占青少年卵巢肿瘤的60%～70%，绝经期后很少见。原始生殖细胞具有向不同方向分化的潜能，由原始性生殖细胞组成的肿瘤称为无性细胞瘤；原始生殖细胞向胚胎的体壁细胞分化称为畸胎瘤；向胚外组织分化，瘤细胞与胎盘的间充质细胞或它的前身相似，称为卵黄囊瘤；向覆盖在胎盘绒毛表面的细胞分化，则称为绒毛膜癌。以往恶性生殖细胞瘤的预后很差，但这些年来，由于有效的化疗方案的出现使得卵巢生殖细胞肿瘤的治疗及结局有了明显改善，5年生存率由以往的10%～20%上升到80%～90%，甚至在大多数患者中保留生育功能也成为可能。2014年WHO的卵巢生殖细胞瘤分类如下：无性细胞瘤、卵黄囊瘤（内胚窦瘤）、胚胎癌、非妊娠性绒毛膜癌、畸胎瘤（成熟型、未成熟型、单胚层型）、混合性生殖细胞瘤。无性细胞瘤是最常见的恶性生殖细胞瘤，占30%～50%，预后与非无性细胞瘤差别很大。原始的恶性生殖细胞瘤占了卵巢癌的2%～3%，每一种肿瘤的病理特点，详见病理章节。

一、临床特征

恶性卵巢生殖细胞瘤主要发生在青少年女性中，多发生在临床早期，其症状和体征几乎一致，将近85%的患者均为腹痛及可触及的盆腹腔包块，约有10%的患者可出现急腹症，通常是由肿瘤破裂、出血、卵巢扭转造成，这种情况在内胚窦瘤、混合性生殖细胞瘤中更为常见，常被误诊为急性阑尾炎而手术。还有一些较少见的症状和体征，如腹胀（35%）、发热（10%）、阴道出血（10%），以及少数患者还会出现的性早熟。妊娠期或产后期也是生殖细胞瘤发生的时段，Gordon 等报道 158 例无性细胞瘤中有 20 例是在妊娠期及产后发现的。血清 AFP 增高意味着卵黄囊瘤成分的生殖细胞瘤存在，妊娠期的生殖细胞瘤可被成功治疗，有报道在妊娠中晚期手术切除肿瘤及化疗未影响胎儿健康。然而，快速的疾病进展、流产及早产也有报道，尤其在非无性细胞瘤中。许多生殖细胞瘤拥有相对单一的生物标志物成分，内胚窦瘤产生 AFP，绒毛膜癌产生 HCG，但在胚胎癌及混合性生殖细胞瘤中可同时产生 AFP 和 HCG，小部分含有多核合体滋养细胞的无性细胞瘤也可产生低水平的 HCG，若有 AFP 升高或 HCG＞100U/ml 时则说明该肿瘤不是无性细胞瘤，治疗也需做相应的调整。未成熟型畸胎瘤通常不表达 AFP、HCG，但少数未成熟型畸胎瘤可产生 AFP。第三个肿瘤标志物就是 LDH（乳酸脱氢酶），它在无性细胞瘤中明显增高，但其特异性不如前两者，因此诊断性也受影响。CA125 有时也会在生殖细胞瘤中非特异性升高，但诊断意义不大。

1. 畸胎瘤（teratoma） 是来源于生殖细胞的肿瘤，具有向体细胞分化的潜能，大多数肿瘤含有至少两个或三个胚层组织成分，可分泌 CA19-9。大多数畸胎瘤为成熟型畸胎瘤（mature teratoma），又称囊性畸胎瘤，是最常见的生殖细胞肿瘤，约占所有卵巢肿瘤的 1/4。肉眼观，肿瘤呈囊性，充满皮脂样物，囊壁上可见头节，表面附有毛发，可见牙齿。镜下可见其由三个胚层的各种成熟组织构成，以表皮和附件组成的单胚层畸胎瘤称为皮样囊肿（dermoid cysts）；以甲状腺组织为主的单胚层畸胎瘤则称为卵巢甲状腺肿，其中 1%可发生恶性变，多发生在老年女性，组织学和发生在甲状腺部位的癌相似；在畸胎瘤恶变中约 3/4 为鳞癌，其他包括类癌、基底细胞癌、甲状腺癌和腺癌等。卵巢未成熟型畸胎瘤（immature teratoma）和成熟型囊性畸胎瘤的主要不同是，在肿瘤组织中可见未成熟的神经组织，病理学上将这种不成熟的神经组织分为三级（详见病理章节）。不成熟的神经组织可分泌神经烯醇化酶（NSE），偶尔也会出现 AFP 的轻度升高。未成熟型畸胎瘤是第二常见的恶性生殖细胞瘤，占 20 岁以下女性所有恶性肿瘤的 20%，随年龄的增长，发病率逐渐降低。未成熟型畸胎瘤呈实体分叶状，可含有许多小的囊腔，实体区域常可见未成熟的骨或软骨组织，镜下在与成熟型畸胎瘤相似的组织结构背景上，可见未成熟神经组织组成的原始神经管和菊形团，偶见神经母细胞瘤的成分。预后与肿瘤分化有关，高分化的肿瘤一般预后较好，而由未分化的胚胎组织构成的低分化肿瘤则预后较差。

2. 无性细胞瘤（dysgeminoma） 是由未分化、多潜能原始生殖细胞组成的恶性肿瘤，同一肿瘤发生在睾丸则称为精原细胞瘤（seminoma）。大多数患者的年龄在 10～30 岁，平均年龄为 22 岁。无性细胞瘤仅占卵巢恶性肿瘤的 1%～2%，可分泌胎盘碱性磷酸酶（PLAP）、LDH、巨噬细胞集落刺激因子（M-CSF），3%～5%的患者可伴有 HCG 的轻度升高。约 10%的肿瘤肉眼可见为双侧，还有 10%的肿瘤肉眼观察似为单侧，但对侧卵巢活检时为阳性，极少数患者可出现性别相关疾病。肉眼观，肿瘤一般体积较大，质实，表面结节状。约 15%的无性细胞瘤含有和胎盘合体细胞相似的合体细胞滋养层成分，肿瘤细胞中 PLAP 阳性可有助于诊断的确立。无性细胞瘤对放疗和化疗敏感，总生存率可达 90%以上，晚期少见，主要经淋巴道转移至髂部和腹主动脉旁淋巴结。

3. 胚胎癌（embryonal carcinoma） 很少见，是由生殖细胞的原始的未分化的上皮成分组成的高度恶性肿瘤，主要发生于<30 岁的青年人，平均年龄为 15 岁，比无性细胞瘤更具有浸润性，常见 β-HCG 轻度升高。肉眼观，肿瘤体积小于无性细胞瘤，切面肿瘤边界不清，可见出血和坏死。肿瘤对化疗可能敏感，但预后不佳。若伴有畸胎瘤、绒毛膜癌和卵黄囊瘤成分，应视为混合性肿瘤。

4. 卵黄囊瘤（yalk sack tumor） 又称内胚窦瘤(endodermal sinus tumor)，因组织形态和小鼠胎盘的结构很相似而取此名，多发生在 30 岁以下妇女，是婴幼儿生殖细胞肿瘤中最常见的类型，生物学行为呈高度恶性，肿瘤生长快，容易自发破裂至腹腔出血，AFP 升高明显。肿瘤体积一般较大，结节分叶状，边界不清，切面可有局部出血坏死，可呈囊实性。镜下见多种组织形态：①网状结构，相互交通的间隙形成微囊和乳头，内衬立方或扁平上皮，背景呈黏液状。②S-D(Schiller-Duval)小体，由含有肾小球样结构的微囊构成，中心有一个纤维血管轴心。免疫组织化学显示肿瘤细胞 AFP 和 α_1-抗胰蛋白酶阳性。③多泡性卵黄囊结构，形成与胚胎时期卵黄囊相似大小不等的囊腔，内衬扁平上皮、立方上皮或柱状上皮，囊之间为致密的结缔组织。④细胞外嗜酸性小体也是常见的特征性结构。以囊性为主的卵黄囊瘤相对而言对化疗反应较好，而实性为主者对化疗反应较差，预后也较差。

5. 非妊娠性绒毛膜癌（non-gestational choriocarcinoma） 是卵巢生殖细胞起源的、由细胞滋养细胞及合体滋养细胞构成的恶性肿瘤，占卵巢恶性生殖细胞肿瘤<1%，与妊娠性绒毛膜癌的病理形态及临床表现均相似，血 HCG 异常升高，但无妊娠史，容易出现转移，诊断时常已晚期，化疗效果远不及妊娠性绒毛膜癌，预后较妊娠性绒毛膜癌差。

6. 混合型生殖细胞瘤 含有≥2 种恶性生殖细胞瘤成分的肿瘤，最常见的是混合有无性细胞瘤及卵黄囊瘤成分。该肿瘤罕见，其恶性程度取决于肿瘤构成成分的多少，若以无性细胞为主，则预后较好；反之，肿瘤若含有>1/3 的卵黄囊瘤成分、绒毛膜癌成分或 3 级未成熟畸胎瘤成分时，预后较差，但若分期早，化疗反应好，也可改善预后。

二、治疗

恶性生殖细胞肿瘤患者诊断时多为Ⅰ期，预后较好，接受规范化治疗后，5 年生存率>85%。总的治疗原则如下。

初始治疗：如果患者无生育要求，初治手术时应参照上皮性卵巢癌行全面分期手术；有生育要求者可以保留生育功能，术后使用 B 超等影像学检查进行随访监测，完成生育后部分高危患者可考虑接受根治性手术（ⅡB 级证据）。Ⅰ期的无性细胞瘤、Ⅰ期 G_1 的未成熟型畸胎瘤患者术后可仅随访，部分ⅠA 期患者及Ⅱ～Ⅳ期患者建议术后化疗：①任何期别的胚胎性肿瘤、混合性生殖细胞瘤、卵黄囊瘤；②Ⅱ～Ⅳ期无性细胞瘤；③Ⅰ期 $G_{2\sim3}$ 或Ⅱ～Ⅳ期未成熟畸胎瘤，术后需接受 3～4 个疗程 BEP 方案化疗。为保证化疗效果，即使中性粒细胞减少也不建议减少剂量或延迟化疗，可改用卡铂 400mg/m² （AUC 5～6)d1+VP16 120mg/m² d1～3，每 4 周重复，共 3 个疗程。化疗后取得临床完全缓解的患者，治疗结束 2 年内应每 2～4 个月随访 1 次，如果治疗前有 AFP 和 β-HCG 水平升高应持续监测。对于肿瘤标志物异常升高且有明确肿瘤复发的患者，治疗选择（ⅡB 级证据）包括：①大剂量化疗；②考虑追加化疗或转诊至其他三级医疗机构接受有治愈可能的治疗。

有残余病灶或肿瘤复发：对影像学检查发现有残留肿瘤、但 AFP 和 β-HCG 水平正常的患者，可考虑手术切除肿瘤，也可以选择观察。后续治疗主要取决于术中的发现。对一线化疗后

AFP 和（或）β-HCG 水平持续升高的患者，推荐采用 TIP（紫杉醇、异环磷酰胺、顺铂）方案或干细胞移植支持下的大剂量化疗。切除残留肿物后，如果病理检查证实病灶性质为恶性可继续化疗（ⅡB 级证据）。对已接受多种化疗方案后仍有肿瘤残留或复发、已没有治愈可能的患者，可采用复发治疗方案，包括 TIP、VeIP（长春碱、异环磷酰胺、顺铂）、VIP（依托泊苷、异环磷酰胺、顺铂）（表 4-7）、顺铂＋依托泊苷、多西他赛＋卡铂、紫杉醇＋卡铂、紫杉醇＋吉西他滨、紫杉醇＋异环磷酰胺、多西他赛、紫杉醇、大剂量化疗、放疗或支持治疗。

1. 手术治疗

（1）术中所见：恶性生殖细胞瘤多较大，最大直径可达 40cm，平均也达 16cm，多为单侧，右侧多于左侧，有 10%～15% 的无性细胞瘤可为双侧，对非无性细胞瘤而言双侧卵巢有肿瘤出现，常常意味着肿瘤从一侧转移至另一侧，或是混合性生殖细胞瘤中无性细胞瘤成分占优势所致。腹水可出现在 20% 左右的患者，术前或术中的肿瘤破裂可发生在近 20% 的病例中，卵巢肿瘤蒂扭转的发生率约为 5%。5%～10% 的良性的囊性畸胎瘤可以在同侧或对侧伴有恶性生殖细胞瘤，同样，共存性腺母细胞瘤的情况也可出现在无性细胞瘤或发育不良的 46XY 性腺中。

恶性生殖细胞瘤的扩散主要为沿腹膜表面播散或淋巴转移。由于在生殖细胞瘤中分期手术做得不好，所以确切的淋巴转移发生率不清楚。与上皮性卵巢癌明显不同的是小部分恶性生殖细胞瘤易经血转移至肝肺实质，肿瘤的期别分布也不同于上皮性卵巢癌，60%～70% 在 Ⅰ 期，20%～30% 在Ⅲ期，Ⅱ 期、Ⅳ 期肿瘤相对少见。

（2）初次手术范围：手术是生殖细胞瘤的首选治疗，尽量采用纵切口并仔细探查，经影像学仔细评价后的早期、较小、AFP 升高不明显的、高度怀疑畸胎瘤者也可行腹腔镜手术，但需保证标本完整并放入标本袋中取出。若肿瘤局限于一侧卵巢，则行一侧附件切除及分期性多点活检即可，在纯无性细胞瘤患者中，对侧卵巢即便外观正常也应予以活检，因为可以并存隐匿性病灶。若肿瘤为双侧，处理要因人而异，因为生殖细胞瘤患者多较年轻且未生育，可根据患者意愿决定，若患者不需生育，可行双侧附件切除；若患者需要生育，则先将肿瘤切除送快速病理检查，若为发育不良的性腺则双侧切除，若双侧均为生殖细胞瘤，则行一侧附件切除＋对侧肿瘤切除，尽量保留部分正常卵巢组织，但有可能需要接受术后化疗。目前没有资料表明化疗能根除原发性卵巢癌，因此保留部分卵巢也就增加了复发的风险。辅助生育技术的进步也影响着生殖细胞瘤患者的手术方式，传统的做法在双附件被切除后，子宫也同时被切除，但现在仍有保留的意义，因为患者可以在手术切除双附件时冷冻部分正常卵子或以后用供者的卵子，行试管内受精后再种回自己留下的子宫内，即便是子宫切除了，只要有冷冻保存的正常卵子，仍可通过体外受精种植代孕子宫内而完成生育。因此对于生育功能的保留可酌情而定。笔者总结了 84 例（Ⅰ 期 57 例，Ⅱ 期 14 例，Ⅲ 期 13 例）卵巢恶性生殖细胞瘤保留生育功能、术后联合化疗的情况，84 例均保留对侧附件及子宫。结果 5 年生存率为 74.9%。62 例月经周期正常，13 例足月分娩 14 个正常新生儿。认为卵巢恶性生殖细胞瘤对化疗十分敏感，年轻患者保留生育功能是可行的。

（3）手术分期：卵巢生殖细胞肿瘤的分期与上皮性肿瘤一致，作为手术分期应当注意如下几点。

1）尽管横切口可能更美观，更符合年轻患者的意愿，但对于高度怀疑此类肿瘤者还是以纵切口为宜，以便于分期、探查、完整切除大肿瘤及上腹部转移的肿瘤。

2）留取腹水或腹腔冲洗液进行细胞学检查。

3）依次探查膈顶、大网膜、结直肠、腹膜表面、后腹膜淋巴结、小肠、肠系膜，必要时行活检。

4）仔细观察两侧卵巢及肿瘤表面是否粘连、破裂。

5）若肿瘤肉眼观察局限于卵巢或盆腔，应进行其他部位的随机活检以明确分期，这些部位应包括大网膜及以下部位腹膜：双侧结肠旁沟、子宫直肠窝、侧盆壁、膀胱反折腹膜、膈下腹膜及所有粘连处腹膜。

6）触摸腹主动脉旁及盆腔淋巴结，可疑者应被切除，没有可疑时应取样活检，目前没有证据显示完全切除腹主动脉旁和（或）盆腔淋巴结有优势。

7）如有明显肉眼转移应尽量切除，若切除困难至少要活检以证实肿瘤转移范围。

8）儿童或青春期女性若肿瘤肉眼观察为早期，广泛性分期手术可以省略。但卵巢生殖细胞瘤的初次手术往往是在非肿瘤专科甚至比较基层的医院进行的，因此做到准确分期十分困难，但又不能像上皮性卵巢癌那样进行二次分期手术，仅仅为准确分期再行二次手术在生殖细胞瘤是不推崇的，此时进一步的处理依赖于：①肿瘤的类型；②影像学所见；③肿瘤标志物（AFP、β-HCG 等）水平；④患者的年龄；⑤是否有生育要求。若有明确的未切净的肿瘤残存且为非无性细胞瘤或仅准备观察而不做化疗者可再次手术，否则可做影像学及肿瘤标志物评估或化疗。

（4）肿瘤细胞减灭术：初次手术中有广泛播散者应与上皮性卵巢癌一样行肿瘤细胞减灭术。但因为这样的病例较少，有关肿瘤细胞减灭术对生殖细胞瘤作用的相关文献也较少甚至难以评价。生殖细胞瘤，尤其是无性细胞瘤对化疗高度敏感，一些有经验的手术医师甚至在有广泛转移的患者中仍保留了患者的生育功能，通过化疗也获得了不错的预后，因此是否需要做大范围的转移灶切除及腹膜后淋巴结切除仍有疑问。至于是否需要做二次减瘤术就更难回答，相关的文献更少，但生殖细胞瘤对二线化疗较上皮性卵巢癌要敏感得多，因此倘若患者经过一线化疗后仍然有某处孤立的病灶存在，如肺、肝、脑或后腹膜等，应考虑在更改化疗方案之前先切除这些病灶，类似于滋养细胞肿瘤及睾丸癌的处理。一些未成熟型卵巢畸胎瘤或混合性生殖细胞瘤患者在完成一线化疗后，残留或复发病灶有良性转化的可能，此情况在二次手术时可见，发现有持续存在的成熟型畸胎瘤，大多数为小的腹膜种植结节，但也有大肿瘤残瘤的可能，这种良性转化的生物学原因仍不清楚。也有化疗后肿瘤进展的报道，所以，一旦发现肿瘤时应尽量切除，良性则观察，恶性则应继续化疗。

（5）二次剖腹探查术：对生殖细胞瘤意义不大，有报道 53 例二次剖腹探查手术中仅 1 例阳性，且此例在二次剖腹探查术之前既有 AFP 升高；还有 1 例二次剖腹探查阴性者 9 个月后复发，随后死亡，故认为二次剖腹探查术无论对指导治疗还是判断预后意义均不大。但 GOG 的一项对 117 例患者的研究显示，初次手术已完全切除病灶或初次手术尽管未切净但不含畸胎瘤成分的患者，化疗后行二次剖腹探查手术无明显意义，但对于晚期、初次未完全切除病灶且含有畸胎瘤成分的生殖细胞瘤患者而言，二次剖腹探查术有一定意义，在该亚组 24 例患者中，16 例被发现有成熟型畸胎瘤，其中大块肿瘤或肿瘤进展者 7 例，另有 4 例被发现有未成熟型畸胎瘤残存，经二次手术切除后大部分达到无瘤生存。笔者遇到 1 例未成熟型畸胎瘤患者，尽管肿瘤再复发时已为成熟型畸胎瘤，但因肿瘤巨大且与腹膜及腹腔脏器紧密粘连，手术中无法控制肿瘤剥离面渗血而导致患者死亡，故在此也提醒大家，一旦遇到此种情况时不必操之过急，尽管肿瘤巨大但已是良性肿瘤，手术可分次将其切除，以减少创面过大渗血造成的患者死亡。

生殖细胞肿瘤有较好的血液肿瘤标志物作为监测手段，结合现代影像学技术，基本能做到有效随访，因此可以在两者有提示时再做二次剖腹探查手术。

2. 化疗　恶性生殖细胞肿瘤如果手术后考虑使用含博来霉素的化疗，化疗前应行肺功能检测。

（1）VAC、BVP 和 BEP 方案化疗（表 4-7）：借鉴 20 世纪 70～80 年代诞生的睾丸生殖细胞瘤治疗的有效化疗方案，VAC 和 BVP 方案化疗被成功用于卵巢生殖细胞瘤。如今，手术及术后铂类为基础的联合化疗已成为绝大多数卵巢生殖细胞瘤患者的选择。VAC 是历史上第一个成功应用于卵巢生殖细胞瘤的化疗方案，该方案具有治愈潜能，尤其在早期患者，但在晚期患者中长期生存率仍在 50% 以下。M.D.Andeson 癌症中心的一项报道显示用 VAC 方案治疗的治愈率为Ⅰ期患者 86%，Ⅱ期 57%，Ⅲ期 50%。因此，将 VAC 方案用于晚期或未完全切净的卵巢生殖细胞瘤患者效果不佳。仍然是借鉴睾丸生殖细胞瘤治疗的经验，以铂类为基础的方案在卵巢生殖细胞瘤优于 VAC 方案。Gershenson 等首先报道了采用 BVP（顺铂、长春新碱、博来霉素）方案在 7 例较晚期（其中 3 例Ⅲ期）患者中的治疗情况，结果 7 例中 6 例长期生存。随后 GOG 又前瞻性对 BVP 方案进行了评价，47 例（53%）非无性细胞瘤患者在中位 52 个月的随访时间内无瘤生存，4 年总生存率近 70%，其中 29% 的患者曾接受过先前的放疗或化疗。在睾丸癌的治疗中，又发现用 VP16 代替长春新碱，在大肿瘤治疗中不亚于甚至优于原 BVP 方案，并且减少了神经毒性、腹痛和便秘的发生，这就导致了 BEP 化疗方案的产生。一项对卵巢生殖细胞瘤的研究显示 26 例患者中有 25 例长期缓解，另一项前瞻性试验中 93 例患者中有 91 例在随访期内无瘤生存，从而确立了 BEP 方案在卵巢生殖细胞瘤治疗中的地位。

表 4-7　生殖细胞瘤常用化疗方案

方案	药物	剂量及用法	疗程间隔
BEP	博来霉素（B）	15mg（/m² · d），d1～2，静脉滴注	3 周
	依托泊苷（E）	100mg（/m² · d），d1～3，静脉滴注	
	顺铂（P）	30mg/（m² · d），d1～3，静脉滴注	
BVP	博来霉素（B）	15mg/m²，d2，1 次/周，深部肌内注射	3 周
	长春新碱（V）	1mg（/m² · d），d1～2，静脉注射	
	顺铂（P）	20mg（/m² · d），d1～5，静脉滴注	
VAC	长春新碱（V）	1.5mg（/m² · d），d1，静脉注射	4 周
	放线菌素 D（A）	300μg（/m² · d），d1～5，静脉滴注	
	环磷酰胺（C）	150～200mg/（m² · d），d1～5，静脉注射	
TIP	紫杉醇（T）	135～175mg/m²，d1，静脉滴注	4 周
	异环磷酰胺（I）	1.5g/（m² · d），d1～3，静脉滴注	
	顺铂（P）	70mg/m²，d1，静脉滴注	
	美司纳	400mg（IFO 后 0h、4h、8h），d1～3，静脉滴注	
VIP	依托泊苷（V）	75～100mg/（m² · d），d1～4，静脉滴注	3 周
	异环磷酰胺（I）	1.5g/（m² · d），d1～3，静脉滴注	
	顺铂（P）	20mg/（m² · d），d1～4，静脉滴注	
	美司纳	400mg（IFO 后 0h、4h、8h），d1～3，静脉滴注	

续表

方案	药物	剂量及用法	疗程间隔
VeIP	长春花碱（Ve）	10mg/或 VCR 2mg，d2，静脉注射	3 周
	异环磷酰胺（I）	$1.5g/(m^2 \cdot d)$，d1～3，静脉滴注	
	顺铂（P）	$20mg/(m^2 \cdot d)$，d1～4，静脉滴注	
	美司纳	400mg（IFO 后0h、4h、8h），d1～3，静脉滴注	

注：①博来霉素终身剂量≤$250mg/m^2$ 或总量≤300mg，单次剂量≤30mg；②指南将 BEP 方案写为博来霉素 30mg/周，依托泊苷 $100mg/m^2$ d1～5，顺铂 $20mg/m^2$ d1～5，个人认为剂量过大

（2）化疗对不同手术情况的影响：GOG78 显示，术后辅助 3 个周期的 BEP 方案治疗 51 例患者中 50 例无复发迹象，类似的报道也非常多，因此，推荐在手术后患者（除了ⅠA 期 G_1 未成熟型畸胎瘤和ⅠA 期无性细胞瘤）均给予 3 个周期的 BEP 辅助化疗。统计显示，只要是仔细分期确实为早期的患者且完全切除肿瘤后，紧跟 3 个周期的 BEP 或 BVP 辅助化疗，均可长久生存。尽管满意的减瘤手术对于卵巢生殖细胞瘤而言意义大于睾丸癌，但单靠手术，晚期患者的复发风险仍高达 75%～80%，尤其在胚胎癌、内胚窦瘤和混合性生殖细胞瘤中，而这种风险可被辅助化疗明显减少，但仍不及早期患者及彻底减瘤患者，大多数临床研究显示在晚期肿瘤或未完全切除肿瘤的患者中预后较差（表 4-8）。

表 4-8　术后化疗对早期、晚期卵巢生殖细胞瘤的作用

研究机构（例数）—分期	方案	PFS
GOG（66）—早期	BEP	96%（89/93）
Australia（51）—早期	Multiple	90%(9/10)
Hospital 12 de Octubre（32）—早期	BVP 或 BEP	100%(9/9)
M.D.Anderson（18）—早期	BVP	100%(4/4)
Instituto Nazionale Tumori（3）—早期	BVP	90%(9/10)
M.D.Anderson（19）—早期	BEP	100%(20/20)
GOG（67）—晚期	BVP	53%(47/89)
Australia（51）—晚期	Multiple	91%(42/46)
Hospital 12 de Octubre（32）—晚期	BVP 或 BEP	79%(15/19)
M.D.Anderson（18）—晚期	BVP	64%(7/11)
Instituto Nazionale Tumori（13）—晚期	BVP	50%(7/14)
M.D.Anderson（19）—晚期	BEP	83%(5/6)

有学者在睾丸癌中摸索高剂量化疗（high dose chemotherapy, HDCT）＋自体干细胞移植的方法作为一线化疗，希望改善晚期肿瘤或未完全切除肿瘤患者的预后，但结果并不满意（RR：52% HDCT 组和 48% BEP 组，$P=0.53$），在卵巢生殖细胞瘤中同样未发现强化化疗可提高初次治愈率的迹象，因此将 HDCT 作为晚期或未完全切除肿瘤患者的一线化疗并不推崇。

（3）肿瘤复发的化疗：尽管大部分卵巢生殖细胞瘤经手术及含铂类方案化疗后均可治愈，但仍有小部分患者出现疾病持续进展或复发。这些治疗失败者被分为铂类耐药型复发（在完成治疗后 4～6 周出现进展）和铂类敏感型复发（完成铂类化疗后超过 6 周复发），大多数复发出现在初次治疗后的 24 个月内。M.D.Anderson 癌症中心总结了 1970～1990 年 160 例卵巢生殖细胞瘤患者，其中有 42 例治疗失败，多为接受 VAC 方案化疗者，分析原因可能如下：

不恰当手术 14 例，不恰当放疗 5 例，不恰当化疗 16 例（剂量不足或依从性差），治疗相关毒性 1 例，未找出原因者 6 例。复发患者的治疗有一定困难，故最好建议患者到专业肿瘤治疗机构就诊，由于复发性卵巢生殖细胞瘤发病率相对较少，因此可参照的资料也少，有限的治疗依据基本来自于复发性睾丸癌。在复发性睾丸癌中最重要的单独预后因素是有否出现顺铂耐药，顺铂未耐药的复发患者采用大剂量挽救化疗仍可达 60% 以上的治愈率，而在顺铂耐药者中其治愈率仅有 30%～40%。约 30% 的铂类敏感型复发能够被常规剂量的二线化疗（VIP 或 VelP）所拯救，但此时若采用卡铂＋VP16±环磷酰胺或异环磷酰胺的 HDCT 化疗＋干细胞支持，拯救率则大大提高。因此，推荐在铂类未耐药的复发患者二线治疗时，先用常规方案剂量治疗 1 个疗程，若有反应则再给 2 个疗程的 HDCT（卡铂＋VP16）＋干细胞支持治疗。来自印第安纳大学的资料显示，用此方法治疗的 184 例复发性睾丸癌中，中位随访时间 48 个月，116 例患者完全缓解，40 例铂类耐药者中只有 18 例完全缓解。因为样本量小，这种方法还没有在复发性铂类敏感的卵巢生殖细胞瘤患者中进行前瞻性研究，但主张在铂类敏感性复发患者中应用 HDCT。

需要提醒注意的：①大剂量应用博来霉素时应注意防止肺纤维化的发生，不要超过博来霉素的终身限制剂量（≤300mg），并且在患者咳嗽、X 线胸片有病变提示时及时测定肺功能，必要时停药；②对于生殖细胞瘤的化疗一定要足量、疗程要准时，当患者出现化疗引起的骨髓抑制时尽量给予相应的粒细胞刺激因子、促血小板生长因子、红细胞生成素等，必要时成分输血，而不要轻易延时化疗，以避免耐药。

3. 不同生殖细胞瘤的治疗特点

（1）未成熟型畸胎瘤：病理学上分为 1、2、3 级，是按肿瘤组织中未成熟的神经上皮含量而定的，含量越多级别越高，恶性程度也就越高，复发的概率也越大。一项研究显示，14 例 1 级肿瘤中仅 1 例复发，而 26 例 2～3 级肿瘤中 13 例复发，故建议 I 期患者中仅 1 级肿瘤进行观察，而 2～3 级患者应给予 BEP 方案辅助化疗 3 个疗程。复发还与临床分期有关，分期越早复发风险越小。一项儿科肿瘤组的研究显示，41 例幼女患者手术切除肿瘤后仅行随访，结果在 24 个月随访期内仅 1 例复发并经 BEP 化疗后缓解，此组中还有 13 例是 2～3 级未成熟型畸胎瘤，10 例含有卵黄囊瘤成分，均未显示不良预后。另一项在英格兰的研究显示，15 例 I A 期患者仅接受手术治疗，其中 9 例为 2～3 级，6 例含有内胚窦瘤成分，结果共有 3 例复发，9 例纯未成熟型畸胎瘤者中 1 例复发，6 例有混合成分者中 2 例复发，2 例患者经挽救性化疗治愈，1 例因妊娠期未进行随访而死于肺栓塞。马里兰大学也报道了一组纯未成熟型畸胎瘤患者仅行手术治疗并加强监测的结果，32 例中有 4 例复发，9 例 I A 期 2～3 级者中 2 例复发，1 例为成熟型畸胎瘤再次手术切除，另 1 例为胶质瘤仅行随访；4 例 I C 期患者中也有 2 例复发，1 例成熟型畸胎瘤再次手术切除，另 1 例胶质瘤仅行随访，4 例均未化疗并良好生存。由于早期未成熟型畸胎瘤复发风险低，复发后对挽救性化疗反应好，且部分患者复发时有向良性转化的可能，因此对早期患者而言可以在严密监测随访下延迟化疗或不化疗。单胚层型畸胎瘤的治疗原则同上。卵巢未成熟型畸胎瘤与卵巢成熟型畸胎瘤恶变是完全不同的两类概念，如畸胎瘤头节的鳞癌变就属于后者。从笔者收治 34 例卵巢未成熟型畸胎瘤及 11 例畸胎瘤恶变来看，后者的预后相对更差，化疗的选择应按其癌变成分而定。

（2）无性细胞瘤：即相当于男性的精原细胞瘤，常局限于卵巢，可双侧，也可沿后腹膜淋巴播散，75%～80% 的患者诊断时是 I 期肿瘤，对放疗及铂类联合化疗极为敏感。以往手术后会给患者补充放疗，但放疗易损伤性腺而丧失生育功能，故现多不在一线治疗时考虑放疗。ⅠA 期患者行患侧附件切除后可以不放化疗，尽管可能有 15%～25%的复发概率，但只要严密随访，发现复发时立即补救化疗，效果仍很理想。晚期无性细胞瘤患者也可保留生育功能，研究显示，在不满意减瘤（＞2cm 残瘤）的 20 例患者中，经过化疗 19 例无瘤生存，11 例有可测量残瘤者经过化疗后 10 例完全缓解，因此认为，化疗对无性细胞瘤而言具有治愈性。

（3）卵黄囊瘤（内胚窦瘤）：是一种由胚外结构卵黄囊发生的高度恶性肿瘤，在生殖细胞瘤中发病率可能仅次于无性细胞瘤，无激素异常作用现象，若有，应考虑为胚胎癌或绒毛膜癌。内胚窦瘤生长极快，易瘤内出血、自发破裂而急诊就诊，恶性度高，主要为蔓延、种植转移，偶有淋巴转移，血行转移少见。该肿瘤极易复发，是卵巢恶性生殖细胞肿瘤中预后最差的一种类型，所以治疗应注意足量、及时，必要时行 HDCT＋干细胞移植。Ayhan 1995年报道的 76 例卵巢恶性生殖细胞肿瘤，总的 5 年存活率为 60.6%，而内胚窦瘤仅为 12.0%。肿瘤常因巨大（最大直径 40cm）而发生出血、坏死导致体温增高，部分患者可出现麦格综合征及肿瘤旁分泌引起的内分泌障碍（如甲状腺功能亢进），但卵巢功能一般正常。大多数患者有盆腹腔转移，淋巴结转移率可高达 20%（Gershenson，1983）。内胚窦瘤可合成 AFP，病变程度和血清 AFP 水平有很高的相关性。内胚窦瘤也常合并其他类型的生殖细胞肿瘤，纯的内胚窦瘤仅分泌 AFP，而混合性内胚窦瘤还可有 HCG 升高等。

内胚窦瘤多为单侧性，年轻患者应强调保留生育功能，基本术式为单侧附件切除术、大网膜及转移病灶切除术，切除对侧正常的附件及子宫并不会给预后带来好处。术中尽可能切除所有大的转移灶，但并不强调彻底的肿瘤细胞减灭术，因为所有患者均需化疗，目前的联合化疗对一部分患者有治愈的希望，故没有必要过度手术给患者带来过多的创伤，小量残存瘤组织可依靠化疗予以消灭。腹膜后淋巴结转移的概率虽不低，但是否需常规行腹膜后淋巴结清扫术仍有争议，个人认为淋巴结的切除同样应属于满意减瘤的一部分。如果患者就诊时因肿瘤破裂而出现急腹症甚至休克，应行急诊手术，术中根据患者的全身情况，选择恰当的手术范围。如患者的一般情况很差不能耐受过多操作，则不宜扩大手术，此时可将主要的瘤体切除，达到止血目的即可，其余较小的肿瘤可以在进行 1～2 个疗程化疗后再行手术切除。对于腹腔内有广泛种植转移合并大量血性腹水的晚期肿瘤患者，常极度衰弱、贫血，也应首先化疗 1 个疗程，同时积极支持治疗，然后再行手术。

所有内胚窦瘤患者术后均应辅以化疗，否则预后极差。1976 年 Kurman 报道 71 例卵巢内胚窦瘤，93%复发于术后 1 年内并死于诊断后 2 年内，3 年存活率仅为 13%。自从 VAC 和 BVP 联合化疗问世以后，存活率明显改善。Ian 等研究了 63 例内胚窦瘤，其中 37 例术后应用 6 个疗程 VAC 或 4 个疗程 BVP 方案化疗，持续缓解率为 81.8%，17 例疗程不足者持续缓解率为 23.5%，而未使用这两种化疗方案者持续缓解率仅为 11.8%。VAC 联合化疗仅适用于Ⅰ期患者，对已有卵巢外转移者疗效较差。BVP 方案疗效优于 VAC 方案，并可作为某些 VAC治疗失败者的挽救性治疗方案。BEP 方案与 BVP 方案疗效近似，但毒性更低。对化疗后 AFP持续不正常者，应认为病变持续存在，可改用 POMB-ACE 化疗方案（含 7 种药物：DDP、VCR、MTX、BLM、Act-D、CTX、VP16）。英国伦敦慈善医院使用 POMB-ACE 方案治疗高危的生殖细胞肿瘤患者，因为药物种类多，故每种药物的剂量相对较小而降低了毒性和耐药性，尤其适合于有巨大转移病灶的患者，9 年的随访研究显示该方案用药期限短，效果良好，血象抑制不重，肺毒性反应也明显减轻。因此，含顺铂的 BEP、BVP 或 POMB-ACE 联合方案应作为内胚窦瘤的首选方案。多数学者主张 I 期患者应用药 3~4 个疗程，Ⅱ~Ⅳ期患者至少治疗 6 个疗程。化疗前有肉眼残留病变者，在肿瘤标志物转阴后应再给予 2 个疗程。

临床分期、残存瘤大小、是否有腹水及是否化疗均影响预后，而患者年龄、术前 AFP 水平、P53 状态、肿瘤大小与预后无关。Mitcheu 1999 年研究指出单纯内胚窦瘤易复发，是不良预后因素。近年来基础研究发现内胚窦瘤 DNA 倍体数多为非整倍体，有染色体 12q 的异常，可见内胚窦瘤这一组织学类型是其高度恶性及不良预后的根本原因。

（4）胚胎癌：是一种高度恶性肿瘤，形态与睾丸的胚胎癌相同，易与内胚窦瘤混淆，但内胚窦瘤仅 AFP 阳性，且数值极高，而胚胎癌的 AFP 及 HCG 均可轻微升高，可以有异常激素作用的表现，如性早熟、闭经、阴道出血等。胚胎癌易广泛转移，一线治疗若不及时、足量，常易导致耐药或复发，所以治疗要足量、及时，一旦复发可考虑应用 HDCT＋干细胞移植，否则预后差。

（5）非妊娠性绒毛膜癌（原发性绒毛膜癌）：可以是纯绒毛膜癌，但大多数表现为混合性生殖细胞瘤，原发性绒毛膜癌病灶主要位于卵巢，可直接浸润或随血转移到远处器官，但很少沿子宫腔长至子宫肌层或输卵管，后者应主要考虑为继发性绒毛膜癌（妊娠性绒毛膜癌），且妊娠性绒毛膜癌很少转移至卵巢，也不混合有其他生殖细胞瘤成分。仔细区别两者的意义重大，因为两者对化疗的敏感性及预后大不相同（见滋养细胞肿瘤章节）。非妊娠性绒毛膜癌主要经血液循环转移，其次为局部浸润和淋巴转移，可以有异常激素作用现象，恶性度极高，预后差。

（6）混合性生殖细胞瘤：是指有≥2 种恶性生殖细胞瘤成分混合的肿瘤，治疗及预后视其主要混合的成分而定，治疗同样也应注意足量、及时，必要时行 HDCT＋干细胞移植。笔者诊治过一例 18 岁的以绒毛膜癌成分为主的Ⅳ期混合性生殖细胞瘤患者，诊断时即已局部浸润及肺、肝、脑等广泛转移，尽管手术及初次化疗后血 HCG 有所下降，但患者依从性极差，不及时化疗，术后 4 个月死于肿瘤广泛转移、脑疝及全身衰竭。

（朱端荣 刘 琦）

参 考 文 献

Bamias A, Aravantinos G, Kastriotis I, et al, 2011. Report of the longterm efficacy of two cycles of adjuvant bleomycin/etoposide/cisplatin in patients with stage I testicular nonseminomatous germ-cell tumors (NSGCT): a risk adapted protocol of the Hellenic Cooperative Oncology Group. Urol Oncol, 29:189-193.

Billmire DF, Cullen JW, Rescorla FJ, et al, 2014. Surveillance after initial surgery for pediatric and adolescent girls with stage I ovarian germ cell tumors: report from the children's oncology group. J Clin Oncol, 32:465-470.

Champion V, Williams SD, Miller A, et al, 2007.Quality of life in long-term survivors of ovarian germcell tumors:a Gynecologic Oncology Group study.Gynecol Oncol, 105:687-694.

De Backer A, Madern GC, Oosterhuis JW, et al, 2006.Ovarian germ cell tumors in children:a clinical study of 66 patients.Pediatr Blood Cancer, 46:459-464.

Einhorn LH, 2002. Curing metastatic testicular cancer. Proc Natl Acad Sci USA, 99:4592-4595.

Einhorn LH, Brames MJ, Juliar B, et al, 2007. Phase Ⅱ study of paclitaxel plus gemcitabine salvage chamotherapy for germ cell tumors after progression following high-dose chemotherapy with tandem transplant. J Clin Oncol, 25:513-516.

Einhorn LH, Williams SD, Chamness A, et al, 2007. High dose chemotherapy and stem cell rescue for metastatic germ cell tumors.N Engl J Med, 357:340-348.

Gershenson DM, 2005. Fertility-sparing surgery for malignancies in women.J Natl Cancer Inst Monogr, 34:43-47.

Gershenson DM, 2007. Management of ovarian germ cell tumors. J Clin Oncol, 25:2938-2943.

Gershenson DM, Miller AM, Champion VL, et al, 2007.Reproductive and sexual function after platinum-based chemotherapy in long-term ovarian germ cell tumor survivors:a Gynecologic Oncology Group study. J Clin Oncol, 25:2792-2797.

LMR, 2004.Variants of yolk sac tumor. Pathol Case Rev, 10:186-192.

Motzer RJ, Nichols CJ, Margolin KA,et al, 2007.Phase III radomized trial of conventional-dose chemotherapy with or without high-dose chemotherapy and autologous hematopoietic stem-cell rescue as first-line treatment for patients with poor-prognosis metastatic germ cell tumors. J Clin Oncol, 25: 247-256.

Murugaesu N, Schmid P, Dancey G, et al, 2006. Malignant ovarian germ cell tumors: identification of novel prognostic markers and long-term outcome after multimodality treatment.J Clin Oncol, 24:4862-4866.

Patterson DM, Murugaesu N, Holden L, et al, 2008.A review of the close surveillance policy for stage I female germ cell tumors of the ovary and other sites. Int J Gynecol Cancer, 18:43-50.

Ronnett BM, Seidman JD, 2003.Mucinous tumors arising in ovarian mature cystic teratomas:relationship to the clinical syndrome of pseudomyxoma peritoni.Am J Surg Pathol, 27:650-657.

Sengar AR, Kulkarni JN, 2010. Growing teratoma syndrome in a post laparoscopic excision of ovarian immature teratoma. J Gynecol Oncol, 21:129-131.

Shibata K, Kajiyama H, Kikkawa F, 2013. Growing teratoma syndrome of the ovary showing three patterns of metastasis: a case report. Case Rep Oncol, 6:544-549.

Vartanian RK, McRae B, Hessler RB, 2002. Sebaceous carcinoma arising in a mature cystic teratoma of the ovary. Int J Gynecol Pathol, 21:418-421.

Vazquez I, Rustin GJ, 2013 Current controversies in the management of germ cell ovarian tumours. Curr Opin Oncol, 25:539-545.

Williams SD, KaudererJ, Burnett AF, et al, 2004. Adjuvant therapy of completely resected dysgerminoma with carboplatin and etoposide: a trial of the Gynecologic Oncology Group. Gynecol Oncol, 95:496-499.

第四节　卵巢性索间质肿瘤

　　卵巢性索间质肿瘤（sex cord stromal tumors）来源于原始性腺中的性索及间质组织，发育中的性腺中原始性索向上皮分化形成颗粒细胞瘤或支持细胞瘤，向间质分化则形成卵泡膜细胞瘤或间质细胞瘤；向女性性索-间质方向分化则形成卵巢颗粒细胞瘤或卵泡膜细胞瘤或两者混合瘤，向男性性索间质方向分化则形成睾丸支持细胞瘤或间质细胞瘤或两者混合瘤。因此卵巢性索间质肿瘤可分为四大类：①颗粒细胞瘤，包括成人型、幼年型；②卵泡膜瘤，包括卵泡膜细胞瘤、卵泡膜纤维瘤、纤维肉瘤、硬化性间质瘤；③支持间质细胞瘤，包括支持细胞瘤、间质细胞瘤、支持-间质细胞瘤（高、中、低分化及含异源成分的）、网状细胞瘤、混合性支持间质细胞瘤；④环状小管性索肿瘤，包括未分类型、两性母细胞瘤、类固醇细胞瘤（间质黄体瘤、Leydig 细胞瘤、门细胞瘤、非门细胞瘤、无其他特殊性的类固醇细胞瘤）。WHO 2014 年病理学分类详见相关章节。

　　卵巢性索间质肿瘤占所有卵巢恶性肿瘤的 7%左右，大多数此类肿瘤是良性或低度恶性潜能肿瘤，发现早，预后较好，约 90%的卵巢性索间质肿瘤会产生甾体激素而具有内分泌功能，故又称卵巢功能性肿瘤，因此除纤维瘤外，患者常有相应激素的内分泌异常症状。过多的雌激素产生，无论是肿瘤合成增加还是雄激素的外周转化，均会作用于靶器官产生相应症状，如性早熟、月经紊乱、绝经后出血、老年人返老还童等，此外也有患子宫内膜癌、乳腺癌的风险。相反，快速出现的去女性化甚至男性化的症状如闭经、月经过少、多毛、声音变粗、肌肉发达等则与高雄激素有关，血液检测可发现睾酮及雄烯二酮明显升高，因此，内分泌激素的测定有助于此类肿瘤的诊断。

一、不同肿瘤类型特征

（一）颗粒细胞瘤

　　尽管卵巢颗粒细胞瘤（granulosa cell tumor）最初描述是在 1859 年，但此病的病理机制、发病因素始终不清。曾有怀疑与促生育药或避孕药有关，但在对芬兰颗粒细胞瘤发病情况 1965～1994 年的调查显示，颗粒细胞瘤的发病率 1965～1994 年反而下降了 40%，期间用氯米芬者增加了 13 倍、用绝经期促性腺激素者增加了 200 倍，用口服避孕药也增加了 5 倍，似乎说明与促生育药或避孕药的关系不大。卵巢颗粒细胞瘤约占了恶性性索间质肿瘤的 70%，占所有卵巢恶性肿瘤的 5%，所有颗粒细胞瘤均应视为潜在恶性或低度恶性，围绝经期时易发病，但也有一部分是在儿童和青春期发病，两者的组织学上有区别，以下分别讨论。

　　1. 成人型卵巢颗粒细胞瘤（adult type）　占所有卵巢颗粒细胞瘤的 95%，多以不规则阴道出血、腹胀、腹痛而就诊，12%可以有腹水，因分泌雌激素，可出现乳腺胀痛、子宫肥大、子宫内膜增生甚至癌变等相关症状。Gusberg 等观察了 69 例卵巢颗粒细胞瘤患者的子宫内膜标本，结果显示不典型腺瘤样增生 42%、原位腺癌 5%、浸润性腺癌 22%；另一项研究也注意到有子宫内膜增生者 55%、腺癌 13%。成人颗粒细胞瘤属低度恶性，生长缓慢，90%均在Ⅰ期时被诊断，Ⅰ期的 10 年生存率为 86%～96%，晚期者 10 年生存率 26%～49%。双侧肿瘤者<10%，若有复发则中位复发时间为 6 年，复发后的中位生存期为 5.6 年。22%的患者可出现肿瘤破裂，该肿瘤的一个突出特点就是复发间期很长，最长者可超过 10 年，提示该肿瘤持续隐匿的病灶可能生长极其缓慢。手术分期是最重要的预后因素，此外，肿瘤的体积、破裂与否、组织学亚型、细胞核异形程度、有丝分裂象等也可能与预后相关。有效的血清学肿瘤标志物首先会想到雌激素，但遗憾的是雌激素在诊断或复发监测时很少升高，因而临床应用价值不大。一些由颗粒细胞衍生的蛋白物质如抑制素（inhibin）、卵泡调节蛋白（follicle-regulating protein）和苗勒管抑制物（mullerian-inhibiting）被发现有应用前景，在一项对 27 例患者的前瞻性研究中显示，手术前血清抑制素较正常卵泡期水平升高 7 倍并且监测到在临床发现复发前数月时即可再次升高，由此可见，抑制素对于诊断及监测卵巢颗粒细胞瘤而言是一个有希望的肿瘤标志物。

2. 幼年型卵巢颗粒细胞瘤（juvenile type） 卵巢肿瘤发生在儿童期及青春期是比较少见的，即便见到，大多数也为生殖细胞瘤，只有其中的 5%～7%是性索间质肿瘤，而在此年龄段的性索间质肿瘤主要为幼年型颗粒细胞瘤。将近 90%的幼年型颗粒细胞瘤发生在青春期前的女孩，也可发生在婴儿中，但预后好，大多数不超过 30 岁，其生物学特性与成人型有所区别。青春期前发病的女孩多有同性性早熟，可乳房增大、阴毛出现、阴道分泌物增多、体态改变等，血清雌二醇可以升高（17/17），孕酮（6/10）、睾酮（6/8）也可升高，血黄体生成素、卵泡刺激素水平受抑制，偶尔也有雄激素分泌特征出现。此病患者常会因肿瘤破裂（约10%）或蒂扭转而急诊就诊，10%～36%的患者可有腹水。临床手术分期显示，88%为ⅠA 期，2%为ⅠB 期，Ⅱ～Ⅳ期者少见。据报道，幼年型颗粒细胞瘤常伴发软骨瘤病（Ollier 病）或血管瘤病（Maffucci 综合征），常提示可能与中胚叶发育不良有关。有报道在 212 例患者中有 80 例伴有同性性早熟，其中只有 2 例肿瘤相关死亡，说明此类患者预后更好。与成年型颗粒细胞瘤相比，幼年型颗粒细胞瘤复发间期相对要短，多不超过 3 年，晚期患者尽管少但预后差，一项研究显示 13 例Ⅱ～Ⅳ期患者 10 例死亡，仅 3 例存活。手术分期仍然是最可靠的预后因素，此外，肿瘤体积、细胞核异形程度、有丝分裂象等也可能与预后相关。

（二）卵泡膜瘤

1. 卵泡膜细胞瘤（thecoma） 是由充满脂质的间质细胞构成，偶尔也见黄素化，几乎均为良性肿瘤，仅占卵巢肿瘤的 1%，发病年龄比其他性索间质肿瘤要大，多数患者是在 60～70 岁时发生，<30 岁发生者不到 10%，双侧发生率为 2%，卵巢外播散罕见。由于大多数卵泡膜细胞瘤可分泌激素，因此 60%的患者可出现异常阴道出血，同颗粒细胞瘤一样，也会出现无对抗雌激素刺激的相关病变如子宫内膜病变等。一部分有黄素化卵泡膜细胞瘤者可有雄激素功能，如肌肉发达等，一种变异的黄素化卵泡膜细胞瘤与硬化性腹膜炎有关，此型常双侧受累且有丝分裂活跃。盆腔包块也是常见症状，包块最大可达 40cm，偶尔也可出现腹水。

2. 卵泡膜纤维瘤（fibroma-fibrosarcoma） 是最常见的性索间质肿瘤，占所有卵巢肿瘤的 4%，包块可大可小，无激素活性，可发生于任何年龄，但以 50～60 岁多见。超过 10cm的肿瘤中 10%～15%可有腹水，还有 1%的患者可产生胸腔积液，即麦格综合征。卵泡膜纤维瘤通常为良性，但若细胞密度增加及有丝分裂活跃则有可能为低度恶性潜能肿瘤。纤维肉瘤是高度恶性肿瘤，已与卵泡膜纤维瘤完全不同，预后极差，也极罕见。

3. 硬化性间质瘤（sclerosing stromal tumor） 仅占性索间质瘤的不足 5%，常在 20～40岁发生，80%在 30 岁以前，多以月经不调及盆腔痛而就诊，肿瘤相对较大，罕见有腹水，无内分泌活性，均为良性，均为单侧，目前为止，没有特异性肿瘤标志物被发现，预后好。

（三）支持间质细胞瘤

支持间质细胞瘤（sertoli-stromal cell tumors）又称睾丸母细胞瘤，因形态上类似于不同发育期的睾丸细胞而得名。纯的支持细胞瘤(sertoli cell tumor)很罕见，占支持间质细胞瘤的不足 5%，平均发病年龄 30 岁，有 2/3 的肿瘤可分泌性激素，可产生雌、雄激素相关症状，肿瘤多不大，平均为 9cm，多为单侧Ⅰ期病变，大部分为高分化，属于良性病变，仅少数为恶性，该肿瘤可能伴有过量的高血压蛋白酶（肾活素，renin production）产生而导致顽固性高血压和低血钾，还可引起 Peutz-Jeghers 综合征（以下简称为 PJS）。纯的间质细胞瘤（leydig cell tumor）也很罕见。

支持间质细胞瘤也不多见，占卵巢肿瘤的不足 0.2%，平均诊断年龄为 25 岁，只有不足

10%的患者发生在初潮前或绝经后，高分化肿瘤多发生在年龄偏大者，临床表现良性，而病理切片显示具有网状结构者常为低分化肿瘤，易发生在年龄偏小者，卵巢外播散率为 2%～3%，多为恶性，双侧少见，中低分化支持间质细胞瘤应视为恶性。主要症状是月经紊乱、男性化、腹痛和腹部包块。肿瘤内部可出血坏死，也可因扭转而急性就诊。肿瘤大小与细胞分化程度有关，5cm 左右的通常分化好，而＞15cm 的通常分化差。可有过多的雌激素或雄激素分泌，从而产生相应症状及体征，高雄激素化发生在 10%～35%的患者，与肿瘤细胞分化无关。高雌激素可以由雄激素经外周转化而来，血浆的雄激素水平常增高，尿 17-酮，包括脱氢表雄酮通常正常或略高。应用 GnRH-a 可抑制卵巢肿瘤分泌的雄激素水平，手术后雄激素水平会下降，症状也随之好转。支持间质细胞瘤约有 18%为恶性，可经腹膜种植及淋巴转移。

手术分期是最重要的预后因素，97%的支持间质细胞瘤均在 I 期时被发现，故预后好。此外，肿瘤细胞的分化程度也与预后相关，报道显示约 50%为中分化、10%高分化、20%是异源性，其余为低分化。高分化肿瘤几乎无播散也无复发，预后好，临床表现为良性；将近10%的中分化、60%的低分化及 20%的异源性肿瘤被证明有临床恶性行为，异源性肿瘤中即可含有内胚层成分如胃肠上皮和癌样组织，又可含有中胚层间叶成分如骨骼、肌肉和软骨，75%的异源性支持间质细胞瘤含内胚层成分明显，其预后与中分化的同源肿瘤相似；而仅占5%支持间质细胞肿瘤的含中胚层间叶成分的异源性肿瘤为低分化癌，预后极差。网状结构与预后相关，约有 10%的肿瘤可见与睾丸网状结构相似的组织学类型，在年轻患者（平均为 15岁）中更常见，与雄激素相关的临床表现少，所以不易被发现。肿瘤体积、有丝分裂活性及肿瘤是否破裂也可影响预后。Leydig 细胞可合成睾酮，雄激素分泌过多也可能影响预后，超过 50%的支持间质细胞瘤可直接或间接的表现出高雄激素症状，在血中及组织免疫染色中均能发现高雄激素表达，所以监测血浆睾酮水平可及时发现肿瘤复发。也有报道部分支持间质细胞瘤可产生抑制素和 AFP，在睾丸组织中也同样显示 Sertoli 和 Leydig 细胞可产生抑制素，Leydig 细胞可合成 AFP，至于抑制素、AFP 与支持间质细胞瘤之间的相关性还不十分清楚，有待于大样本的进一步研究。

（四）环状小管性索肿瘤

环状小管性索肿瘤（sex cord tumor with annular tubules）包括未分类型、两性母细胞瘤及类固醇细胞瘤，被认为是组织学表现介于 Sertoli 细胞与颗粒细胞之间的一类肿瘤，与 PJS有一定相关性，占性索肿瘤的 6%左右。Young 等报道在 74 例环状小管性索肿瘤中将近 1/3的患者出现 PJS，而在一组对 34 例 PJS 患者的研究报道中也发现其患乳腺癌及妇科恶性肿瘤的风险明显升高（RR=20.3），1 例为卵巢支持间质肿瘤，3 例为卵巢环状小管性索肿瘤。伴有 PJS 的卵巢环状小管性索肿瘤具有典型的肿瘤体积小（许多是显微镜下）、多灶、钙化和双侧特点，发病年龄在 40～50 岁，不伴有颗粒细胞或支持细胞增生，临床过程良性；而非PJS 肿瘤具有体积大、罕见、多灶及钙化的特点，均为单侧，发病年龄在 30～40 岁，常伴有颗粒细胞或支持细胞增生，约 20%为恶性。临床表现主要为不规则阴道出血、腹痛或腹部不适，另外伴有 PJS 的卵巢环状小管性索肿瘤患者还可有 PJS 的相应症状，如黏膜、皮肤特定部位色素斑，胃肠道多发性息肉等，此类患者通过临床检查很难发现肿瘤，而大多数非 PJS的卵巢环状小管性索肿瘤患者经阴道或腹部触诊常可发现肿瘤。该肿瘤也有高雌激素分泌特性，会产生子宫内膜增生等一系列相关症状，尽管在幼女中很少发生此病，但一旦诊断为此病则几乎均有同性性早熟出现。在非 PJS 的卵巢环状小管性索肿瘤患者也可产生孕酮，因此可见到子宫内膜蜕膜样变，血睾酮可正常。15%的 PJS 伴有卵巢环状小管性索肿瘤的患者可产生子宫颈恶性腺瘤，该病复发率高，治疗反应差，患者预后不佳；而无 PJS 的卵巢环状小管性索肿瘤患者其肿瘤的转移、复发均与原发肿瘤的大小、有丝分裂活性有关。鉴于 PJS 和卵巢环状小管性索肿瘤之间的密切关系，有必要从其病理机制上进行深入探讨，但两病本身均较罕见，难以进行大样本研究，故其潜在联系尚不清。

二、治疗

性索间质肿瘤的治疗有赖于手术分期、病理类型、患者年龄、是否有生育要求和不同的预后因素而决定。单纯手术治疗对于大多数无临床恶性潜能的肿瘤患者而言已经足够，但对于有临床恶性潜能、肿瘤晚期、有差分化和异源性成分的支持间质细胞瘤患者而言，术后补充治疗是需要的。总的治疗原则如下。

希望保留生育功能、局限于一侧卵巢的性索间质肿瘤患者，可行保留生育功能的全面分期手术，完成生育后考虑接受根治性手术（ⅡB 级证据）。其他患者建议行全面分期手术，但可不切除淋巴结。Ⅰ期低危患者，术后可仅观察。Ⅰ期高危患者（肿瘤破裂、ⅠC 期、分化差、肿瘤直径超过 10cm），可选择观察、放疗或铂类为基础的化疗（ⅡB 级证据）。若治疗前抑制素水平升高，应对抑制素水平进行监测随访。Ⅱ～Ⅳ期患者可选择铂类为基础的化疗（首选 BEP 方案或紫杉醇＋卡铂方案）或对局限性病灶进行放疗（ⅡB 级证据）。

颗粒细胞瘤患者可发生晚期复发（如 30 年后发生复发），故随访时间应延长。一旦复发，可选择参加临床试验或按复发方案进行治疗，贝伐单抗和亮丙瑞林可用于治疗复发性颗粒细胞瘤，也可考虑再次行肿瘤细胞减灭术。

（一）手术治疗

手术仍是现阶段性索间质肿瘤最主要的治疗方法，手术不但可以送快速病理明确肿瘤性质，还可以准确分期，切除肿瘤。此类肿瘤中良性者包括卵泡膜细胞瘤、纤维瘤、两性母细胞瘤、间质黄体瘤、高分化的 Leydig-Sertoli 细胞瘤及硬化性间质瘤，这些肿瘤仅行单纯肿瘤切除或患侧附件切除即可；恶性者包括颗粒细胞瘤、中低分化的支持间质细胞瘤、不伴 PJS 环管状性索肿瘤，这些肿瘤的处理与上皮性卵巢癌的处理相同，应做分期手术，年龄较大者可仅做全子宫＋双侧附件切除，术中无明显怀疑的腹膜后淋巴结是否切除仍存在质疑。来自纪念斯隆-凯特林癌症中心的病例复习发现，68 例颗粒细胞瘤初次手术中 16 例进行了淋巴结取样，13 例还进行了腹主动脉旁淋巴结取样，结果均为阴性，而 34 例复发者中在复发手术中仅发现 2 例单独后腹膜转移，2 例在盆腔及后腹膜转移，1 例在盆腔、腹部和后腹膜转移，总的后腹膜转移率为 15%，故淋巴结切除可酌情。年轻的需要保留生育功能的ⅠA 期患者可仅行患侧附件切除，在 Zhang 等的研究中显示，从 1988～2001 年 376 例保留生育未行子宫切除的患者其预后与切除子宫者相似，但要注意保留的子宫最好进行子宫内膜诊刮，以排除因雌激素刺激引起的相应病变。伴有恶性子宫颈腺瘤的患者还应按照子宫颈癌的处理原则做根治性切除。

（二）手术后及复发的治疗

1. 成人型颗粒细胞瘤　多数Ⅰ期患者仅行手术即可获得良好预后，无须辅助治疗，但ⅠC 期患者可视情况而定，Ⅱ～Ⅳ期者建议接受术后辅助治疗。放疗的作用不确定，一项病例总结显示，对于Ⅰ期患者术后放疗作用不大，10 年无瘤生存率为 77%（放疗者）和 78%（未放疗者），但对超过Ⅰ期、病灶有残留的 14 例中有 6 例完全缓解，3 例无疾病生存 10～21年。有报道化疗对颗粒细胞瘤有作用，在 16 例未完全减瘤的Ⅱ～Ⅳ期及 41 例复发患者中应用 BEP 方案 4 个疗程，结果 3 年随访中（11/16）、（21/41）患者无瘤生存，但须注意博来霉素的累积毒性和 4 度骨髓抑制。Gershenson 等应用 PAC（顺铂、多柔比星、环磷酰胺）方案治疗，总反应率达 63%。EORTC 对晚期 7 例、复发 31 例患者进行 PVB 方案治疗，结果显示晚期（1/7）无瘤存活 81 个月，复发（7/31），无瘤存活 24～81 个月，似不如 BEP方案。近年来有报道显示紫杉类可能效果更好，来自 M.D.Anderson 的一项报道显示应用紫杉醇＋铂类仕新发患者的应用中中位时间为 52 个月的随访期内全部存活，对复发患者二次手术后 30 例满意减瘤、7 例有残留者 42%有效，且副作用较 BEP 方案低，似有良好应用前景，但仍需大样本的前瞻性研究支持。鉴于颗粒细胞瘤是内分泌相关肿瘤，故也有人尝试在表达相应激素受体时应用激素相关治疗，已有应用大剂量孕酮及 GnRH-a 治疗的报道，Fishman 等在 6 例复发或持续患者中应用亮丙瑞林，1 次/月，肌内注射，结果 2 例部分缓解，3 例稳定，副作用极小。

2. 幼年型颗粒细胞瘤　Calaminus 等报道了 33 例幼年型颗粒细胞瘤患者的治疗结局，其中 24 例仅行手术治疗，9 例术后补充顺铂为基础的化疗，结果在中位 60 个月的随访期内，6例复发，其中 2/20 为ⅠA 期、2/8 为ⅠC 期、2/5 为ⅡC～ⅢC 期，有 3 例ⅡC～ⅢC 期的患者化疗后无瘤生存达 46～66 个月。German 观察了 1985～2000 年 15 年间的 45 例儿童幼年型颗粒细胞肿瘤患者，12 例ⅠC～ⅢC 期患者接受了术后 BEP 或 PEI（顺铂、VP16、异环磷酰胺）辅助化疗，结果 6 例缓解 15～106 个月，1 例 10 年后出现对侧转移，5 例复发，3 例在诊断后的 16～28 个月内死亡。Powell 等报道了 1 例ⅢC 期经初次手术及卡铂＋VP16 化疗 6 个周期后 13 个月复发的患者，复发灶位于肝脏及脾下方，再次手术后又给予 6 个周期的博来霉素＋紫杉醇化疗，结果无瘤生存 44 个月，并正常生育一胎。上述结果提示似乎幼年型颗粒细胞瘤的治疗效果不如成人型，是肿瘤本身性质即比成人型差，还是因为幼年患者多仅行单纯肿瘤切除，并且年龄小，可能与化疗用量不足有关而致？有待于进一步探讨。

3. 支持间质细胞瘤　放疗对支持间质细胞瘤的效果不确定，化疗有一定效果，有报道其对 PVB、VAC、PAC 方案有反应，但在中分化者中化疗效果较好，在低分化者中疗效差，有报道 2 例患者在确诊后的 7 个月、19 个月时死亡。因有激素相关性，故也有学者建议应用GnRH-a 治疗。

4. 环状小管性索肿瘤　因较罕见，有关治疗的报道极少，故没有明确的治疗建议，有文献报道此类肿瘤对 BEP 方案化疗完全反应。因有激素相关性，也有学者建议应用 GnRH-a 治疗，尤其对性早熟者。

总之，因性索间质肿瘤的罕见性，其治疗至今尚无明确模式，但手术仍然是最优先考虑的；在肿瘤局限于一侧无明显转移时，可允许患者保留生育功能；对于肿瘤局限于卵巢并已切净的患者不推荐术后辅助治疗；而对于已出现转移及差分化的支持间质细胞瘤患者，除应给予标准的分期手术外还应给予术后辅助治疗；ⅠC 期是否给予辅助治疗仍有争议，可视情况而定。标准的术后化疗仍推荐以铂类为基础的联合化疗，BEP 方案可作为首选，但考虑到其毒性，尤其在二线治疗时博来霉素的累积毒性，可以改用其他方案如紫杉醇联合铂类，但此方案还有待于大样本的研究证实，除此之外还没有达成一致的二线方案及挽救方案。激素相关治疗某种程度上在颗粒细胞瘤的治疗中已显示有效性，因此可以尝试。放疗的作用有限，

☆ ☆ ☆ ☆

故不推荐。随着该病的分子病理机制研究的不断深入，有针对性的靶向治疗也将会为治疗带来希望。

（施 雅 刘 琦）

参 考 文 献

Abu-Rustum N, Restivo A, Ivy J, et al, 2006. Retroperitoneal nodal metastasis in primary and recurrent granulosa cell tumors of the ovary.Gynecol Oncol, 103:31-34.

Ala-Fossi SL, Aine R, Punnonen R, et al, 2002. Is potential to produce inhibins related to prognosis in ovarian granulosa cell tumors? Eur J Gynaecol Oncol, 21:187-189.

Brown J, Shvartsman HS, Deavers MT, et al, 2004. The activity of taxanes in the treatment of sex cord-stromal ovarian tumors. J Clin Oncol, 22:3517-3523.

Brown J, Shvartsman HS, Deavers MT, et al, 2005. The activity of taxanes compared with bleomycin, etoposide, and cisplatin in the treatment of sex cord-stromal ovarian tumors. Gynecol Oncol, 97:489-496.

Calaminus G, Wessalowski R, Harms D, et al, 1997. Juvenile granulose cell tumors of the ovary in children and adolescents:results from 33 patients registered in a prospective cooperative study. Gynecol Oncol 65:447-452.

Chen VW, Ruiz B, Killeen J, et al, 2003.Pathology and classification of ovarian tumors.Cancer, 97(10 Suppl):2631-2642.

Cronje HS, Niemand I,Bam RH, et al, 1999. Review of the granulosa-theca cell tumors from the Novak Ovarian Tumor Registry.Am J Obstet Gynecol, 180:323-327.

Fishman A, Kudelka AP, Tresukosol D, et al, 1996.Leuprolide acetate for treating refractory or persistent ovarian granulose cell tumor. J Reprod Med, 41:393-396.

Fujimoto T, Sakuragi N, Okuyama K,et al, 2001. Histopathological prognostic factors of adult granulosa cell tumors of the ovary. Acta Obstet Genecol Scand, 80:1069-1074.

Hasiakos D, Papakonstantinou K, Goula K, et al, 2006. Juvennile granulosa cell tumor associated with pregnancy: report of a case and review of the literature. Gynecol Oncol, 100:426-429.

Lee IH, Choi CH, Hong DG, et al, 2011. Clinicopathologic characteristics of granulosa cell tumors of the ovary: a multicenter retrospective study. J Gynecol Oncol, 22:188-195.

Powell JL, Connor GP, Henderson GS, 2001. Management of recurrent juvenile granulose cell tumor of the ovary. Gynecol Oncol, 81:113-116.

Powell JL, Otis CN, 1997. Management of advanced juvenile granulose cell tumor of the ovary. Gynecol Oncol, 64:282-284.

Schneider DT, Calaminus G, Wessalowski R, et al, 2003. Ovarian sex cord-stromal tumors in chidren and adolescents. J Clin Oncol, 21:2357-2363.

Schumer ST, Cannistra SA, 2003. Granulosa cell tumor of the ovary. J Clin Oncol, 21:1180-1189.

Stuart GC, Dawson LM, 2003. Update on granulosa cell tumors of the ovary.Curr Opin Obstet Gynecol, 15:33-37.

Unkila-Kallio L, Leminen A, Titinen A, et al, 1998. Nationwide data on falling incidence of ovarian granulosa cell tumors concomitant with increasing use of ovulation inducers.Hum Reprod, 13:2828-2830.

Uygun K, Aydiner A, Saip P, et al, 2003. Clinical parameters and treatment results in recurrent granuloasa cell tumor of the ovary. Gynecol Oncol, 88:400-403.

Werness BA, Ramus SJ, Whittemore AS, et al, 2000. Histopathology of familial ovarian tumors in women from families with and without germline BRCA1 mutations. Hum Pathol, 31:1420-1424.

Zanagnolo V, Pasinetti B, Sartori E, 2004.Clinical review of 63 cases of sex cord stromal tumors.Eur J Gynaecol Oncol, 25:431-438.

Zhang M, Cheung MK, Shin JY, et al, 2007. Prognostic factors responsible for survival in sex cord stromal tumors of the ovary-an analysis of 376 women.Gynecol Oncol, 104:296-400.

第 5 章

妊娠滋养细胞疾病

妊娠滋养细胞疾病（gestational trophoblastic disease, GTD）是一组源于胎盘滋养细胞异常增生的疾病，包括葡萄胎（hydatidiform mole, HM）、侵蚀性葡萄胎（invasive mole）、绒毛膜癌（choriocarcinoma,CA）、胎盘部位的滋养细胞肿瘤（placenta-site trophoblastic tumor, PSTT）和上皮样滋养细胞肿瘤（epithelioid trophoblastic tumor, ETT）。葡萄胎属于良性病变，但处理不当也会导致恶性后果。其他四种属恶性病变，又称妊娠滋养细胞肿瘤（gestational trophoblastic neoplasia, GTN）。GTN 是一类独特的恶性肿瘤，即使有广泛转移仍有 90%的患者能通过单独化疗而治愈。约 50%的侵蚀性葡萄胎（以下简称侵葡）发生于葡萄胎后，其余三者则可继发于各种妊娠。有学者根据有无转移病灶将 GTN 分为非转移性 GTN 和转移性 GTN，也有学者根据前次葡萄胎史分为葡萄胎后 GTN 和非葡萄胎后 GTN。绒毛膜癌（以下简称绒癌）极少见于未妊娠和已绝经的妇女，一旦发生需考虑原发性绒癌的可能，而该内容不属于本章所述范围。

妊娠滋养细胞按解剖部位可分为绒毛性滋养细胞和绒毛外滋养细胞。前者指生长于绒毛膜滋养层细胞，主要由细胞滋养细胞（CT）及合体滋养细胞（ST）构成，是形成侵葡、绒癌的主要细胞；后者指不直接形成绒毛结构的滋养细胞，如分布在平滑绒毛膜、绒毛板等的滋养细胞，也称为中间型滋养细胞（IT）。IT 由细胞滋养细胞转变而来，又分为 3 个亚型：绒毛型，可形成绒癌；种植型，可形成胎盘部位超常反应（EPS，良性病变）及 PSTT；绒毛膜型，可形成胎盘部位结节（PSN，良性病变）及 ETT。

对于 GTN 的分类，WHO 与 FIGO 有不同之处，前者倾向于组织来源，而后者更强调临床应用，因此，鉴于侵葡和绒癌的临床表现、诊断及治疗等方面基本相同，且该组患者多为需保留生育功能的年轻女性，组织学证据常难以获得，FIGO 将两者归为一类；而 WHO 的分类如表 5-1 所示。

表 5–1　WHO 的 GTD 分类（2014）

滋养细胞肿瘤：绒癌（9100/3）、PSTT（9104/1）、ETT（9105/3）
胎块妊娠（葡萄胎）：完全性（9100/0）、部分性（9103/0）、侵蚀性（9100/1）
非瘤样病变：胎盘部位超常反应（EPS)、胎盘部位结节和斑块（PSN）

注：括号内的数字代表 WHO 国际肿瘤疾病分类编码（ICD-O)，"/"下的数字为行为编码。/0.良性肿瘤；/1.交界性或生物学行为不确定；/2.原位癌或上皮内癌；/3.恶性肿瘤。

☆　☆　☆　☆

第一节　葡　萄　胎

葡萄胎为良性 GTD，因多个水泡相连形如葡萄而得名，又称水泡状胎块。1895 年，Marchard 首次描述了葡萄胎妊娠中存在绒毛滋养层增生，并提出葡萄胎能进一步发展为绒毛膜癌。葡萄胎病变仅局限于子宫腔内，不侵犯肌层，也不向远处转移。根据在宫内侵犯范围的不同分为两类：完全性葡萄胎（CHM）和部分性葡萄胎（PHM），前者整个子宫腔内充满大小不等的水泡状物，后者仅有部分绒毛变性，有滋养细胞增生，有或无胎儿。

一、流行病学

GTD 的发生率在世界不同的区域差异很大，亚洲国家葡萄胎的发生率是北美或欧洲国家的 7～10 倍，如葡萄胎的发生率在我国台湾是 1∶125 次妊娠，而在美国则是 1∶1500 次妊娠，也有报道近几十年亚洲一些国家的发病率在下降，而在白种人中似有上升，这可能与亚洲改善的经济状况、医疗保障及白种人 40 岁以后妊娠的比例增加有关。有关统计往往是医院内葡萄胎患者与孕产妇住院人数的比例，是基于住院数据（hospital based）的发生率，不是真正的人群发生率（population based incidence）。Jeffers 等报道的爱尔兰的研究，将妊娠前 3 个月和中期妊娠流产的胚胎组织送病理检查，发现完全和部分性葡萄胎的发生率分别是 1∶1945 和 1∶695 次妊娠；英国的报道为（1～3）∶1000 和 3∶1000 次妊娠。

葡萄胎的发生与社会经济水平和营养状况密切相关。一项病例对照研究显示，完全性葡萄胎与饮食中胡萝卜素和动物脂肪缺乏有关，Parazzini 等也报道了缺少胡萝卜素与葡萄胎及其后遗症的风险增加相关，维生素 A 缺乏地区其葡萄胎的发生率也高，这可能部分解释了完全葡萄胎发生率的地区差异。但部分性葡萄胎似与饮食因素无关。

完全性葡萄胎的风险随母亲年龄的增长而增加，年龄较大的妇女其卵子更易异常受精。40 岁以上妇女患完全性葡萄胎的风险增加 5～10 倍，超过 50 岁妊娠妇女 3 个中就有 1 个是葡萄胎，而且发展为 GTN 的风险也显著增加。部分性葡萄胎的发生风险与母亲年龄不相关。也有报道年龄<16 岁妊娠，葡萄胎的风险也增加。有过葡萄胎病史的患者不论其配偶是否改变，第二次发生葡萄胎的概率是 1%～2%，第三次的概率上升到 15%～20%。

完全和部分性葡萄胎的某些流行性特征差别较大。完全和部分性葡萄胎的发生风险与自然流产和不孕病史有关，与没有流产史的妇女相比，有过 2 次或更多次流产史的妇女，其完全性葡萄胎和部分性葡萄胎的风险分别是 3.1 和 1.9；受孕困难和不孕症患者患完全和部分性葡萄胎的风险分别是 2.4 和 3.2。有报道部分性葡萄胎的发生风险与口服避孕药和不规则月经史相关。Palmer 等报道应用口服避孕药可能增加绒癌风险。也有研究认为 GTN 的发生风险与性激素相关，月经量少和初潮在 12 岁后的女性患绒癌的风险增加。

绒癌的发病率约为 1/50 000 妇女，PSTT 更罕见，约占 GTD 的 0.2%。

二、发病机制

葡萄胎的发病原因至今不明，假说很多，但都只能解释部分现象。近年来 GTD 的免疫学机制和分子机制研究较多。

1. 免疫学机制　GTD 能够治愈，很大程度上可能是由宿主针对滋养层细胞表达的父系抗原的免疫应答所致，绒癌患者的预后与淋巴细胞和单核细胞浸润到肿瘤宿主界面的强度相关。由于浸润到绒癌的淋巴细胞和巨噬细胞很可能暴露父系抗原和癌蛋白，免疫细胞可能被激活，通过释放细胞因子促使 GTD 退化。细胞因子可以在体外抑制绒癌细胞的增殖，并增加绒癌细胞人白细胞抗原（HLA）的表达，从而增加免疫原性。宿主体内的免疫应答强度依赖于 GTN 的免疫原性，如果两者是组织相容性的，具有父系抗原的 GTN 可能在母体中没有免疫应答，但组织相容性也并非持续性 GTN 发展的必要条件，HLA 系统还可能影响快速进展和致死性 GTN 的临床结局。

完全性葡萄胎相当于一个同种异体移植物，其所有染色体都是父源的，这可能刺激母体的免疫反应。有证据表明完全性葡萄胎存在细胞和体液免疫反应，与正常胚胎相比，葡萄胎植入部位的 T 辅助细胞浸润增加了 5 倍。荧光免疫分析确定了在葡萄胎绒毛膜中 HLA 抗原的分布。当滋养层绒毛断裂并且 HLA 阳性的绒毛间质细胞释放到母体循环中时，母体宿主可能被父系 HLA 抗原致敏。

2. 分子机制 与其他肿瘤一样，生长因子和癌基因在葡萄胎组织和绒癌中也发挥重要作用。在完全性葡萄胎中 *P53* 和 *C-fms* 基因表达增加，正常胎盘和 GTN 之间 *C-fms* 表达无明显差异；绒癌中 Ras 和 C-myc RNA 表达量也增加。Fulop 等研究了正常胎盘、完全和部分性葡萄胎、绒癌中各种生长因子和癌基因的表达，发现完全性葡萄胎和绒癌中以 *C-myc*、*C-erbB2*、*Bcl-2*、*P53*、*P21*、*Rb* 和 *MdM2* 基因过度表达为特征，可能与 GTN 的发病有关。Batorfi 等检测到 22 例完全性葡萄胎和 11 例绒癌中 *P53* 的表达增加，并存在 *P53* 基因突变。

还有研究表明，绒癌和完全性葡萄胎的滋养层中表皮生长因子受体（EGFR）的表达水平比正常胎盘和部分性葡萄胎中明显增高。完全性葡萄胎中，*EGFR* 和 C-erbB3 在滋养细胞绒毛外的强烈表达与葡萄胎后 GTN 的发生发展密切相关，EGFR 相关家族的癌基因可能在 GTN 的发病机制中很重要。基质金属蛋白酶（MMP）在调节细胞基质间和基膜降解中发挥了重要作用，与肿瘤侵袭和转移有关。绒癌与完全性葡萄胎、部分性葡萄胎及正常胎盘组织相比，前者 MMP-1 和 MMP-2 表达明显增加，MMP-1 的组织抑制物表达减少，促进绒癌细胞的侵袭。

互补 DNA 微阵列分析已经用来研究 GTN 中不同基因的表达。Kim 等研究了完全性葡萄胎和正常胎盘中不同的基因表达，发现 91 个上调基因和 122 个下调基因，但这些不同表达的基因在 GTN 中扮演什么角色还不十分清楚。Vegh 等利用互补 DNA 表达分析研究绒癌和正常胎盘中基因表达的差异，发现绒癌细胞中热休克蛋白-27 显著下调，这与肿瘤对化疗敏感有关。杂合性丢失可能与 GTN 发病中的肿瘤抑癌基因有关，Matsuda 等的研究发现，8 个绒癌细胞系中的 7 个在 7p12—q11.23 区域存在一个或多个纯合子的缺失，提示此区域的缺失与绒癌的发病相关。但也有相反的结论，Ahmed 等在 12 例绒癌中没有检测到 7 号染色体的杂合性丢失，Burke 等在 14 例完全性葡萄胎后 GTN 的患者中也未检测到此缺失。PSTT 显示出高水平表达 VEGF 及血管蛋白-1、血管蛋白-2，推测这可能与 PSTT 对化疗不敏感有关，同时也提示抑制 VEGF 可能为 PSTT 的治疗提供了新的思路。

3. 细胞遗传机制 完全性葡萄胎的染色体核型为二倍体，均为父系来源，其中约 90% 是源于单精子（23X）空卵受精后复制形成 46XX；另 10% 为双精子空卵受精形成，其核型可为46XY 或 46XX。尽管完全性葡萄胎的染色体是父系来源的，但线粒体 DNA 仍源于母亲。部分性葡萄胎的染色体核型多为三倍体，是由一个正常的卵细胞与两个单倍体精子同时受精而形成，核型为 69XXY、69XXX 或 69XYY。非三倍体的部分性葡萄胎也有报道，往往在早期易被误诊为完全性葡萄胎。

　　家族性复发性葡萄胎（familial recurrent hydatidiform mole, FRHM）比较罕见，即同一家系中有≥2 个成员反复（≥2 次）发生葡萄胎。一般完全性葡萄胎的染色体全部来自父系，称为孤雄源性完全性葡萄胎，而 FRHM 的染色体来源于双亲，称为双亲源性。研究表明，FRHM 属于常染色体隐性遗传疾病，其基因定位于染色体 19q13.4 的 1.1Mb 区域，与 *NLRP7* 和 *KHDC3L* 两个基因突变有关。基因突变导致女性生殖系印迹失调，同时伴有女性胚胎和胚胎外组织的不正常发育。具有 FRHM 的患者与近亲婚配有关，并且具有进展为 GTN 的风险，与孤雄源性完全葡萄胎的风险相同。

三、症状和体征

　　1. 完全性葡萄胎　由于人绒毛膜促性腺激素（HCG）测定和超声的广泛使用，使完全性葡萄胎常在出现临床症状和体征之前既被诊断，因此，以往经典的症状、体征出现的概率大大下降。Soto-Wright 等调查了 1988～1993 年新英格兰滋养细胞疾病中心（NETDC）的完全性葡萄胎患者的临床表现和结局，与 1965～1975 年的患者相比较，症状及体征的分布情况大有改变（表 5-2）。

表 5-2　葡萄胎临床症状的变化

症状和体征	1965～1975 年（n=306）	1988～1993 年（n=74）
阴道出血	97%	84%
贫血（血红蛋白<10g/dl）	54%	5%
子宫大小>停经月份	51%	28%
子痫前期	27%	1%
剧烈呕吐	26%	8%
甲状腺功能亢进	7%	0
呼吸困难	2%	0

　　（1）停经后阴道出血：阴道出血是完全性葡萄胎的最常见症状，80%～90%的患者在妊娠 6～16 周出现此症状，出血量时多时少，反复阴道出血可导致贫血。若葡萄胎组织从蜕膜剥离，母体大血管破裂可造成大出血甚至休克、死亡。

　　（2）子宫异常增大：38%～51%的完全性葡萄胎患者由于葡萄胎组织迅速增加和宫腔积血使子宫体积明显大于停经月份。子宫增大往往伴有滋养细胞的增殖和 HCG 的显著升高。

　　（3）卵巢黄素化囊肿：大量 HCG 刺激卵巢卵泡膜细胞发生黄素化而形成卵巢黄素化囊肿。其直径通常在 6～12cm，最大可达 20cm，常为双侧性，也可为单侧，多房，囊内为血性或淡黄色液体。文献报道约有 26%的葡萄胎患者并发卵巢黄素化囊肿。血清 HCG 水平很高的患者中卵巢黄素化囊肿发生率高，葡萄胎清宫术后，如果卵巢黄素化囊肿持续存在，血 HCG 水平下降也很缓慢。

　　（4）妊娠剧吐：剧吐与过度增大的子宫和高 HCG 值相关，高血清雌激素水平也可能是剧吐的原因。8%～26%的患者有剧吐症状。

（5）子痫前期：同正常妊娠相比，葡萄胎妊娠呕吐发生早，持续时间长且严重，可在妊娠 24 周前即出现妊娠高血压综合征如高血压、水肿、蛋白尿等，妊娠早期出现的子痫前期症状几乎被认为是葡萄胎所特有的病理特征，子痫罕见。12%～27% 的完全性葡萄胎患者可有先兆子痫，主要发生在子宫过大和 HCG 水平过高的患者中。但在 1988～1993 年 NETDC 的 74 例完全性葡萄胎患者中仅 1 例表现为子痫前期。

（6）甲状腺功能亢进：葡萄胎组织能产生一种类似促甲状腺素的化合物，HCG 本身也有促甲状腺功能亢进的作用，因而患者可能出现心动过速等症状，血 T_3、T_4 常升高，但与典型的甲状腺功能亢进表现不完全相同，极少出现突眼和震颤。葡萄胎清除后甲状腺功能亢进的症状和体征可迅速消失。Galton 等报道 11 例完全性葡萄胎患者在葡萄胎组织排空前血清 T_3、T_4 都升高。但 HCG 是否刺激甲状腺仍有争议。Amir 等发现在 47 例完全性葡萄胎患者中，血 HCG 和游离 T_3、T_4 之间无显著相关性；Nagataki 等对 10 例患者的观察也提示游离 T_4 和 HCG 不相关，但高纯化的 HCG 可能有刺激甲状腺活性的功能。

2. 部分性葡萄胎　部分性葡萄胎与完全性葡萄胎的临床特征不尽相同，表现不典型，超过 90% 的患者可出现稽留流产或不全流产症状，不到 10% 的患者 HCG 水平大于 100 000U/L，极少出现子宫增大、黄素化囊肿、甲状腺功能亢进等，易与稽留流产及不全流产混淆，此时应做组织学检查以免漏诊。1979 年 1 月至 1984 年 8 月 NETDC 的 81 例部分葡萄胎患者中，只有 3 例子宫异常增大，2 例并发子痫前期。Szulman 和 Surti 等报道有子宫大于停经月份的部分性葡萄胎患者为 8%～11%，子痫前期发生率为 4%，没有卵巢黄素化囊肿、甲状腺功能亢进或剧吐。部分性葡萄胎多在刮宫标本的组织学检查时被诊断。

四、诊断

妊娠早期伴剧吐、妊娠高血压疾病及卵巢黄素化囊肿可支持诊断，有阴道水泡样物排出基本可确诊。HCG 检测及超声的普遍应用，使诊断能够在妊娠 8 周之内、典型症状及体征出现前即可做出，故多数学者建议联合应用 HCG 测定和超声检查，但最终确诊仍需病理检查。

1. 超声检查　超声检查葡萄胎敏感、可靠，可见特有的囊泡状超声图像。B 超常见的表现：①子宫增大超过孕周；②宫腔内回声丰富，充满弥漫分布的光点及小囊状无回声区，即典型的葡萄胎落雪征；③见不到胎儿及附属物影像；④多数患者显示一侧或双侧黄素化囊肿。超声多普勒检查时，正常妊娠在妊娠 6 周时可听到胎心，妊娠 12 周 100% 可有胎心，而葡萄胎仅能听到一些子宫血流杂音。

2. 血清 HCG 测定　正常妊娠时受精卵着床后数日形成滋养细胞并开始分泌 HCG，葡萄胎时滋养细胞高度增生产生大量 HCG，明显高于相应月份的正常妊娠，常大于 100 000U/L，这种差别可用于葡萄胎的辅助诊断。HCG 是由合体滋养细胞分泌的一种糖蛋白激素，其相对分子质量为 37 000～38 000，它与垂体产生的卵泡刺激素（FSH）、黄体生成素（LH）、促甲状腺素（TSH）一样，由 α、β 两个亚单位通过非共价键结合而成，其中 α 亚单位都相同，可发生交叉免疫反应，其生物活性取决于特异性的 β 亚单位。通常测定的 HCG 为 β-HCG，它在体内以多种形式存在，包括整分子 HCG、缺核 HCG（HCGn）、缺核游离 β-亚单位（HCG-βn）、游离 β-亚单位（HCG-β）及 β 核心片段（HCG-βcf）等。正常妊娠时，血液中的主要分子为完整分子 HCG，尿液中为 β 核心片段，而葡萄胎及 GTN 产生更多的 HCG 相关分子，因此同时测定血液和尿液中 HCG 相关分子，有助于葡萄胎及 GTN 的诊断和鉴别诊断。

3. 病理检查　完全性葡萄胎形状如成串葡萄，水泡大小多在 1～10mm，<2mm 时肉眼不易发现，称为"镜下葡萄胎"，水泡由纤维素相连成串，无胎儿及其附属物。显微镜下可见绒毛间质水肿、中心液化、血管消失、弥漫性滋养细胞增生、种植部位滋养细胞呈弥漫性显著细胞异型性，P57 免疫标记为阴性。部分性葡萄胎仅部分绒毛出现上述改变，胎盘形状尚存在，可合并胎儿组织及其附属物。显微镜下绒毛大小及水肿程度不一，绒毛呈显著的扇贝样轮廓，间质可见明显的滋养细胞包涵体，局限性滋养细胞轻度增生，增生程度不及完全性葡萄胎，多以合体滋养细胞增生为主，种植部位滋养细胞呈局限性轻度异型性，P57 免疫标记为阳性。

五、预后

绝大多数葡萄胎预后良好，但仍有转化为 GTN 的风险。Seckl（2009）报道，葡萄胎排空后，6%～20%的完全性葡萄胎及 0.5%～1%的部分性葡萄胎可呈持续性或转化成 GTN，约8%的患者需要化疗。Berkowitz 等回顾分析了 858 例完全性葡萄胎，认为发生 GTN 的高危因素如下：①HCG>100 000mU/ml；②子宫大于妊娠月份；③卵巢黄素化囊肿直径>6cm；④滋养细胞高度增生；⑤年龄>40 岁；⑥重复性葡萄胎。

有高危因素者在葡萄胎排空后，31%的患者发生子宫肌层浸润、8.8%的患者发生转移；而无上述高危因素的患者在葡萄胎排空后，仅 3.4%的患者发生局部浸润、0.6%的患者发生转移。葡萄胎后 GTN 患者 57%伴随过度子宫增大，55%伴有卵巢黄素化囊肿，>40 岁的完全性葡萄胎发展为 GTN 的概率为 33%～37%，超过 50 岁者为 56%，年龄越大所患完全性葡萄胎的局部浸润和转移力也越强。复发性葡萄胎也是 GTN 发生的高危因素，其发生 GTN 的风险增加了 3 倍。

1965 年 6 月至 2001 年 12 月，Garner 等在 NETDC 治疗了 34 例复发性葡萄胎的患者，20 例完全性葡萄胎患者中发展为 GTN 的 4 例（20%），14 例部分性葡萄胎患者中无 1 例发展为侵葡。但 18 例完全性葡萄胎患者中的 8 例（44.4%），16 例部分性葡萄胎患者中的 2 例（12.5%）在第二次患葡萄胎后发展为 GTN。部分性葡萄胎发生局部浸润的概率为 4%，一般不发生转移。Hancock 等总结了 10 个中心的 7155 例患者，其中 73 例患者（1.0%）在部分性葡萄胎排空后需要化疗。NETDC 的 240 例部分性葡萄胎患者在密切观察后，16 例（6.6%）发展为非转移性 GTN，仅 1 例具有子宫显著增大、卵巢黄素化囊肿和高 HCG 水平的葡萄胎典型症状和体征。15 例患者（99%）被认为在排空前存在稽留流产。一项关于部分性葡萄胎的研究发现 390 例患者中 22 例（5.6%）发生 GTN，在葡萄胎排空术前仅凭临床症状很难区分哪些是高危因素。

通常葡萄胎排空后血 HCG 水平稳定下降，多在 9 周内降至正常，最长不超过 14 周，否则有转化为 GTN 可能。美国大多数中心定义葡萄胎后发生 GTN 的标准为 HCG 下降后又重新升高或高水平的 HCG 持续 3 周以上。西欧关于葡萄胎恶变的诊断标准比美国严格，英国伦敦 Charing Cross 医院定义葡萄胎后发生 GTN 的诊断标准如下：①葡萄胎排空后 HCG>20 000U/L 且持续超过 4 周；②逐步上升的 HCG 水平，升高幅度最少达 3 倍并持续 2～3 周；③转移到肝、肾、脑或胃肠道；④转移到肺，直径>2cm 或≥3 个转移灶；⑤排空后 4～6 个月持续 HCG 高水平。

六、临床处理

一经确诊，应立即清除子宫内容物。伴有严重并发症如妊娠高血压疾病、甲状腺功能亢进、重度贫血及心力衰竭等则应先处理并发症，待情况好转后再清除葡萄胎。

1. 吸刮宫　由于葡萄胎子宫多大而软，易引起子宫穿孔，因此一般采取吸宫术。术前做好输血、输液准备，充分扩张子宫颈后，选用最大号吸管吸引或用卵圆钳夹取葡萄胎胎块，待子宫缩小后轻柔刮宫，以防子宫穿孔。选取宫腔内及紧邻种植部位的刮出物分别送检。术中在宫口扩大后可静脉滴注缩宫素（10U 加入 500ml 葡萄糖）以加强宫缩，减少出血及子宫穿孔。若在宫口扩大前使用缩宫素可能导致滋养细胞挤入宫壁血窦发生肺栓塞或远处转移。术后酌情抗生素预防感染。

关于清宫次数，多数学者主张尽量一次吸净，尤对子宫体积小于妊娠 12 周者，≥12 周可酌情在 1 周后行第 2 次清宫，一般不需行第 3 次清宫，除非术后出血、HCG 不降或降低不满意、疑有残存者可行第 3 次刮宫。每次刮出物均应送病理检查。我国根据北京协和医院对 214 例葡萄胎患者 1 周后行第 2 次清宫组织进行病理检查仍有 70%残留的经验，有学者主张进行第 2 次清宫，但国外并不完全支持此观点。英国 Charing Cross 医院 1973～1986 年的数据显示，清宫 1～4 次需要化疗的概率分别为 2.4%、18%、50%、81%，认为多次清宫不仅不能减少恶变机会，反而会促使葡萄胎组织侵入肌层或血液循环中甚至远处转移。多次清宫还会造成子宫损伤、出血增多及感染概率增加，影响以后妊娠。

卵巢黄素化囊肿及甲状腺功能亢进可不做处理，待葡萄胎清除后多可自然消退。囊肿扭转和破裂的发生率很低。Kohorn 报道卵巢黄素化囊肿扭转发生率为 2.3%（3/127），Montz 等报道卵巢黄素化囊肿扭转或破裂的发生率为 1.96%（2/102）。若扭转经非手术治疗不能缓解，可以在 B 超引导下或腹腔镜下行穿刺术，必要时剖腹探查，根据卵巢血液供应情况及患者年龄决定是否保留卵巢。

2. 预防性化疗　葡萄胎排空术后是否行预防性化疗还存在争议。Kim 等对完全性葡萄胎患者行预防性化疗的随机前瞻性研究显示，预防性化疗显著减少了葡萄胎后 GTN 的发生率，在高风险患者中从 47%降至 14%，但在低风险患者中没有降低。Limpongsanurak 的随机双盲对照试验也显示，放线菌素 D 可减少高风险完全性葡萄胎患者 GTN 的发生率，从 50.0%降至 13.8%。因此认为，预防性化疗对高风险完全性葡萄胎的患者有益，尤其是不能严密随访者。目前选择对于下列患者进行预防性化疗：年龄>40 岁；子宫明显大于停经月份；葡萄胎排出前 HCG 水平>100 000U/L；排出后 HCG 不降或降至一定水平停止下降；刮出物以小葡萄为主；第 2 次刮宫仍有滋养细胞高度增生；有咯血史及无条件随访者。一般采用单药，如 5-氟尿嘧啶（5-FU）、甲氨蝶呤（MTX）或放线菌 D（KSM），于刮宫前 2～3d 开始，剂量同恶性滋养细胞肿瘤治疗量（表 5-3），一般 1 个疗程，如 HCG 持续阳性，则需要继续化疗，直至血 HCG 完全正常为止。化疗后仍按葡萄胎要求严密随访。根据 Kim 等对 71 例完全性葡萄胎患者进行的前瞻随机性研究显示，给予 1 个疗程 MTX 的 39 例患者中 10%出现持续性 GTD，而未给予化疗的 32 例患者中 31%出现持续性 GTD，最终所有 14 例出现持续性 GTD 的患者均经化疗治愈。化疗虽可减少恶变的概率，但化疗药物有导致肿瘤耐药及相关并发症的可能性，故对葡萄胎患者的预防性化疗要慎重。

表 5-3 预防性化疗方案

药物	剂量	给药方法
5-FU	26～28mg/（kg·d）	静脉滴注 6～8h，连用 5d
KSM	10μg/（kg·d）	静脉滴注 4h，连用 5d
MTX/CF	MTX 1mg/kg（或 50mg/d）	肌内注射，d1、3、5、7
	CF 0.1mg/kg	肌内注射，d2、4、6、8

3.关于子宫切除　单纯子宫切除只能去除局限于子宫的病灶，对子宫外转移的病灶无效。通常不作为常规，但对于患者年龄＞40 岁，已无生育要求者可以考虑，卵巢酌情保留。手术也可在清宫后 HCG 恢复正常时再进行，术后仍需严密随访。

七、随诊和预防

葡萄胎排空后，所有患者必须进行严密随访血或尿 HCG、妇科检查、胸部 CT 等。由于 HCG 水平与肿瘤体积有关，血清 HCG 水平在 5U/L 时相当于 10^4～10^5 个有活性的肿瘤细胞，因此该参数能够较好地反映体内滋养细胞负荷，可作为患者随访的敏感指标。此外 HCG 还可作为 GTN 的最佳预后因素，通常清宫，HCG 在 8～12 周降至正常水平直至 HCG＜5U/L，以后每周复查 1 次，连续 3 次正常后改为每 2 周 1 次，至 3 个月后无异常改为每月 1 次至少半年，以后为半年 1 次，至少 2 年。最近来自 8 个中心的资料表明，一旦 HCG 水平＜5U/L，出现 HCG 再次升高的概率不足 1%（2/＞2000）。

国外葡萄胎的随访流程与国内稍有区别，但大体一致：①HCG 测定，1 次/1～2 周，连续 2 次阴性后 1 次/2 个月，连续 1 年；②避孕，6～12 个月；③盆腔检查，1 次/2 周，直至子宫复旧正常后，1 次/3 个月，连续 1 年；④复查 X 线胸片，HCG 滴度出现平台或上升时；⑤以下情况需立即化疗：随访期间 HCG 滴度上升或出现平台及发现转移。

随访期间要嘱咐患者严格避孕，以避孕套或阴道隔膜较好，因为宫内节育环可引起出血而混淆出血原因，使得再次妊娠与恶变难以鉴别，但 HCG 水平持续正常，也可采用宫内节育器。口服避孕药是否增加葡萄胎后 GTN 风险仍有争议，Stone 等认为口服避孕药使葡萄胎后 GTN 的发生率增加，但从 NETDC、妇科肿瘤学组和布鲁尔中心的数据表明，口服避孕药并不增加葡萄胎后 GTN 的风险，Ho Yuen 等也认为使用含≤50μg 雌激素的口服避孕药不增加葡萄胎后 GTN 的风险。

第二节　侵蚀性葡萄胎和绒毛膜癌

侵葡和葡萄胎的不同点：葡萄胎的病变局限于子宫腔内，而侵葡则侵入子宫肌层或转移至近处或远处器官。肌层内的葡萄胎组织继续发展可以穿破子宫壁，引起腹腔内大出血，侵入阔韧带内形成宫旁肿物，也可转移至阴道、肺甚至脑部等，导致死亡。由于侵葡时的葡萄胎组织其性质已和恶性肿瘤一样，具有侵蚀性和转移性，故又称为"恶性葡萄胎"。

绒癌与侵葡的生物学行为类似，但侵蚀性和转移性更强，其不同之处为组织学上没有绒毛结构。绒癌的发病率在欧美为（0.02～0.05）/1000 次妊娠，在东南亚可达（0.4～2）/1000 次妊娠。绒癌 50%继发于葡萄胎，25%继发于流产，25%继发于足月妊娠或异位妊娠。发生

☆☆☆☆

绒癌的风险在完全性葡萄胎后为 2%~3%，在部分性葡萄胎后<0.5%。继发于流产、足月产、异位妊娠后的 GTN 应诊断为绒癌，侵葡只继发于葡萄胎。葡萄胎排空后的时间间隔越长，绒癌的可能性就越大，反之则侵葡的可能性大。侵葡多仅局部浸润，远处转移率为 4%，而绒癌的转移率极高。

理论上讲，通过切除的子宫标本才能够诊断绒癌与侵葡，但因为该病患者多还需要生育，且可以仅通过化疗治愈，故完全通过病理做出的诊断在临床上并不多。其诊断多为依据病史、症状体征及辅助检查所做出的临床诊断。

一、症状和体征

1. 不规则阴道出血　为侵葡和绒癌的最常见的临床症状，表现为葡萄胎清宫、流产、足月产后持续不规则阴道出血，或月经恢复正常数月后又出现不规则出血，少数患者无阴道出血甚至出现闭经，多见于下列情况：①子宫本身无原发灶；②病灶在肌层内，子宫内膜基本完整；③病灶极小；④病灶组织已退行性变。

2. 腹痛和腹部包块　子宫增大明显时，可出现腹部包块。若病灶穿出浆膜面可引起腹腔内出血，出现急腹症甚至休克。若黄素化囊肿发生扭转，也可引起急腹症。

3. 转移灶症状　最常转移的部位是肺（80%）、阴道（30%）、脑（10%）和肝（10%）。①肺转移：可出现咳嗽、咯血；②阴道转移：转移结节破溃后可出现大出血甚至休克；③脑转移：可出现剧烈头痛、恶心呕吐、肢体活动受限，继之失语、失明、抽搐、偏瘫甚至昏迷；④肝和脾转移：可出现上腹胀或黄疸等，破溃时也可腹腔内出血而引起急腹症；⑤消化道转移：可出现呕血、柏油样大便等；⑥肾、膀胱转移：可有血尿等。

4. 体征　侵葡和绒癌患者的子宫通常较正常大而软，部分患者可扪及黄素化囊肿，宫旁有转移者可扪及肿块或增厚感，可有血管波动感；阴道或子宫颈有转移者，可见紫蓝色结节；若有子宫穿孔可出现出血性休克的体征。晚期患者还可出现一系列恶性肿瘤的表现。

二、诊断和鉴别诊断

（一）诊断

根据前次妊娠史及其症状和体征，结合辅助检查作出诊断。

1. 前次妊娠史、症状和体征　主要指前次妊娠的性质（葡萄胎、流产、异位妊娠或足月产）和时间（距本次发病的间隔时间）。一般来讲，流产、异位妊娠或足月产后发生的应为绒癌；葡萄胎清宫后小于 6 个月发病者应考虑为侵葡，大于 1 年发病的应考虑为绒癌，6 个月至 1 年发病者，两者均有可能。最常见的症状是葡萄胎清宫、流产或足月产后阴道出血，但高危性 GTN 可以转移灶的症状为首发。体征常为子宫增大、卵巢黄素囊肿、阴道或子宫颈紫蓝色转移结节及其他部位的转移病灶等。

2. 血 HCG 测定　HCG 水平是 GTN 诊断的重要依据，因此当 HCG 呈低水平升高而无临床妊娠证据时，需要确定是真正 HCG 升高还是因为存在于患者体内异源性抗体和测试药盒中的抗体相互作用而导致的假阳性，即幻影 HCG（phantom HCG），目前文献报道判断幻影HCG（假阳性）HCG 方法如下：①尿液 HCG 试验，血清 HCG>50U/L 而尿液阴性可判断为假阳性；②血清稀释试验，血清稀释试验无线性关系，可能为异源性抗体干扰；③异源性抗体阻断剂，HCG 试验进行前，使用阻断剂预处理待测定血清，若结果为阴性，可判断为异源性抗体导致的假阳性结果；④不同实验室，以不同的实验方法重复测定；⑤HCG 相关分子测定，包括游离 β-HCG、缺核 HCG 及高糖化 HCG 等，在 GTN 中明显高于正常妊娠，可用于区分正常妊娠及 GTN，并有助于判断 GTN 的恶性程度。

3. **影像学检查**　包括超声检查、X 线胸片、CT、MRI 及 PET-CT，主要用于临床分期、预后评分及治疗前的评估。

（1）超声检查：可提示子宫增大、肌层浸润、黄素囊肿等。GTN 的滋养细胞侵蚀子宫螺旋动脉或较大的各级子宫动脉分支，使子宫动脉直接开放进入管壁缺乏平滑肌及弹性纤维的新生血管，造成病变区及其周围血流异常丰富，形成众多的低阻力血流及动静脉瘘。这种改变为彩色多普勒血流成像（CDFI）提供了良好的诊断基础。超声下除可见肌层内有边界不清且无包膜的回声不均区域外，CDFI 还可显示丰富的血流信号和低阻力型血流频谱。

（2）X 线胸片：是诊断肺转移的重要方法。最初为肺纹理增粗，后发展为片状或小结节状阴影，典型表现为棉絮状团块阴影，以右肺及中下肺较为多见，但 X 线胸片有较高的漏诊率，统计显示，在经 X 线胸片检查未发现肺转移的患者中，有约 40% 被 CT 证实存在肺转移，所以近年来已多被胸部 CT 所取代。

（3）CT 或 MRI：CT 对发现肺部较小病灶和脑、肝等部位的转移灶有较高的诊断价值，MRI 主要用于脑和盆腔病灶诊断，若 X 线胸片未发现转移则应行肺部 CT 检查，若影像学检查提示肺部有转移灶者，则建议进一步行肝、肝等部位 CT 或 MRI 检查，以明确临床分期。

4. **其他可选择的诊断手段**　动脉造影检查，可帮助子宫原发病灶及相关部位转移病灶的诊断；腹腔镜检查，可帮助诊断子宫表面病灶及盆腔、腹腔转移病灶；消化道出血时可行消化道内镜检查；血尿时可采用膀胱镜检查等。但以上检查诊断价值有限，均不常用。

5. **组织学诊断**　组织学证据对于滋养细胞肿瘤的诊断并不是必需的，但若子宫肌层内或子宫外转移灶组织中见到绒毛或退化的绒毛阴影，则可确诊为侵葡；若见到成片的滋养细胞浸润及坏死出血而无绒毛结构，则可确诊为绒癌；若原发灶和转移灶的诊断不一致，只要在任一组织切片中发现绒毛结构，均诊断为侵葡。刮宫标本中即便刮到肌肉组织也不能作为诊断 GTN 的依据，葡萄胎刮宫后短期内，水泡浸润肌层的发生率高，有学者认为这种浸润多有自限性，其过程好比胎盘绒毛植入。反之，即便未刮到任何绒毛或滋养细胞也不能排除 GTN 的可能性，因为深肌层的病灶或远处转移的病灶不能通过刮宫获得。免疫组化显示多数侵葡会遗留完全性葡萄胎的组织学特征，只是增加了血管及肌层浸润；绒癌则表达 AE1/AE3，高表达 Ki-67 指数（＞90%）、HCG 及 HSD3B1；中间型滋养细胞则表达 Mel-CAM、HLA-G 和 MUC-4。

6. **GTN 的诊断标准**　葡萄胎后 GTN 的诊断标准（FIGO，2000 年）：①葡萄胎排空后血清 HCG 测定 4 次（≥3 周，即 d1、8、15、22)呈平台状态（基础值±10%）；②葡萄胎排空后连续 3 次（≥2 周，即 d1、8、15）血清 HCG 上升＞10%；③葡萄胎排空后 HCG 水平持续异常≥6 个月；④组织学确诊。以上都需排除妊娠可能，符合上述中任何一条即可诊断。

非葡萄胎后 GTN 的诊断标准：目前国外文献无非葡萄胎后 GTN 的诊断标准，是否可参照葡萄胎后 GTN 的诊断标准尚有争议。国内目前诊断绒癌的标准如下：①流产、足月产、异位妊娠术后 4 周以上，血 β-HCG 持续高水平，或曾经一度下降但又上升，已排除妊娠物残留或再次妊娠的可能性；②组织学确诊。

☆ ☆ ☆ ☆

（二）鉴别诊断

1. **残存葡萄胎** 葡萄胎排出后持续不规则阴道出血、子宫复旧不良、血清 HCG 下降不满意，临床上统称为持续性葡萄胎，再次刮宫即可鉴别早期侵葡及残存葡萄胎。

2. **葡萄胎后再次妊娠** 一般均有再次停经史，血清 HCG 正常后再次上升，其水平符合正常妊娠停经周数，B 超可明确诊断。

3. **绒癌和侵葡**

（1）根据前次妊娠的性质：葡萄胎后发生恶变的以侵葡为多，继发于流产、异位妊娠或足月产（包括早产）者几乎全部为绒癌。

（2）根据葡萄胎排出时间：葡萄胎排出 6 个月内发生恶变者绝大多数为侵葡，超过 1 年者多为绒癌，6～12 个月者，侵葡和绒癌各占 50%。组织学诊断是最有力的鉴别依据，但临床上不易获得，血清 HCG 值及影像学检查也有一定帮助。

三、临床分期及转移

我国宋鸿钊教授根据 GTN 的发展过程，于 1962 年即提出了解剖临床分期法（表 5-4），并于 1985 年由 WHO 推荐给 FIGO，经修改后于 1992 年正式采用为国际统一临床分期标准。目前国内大多采用宋鸿钊教授提出的临床分期标准，该标准基本能反映疾病的发展规律和预后。1976 年英国伦敦查林十字（Charing Cross）医院的 Kenneth Bagshawe 首先提出了主要与肿瘤负荷有关的预后评价指标，随后 WHO 对 Bagshawe 的评分标准进行修改，于 1983 年提出了改良预后评分系统（表 5-5），并根据累加总分将患者归为低危、中危、高危 3 组，依次指导化疗方案的选择及进行预后判断。但由于 FIGO 分期（1992）与 WHO 预后评分系统（1983）在临床实际应用过程中存在一定程度的脱节，临床医师常不能有机地将其结合起来，故国际滋养细胞肿瘤学会（ISSTD）于 1998 年提出了新的 GTN 分期与预后评分修改意见，FIGO 于 2000 年审定并通过了新的分期及预后评分标准（表 5-6，表 5-7）。

表 5-4　宋鸿钊临床分期法（1962 年）

Ⅰ期	病变局限于子宫，无转移
Ⅱ期	近处转移
ⅡA	宫旁或附件转移
ⅡB	阴道、外阴转移
Ⅲ期	肺转移
ⅢA	单个病灶直径不超过 3cm 或多发病灶面积估计不超过一侧肺的 1/2
ⅢB	肺转移超过ⅢA 范围者
Ⅳ期	全身广泛转移，如脑、脾、肠、皮肤等处转移

表 5-5　WHO 滋养细胞肿瘤预后评分标准(1983 年)

预后因素	评分			
	0	1	2	4
年龄（岁）	≤39	>39	—	—
先前妊娠	葡萄胎	流产	足月产	—
病程（月）	<4	4～6	7～12	>12
HCG（IU/L）	$<10^3$	$10^3\sim10^4$	$10^4\sim10^5$	$>10^5$

续表

预后因素	评分			
	0	1	2	4
血型	—	O×A 或 A×O	B 或 AB	
肿瘤最大直径（cm）	—	3～5	>5	—
转移部位	—	脾、肾	胃肠道	脑
转移瘤数目	0	1～4	5～8	>8
曾否化疗	—	—	单药化疗	多药化疗
分组	≤4 分为低危；5～7 分为中危；≥8 为高危			

表 5-6　FIGO 妊娠滋养细胞肿瘤解剖分期（2000 年）

期别	定义
Ⅰ	病变局限于子宫
Ⅱ	病变超出子宫但局限于生殖器官（阔韧带、附件及阴道）
Ⅲ	病变转移至肺伴有或不伴有生殖道受累
Ⅳ	所有其他部位转移

表 5-7　FIGO 滋养细胞肿瘤预后评分标准（2000 年）

预后因素	评分			
	0	1	2	4
年龄（岁）	<40	≥40	—	—
末次妊娠性质	葡萄胎	流产	足月产	—
妊娠终止至化疗开始时间（月）	<4	4～6	7～12	>12
治疗前血 β-HCG（U/L）	$<10^3$	$10^3～<10^4$	$10^4～<10^5$	$≥10^5$
肿瘤最大直径（cm）	<3	3～5	>5	—
转移部位	肺	脾、肾	胃肠道	脑、肝
转移瘤数目[*]	0	1～4	5～8	>8
曾否化疗	—	—	单药化疗	多药化疗
分组	≤6 为低危；≥7 为高危			

*肺内转移灶超过 3cm 者予以计数

　　新的分期标准基本框架仍按宋鸿钊教授提出的解剖分期标准，分为Ⅰ、Ⅱ、Ⅲ、Ⅳ期，删除了原有的 A、B、C 亚期，但以修改后的 FIGO 评分替代。修改后的评分标准与原 WHO 评分系统的区别：ABO 血型作为危险因素被去掉，肝转移的评分由原来的 2 分上升至 4 分。总评分≤6 分者为低危患者，≥7 分者为高危患者。删除了原来 WHO 评分系统中的中危评分，因为中危患者也须进行联合化疗，故中危因素不再单独列出。临床诊断时应结合解剖分期与预后评分，如一患者为绒癌脑转移，预后评分为 16 分，则诊断时应标注为绒癌Ⅳ期 16 分。该分期与评分系统更加客观地反映了 GTN 患者的实际情况，在疾病诊断的同时更加简明地指出了患者除分期之外的病情轻重及预后危险因素。一些期别较早的患者可能存在较高的高危因素，而一些期别较晚的患者可能仍属于低危组。诊断时新的分期与评分系统的结合，更有利于患者治疗方案的选择及对预后的评估。

　　GTN 的转移主要为血行转移及局部浸润，淋巴转移及种植转移少见。

上述临床分期并非手术性分期，故仍存在一些争议。①妇科检查及影像学检查可能难以诊断Ⅱ期的宫旁及附件转移，尤其对较小的转移灶，这就使部分Ⅱ期患者可能被误诊为Ⅰ期，使得Ⅱ期患者的数量较实际为少。若短期内患者接受了手术治疗，建议以手术分期为准。②对于肺转移的确定应规定以 CT 检查为标准，因为 X 线可能会漏诊 40%的肺转移患者，所以建议在化疗前常规行胸部 CT 检查，CT 的应用也使得肺转移的Ⅲ期患者数量明显增加，但Ⅲ期仍可看作是 GTN 的早期事件，其预后也不比Ⅱ期差。③部分尚未引起相应症状的较小的远处转移灶可能被临床忽略，未做相应的影像学检查，导致部分Ⅳ期患者被误诊为Ⅲ期。④部分以往有腔隙性脑梗死的患者，其脑 CT 可能难以确定病灶是否为 GTN 转移灶，此时可借助于脑脊液的 HCG 测定值进行判断：通常血清 HCG 与脑脊液的 HCG 比值小于 60∶1 提示有脑转移。但也有一定误差，根据北京协和医院的资料，94%的患者符合此标准，瘤栓期患者则大于 60∶1，还有 5.5%无脑转移的患者此比值也小于 60∶1。另外，化疗后血清 HCG 水平下降较脑脊液迅速，即使无脑转移的患者在化疗后该比值也会小于 60∶1，因此，在以此比值判断脑转移时应在化疗前进行。

对于预后评分系统，也有一些待澄清的问题。①年龄与预后：Palmer 等认为，患者的年龄可能并不是 GTN 的危险因素，当今超过 40 岁的高龄产妇越来越多，初次妊娠的母体年龄也在增加，其相关性应有更新的大样本的资料来证实；②末次妊娠与成因性妊娠：向阳等通过对 12 例绒癌患者的分子遗传学检测发现，绒癌患者的末次妊娠不一定是成因性妊娠，临床上可能存在忽略性流产、忽略性葡萄胎甚至是有过生育史的原发性绒癌的情况，因此预后评分中的"妊娠终止至化疗开始时间"也随之不准确了，但因为 GTN 是以化疗为主的疾病，大多数患者不能得到组织标本，不可能均做分子遗传学诊断，故暂且还是将末次妊娠当作成因性妊娠来看待；③HCG 水平：经常遇到初次检验 HCG 因未做稀释而未报告具体数据的情况，经一线医院化疗后 HCG 已下降了，此时该项评分可能会低，但在"曾否化疗"项中评分又会增加了，因此，两项可以抵消其不准确性；④转移部位及数目：较小的脑、肝、肠等转移灶可能因未检查而漏诊，降低了分期和评分，导致治疗偏轻甚至耐药。是否对每一例 GTN 患者均应做全身扫描？有待于进一步商榷。

虽然 FIGO 对其他肿瘤是一次性分期不再更改，但对 GTN 没有界定，因此有学者建议进行动态分期及评分，尤其对于复发性 GTN，目前临床上已基本照做。这种动态评估对给予患者个体化治疗更有益，但也存在多中心之间疗效评价可能产生混乱的情况。

另外，PSTT 的病情发展不能用此预后评分系统来评估，因为 PSTT 是以手术治疗为主的疾病，而非单独化疗所能治愈的疾病。多因素分析表明唯一的与总生存、无复发生存相关的因素是与末次妊娠间隔是否超过 48 个月，小于 48 个月者有利于生存，大于者死亡风险大，也有学者将此时间间隔界定为 24 个月，认为超过 24 个月即为不良预后因素。因此，其预后主要与末次妊娠的时间间隔相关。此外，年龄>35 岁、深肌层浸润、Ⅲ～Ⅳ期、HCG 水平>1kIU/L、广泛的凝固性坏死、高有丝分裂率及细胞质透明也是 PSTT 的不良预后因素，但这些因素并不能在 FIGO 分期中有所体现。

四、处理

（一）治疗原则

绒癌与侵葡是以化疗为主、酌情手术和放疗的疾病。早期、低危患者可单药化疗，晚期、高危及耐药病例以多药化疗为主，辅以局部治疗，尤其对肝、脑转移及直径≥5cm 的病灶，化疗不满意时应尽早手术或放疗，单个转移灶可手术或放疗，多个病灶宜放疗。化疗方案应合理、足量、及时，在治疗过程中必须强调个体化原则。

1. Ⅰ 期　Ⅰ 期患者的治疗方案主要根据患者有无生育要求，如果患者不要求保留生育功能，则可行子宫切除术＋单药辅助化疗。进行辅助化疗是基于如下 3 个原因：①减少手术后肿瘤细胞的播散；②维持血液和组织中细胞毒药物浓度以杀灭在手术过程中可能播散的肿瘤细胞；③对手术时可能已经出现的隐性转移进行治疗。

单药化疗是Ⅰ 期保留生育功能患者的首选治疗方案。Roja-Espaillat 等对 512 例Ⅰ 期绒癌与侵葡患者进行单药化疗，419 例（84%）完全缓解，83 例出现耐药，改用联合化疗或手术治疗后获得缓解。为保留子宫可行子宫病灶切除术，术前可用影像学确定肿瘤的位置、大小。

2. ≥Ⅱ 期　低危者仍以单药化疗为主，常用的药物有 MTX、5-FU、KSM。高危者则以多药化疗为主，化疗方案首推以 5-FU 为主的联合化疗或 EMA-CO 方案，必要时进行手术及放疗。手术对控制大出血等并发症、消除耐药病灶、减少肿瘤负荷和缩短化疗疗程等方面有一定作用。

（二）化疗

1. 低危 GTN 的化疗　如前所述，低危 GTN 首选单药化疗，主要的一线化疗方案有 MTX、放线菌素 D（Act-D）、5-FU 等（表 5-8）。MTX 是目前治疗低危 GTN 首选的单药化疗药物，Lurain 总结了布鲁尔 GTN 中心 30 年来对低危 GTN 的治疗情况，253 例采用 MTX 0.4mg/(kg·d)，最大剂量 25mg/d，连用 5d，其中 226 例（89.3%）完全缓解，因此被认为是低危患者最安全有效的方案，可作为首选单药。另 27 例对 MTX 治疗效果不佳者中 22 例（8.7%）改用 Act-D 后缓解，5 例（2.0%）采用联合化疗或子宫切除后治愈，总的不良反应发生率为 4.7%，认为 MTX 疗效不佳的主要因素如下：治疗前血清 HCG 水平＞50 000mIU/ml，前次妊娠不是葡萄胎，组织学诊断为绒癌。为减少大剂量 MTX 的毒副作用，有学者建议同时给予甲酰四氢叶酸（FA）解毒，但也有学者测定了在 FA 给予之前血清 MTX 水平，发现无 1 例患者 MTX 达到致毒水平（＞10μmol/L），认为在 MTX 单药化疗期间似乎没有必要给予 FA，但目前临床上仍在应用。Act-D 的单药化疗初次缓解率略高于 MTX，且两种方案的化疗疗程数相似，以往有学者认为 Act-D 近期的毒副作用比 MTX 大，故一般作为 MTX 失败后的解救方案，但 GOG 的一项对 240 例低危 GTN 患者的Ⅲ 期临床试验显示，每周 30mg/m² MTX 组和每 2 周 1.25mg/m²Act-D 组的不良反应相似，而且 Act-D 组的完全缓解率更高。国内北京协和医院的资料也显示 Act-D 对低危患者方便、安全、有效。5-FU 和 VP16 也用于单药化疗，VP16 有诱发第二种原发癌的风险，可能影响了在临床上的广泛应用。

根据 1983 年 WHO 的 GTN 预后评分标准，低危 GTN 单药化疗的缓解率为 60%～90%，总治愈率可达 100%，复发率低于 5%。新的 FIGO 临床分期取消了中危组，使低危评分标准从≤4 分提高到≤6 分，这就导致了一些按新分期标准报道的一线化疗疗效相对下降。Matsui 等报道了单药化疗治疗 272 例低危 GTN 的疗效，结果发现初次治疗的有效率为 75.7%，耐药患者更改化疗方案后均达完全缓解，患者的年龄、是否有子宫外转移灶、治疗前 HCG 水平和子宫切除与否并不影响初次治疗的疗效，但初次治疗无效患者的预后评分显著高于有效者。陈亚侠等对 61 例新的 FIGO 分期评分为低危的 GTN 患者采用 MTX 单药化疗的疗效进行了分析，结果发现采用 MTX 0.4mg（kg·d）治疗的 51 例患者的初次完全缓解率为 68.6%，采用 MTX＋FA 方案治疗的 10 例患者的初次完全缓解率为 30.0%，所有初次治疗无效者经补救化疗后均达到完全缓解。

表 5-8　低危病例常用化疗方案及缓解率

药物	剂量和用法	缓解率（%）
1. MTX	0.4mg/（kg·d）或 20～25mg/d，肌内注射，连用 5d，间隔 2 周重复	87～93
2. MTX 周疗	30～50mg/m^2，肌内注射，每周 1 次	49～74
3. MTX/FA	1mg/（kg·d），溶于 4ml 生理盐水肌内注射，d1、3、5、7；FA 0.1mg/（kg·d），溶于 4ml 生理盐水肌内注射，d2、4、6、8，期间口服小苏打碱化尿液，使尿 pH＞6.5，尿量＞2500ml，间隔 2 周重复	74～90
4. MTX/FA	250mg 溶于 5% 葡萄糖溶液中静脉滴注 12h，于应用 MTX 24h 后肌内注射 FA 15mg，1 次/12h 共 4 次，2～3 周重复	69～90
5. 5-FU	28～30mg/（kg·d），溶于 500ml 5% 葡萄糖溶液中静脉滴注 8～10h，连用 8～10d，间隔 2 周重复	71～89
6. Act-D	10～12μg/（kg·d），溶于 250ml 5% 葡萄糖溶液中静脉滴注 1h，连用 5d，每 2 周重复	77～94
7. Act-D	1.25mg/m^2，最大剂量≤2mg，静脉滴注≥40min，每 2 周重复	69～90
8. VP16	200mg/m^2，口服，连用 5d，间隔 2 周重复	65～81

多因素分析显示，影响初次化疗疗效的独立预后因素除了有治疗前 HCG 水平、MTX 化疗方案外，还和新的 FIGO 预后评分相关。Abrao 等比较了采用新的 FIGO 临床分期后低危 GTN 患者 MTX 单药、Act-D 单药、MTX＋Act-D 联合化疗三种方案的疗效，结果显示 MTX 单药、Act-D 单药及两药联合三种方案的完全缓解率分别为 69%、61.4%、79.1%，治疗持续时间及所需的疗程数相似，但毒副作用发生率在联合化疗组为 62.5%，MTX 单药组为 28.6%，Act-D 单药组为 19.1%，表明对于低危 GTN，单药化疗与联合化疗疗效相似，而联合化疗明显增加了毒副作用的发生率，且未减少化疗疗程数及化疗持续时间，因此认为采用新的 FIGO 评分系统后，低危 GTN 患者仍可首选 MTX 或 Act-D 单药化疗，联合化疗可作为二线方案。Lurain 等的研究显示交替使用 MTX 和 Act-D，其完全缓解率可达到 100%。

低危 GTN 通常需进行多疗程化疗，但由于单药 MTX 化疗第一疗程后 44.8%～81.5% 的患者可达到完全缓解，Karen 等报道了 105 例低危 GTN 使用 MTX 100mg/m^2 静脉推注，再 200mg/m^2 12h 静脉滴注，如果 HCG 2 周内下降 1 个对数以上则不再给药，结果发现 44.8% 的患者仅单疗程给药即达完全缓解，因此认为可以根据第一疗程后血清 HCG 下降趋势来判断可否采用单疗程化疗，但若 1 个疗程后 HCG 水平连续 3 周呈平台或再次升高或第一疗程结束后 HCG 水平没有呈对数下降，则不宜采用单疗程化疗。FIGO 对低危患者停止化疗的指征界定如下：HCG 正常后至少巩固化疗 1 个疗程；HCG 下降缓慢或病变范围广泛者，HCG 正常后再巩固化疗 2～3 个疗程。

2. 高危 GTN 的化疗　高危 GTN 多采用联合化疗，化疗方案国内多选用 5-FU 或 FUDR 为主的方案，如 5-FU＋KSM、FAV 或 FAEV（表 5-9）；国外则以 EMA-CO 方案为主（表 5-10）。EMA-CO 方案初次治疗高危转移病例的完全缓解率达 71%～78%，远期生存率达 85%～94%，且耐受性较好，最常见的毒副作用为骨髓抑制，其次为肝肾毒性。由于 G-CSF 骨髓支持和预防性止吐的实施，使 EMA-CO 方案的计划化疗剂量强度得到保证。我国对高危

GTN 的治疗方面也取得了丰富经验，以 5-FU 为主的联合化疗方案治疗高危和耐药 GTN 的完全缓解率也达到了 80%，但应注意使用 5-FU 时应预防并及时治疗严重的胃肠道副作用及其并发症。对高危 GTN 患者 FIGO 妇科肿瘤委员会推荐的停化疗指征为：对初治规范的患者在症状体征消失、转移灶消失及 HCG 阴性后继续巩固 3 个疗程化疗再停药。

表 5-9　FAV 及 FAEV 方案

5-FU＋KSM 方案	5-FU 26～28mg/（kg·d）加入 5%葡萄糖溶液 500ml 静脉滴注 8h
	KSM 6μg/（kg·d）加入 5%葡萄糖溶液 250ml 静脉滴注 2h
	8d 为 1 个疗程，间隔 21d 重复
FVA 方案	VCR 2mg 加入 30ml 生理盐水中静脉注射
	3h 后，5-FU 25～26mg/（kg·d）加入 5%葡萄糖溶液 500ml 静脉滴注 8h
	Act-D 5～6μg/（kg·d）加入 5%葡萄糖溶液 250ml 静脉滴注 1h
	6～8d 为 1 个疗程，间隔 21d 重复
FAEV 方案	VCR 2mg 加入 30ml 生理盐水中静脉注射
	3h 后，VP16 100mg/（m^2·d）加入 250ml 生理盐水静脉滴注 1h
	Act-D 200μg/（m^2·d）加入 5%葡萄糖溶液 250ml 静脉滴注 1h
	5-FU 800～900mg/（m^2·d）加入 5%葡萄糖溶液 500ml 静脉滴注 8h
	5d 为 1 个疗程，间隔 21d 重复

表 5-10　EMA/CO 或 EMA/EP 方案

时间	药物	剂量	用法
EMA 部分			
第 1 天	VP16	100mg/m^2	加入 250ml 生理盐水中静脉滴注＞30min
	Act-D	0.5mg	加入 250ml 5% 葡萄糖溶液中静脉滴注 1h
	MTX	100mg/m^2	加入 20ml 生理盐水中静脉注射
	MTX	200mg/m^2	加入 1000ml 生理盐水中静脉滴注＞12h
第 2 天	VP16	100mg/m^2	加入 250ml 生理盐水中静脉滴注＞30min
	Act-D	0.5mg	加入 250ml 5%葡萄糖溶液中静脉滴注 1h
	FA	15mg	加入 4ml 生理盐水于 MTX 给药 24h 后肌内注射或静脉注射，每 12h 1 次，共 4 次
			补液＞2500ml/d，尿量＞2500ml/d，当日口服碳酸氢钠，保持尿液 pH＞6.5
CO 部分	VCR	1mg/m^2	加入 20ml 生理盐水中静脉注射
第 8 天	CTX	600mg/m^2	加入 500ml 生理盐水中静脉滴注＞30min
或 EP 部分	VP16	150mg/m^2	加入 250ml 生理盐水中静脉滴注 1h
第 8 天	DDP	75mg/m^2	加入 500ml 生理盐水中静脉滴注，补液水化，保持尿量＞2500ml/d

注：①第 15 日重复下一疗程（即每周 EMA 与 CO 交替应用）；②VCR 总量每次≤2mg

3. 耐药或复发 GTN 的化疗　通常情况下，耐药性 GTN 是指化疗过程中血清 β-HCG 下降不满意或下降呈平台或甚至上升，影像学检查提示病灶不缩小或增大甚至出现新病灶者。

化疗过程中，每周检测血清 β-HCG 水平，经过 1 个疗程化疗后，血清 β-HCG 未呈对数下降，提示有耐药可能；若经过 2 个疗程化疗后，血清 β-HCG 的下降仍未达到一个对数，则为耐药。对于治疗后血清 β-HCG 连续 3 周正常，又经适当疗程的巩固治疗后而停止治疗的患者，在停止治疗后，再次发生血清 β-HCG 水平的升高，且排除了再次妊娠的患者，目前常根据血清 β-HCG 水平再次升高距停止治疗的时间间隔来定义是耐药还是复发。多数文献把停止治疗后 3 个月内发生血清 β-HCG 水平再次升高的患者诊断为耐药，停止治疗后 3 个月以上的诊断为复发。

造成 GTN 耐药和复发的主要因素有：①化疗方案选择不合理，如高危患者选择了单药，或未选用敏感性药物；②剂量或疗程不足，血清 β-HCG 降至正常即停药未巩固化疗疗程，但实际上当测定血 β-HCG 为 1IU/L 时，体内还有 10^5 个滋养细胞；③血清 β-HCG 下降缓慢，又未及时更改化疗方案；④广泛转移，尤其是肝、脑转移；⑤因化疗不良反应重而延误或拖长化疗间隙或未能按计划坚持化疗；⑥检测方法不敏感，未采用灵敏的 β-HCG 测定，被阴性假象所掩盖；⑦医师处理 GTN 的经验有限；⑧患者经济不能承受；⑨末次妊娠距开始治疗的时间间隔超过 12 个月或化疗 7 个疗程后血清 β-HCG 仍未下降至正常。

对于低危患者，单药化疗出现耐药或治疗后复发，可改用另一种单药，如 MTX 治疗失败可改用 5-FU 或 Act-D，仍可达到完全缓解；如果仍然耐药则推荐两药联合化疗，方案如下。

（1）MTX＋Act-D（KSM）：MTX 14～16mg/m^2 静脉滴注，连用 5d；KSM 0.3～0.4 mg/m^2，静脉滴注，连用 5d，间隔 2～3 周重复。

（2）5-FU＋Act-D（KSM）：5-FU 24～26mg/（kg·d）＋5%葡萄糖溶液 500ml，静脉滴注 8h；KSM 4～6μg/（kg·d）＋5%葡萄糖溶液 200ml，静脉滴注 1h，连用 8d，间隔 3 周重复。

（3）MTX/CF＋Act-D（KSM）：MTX 50mg 或 1mg/kg 于 d1、3、5、7 肌内注射；CF 0.1mg/kg 于 d2、4、6、8 肌内注射；KSM 500μg，d2、4、6、8 静脉滴注，间隔 2 周重复。

（4）VP16＋Act-D（KSM）：VP16 100mg/（m^2·d）＋生理盐水 300ml 静脉滴注，连用 5d；KSM 500μg/d＋5%葡萄糖溶液 200ml，静脉滴注，d3～5，5d 为 1 个疗程（对于骨髓抑制严重者，可免除 d1～2 的 VP16，即两药均连用 3d），间隔 9d 重复。

选择化疗方案时要注意：①每一种药物单独应用必须有效；②联合应用的药物疗效应具有协同作用；③毒性反应必须在患者可耐受范围，以保证化疗顺利进行；④各药之间最好具有不同的抗癌机制，作用于肿瘤细胞代谢的不同时期。

尽管 EMA-CO 方案对高危 GTN 有效，但仍有近 30%的患者在初次治疗后发生耐药或完全缓解后复发，此时可改用二线方案化疗，如 EMA-EP，即将原方案中 CO 部分（VCR 和 CTX）替换成 EP（表 5-10）。也有报道采用 TP/TE（表 5-11）（紫杉醇、顺铂/紫杉醇、依托泊苷）或 BEP（博来霉素、依托泊苷、顺铂）方案的。Lurain 等报道了 26 例高危 GTN 患者应用 EMA-CO 初治失败或复发的病例，总生存率为 61.5%，其中 EMA-CO 初治失败的 10 例中 9 例改用 EMA-EP 方案后完全缓解；MTX 或 Act-D 为基础的化疗失败者 16 例，改用 BEP、VIP（依托泊苷＋异环磷酰胺＋顺铂）和 ICE（异环磷酰胺＋卡铂＋依托泊苷）等方案后 10 例（63%）临床缓解。最近，国际滋养细胞肿瘤学协会已在着手有关非铂类或非紫杉类类方案后应用 TP/TE 与 EMA-EP 的比较的多中心临床试验，期待能有阳性结果出现。

表 5-11　TP/TE 方案

药物	剂量和用法
d1 地塞米松、西咪替丁、氯苯那敏	
紫杉醇	$135mg/m^2$ 加入生理盐水 500ml 静脉滴注≥3h
DDP	$60mg/m^2$ 加入生理盐水 500ml 静脉滴注≥3h；水化
d15 地塞米松、西咪替丁、氯苯那敏	
紫杉醇	$135mg/m^2$ 加入生理盐水 500ml 静脉滴注≥3h
VP16	$150mg/m^2$ 加入生理盐水 300ml 静脉滴注 1h

注：间隔 2 周重复

除静脉化疗外，还有一些特殊的化疗途径：①局部注射，5-FU 250～500mg/次，间隔 1～2d，主要用于外阴、阴道、宫旁转移瘤的治疗，常与全身化疗同时进行。②膀胱灌注，5-FU 500mg/次，间隔 1～2d，主要用于膀胱转移时，也常与全身化疗同时进行。③胸腔灌注，5-FU 1000mg/次，多用于肺叶切除术后拔管前或血胸穿刺时。④鞘内注射，MTX 1～3d 1 次，3～4 次为 1 个疗程，第 1、2 次为 MTX 15mg＋6ml 注射用水，第 3、4 次为 MTX 10mg＋4ml 注射用水，疗程间隔为 3～4 周，用于脑转移者。注意：采用以上化疗时要从全身的化疗剂量中扣除局部所用药量，以免药物中毒。⑤动脉栓塞或化疗，动脉栓塞可用于局部大出血抢救，动脉化疗常用 MTX 或 FUDR，可分为 3 种方式。一次性动脉灌注：主要适用于肺转移瘤的支气管动脉灌注；皮下储液盒植入；持续动脉灌注化疗：适用于盆腔及肝转移患者，可以有效提高时间依从性药物的疗效，术后需保留插管数天，因此需要下肢持续制动。

（三）手术治疗

手术在 GTN 的治疗中属次要地位，但是在一些特殊情况下，手术切除原发及转移灶对 GTN 患者仍有重要价值，如对低危无转移 GTN 患者，子宫切除术能减少所需化疗药物的总量；对控制 GTN 的并发症及处理耐药等方面也有重要作用。可以考虑采用腔镜手术。

1. 子宫切除术或子宫病灶切除术　子宫切除术或子宫病灶切除术的适应证：①无生育要求的低危无转移 GTN 患者，经短疗程化疗后行子宫切除术，以缩短治疗时间、减少化疗疗程数；②对局限于子宫的耐药病灶，可根据对生育的要求而行子宫全切除术或保留子宫的子宫病灶剔除术；③对于子宫病灶穿孔腹腔内出血或子宫大出血的 GTN 患者，急诊行全子宫切除术；④对 PSTT、ETT 是首选的治疗方式。

子宫切除术：GTN 患者的子宫切除范围应在探查盆腔情况后决定，要注意盆腔静脉情况，尤其是卵巢及子宫旁血管，确认无明显充盈者仅行全子宫切除，而周围有明显静脉充盈或宫旁、子宫骶骨韧带处有病灶者则做子宫次广泛切除术。与其他手术的不同点：①高位结扎并切除卵巢动静脉，一般到髂总水平，以清除存在于卵巢静脉中的瘤细胞；②游离输尿管至膀胱水平，在主韧带中间钳夹切断，以尽量切净宫旁静脉丛；③若无阴道穹窿部转移，阴道切除水平同全子宫切除，有转移时一定要全部切除病灶；④淋巴结转移很少，一般不需做淋巴结清扫。

是否保留卵巢：要根据患者的年龄、病变部位及范围而定，对于年轻患者尽量保留一侧卵巢，一般将病变所在侧或卵巢静脉充盈的一侧卵巢切除而保留对侧卵巢，但保留的一侧卵巢静脉中仍可能存在瘤细胞，可术中给予 5-FU 250mg 注入卵巢静脉中。患者有需要时，也可酌情冷冻全部或部分卵巢，以做备用。

子宫病灶切除术：GTN 患者中有相当一部分为未产妇，迫切需要保留生育功能，在不得不手术治疗时可采用子宫病灶剜除术。该手术即可缩短 HCG 转阴所需的化疗时间，减少化疗毒性反应，又可以达到保留子宫的目的。适用于子宫内单个耐药病灶、HCG 水平不很高、无明显宫外转移灶者。为尽可能达到保留足够的子宫以利于日后足月妊娠，同时又尽可能切净病灶的目的，切除范围应包括肿瘤及其周围 1cm 左右的组织，并在切缘肌层多点注射 5-FU 或 MTX。术后应严格避孕 1 年以上，再次妊娠时应按高危妊娠处理，分娩后应对胎盘及胎盘床组织做病理检查，随访 HCG 水平至产后 6 个月。

子宫穿孔修补：多见于急诊 GTN 自发子宫穿孔时。此时若需保留子宫，术中切除部分穿孔处组织送快速病理，若病理为侵葡或绒癌，可不必强调一次性切净肿瘤，以免剩余的子宫过小，可仅止血缝合，术后靠化疗达到治愈目的，有类似治疗成功的报道；若病理为化疗不敏感的 PSTT 或 ETT，则不建议行此手术，仍以切净病灶为主。

手术注意事项：①术中可能出血较多，需备血；②术前 2～3d 开始化疗，术后第 2 日继续用药，完成疗程，至完全恢复后，再巩固 1～2 个疗程；③围术期化疗可致伤口愈合延迟，因此拆线时间酌情延长；④术后定期随访影像学及 HCG。

2. 肺叶、肺病灶切除术　主要适应证：①原发病灶已控制、肺转移灶局限于一叶、转移阴影有局限趋势；②经化疗后 HCG 水平下降至正常或接近正常；③无其他部位的转移病变或其他转移灶化疗后已控制；④全身情况良好无手术禁忌证。肺是 GTN 最常见的转移部位，约 90% 的肺转移灶可经化疗而消退，但仍有部分患者化疗后病灶消退到一定程度即不再消退甚至增大，单纯化疗效果已不理想，此时可考虑手术治疗，一般采取肺叶切除或肺部病灶切除术。由于 GTN 为血行转移，手术操作挤压会造成瘤细胞扩散，因此要先结扎肺静脉、肺动脉，最后处理支气管，即逆行性肺叶切除术。术前先化疗 2～3d，术后继续用药至疗程结束。

曹杨等总结了北京协和医院 1996～2006 年 42 例耐药病例采用手术联合化疗的方式进行治疗，其中单纯肺部手术 21 例，子宫切除 15 例，肺部及子宫切除 6 例，总缓解率达到 76%（32/42），说明手术治疗耐药或复发病例可获得满意疗效。

3. 脑肿瘤切除术　绒癌晚期患者脑转移发生率可达 20%，侵葡也有约 2%，常因脑出血、脑水肿致颅内高压危及生命。此时应先保持呼吸道通畅，快速滴注甘露醇及地塞米松，采用呼吸机控制呼吸，维持 $PaCO_2$ 在 3.33～4kPa。治疗应以早期预防和及时有效的化疗为主，采用"全身-局部-应急"的三联模式，以多药联合及鞘内给药方式化疗，对于颅压过高、脑疝者应采取手术治疗。可直接切除肿瘤或采取姑息性手术，后者即采用不同的方法暂时缓解颅内高压，以争取时间化疗或放疗，主要术式：脑室引流术；开颅去骨瓣减压术；肿瘤摘除术，术后辅以化疗或放疗。由于脑转移常常是多灶性的，手术难以切净，所以对通过开颅手术切除顽固耐药病灶的手术要慎重。

4. 其他转移灶的手术　阴道转移结节在没有破溃出血时不主张行手术切除，如果发生破溃大出血，可切除病灶并缝合止血。肝转移肿瘤破裂腹腔内大出血时，手术可先填塞纱垫压迫止血，同时肝动脉灌注 5-FU 1g，继续静脉化疗，1 周左右再次开腹取出纱垫。

（四）放射治疗

晚期高危患者往往发生多个脏器转移，全身化疗能够控制绝大多数病灶，但对于化疗控制不佳的局部病灶，如肺、肝、脑的孤立病灶直径 >5cm，可考虑放射治疗。全颅照射通常采用 20～40Gy，同时联合化疗，必要时缩野追加放疗，可有效预防颅内出血的发生，初治的脑转移患者同时接受放化疗者，存活率可达 50%～75%，与大剂量化疗联合颅内病灶切除的疗效相似。Yordan 等报道，有颅内转移者仅单纯化疗，死亡率为 44%（11/25），而采用化疗与放疗联合治疗者，死亡率为 0（0/18 例）。肝转移者同步放化疗的存活率仅为 13%，为减少放疗性肝损伤，推荐的额照射剂量为 20Gy。肾脏对放射线的耐受较差，故不推荐肾脏放疗。放疗的指征：①外阴、阴道、子宫颈等广泛转移灶的急性出血；②脑、肝等重要脏器转移，而急需解除症状，或盆腔病灶不能切除者；③化疗后的残余病灶或因手术切除不彻底有盆腔残留病灶者；④耐药性绒癌；⑤盆腔肿瘤广泛浸润，化疗效果不佳，估计手术困难者，可先行术前照射。

五、随访

所有 GTN 患者在治疗后都应该严密随访，每 2 周随访 1 次血 HCG，连续 3 个月后改为每月 1 次，1 年后改为每 3 个月 1 次直至 3 年，以后每半年 1 次共 5 年。随访内容与葡萄胎相同，随访期间应严格避孕。妊娠者应按高危妊娠处理，分娩后的胎盘要送病理检查，HCG至少应监测至产后 6 个月，国外学者主张Ⅰ～Ⅲ期患者血清 HCG 正常 3 周后，每月随访 1次血 HCG，持续 12 个月，Ⅳ期患者每月随访 1 次血 HCG 持续 24 个月。特殊情况的随访如下。

1. 静止型 GTN　有些 GTN 在初次治疗后血清 HCG 水平下降明显，但到一定水平后不再下降，处于持续低水平状态，影像学检查未见异常，此时需要鉴别 HCG 是真阳性还是假阳性，若血清中 HCG 为高糖基化 HCG 则属于真阳性，继续化疗并不能使 HCG 水平下降，称为“静止型”GTN，对这类患者应严密随访，6%～10% 会随着 HCG 的升高而复发，再次化疗仍然有效。

2. GTN 后的妊娠　GTN 患者大多为年轻妇女，采用敏感的化疗方案多可治愈，这些患者治愈后仍具有正常的生育功能。1965～2010 年在英格兰滋养细胞疾病中心（NETDC）因GTN 接受化疗而治愈的患者中有 581 例妊娠，其中足月活产 393 例（67.6%），早产 35 例（6.0%），异位妊娠 7 例（1.2%），死胎 9 例（1.5%），早期自然流产 92 例，新生儿有先天异常者 10 例。总结 NETDC 和其他 8 个中心的结果表明，GTN 经化疗后，在 2657 个晚期妊娠中，有 2038 例（76.7%）活产，71 例（5.3%）早产，34 例（1.3%）死胎，378 例（14.2%）自然流产。死胎的发生率有所增加，随访 37 例 1～23 个月的新生儿，患先天畸形的概率与正常人群相同。Woolas 等发现，单用 MTX 或联合化疗的患者，其受孕率和妊娠结局方面无差异。

宋鸿钊报道的北京协和医院收治的所有 GTN 治愈后妊娠的妇女中，与同期 303 万育龄妇女妊娠结局相比，废胎率、新生儿死亡率和婴儿死亡率均无差别，且第二代和第三代也未见差异。因此认为 GTN 化疗对生育能力的影响是极轻微的，保留生育功能完全可行。可能的损害发生于放疗过程中射线及化疗药对卵巢生殖细胞的杀伤作用，有报道使用卵巢移位术可减轻损伤，对某些患者也可采用辅助生殖技术，有报道 GTN 后采用辅助生育技术再次发生 GTN 的风险与自然受孕者基本一致。国外学者认为，停止化疗或病情缓解 1 年以上可考虑妊娠，如果在半年内妊娠，其自然流产、死胎等异常妊娠的风险增加。

第三节 胎盘部位滋养细胞肿瘤

胎盘部位滋养细胞肿瘤（PSTT）是一种少见的 GTN，来源于胎盘种植部位的中间型滋养细胞（IT），起初曾被称为"滋养细胞假瘤""非典型绒毛膜上皮瘤""合体细胞瘤"及"合体细胞性子宫内膜炎"等。随着认识的深入，PSTT 这一兼有良恶性内涵的命名得以公认，并正式与葡萄胎、侵葡和绒癌并列，成为第四种 GTD。该肿瘤在临床上一般呈良性经过，生长缓慢，可在足月产或流产后多年才发现，但有 15%～25%出现转移和复发，可转移至肺、肝、腹腔和脑，转移部位的组织学特征和原发部位相同。死亡率约为 20%，其生物学行为不同于滋养细胞的生理性浸润，也不同于绒癌。

一、发病机制

1. **细胞学** 1984 年，Kuman 等首先提出 PSTT 起源于绒毛外的中间型滋养细胞。在正常妊娠时，卵子受精后分裂为两种功能的细胞，一种细胞分裂发育成胚体，另一种细胞发育成为胚外组织，包括滋养细胞。而细胞滋养细胞作为干细胞，分别分化成合体滋养细胞和中间型滋养细胞，后者根据解剖部位的不同又分为绒毛型、种植型和绒毛膜型 3 种亚型，各种亚型具有不同的形态和免疫组化特征，并可分化为不同类型的肿瘤：①绒毛型，细胞为多角形，单核，胞质丰富透明，嗜酸性，边界清，可衍化为绒癌；②种植型，细胞为多角至梭形，核大，可单核或多核，胞质丰富，嗜双色性，可衍化为胎盘部位超常反应及 PSTT；③绒毛膜型，细胞呈圆形或多角形，常为单核，胞质丰富透明，嗜酸性，可衍化为胎盘部位结节及 ETT。

2. **分子生物学** 中间型滋养细胞向 PSTT 转化的分子机制尚不清楚，但研究发现，PSTT 可产生类纤维蛋白、人胎盘泌乳素（HPL）和大量的妊娠相关主要基础蛋白（MBP）。研究表明，MBP 作为 PSTT 的标志物比 HPL 和细胞角蛋白的特异性更强，而且可能是一项可靠的预测肿瘤侵蚀性的指标。此外整合素、人类白细胞抗原 G、黑色素瘤黏附分子、尿激酶型蛋白水解酶和 CA125 等也可作为标志物。正常妊娠时中间型滋养细胞的侵蚀性受到严格控制，但 PSTT 的分子生物学研究显示 *P53* 和 *Ki-67* 基因高表达，并同时表达所有类型的细胞周期蛋白（包括 A、B、D_1 和 E）及周期依赖性激酶，且 P53 阳性细胞与表达细胞周期蛋白 A 的细胞区域一致，EGFR 表达升高，Bcl-2 不表达。这些因素不仅可能是肿瘤发生的先决条件，还可能与预后相关。

3. **遗传学** 用 PCR 技术对 PSTT 遗传起源的研究提示，它可能来源于双源基因产物的正常妊娠或父源性完全性葡萄胎，发病的遗传基础可能涉及有活性的父源性 X 染色体（Xp），其雄激素受体位点表现为低甲基化。结合体细胞染色体单纯父源性基因表达可能成为癌的易感或启动因素的发现，推测 Xp 参与 PSTT 发病的途径可能有两个：①Xp 上有显性致癌基因，如 *Exsl*、*Pem*、*MYCL2* 和 *IAP* 等；②功能性 Xp 含量异常。通过染色体原位杂交发现，恶性的 PSTT 核型为二倍体，比较基因杂交显示，PSTT 的 DNA 复制数目并无改变，说明 PSTT 的恶性行为与 DNA 的复制数目无关，这一点也有助于 PSTT 与绒癌的鉴别。

二、病理特点

肉眼见子宫体积增大，子宫标本见肿瘤位于胎盘种植部位，呈息肉状或结节状突向子宫腔或弥漫浸润子宫壁，切面呈紫红色、棕褐色，可有灶状出血，一般无绒癌那样广泛的出血。显微镜下无绒毛结构，无典型的细胞滋养细胞及合体滋养细胞，主要表现为形态单一的增生中间型滋养细胞，可呈片状、条索状，或单细胞状穿插在平滑肌纤维之间，不破坏平滑肌组织结构，呈分离状肌束浸润，出血坏死少，可伴有纤维素样物沉积。免疫组化 CK、HPL、CD146、MUC-4、HSD3B1、HLA-G 强阳性，HCG 弱阳性，抑制素、P63 阴性，Ki-67 指数 5%～10%。

三、临床特点

PSTT 临床上较少见，发病率约为 1/10 万次妊娠，占 GTN 的 1%～2%，根据英国 Sheffield 滋养细胞肿瘤中心从 1984～2004 年的资料分析，所有 7489 例 GTD 中 PSTT 仅 17 例，占 0.23%。多数发生于生育年龄，平均年龄 30 岁左右，但也有报道发生于绝经后妇女的。先前妊娠约 2/3 为足月产，其也可继发于流产、引产，仅 5%～8% 有完全性葡萄胎病史。距末次妊娠的时间从 6 个月到 22 年，平均为 18 个月。

临床症状主要表现为闭经或不规则阴道出血。少数患者可表现为肾病综合征、肾小球损害等病症，其原因可能为肿瘤引起的免疫复合物沉积。血 β-HCG 及人胎盘生乳素（HPL）测定一般为轻度升高或不高，80% 的患者 HCG＜1000U/L（平均 680U/L），超过 80% 的患者就诊时为 I 期，10%～20% 的患者诊断时已发生子宫外转移，II 期患者多为双侧附件、盆腔淋巴结及宫旁累及。最常见的转移部位为肺、盆腔和淋巴结，而肝、肾和中枢神经系统的转移相对少见。多数文献报道 I 期患者生存率达 90% 以上，而有转移者生存率仅 30% 左右。

四、诊断和鉴别诊断

1. 诊断　PSTT 的临床表现无特异性，血清 HCG 轻度升高或不升高，故诊断需结合临床表现、病史、形态学特点，最终依据病理学确诊。

2. 鉴别诊断　PSTT 和 ETT 属于特殊类型的滋养细胞肿瘤，临床上均罕见，与绒癌的鉴别诊断要点如下（表 5-12）。

表 5-12　PSTT、ETT 和绒癌的鉴别诊断

鉴别点	PSTT	ETT	绒癌
临床表现	异常阴道出血	异常阴道出血	停经和阴道出血
葡萄胎史	5%～8%	14%	50%
血清 HCG	低（＜1000U/L）	低（＜3000U/L）	高（＞10 000U/L）
化疗疗效	不肯定	不肯定	好
肿瘤细胞	种植型 IT	绒毛膜型 IT	绒毛型 IT、CT、ST
细胞异型性	中重度	轻中度	重度
生长方式	膨胀浸润性生长	巢状、索状膨胀生长	浸润性生长
出血	局限性或偶尔	常见	多见
细胞坏死	极少见	广泛	广泛
钙化	无	常见	无

鉴别点	PSTT	ETT	绒癌
肌纤维	存在	存在	无
核分裂	变异较大(0～6)个/10HPF	变异较大（1～10）个/10HPF	高（2～22）个/10HPF
HPL	+++	-/+	+/+++
HCG	-/+	-/+	++/+++
Mel-CAM	+++	-/+	+/+++
PLAP	-	++	-/+

注：HPL.胎盘生乳素；Mel-CAM.黑色素瘤细胞黏附因子；PLAP.胎盘碱性磷酸酶。

五、分期及预后

FIGO 对 GTN 的临床分期可用于 PSTT 的分期，但预后评分系统不适合 PSTT。目前认为影响 PSTT 预后的主要高危因素如下：①FIGO 分期晚，有子宫外转移灶；②距离先前妊娠时间＞4 年（也有报道认为＞2 年）；③有丝分裂指数＞5 个/10HPF；④肿瘤较大且有坏死；⑤肿瘤细胞胞质透明；⑥有深肌层浸润，肿瘤切缘≤1mm，脉管阳性。其中，肿瘤细胞胞质透明、FIGO 晚期及距末次妊娠 4 年以上是独立的不良预后因素。没有转移的 PSTT 患者生存率接近 100%，而有转移的患者生存率为 50%～60%。Schmid 等对 62 例 PSTT 的回顾性研究显示，Ⅰ 期患者手术后的 10 年生存率为 90%，与术后化疗与否无关，而 Ⅱ～Ⅳ 期患者即便给予手术及术后化疗，10 年生存率仍欠佳，Ⅱ 期者为 52%，Ⅲ～Ⅳ 期为 49%，复发及耐药者的 5 年生存率仅为 22%。

六、治疗及随访

手术治疗是最主要的治疗手段，全子宫切除是大多数 Ⅰ 期患者采取的初次治疗手段，Ⅰ 期的卵巢转移率极低，年轻患者可保留双侧附件。大多数 Ⅰ 期患者仅通过全子宫切除即可治愈，但仍有 25%～30% 的患者出现复发，并且其中的 50% 可能死亡。有学者推荐同时行盆腔甚至腹主动脉旁淋巴结切除术，原因：①PSTT 的治疗主要靠手术切净肿瘤，手术即可切除阳性淋巴结，又可预防潜在的淋巴结扩散的风险；②盆腔淋巴结切除术的操作本身不困难；③一旦留下阳性的淋巴结则化疗常不敏感或耐药。由于 Ⅰ 期患者预后较好，对有生育要求的患者可采用保守性子宫病灶切除，也有报道在宫腔镜下进行病灶切除的。在行保守性手术前，B 超、MRI、DSA 等影像学检查有助于病灶定位及保守性手术方式的选择。保守性治疗后若出现持续性子宫病灶、HCG 异常或已完成生育，则应考虑子宫切除术及淋巴结清扫术。Ⅰ 期术后，若无高危因素可不化疗，有研究显示，Ⅰ 期患者术后化疗无意义。对于≥Ⅱ 期的有子宫外转移的患者，手术应采用肿瘤细胞减灭术，包括全子宫、盆腹腔淋巴结及子宫外的可见转移灶切除，同时给予联合化疗。

联合化疗对转移性或手术无法切净病灶的 PSTT 患者来说是重要的治疗手段，也是有不良愈后因素患者初次治疗的组成部分。目前尚没有标准的化疗方案，有学者认为 EMA-EP 方案在治疗有转移的 PSTT 时优于 EMA-CO 方案，临床治疗也提示含铂类的化疗方案如 EMA-EP 或 TP/TE（紫杉醇＋顺铂、紫杉醇＋依托泊苷）似乎更佳，建议对有化疗指征者行

EMA-EP 或 TP/TE 方案化疗 8 周。对于距离末次妊娠超过 4 年的 PSTT 患者其复发及死亡的风险极大，故建议行超大剂量化疗同时进行干细胞支持治疗。治疗后的随访同 GTN，由于缺乏肿瘤标志物，随访时临床表现和影像学检查更有价值。

第四节　上皮样滋养细胞肿瘤

上皮样滋养细胞肿瘤（epithelioid trophoblastic tumor，ETT）是一种罕见的 GTN，1998 年由 Shih 和 Kurman 首先报道了这种具有癌特征但与 PSTT 及绒癌不同的 GTN，并提出此命名，在 WHO（2003）子宫肿瘤分类中将其归为 GTN，此前，曾被称为"非典型绒癌"及"多发性中间型滋养细胞结节（multiple nodules of intermediate trophoblast）"。根据临床、病理形态及免疫组化等研究认为，ETT 起源于绒毛膜型中间型滋养细胞，有学者发现在大多数 ETT 中存在 Y 染色体补充物的缺乏，但具体病因尚不清楚。

一、病理特点

ETT 可位于子宫体、子宫下段或子宫颈管内膜，肿瘤直径为 0.5～4.0cm，呈分散或孤立性结节侵入子宫颈或子宫肌层深部，切面呈实性或囊性，实性区呈褐色或棕色，伴程度不等的出血及坏死。ETT 镜下以结节膨胀方式生长、偶有肿瘤周围的局部浸润为特征，细胞相对均一，呈巢状或条索状，细胞核中度异型性，有丝分裂指数为（0～9）个/10HPF，地图样坏死常见。免疫组化显示肿瘤细胞弥散表达 H3D3B1、HLA-G、p63、cyclin E 和抑制素 A，部分表达 Mel-CAM 和 HPL，Ki-67 指数＞10%。

二、临床特点及诊断

ETT 多发生于育龄期女性，年龄为 15～66 岁，平均为 36 岁，也有发生于绝经后女性的报道。Palmer 等总结了 1989～2007 年文献中报道的 52 例 ETT，其中 84%≥30 岁，41%＞40 岁，5%＞50 岁。有 67% 的患者出现异常阴道出血，多数有前次妊娠史，39% 继发于葡萄胎，43% 继发于足月妊娠，18% 继发于流产，2% 继发于绒癌。前次妊娠与肿瘤发生的间隔时间为 2～300 个月，平均为 76 个月。大多数患者血清 HCG 呈轻中度升高，80% 的患者血 HCG＜2500U/L，Palmer 报道的 52 例中 72% 测定了血清 HCG 水平，其中 5 例＜2.0U/L，其余的 HCG 水平在 12～148 460U/L，69% 的病例 β-HCG＜2500U/L，因此若依赖于 HCG 诊断 ETT 常导致误诊，况且滋养细胞标志物在非 GTN 中也常有所表达，因此需根据临床表现、病史、形态学特征、病理学检查综合诊断。ETT 还可与其他滋养细胞肿瘤共存。

三、鉴别诊断

根据 ETT 的临床病理特点，与 PSTT、绒癌、子宫颈角化型鳞癌及上皮样平滑肌瘤鉴别困难。与子宫颈角化型鳞癌相比，ETT 倾向于生长在子宫下段和子宫颈，取代子宫颈内的上皮，而且两者的肿瘤细胞巢形态相似，细胞角蛋白均呈强阳性，但抑制素 A 和细胞角蛋白 18 的免疫染色结果有助于鉴别，几乎所有 ETT 细胞都表达抑制素 A 和细胞角蛋白 18，而这两种标志物在子宫颈角化型鳞癌中则为阴性，且 Ki-67 指数很高（＞50%）。上皮样平滑肌瘤除上皮样区域外，还有典型的平滑肌细胞组成的区域，此外还可见肿瘤中肌肉标志物常阳性，而抑制素 A 和细胞角蛋白 18 则不表达。

四、分期、治疗及预后

FIGO 对 GTN 临床分期可用于 ETT，但预后评分系统不适用。ETT 是近年才认识的一种独特、少见的滋养细胞肿瘤，因缺乏长期随访资料，故对其生物学行为、治疗方法及预后尚不十分了解。ETT 的预后与 PSTT 相似，一般预后较好，但具有一定的恶性程度，转移率与死亡率分别为 25%和 10%。核分裂指数＞6 个/10HPF 被认为是不良预后因素。治疗上也与 PSTT 相同，因其对化疗敏感性不佳，故以手术为首选，Ⅰ 期推荐全子宫切除及淋巴结切除术，≥Ⅱ 期行减瘤术，术后辅以化疗，有报道认为含铂类的化疗方案可能较佳，如 EMA-EP 或 TP/TE，血 HCG 水平可以作为监测临床治疗效果及随访的指标。Palmer 等总结的 52 例 ETT 中，有 20 例单行手术治疗，其中 31%行全子宫切除术，4%进行了诊断性刮宫术，4%行肺叶切除术。29%的患者接受了术前化疗，48%的病例进行了术后化疗，4%接受了放射治疗。7 例（13%）死亡，3 例失访，其余 48 例存活，生存时间为 1～39 个月。

（杨林东　刘　琦）

参 考 文 献

曹杨，向阳，冯凤芝，等，2008. 肺叶切除术治疗妊娠滋养细胞肿瘤肺转移的疗效分析.中华妇产科杂志，43:928-930.

陈晓端，2011. 妊娠滋养细胞疾病病理学特点. 中国实用妇科与产科杂志，27（9）：647-650.

冯振中，陈嘉薇，蔡兆根，等，2009. 中间型滋养细胞肿瘤的临床病理特征. 临床与实验病理学杂志，25：357-360.

万小云，2009. 手术在妊娠滋养细胞肿瘤治疗中的价值.实用妇产科杂志，25：265-267.

向阳，2008. 恶性滋养细胞肿瘤面临的临床问题.现代妇产科进展，17:1-3.

赵峻，向阳，2011. 妊娠滋养细胞肿瘤临床分期与预后评分系统应用及其争议. 中国实用妇科与产科杂志，27（9）：644-647.

Abrao RA, de Andrade JM, Tiezzi DG, et Al, 2008. Treatment for low-riskgestational trephoblastic disease：Comparison of single-agent methotrxate, dactinomycin and combination regimens. Gynecol Oncol, 108:149.

Alazzam M, Tidy J, Osborne R, et al, 2012. Chemotherapy for resistant or recurrent gestational trophoblastic neoplasia, Cochrane Database Syst Rev, 12;(12):CD008891.

Alazzam M, Tidy J, Hancock BW, et al, 2009. First-line chemotherapy in low-risk gestational trophoblastic neoplasia. Cochrane Database Syst Rev, 6(1):CD007102.

Burke B, Sebire NJ, Moss J, et al, 2006. Evaluation of deletions in 7q11.2 and 8p12—p21 as prognostic indicators of tumor development following molar pregnancy. Gynecol Oncol, 103:642-648.

Chan K, Huang Y, Tam KF, et a1, 2006. Single-dose methotrexae regimen in the treatment of low-risk gestational trophoblastic neoplasia. Am J Obstet Gynecol, 195:1282-1286.

Deng L, Zhang J, Wu T, et al, 2013. Combination chemotherapy for primary treatment of high-risk gestational trophoblastic tumour. Cochrane Database Syst Rev, 31(1):CD005196.

Dhanda S, Ramani S, Thakur M, 2014. Gestational trophoblastic disease: a multimodality imaging approach with impact on diagnosis and management. Radiol Res Pract, (2014), 2014:842751.

Dhillon T, Palmieri C, Sebire NJ, et al, 2006. Value of whole body ^{18}FDG-PET to identify the active site of gestational trophoblastic neoplasia. J Reprod Med, 51:879-887.

Feltmate CM, Growdon WB, Wolfberg AJ, et al, 2006. Clinical characteristics of persistent gestational trophoblastic neoplasia after partial hydatidiform molar pregnancy. J Reprod Med, 51:902-906.

Fisher RA, Nucci MR, Thaker HM, et al, 2004. Complete hydatidiform mole retaining a chromosome 11 of maternal origin:analysis of a case. Mod Pathol, 17:1155-1160.

Froeling FE, Seckl MJ, 2014. Gestational trophoblastic tumours: an update for2014. Curr Oncol Rep, 16(11): 408-417.

Fu J, Fang F, Xie L, et al, 2012. Prophylactic chemotherapy for hydatidiform mole to prevent gestational trophoblastic neoplasia. Cochrane Database Syst Rev, 10;(10):CD007289.

Goldstein DP, Berkowitz RS, 2012. Current management of gestational trophoblastic neoplasia. Hematol Oncol Clin North Am, 26(1):111-131.

Growdon WB, Wolfberg AJ, Feltmate CM, et al, 2006. Postevacuation HCG levels and risk of gestational trophoblastic neoplasia among women with partial molar pregnancies. J Reprod Med , 51:871-874.

Hancock BW, Nazir K, Everard JE, 2006. Persistent gestational trophoblastic neoplasia after partial hydatidiform mole:incidence and outcome. J Reprod Med, 51:764-766.

Horowitz NS, Goldstein DP, Berkowitz RS, 2009. Management of gestational trophoblastic neoplasia. Semin Oncol, 36:181-189.

Khanlian SA, Cole LA, 2006. Management of gestational trophoblastic disease and other cases with low serum levels of human chorionic gonadotropin. J Reprod Med, 51:812.

Kim SJ, Lee SY, Lee C, et al, 2006. Differential expression profiling of genes in a complete hydatidiform mole using cDNA microarray analysis. Gynecol Oncol, 103:654-660.

Kurman RJ, Carcangiu ML, Herrington CS, et al, 2014. World Health Organization Classification of Tumours. 4th Edition. WHO Classification of Tumours of Female Reproductive Organs. Tumours of the uterine corpus. Lyon: IARC Press: 121-154.

Lurain JR, Nejad B, 2005 Secondary chemotherapy for high-risk gestational trophoblastic neoplasia. Gynecol Oncol, 97:618-623.

Lurain JR, 2010. Gestational trophoblastic disease I : epidemiology, pathology, clinical presentation and diagnosis of gestational trophoblastic disease, and management of hydatidiform mole. Am J Obstet Gynecol. 203(6):531-539.

Lurain JR, 2011. Gestational trophoblastic disease II: classification and management of gestational trophoblastic neoplasia. Am J Obstet Gynecol, 204(1):11-18.

Matsui H, Suzuka K, Yamazawa K, et al, 2005. Relapse rate of patientswith low-risk gestations: ttrophoblastie tumor initialy treated withsingle-agent chemotherapy. Gynecol Oncol, 96: 616-620.

Monchek R, Wiedaseck S, 2012. Gestational trophoblastic disease: an overview. J Midwifery Womens Health, 57(3):255-259.

Morgan JM, Lurain JR, 2008. Gestational Trophoblastic Neoplasia: an Update.Current Oncology Report, 10:497-504.

Palmer JE, Macdonald M, Mells M, et al, 2008. Epithelioid Tropholastic Tumor A Review of the Literature.J Reprod Med, 53:465-475.

Roja-Espaillat L, Houck KL, Hernandez E, et al, 2007. Fertility-sparing surgery for persistent gestational trophoblastic neoplasia in the myometrium. J Repro Med, 52:431-434.

Sebire NJ, Lindsay L, 2010. Current issues in the histopathology of gestational trophoblastic tumors.Fetal and Pediatric Pathology, 29:30-44.

Shih LM, 2007. Gestational trophoblastic neoplasia-pathogenesis and potential therapeutic targets.Lancet Oncol, 8:642-650.

Vargas R, Barroilhet LM, Esselen K, et al, 2014. Subsequent pregnancy outcomes after complete and partial molar pregnancy, recurrent molar pregnancy, and gestational trophoblastic neoplasia: an update from the New England. J Reprod Med, 59(5-6):188-194.

Wolfberg AJ, Growdon WB, Feltmate CM, et al, 2006. Low risk of relapse after achieving undetectable HCG levels in women with partial molar pregnancy. Obstet Gynecol, 108:393-396.

第 6 章

妇科肿瘤病理

本章所述的女性生殖道肿瘤分类是 2013 年由 IARC/WHO 委员会批准修订的，涵盖了几乎所有女性生殖道肿瘤的良性肿瘤、交界性肿瘤及恶性肿瘤，其中每一节的分类表中均以 ICD-O 编码的方式标示出其属于良性、交界性及恶性：/0 代表良性；/1 代表不确定、交界性或生物学行为不定；/2 代表原位癌/上皮内瘤变Ⅲ级；/3 代表生物学行为恶性；空白为目前尚无 ICD-O 编码。因本章篇幅有限，仅介绍交界性及恶性肿瘤（ICD-O/1～3），良性（ICD-O/0）者不做介绍。

第一节 卵 巢 肿 瘤

一、上皮及间叶性肿瘤分类

不同组织学类型的上皮性肿瘤起源不尽相同，甚至肿瘤分化程度的不同，其发生也不尽相同，如 2014 年版 WHO 分类已将低级别浆液性癌认为是卵巢表面上皮内陷卵巢皮质形成包涵囊肿后所致，而高级别浆液性癌则来源于输卵管上皮，具体分类如表 6-1 所示。

表 6-1　2014 版 WHO 卵巢上皮性肿瘤分类及 ICD-O 编码（中英文对照）

上皮肿瘤	Epithelial tumors	ICD-O/
浆液性肿瘤	Serous tumors	
良性	Benign	
浆液性囊腺瘤	Serous cystadenoma	8441/0
浆液性腺纤维瘤	Serous adenofibroma	9014/0
浆液性表面乳头状瘤	Serous surface papilloma	8461/0
交界性	Borderline	
浆液性交界性肿瘤	Serous borderline tumor（SBT）	8442/1
/非典型增生性浆液性肿瘤	/Atypical proliferative serous tumor（APST）	
浆液性交界性肿瘤-微乳头变异型	Serous borderline tumor-micropapillary variant/	8460/2
/非浸润性低级别浆液性癌	Non-invasive low-grade serous carcinoma	
恶性（浆液性癌）	Malignant（serous carcinoma, SC）	
低级别浆液性癌	Low-grade serous carcinoma（LGSC）	8460/3

续表

高级别浆液性癌	High-grade serous carcinoma（HGSC）	8461/3
黏液性肿瘤	Mucinous tumors	
良性	Benign	
黏液性囊腺瘤	Mucinous cystadenoma	8470/0
黏液性腺纤维瘤	Mucinous adenofibroma	9015/0
交界性	Borderline	
黏液性交界性肿瘤	Mucinous borderline tumor	8472/1
/非典型增生性黏液性肿瘤	/Atypical proliferative mucinous tumor（APMT）	
恶性	Malignant	
黏液腺癌	Mucinous carcinoma（MC）	8480/3
子宫内膜样肿瘤	Endometrioid tumors	
良性	Benign	
子宫内膜样囊肿	Endometriotic cyst	
子宫内膜样囊腺瘤	Endometrioid cystadenoma	8380/0
子宫内膜样腺纤维瘤	Endometrioid adenofibroma	8381/0
交界性	Borderline	
子宫内膜样交界性肿瘤	Endometrioid borderline tumor	8380/1
/非典型增生性内膜样肿瘤	/Atypical proliferative endometrioid tumor	
恶性	Malignant	
子宫内膜样癌	Endometrioid carcinoma（EC）	8380/3
透明细胞肿瘤	Clear cell tumors	
良性	Benign	
透明细胞囊腺瘤	Clear cell cystadenoma	8443/0
透明细胞腺纤维瘤	Clear cell adenofibroma	8313/0
交界性	Borderline	
透明细胞交界性肿瘤	Clear cell borderline tumor	8313/1
/非典型增生性透明细胞肿瘤	/Atypical proliferative clear cell tumor	
恶性	Malignant	
透明细胞癌	Clear cell carcinoma（CCC）	8310/3
Brenner 肿瘤	Brenner tumors	
良性	Benign	
Brenner 瘤	Brenner tumor	9000/0
交界性	Borderline	
交界性 Brenner 瘤	Borderline Brenner tumor	9000/1
/非典型增生性 Brenner 瘤	/Atypical proliferative Brenner tumor	

续表

恶性	Malignant	
恶性 Brenner 瘤	Malignant Brenner tumor（MBT）	9000/3
浆黏液性肿瘤	Seromucinous tumors	
良性	Benign	
浆黏液性囊腺瘤	Seromucinous cystadenoma	8474/0
浆黏液性腺纤维瘤	Seromucinous adenofibroma	9014/0
交界性	Borderline	
浆黏液性交界性肿瘤	Seromucinous borderline tumors	8474/1
/非典型增生性浆黏液性肿瘤	/Atypical proliferative seromucinous tumor	
恶性	Malianant	
浆黏液性癌	Seromucinous carcinoma	8474/3
未分化癌	Undifferentiated carcinoma（UC）	8020/3
间叶性肿瘤*	Mesenchymal tumors	
低级别子宫内膜样间质肉瘤	Low-grade endometrioid stromal sarcoma	8931/3
高级别子宫内膜样间质肉瘤	High-grade endometrioid stromal sarcoma	8930/3
混合性上皮和间叶肿瘤*	Mixed epithelial and mesenchymal tumors	
腺肉瘤	Adenosarcoma	8933/3
癌肉瘤	Carcinosarcoma	8980/3

*"间叶性肿瘤及混合性上皮和间叶肿瘤"严格意义上讲不属于本节内容，但又无单列必要，故一并叙述

二、上皮性肿瘤

（一）浆液性肿瘤

1. 浆液性腺癌　近年来的病理和分子遗传学研究表明，浆液性腺癌中的 LGSC 和 HGSC 起源于不同的组织，LGSC 即 2003 版 WHO 的高分化浆液性癌，是指与卵巢交界瘤有关的浆液性癌，其前驱病变可能是卵巢 SBT/非典型增生性浆液性肿瘤；HGSC 即 2003 版 WHO 的中低分化浆液性癌，其前驱病变多为输卵管上皮内癌（serous tubal intraepithelial carcinoma, STIC），也有从卵巢 SBT、LGSC 发展而来的。

以往认为卵巢癌来源于卵巢表面的间皮，经输卵管型上皮化生后发展成 HGSC。近几年来对有 *BRCA* 突变妇女的预防性输卵管卵巢切除标本的检查发现，输卵管是 HGSC 发生的重要来源，这是影响卵巢浆液性癌发生和分类的重要发现。STIC 是输卵管的非侵袭性上皮内病变，又被称为高级别输卵管浆液性上皮内肿瘤，可出现在 60%传统标准诊断的卵巢或腹膜 HGSC 的输卵管中。还有 15%～30%的 HGSC 的输卵管经仔细检查是正常的，这一部分可能是由卵巢表面上皮或皮质包涵囊肿的前驱病变发展为 HGSC 的。

子宫外 HGSC 可以发生自输卵管、卵巢或偶尔来源于腹膜。诊断时，大的肿块常使肿瘤的来源部位模糊不清。然而，这些不同部位发生的浆液性癌有相同的流行病学特征和临床行

☆☆☆☆

为。FIGO 目前提出的新分期系统，将这三个部位的肿瘤均包括在同一分期中介绍。

大体：肿瘤可从肉眼观察不到至直径＞20cm。约 2/3 的病例为双侧，分化好的浆液性腺癌常为囊实性，囊腔内和（或）肿瘤表面可见柔软的乳头，这种乳头比交界性浆液性肿瘤的乳头更柔软，并可融合；分化差的癌为实性、多结节状，质地脆，常伴有出血、坏死。

组织学：浆液性腺癌的组织结构变化很大，癌细胞呈腺管状、乳头状或实性排列。腺管通常呈典型的裂隙状或不规则形。乳头呈不规则分支状，癌细胞排列密集。根据细胞分化程度及 P53、KRAS 等的表达情况分为 LGSC 和 HGSC。

免疫表型：浆液性腺癌表达 PAX8（98%～100%阳性）、WT1（92%～100%阳性）、CA125（85%阳性）、CK7、EMA、CAM5.2、AE1AE3、B72.3、Leu M1，而 CK20、钙网蛋白及其他间皮标志物均阴性。其中 LGSC 的 TP53 异常表达罕见（0）、CDKN2A 阳性罕见（0%）、ER 阳性常见（96%）、PR 可阳性（50%）；而 HGSC 的 *TP53* 异常表达常见（93%）、CDKN2A 阳性常见（60%）、ER 可阳性（80%）、PR 阳性较少（30%）。其中"TP53 异常表达"是指肿瘤细胞核内有强表达（＞60%阳性）或完全缺乏表达（＜5%阳性），与 *TP53* 突变有关，与野生型 *TP53* 不同。

细胞遗传学：多数 HGSC 即使在肿瘤早期阶段也可出现 *TP53* 基因突变，罕见 *KRAS* 基因突变，这也说明 HGSC 的输卵管起源性，即肿瘤直接由输卵管上皮发生、迅速生长、播散到卵巢表面上皮；而 LGSC 中有 *KRAS* 及下游分子 *BRAF* 基因的突变，罕见 *TP53* 基因突变，这也验证了 LGSC 是从良性浆液性肿瘤、SBT、微乳头型 SBT 发展为 LGSC 的过程。

2. 浆液性交界性肿瘤

（1）浆液性交界性肿瘤（SBT）/非典型增生性浆液性肿瘤（APST）：SBT/APST 为形态上界于良性与恶性肿瘤之间、无间质浸润的肿瘤，绝大多数浆液性交界瘤均为此型。以往也称为潜在低度恶性浆液性肿瘤（LMP），但目前多不推荐此定义。典型的 SBT 呈良性临床经过，与 *BRCA1/2* 突变不相关，多在临床早期，进展缓慢，多较年轻，平均年龄为 42 岁，但也可见到晚期病变，如腹水或淋巴结累及，少数可转变为 LGSC。

大体：肿瘤呈囊性，通常＞5cm，囊内有数量不一的赘生物或表面有乳头的实性或囊实性包块，囊腔内通常含浆液性液体，一般不发生出血、坏死，约 1/3 的患者可为双侧。

组织学：典型的 SBT/ APST 显示单层浆液性上皮构成的多级分支的微小乳头状肿瘤，类似于非浸润性 LGSC，与 LGSC 不同的是 SBT/APST 肿瘤细胞核缺乏明显的异型性及浸润生长的范围＜5mm。SBT/APST 肿瘤细胞可表现为核浓染的形态一致的小细胞，也可为胞质嗜酸性的大细胞，核分裂象通常较少，虽可出现砂砾体，但远少于 LGSC。

SBT/APST 常显示 *KRAS* 基因突变，而罕见 *TP53* 基因突变。

SBT/APST 也可出现"微浸润"，该术语是指在表面为乳头状浆液性上皮肿瘤的间质中出现具有丰富的嗜酸性胞质的细胞群，浸润生长的最大直径＜5mm。这些细胞很少表达 ER 和 PR，Ki-67 指数低表达。大多数伴有微浸润的 SBT/APST 患者与不伴有微浸润的 SBT/APST 患者预后并无大的差别。极少数伴有微浸润的 SBT/APST 病例中发现小灶区域的 LGSC。区分这些微浸润性肿瘤中的小癌很困难，所以部分病理学家认为用"微小浸润癌"的术语更为合适，但目前还没有足够的资料评价其临床意义。

SBT/APST 的种植：约 13%的患者可发生卵巢外腹膜种植（临床≥Ⅱ期），主要分为浸润性种植及非浸润性种植。非浸润性种植指该病变仅局限于器官的表面，占卵巢外种植的 90%

以上；浸润性种植则指病变已渗入到组织下方，只占卵巢外种植的 8%左右。非浸润性种植可能会导致粘连或复发甚至需要手术治疗，但≥95%的患者生存率不受影响，而另 5%预后不良者多由 SAT/APST 进展成 LGSC 或肠梗阻等并发症所致。浸润性种植预后较差，50%可复发，10 年生存率仅为 35%。因此，仔细找出卵巢外种植并区分腹膜种植的类型，是Ⅱ～Ⅲ期 SBT 患者最重要的预后因素。当活检标本缺乏周围组织时，病理医师有时可能因病变易于剥离而做出肿瘤是非浸润性的推断。浸润性种植的上皮细胞可呈异质性，在不同的区域可能混合存在不同类型，因此，手术医师在术中应尽可能多取种植灶。大网膜是浸润性种植最常见的部位，必须取足够的大网膜组织以保证病理医师能够区别浸润性和非浸润性种植。浸润性种植还必须与卵巢表面上皮包涵腺体和卵巢内输卵管内膜异位相鉴别，后者少见，其发生率不及浸润性种植的 1/10～1/5。卵巢表面上皮包涵腺体是以纤维性间质内分布小的、圆形腺体为特征，腺体内衬扁平、低柱状细胞，细胞无异型及无核分裂象。卵巢输卵管内膜异位症也以小而圆的腺体为特征，可形成乳头，并且内衬典型的输卵管上皮。

与盆腔淋巴结病变相关的 SBT/APST：这些病变包括淋巴结内的输卵管上皮、小团嗜酸性细胞种植物和罕见的 LGSC。嗜酸性细胞被解释为衰老细胞，与预后没有相关性，病理报告只是描述嗜酸性细胞的存在，而非肿瘤性，表明是良性转移。有些种植物形态类似于原发性卵巢 SBT/APST，但这些病变并不影响生存。极少情况下淋巴结实质见到 LGSC，此时均应诊断为 LGSC 淋巴结转移。

其他类型的交界性肿瘤（包括黏液性、子宫内膜样、透明细胞型和 Brenner 型）一般局限于卵巢，没有明确的播散到卵巢外的病例，也极少转变为恶性。

（2）SBT-微乳头变异型/非浸润性低级别浆液性癌：在浆液性交界性肿瘤中，2014 版 WHO 分类中突出了微乳头变异型 SBT，认为其预后较普通型差，有专家将其称为非浸润性低级别浆液性癌，但也有学者持不同观点，认为此型肿瘤尽管可以是高的临床分期，常伴有腹膜的浸润性种植，但致死率并无明显差别。基于以上争论，2014 版 WHO 分类将以"SBT-微乳头变异型"与"非浸润性低级别浆液性癌"两术语并列，作为同义词表示，但此肿瘤的 ICD-O 编码由 2003 版的 ICD-O/1 改为 ICD-O/2（其他卵巢交界性上皮性肿瘤的编码仍为 ICD-O/1），意味着肿瘤的恶性生物学行为是有增加的。SBT-微乳头变异型仅占 SBT 的 5%～10%，以乳头细长、轴心间质少或几乎没有间质为特点。这种乳头直接从囊腔的内表面、卵巢表面的大乳头表面发散出来，没有分支。微细乳头的长度至少是其宽度的 5 倍，且直接从含丰富纤维轴心的乳头上发出，被覆乳头表面的筛网状结构和非浸润性实性细胞巢比较少见。诊断 SBT-微乳头变异型时，微乳头或筛网状结构或实性细胞巢生长方式的任何一种结构的连续长径必须达 5mm。

预后及预测因素：①临床标准，Ⅰ期临床经过呈惰性，5 年生存率达 99%，Ⅲ期即扩散至腹腔发生腹膜种植者，5 年生存率在 55%～75%，10 年生存率也没有显著降低。②组织学标准，与典型的 SBT 相比，SBT-微乳头变异型累及双侧卵巢的比例高（59%～71%和 25%～30%），累及卵巢表面的概率大（50%～65%和 36%），就诊时已发展至晚期的概率也高（48%～66%和 32%～35%），临床晚期者复发率也高。与浆液性腺癌的区别在于它对铂类药物的化疗反应不敏感。有不到 10%的 SBT-微乳头变异型可发生盆腔和腹主动脉旁淋巴结转移，但无明显临床意义。这种病变可能为真正地转移，也可能为淋巴结窦内的间皮细胞被误认为肿瘤细胞，或为单独发生于苗勒包涵腺体的交界性浆液性肿瘤，此种包涵性腺体可出现于 25%～30%的盆腔和腹主动脉旁淋巴结内。

（二）黏液性肿瘤

1. **黏液性腺癌** 由卵巢黏液性上皮组成的恶性肿瘤，分化好者细胞与小肠上皮或子宫颈内膜上皮细胞相似。与交界性黏液性肿瘤的区别在于有卵巢间质浸润。

大体：肿瘤通常单侧，体积较大、表面光滑、多房或单房囊性包块。囊腔内含水样或黏稠液体，囊壁可见实性或乳头状结构，有些以实性为主，可见出血、坏死。有时恶性区域较局限，故对所有可疑区域应每隔 1～2cm 取材，以防遗漏恶性病变。

组织学：有明显间质侵袭，缺乏明显的间质侵袭时腺体常呈复杂的乳头状，或腺体排列密集、背靠背、间质很少或无间质；细胞异型性明显时也可认为有侵袭性。浸润灶形态可表现为腺样、管状、索状或实性细胞巢，面积至少 $\geqslant 10mm^2$，边宽 $\geqslant 3mm$。多数病例可同时出现良性、交界性黏液病变。

免疫表型：CK7、CKpan、CDX-2 阳性，50%～60%表达 PAX8 阳性，50%异常表达 TP53，仅 14% CDKN2A 弥漫阳性。ER 阳性者仅 6%。不表达 WT1 和 PR。

分子生物学：大多数卵巢黏液性腺癌存在 *KRAS* 突变，此突变在良性、交界性病变中也可见到，因此认为 *KRAS* 突变是黏液性腺癌的早期事件。15%～20%的黏液性腺癌被发现有 *HER2* 的扩增。

预后及预测因素：①临床标准，Ⅰ期卵巢黏液性癌预后很好，而有卵巢外转移者预后差。②组织学标准，如果不结合临床分期，黏液腺癌的单纯组织学分级不能作为生物学行为及预后的判断因素。间质浸润性生长比扩张性（膨胀性）侵袭在生物学上更恶性。单个侵袭灶的面积 $<10mm^2$ 者称为微侵袭灶，如果仅有微侵袭灶者预后较好。

卵巢黏液性腺癌应与转移性黏液性癌进行鉴别。一些来源于大肠、阑尾、胰腺、胆道、胃或子宫颈的转移性腺癌，形态上可能与卵巢黏液性腺癌相似。以往关于卵巢黏液性腺癌的组织学、生物学研究可能包括了一部分转移性黏液性腺癌，这也造成了治疗上的误导。支持卵巢原发性黏液性腺癌的特点是单侧性、体积大、表面光滑，镜下见扩张性浸润灶和分支复杂的乳头状结构；而转移性黏液腺癌的特点为多累及双侧卵巢，镜下呈多结节状生长方式，卵巢表面可种植及血管周围间隙浸润。

2. **交界性黏液性肿瘤/非典型增生性黏液性肿瘤（APMT）** 指卵巢潜在低度恶性黏液上皮性肿瘤，无明显间质浸润，以往也称为潜在低度恶性黏液性肿瘤、交界恶性黏液性肿瘤。瘤细胞可与肠黏膜上皮细胞相似，也可以与子宫颈管内膜上皮细胞相似。有专家建议该肿瘤使用 APMT 一词，其主要依据是该肿瘤患者大多临床经过为良性。2014 年 WHO 分类用交界性黏液性肿瘤/APMT 一词，并列为同一病变。

大体：肿瘤大多为单侧，仅约 5%为双侧性。肿瘤体积较大、多房或单房囊性肿物，囊腔内含稀薄的水样或黏稠的黏液样物，囊内壁可见柔软的天鹅绒般的赘生物或见实性乳头区域，偶见出血、坏死。

组织学：交界性黏液性肿瘤的部分区域可类似良性黏液性囊腺瘤，在交界性区域的囊腔内衬上皮细胞呈复层（3 层或更多），并形成有少量间质的细丝状乳头。肿瘤细胞核增大，核分裂象比良性者多，可见杯状细胞，偶见潘氏细胞。在部分肠型交界性黏液性肿瘤的囊腔内衬上皮细胞有明显的异型性，并形成实性细胞巢、乳头状或筛孔状结构，细胞呈复层（4 层或更多）时，确定是非浸润性癌还是交界性黏液性肿瘤一直存在争论，目前建议将其归为交界性黏液性肿瘤伴上皮内癌。

约 58% 的良性病例被发现 *KRAS* 突变；30%~75% 的交界性黏液性腺瘤有 *KRAS* 突变。

黏液性囊性肿瘤伴囊壁结节：偶尔黏液性囊性瘤的囊内壁可见一个或多个实性结节，该结节形态与其他部分明显不同。大体上，结节为黄色、灰红色或红色，伴出血、坏死，直径可达 12cm。结节可能为恶性（间变性癌、肉瘤或癌肉瘤）或良性（肉瘤样病变）。

（三）子宫内膜样肿瘤

子宫内膜样肿瘤是发生于卵巢、与子宫体相应类型的子宫内膜样肿瘤相似 [上皮细胞和（或）间质] 的良性、潜在低度恶性或恶性肿瘤。

1. 子宫内膜样腺癌　发生于卵巢、形态与子宫体的子宫内膜样癌相似的恶性肿瘤。虽然普遍认为子宫内膜样癌是发生在子宫内膜异位症的基础上，但在诊断这类肿瘤时，有时并不一定能找到子宫内膜异位的证据。

大体：肿瘤直径可达 10~20cm，呈实性或囊性，质软、易碎，囊腔内可见蕈伞状突起，28% 病例为双侧性。

组织学：卵巢的子宫内膜样癌与子宫体子宫内膜样癌相似。其也可有各种少见的变异型，如富含黏液型、分泌细胞型、纤毛细胞型、嗜酸性细胞型。卵巢子宫内膜样癌的组织学分级标准与子宫的子宫内膜样癌相同，分为低级别和高级别。

免疫表型：ER、PR、CKpan、CK7、EMA、Vimentin 几乎全部阳性，PAX8 多数为阳性，部分 PTEN 阳性。

分子生物学特征：16%~38% 的子宫内膜样腺癌可发生 β-catenin 介导的 Wnt 信号通路失调；14%~21% 发生 *PTEN* 突变；约 20% 发生 *PIK3CA* 突变。有研究提示子宫内膜样腺癌 *CTNNB1* 的突变与鳞状细胞化生、低级别癌和预后好相关。

15%~20% 的卵巢子宫内膜样癌可与子宫的子宫内膜样癌同时发生。多数情况下肿瘤分别局限于这两个器官，患者预后好，提示两者均为独立发生，可能都起源于苗勒系统，但现在的观点更倾向于发生在卵巢的子宫内膜样癌来自子宫内膜异位；少数情况下可能是肿瘤从一个器官转移至另一个器官。鉴别肿瘤是转移性还是不同器官同时发生，仔细的临床观察及病理分析均有帮助。临床上应注意肿瘤大小、输卵管是否累及、是否为双侧性及卵巢受累开放式、是否有子宫内膜增生及卵巢子宫内膜异位等；对于病理上肿瘤细胞的分化、组织学类型等，如多加注意，大多数病例可以明确诊断。对于鉴别诊断困难的病例，免疫组化和 DNA 流式细胞检测可能有帮助。当两个部位的肿瘤显示相同的非整倍体 DNA 指数时，提示可能是转移性；相反，当两个不同部位的肿瘤 DNA 指数不一样时，可能各自为原发性，但也不能绝对排除转移的可能性，因为偶尔相同的肿瘤，DNA 指数也不相同。

2. 交界性子宫内膜样肿瘤/非典型增生性子宫内膜样肿瘤　是卵巢潜在低度恶性肿瘤，由异型的子宫内膜样腺体和致密的纤维性间质构成，无明显间质浸润。该型肿瘤罕见。

大体：肿瘤体积差异较大，直径可在 2~40cm，切面呈褐色或灰白色，为实性或囊实性，体积较大者常有出血、坏死。

组织学：有三种类型。①腺纤维瘤型：最常见，子宫内膜样的腺体紧密排列或囊腔内衬轻度为主的异型性子宫内膜样腺上皮细胞，呈岛屿状分布在腺纤维瘤的间质中，无间质浸润，核分裂象很少，常伴鳞状上皮化生。②绒毛状腺样或乳头型：衬覆的上皮细胞有异型性，绒毛状或腺样的结构分布在纤维性背景中。③混合型：绒毛状腺样结构与腺纤维瘤结构混合。15%~50% 的患者可出现同侧卵巢或卵巢外子宫内膜异位症。

（四）透明细胞肿瘤

透明细胞肿瘤是指以透明细胞、鞋钉样细胞或嗜酸性细胞为主的卵巢良性、交界性和恶性上皮性肿瘤。

1. 透明细胞腺癌　指由富含糖原的透明细胞和（或）鞋钉样细胞组成的卵巢恶性肿瘤，偶尔可见嗜酸性细胞。平均发病年龄为 57 岁。肿瘤可直接起源于卵巢表面上皮、包涵腺体或异位的子宫内膜腺体。透明细胞肿瘤在卵巢上皮性肿瘤中，与卵巢和盆腔的子宫内膜异位症关系密切。患者的生存率较同期浆液性腺癌患者稍低。

大体：肿瘤平均直径为 15cm，呈实性或囊实性，切面可见厚壁的单房性或多房囊腔，囊腔内含水样或黏液性液体，也可含巧克力样褐色液体，可有黄色结节突向囊腔。

组织学：肿瘤可为单纯的囊管状、乳头状或实性结构，或混合存在，偶尔出现与卵黄囊瘤类似的网状结构。肿瘤细胞为多角形，胞质丰富、透亮，实性结构被纤细的纤维血管或透明变间质分隔。透明细胞癌不再分级（几乎都按 3 级处理）。

免疫表型：癌细胞弥漫表达 CKpan、PAX8、EMA、LeuM1。38%的癌细胞 CEA 阳性。50% CA125 阳性。也有少数报道癌细胞 AFP 阳性。

2. 交界性透明细胞肿瘤/非典型增生性透明细胞肿瘤　由异型性的腺体和（或）囊腔构成的、具有低度恶性潜能的卵巢肿瘤。腺体和囊腔内衬透明细胞或鞋钉样细胞，背景为致密的纤维性间质，无明显的间质浸润。

大体：与良性腺纤维瘤相似，但部分区域可能更柔软些。

组织学：上皮成分具有一定异型性，但没有明显的间质侵袭。如果腺上皮细胞具有恶性特征的腺纤维瘤，最好定义为交界性透明细胞腺纤维瘤伴上皮内瘤变，其组织学特点与无上皮内瘤变的交界性透明细胞腺纤维瘤相似，但上皮细胞核的异型性更明显，核染色质呈粗团块状，核仁明显，核分裂象增多；有时可出现微小的浸润灶，称为微侵袭。当间质出现实性上皮细胞巢时，应考虑侵袭可能。

（五）Brenner 肿瘤

1. 恶性 Brenner 肿瘤　是肿瘤细胞与恶性尿路上皮肿瘤相似的卵巢恶性肿瘤，可伴有良性 Brenner 瘤成分，以往也称为卵巢移行细胞癌（transitional cell carcinoma）。该肿瘤约占卵巢癌的 6%，患者年龄多在 50～70 岁。临床表现与其他卵巢恶性肿瘤相似，有 2/3 卵巢恶性 Brenner 瘤患者就诊时已扩散至卵巢外，5 年总生存率为 35％。

大体：与卵巢其他上皮性肿瘤很难区别。5%的病例为双侧性。体积较大，平均直径可达 16～20cm，多为实性或囊实性，有乳头或多个结节突向囊腔内。

组织学：与发生在泌尿系统的尿路上皮癌相似，可伴良性或交界性 Brenner 瘤成分。典型的组织学表现为复层移行上皮排列呈乳头状结构，恶性的移行细胞巢不规则地分布在纤维性间质中，其浸润性成分常为高级别的移行细胞癌或鳞癌。该癌可与其他类型上皮肿瘤混合存在，尤其是浆液性腺癌。组织学分级标准与尿路上皮癌分级标准相同。

免疫表型：与尿路移行细胞癌不同，而与卵巢上皮性肿瘤相似。癌细胞表达 CK7 和 CA125，不表达 uroplakin、thrombomodulin、CKl3 和 CK20 等尿路上皮癌的标志物。

2. 交界性 Brenner 瘤/非典型增生性 Brenner 肿瘤　是指潜在低度恶性卵巢移行细胞肿瘤，上皮细胞具有异型性或恶性特征，但无明显的间质侵袭。关于交界性 Brenner 瘤的定义和诊断标准多有争议，对于低级别的肿瘤有人更倾向于使用"非典型增生性 Brenner 肿瘤

（atypical proliferative brenner tumour）"而不是交界性 Brenner 瘤，但 2014 版分类中将两者并列同义词；而对于肿瘤中存在高级别形态的尿路上皮癌成分者，则建议使用"交界性 Brenner 瘤伴上皮内瘤变"的术语。

大体：体积较大，多为实性，但可有囊腔，囊内可见乳头状或结节状突起。

组织学：典型的组织学表现为突向囊腔的被覆移行上皮的分支状乳头，乳头中心为纤维血管轴心，移行上皮细胞与相应的尿路上皮肿瘤相似，但无间质浸润。交界性 Brenner 瘤可出现良性 Brenner 瘤的成分。核分裂象多少不一，可以很活跃，常见灶性坏死，可出现明显的黏液化生。

免疫表型：有部分分化性尿路上皮细胞可表达 uroplakin，不表达 throbomodulin，多数病例 CK20 阴性。也可有少数神经内分泌细胞分化，表达 Syn、CgA 、NSE 和 CD56。

（六）卵巢浆黏液性肿瘤

2014 版 WHO 卵巢肿瘤分类中补充了浆液与黏液混合性肿瘤，称为浆黏液性肿瘤，包括良性、交界性、恶性。此类肿瘤是由浆液性与黏液性上皮按不同比例混合组成。其良性浆黏液性肿瘤、交界性浆黏液性肿瘤及恶性浆黏液性肿瘤的诊断标准与卵巢浆液性肿瘤相似。

（七）未分化癌

未分化癌是指未分化或仅有小灶性分化的卵巢癌。若将未分化癌定义为肿瘤的实性区域＞50％时，其发病率占卵巢上皮性癌的 4.1%，5 年生存率仅为 6%。

大体：肿瘤多为实性，常有较广泛的坏死。

组织学：由实性肿瘤细胞巢构成。细胞呈显著异型性，核分裂象多见，可见梭形细胞区、微囊及灶性血管周围浸润。常可伴有其他苗勒癌成分，如 HGSC、移行细胞癌等。卵巢的未分化癌无特异性免疫学表型，需要与高钙血症型和肺型小细胞癌相鉴别。

三、间叶性肿瘤

1. **低级别子宫内膜样间质肉瘤**　由弥漫增生的、类似于子宫内膜间质细胞组成的单相型恶性肿瘤，肿瘤边缘呈浸润性生长。

大体：肿瘤多为实性，也可为囊性，囊腔内充满黏液或血性液体。切面呈灰红色、灰白色或褐色，鱼肉样，质地细腻、软，有时可见到灰色的纤维间隔。

组织学和免疫表型：类似于子宫的同名肿瘤。

2. **高级别子宫内膜样间质肉瘤**　肿瘤细胞呈中重度异型性，细胞核明显间变，比低级别子宫内膜间质肉瘤细胞有更丰富的胞质。

四、混合性上皮和间叶肿瘤

1. **腺肉瘤**　以增生的苗勒上皮和肉瘤性间叶成分组成为特征的恶性肿瘤。良性的上皮成分（偶尔细胞有异型）混杂在恶性间叶成分的肉瘤中。发病年龄多在 40～50 岁。大体与组织病理学特点在子宫同名肿瘤中详细讨论。

2. **癌肉瘤**　指上皮和间叶成分均具有高度侵袭性的恶性肿瘤，也称为恶性苗勒混合瘤或恶性中胚层混合瘤或化生性癌。癌肉瘤罕见，临床特点与卵巢癌相似。因认为其是化生性的高级别癌，故治疗方案按卵巢上皮性癌进行。

大体：肿瘤体积较大，直径可达 10～20cm，呈囊实性或实性，切面呈鱼肉样、质脆，灰色或棕色，可见灶性出血、坏死。有时可见明显的骨和软骨组织。

组织学：与发生在子宫体的相应肿瘤相似。

五、性索-间质肿瘤

性索-间质肿瘤是由卵巢粒层细胞、卵泡膜细胞、Sertoli 细胞、Leydig 细胞及间质来源的成纤维细胞中的一种或几种细胞混合组成的卵巢肿瘤。性索-间质肿瘤约占卵巢肿瘤的 8%。

（一）性索-间质肿瘤的分类

如表 6-2 所示。

表 6-2　2014 版 WHO 卵巢性索-间质肿瘤分类及 ICD-O 编码（中英文对照）

性索-间质肿瘤	Sex cord-stromal tumors	ICD-O/
纯间质肿瘤	Pure stromal tumors	
纤维瘤	Fibroma	8810/0
富细胞纤维瘤	Cellular fibroma	8810/1
卵泡膜细胞瘤	Thecoma	8600/0
黄素化卵泡膜细胞瘤伴硬化性腹膜炎	Luteinized thecoma associated with sclerosing peritonitis	8601/0
纤维肉瘤	Fibrosarcoma	8810/3
硬化性间质肿瘤	Sclerosing stromal tumor	8602/0
印戒细胞型间质肿瘤	Signet-ring stromal tumor	8590/0
微囊性间质肿瘤	Microcystic stromal tumor	8590/0
Leydig 细胞瘤	Leydig cell tumor	8650/0
甾体细胞肿瘤	Steroid cell tumor	8760/0
恶性甾体细胞肿瘤	Steroid cell tumor, malignant	8760/3
纯性索肿瘤	Pure sex cord tumors	
成年型粒层细胞肿瘤	Adult granulosa cell tumor（AGCT）	8620/3
幼年型粒层细胞肿瘤	Juvenile granulosa cell tumor（JGCT）	8622/1
支持细胞肿瘤	Sertoli cell tumor	8640/1
环状小管性索肿瘤	Sex cord tumor with annular tubules	8623/1
混合性性索-间质肿瘤	Mixed sex cord-stromal tumors	
支持-间质细胞肿瘤	Sertoli-Leydig cell tumors	
好分化	Well differentiated	8631/0
中分化	Moderately differentiated	8631/1
伴异源性成分	With heterologous elements	8634/1
低分化	Poorly differentiated	8631/3
伴异源性成分	With heterologous elements	8634/3
网状型	Retiform	8633/1
伴异源性成分	With heterologous elements	8634/1
非特异性，支持-间质肿瘤	Sex cord-stromal tumors, NOS	8590/1

（二）纯间质肿瘤

1. **富细胞性纤维瘤**　是一种具有恶性潜能的纤维性肿瘤，以肿瘤细胞密度高为特征，通常核分裂象<4 个/10HP，肿瘤细胞无明显异型性。

大体：肿瘤表面光滑，少数呈分叶状或带蒂状。肿瘤切面多为实性或囊实性，实性区为白色、黄白色或褐色，质韧似橡皮样或旋涡状。极少数病例可见局灶性出血和坏死。

卵巢核分裂活跃的富于细胞性纤维瘤（mitotically active cellular fibroma of the ovary, MACF）是卵巢一种罕见的纤维瘤性肿瘤，2014 版 WHO 分类未将其单独列出。该肿瘤以梭形肿瘤细胞密度高为特征，核分裂象>4 个/10HP，瘤细胞无或仅有轻度的异型性。

2. **卵泡膜细胞瘤**　主要由富含脂质、与卵泡膜内层细胞相似的肿瘤细胞构成的卵巢间质肿瘤，可伴有成纤维细胞成分。黄素化的卵泡膜细胞瘤会有黄素细胞，其背景为卵泡膜细胞瘤或纤维瘤。纯的卵泡膜细胞瘤为良性肿瘤。

大体：可体积较小甚至无明显包块，但可触及的包块通常体积较大，直径可达 5～10cm。肿瘤切面多呈实性、黄色，偶可见囊性、出血及坏死。典型的卵泡膜细胞瘤几乎都为单侧性，仅 3%为双侧性。

组织学：由一致的、良性表型的肿瘤细胞构成。细胞核呈卵圆形或梭形，核分裂象罕见或缺乏。胞质丰富、淡染、空泡状、富含脂质，每个细胞周围有网状纤维包绕，黄素细胞单个或巢状分布于纤维瘤或卵泡膜细胞瘤的背景中。

免疫表型：瘤细胞表达 Vimentin 和抑制素 A。

3. **纤维肉瘤**　是罕见的卵巢恶性纤维性肿瘤。纤维肉瘤在卵巢肉瘤中最常见，任何年龄都可发生，但最常见于老年女性。预后差。

大体：体积较大的实性肿瘤，出血、坏死较常见，多为单侧性。

组织学：纤维肉瘤细胞密集，肿瘤细胞呈梭形，呈中重度异型性，核分裂象>4 个/10HP，可见病理性核分裂象，出血、坏死常见。

4. **Leydig 细胞瘤**　为罕见的卵巢甾体细胞肿瘤，完全或主要由含 Reinke 结晶的 Leydig 细胞构成。对于体积较大的、不能确定起源是卵巢实质还是卵巢门者，称为非特殊类型 Leydig 细胞瘤。此外，还包括非门细胞型 Leydig 细胞瘤。多发生于绝经后妇女，成分单一的 Leydig 细胞肿瘤为良性，既不复发也不转移。

5. **甾体细胞肿瘤**　是完全或主要由与类固醇激素分泌细胞相似的肿瘤细胞构成的良性肿瘤，包括间质黄体瘤、类固醇细胞瘤、不含有其他成分的 Leydig 细胞瘤，这种细胞成分≥90%。WHO 推荐使用"甾体细胞肿瘤"的术语，因为它反映了这一类型肿瘤细胞的形态学和分泌类固醇激素两方面的特点。甾体细胞肿瘤包括不能归于前述任何类型的性索-间质肿瘤，可能是不能发现 Reinke 结晶体的 Leydig 细胞瘤，也可能为体积较大的间质黄体瘤。

大体：肿瘤体积常较大，界线清楚，呈分叶状，偶尔肿瘤为双侧性。切面呈黄色、棕色或黑色。体积较大的肿瘤可见出血、坏死。

组织学：肿瘤细胞常聚集成片，偶尔可见巢状或小梁状结构。肿瘤细胞呈多角形，胞质呈嗜酸性颗粒状，也可为空泡状。有时可出现两种类型的细胞，胞质内可见脂褐素，偶可见非典型性核，极少出血及坏死。特殊染色：可见肿瘤细胞内的脂质，有时细胞内脂质较多可呈印戒细胞样。偶尔肿瘤含较多的纤维性间质。

免疫表型：肿瘤细胞常表达抑制素 A，偶尔表达 CKpan 和 Vimentin。

6. **恶性甾体细胞肿瘤**　约 1/3 的甾体细胞肿瘤患者呈恶性临床过程，就诊时即可发生卵巢外转移。肿瘤直径常＞7cm，伴出血、坏死，肿瘤细胞呈中重度异型性，核分裂象＞2 个/10HP。像其他内分泌肿瘤一样，难以根据组织学形态预测其生物学行为。

（三）纯性索肿瘤

1. **成年型粒层细胞瘤（AGCT）**　占粒层细胞瘤的 95%，多见于中年至绝经期后妇女。为恶性肿瘤。

大体：95% 为单侧性，平均直径 12.5cm，表面光滑、呈分叶状。肿瘤切面呈黄色、褐色，可为囊实性。体积较大的肿瘤可发生出血，少数见灶性坏死。

组织学：粒层细胞增生伴成纤维细胞、卵泡膜细胞或黄素化细胞。典型的粒层细胞胞质稀少，细胞核呈圆形或卵圆形，可见纵行核沟。肿瘤细胞排列成多种形式，最常见的是 Call-Exner 小体的微滤泡结构。其也可排列成内衬粒层细胞的巨滤泡结构，或岛状、梁状、弥漫浸润的缎带样等形式。纤维卵泡膜瘤样间质常包绕粒层细胞成分。

免疫表型：瘤细胞表达 CD99、抑制素 A、Calretinin、Melan-A 及 SMA，CKpan 灶状阳性，CK7 和 EMA 阴性。

2. **幼年型粒层细胞瘤（JGCT）**　占卵巢粒层细胞瘤的 5%，主要发生于＜30 岁者，青春期前患者 80% 可出现假性性早熟。从遗传易感性上看，JGCT 可作为非遗传性先天性综合征，包括 Ollier 病（内生性软骨瘤病）和 Maffucci 综合征（内生性软骨瘤病和血管瘤病）的组成症状之一。婴儿发生的双侧性粒层细胞瘤提示 Goldenhar 综合征（颅面和骨骼异常）或 Potter 综合征。

大体：JGCT 大体表现无特征性，与 AGCT 相似。

组织学：JGCT 以肿瘤细胞的结节样或弥漫性生长为特征，伴有灶状分布的不同大小、不同形状的巨滤泡，滤泡腔内含嗜酸性或嗜碱性液体。典型的粒层细胞为圆形，胞质丰富，嗜酸性，无明显的核沟，核分裂象多见。其可无 Call-Exner 小体，偶尔可见巨核细胞、多核细胞及奇异形细胞。JGCT 需与高钙血症型小细胞癌相鉴别，两者均可发生在儿童和年轻女性。JGCT 有雌激素增高的表现，而高钙血症型小细胞癌以高钙血症为主要临床表现；20% 的小细胞癌在就诊时已发生卵巢外转移，这在 JGCT 非常少见。

免疫表型：肿瘤细胞表达抑制素 A，而小细胞癌阴性。小细胞癌常表达神经内分泌标志物。

3. **支持细胞瘤**　由排列成实性或空心小管的支持细胞构成。伴 Peutz-Jeghers 综合征（PJS）者以单纯或复杂的环状小管为主。

大体：肿瘤为单侧性，平均直径为 7～9cm，界清，实性，表面光滑，呈分叶状，切面呈黄褐色。体积较大的肿瘤可发生坏死和囊性变。

组织学：肿瘤细胞排列成管状结构，小管可为实心或中空的。单纯性小管由基膜样物质包绕，中心为透明小体。复杂性小管形成多个囊腔，腔内为透明小体，周围由厚的基膜样物质包围。一些肿瘤以胞质内含大量脂质的细胞为主要成分，故也称为"类脂性滤泡瘤"。

免疫表型：瘤细胞表达 CKpan、Vimentin 和抑制素 A，50% CD99、钙网蛋白阳性。

电镜：电镜下 Charcot-Bottercher（CB）细丝和 Spangaro 小体是 Sertoli 细胞瘤的诊断特征，这些小体是细胞内微丝的聚合物，但并非所有细胞都出现。在复杂性的管型，即伴环状小管的性索中最常出现 CB 细丝。

4. **环状小管性索肿瘤**　由性索成分排列成单纯性或复杂性环状小管而构成的肿瘤。

大体：不伴 PJS 者为单侧性，伴 PJS 者常为双侧性。伴 PJS 的肿瘤肉眼常难看出，如果能看出，肿瘤常为多发，直径多＜3cm，2/3 的患者为双侧性；不伴 PJS 者直径可＞3cm。肿瘤的切面呈实性、黄色，可出现钙化或囊性变。

组织学：环状小管性索肿瘤以胞质浅染的 Sertoli 细胞围绕单个或多个透明小体排列成小管状为特征，可混合存在典型的 Sertoli 细胞管。伴 PJS 的环状小管性索肿瘤，小管弥散存在于卵巢间质中，不连接成片；而不伴 PJS 者可见成片的肿瘤，由单纯或复杂的小管构成。常可出现以长的实性小管为特征的分化好的 Sertoli 细胞瘤区域和（或）微滤泡型的粒层细胞瘤区域。50%伴 PJS 的环状小管性索肿瘤可出现透明小体的钙化。

电镜：部分病例可见 CB 细丝，虽不是该病的确诊依据，但 CB 细丝的出现可确定性索成分为 Sertoli 细胞。

（四）混合性性索-间质肿瘤

肿瘤由不同分化程度的支持细胞、类似睾丸网上皮细胞的肿瘤细胞、类似成纤维细胞和间质细胞的肿瘤细胞构成，可由单一或多种细胞混合构成。

1. 支持-间质细胞肿瘤（SLCT）　由不同比例的支持细胞和间质细胞构成的肿瘤，也称男性母细胞瘤。该肿瘤罕见，分为高分化、中分化、低分化，其中高分化者 ICD-O 编码为/0，意为良性；中分化者 ICD-O 编码为/1，意为潜在恶性；低分化者 ICD-O 编码为/3，意为高度恶性，侵袭性强。

大体：90%以上为单侧，呈实性或囊实性。肿瘤大小差异很大，最大者直径可达 35cm（平均直径 12cm）。切面实性区域呈淡黄色、粉红色或灰色。其可见出血、坏死区。

组织学：多呈小管状或实性结构，支持细胞排列呈开放或闭合的小管状，细胞轻度异型，小管周围梭形细胞间可见小片嗜酸性胞质的间质细胞。梭形细胞与排列呈条索状或小管状支持细胞逐渐移行过渡。高分化者核分裂象少见，中分化者核分裂象平均为 5 个/10HPF，而低分化者核分裂象可＞20 个/10 HPF，有明显异型性，可出现类似于幼稚性腺成分的肉瘤样间质。

免疫表型：肿瘤细胞表达抑制素 A、Calretinin、Vimentin 及 CD99。

2. SLCT 伴异源性成分　指 SLCT 含一定量的异源性非性索间质固有成分，仅见于中低分化 SLCT 和网状型 SLCT 者，占 SLCT 的 20%以上。异源性成分包括上皮（黏液上皮、神经上皮及类癌）和（或）间叶成分（软骨、横纹肌等）及由这些组织起源的肿瘤。含间叶成分或神经母细胞瘤成分的 SLCT 预后较差，而含胃肠上皮或类癌成分者则对预后无明显影响。

大体：肿瘤呈囊实性，囊腔内可为黏液。有时从大体上可观察到异源性成分，如软骨或骨组织。

组织学：异源性成分以上皮多见，其中黏液上皮常为良性的胃肠上皮，但也可为交界性或恶性上皮。少数 SLCT 可见间叶性异源成分，如软骨、骨骼肌或横纹肌肉瘤成分。

免疫表型：性索成分不同程度地表达 Vimentin、CKpan、抑制素 A，异源性成分中黏液上皮表达 CK7，异源性间叶性成分表达相应的软组织标志物。

3. 网状型 SLCT　由组织学上与睾丸网相似的相互吻合的裂隙样腔隙结构组成的 SLCT。

大体：类似于 SLCT。

组织学：支持-间质细胞形成网状结构，少数伴有乳头状多囊结构，主要为裂隙样结构的复杂微囊、扩张的微囊与性索成分相延续。微囊内衬扁平、柱状细胞，腔内常含有浓缩的嗜酸性胶样物。网状型 SLCT 也可伴有异源性成分。

免疫表型：网状区表达 CKpan 和抑制素 A，而性索间质区不表达。

（五）混合性或未分类的性索–间质肿瘤

混合性或未分类的性索-间质肿瘤是指不属于粒层细胞、支持-间质细胞或甾体细胞肿瘤的卵巢性索-间质肿瘤。

1. 两性母细胞瘤（gynandroblastoma） 由分化好的支持细胞和粒层细胞成分混合构成的罕见的卵巢肿瘤，第二种细胞成分＞10%，多为潜在恶性，但也可有高度恶性。

大体：肿瘤大小差异很大，大者直径可达 28cm，切面实性为主，可有少量囊腔。

组织学：典型表现为支持细胞构成的中空小管与岛屿状的粒层细胞混合存在，后者排列呈微滤泡结构。混合成分为幼年型粒层细胞瘤或中分化支持-间质细胞瘤时为恶性潜能肿瘤，为低分化支持-间质细胞瘤时为高度恶性肿瘤。其可伴有异源性成分。

2. 未分类的性索-间质肿瘤（unclassified sex cord-stromal tumor） 为发生于卵巢的无明显睾丸或卵巢分化的性索-间质肿瘤，占卵巢性索-间质肿瘤的 5%～10%。病理上界于粒层细胞-间质瘤和 Sertoli 细胞-间质瘤之间。临床上常可见雌激素、雄激素水平增高。预后与相应级别的粒层细胞瘤及支持-间质细胞肿瘤相同。

六、生殖细胞肿瘤

生殖细胞肿瘤是指由原始生殖细胞向多个方向分化的一组异质性肿瘤，大部分起源于卵巢不同发育阶段的生殖细胞。专家认为肿瘤是起源于胚胎发育第 6 周时迁徙入卵巢的原始生殖细胞，小部分也可起源于成年女性生殖系统的非生殖性干细胞。

（一）生殖细胞肿瘤的分类

生殖细胞肿瘤的分类如表 6-3 所示。

表 6-3　2014 版 WHO 卵巢生殖细胞肿瘤分类及 ICD–O 编码（中英文对照）

生殖细胞肿瘤	Germ cell tumors	ICD-O/
无性细胞瘤	Dysgerminoma	9060/3
卵黄囊瘤	Yolk sac tumor	9071/3
胚胎性癌	Embryonal carcinoma	9070/3
非妊娠性绒毛膜癌	Non-gestational choriocarcinoma	9100/3
成熟性畸胎瘤	Mature teratoma	9080/0
未成熟性畸胎瘤	Immature teratoma	9080/3
混合性生殖细胞肿瘤	Mixed germ cell tumor	9085/3
单胚层畸胎瘤和起源于皮样囊肿的 体细胞型肿瘤	Monodermal teratoma and somatic-type tumors arising from a dermoid cyst	
良性甲状腺肿	Struma ovarii, benign	9090/0
恶性甲状腺肿	Struma ovarii, malignant	9090/3
类癌	Carcinoid	8420/3
甲状腺肿类癌	Strumal carcinoid	9091/1

续表

黏液性类癌	Mucinous carcinoid	8243/3
神经外胚层型肿瘤	Neuroectodermal-type tumors	
皮脂腺肿瘤	Sebaceous tumors	
皮脂腺瘤	Sebaceous adenoma	8410/0
皮脂腺癌	Sebaceous carcinoma	8410/3
其他罕见的单胚层畸胎瘤	Other rare monodermal teratoma	
癌	Carcinomas	
鳞癌	Squamous cell carcinoma	8070/3
其他	Others	
生殖细胞-性索-间质肿瘤	Germ cell-sex cord-stromal tumors	
性腺母细胞瘤,包括性腺母细胞瘤伴恶性生殖细胞肿瘤	Gonadoblastoma, including gonadoblastoma with malignant germ cell tumor	9073/1
未分类生殖细胞-性索-间质肿瘤	Mixed germ cell-sex cord-stromal tumors, unclassified	8594/1

（二）生殖细胞肿瘤

1. 无性细胞瘤　主要是由单一成分的原始生殖细胞构成的肿瘤。

大体：肿瘤界线清楚，90%为单侧，10%有明显对侧卵巢受累，其中的 10%为活检发现的隐匿性病灶。肿瘤平均直径为15cm，切面呈一致实性，可呈分叶状，灰白色或淡褐色，可出现不规则的坏死区及囊性变或大面积钙化。

组织学：由单一的、多角形的、胞质淡染的、一致核的瘤细胞组成。核分裂象多少不一。瘤细胞聚集成条索或巢状，有时瘤细胞间缺乏黏附性而形成假腺样结构。瘤细胞巢间常为薄的含血管的纤维性间隔，偶尔可为厚的间隔，常有数量不等的淋巴细胞浸润。

免疫表型：瘤细胞表达 CD117 和胎盘样碱性磷酸酶（PLAP），可表达 D2-40、OCT-4、NANOG 和 SALL4。

2. 卵黄囊瘤　为形态学上呈异型性、原始畸胎瘤样的恶性肿瘤。其可分化成多种内胚层结构：原肠及胚外衍生物（第二卵黄囊）、体细胞胚胎性成分（小肠和肝脏）。这类肿瘤含较多的上皮样成分，常表达 AFP。

大体：肿瘤有明显包膜，平均直径为15cm。切面质软、灰黄色，常有出血、坏死和液化区。囊性变可致肿瘤呈蜂窝状。

组织学：肿瘤有多向分化现象，呈明显的异型性。特征性的改变：疏松筛网状的微囊和迷宫样的裂隙伴有嗜碱性黏液样基质；微囊和裂隙内衬有不同程度异型性透明的上皮细胞；细胞质含抗淀粉酶 PAS 阳性透明小体形成的透明不规则的基膜样物质；约有20%的病例可见表面被覆上皮细胞的纤维血管轴心的乳头状结构，即所谓的 Schiller-Duval 小体，与大鼠的胎盘卵黄囊相似。

少见的组织学变异型：多囊性卵黄囊瘤、实性卵黄囊瘤、体壁卵黄囊瘤、腺样型卵黄囊瘤、肝样型卵黄囊瘤。

免疫表型：AFP 为卵黄囊瘤上皮性成分特征性标志物。瘤细胞表达 Ckpan，灶性表达

CD30。卵黄囊瘤 ER 和 PR 阴性，这有助于与子宫内膜样腺癌鉴别。

3. **胚胎性癌**　由与胚盘类似的，呈腺管状、乳头状或实性生长的高度异型上皮样细胞构成的恶性肿瘤。

组织学：由大而原始的高度异型性肿瘤细胞排列成乳头状或裂隙状结构。癌细胞表达 CD30，由于可以与 β-hCG 阳性的合体滋养细胞及早期畸胎瘤分化的组织（如鳞状、柱状、黏液状、纤毛状及肝脏上皮等）并存，故也可有相应的标志物表达，如 AFP、HCG。

4. **非妊娠绒毛膜癌**　主要由细胞滋养细胞、合体滋养细胞和绒毛外滋养叶细胞构成的恶性生殖细胞肿瘤。临床罕见。

大体：肿瘤体积较大，实性为主，切面呈灰红色或灰褐色，可有出血、坏死。

组织学：形态学与妊娠性绒毛膜癌一致。由细胞滋养细胞、合体滋养细胞及绒毛膜外滋养叶细胞混合构成，常可伴有其他生殖细胞成分。

免疫表型：最具特征性的为 β-hCG 阳性，CKpan、人胎盘促乳激素可阳性。

5. **未成熟型畸胎瘤**　含有数量不等的未成熟的、胚胎性成分（通常为未成熟的神经外胚层成分）的多胚层肿瘤。

大体：单侧多见，体积较大，平均直径为 18.5cm。切面为斑驳状、灰褐色，实性为主，可伴出血、坏死、囊性变。

组织学：未成熟型畸胎瘤由数量不等的未成熟胚胎组织构成，多为菊形团的神经外胚层细胞或原始神经管，混合不同比例的成熟组织。神经上皮的菊形团内衬拥挤的嗜碱性细胞，核分裂象多见。常可见未成熟的间叶组织，为排列疏松的黏液样间质伴灶性未成熟的软骨、脂肪、骨样组织和横纹肌组织。

组织学分级：根据未成熟神经上皮的数量分为 1~3 级。

1 级：肿瘤中罕见未成熟神经上皮组织，任何切片不超过 1 个/LPF（40×）。

2 级：肿瘤中可出现未成熟神经上皮组织，但其比例在任何切片中占 1~3 个/LPF（40×）。

3 级：肿瘤中含大量的未成熟神经上皮组织，且其比例在任何切片中＞3 个/LPF（40×）。

免疫表型：未成熟的神经上皮表达 SALL4、SOX2 和 glypican 3。

6. **混合性生殖细胞瘤**　为≥2 种不同的恶性生殖细胞构成的恶性肿瘤。

组织学：最常见无性细胞瘤和卵黄囊瘤的混合性肿瘤。其他成分包括未成熟或成熟型畸胎瘤、胚胎性癌和（或）绒毛膜癌。诊断时应注明混合性生殖细胞瘤所有的成分及其比例。

多数卵巢胚胎性癌实际为恶性混合性生殖细胞瘤，常与卵黄囊瘤混合存在，以胚胎性癌的成分为主。大部分非妊娠性绒毛膜癌中也常存在其他生殖细胞肿瘤成分。

免疫表型：混合不同的肿瘤成分则免疫表型可不同，混合无性细胞瘤则 CD117 和 PLAP 阳性，混合绒毛膜癌则 β-hCG 阳性，混合卵黄囊瘤则 AFP 阳性。

（三）单胚层畸胎瘤和与皮样囊肿相关的体细胞型肿瘤

单胚层畸胎瘤和与皮样囊肿相关的体细胞型肿瘤主要由来源于一个胚层（外或内胚层）组织构成的肿瘤或为与皮样囊肿相关的肿瘤。

1. **卵巢甲状腺肿**　为良性肿瘤，完全或主要由甲状腺组织构成的成熟型畸胎瘤。卵巢甲状腺肿为最常见的单胚层肿瘤。

大体：单侧性，≤10cm，实性，切面呈胶冻状。

组织学：由正常或增生的甲状腺组织构成，与甲状腺瘤的结构类似，可为微/巨滤泡、梁状和实性。甲状腺球蛋白和 TTF1 阳性表现有助于诊断。

2. 卵巢恶性甲状腺肿　诊断标准与甲状腺的恶性病变相同，乳头状癌（85%）可见特征性毛玻璃样核。滤泡性癌的诊断比较困难，因为卵巢甲状腺肿常缺乏完整的包膜且边界不规则。

3. 类癌　是含有大量分化好的神经内分泌细胞且多数亚型与胃肠道类癌相似的卵巢肿瘤。可单独发生或与皮样囊肿、黏液性囊腺瘤及 Brenner 瘤混合发生，也可以是仅含甲状腺肿单独成分的类癌。

大体：30%～60% 为单侧性，常呈突向皮样囊肿腔内的褐色结节（直径＜5cm），或为有小囊腔的实性包块。切面质地一致，呈褐色或黄色。

组织学：①岛状型类癌占 26%～53%，与中肠来源的类癌相似；②梁状型类癌占 23%～29%，与后肠或前肠来源的类癌相似；③黏液型类癌占 1.5%，与发生于阑尾的杯状细胞类癌相似；④甲状腺肿类癌占 26%～44%，由不同比例的甲状腺组织和类癌构成；⑤混合型类癌为岛状型和梁状型类癌的混合癌。

免疫表型：癌细胞至少表达一种神经内分泌标志物（如 CgA、Syn、CD56、Leu-7），也可表达多种肽类激素，如胰多肽、胃泌素、血管活性肠肽和胰高血糖素。

4. 神经外胚层肿瘤　是发生于卵巢、几乎全部由神经上皮组织构成的肿瘤，与神经系统的相应肿瘤有类似的分化，为恶性肿瘤，低分化者预后差。

大体：单侧、实性多见，直径为 4～20cm。切面呈灰红色，质脆，也可为囊性包块，囊腔内或表面可见乳头状赘生物。

组织学与神经系统的相应肿瘤一致，可分为 3 种类型：①高分化型，如室管膜瘤；②低分化型，如原始神经外胚叶肿瘤（PNET）；③间变型，如多型性胶质母细胞瘤。

室管膜瘤和间变型胶质瘤 GFAP 阳性。PNET 特征性表达 CD99、Vimentin，而 GFAP、CKpan、结蛋白、CgA、抑制素 A 为阴性，有助于与小细胞癌及幼年型粒层细胞瘤鉴别。

5. 畸胎瘤成分伴发的恶性肿瘤

（1）鳞癌：成熟型囊性畸胎瘤伴发的癌罕见，报道的病例多发生在绝经后妇女（51～62岁）。鳞癌多为畸胎瘤头结区恶变所致，预后较差，5 年生存率为 15%～52%，多数患者在 9个月内死亡。

（2）腺癌：预后与鳞癌相似。

（3）肉瘤：发病年龄较鳞癌年轻，为畸胎瘤的间叶成分恶变所致，可为平滑肌肉瘤、血管肉瘤、骨肉瘤等。

（4）黑色素瘤：卵巢原发性黑色素细胞瘤罕见，远比转移性者少。伴发黑色素瘤的皮样囊肿者 50% 病例为临床 I 期，2 年存活率高。

（四）生殖细胞-性索-间质肿瘤

生殖细胞-性索-间质肿瘤由生殖细胞和性索-间质成分混合构成，除伴恶性生殖细胞成分外，临床多数为良性。

1. 性腺母细胞瘤　由与无性细胞瘤或精原细胞瘤非常相似的肿瘤细胞和性索衍生物（如未成熟 Sertoli 细胞或粒层细胞）混合构成的肿瘤，有潜在恶性，可有假两性畸形。

大体：多≤8cm，切面颜色和质地随性腺母细胞瘤的形态、透明变性、钙化程度及是否有其他恶性生殖细胞成分不同而不同。

组织学：由两种类型的细胞构成。一种为与无性细胞瘤或精原细胞瘤相似的生殖细胞；

另一种为性索的衍生物，类似于未成熟 Sertoli 细胞和粒层细胞，可含有黄素化的间质细胞。生殖细胞核分裂象可活跃，超微结构及免疫组化与无性细胞瘤或精原细胞瘤相似。

2. 混合性生殖细胞-性索-间质肿瘤　由生殖细胞和性索衍生物混合而成，组织学上不同于性腺母细胞瘤。该肿瘤发生于基因表型正常的女性，常发生于婴幼儿，偶有发生于绝经后妇女的报道，有潜在恶性。

大体：肿瘤体积较大，直径为 7.5～18cm，多为单侧、实性，有光滑的灰色或灰黄色包膜，切面呈灰红色、黄色或淡褐色，无钙化。

组织学：由生殖细胞和类似于未成熟的 Sertoli 细胞或粒层细胞的性索间质衍生物混合构成的肿瘤。可有如下结构：①狭长的、分支状的条索或小梁；②实性小管构成管状结构；③生殖细胞和性索源性的细胞随意排列；④以上 3 种排列方式混合存在。

七、卵巢其他肿瘤

（一）卵巢其他肿瘤分类

卵巢其他肿瘤分类如表 6-4 所示。

表 6-4　2014 版 WHO 卵巢其他肿瘤分类及 ICD-O 编码（中英文对照）

杂类肿瘤	Miscellaneous tumors	ICD-O/
卵巢网肿瘤	Tumors of rete ovarii	
卵巢网腺瘤	Adenoma of rete ovarii	9110/0
卵巢网腺癌	Adenocarcinoma of rete ovarii	9110/3
Wolffian 肿瘤	Wolffian tumor	9110/1
小细胞癌，高钙血症型	Small cell carcinoma, hypercalcaemic type	8044/3
小细胞癌，肺型	Small cell carcinoma, pulmonary type	8041/3
Wilms 肿瘤	Wilms tumor	8960/3
副节瘤	Paraganglioma	8693/1
实性假乳头性肿瘤	Solid pseudopapillary neoplasm	8452/1
间皮肿瘤	Mesothelial tumours	
腺瘤样瘤	Adenomatoid tumour	9054/0
间皮瘤	Mesothelioma	9050/3
软组织肿瘤	Soft tissue tumours	
黏液瘤	Myxoma	8840/0
其他	Others	
淋巴样和髓样肿瘤	Lymphoid and myeloid tumours	
淋巴瘤	Lymphomas	
浆细胞瘤	Plasmacytoma	9734/3
髓样肿瘤	Myeloid neoplasms	
继发性肿瘤	Secondary tumours	

（二）杂类肿瘤

杂类肿瘤为一组起源不定或不同的卵巢良性或恶性肿瘤。

1. **小细胞癌，高钙血症型**　由小细胞构成的伴有高钙血症的未分化癌。临床上典型者发生于年轻女性，2/3 的患者伴旁分泌性高钙血症，临床上可出现高血钙危象。

大体：肿瘤体积常较大，实性为主，切面呈灰白色，常伴有局灶出血、坏死和囊性变。

组织学：癌细胞弥漫性生长，但也可呈小岛状、梁状或条索状，常形成滤泡样的腔隙，腔内含嗜酸性液性物质，典型者癌细胞小，胞质少，核染色深，核分裂象多见。少数病例由胞质丰富、嗜酸性的大细胞组成，核仁明显，称为大细胞亚型。

免疫表型：常表达 CKpan、EMA、CD10、WT1 和 Calretinin，不同程度表达 Vimentin。

电镜特征：瘤细胞具有上皮细胞的表现，含有桥粒，可见紧密连接。细胞质内可见特征性扩张的含无定型物质的粗面内质网。几乎没有神经内分泌颗粒。

2. **小细胞癌，肺型**　发生于卵巢的、与肺的小细胞癌相似的神经内分泌癌，也称为神经内分泌型小细胞癌，有高度侵袭性。

大体：体积较大，实性，局部呈囊性，常见出血、坏死。

组织学：与发生于肺的小细胞癌相似，癌细胞核的染色质呈细点彩状，无核仁，核间有压迹，细胞质稀少，核分裂象多见。常伴有卵巢上皮性肿瘤，多为子宫内膜样腺癌。

免疫表型：癌细胞仅部分表达 CKpan，不同程度表达神经内分泌标志物，如 Syn、CgA、CD56 和 NSE。部分病例表达 TTF1，但并不能说明是肺小细胞癌的转移。

3. **大细胞神经内分泌癌**　由神经内分泌分化的大细胞构成的肿瘤，有高度侵袭性。

组织学：由弥漫的中大细胞组成，异型性明显，胞质丰富，核仁明显，核分裂象多见。

免疫表型：癌细胞不同程度表达神经内分泌标志物，如 Syn、CgA、CD56 和 NSE。

4. **实性假乳头肿瘤**　该肿瘤形态学与胰腺相同名称的肿瘤基本相同，罕见，低度恶性。

5. **卵巢恶性间皮瘤**　为全部或大部分位于卵巢表面和（或）卵巢门部的恶性间皮肿瘤。其预后可能与腹膜弥漫性间皮瘤类似。

大体：肿瘤为实性，直径为 3～15cm，多数为双侧性。

组织学：肿瘤常累及浆膜和卵巢实质，组织学特点和免疫表型与腹膜间皮瘤类似。

免疫表型：肿瘤细胞表达 Calretinin、钙网蛋白、Mesothelin、Ber-EP4、WT1 和 CK5/6。

6. **卵巢 Wolff 管肿瘤**　可能起源于 Wolff 管，也称为网状型 Wolff 管肿瘤。由上皮细胞排列成不同形式，子宫阔韧带是 Wolff 管肿瘤最常见的部位，卵巢也可发生，有潜在恶性，当细胞核出现异型性，核分裂象增多时，提示肿瘤可能为恶性。

组织学：瘤细胞弥漫排列或呈实性、中空的小管或筛状结构，也可几种形式混合存在。

免疫表型：肿瘤表达 CA5.2、CK7、CK19、Vimentin 和 CD10，抑制素 A 呈弱阳性。CK20、34βE12、B72.3、CEA 和 EMA 阴性。

7. **Wilms 瘤**　原发于卵巢的 Wilms 瘤，仅有数例报道。组织学具有典型的肾 Wilms 瘤的结构特征，包括小管、肾小球样结构及胚基，无畸胎瘤成分，为恶性肿瘤。

（三）淋巴样和髓样肿瘤

1. **淋巴瘤**　卵巢的淋巴瘤可为原发性或继发性。

大体：近 50% 累及双侧卵巢，肿瘤体积较大，有完整包膜。切面呈白色、褐色或灰红色，偶有灶性出血、坏死。

☆☆☆☆

组织学与免疫表型：与其他部位的淋巴瘤相似。

2. 髓样肿瘤（白血病）　为造血细胞发生变化的恶性肿瘤，可为原发性或继发性，后者更常见。

大体：肿瘤常较大，单侧或双侧，实性、质地较软，呈白色、黄色或红棕色，偶尔为绿色，故称为"绿色瘤"。

组织学与免疫表型：与其他部位白血病相似，MPO、CD68、CD43 阳性。

（四）继发性肿瘤

继发性肿瘤为原发于卵巢以外、转移至卵巢的恶性肿瘤，包括邻近器官直接蔓延到卵巢。同时发生于子宫与卵巢的组织结构相似的肿瘤多数为独立发生，而非相互转移。

大体：70%的卵巢转移性肿瘤为双侧性，多为卵巢表面或卵巢实质内的实性结节。卵巢 Krukenberg 瘤常双侧发生，呈肾形，表面光滑，多为淋巴管逆行性转移所致。

组织学：若发现卵巢表面有种植性、多结节肿瘤或血管内癌栓时，可能是通过腹腔或血行转移至卵巢的。原发性肿瘤的部位不同，卵巢转移性肿瘤的组织学表现也不同。

鉴别诊断如下。

（1）转移性结肠腺癌：易与卵巢原发性子宫内膜样或黏液性肿瘤混淆。转移性结肠腺癌腺腔内出现坏死碎片及灶性节段性腺体坏死，偶尔可出现杯状细胞，细胞异型性比子宫内膜样癌更明显。

（2）转移性黏液性癌：与卵巢原发性黏液性肿瘤非常相似。转移性黏液性癌分化良好，易误认为卵巢交界性或良性黏液性肿瘤。卵巢转移性黏液性腺癌可能来源于大肠、胰腺、胆道和阑尾。支持转移性肿瘤的特点为双侧性、卵巢表面种植，瘤细胞在增生的纤维性间质中不规则浸润，呈单细胞、印戒细胞、血管浸润等。

（3）Krukenberg 瘤：需与卵巢原发性或其他转移性肿瘤相鉴别，包括透明细胞腺癌、黏液性（含杯状细胞）类癌及一些含非黏液性物质的印戒细胞样卵巢肿瘤。

（4）转移性移行细胞癌：与卵巢恶性 Brenner 肿瘤的鉴别非常困难，需要结合临床资料。

（5）肾癌转移至卵巢：罕见，一旦发生，必须与原发性透明细胞癌鉴别。转移性肾细胞癌常显示窦隙状血管、一致的透明细胞，而无鞋钉样细胞，缺乏透明的乳头及黏液。免疫组化标记有助于卵巢腺癌与其他部位的转移性腺癌的鉴别。

（6）转移性类癌：可能与卵巢原发性类癌、粒层细胞瘤、Sertoli-Leydig 细胞瘤、Brenner 瘤、腺纤维瘤或子宫内膜样癌混淆。双侧性或卵巢外扩散是转移性类癌的重要特点。

（7）转移性恶性黑色素瘤：可能与原发性恶性黑色素瘤混淆，后者常伴有皮样囊肿。

（8）淋巴瘤或白血病累及卵巢：与原发性肿瘤类似，但罕见卵巢包块。淋巴瘤与无性细胞瘤的鉴别诊断有时困难，但淋巴瘤免疫标志物和 PLAP、CD117 可以帮助两者鉴别。

第二节　腹　膜　肿　瘤

腹膜肿瘤（peritoneal tumors）是指原发于腹膜，且内脏器官无原发瘤的罕见肿瘤，可为良性或恶性。腹膜恶性肿瘤无明显临床特异性，如腹部不适、腹胀、消化功能紊乱和腹水，腹部包块和盆腔疼痛比较少见。腹膜恶性肿瘤的扩散主要源于原发灶肿瘤细胞的脱落。

一、腹膜肿瘤分类

腹膜肿瘤分类如表 6-5 所示。

表 6-5　2014 版 WHO 腹膜肿瘤分类及 ICD-O 编码（中英文对照）

中文	英文	ICD-O/
间皮肿瘤	Mesothelial tumors	
腺瘤样瘤	Adenomatoid tumor	9054/0
高分化乳头状间皮瘤	Well-differentiated papillary mesothelioma	9052/0
恶性间皮瘤	Malignant mesothelioma	9050/3
Mullerian 型上皮肿瘤	Epithelial tumors of Mullerian type	
浆液性交界性肿瘤/不典型增生性浆液性肿瘤	Serous borderline tumor/Atypical proliferative serous tumor	8442/1
低级别浆液性癌	Low-grade serous carcinoma	8460/3
高级别浆液性癌	High-grade serous carcinoma	8461/3
其他	Others	
平滑肌肿瘤	Smooth muscle tumors	
腹膜播散性平滑肌瘤病	Leiomyomatosis peritonealis disseminate	8890/1
未肯定起源的肿瘤	Tumors of uncertain origin	
促结缔组织增生性小圆细胞肿瘤	Desmoplastic small round cell tumor	8806/3
杂类原发性肿瘤	Miscellaneous primary tumors	
孤立性纤维性肿瘤	Solitary fibrous tumor	8815/1
恶性孤立性纤维性瘤	Solitary fibrous tumor, malianant	8815/3
盆腔纤维瘤病	Pelvic fibromatosis	8822/1
炎性肌纤维母细胞瘤	Inflammatory myofibroblastic tumor	8825/1
钙化性纤维肿瘤	Calcific fibrous tumor	8817/0
胃肠外间质肿瘤	Extra-gastrointestinal stromal tumor	8936/3
子宫内膜样间质肿瘤	Endometrioid stromal tumors	
低级别子宫内膜样间质肉瘤	Low-grade endometrioid stromal sarcoma	8931/3
高级别子宫内膜样间质肉瘤	High-grade endometrioid stromal sarcoma	8930/3
瘤样病变	Tumor-like lesion	
间皮增生	Mesothelial hyperplasia	
腹膜包涵囊肿	Peritoneal inclusion cysts	9055/0
移行细胞化生	Transitional cell metaplasia	
子宫内膜异位症	Endometriosis	

续表

输卵管内膜异位症	Endosalpingiosis
组织细胞结节	Histiocytic nodule
异位蜕膜	Ectopic decidua
脾种植	Splenosis
其他	Others
继发性肿瘤	Secondary tumors
转移性癌	Metastatic carcinoma
低级别黏液性肿瘤伴腹膜假黏液瘤	Low-grade mucinous neoplasm associated with pseudomyxoma peritonei
转移性肉瘤	Metastatic sarcoma
胶质瘤病	Gliomatosis

二、腹膜肿瘤各论

（一）间皮肿瘤

间皮肿瘤是由腹膜腔内衬的间皮细胞发生的腹膜良性或恶性肿瘤。病因学上认为部分高分化乳头状间皮瘤、腹膜恶性弥漫型间皮瘤可能与接触石棉有关。腹膜间皮瘤与胸膜间皮瘤不同，有相当一部分病例临床经过相对惰性。形态学上常无法区分预后好与预后差的间皮肿瘤。与恶性弥漫型间皮瘤比较，高分化乳头型间皮瘤常为局限性，预后相对较好。

1. 腹膜恶性间皮瘤　是腹膜腔内衬的间皮细胞起源的恶性肿瘤，主要分为弥漫型、乳头型、蜕膜样型、肉瘤样型。弥漫型间皮瘤发生的平均年龄为 50 岁，与发生于女性苗勒系统的良性肿瘤、恶性肿瘤比较，腹膜原发性间皮肿瘤更为罕见。

大体：肿瘤为多结节性，结节直径＜1.5cm。与腹膜转移癌及原发浆液性癌难以鉴别。

组织学：弥漫型是最常见的恶性间皮瘤类型。由一致性的肿瘤细胞组成，常呈乳头状生长，瘤细胞胞质丰富、嗜酸性。

免疫表型：CK5/6、Calretinin、WT1 及 D2-40 阳性，但间皮细胞的标志物特异性较差。

2. 高分化乳头型间皮瘤　由灶性的、分化好的、一致的立方状或扁平的单层间皮细胞组成的乳头状或管状结构组成。肿瘤为良性，偶尔轻度细胞异型，核分裂象罕见，部分可见砂砾体。常见大量纤维组织内不规则的腺样结构，可能易与灶性恶性间皮瘤或腺癌混淆。患者平均年龄为 58 岁，可根据没有腹腔手术史、其他腹膜反应性增生病史，腹膜病理出现明确的乳头结构时应考虑高分化乳头状间皮瘤。

3. 多囊性间皮瘤　为良性肿瘤，但少数可复发或进展为恶性弥漫型间皮瘤。该肿瘤主要发生于中青年女性，可有腹部慢性疼痛伴腹腔、盆腔肿块，也可在剖腹术中意外发现。约 8% 的患者可死于此型间皮瘤。病因学上未发现与石棉接触相关。

大体：多囊的、孤立的、半透明的、成簇葡萄样的多灶性或弥漫性肿块，囊腔内充满液体，直径常＜1.0cm。

组织学：肿瘤由内衬一层或多层扁平或立方状间皮细胞的多囊构成。瘤细胞常无异型性，核分裂象罕见。其可出现鞋钉样细胞，灶性间皮细胞增生。纤维间隔常较明显，局部可出现腺瘤样瘤的改变。

（二）苗勒型上皮性肿瘤（腹膜原发性肿瘤）

苗勒型上皮性肿瘤（腹膜原发性肿瘤）是指肿瘤主体发生在腹膜、形态上与卵巢浆液性肿瘤类似的上皮性肿瘤。

1. 高级别浆液性癌（HGSC） 是发生于腹膜、组织学上类似于卵巢 HGSC 的恶性肿瘤，是最常见的腹膜恶性肿瘤类型，以往也称原发性腹膜癌（primary peritoneal carcinoma, PPC）。目前认为 PPC 起源于输卵管黏膜上皮，而非卵巢表面上皮。腹膜 HGSC 发生的中位年龄为62 岁，5%的卵巢上皮性肿瘤实际上为腹膜 HGSC。腹膜 HGSC 的分期、治疗及预后与卵巢 HGSC 类似。若腹膜发生透明细胞癌、黏液性腺癌、移行细胞癌或鳞癌，多认为是来源于子宫内膜异位恶变、转移性癌（多见黏液性腺癌转移）或上皮化生后的癌变。

诊断腹膜 HGSC 必须具备以下条件：①双侧卵巢大小正常或因良性病变而增大；②卵巢外病变比任何一侧卵巢表面的病灶体积大；③病变未累及卵巢实质，仅局限于卵巢表面而无间质浸润；或累及卵巢皮质 <5mm×5mm。组织学及免疫表型：与卵巢的 HGSC 相似。

2. 低级别浆液性癌（LGSC） 组织学与免疫表型特征与卵巢的 LGSC 相同。

3. 腹膜原发性浆液性交界性肿瘤/非典型增生浆液性肿瘤 是无卵巢实质浸润或卵巢表面仅有少量肿瘤细胞浸润，病变可局限或弥漫粟粒状的浆液性交界性肿瘤。发病年龄为16～67 岁，平均为 32 岁，不育和腹痛为最主要的临床症状，预后相对较好。组织学：与卵巢交界性浆液性肿瘤类似，砂砾体是其显著特征。

（三）平滑肌肿瘤

播散性腹膜平滑肌瘤是一种罕见的、良性、多结节状平滑肌增生性的腹膜病变。肿瘤细胞来源于平滑肌，手术不彻底者易复发。

（四）起源未定的肿瘤

促纤维增生性小圆细胞肿瘤 是起源不定的腹膜恶性肿瘤，瘤细胞多向分化，非常罕见，平均年龄为 19 岁，预后较差。

组织学：该瘤由纤维间质分隔的上皮样小圆细胞结节构成。瘤细胞一致，胞质稀少，细胞界线不清楚。细胞核小，核染色深，核分裂象多见。细胞结节周围为显著增生的纤维性间质。

免疫表型：瘤细胞胞质 desmin 呈逗点样表达是 DSRCT 的特征。其还可表达上皮性标志物（CKpan、EMA）；神经内分泌标志（Syn、CgA）；肌源性/间叶性标志（desmin/vimentin）。

（五）杂类原发性肿瘤

1. 孤立性纤维性肿瘤 是一类伴有明显的血管外皮瘤样结构的、成纤维细胞起源的间叶性肿瘤。当肿瘤细胞具有明显的异型性，核分裂象增多（>4 个/10HPF），并出现坏死，则称为恶性孤立性纤维性肿瘤。90%～95%的肿瘤细胞表达 CD34，20%～25%的肿瘤表达 EMA、SMA。

2. 盆腔纤维瘤病 发生在盆腔，由肌成纤维细胞/成纤维细胞组成的局部侵袭性无转移潜能的肿瘤。

3. 炎性肌纤维母细胞肿瘤 是一种好发于青少年的交界性肿瘤，可有阴道出血及腹痛，也可见体重减轻及发热。

大体：肿块呈息肉状，或肌壁间肿块膨胀性生长，边界不清，切面呈灰白色，肉质软或胶样。

组织学：瘤细胞呈梭形、多边形或星形，呈束状交叉排列，背景细胞稀疏黏液样或玻璃样变性，核分裂象<5/10HPF，常见淋巴浆细胞浸润，为潜在恶性肿瘤。

免疫表型：约50%肿瘤表达ALK-1。而SMA及Desmin阴性或仅呈弱阳性。

4. 胃肠外间质肿瘤　发生在盆腹腔的胃肠外恶性GIST，主要由梭形细胞组成，表达CD117、CD34和Dog-1。

5. 钙化纤维性肿瘤　是发生在腹膜、伴有钙化的纤维性良性肿瘤。

6. 子宫内膜样间质肿瘤　发生在腹膜的子宫内膜样间质肿瘤，分为低级别和高级别，可能与腹膜的子宫内膜异位症相关。组织学和免疫表型与发生在子宫的同名肿瘤相同。

（六）继发性肿瘤

低级别黏液性肿瘤伴腹膜假黏液瘤几乎多为转移瘤，可源于卵巢，但更可能源于阑尾和胃肠道。资料显示，真正的卵巢低级别黏液瘤几乎均为 I 期，因此出现腹膜假黏液瘤时已基本可以排除了卵巢来源性。

有人将上皮细胞呈良性或交界性的腹膜假黏液瘤称为播散性腹膜腺黏液蛋白病（disseminated peritoneal adenomucinosis, DPAM），该病临床进展缓慢；当上皮成分为恶性时，称为腹膜黏液性癌病（peritoneal mucinous carcinomatosis），该瘤多来源于阑尾或结肠，临床经过常是致命性的。低级别黏液性肿瘤伴腹膜假黏液瘤也可发生于没有卵巢囊性肿瘤的妇女或男性，在这些情况下，肿瘤几乎来源于胃肠道，阑尾是最常见的部位。当同时存在阑尾黏液性肿瘤和卵巢黏液性囊性肿瘤时，多数研究者认为卵巢病变是继发的，但也有同时原发的可能性。

第三节　输卵管肿瘤

输卵管肿瘤少见，其组织学形态与卵巢相应的同名称肿瘤基本相同，因此本节不再赘述，仅将与前有所不同的输卵管上皮癌前病变，即浆液性输卵管上皮内癌做一介绍。

一、输卵管肿瘤的分类

输卵管肿瘤的分类如表 6-6 所示。

表 6-6　2014 版 WHO 输卵管肿瘤分类及 ICD-O 编码（中英文对照）

上皮性肿瘤和囊肿	Epithelial tumors and cysts	ICD-O/
水泡囊肿	Hydatid cyst	
良性上皮肿瘤	Benign epithelial tumors	
乳头状瘤	Papilloma	
浆液性腺纤维瘤	Serous adenofibroma	9014/0
上皮癌前病变	Epithelial precursor lesion	
浆液性输卵管上皮内癌	Serous tubal intraepithelial carcinoma（STIC）	8441/2
上皮性交界性肿瘤	Epithelial borderline tumor	
浆液性交界性肿瘤/不典型 　　增生性浆液性肿瘤	Serous borderline tumor/Atypical proliferative 　　serous tumor（SBT/APST）	8442/1
恶性上皮性肿瘤	Malignant epithelial tumors	
低级别浆液性癌	Low-grade serous carcinoma	8460/3

续表

高级别浆液性癌	High-grade serous carcinoma	8461/3
子宫内膜样癌	Endometrioid carcinoma	8380/3
未分化癌	Undifferentiated carcinoma	8020/3
其他	Others	
黏液性癌	Mucinous carcinoma	8480/3
移行细胞癌	Transitional carcinoma	8120/3
透明细胞癌	Clear cell carcinoma	8130/3
瘤样病变	Tumor-like lesions	
输卵管黏膜增生	Tubal hyperplasia	
输卵管-卵巢脓肿	Tubo-ovarian abscess	
输卵管间质部结节性炎	Salpingitis isthmica nodosa	
化生性乳头状肿瘤	Metaplastic Papillary tumor	
胎盘部位结节	Placental site nodule	
黏液性化生	Mucinous metaplasia	
子宫内膜异位症	Endometriosis	
输卵管内膜异位症	Endosalpingiosis	
混合性上皮-间叶肿瘤	Mixed epithelial-mesenchymal tumors	
腺肉瘤	Adenosarcoma	8933/3
癌肉瘤	Carcinosarcoma	8980/3
间叶性肿瘤	Mesenchymal tumors	
平滑肌瘤	Leiomyoma	8890/0
平滑肌肉瘤	Leiomyosarcoma	8890/3
其他	Others	
间皮肿瘤	Mesothelial tumors	
腺瘤样瘤	Adenomatoid tumor	9054/0
生殖细胞肿瘤	Germ cell tumors	
畸胎瘤	Teratoma	
成熟型	Mature	9080/0
未成熟型	Immature	9080/3
淋巴和造血系统肿瘤	Lymphoid and myeloid tumors	
淋巴瘤	Lymphomas	
造血系统肿瘤	Myeloid neoplasms	

二、浆液性输卵管上皮内癌

浆液性输卵管上皮内癌（STIC）也可称为输卵管原位癌，是一种发生在输卵管、非侵袭性的浆液性癌。STIC 几乎均发生于输卵管伞端并起源于分泌型细胞，呈分泌型细胞过增长伴纤毛细胞减少，其形态学正常或仅具有轻度异型性。有学者是在预防性切除的具有卵巢癌遗传素质的患者输卵管中发现了 STIC，细胞形态学类似于卵巢的非侵袭性 HGSC，同侧卵巢却没有发现类似病变。STIC 和局灶早期侵袭性输卵管癌，也可发生于 50%～60% 的散发性卵巢 HGSC，肿瘤细胞种植于卵巢或腹膜表面后可进展为相应的 HGSC，远处转移灶常比原发肿瘤病变范围更广且恶性程度更高。

组织学：输卵管上皮细胞以异常假复层状排列，细胞失去极性，无纤毛细胞，细胞核明显多形性，核仁明显，核/浆比例增加。

免疫组化：HGSC 免疫表达 PAX8（苗勒管上皮标志物），但不表达 Calretinin（间皮标志物），卵巢表面上皮（ovarian surface epithelium, OSE）具有间皮形态特征。STIC 与伴发的卵巢 HGSC 还共同表达 p16、FAS、Rsf-1 和 CyclinE1。通常病变细胞 p53 强表达，Ki-67 阳性达 15%～50%。

细胞遗传学：在未发生卵巢癌妇女的 STIC 及 STIC 伴发的卵巢 HGSC 患者，均存在 *TP53* 突变，提示 STIC 和 HGSC 具有同源细胞性。HGSC 的基因表达谱更类似于输卵管上皮而不是 OSE。输卵管伞端局灶良性黏膜上皮细胞强表达 p53，偶伴 *TP53* 突变，称为"p53 印迹"，后者免疫表达 γ-H2AX（提示 DNA 损伤）且与 STIC 有移行过度，故认为是 STIC 的前驱病变。"p53 印迹"及 STIC 可直接向卵巢 HGSC 进展；但有少部分卵巢 HGSC 是由 SBT 或 LGSC 转化而来的。由于累及卵巢、腹膜或输卵管的 HGSC 的治疗方案与预后转归都极为相似，故对于实在难以区分原发部位的晚期"卵巢"癌，探讨其确切的组织起源已意义不大。

第四节　阔韧带及其他子宫韧带肿瘤

2014 版 WHO 分类中将阔韧带和其他子宫韧带肿瘤单独列出（表 6-7）。本节突出了此部位可出现浆液性肿瘤（包括良性、交界性肿瘤和癌），其组织学特征与发生于卵巢及腹膜的对应名称的肿瘤一致。因在腹盆腔中，缺少黏液型、透明细胞型及移行细胞型等肿瘤的种植，故在本章中已不再有相应类型交界性肿瘤的名称及描述。

表 6-7　2014 版 WHO 阔韧带及其他子宫韧带肿瘤分类、ICD-O 编码（中英文对照）

Mullerian 型上皮性肿瘤	Epithelial tumors of Mullerian type	ICD-O/
浆液性囊腺瘤	Serous cystadenoma	8440/0
浆液性囊腺纤维瘤/腺纤维瘤	Serous cystadenofibroma / adenofibroma	9013/0
浆液性交界性肿瘤/不典型增生性浆液性肿瘤	Serous borderline tumor /Atypical proliferative serous tumor	8442/1
浆液性癌	Serous carcinoma	
低级别浆液性癌	Low-grade serous carcinoma	8460/3
高级别浆液性癌	High-grade serous carcinoma	8461/3

续表

其他	Others	
内膜样癌	Endometrioid carcinoma	8380/3
黏液性癌	Mucinous carcinoma	8480/3
透明细胞癌	Clear cell carcinoma	8310/3
间叶和混合性肿瘤	Mesenchymal and mixed tumors	
平滑肌瘤	Leiomyoma	8890/0
腺肌瘤	Adenomyoma	8932/0
腺肉瘤	Adenosarcoma	8933/3
平滑肌肉瘤	Leiomyosarcoma	8890/0
其他	Others	
杂类肿瘤	Miscellaneous tumors	
Wolffian 肿瘤	Wolffian tumor	9110/1
乳头状囊腺瘤（伴 von-Hippel-Lindaru 病）	Papillary cystadenoma（with von-Hippel-Lindaru disease）	8450/0
室管膜瘤	Ependymoma	9391/3
瘤样病变	Tumor-like lesions	
子宫内膜异位症	Endometriosis	
输卵管内膜异位症	Endosalpingiosis	
肾上腺皮质巢	Adrenal cortical rests	
继发性肿瘤	Secondary tumors	

Wolffian 肿瘤是一种罕见的、Wolffian 上皮（中肾管，mesonephric）起源的、具有多种组织学形态特征的肿瘤。形态上可以类似于其他盆腔肿瘤，甚至误诊为恶性肿瘤。2014 版 WHO 分类将其放在杂类肿瘤，ICD-O 编码为 9110/1，为交界性或生物学行为不定的肿瘤。

大体：实性或囊实性，大小不等，有包膜，分叶状或海绵状。大肿瘤可见出血和坏死。

组织学：肿瘤由上皮细胞与梭形细胞混合组成。

免疫表型：表达 inhibin、calretinin、vimentin、CD10、CK7、CK19 和 A103。

第五节　子宫体肿瘤

一、子宫体肿瘤分类

子宫体肿瘤分类（表 6-8）。

表 6-8　2014 版 WHO 子宫体肿瘤分类及 ICD-O 编码（中英文对照）

上皮性肿瘤及前驱病变	Epithelial tumors and precursors	ICD-O/
前驱病变	Precursors	
不伴有不典型的增生	Hyperplasia without atypia	
不典型增生/子宫内膜样上皮内瘤变	Atypical hyperplasia/Endometrioid intraepithelial neoplasia	8380/2
内膜癌	Endometrial carcinoma	
内膜样癌	Endometrioid carcinoma	8380/3
鳞状分化	Squamous differentiation	8570/3
绒毛腺状	Villoglandular	8263/3
分泌性	Secretory	8382/3
黏液性癌	Mucinous carcinoma	8480/3
子宫内膜浆液性上皮内癌	Serous endometrial intraepithelial carcinoma	8441/2
浆液性癌	Serous carcinoma	8441/3
透明细胞癌	Clear cell carcinoma	8310/3
神经内分泌肿瘤	Neuroendocrine tumors	
低级别神经内分泌肿瘤	Low-grade neuroendocrine tumors	
类癌	Carcioid tumor	8240/3
高级别神经内分泌肿瘤	High-grade neuroendocrine tumors	
小细胞神经内分泌癌	Small cell neuroendocrine carcinoma	8041/3
大细胞神经内分泌癌	Large cell neuroendocrine carcinoma	8013/3
混合性腺癌	Mixed cell adenocarcinoma	8323/3
未分化癌	Undifferentiated carcinoma	8020/3
去分化癌	Dedifferentiated carcinoma	
瘤样病变	Tumor-like lesions	
息肉	Polyp	
化生	Metaplasia	
A-S 反应	Arias-Stella reaction	
淋巴瘤样病变	Lymphoma-like lesion	
间叶性肿瘤	Mesenchymal tumors	
平滑肌瘤	Leiomyoma	8890/0
富细胞平滑肌瘤	Cellular leiomyoma	8892/0
伴奇怪核的平滑肌瘤	Leiomyoma with bizarre nuclei	8893/0
核分裂活跃平滑肌瘤	Mitotically active leiomyoma	8890/0
水肿性平滑肌瘤	Hydropic leiomyoma	8890/0
卒中性平滑肌瘤	Apoplectic leiomyoma	8890/0
脂肪瘤性平滑肌瘤（脂肪平滑肌瘤）	Lipomatous leiomyoma（Lipoleiomyoma）	8890/0
上皮样平滑肌瘤	Epithelioid leiomyoma	8891/0

续表

黏液样平滑肌瘤	Myxoid leiomyoma	8896/0
分离性（叶状）平滑肌瘤	Dissecting（cotyledonoid） leiomyoma	8890/0
弥漫性平滑肌瘤病	Diffuse leiomyomatosis	8890/1
静脉内平滑肌瘤病	Intravenous leiomyomatosis	8890/1
转移性平滑肌瘤	Metastasizing leiomyoma	8898/1
未肯定恶性潜能平滑肌肿瘤	Smooth muscle tumor of uncertain malignant potential（STUMP）	8897/1
平滑肌肉瘤	Leiomyosarcoma	8890/3
上皮样平滑肌肉瘤	Epithelioid leiomyosarcoma	8891/3
黏液样平滑肌肉瘤	Myxoid leiomyosarcoma	8896/3
子宫内膜间质及相关肿瘤	Endometrial stromal and related tumors	
子宫内膜间质结节	Endometrial stromal nodule（ESN）	8930/0
低级别子宫内膜间质肉瘤	Low-grade endometrial stromal sarcoma（LGESS）	8931/3
高级别子宫内膜间质肉瘤	High-grade endometrial stromal sarcoma（HGESS）	8930/3
未分化子宫肉瘤	Undifferentiated uterine sarcoma（UUS）	8805/3
类似于卵巢性索肿瘤的子宫肿瘤	Uterine tumor resembling ovarian sex cord tumor （UTROST）	8590/1
杂类间叶性肿瘤	Miscellaneous mesenchymal tumors	
横纹肌肉瘤	Rhabdomyosarcoma	8900/3
血管周上皮样细胞肿瘤	Perivascular epithelioid cell tumor	
良性	Benign	8714/0
恶性	Malignant	8714/3
其他	Others	
混合性上皮和间叶肿瘤	Mixed epithelial and mesenchymal tumors	
腺肌瘤	Adenomyoma	8932/0
不典型息肉状腺肌瘤	Atypical polypoid adenomyoma	8932/0
腺纤维瘤	Adenofibroma	9013/0
腺肉瘤	Adenosarcoma	8933/3
癌肉瘤	Carcinosarcoma	8980/3
杂类肿瘤	Miscellaneous tumors	
腺瘤样瘤	Adenomatoid tumor	9054/0
神经外胚层肿瘤	Neuroectodermal tumors	
生殖细胞肿瘤	Germ cell tumors	
淋巴和髓系肿瘤	Lymphoid and myeloid tumors	
淋巴瘤	Lymphomas	
髓系肿瘤	Myeloid neoplasms	
继发性肿瘤	Secondary tumors	

☆ ☆ ☆ ☆

二、上皮性肿瘤和相关病变

（一）子宫内膜癌

子宫内膜癌是发生于子宫内膜的上皮性恶性肿瘤。主要分为两个类型：Ⅰ型是雌激素依赖性，常伴发子宫内膜增生或非典型增生，多为低级别癌；Ⅱ型是非雌激素依赖性，肿瘤不经历子宫内膜增生过程，多为高级别子宫内膜样癌、浆液性癌及透明细胞癌。

大体：多发生于子宫体，少数发生在子宫下段。一般表现为增大的子宫腔内明显的、单个外生性肿块，偶尔呈子宫内膜弥漫增厚，内膜表面粗糙形成溃疡，尤其见于浆液性癌。增厚的内膜下方为灰白色的肿瘤组织向子宫肌层浸润性生长。晚期患者肿瘤可浸润子宫浆膜层或子宫颈。因诊刮，偶尔没有肉眼可见的肿瘤，仅在组织学检查中发现有癌。

1. **子宫内膜样腺癌** 由相似于正常子宫内膜腺体组成的癌，多为Ⅰ型癌。

组织学：①分级时只考虑腺体结构，因此表现鳞状上皮化生或桑葚化生的实性细胞巢不增加肿瘤的级别；②出现奇异的、异型细胞核是高级别癌（低分化）的特征；③在以腺体为主组成的肿瘤中出现奇异型细胞核，可能提示浆液细胞或透明细胞分化，而不一定是子宫内膜样分化；④高分化的子宫内膜样腺癌与子宫内膜非典型增生的鉴别，是以腺体间的间质消失（腺体融合成筛，或出现密集的绒毛、腺体结构）为特征，其他特征包括间质的促纤维性增生和（或）肿瘤性坏死。

20%～50%或更多的子宫内膜样腺癌含有不同数量的鳞状上皮化生。认识鳞状上皮化生是鉴别子宫内膜样腺癌与其他类型癌的重要依据，避免将鳞状（桑葚样）化生误认为肿瘤的实性成分而增加子宫内膜样腺癌的级别。子宫内膜样腺癌分类如下。

（1）绒毛腺型：是最常见的类型，通常是低级别子宫内膜样腺癌。其具有纤细轴心的绒毛，肿瘤细胞具有一般子宫内膜细胞学特征。

（2）分泌型：由位于细胞核下多量糖原空泡的上皮组成，类似于子宫内膜分泌早期的形态。诊断癌仅依靠其肿瘤腺体融合、筛状或形成绒毛腺体的复杂结构。

（3）纤毛细胞类型：罕见，癌腺体中偶尔可见纤毛细胞，其形态类似于输卵管上皮。当大部分恶性腺体被覆纤毛细胞时才能诊断纤毛细胞型子宫内膜样腺癌。

2. **黏液腺癌** 子宫内膜腺癌中大部分细胞内含有明显的细胞内黏液，而子宫内膜样腺癌和透明细胞腺癌的大量黏液是位于腺腔内而非细胞内。黏液成分可经黏液卡红染色或其他黏液染色证实。一些黏液腺癌具有微腺体结构，也称微腺体癌，此型癌活检标本很难与子宫颈内膜的微腺体增生区分。其为Ⅰ型癌。

3. **浆液性腺癌** 是子宫内膜原发的，以伴有细胞簇的复杂乳头结构为特征，细胞核异型性明显，常见奇异型核和多核肿瘤细胞的肿瘤，可呈实性细胞巢状生长，常见局灶坏死，易见核分裂象，约30%见砂砾体，也称浆液性乳头状腺癌。临床上将其归为Ⅱ型子宫内膜癌。肿瘤进展快，易深肌层浸润和广泛淋巴结转移。

4. **透明细胞腺癌** 主要由透明细胞或鞋钉细胞组成的腺癌，癌细胞呈实性，管囊状、乳头状排列。透明细胞腺癌是另一种Ⅱ型子宫内膜癌。组织学特征同卵巢同类型肿瘤。

5. **混合型腺癌** 由Ⅰ型和Ⅱ型癌混合组成，两者至少要占整个肿瘤成分的10%，且比例应写在病理报告中。一般认为Ⅱ型肿瘤成分≥25%时提示肿瘤患者的预后较差。

6. **神经内分泌肿瘤** 为形态各异、共享神经内分泌表型的一组肿瘤，均为恶性。其分为低级别和高级别两种：前者又称类癌或高分化神经内分泌肿瘤 1 级、非典型类癌或神经内分泌肿瘤 2 级。后者又分为小细胞癌或神经内分泌癌 3 级（小细胞型）及大细胞癌或神经内分泌癌 3 级（大细胞型）。诊断时应写明为特殊类型癌，而非淋巴瘤或其他类型小圆细胞肿瘤。

大体：肿瘤边界多清楚，周围可呈假浸润，少见肿瘤累及肌壁。

组织学：子宫的神经内分泌肿瘤与其他器官的同名肿瘤病理学改变相同。

（1）类癌（或高分化内分泌肿瘤 1 级）：癌呈片层状、索状、巢状、小梁或管状排列，癌细胞呈卵圆形，胞质丰富，颗粒状，核呈圆形，异型性不明显，核分裂象少见（≤2 个/10HPF）。

（2）非典型类癌（神经内分泌肿瘤 2 级）：组织学形态与类癌相似，核分裂象较多 [（3～10）个/10HPF]，常见局灶坏死。

（3）小细胞癌：胞质稀少，可以裸核，呈强嗜碱性而深染，染色质细腻，颗粒或胡椒面状，异型性明显，核分裂象多见，形态类似于肺小细胞癌。此种癌诊刮时易受外力挤压细胞扭曲变形，结构丧失，形成人工挤压现象。

（4）大细胞癌：细胞大，异型性明显，核分裂象多见，局部常伴腺癌分化。

免疫表型：表达 Ckpan 及 Syn、CgA、CD56 等神经内分泌特异性标志物。

7. 未分化癌　罕见。几乎 50%被发现错配修复蛋白缺乏，高度恶性。

8. 去分化癌　罕见，是由 2003 版 WHO 分类中的未分化癌衍生而来的。现指在 1～2 级的低级别子宫内膜样癌中出现实性片状未分化癌区域，即为去分化癌。

大体：常见分层现象，即子宫内膜样癌靠近宫腔，去分化癌成分位于其下方。

组织学：低级、中级、高级不同级别的肿瘤混合存在，形成谱系。可能包括：①低级别子宫内膜样癌 1 级或 2 级＋未分化癌；②低级别子宫内膜样癌 1 级和 2 级＋未分化癌或非小细胞型粉化癌。去分化区域癌细胞黏附性差，形态相对一致，染色质浓密，核分裂象常＞25 个/10HPF，无明显的成巢趋势或小梁状结构，也无腺体形成，类似于淋巴瘤或浆细胞瘤，难以与高级别子宫内膜间质肉瘤或小细胞癌区分。

去分化一词源于遗传学，原指离体培养条件下生长的细胞分裂逐渐失去原有的结构和功能而恢复到分化前的状态，形成无结构细胞团的过程。形态学则用以表述分化组织失去其特殊分化结构，回归幼稚或原始状态的过程，也称脱分化或退分化。去分化癌具有显著异型性和高度侵袭性，即使未分化癌的比例仅占 5%，也常提示预后不佳，并应列出单独报告。非小细胞型是个定义模糊的词汇，可能与 3 级子宫内膜样癌重叠，即非鳞化、非桑葚状化生的实性区域超过 50%，缺乏任何特征性分化。除了小细胞型外，尚有梭形细胞型、大细胞型及巨细胞型等多形性的未分化癌成分。去分化癌往往与 Lynch 综合征相关。约 50%病例出现微卫星不稳定性、MLH1 启动子甲基化及 MLH1 和 PMS2 表达的缺失。

另外，几乎发生在其他部位特殊类型的癌（如腺样囊性癌、毛玻璃样细胞癌和中肾癌等）都作为原发性子宫内膜癌的个案报道过。这些肿瘤组织学形态与其他器官的对应肿瘤相同。

（二）子宫内膜增生

子宫内膜增生多是由激素水平异常导致的良性到恶性前的子宫内膜增生性的一系列形态学改变。

☆ ☆ ☆ ☆

子宫内膜增生的组织学分型基于腺体结构的复杂程度分为简单性或复杂性（腺瘤性）；根据细胞核异形的特征分为增生和非典型增生。

1. 不伴非典型增生的子宫内膜增生　简单性增生的子宫内膜腺体和间质呈均衡的弥漫性增生，腺体呈管状，也可囊状扩张或成角。复杂性增生中的腺体比例高于间质，腺上皮可向腺腔内凸起及向间质出芽，呈现假复层，但缺乏细胞核异型性。

2. 非典型增生/子宫内膜样上皮内瘤变　腺体被覆的腺上皮细胞失去极性，出现一定的异型性，表现为细胞核变圆，核膜不规则，核仁明显，染色质增粗。非典型增生有时可以显示比腺癌更明显的细胞异型性，因此诊断时要先观察整个腺体结构，再考虑细胞形态的变化，以避免误诊为癌。

原来使用的子宫内膜上皮内瘤变（endometrial intraepithelial neoplasia）现改为子宫内膜样上皮内瘤变（endometrioid intraepithelial neoplasia），后者明确提示是子宫内膜样的组织病变，而不是浆液性的子宫内膜上皮内癌（serous endometrial intraepithelial carcinoma, SEIC）。子宫内膜样上皮内瘤变是子宫内膜样癌的前驱病变，与雌激素相关；而 SEIC 与雌激素不相关，多见于绝经后的子宫。

组织学：子宫内膜样上皮内瘤变间质内腺体过度生长，管状或分支状腺拥挤成片，腺体密集而间质稀少，边界不清，常伴化生，子宫内膜增生病变的最大直径<1mm；而 SEIC 的核增大变圆，出现核仁，呈多形性并失去极性，但腺上皮基膜完整，间质无浸润，病变最大直径≥1mm。高分化子宫内膜样癌不但可见不规则腺体浸润，而且病变范围广，常≥2mm×2mm。

注意：由于诊刮送检的子宫内膜常破碎、量少，易导致标本取材不完整而造成的诊断不足（漏诊高分化子宫内膜癌）。因为年轻女性有可能需保留生育功能，故诊断需慎重。

（三）瘤样病变

1. 子宫内膜化生　指子宫内膜腺上皮向不同类型成熟上皮的分化。其可见于正常子宫内膜、子宫内膜增生、子宫内膜炎、子宫内膜剥脱、子宫内膜非典型增生甚至子宫内膜癌中。子宫内膜化生分为如下几种，这几种类型可单独存在或共同存在，当某种化生在癌组织中占有主要成分时，此癌被命名为"特殊类型癌"或划分为某种组织学亚型的癌。

（1）合体性乳头状化生：子宫内膜外生性增生，往往与腺体及间质崩解相关。局部胞质宽广的细胞向上皮表面或腺腔内呈芽状凸起，形成小的合胞体或无间质轴心的微乳头，胞质嗜酸性，有的可见成簇的中性粒细胞浸润。有的核增大、固缩、深染。

（2）嗜酸性和纤毛细胞化生：上皮细胞具有丰富的嗜酸性胞质，腔缘顶端有丰富的纤毛，类似于输卵管上皮，故又称输卵管上皮化生，但其发生部位在子宫腔。

（3）黏液性化生：子宫内膜表面上皮和腺体被形似子宫颈管内膜的高柱状细胞所取代。胞质丰富、淡染，呈空泡状，核位于基底部。偶见含有肠型黏液的杯状细胞。黏液性化生常为局灶性，核无异型性，不形成瘤块，与黏液腺癌不同。

（4）鞋钉样化生：子宫内膜表面上皮或腺上皮被突入腺腔的鞋钉样细胞替代，胞质呈嗜酸性或透明，核呈泪滴样，常有异型性，类似 A-S 反应，但腺体分支简单而细长，核分裂象很少，往往是刮宫后或异常出血后的子宫内膜反应性改变，而非透明细胞癌，后者病变弥漫，异型性很明显，核分裂象多见。

（5）鳞状上皮化生：腺上皮被多边形界线清楚、具有间桥的细胞代替，伴或不伴角化。

胞质呈嗜酸性，核浆比减少。若成熟性镶嵌状鳞状上皮覆盖在内膜表面，称为角化型鳞化；若腺腔内或相邻的腺体桥接处出现圆形桑葚样结构，称为非角化型鳞化。

（6）分泌性化生：增殖期子宫内膜背景中出现分泌性腺体，具有核上及核下空泡或顶浆分泌。常见于孕激素治疗后，也可见于子宫内膜单纯性增生、复杂性增生，甚至在局部子宫内膜样癌中灶性出现。

2. 乳头状增生　以纤维血管轴心被覆上皮为特征，从小灶状单纯性低矮无分支的乳头，到复杂性、显著伸长分支的乳头状增生，内衬单层上皮细胞，胞质嗜酸性或黏液样，核无异型性。

三、间叶性肿瘤

间叶性肿瘤是来自于子宫体间叶组织的肿瘤，如子宫内膜间质细胞、平滑肌及血管等组成的肿瘤。

（一）子宫内膜间质和相关肿瘤

子宫内膜间质肉瘤（ESS）根据核分裂象的数量及细胞核的异型性及坏死等特征分为低级别和高级别等类型。低级别 ESS 需根据是否肌层浸润和（或）血管腔的侵犯与良性的子宫内膜间质结节相区别；高级别 ESS 则需与未分化子宫肉瘤相鉴别。

1. 子宫内膜间质结节　是一种良性的子宫内膜间质细胞肿瘤。

大体：肿瘤的中位直径为 7cm，近 2/3 结节位于子宫黏膜下或黏膜内，可突向肌层但不侵犯肌层，病变多呈息肉样突向子宫腔。

组织学：由类似于增殖期子宫内膜的间质细胞组成肿瘤，其间有大量小而薄壁的小动脉血管，肿瘤为膨胀性生长，边界清楚，无浸润。极少数肿瘤局部边缘不规则，形成小的指状突起，但≤3mm。

免疫表型：CD10、ER 和 PR 阳性。

2. 低级别子宫内膜间质肉瘤（LGESS）　为子宫内膜间质结节的形态上出现了肌层浸润和（或）血管腔的侵犯，多为临床低度恶性肿瘤。

大体：多为孤立的、界线清楚的且主要位于子宫壁内的肿物，通常为 5～10cm，常见穿透肌层，约 50% 病例可扩展到浆膜。切面呈灰白色、棕褐色，质软，可呈鱼肉样，偶呈囊状和黏液变性，可见坏死和出血。

组织学：为致密的富细胞肿瘤，由一致性的子宫内膜间质型细胞组成；典型病变无明显的细胞异型性和多形性。多数肿瘤核分裂象较少，通常 <5 个/10HPF，但也可见到 10 个/10HPF 甚至更多，此时高分裂象指数并不能改变肿瘤的级别。丰富纤细的类似于晚分泌子宫内膜的螺旋动脉的小动脉网分布于肿瘤细胞间。

免疫表型：CD10、ER 和 PR 阳性。其可表达 CD117，但无 C-kit 突变。<50% 的病例表达 cyclin D1。性索结构的区域可能出现抑制素 A、CD99 及 CKpan 阳性。

分子遗传学：典型的 LGESS 已经检测到 *JAZF1-SUZ12* 基因融合和 *PHF1* 基因重排。

3. 高级别子宫内膜间质肉瘤（HGESS）　为临床高度恶性肿瘤，可见到从 LGESS 向 HGESS 发展的过渡性病变。

组织学：肿瘤细胞丰富，明显异型性，核分裂象指数高，易见坏死，广泛浸润性生长。

免疫表型：CD10 阳性，但 ER 和 PR 阴性，cyclin D1 可有 70% 弥漫表达，可表达 CD117，

但没有 C-kit 突变，DOG1 阴性。

分子遗传学：HGESS 含有 *YWHAE-FAM22* 融合基因。

4. 未分化子宫肉瘤（UUS）　是高度恶性子宫内膜肉瘤，肿瘤缺乏特异性分化，并且不具有类似子宫内膜间质肿瘤的组织学表现。

大体：以一个或多个息肉样、肉质感、灰黄色的子宫内膜肿块为特征，并且常出现明显的出血和坏死。

组织学：肿瘤细胞异型性明显，核分裂象丰富。缺乏特征性的生长方式及 LGESS 的血管分布特征，常弥漫侵犯子宫肌层。

免疫表型：无特异性组织标志物表达。

5. 类似卵巢性索肿瘤的子宫肿瘤（UTROSCT）　发生于子宫体却类似卵巢性索肿瘤，缺乏可识别的子宫内膜间质成分，少见。多呈良性临床经过，ICD-O 编码为/1，一般无复发及转移。

大体：界线清楚，切面呈棕黄色或灰白色，缺乏普通平滑肌瘤的旋涡状结构，偶尔可见微小囊腔。其可见假浸润，罕见累及肌壁。

组织学：由排列整齐、中空或实性的小管组成，丛状吻合的单层细胞梁索状排列，细胞较一致，立方状，胞质空泛、嗜酸性或泡沫状，异型性小，核分裂象罕见。周围梭形细胞分隔、包绕。其偶有血管浸润及坏死。

免疫表型：表达 α-inhibin、CKpan 和 vimentin。

（二）平滑肌肿瘤

平滑肌肿瘤由具有平滑肌分化的细胞组成的良性和恶性肿瘤。

1. 平滑肌肉瘤　由具有平滑肌分化的细胞组成的恶性肿瘤，是子宫最常见的肉瘤。细胞异型性、核分裂象是诊断重要依据。肿瘤坏死对诊断有意义，但因为肿瘤性坏死仅见于 1/3 病例，且有时难以判断是肿瘤性坏死还是梗死，故 2014 年 WHO 仍以肿瘤细胞的异型性和核分裂象数作为评价平滑肌肉瘤的主要依据。

大体：子宫肌壁内孤立性肿块，平均直径为 10cm，呈边界不清的肉质感肿物。切面呈灰黄色及灰红色，呈鱼肉样，可混杂出血、坏死带。黏液型平滑肌肉瘤常为胶样切面。

组织学：梭形细胞平滑肌肉瘤由具有丰富嗜酸性胞质的梭形细胞组成，核呈纺锤形，染色质粗，核仁明显，瘤细胞有异型性，50% 可见多核细胞，1/3 的肿瘤可见凝固性坏死，核分裂象通常＞10 个/10HPF，＞20% 可见血管侵犯。

（1）上皮样平滑肌肉瘤：具有的上皮样分化的肿瘤细胞呈巢团状或条索状排列，瘤细胞呈圆形或多角形，胞质嗜酸性，少数胞质透明，部分瘤细胞呈中到重度异型性，核分裂象＞3 个/10HPF。

（2）黏液样平滑肌肉瘤：肿瘤有黏液样间质，侵犯子宫肌层，有时可见血管侵犯，瘤细胞常分布不均，多形性，局部可有活跃的核分裂象或瘤细胞数目少、核分裂象也少。

2. 不能确定恶性潜能的平滑肌肿瘤（STUMP）　根据普遍应用的标准，为不能肯定诊断为良性或恶性的平滑肌肿瘤，ICD-O 编码：/1。

组织学诊断时应该谨慎使用"不能确定恶性潜能的平滑肌肿瘤"这一分类术语，仅用于由于某些原因不能确定生物学行为的平滑肌肿瘤，也包括平滑肌分化亚型不明确的肌瘤（普通型、上皮样或黏液样）、肿瘤是坏死还是梗死或核分裂象数多等情况时。

3. 平滑肌瘤　是一种由平滑肌细胞组成的良性肿瘤。

（1）核分裂活跃的平滑肌瘤：除＞5 个/10HPF 核分裂象外，具有平滑肌瘤典型的大体及组织学特征。但这一诊断不适用于肿瘤细胞具有中重度异型性、含有异常核分裂或有明确凝固性坏死的病例。

（2）富于细胞的平滑肌瘤：肿瘤细胞数目明显多于周围的肌层，肿瘤缺乏细胞坏死，不具有中重度异型性且核分裂象少见。

（3）奇异性平滑肌瘤：瘤细胞具有体积增大、核深染及明显的染色质集块现象，常出现大的核内假包涵体，瘤细胞异型性非常明显，异型细胞可弥漫性分布在整个肿瘤中或灶性出现，常易误诊为平滑肌肉瘤。

（4）水肿性平滑肌瘤：肌瘤结节被纤细的间质所分隔，纤维间充满水肿液，带状或堆积成池，呈囊性，囊壁无上皮衬覆。水肿液淡染，常伴有胶原沉积。特殊染色可证实为水样变性非黏多糖。

（5）卒中型平滑肌瘤：又称出血性富于细胞型平滑肌瘤。患者年轻，常有口服避孕药或妊娠史，或发生在产后。肿瘤偏红色，质软，界线欠清楚。富于细胞的肌瘤结节内常见大小不等的新鲜星状出血区及梗死带，该处见扩张的血管、出血、水肿，梗死周围瘤细胞丰富，为小圆形细胞，核固缩深染，无明显异型性，核分裂象＜2 个/10HPF。偶有玻璃样变性出现。

（6）分离性（叶状）平滑肌瘤：多位于子宫侧壁或子宫角。由子宫壁内外两部分组成。宫外延伸部分瘤体较大时，下垂压迫血管，致其血供障碍，瘀血、水肿呈紫褐色，如胎盘绒毛小叶，而壁内呈分割样突入正常平滑肌束，因而得名。组织学：肿瘤血管丰富，水肿明显，穿插性或分割样不规则浸润性生长，细胞无明显异型性，核分裂象少见，缺乏凝固性坏死。富于细胞或黏液样变性并不罕见，但若出现上皮样分化，应归于 STUMP。正确认识其特殊的生长方式，避免被怪异的肉瘤样伸展性外观迷惑而引起误诊甚至过度治疗。

（7）弥漫性平滑肌瘤：为交界性肿瘤，由数量众多的、直径多＜1cm 的平滑肌结节组成，偶达 3cm，使子宫均匀性增大。与平滑肌瘤相比，结节的境界欠清晰。镜下显示结节由一致的梭形平滑肌细胞组成，细胞缺乏非典型性。

（8）转移性平滑肌瘤：为交界性肿瘤。由于不符合通常肿瘤的命名原则，使"良性转移性平滑肌瘤"的称谓遭到许多病理专家的质疑。理论上，转移了就不是良性，是良性就不应该转移。因此，2014 版 WHO 分类取消了"良性"二字。转移性平滑肌瘤多发于育龄期。典型患者在子宫外（肺、淋巴结或腹腔）肿瘤出现前多有刮宫术、子宫肌瘤剔除术或子宫切除术的病史。有的原发子宫肿瘤数年前已被切除，但没有对其进行充分的病理学评价。转移灶大体与一般平滑肌瘤无明显区别，镜下瘤细胞形态温和，核分裂象＜2 个/10HPF。诊断转移性平滑肌瘤一定是转移灶与子宫两处肿瘤空间上相关、时间上延续、形态上相似、表型上一致，且要除外胃肠道或子宫分化良好的平滑肌肉瘤发生的转移。最近的细胞遗传学研究发现多数病例子宫和肺的肿瘤为同一克隆起源，表明肺部肿瘤是转移性的。

（9）静脉内平滑肌瘤病：为交界性肿瘤。其特点是良性的平滑肌细胞在平滑肌瘤外的静脉管腔内游离或附着在血管壁上生长。组织学上，肿瘤性平滑肌细胞出现在有内皮衬覆的静脉管腔中，细胞形态可以是平滑肌瘤的任何亚型，其在子宫肌层内的静脉中呈复杂的旋绕状或蠕虫样生长，甚至扩展到阔韧带静脉中或盆腔其他静脉中。偶尔扩展到腔静脉甚至右心房。诊断静脉内平滑肌瘤病很重要的特征是肉眼观察到平滑肌在血管内像蠕虫样生长。

四、上皮和间叶混合性肿瘤

1. 癌肉瘤　是由高级别恶性上皮成分与恶性间叶成分组成的肿瘤,也称恶性苗勒混合瘤或恶性中胚叶混合瘤或化生性癌。癌肉瘤主要经淋巴道扩散,腹腔内及后腹膜转移性结节常见,单纯的子宫肉瘤常经血源性扩散。

大体:通常表现为息肉样、大块状肿物充满子宫腔,常见坏死及出血,可侵犯子宫肌层,常扩展到子宫外。如果软骨及骨是肿瘤的主要成分,肿瘤质地可坚硬。

组织学:恶性上皮成分通常为腺性,偶尔可能为鳞状细胞或未分化癌。腺性成分既可是子宫内膜样,也可是非子宫内膜样(浆液性或透明细胞型)。肉瘤成分可以是同源性也可以是异源性。同源性肿瘤的间叶成分通常由未分化的肉瘤、平滑肌肉瘤或子宫内膜间质肉瘤组成。异源性间叶成分最常见是由恶性软骨或横纹肌母细胞形成的恶性骨骼肌成分组成,罕见情况下也可出现骨肉瘤及脂肪肉瘤等。

免疫表型:上皮成分表达 CKpan,间叶成分表达 Vimentin。上皮及间叶成分常对 TP53 呈一致阳性,推测其可能为单克隆起源。横纹肌肉瘤 Desmin、myoDl、myoglobin 阳性染色突出,软骨成分通常 S-100 阳性。

2. 腺肉瘤　由良性到非典型性的上皮成分与恶性间叶成分组成的双向性分化肿瘤。

大体:外生性息肉样生长突进子宫腔,有时也可表现为多发乳头状肿物。切面呈深棕色,局灶伴出血、坏死。常见小囊腔,多数腺肉瘤不侵犯子宫肌层。

组织学:肿瘤呈分叶状结构,单个腺体经常呈扩张状,也可被压成薄的裂隙,分散的间叶成分贯穿其中。围绕在腺体及裂隙周围的间质较为密集。间质成分一般为低级别的同源性间质肉瘤,含有多少不等的纤维组织及平滑肌成分。约在 15% 的肿瘤中出现由横纹肌(相对常见)、骨骼肌、脂肪及其他成分组成的异源性间叶成分。

免疫表型:上皮成分 CKpan 阳性。间叶成分 CD10 阳性。该病也可不同程度的表达 desmin、SMA 等平滑肌标志物。

3. 癌纤维瘤　是由恶性上皮成分与良性间叶成分混合组成的肿瘤,仅见极少文献报道。由于报道的病例太少难以确定其生物学行为,需依据临床分期、肌层侵犯的深度及上皮成分的组织学亚型来具体判断。

4. 腺肌瘤　包括非典型性息肉样腺肌瘤(APA),是一种由良性上皮(通常为子宫内膜样腺体)及间叶成分(纤维、肌成分)组成的病变。APA 是腺肌瘤的一种亚型,腺体成分具有复杂的结构,具有或不具有细胞的异型性。腺肌瘤可发生在任何年龄,典型的 APA 发生在绝经前妇女。腺肌瘤一般采用单纯息肉切除治疗,但如果伴有子宫腺肌症,症状可能持续。APA 可能复发,特别是在未完整切除者。此外,在子宫切除标本中经常可以发现浅肌层的浸润,这一所见可能更常见于具有明显的复杂腺体结构的病例中。

大体:腺肌瘤及 APA 通常是黏膜下的息肉样病变,位于子宫下段或子宫颈上段,切面呈灰红色、灰白色,质韧,罕见情况下可能为肌壁内或浆膜下病变。

组织学:腺肌瘤是由良性纤维肌性间质中混合出现良性具有轻度非典型性及复杂结构的子宫内膜腺体(可能有小灶状管状、黏液或鳞状上皮)组成。子宫内膜性的间质经常围绕着子宫内膜腺体成分,并且前者又被平滑肌所包绕。

APA 的腺体显示明显的结构复杂性,腺细胞经常具有轻度至中度异型性,局灶可能出现类似分化好的腺癌样结构，此时肿瘤被命名为"低度恶性潜能的 APA"。APA 常出现腺体成分广泛的鳞状或桑葚状化生，伴有或不伴有中心坏死。在紊乱的腺体周围没有子宫内膜型的间质。间叶成分由旋涡状或间隔的良性平滑肌束组成。

第六节　妊娠相关肿瘤

2014 版 WHO 女性生殖道肿瘤分类中将"妊娠滋养细胞疾病"（gestational trophoblastic disease, GTD）从子宫体肿瘤中分出，成为与之并列而非包含关系的独立章节进行叙述。

一、妊娠相关肿瘤分类

妊娠相关肿瘤分类（表 6-9）。

表 6-9　2014 版 WHO 妊娠相关肿瘤分类及 ICD-O 编码（中英文对照）

肿瘤	Neoplasms	ICD-O/
绒毛膜癌	Choriocarcinoma	9100/3
胎盘部位滋养细胞肿瘤	Placental site trophoblastic tumor	9104/1
上皮样滋养细胞肿瘤	Epithelioid trophoblastic tumor	9105/3
非肿瘤性病变	Non-neoplastic lesions	
超常胎盘部位	Exaggerated placental site	
胎盘部位结节和斑块	Placental site nodule and plaque	
葡萄胎妊娠	Molar pregancies	
水泡状胎块	Hydatidiform mole	9100/0
完全性	Complete	9100/0
部分性	Partial	9103/0
侵袭性	Invasive	9100/1
异常（非水泡性）绒毛病变	Abnormal（nonmolar）villous lesions	

二、滋养细胞肿瘤

1. 绒毛膜癌　是由大片具有双向分化、形态上有明显异型性的滋养细胞组成的恶性肿瘤，肿瘤中没有绒毛。绒毛膜癌可能发生在葡萄胎妊娠后（占 50%）、流产后（25%）、正常妊娠后（22.5%）或异位妊娠后（2.5%）。

大体：子宫或转移部位的局限或浸润性肿块，常见出血、坏死。绝大多数绒毛膜癌原发于子宫，也有原发于输卵管、子宫颈、阔韧带等部位。肿瘤可单个或多个，多位于子宫肌层内，也可突向子宫腔或穿透浆膜，与周围组织界线清楚，质地呈海绵样，暗红色，伴出血、坏死。

组织学：细胞滋养细胞及合体滋养细胞不形成绒毛或水泡样结构，呈片状高度增生，细胞排列紊乱，并广泛侵蚀子宫肌层及血管，伴有明显的出血、坏死，但没有肿瘤性间质及血管，肿瘤细胞常位于出血坏死灶周围，向外侵犯血管。

免疫表型：所有类型的滋养细胞 CKpan 强阳性。合体滋养细胞 β-hCG 强阳性、HSD3B1 弥漫阳性、hPL 弱阳性。中间滋养细胞 hPL 强阳性、β-hCG 弱阳性。Ki-67 指数＞90%。

2. 胎盘部位滋养细胞肿瘤（PSTT）　是一种少见的滋养细胞肿瘤，主要由中间型滋养细胞组成，偶尔混合有少量细胞滋养细胞，肿瘤没有合体滋养细胞成分，无绒毛结构，生物学行为为潜在恶性。预后主要取决于从已知的最后一次妊娠到此次病变的间隔时间，间隔时间越长预后越差。在 Charing Cross 系列研究中认为间隔超过 4 年时，所有患者均死于 PSTT。另外核分裂象增多也预示着预后不良。

大体：为膨胀性或浸润性的息肉状实性肿块突向子宫腔。

组织学：肿瘤细胞中等偏大，胞质呈嗜酸性或透明，单核或多核，细胞核轻重度异型性，核仁明显，核分裂象少见，偶尔可见核内包涵体。肿瘤细胞呈片状穿插在子宫平滑肌束之间，通常不破坏平滑肌结构，为分离状浸润局部子宫肌层。肿瘤细胞也可浸润局部血管壁。

免疫表型：弥漫性表达 hPL、MUC-4、HSD3B1、HLA-G 和 CD146。β-hCG 散在阳性。Ki-67 指数 5%～10%，P63 阴性。

3. 上皮样滋养细胞肿瘤（ETT）　肿瘤由非常类似于平滑绒毛的单一的中间型滋养细胞组成。因此病较罕见，故对疾病本身及其生物学行为的了解还不够透彻。以往曾将其归为与 PSTT 一样的潜在恶性肿瘤，因为两者确有相似之处，如均来源于中间型滋养液细胞，临床上均可有局部浸润及远处转移，化疗效果均不如绒毛膜癌敏感，均需以手术治疗为主等，但 WHO 仍将其 ICD-O 编码为 "/3"，明确归为恶性肿瘤，而 PSTT 仍为 "/1"。分析可能与 ETT 在如下方面比 PSTT 更接近于绒毛膜癌有关，如葡萄胎史、血清 HCG、肿瘤出血、细胞坏死、核分裂及 Ki-67 指数等（表 6-10），说明其恶性程度可能比 PSTT 更高，但确切原因还有待于大样本及分子生物学的进一步研究。

表 6-10　2014 版 WHO 分类的滋养细胞肿瘤的鉴别诊断

鉴别点	PSTT	ETT	绒毛膜癌
临床表现	异常阴道出血	异常阴道出血	停经和阴道出血
葡萄胎史	5%～8%	14%	50%
血清 HCG	低（＜1000U/L）	低（＜3000U/L）	高（＞10 000U/L）
化疗疗效	不肯定	不肯定	好
肿瘤细胞	种植型 IT	绒毛膜型 IT	绒毛型 IT、CT、ST
细胞异型性	中重度	轻中度	重度
生长方式	膨胀浸润性生长	巢状、索状膨胀生长	浸润性生长
肿瘤出血	局限性或偶尔	常见	多见
细胞坏死	极少见	广泛	广泛
钙化	无	常见	无
肌纤维	存在	存在	无
核分裂	变异较大，0～6 个/10HPF	变异较大，1～10 个/10HPF	高，2～22 个/10HPF
HPL	+++	-/+	+/+++
HCG	-/+	-/+	++/+++
Mel-CAM	+++	-/+	+/+++
PLAP	-	++	-/+
Ki-67 指数	5%～10%	＞10%	＞90%

大体：近 50%的病例发生在子宫颈管或子宫下段。肿瘤呈结节状或囊性出血状，可侵入子宫肌层深部及周围结构中，可伴有不同程度的出血和坏死。肿瘤的切面呈灰黄褐色至褐色，溃疡和子宫瘘并不少见。

组织学：肿瘤细胞呈巢状、索状排列。瘤细胞中等大小，胞质中等丰富、嗜伊红或透明，细胞膜清晰，核呈圆形，可见小核仁。瘤细胞中度异型性，核分裂象 0～9 个/HPF，常见广泛"地图样"坏死，肿瘤巢中心常见透明变性的嗜伊红物质沉积。肿瘤组织附近可见到蜕膜样间质细胞。由于该肿瘤常发生在子宫下段或子宫颈管，故容易与玻璃样变性的鳞癌相混淆。

免疫表型：肿瘤细胞 P63、cyclin E、抑制素 A、H3D3B1 和 HLA-G 弥漫阳性，hPL 和 CD146 少数细胞阳性。Ki-67 指数＞10%。

三、非肿瘤性病变

1. 超常胎盘部位　代表正常胎盘种植部位变化谱系的一部分。该病变有丰富的胎盘种植部位的单核中间滋养细胞浸润，通常伴有多核巨细胞。滋养细胞核的异型性类似于 PSTT，但缺乏核分裂象。Ki-67 指数低表达，仅＜1%阳性。葡萄胎相关性超常胎盘部位比对应的非葡萄胎相关性超常胎盘部位的增殖指数稍有增加（Ki-67 指数为 5%～10%）。

2. 胎盘部位结节和斑块　由界线清楚的单一或多个 4～10mm 的结节或斑块构成，其中含丰富的透明样基质，是由绒毛膜型中间滋养细胞组成的良性滋养细胞病变。

组织学：结节或斑块中见细胞外透明变样基质，结节中心可见坏死，其中见绒毛膜型中间滋养细胞，呈团或条索状分布，或散在单细胞随意分布。细胞有异型性，表现为细胞核增大、核染色质深染。Ki-67 指数通常低表达（＜8%），P63 阳性，但 cyclin E 不表达。

四、葡萄胎妊娠

葡萄胎妊娠也称水泡状胎块，为伴有水肿的绒毛及不同程度滋养细胞增生的异常胎盘性病变。

1. 完全性水泡状胎块　水泡状胎块累及全部或绝大多数绒毛，典型者具有二倍体核型。

大体：水泡状物形如葡萄串状，其间有纤维素相连，水泡可从 1mm 至几厘米，常混有血块及脱膜碎片。水泡可占满子宫腔，无胎儿及其附属物。

组织学：无妊娠囊、羊膜、脐带及胚胎，仅见有大片空腔的水肿绒毛，轮廓尚规则，绒毛间质水肿，间质内血管消失。滋养细胞环绕绒毛分布、增殖，并有异型性。"早期"水泡状胎块中绒毛的腔隙可能比较小，但绒毛间质的其他特征是存在的，包括富于细胞性及黏液样嗜碱性间质。此外，还可出现少见的具有复杂球根状突起形状的绒毛（"椰花菜样"）及滋养细胞增生并伴有异型性。滋养细胞的异型性及增生程度并不与完全性水泡状胎块的生物学行为相一致。

免疫表型：近期研究提示绒毛间质的细胞核对父系印迹基因产物 p57 呈阴性染色，这对确定完全性水泡状胎块的诊断有帮助。

2. 部分性水泡状胎块　水泡状胎块有两种绒毛，一种为正常大小的绒毛，另一种为水肿的绒毛，并伴有局灶性滋养细胞增生。典型的病变具有三倍体核型。

大体：仅部分绒毛为水泡状，常合并胚胎及附属物存在。

组织学：水泡状绒毛大小不等，常呈扇形，轮廓不规则，有明显的滋养层基质内陷，部分间质水肿，滋养细胞轻度增生，据此形成四个特征：①两种绒毛，一种水肿，另一种"正常"；②包括合体滋养细胞在内的滋养细胞轻度增生；③增大的、有空腔的绒毛；④其他具有扇贝形边界的绒毛，常见含有滋养细胞包涵体。间质血管中经常见有核的胎儿红细胞，这常提示胚胎发育的证据。另可见羊膜囊壁、羊膜、脐带及胚胎/胎儿组织。

免疫表型：细胞滋养细胞和绒毛间质细胞的核表达 p57 支持部分性水泡状胎块的诊断。

水泡状胎块的鉴别诊断如表 6-11 所示。

表 6-11　水泡状胎块诊断要点

诊断特点	完全性水泡胎块	极早期完全性水泡状胎块	部分性水泡胎块
β-hCG (mIU/ml)	增高（43%病例 $>100\times10^3$）	正常或增高（$<100\times10^3$）	正常或增高（93%病例 $<100\times10^3$）
大体外观	广泛绒毛水肿变性（葡萄样成簇水泡），缺乏妊娠囊及胎儿成分	常无大体异常	部分绒毛水肿变性，可见妊娠囊及胎儿成分
绒毛膜绒毛	弥漫增大，圆形、卵圆形外观显著，常弥漫性绒毛环周增生	正常大小、息肉状或菜花状轻度，常在终末绒毛	轻度增大，不规则扇贝状
滋养细胞增生			轻度，合体滋养细胞"花边"状外观
细胞异型性	显著	轻到中度	局灶轻度
绒毛间质	高度水肿，常形成"中心池"，常无血管及胎儿（有核）红细胞	富于细胞和黏液变性伴有显著核碎片，可见胎儿血管	偶见中心池形成，圆形、卵圆形滋养细胞，滋养细胞包涵体，可见血管及胎儿（有核）红细胞
p57 表达	细胞滋养细胞及绒毛间质细胞核表达缺失	细胞滋养细胞及绒毛间质细胞核表达缺失	细胞滋养细胞及绒毛间质细胞核表达
DNA 分型	二倍体（"单雄生殖"）	二倍体（"单雄生殖"）	三倍体（"双雄生殖"）

3. 侵袭性水泡状胎块　指在子宫肌层或其血管腔中出现水泡状胎块或绒毛。多数侵袭性水泡状胎块是发生在完全性水泡状胎块后，并且具有这一病变的特征性组织学表现。罕见部分性水泡状胎块后发生侵袭性水泡状胎块的报道。侵袭性水泡状胎块通常要在子宫切除标本上才能做出组织学诊断。

多年来临床习惯于将侵袭性水泡状胎块与绒毛膜癌共同归于明确的恶性滋养细胞肿瘤，以方便其临床治疗及预后判断，但 WHO 分类仍将其 ICD-O 编码为"/1"，分析可能与通常情况下病灶以局限于子宫为主，以绒毛结构而非单个细胞出现远处转移并不容易有关。同时从表 6-12 的预后评分系统中也可看出，侵袭性水泡状胎块的评分几乎都在低危范围，因此，将其定位在具有恶性潜能的或交界性肿瘤范畴应该是有其道理的。一旦侵袭性水泡状胎块冲过肺毛细血管网，出现了经过左心的动脉性转移，应更有可能是侵袭性水泡状胎块表面的单个滋养细胞脱落转移所致，此时应更相似于绒毛膜癌，而非侵袭性水泡状胎块了。

大体：子宫剖面可见子宫肌层内有大小不等的水泡样组织，当侵蚀病灶接近子宫浆膜层时，子宫表面可见紫蓝色结节，侵蚀较深则穿通子宫浆膜或阔韧带。

组织学：侵入肌层的水泡状组织形态与葡萄胎相似，可见绒毛结构、滋养细胞增生及分化不良，绒毛结构也可退化，仅见绒毛鬼影。

2014 版 FIGO/WHO 预后分评分（表 6-12）中，≤6 分为低危；≥7 分为高危。

表 6-12 FIGO/WHO 滋养细胞肿瘤预后指数评分

预后因素	0	1	2	4
年龄（岁）	<40	≥40		
妊娠史	水泡状	流产	足月	
间隔（个月）	<4	4~6	7~12	>12
β-hCG（mIU/ml）	$<10^3$	$10^3 \sim 10^4$	$10^4 \sim 10^5$	$>10^6$
最大肿瘤，包括子宫肿瘤	<3cm	3~5cm	>5cm	
转移部位	肺	脾、肾	消化道	脑、肝
转移灶的数量		1~4	5~8	>8
化疗史			一种药物	两种以上药物
每项相加：低危≤6 分；高危≥7 分				

五、异常（非水泡性）绒毛病变

异常（非水泡性）绒毛病变是各种具有非水泡性、绒毛病变的组织学特征类似于部分性水泡状胎块的病变。此为 2014 版 WHO 女性生殖道肿瘤分类中新增加的病种。其特征是非水泡状胎块的绒毛病变，有相似于部分水泡状胎块的部分组织学特征。这些疾病包括水肿性流产、染色体三体综合征和胎盘间质发育异常、Beckwith-Wiedemann 综合征等。

第七节 子宫颈肿瘤

一、子宫颈上皮性肿瘤

（一）子宫颈上皮性肿瘤的分类
子宫颈上皮性肿瘤的分类如表 6-13 所示。

表 6-13 2014 版 WHO 子宫颈上皮性肿瘤分类及 ICD-O 编码（中英文对照）

上皮性肿瘤	Epithelial tumors	ICD-O/
鳞状细胞肿瘤及前驱病变	Squamous cell tumors and precursors	
鳞状上皮内病变	Squamous intraepithelial lesion	
低级别鳞状上皮内病变	Low-grade squamous intraepithelial lesion	8077/0
高级别鳞状上皮内病变	High-grade squamous intraepithelial lesion	8077/2
鳞癌，非特异性	Squamous cell carcinoma, NOS	8070/3
角化性	Keratinizing	8071/3
非角化性	Non-keratinizing	8072/3
乳头状	Papillary	8052/3

续表

基底细胞样	Basaloid	8083/3
湿疣性	Warty	8051/3
疣状	Verrucous	8051/3
鳞状移行细胞	Squamotransitional	8120/3
淋巴上皮瘤样	Lymphoepithelioma-like	8082/3
良性鳞状细胞病变	Benign squamous cell lesions	
鳞状细胞化生	Squamous metaplasia	
尖锐湿疣	Condyloma acuminatum	
鳞状细胞乳头状瘤	Squamous papilloma	8052/0
移行细胞化生	Transitional metaplasia	
腺体肿瘤及前驱病变	Glandular tumors and precursors	
原位腺癌	Adenocarcinoma in situ	8140/2
腺癌	Adenocarcinoma	8140/3
子宫颈腺癌，普通型	Endocervical adenocarcinoma, usual type	8140/3
黏液腺癌，非特异性	Mucinous adenocarcinoma, NOS	8480/3
胃型	Gastric type	8482/3
肠型	Intestinal type	8144/3
印戒细胞	Signet-ring cell type	8490/3
绒毛状腺癌	Villoglandular carcinoma	8263/3
子宫内膜样癌	Endometrioid carcinoma	8380/3
透明细胞癌	Clear cell carcinoma	8310/3
浆液性癌	Serous carcinoma	8441/3
中肾管癌	Mesonephric carcinoma	9110/3
腺癌混合神经内分泌癌	Adenocarcinoma admixed with neuroendocrine carcinoma	8574/3
良性腺体肿瘤及瘤样病变	Benign glandular tumors and tumor-like lesions	
子宫颈管息肉	Endocervical polyp	
Mullerian 乳头状瘤	Mullerian papilloma	
Nobothia 囊肿	Nobothian cyst	
隧道状腺丛	Tunnel clusters	
微腺体增生	Microglandular hyperplasia	
叶状子宫颈腺体增生	Lobular endocervical glandular hyperplasia	
弥漫性层状子宫颈腺体增生	Diffuse laminar endocervical hyperplasia	
中肾管残件与增生	Mesonephric remnants and hyperplasia	

续表

A-S 反应	Arias-Stella reaction	
子宫颈内膜异位症	Endocervicosis	
子宫内膜异位症	Endometriosis	
输卵管内膜样化生	Tuboendometrioid metaplasia	
异位前列腺组织	Ectopic prostate tissue	
其他上皮性肿瘤	Other epithelial tumors	
腺鳞癌	Adenosquamous carcinoma	8560/3
毛玻璃细胞癌	Glassy cell carcinoma	8015/3
腺样基底细胞癌	Adenoid basal carcinoma	8098/3
腺样囊腺癌	Adenoid cystic carcinoma	8200/3
未分化癌	Undifferentiated carcinoma	8020/3
神经内分泌肿瘤	Neuroendocrine tumors	
低级别神经内分泌肿瘤	Low-grade neuroendocrine tumor	
类癌	Carcinoid tumor	8240/3
不典型类癌	Atypical carcinoid tumor	8249/3
高级别神经内分泌肿瘤	High-grade neuroendocrine tumor	
小细胞神经内分泌癌	Small cell neuroendocrine carcinoma	8041/3
大细胞神经内分泌癌	Large cell neuroendocrine carcinoma	8013/3

（二）子宫颈上皮性肿瘤各论

1. 子宫颈上皮内肿瘤及癌前病变 在 2014 版 WHO 分类中子宫颈上皮性肿瘤的重要变化是关于子宫颈上皮内肿瘤的分类。1989 年细胞学上对子宫颈癌前驱病变的诊断分类提出 2 级分类法（TBS 系统），即子宫颈低级别鳞状上皮内病变（LSIL）及高级别鳞状上皮内病变（HSIL）；2003 版 WHO 的妇科肿瘤病理组织学分类并未采用细胞学的名词，而是将子宫颈前驱病变称为子宫颈上皮内瘤样病变（cervical intraepithelial neoplasia, CIN），并分为 CIN Ⅰ、CIN Ⅱ 和 CIN Ⅲ 级。在 2014 版 WHO 分类中，专家们决定采用与子宫颈细胞学诊断一致的 2 级分类，即 LSIL（相当于 CIN Ⅰ）和 HSIL（相当于 CIN Ⅱ 和 CIN Ⅲ）。其改变的原因之一为与细胞学一致；之二为 2 级分类更便于临床诊治，组织学上重复性也更好。

组织学的 LSIL 包括 CIN Ⅰ 及随后将讨论的阴道上皮内瘤变（VAIN）1 级和外阴上皮内瘤变（VIN）1 级，由低危 HPV 病毒感染引起的扁平湿疣、尖锐湿疣也统一命名为 LSIL。LSIL 在 2014 版 WHO 分类中 ICD-O 编码为"0"，即为良性病变。HSIL 在 2014 版 WHO 分类的 ICD-O 编码为"/2"，代表原位癌或高度癌前病变，意味着如不治疗，病变具有发展为浸润癌的危险性。HSIL 包括了以往的 CIN Ⅱ、CIN Ⅲ 和原位鳞癌。以上的生物学概念也影响腺癌癌前病变的分类。2014 版 WHO 分类认可原位腺癌（AIS）这一名词，子宫颈腺上皮高级别上皮内瘤变与 AIS 是同义词，原位腺癌的 ICD-O 编码为"/2"。在正式报告诊断中应当明确子宫颈 LSIL、HSIL 或 AIS。LSIL 和 HSIL 也适用于阴道和外阴的癌前病变。

（1）子宫颈鳞状上皮内肿瘤：是子宫颈鳞癌的癌前病变，也称子宫颈上皮内病变，包括

LSIL、HSIL，组织学表现如下。

LSIL（CIN Ⅰ）：上皮层的上 2/3 有成熟现象，表浅层细胞无异型性，可能有病毒感染的细胞学特征（挖空细胞）。上皮层下 1/3 细胞轻度异型性，异常核分裂象少见。

HSIL（CIN Ⅱ/CIN Ⅲ）：上皮全层无明显成熟现象（如表面角化）或只有表面约 1/3 有成熟现象，≥2/3 层细胞异型性明显，核分裂象多见，可见于上皮各层，常见异常核分裂象。

在正常上皮下 1/3 的基底层细胞可有 Ki-67 指数增高，上层细胞 Ki-67 指数若增高则见于 HPV 感染的病变细胞。HSIL 表达 P16，联合应用 P16 和 Ki-67 检测也有助于鉴别 LSIL 和 HSIL。

细胞学：细胞学的 SIL 的主要根据细胞核的特点。随病变程度增加，异常细胞核相对面积增加。

LSIL：细胞核稍增大（不超过细胞总面积的 1/3），大小不等，细颗粒状，染色质均匀分布，核轻度深染，胞质界线清楚。

HSIL：细胞和细胞核大小及形状不等，细胞核质比高（细胞核面积至少占细胞总面积的 1/2～2/3 以上），核深染，粗颗粒状，染色质分布不均匀。

（2）子宫颈腺上皮内肿瘤（原位腺癌）：腺体位置正常，但部分或全部腺体被异型性腺上皮取代。若不治疗，发展成浸润性腺癌的风险很大。恶性与良性腺上皮界线分明是其特征。常高危型 HPV 阳性。

组织学：上皮细胞内一般不含黏液，可以类似于子宫内膜上皮。某些腺体由肠型上皮构成，含杯状细胞、神经内分泌细胞和潘氏细胞。常见筛状结构。上皮一般为复层，细胞长轴与基底垂直。长形、多形性的深染核细胞位于基底，核分裂象常见。细胞类型依次为子宫颈管型、子宫内膜型和肠型。≥50% 原位腺癌伴有 HSIL，80% 病例 CEA 阳性。

偶尔还可能会有"腺体非典型增生"的诊断出现，意为腺上皮细胞核有一定的异型性，程度比炎症性或反应性腺体增生更明显，但不足以诊断原位腺癌。尽管 2014 版 WHO 分类中已不建议使用该术语，但国内仍有人习惯于用腺体非典型增生作为腺癌的前驱病变。

2. 子宫颈鳞状上皮肿瘤

（1）鳞癌：由不同分化程度的鳞状上皮构成的浸润性癌。

大体：可呈乳头状或息肉状外生性生长，肿瘤突出于子宫颈表面；也可呈溃疡性病变或凹陷性内生性生长，向周围浸润子宫颈组织。

组织学：肿瘤在生长方式、细胞类型、分化程度上有所不同。瘤细胞大多相互黏附成网状向间质浸润，一般为多角形或多边形或圆形，排列成不规则岛状，分为高分化、中分化、低分化。当标本为子宫颈点活检时，有时会因取材浅表而只见鳞状上皮呈 HSIL，未见上皮下方间质，此时 2014 版 WHO 分类建议采用"至少为 HSIL，不能除外浸润癌"的诊断，以免误诊。

多种组织学类型的鳞癌描述如下。

1）角化型癌：肿瘤含有角化珠，角化珠由环形排列的鳞状上皮旋涡构成，中心为角化物。常见细胞间桥、角质透明颗粒和胞质内角化现象。细胞核一般大而深染，染色质粗糙。核分裂象少见。

2）非角化型癌：肿瘤细胞由多角形鳞状上皮细胞构成，可有单个细胞角化和细胞间桥，但无角化珠。细胞和细胞核的多形性比角化型鳞癌更明显，核分裂象多见。多为低分化癌。

3）基底细胞样癌：起源于子宫颈上皮的基底层细胞，由不成熟的基底细胞型鳞状上皮细胞巢构成，类似于子宫颈原位鳞癌。细胞巢中心有一定程度角化现象，但很少形成角化珠。

4）疣状癌：是一种高分化鳞癌，表面角化亢进、起伏不平、呈疣状，并且上皮脚呈杵状浸润下方间质，边缘推进性生长。细胞胞质丰富，核异型性小。切除后易于局部复发，但很少转移。与湿疣的不同之处是：乳头宽，无纤维血管轴心，无挖空细胞。与鳞癌的不同是：疣状癌细胞异型性小。

5）湿疣状癌：指表面呈湿疣状，癌细胞有 HPV 感染特点。癌细胞中多见挖空细胞，可检测到高危型 HPV-DNA。

6）乳头状癌：乳头或粗或细，结缔组织间质表面被覆上皮呈 SIL 状，下方深部为典型的鳞癌，但活检浅表时可能见不到浸润癌。与湿疣状鳞癌不同的是乳头状鳞癌角化不明显，通常不见挖空细胞。

7）淋巴上皮瘤样癌：组织学上与鼻咽部淋巴上皮瘤样癌相似。肿瘤细胞巢界线不清，由未分化细胞构成，背景有密集淋巴细胞浸润。癌细胞有一致性的空泡状核，核仁明显，细胞界线不清，常聚集成合体细胞样。癌细胞 CKpan 阳性，大部分淋巴细胞 T 细胞标志物阳性。

（2）鳞状移行细胞癌：罕见，与泌尿系统移行细胞癌无区别，可以完全为移行细胞癌样结构，也可含有鳞癌成分。肿瘤为乳头状结构，有纤维血管轴心，表面为复层异型性的上皮细胞，类似于 HSIL。HPV16 常阳性。该病常高表达 CK7 和 CK20，提示与移行上皮仅仅是组织学形态相似，而免疫表型不同。

（3）早期浸润性鳞癌：发生于早期间质浸润的鳞癌，浸润程度无精确定义，以往的标准是浸润深度＜5mm，也称为微小浸润性鳞癌。因取材、测量浸润深度、形态学观察等因素，微小浸润性鳞癌诊断的重复性较差，故 2014 版 WHO 分类中未单独列出和讨论。

文献数据表明，浸润深度≤3mm，淋巴结转移率＜1%，复发率为 0.9%；浸润深度为 3.1～5.0mm，淋巴结转移率为 2%，复发率为 4%。当肿瘤浸润深度＜1mm 时，临床处理方式与 HSIL 相同。

组织学上有以下特点的 HSIL 提示伴有早期浸润的可能性大：①弥漫性 HSIL；②子宫颈隐窝腺体广泛性、膨胀性、深部受累；③腺腔内有坏死，有上皮内鳞状细胞成熟现象。微小浸润性鳞癌常伴有间质水肿、间质结缔组织增生和淋巴细胞反应。这些特点有助于和 HSIL 累及腺体区别。CD31、CD34 和 D2-40 免疫组化染色对显示有无血管、淋巴管受累有帮助。

3. 子宫颈腺体肿瘤

（1）普通型腺癌：是指有腺体分化的癌。子宫颈普通型腺癌约占子宫颈腺癌的 90%。

大体：大约 50% 腺癌为外生性、息肉状或乳头状，其余为结节状。子宫颈弥漫性增大或形成溃疡，子宫壁深层浸润形成桶状子宫颈。约 10% 患者无肉眼可见的病变。

组织学：癌细胞类似子宫颈管腺上皮细胞，多为高分化、中分化。腺体结构复杂，乳头状或筛状。癌细胞一般为多层排列，细胞核位于基底，有丰富淡染的胞质，黏液染色阳性。细胞核有明显异型性，大小不等，染色质粗糙团块状，核仁明显。常见大量核分裂象。低分化癌的癌细胞胞质较少，呈实性片状分布，但腺体结构仍可辨认。

（2）黏液型腺癌：是指癌细胞的胞质内含有中等量至大量黏液的腺癌。

1）胃型：黏液腺癌显示胃型分化特征的癌。2003 年 WHO 分类中称其为偏微型腺癌/恶性腺瘤（minimal deviation adenocarcinoma/adenoma malignum），2014 年 WHO 分类将其归入胃型黏液腺癌。这是一种少见的高分化黏液腺癌，大多数肿瘤性腺体与正常腺体相似，故诊刮或活检几乎不能诊断此病。

组织学：大多数腺体由貌似良性的含有黏液的柱状细胞构成，细胞核位于基底，偶有腺上皮中度异型性，偶见核分裂象，腺体可成角伴间质硬化。最可靠的诊断标准是腺体杂乱排列，浸润深度超过正常子宫颈腺体的深度，浸润深度常是关键。常有血管和神经周围浸润，40%有肌层和（或）肌层外扩散。

2）肠型：此型肿瘤与小肠腺癌相似。癌细胞中常含有杯状细胞，有时有内分泌细胞和潘氏细胞。癌细胞可弥漫性或局灶性分布于黏液性肿瘤中。所谓的"胶样癌"是指间质有大量黏液贮积形成黏液湖或黏液池。

3）印戒细胞型：由印戒细胞构成的原发性癌，少见。其多为消化道转移癌。有时免疫组化标志对具有印戒样细胞的恶性肿瘤来源有鉴别诊断价值。

（3）绒毛状腺癌：此类型癌呈复杂的、分支状结构，表面衬覆分化好的肿瘤细胞，多高分化、中分化，呈外生性生长，类似于结肠绒毛管状腺瘤。患者一般年轻，平均年龄为35岁，可能与口服避孕药有关。乳头表面或腺体的柱状细胞排列成单层或复层，部分细胞内含有黏液。肿瘤可以是子宫内膜样亚型。基底无浸润或微小浸润，少数可有深部浸润。非浸润性肿瘤实际上可能是原位乳头状腺癌，常合并 HSIL 和（或）原位腺癌。淋巴结转移少见。

免疫组化：可区别各种组织学亚型及区分原发性子宫颈管肿瘤和原发性子宫内膜肿瘤。子宫内膜来源的肿瘤几乎 ER 和 Vimentin 均阳性，CEA 阴性。子宫颈管来源肿瘤 ER、Vimentin 阴性，CEA 阳性。良性病变一般 CEA 阴性，如微腺性增生。与正常子宫颈上皮不同的是，微小偏离型腺癌细胞可表达 5-羟色氨（serotonin）和胃肠道-胰腺多肽激素，而 ER、PR 和 CA125 均阴性。

（4）子宫内膜样腺癌：约占子宫颈腺癌<5%，组织学与发生在子宫的子宫内膜样腺癌相同。

（5）透明细胞腺癌：少见。组织学与发生在卵巢同类肿瘤相似。

（6）浆液性腺癌：少见，子宫颈肿瘤的组织学与卵巢相应肿瘤相似。在诊断子宫颈原发性浆液性腺癌之前，必须除外子宫内膜、卵巢或腹膜原发性浆液性腺癌扩散至子宫颈的可能。

（7）中肾管型腺癌：来自中肾管残件，最常见的部位为子宫颈侧后壁，也可累及子宫颈全周，多外生性生长，也可仅在子宫颈肌层浸润，使子宫颈增厚。镜下为不含黏液的立方形上皮构成小管状腺体，高分化区域或较大腺体腔内含有嗜酸性、玻璃样变分泌物，其他结构可呈实性、乳头状和网状。免疫表型：上皮性标志物，如 AE1/AE3、Cam5.2、CK7 和 EMA 阳性，88% calretinin 阳性，70% Vimentin 阳性。ER 和 PR 阴性有助于与子宫内膜样癌鉴别。

（8）早期浸润性腺癌：指间质浸润灶非常微小的腺体肿瘤。组织学：有间质浸润，淋巴管样腔隙受累证明有浸润。腺体可以明显不规则，肿瘤浸润深度超过最深部的正常腺体隐窝。其可有筛状、乳头状和实性结构。

4. 其他上皮性肿瘤　子宫颈鳞状上皮肿瘤和腺体肿瘤之外的上皮性肿瘤。

（1）腺鳞癌：是由恶性腺体和恶性鳞状上皮混合构成的癌。

（2）毛玻璃细胞癌：是一种低分化腺鳞癌的变异型。临床上占所有子宫颈肿瘤的 1%～2%。该病多发生于年轻女性，生长迅速，常有远处转移，对放疗不敏感，化疗有一定效果。预后不确定。组织学：肿瘤细胞大，界线清楚，胞质毛玻璃样，一般无浸润前驱病变。间质有明显嗜酸性细胞浸润有助于与非角化型鳞癌鉴别。癌细胞不表达 ER 和 PR。

（3）腺样囊性癌：一种和涎腺来源的腺样囊性癌类似的子宫颈癌，罕见，预后差。其可能起源于储备细胞。组织学特征与涎腺相同名称的肿瘤类似。特征性囊性腔隙中充满微嗜酸性玻璃样物质或嗜碱性黏液，周围有栅栏状排列的上皮细胞。与涎腺的腺样囊性癌有所不同，发生在子宫颈的腺样囊性癌细胞核多形性更明显，核分裂活性高，有坏死。基膜成分免疫染色强阳性，如Ⅳ型胶原和层粘连蛋白（laminin）。大部分肿瘤 S-100 和 HHF35 染色阳性，提示有肌上皮分化。

（4）腺样基底细胞癌：罕见，是由基底细胞样圆形细胞巢构成的癌，来源于子宫颈储备细胞，一般为高分化。患者一般＞50 岁，临床上无特征，属于低度恶性，很少转移。组织学：小巢状基底细胞样细胞几乎总是位于 HSIL 或微小浸润性鳞癌的下方，常起源于上述病变。肿瘤细胞小，胞质少，排列成条索和巢状，局灶有腺体形成或鳞状细胞分化，常伴有 HSIL，应与其他小细胞肿瘤鉴别。

（5）未分化癌：是指没有特殊分化的癌。

5. 神经内分泌肿瘤　为形态各异、共享神经内分泌表型的一组肿瘤。

神经内分泌肿瘤在女性生殖系统较少见。2014 版 WHO 分类对子宫颈神经内分泌肿瘤分类进行了改动，使分类更加全面。该版改变了过去长期沿用的类癌及小细胞癌等分类，采用与最近胃肠神经内分泌肿瘤分类一致的诊断术语，如在子宫颈就将神经内分泌肿瘤分为低级别神经内分泌癌和高级别神经内分泌癌。低级别者包括类癌和非典型类癌，高级别者包括小细胞神经内分泌癌及大细胞神经内分泌癌，其诊断标准和生物学行为与胃肠道及其他部位的同名肿瘤一致。目前认为，子宫颈无良性的"神经内分泌瘤"，全部为恶性。诊断应明确其为一种特殊类型的癌，而非淋巴瘤或其他小圆细胞肿瘤。类癌预后良好，非典型类癌次之，小细胞神经内分泌癌和大细胞神经内分泌癌预后差。

（1）类癌：为神经内分泌肿瘤 1 级。肿瘤呈片层状、索状、巢状、小梁或管状排列。瘤细胞核呈圆形、卵圆形，胞质丰富、颗粒状，核分裂象少见。

（2）非典型类癌：为神经内分泌肿瘤 2 级。形态结构与类癌相似。瘤细胞有轻度异型性，常见局灶性坏死，核分裂象易见。

（3）小细胞神经内分泌癌：为小细胞癌或神经内分泌癌 3 级，小细胞型。癌细胞小胞质稀少，甚至裸核，核呈强嗜碱性而深染，染色质细腻，颗粒或胡椒面状。常见核碎裂坏死，核分裂象多见。小细胞癌易受外力挤压、扭曲变形，丧失原本的结构，特别是活检或诊刮时易出现人工挤压（crush artifact）现象，以至于病理诊断困难。

（4）大细胞神经内分泌癌：为大细胞癌或神经内分泌癌 3 级，大细胞型。癌细胞大，异型性明显，见坏死，核分裂象多见，局部常伴腺癌分化。免疫表型：肿瘤除表达 CKpan 外，还常表达 Syn、CgA、CD56 和 NSE 等。Ki-67 指数对判断肿瘤级别有帮助，类癌 Ki-67 指数 0～2%，非典型类癌 Ki-67 指数 3%～20%，高级别者（包括小细胞癌和大细胞癌）Ki-67 指数＞20%。

二、间叶性肿瘤

间叶性肿瘤是发生于子宫颈间叶的各种少见的良性和恶性肿瘤，具有平滑肌、横纹肌、血管、外周神经和其他间叶组织分化，最常见的是平滑肌分化的肿瘤。

（一）子宫颈间叶性肿瘤的分类

子宫颈间叶性肿瘤的分类（表 6-14）。

表 6-14　2014 版 WHO 子宫颈间叶性肿瘤分类及 ICD-O 编码（中英文对照）

间叶性肿瘤和瘤样病变	Mesenchymal tumors and tumor-like lesions	ICD-O/
良性	Benign	
平滑肌瘤	Leiomyoma	8890/0
横纹肌瘤	Rhabdomyoma	8905/0
其他	Others	
恶性	Malignant	
平滑肌肉瘤	Leiomyosarcoma	8890/3
横纹肌肉瘤	Rhabdomyosarcoma	8910/3
腺泡状软组织肉瘤	Alveolar soft-part sarcoma	9581/3
血管肉瘤	Angiosarcoma	9120/3
恶性外周神经鞘膜肿瘤	Malignant peripheral nerve sheath tumor	9540/3
其他肉瘤	Other sarcoma	
脂肪肉瘤	Liposarcoma	8850/3
未分化子宫颈肉瘤	Undifferentiated endocervical sarcoma	8805/3
Ewing 肉瘤	Ewing sarcoma	9364/3
瘤样病变	Tumor-like lesions	
术后梭形细胞结节	Postoperative spindle-cell nodule	
淋巴瘤样病变	Lymphoma-like lesion	

（二）子宫颈间叶性肿瘤各论

子宫颈间叶性肿瘤均罕见，肉瘤更少见。其中平滑肌肉瘤相对常见，其次是子宫颈葡萄状肉瘤，以下仅就子宫颈恶性间叶性肿瘤做介绍。

1. 平滑肌肉瘤　是一种由平滑肌细胞构成的恶性肿瘤。大体上增大的子宫颈被肿瘤取代，或表现为息肉样肿物。子宫颈平滑肌肉瘤组织学形态和免疫表型与子宫体平滑肌肉瘤相同。

2. 子宫内膜样间质肉瘤（低级别、高级别）　同子宫体同类肿瘤。

3. 子宫颈未分化肉瘤　同子宫体同类肿瘤。

4. 葡萄状肉瘤　同阴道同类肿瘤。

5. 腺泡状软组织肉瘤　由大的上皮样细胞呈实体性和腺泡状排列的恶性肿瘤。女性生殖道腺泡状软组织肉瘤（包括原发于子宫颈者）的预后比生长在其他部位的肿瘤预后好。

大体：呈息肉状或子宫颈肌壁内结节，直径＜5cm，呈灰红色，质脆或质软。

组织学：类似其他部位腺泡状软组织肉瘤。大多数肿瘤表现为腺泡状结构，肿瘤细胞巢中心的细胞无黏附性，巢周有薄壁窦状血管腔隙，也可呈实体性结构。肿瘤细胞有丰富的嗜酸性颗粒状胞质，核大，核仁明显，胞质内有 PAS 阳性的抗淀粉酶棒状结晶。

免疫表型：肿瘤细胞表达 TFE3。

电镜：胞质内有特征性晶体物质，有高电子密度的分泌颗粒、大量线粒体、明显的内质网、糖原和发育良好的高尔基体。

6. **血管肉瘤**　具有血管内皮特点的恶性肿瘤。大体表现与其他部位血管肉瘤相似。

7. **恶性外周神经鞘肿瘤（MPNST）**　有神经鞘分化的恶性肿瘤。组织学特征与其他部位 MPNST 相似。

三、子宫颈混合性上皮和间叶肿瘤

子宫颈混合性上皮和间叶肿瘤是由上皮和间叶成分混合构成的肿瘤，两种成分可为良性或恶性。

（一）子宫颈混合性上皮和间叶肿瘤分类

子宫颈混合性上皮和间叶肿瘤分类如表 6-15 所示。

表 6-15　2014 版 WHO 子宫颈混合性上皮和间叶肿瘤分类及 ICD-O 编码（中英文对照）

混合性上皮和间叶肿瘤	Mixed epithelial and mesenchymal tumors	ICD-O/
腺肌瘤	Adenomyoma	8932/0
腺肉瘤	Adenosarcoma	8933/3
癌肉瘤	Carcinosarcoma	8980/3

（二）子宫颈混合性上皮和间叶肿瘤各论

1. **癌肉瘤**　肿瘤由恶性上皮和恶性间叶成分混合构成。组织学与子宫体癌肉瘤相似。

2. **腺肉瘤**　是由良性上皮成分和恶性间叶成分混合构成的肿瘤。子宫颈腺肉瘤比子宫体腺肉瘤明显少见，组织学与子宫体腺肉瘤相似。

四、子宫颈杂类肿瘤

子宫颈杂类肿瘤包括多种没有分类的子宫颈原发性良性和恶性肿瘤及转移性肿瘤，如子宫颈黑色素细胞性肿瘤、生殖细胞性肿瘤、淋巴性肿瘤和转移性肿瘤等。

（一）子宫颈杂类肿瘤分类

子宫颈杂类肿瘤分类如表 6-16 所示。

表 6-16　2014 版 WHO 子宫颈杂类肿瘤分类及 ICD-O 编码（中英文对照）

色素性肿瘤	Melanocytic tumors	ICD-O/
蓝痣	Blue naevus	8780/0
恶性黑色素瘤	Malignant melanoma	8720/3
生殖细胞肿瘤	Germ cell tumors	
卵黄囊瘤	Yolk sac tumor	
淋巴样和髓系肿瘤	Lymphoid and myeloid tumors	
淋巴瘤	Lymphoma	
髓系肿瘤	Myeloid tumor	
继发性肿瘤	Secondary tumors	

☆ ☆ ☆ ☆

（二）子宫颈杂类肿瘤各论

1. **恶性黑色素瘤**　为黑色素细胞来源的恶性肿瘤。子宫颈恶性黑色素瘤不如外阴和阴道黑色素瘤多见。就诊时约 1/2 已扩散至子宫颈外。

大体：典型者为息肉状或蕈伞状含有色素的肿物，也可为无色素肿瘤或外观无特殊表现。

组织学：约 50%的病例含有交界性成分。无交界性成分时，应结合临床排除转移性恶性黑色素瘤。子宫颈黑色素瘤的组织学常见到梭形细胞为其特殊之处，也有硬化性和透明细胞性恶性黑色素瘤报道。免疫表型同其他部位的黑色素瘤。

2. **卵黄囊瘤**　同卵巢同类肿瘤，预后差。

3. **淋巴瘤和髓系肿瘤**　淋巴组织增生性或骨髓造血组织增生性恶性肿瘤。子宫颈的淋巴瘤或髓系肿瘤很少为原发性病变，大多为全身系统性病变的一部分。

大体：子宫颈肥大，桶形，有时可为息肉状或结节状。

组织学与免疫表型：与其他部位淋巴瘤或髓系肿瘤相似。应注意与淋巴瘤样息肉病进行鉴别，后者为良性增生性病变，以避免过度治疗。

4. **转移性肿瘤**　是指子宫颈以外的肿瘤转移至子宫颈。大部分子宫颈转移性肿瘤的原发部位是女性生殖系统，依次为子宫内膜、卵巢、阴道和输卵管，转移至子宫颈的癌大多为高度恶性。除原发于生殖道之外，其他原发部位有胃和大肠、乳腺等。

小块子宫颈活检组织可能很难区分子宫颈原发性腺癌或转移性腺癌，因为女性生殖道腺癌的不同组织学亚型无部位特异性。如果癌组织位于黏膜下方而表面为正常子宫颈上皮时，子宫颈转移性癌的可能性较大。广泛淋巴管扩散同样提示肿瘤为转移性。转移至子宫颈的弥漫型胃癌和乳腺小叶癌与子宫颈原发性腺癌有所不同，前者肿瘤细胞呈小巢状、索状及单个细胞浸润子宫颈间质，甚至可以见到印戒细胞。子宫颈可以原发印戒细胞癌，但极少见，故具有上述特征时应首先考虑子宫颈转移性腺癌。

第八节　阴道肿瘤

一、阴道上皮性肿瘤

（一）阴道上皮性肿瘤分类

阴道上皮性肿瘤分类（表 6-17）。

表 6-17　2014 版 WHO 阴道上皮性肿瘤分类及 ICD-O 编码（中英文对照）

上皮性肿瘤	Epithelial tumors	ICD-O/
鳞状细胞肿瘤和前驱病变	Squamous cell tumors and precursors	
鳞状上皮内病变	Squamous intraepithelial lesions	
低级别鳞状上皮内病变	Low-grade squamous intraepithelial lesion	8077/0
高级别鳞状上皮内病变	High-grade squamous intraepithelial lesion	8077/2
鳞癌，非特异性	Squamous cell carcinoma, NOS	
角化性	Keratinizing	8071/3
非角化性	Non-keratinizing	8072/3

续表

乳头状	Papillary	8052/3
基底样	Basaloid	8083/3
湿疣性	Warty	8051/3
疣状	Verrucous	8051/3
良性鳞状上皮病变	Benign squamous lesions	
尖锐湿疣	Condyloma acuminatum	
鳞状上皮乳头状瘤	Squamous papilloma	8052/0
纤维上皮息肉	Fibroepithelial polyp	
管型鳞状上皮息肉	Tubulosquamous polyp	
移行细胞化生	Transitional cell metaplasia	
腺体肿瘤	Glandular tumors	
腺癌	Adenocarcinomas	
内膜样腺癌	Endometrioid carcinoma	8380/3
透明细胞癌	Clear cell carcinoma	8310/3
黏液性癌	Mucinous carcinoma	8480/3
中肾性癌	Mesonephric carcinoma	9110/3
良性腺体病变	Benign glandular lesions	
绒毛管状腺瘤	Tubovillous adenoma	8263/0
绒毛状腺瘤	Villous adenoma	8261/0
Mullerian 乳头状瘤	Mullerian papilloma	
腺病	Adenosis	
子宫内膜异位症	Endometriosis	
子宫颈管内膜异位症	Endocervicosis	
囊肿	Cysts	
其他上皮肿瘤	Other epithelial tumors	
混合瘤	Mixed tumor	8940/0
腺鳞癌	Adenosquamous carcinoma	8560/3
腺样基底细胞癌	Adenoid basal carcinoma	8098/3
高级别神经内分泌癌	High-grade neuroendocrine carcinoma	
小细胞神经内分泌癌	Small cell neuroendocrine carcinoma	8041/3
大细胞神经内分泌癌	Large cell neuroendocrine carcinoma	8013/3

（二）阴道上皮性肿瘤各论

1. 鳞状上皮肿瘤及癌前病变　阴道部位最常见的肿瘤是鳞状上皮肿瘤。此类肿瘤可发生在任何年龄，但多见于老年妇女，阴道上皮内肿瘤是阴道鳞癌的癌前病变。

（1）鳞癌：指由不同分化程度的鳞状上皮细胞构成的浸润性癌。肿瘤可见于阴道任何部位。对于过去曾患子宫颈、外阴癌或癌前病变的患者，在排除肿瘤复发后才能诊断原发性阴道癌。

大体：病变大小可从肉眼无法检查到至明显肿块，质地硬的肿瘤可为外生菜花型、溃疡型、环形和缩窄型，约 50% 为溃疡型，1/3 为外生型，其余为环形和缩窄型。

组织学：与其他部位的鳞癌相同。多数病例为中分化非角化型，少数为梭形细胞型。

湿疣状癌是阴道鳞癌的一个亚型，呈乳头状，有明显角化，核大、深染，呈挖空样细胞，核膜皱缩和多核细胞是其特征。

疣状癌是另一个亚型，呈乳头状、边缘推进性生长，棘层肥厚，上皮脚球杆状，细胞异型性小或无异型性，表面有角化不良和角化亢进的成熟表现。

有关鳞癌各亚型的详细描述见第 6 章第七节"子宫颈肿瘤"。

（2）鳞状上皮内病变（SIL）：阴道 SIL 可原发于阴道，或为子宫颈原发性病变蔓延至阴道。阴道 SIL 的组织学与子宫颈上皮内病变相同，分为低级别（LSIL）与高级别（HSIL）。2014 版 WHO 分类用 LSIL 替代 VAIN 1，HSIL 替代 VAIN 2/3。

大部分 SIL 患者有子宫颈肿瘤或外阴肿瘤及子宫切除史并伴有 HPV 感染。HSIL 与高危型 HPV 有关，LSIL 中可检测到低危型和高危型 HPV 混合感染。

大体：SIL 可为孤立性，但多灶性病变更为常见。孤立性病变主要见于子宫切除术后阴道上 1/3 和阴道穹窿。

组织学：阴道的 SIL 组织学标准与子宫颈 SIL 相似。详见子宫颈病变章节。

所谓"扁平湿疣"指在上皮表浅部分有挖空细胞，基底层正常或有增生，细胞核无明显异型性。有时扁平湿疣与外阴伴有挖空细胞的 LSIL 难以区别，2014 版 WHO 分类将两者归为同一类病变。

2. 腺体肿瘤

（1）子宫内膜样腺癌：少见。组织学类似于发生在子宫的子宫内膜样腺癌。常与子宫内膜异位有关。

（2）透明细胞腺癌：是含有一种或多种类型上皮细胞成分的浸润性癌，常以透明细胞和鞋钉状细胞为主，偶尔以扁平和（或）嗜酸性细胞为主。病理学特征同卵巢同名肿瘤。

（3）黏液腺癌：罕见，发生于围绝经期妇女。组织学类似于发生在子宫颈的腺癌。

（4）中肾性癌：中肾管残迹（gartner）最常见的部位是阴道侧壁深部。仅有少数发生于中肾管残迹阴道癌的报道。此种癌由异型的立方或柱状上皮形成分化良好的管状结构，癌细胞中核分裂象多见。

3. 其他上皮性肿瘤及高级别神经内分泌肿瘤　除鳞状上皮和腺体肿瘤以外，其他类型的阴道原发性上皮肿瘤少见，包括腺鳞癌、腺样囊性癌、腺样基底细胞癌、小细胞神经内分泌癌、大细胞神经内分泌癌、未分化癌等。有关这些肿瘤更详细的描述见第 6 章第七节"子宫颈肿瘤"。

二、间叶性肿瘤

（一）间叶性肿瘤分类

间叶性肿瘤分类如表 6-18 所示。

表 6-18　2014 版 WHO 阴道间叶性肿瘤分类及 ICD-O 编码（中英文对照）

间叶性肿瘤	Mesenchymal tumors	ICD-O/
平滑肌瘤	Leiomyoma	8890/0
横纹肌瘤	Rhabdomyoma	8905/0
平滑肌肉瘤	Leiomyosarcoma	8890/3
横纹肌肉瘤	Rhabdomyosarcoma	8900/3
胚胎性横纹肌肉瘤	Embryonal rhabdomyosarcoma	8910/3
未分化肉瘤	Undifferentiated sarcoma	8805/3
血管肌纤维母细胞瘤	Angiomyofibroblastoma	8826/0
侵袭性血管黏液瘤	Aggressive angiomyxoma	8841/0
肌纤维母细胞瘤	Myofibroblastoma	8825/0
瘤样病变	Tumor-like lesions	
术后梭形细胞结节	Postoperative spindle cell nodule	

（二）间叶性肿瘤各论

1. **阴道肉瘤**　是指起源于阴道的恶性间叶性肿瘤，罕见，占所有阴道恶性肿瘤的 2%以下。病因不清。临床表现为阴道出血和（或）排液及阴道肿物。其可直接浸润至阴道壁外、盆腔软组织、膀胱或直肠，也可经淋巴道或血道转移至远处。

（1）横纹肌肉瘤：由小圆形、椭圆形或梭形细胞构成的恶性间叶性肿瘤，有些细胞有横纹肌分化特点。横纹肌肉瘤的常见亚型为胚胎性横纹肌肉瘤，也称为葡萄状肉瘤，是最常见的阴道肉瘤，患者几乎均为 5 岁的儿童，平均年龄为 1.8 岁，极少数为年轻女性或绝经后妇女。葡萄状肉瘤的预后差，最近采用局部扩大切除手术后结合化疗，3 年存活率达到 85%。对于儿童的葡萄状肉瘤，采用国际横纹肌肉瘤研究小组的临床分类标准，根据肿瘤的浸润范围、能否再次切除、边缘是否切除干净和组织学形态等综合情况进行分期，高临床分期预后差。

大体：肿物可为息肉状、葡萄样或结节状，肿瘤直径为 0.2～12cm，大者常突出阴道。表面可有完整黏膜被覆，或形成溃疡。切面呈灰色至红色，可有黏液变、水肿和出血。质软或鱼肉样。

组织学：肿瘤细胞核为圆形、椭圆形或梭形，胞质嗜伊红，有横纹肌细胞分化的特点。典型病变为紧邻上皮的下方含有一层致密的生发层，生发层细胞排列紧密，核小而深染。肿瘤细胞核仁不明显，核分裂象多见。息肉样肿瘤的中心部位一般细胞成分稀少，间质水肿性或黏液变性。任何亚型的横纹肌肉瘤均可见到或多或少的横纹肌母细胞。

免疫表型：肌球蛋白、MyoD1、desmin、Actin 是识别肌细胞的标志物。肌球蛋白和 MyoD1 是横纹肌特异性标志物，但敏感性欠佳。

超微结构：透射电镜下可观察到横纹肌母细胞分化的特征，如有 Z 带的粗丝和细丝。

（2）平滑肌肉瘤：是成年人最常见的阴道肉瘤之一，是第二位常见的阴道肉瘤。组织学形态相同于子宫的平滑肌肉瘤。

（3）阴道子宫内膜间质肉瘤（低级别和高级别）和未分化肉瘤：均罕见。详见子宫体肿瘤章节。

☆ ☆ ☆ ☆

2. 良性间叶性肿瘤　其中平滑肌瘤相对常见。此类肿瘤大多数无症状，根据肿瘤大小和生长部位，少数可出现出血、排尿困难和泌尿或直肠压迫症状。生殖道横纹肌瘤、侵袭性血管黏液瘤、瘤样病变（手术后梭形细胞结节）等均少见。

三、混合性上皮间叶性肿瘤

（一）混合性上皮间叶性肿瘤分类

混合性上皮间叶性肿瘤分类见表 6-19。

表 6-19　2014 版 WHO 阴道混合性上皮间叶性肿瘤分类及 ICD-O 编码（中英文对照）

混合性上皮和间叶肿瘤	Mixed epithelial and mesenchymal tumors	ICD-O/
腺肉瘤	Adenosarcoma	8933/3
癌肉瘤	Carcinosarcoma	8980/3

（二）混合性上皮间叶性肿瘤

混合性上皮间叶性肿瘤是一类由上皮和间叶成分混合组成的少见肿瘤。美国国家癌症数据库 4885 例阴道癌报道中只有 25 例为"复杂的混合性或间叶肿瘤"。此类肿瘤包括癌肉瘤、腺肉瘤和类似滑膜肉瘤的恶性混合性肿瘤等。这类肿瘤更常见的原发部位是子宫体，病理学特征相同。

四、淋巴和髓系肿瘤

阴道原发性及转移性的淋巴和髓系肿瘤均罕见。组织学形态与免疫表型同其他部位相对应名称的肿瘤。具体分类见表 6-20。

表 6-20　2014 版 WHO 阴道淋巴和髓系肿瘤分类及 ICD-O 编码（中英文对照）

淋巴和髓系肿瘤	Lymphoid and myeloid tumors	ICD-O/
淋巴瘤	Lymphoma	
髓系肿瘤	Myeloid neoplasms	

五、黑色素肿瘤

（一）阴道黑色素肿瘤分类

阴道黑色素肿瘤分类见表 6-21。

表 6-21　2014 版 WHO 阴道黑色素肿瘤分类及 ICD-O 编码（中英文对照）

黑色素肿瘤	Melanocytic tumors	ICD-O/
痣	Naevi	
色素痣	Melanocytic naevus	
蓝痣	Blue naevus	
恶性黑色素瘤	Malignant melanoma	

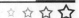

（二）阴道黑色素肿瘤

1. 恶性黑色素瘤　阴道恶性黑色素瘤少见。患者平均年龄为 60 岁。肿瘤侵袭性强，预后差，5 年存活率为 21%，平均存活时间约为 15 个月。

大体：色素性黏膜病变，大小一般在 1~3cm，可形成溃疡，质地较硬。

组织学：病变大多为雀斑型生长方式，具有浸润性，可见交界性细胞巢。原位和 Paget 样生长少见。肿瘤细胞为上皮样或梭形，细胞内可含有色素颗粒，核分裂象多见。

免疫表型：肿瘤细胞表达 S-100、Melan A 和 HMB45。上皮样细胞巢类似于低分化癌，梭形细胞分化可能会与肉瘤混淆，需结合免疫组化标记鉴别。

2. 蓝痣　是指上皮下方树枝状黑色素细胞增生，少见，普通型和富于细胞型蓝痣均有发生在阴道的报道。富于细胞型蓝痣易与恶性黑色素瘤混淆。细胞异型性、核分裂象多见则支持恶性黑色素瘤的诊断。

六、杂类肿瘤和继发性肿瘤

（一）杂类肿瘤和继发性肿瘤分类

杂类肿瘤和继发性肿瘤分类见表 6-22。

表 6-22　2014 版 WHO 阴道杂类肿瘤和继发性肿瘤分类及 ICD-O 编码（中英文对照）

杂类肿瘤	Miscellaneous tumors	ICD-O/
生殖细胞肿瘤	Germ cell tumors	
成熟性畸胎瘤	Mature teratoma	9084/0
卵黄囊瘤	Yolk sac tumor	9071/3
其他	Others	
Ewing 肉瘤	Ewing sarcoma	9364/3
副节瘤	Paraganglioma	8693/1
继发性肿瘤	Secondary tumors	

（二）杂类肿瘤和继发性肿瘤各论

1. 卵黄囊瘤　一种来自原始生殖细胞的恶性肿瘤，罕见发生在阴道，组织学类似于卵巢的卵黄囊瘤。

2. Ewing 肉瘤　属于小圆形蓝细胞肿瘤家族，为高度恶性肿瘤，也称外周原始神经外胚层肿瘤（PNET）。组织学和阴道外 Ewing 肉瘤/PNET 类似。典型者为一致性小细胞弥漫性片状分布，可见菊形团。瘤细胞胞质稀少，核浆比例高，核呈圆形或短梭形，染色质均匀深染，有大量核分裂象。肿瘤细胞表达 CD99。

3. 转移性肿瘤　阴道转移性肿瘤比原发性肿瘤稍多见。最常见的是子宫颈和外阴肿瘤直接浸润至阴道，或是经血道、淋巴道转移来的肿瘤。转移性腺癌常见的原发部位是子宫内膜、结直肠，也有尿道和膀胱尿路上皮癌转移至阴道的报道。子宫绒毛膜癌转移至阴道的发生率较高，临床上常有原发肿瘤的临床症状，最有参考价值的症状是阴道异常出血和阴道蓝紫色结节。阴道活检可能对诊断有帮助。

第九节 外阴肿瘤

一、上皮性肿瘤

（一）上皮性肿瘤分类

上皮性肿瘤分类见表 6-23。

表 6-23 2014 版 WHO 外阴上皮性肿瘤分类及 ICD-O 编码（中英文对照）

上皮性肿瘤	Epithelial tumors	ICD-O/
鳞状细胞肿瘤和前驱病变	Squamous cell tumors and precursors	
鳞状上皮内病变	Squamous intraepithelial lesions	
低级别鳞状上皮内病变	Low-grade squamous intraepithelial lesion	8077/0
高级别鳞状上皮内病变	High-grade squamous intraepithelial lesion	8077/2
分化型外阴上皮内瘤变	Differentiated-type vulvar intraepithelial neoplasia	8071/2
鳞癌	Squamous cell carcinoma	8070/3
角化性	Keratinizing	8071/3
非角化性	Non-keratinizing	8072/3
基底样	Basaloid	8083/3
湿疣性	Warty	8051/3
疣状	Verrucous	8090/3
基底细胞癌	Basal cell carcinoma	8090/3
良性鳞状上皮病变	Benign squamous lesions	
尖锐湿疣	Condyloma acuminatum	
前庭乳头状瘤	Vestibular papilloma	8052/0
脂溢性角化病	Seborrheic keratosis	
角化棘皮瘤	Keratoacanthoma	
腺体肿瘤	Glandular tumors	
Paget 病	Paget disease	8542/3
起源于前庭大腺和其他特化的肛生殖腺体的肿瘤	Tumors arising from Bartholin and Other specialized anogenital glands	
前庭大腺腺体的癌	Bartholin glands carcinomas	
腺癌	Adenocarcinoma	8140/3
鳞癌	Squamous cell carcinoma	8070/3
腺鳞癌	Adenosquamous carcinoma	8560/3
腺样囊腺癌	Adenoid cystic carcinoma	8200/3
移行细胞癌	Transitional cell carcinoma	8120/3

续表

乳腺型腺癌	Adenocarcinoma of mammary gland type	8500/3
Skene 腺起源腺癌	Adenocarcinoma of Skene gland origin	8140/3
恶性分叶状肿瘤	Phyllodes tumors, malignant	9020/3
其他型腺癌	Adenocarcinoma of other type	
汗腺型腺癌	Adenocarcinoma of sweat gland type	8140/3
肠型腺癌	Adenocarcinoma of intestinal type	8140/3
良性肿瘤和囊肿	Benign tumors and cysts	
乳头状汗腺瘤	Papillary hidradenoma	8405/0
混合瘤	Mixed tumor	8940/0
纤维腺瘤	Fibroadenoma	9010/0
腺瘤	Adenoma	8140/0
腺肌瘤	Adenomyoma	8932/0
Bartholin 腺囊肿	Bartholin gland cyst	
结节性 Barthlolin 腺增生	Nodular Bartholin gland hyperplasia	
其他前庭腺体囊肿	Other vestibular gland cysts	
其他囊肿	Other cysts	
神经内分泌肿瘤	Neuroendocrine tumors	
高级别神经内分泌癌	High-grade neuroendocrine carcinoma	
小细胞神经内分泌癌	Small cell neuroendocrine carcinoma	8041/3
大细胞神经内分泌癌	Large cell neuroendocrine carcinoma	8013/3
Merkel 细胞肿瘤	Merkel cell tumor	8247/3
神经外胚层肿瘤	Neuroectodermal tumors	
Ewing 肉瘤	Ewing sarcoma	9364/3

（二）上皮性肿瘤各论

1. 鳞状上皮肿瘤和前驱病变

（1）鳞癌：是外阴最常见的恶性肿瘤，老年人多见，发病部位主要在大阴唇和小阴唇，约 10% 位于阴蒂。

大体：多为孤立的乳头状、疣状、菜花状或结节状，也可以是质硬溃疡型肿块。

组织学：由不同分化程度的鳞状细胞构成的浸润性癌，有多种形态学亚型：①角化型；②非角化型；③基底细胞样；④湿疣状（有 HPV 感染）；⑤疣状。疣状癌是一种高分化鳞癌，表面角化亢进、不平，呈疣状，癌组织下部分呈杵球形推进性生长，浸润深部组织。疣状癌占全部外阴癌的 1%～2%，很少转移或不转移。癌细胞核异型性小，胞质丰富、嗜酸性，核分裂象少见。间质常有明显慢性炎症细胞浸润，大多伴有 HPV 感染，尤其 HPV16 型。有些学者认为巨大湿疣（Buschke-Lowenstein 瘤）是疣状癌的同义词。

（2）基底细胞癌：主要由表皮基底细胞样细胞构成的浸润性肿瘤。肿瘤起源于表皮或毛囊基底细胞。临床上外阴基底细胞癌生长缓慢，具有局部浸润性，罕见转移。外阴基底细胞癌的治疗一般采取局部肿瘤切除。

（3）鳞状上皮内病变（SIL）：外阴 SIL 的分级和组织学标准与子宫颈的 SIL 相似，分为低级别（LSIL）与高级别（HSIL）。2014 版 WHO 分类中 LSIL 等同于 VIN 1、轻度非典型增生；HSIL 等同于 VIN 2/3、中重度非典型增生、原位癌。SIL 与 HPV 感染相关。

组织学：LSIL 表皮细胞排列紧密，可有棘层肥厚。表层角化不良或角化过度，两者并存时颗粒层可以很明显。以排列紊乱成熟的鳞状上皮、伴有细胞轻度异型性为特点。HSIL 细胞极向消失、多形性、核染色质增粗、核膜不规则和可见核分裂象。近 1/3 的外阴 SIL 可见皮肤附属器受累，深达真皮层，皮肤附属器受累并非浸润。

（4）分化型外阴上皮内瘤变：由异常分化的鳞状细胞和异型基底细胞组成的、HPV 阴性的鳞状上皮内增生性病变。ICD-O 新编码 8071/2 是 2013 年由 IARC/WHO 委员会推荐的。本病主要发生在老年妇女，与硬化性苔藓和扁平苔藓相关，并常与角化性鳞癌的发生相关。

2. 腺体肿瘤

（1）Paget 病：是指具有大汗腺或小汗腺特征起源的表皮内肿瘤，表皮内特征性丰富胞质的大细胞称为 Paget 细胞。原发性皮肤 Paget 病是一种少见肿瘤，一般见于绝经后白种人女性，临床上 Paget 病的典型表现是红色湿疹样病变，类似于皮炎。ICD-O 编码为 8542/3，为恶性肿瘤。本病易复发，至少 1/3 的患者需再次手术，约 40%肛周 Paget 病伴有肛管直肠恶性肿瘤，死亡率低于 10%。

组织学：典型 Paget 细胞一般大而圆，胞质丰富、淡染或空泡状，核大，核仁明显。细胞质 PAS 和黏液卡红染色阳性。单个或小片 Paget 细胞分布于整个表皮内。

免疫表型：Paget 细胞表达 CK7、CAM 5.2、CEA、GCDFP-15、Her2、CA125 和 AR，不表达 ER 和 PR。

（2）前庭大腺癌：是起源于前庭大腺的浸润性上皮性恶性肿瘤。临床上主要见于中老年妇女，表现为前庭大腺区肿胀。肿瘤以实性为主，常浸润皮下深部组织。前庭大腺和肿瘤细胞之间存在移行关系，对肿瘤起源的判断有帮助。其可有多种组织学类型，40%为腺癌，40%为鳞癌，5%为腺鳞癌，15%为腺样囊性癌，移行细胞癌罕见。

（3）乳腺型腺癌：显示乳腺癌形态特征的浸润性上皮性肿瘤，主要发生于 60 岁以上的老年妇女。目前认为该肿瘤可能来源于特化的肛门生殖器乳腺样腺体，而非异位乳腺组织发生或乳腺癌转移。此类腺体及其来源的肿瘤一般位于阴唇沟内或附近，为外阴原发性、具有乳腺癌形态学特征的腺癌。

（4）Skene 腺起源腺癌：女性 Skene 腺相当于男性前列腺。此腺癌组织学特征类似于前列腺腺癌。免疫表型：癌细胞表达前列腺特异性抗原。

（5）恶性分叶状肿瘤：是由低级别或高级别的乳腺样上皮和过度增生、丰富的间质细胞、多量核分裂象组成的恶性肿瘤。

（6）汗腺型腺癌：起源于汗腺的原发性上皮性浸润性肿瘤。其包括小汗腺腺癌、汗孔癌、透明细胞汗腺癌和大汗腺腺癌。癌呈腺管、条索和巢状浸润性生长，癌细胞有异型性，胞质空泡状，核呈卵圆形，可见核仁，核分裂象多见。少数可伴有 Paget 病。

（7）肠型腺癌：原发性浸润性肠型上皮性肿瘤。组织学可见典型黏液的腺癌。

（8）良性腺体肿瘤：乳头状汗腺瘤是由上皮性分泌细胞和下方肌上皮细胞形成复杂的、具有纤细的纤维血管轴心分支状乳头的良性肿瘤。其他肿瘤还包括混合瘤、纤维腺瘤、腺肌瘤等。

3. 神经内分泌肿瘤和神经外胚层肿瘤

（1）高级别神经内分泌癌：包括小细胞神经内分泌癌、大细胞神经内分泌癌。详见子宫颈癌章节。

（2）Merkel 细胞肿瘤：是由表皮下方小细胞性神经内分泌性细胞构成的恶性肿瘤，也称皮肤神经内分泌癌或 Merkel 细胞癌。外阴 Merkel 细胞肿瘤罕见，具有侵袭性。肿瘤起源于表皮下方小的神经内分泌细胞。

组织学特征：肿瘤细胞呈巢分布，瘤细胞胞质少，核染色质细致、点彩状，核分裂象多见。少数可有腺体和鳞状上皮分化。

免疫表型：CKpan 在细胞核周围呈独特的球形分布，肿瘤细胞表达神经内分泌标志物，如 Syn、CgA、CD56 和 NSE 等。电镜观察可见神经内分泌颗粒。

（3）Ewing 肿瘤 / 外周原始神经外胚层肿瘤：罕见。详见阴道同类肿瘤。

二、软组织（间叶组织）肿瘤

（一）软组织肿瘤分类

外阴软组织肿瘤分类如表 6-24 所示。

表 6-24　2014 版 WHO 外阴软组织肿瘤分类及 ICD-O 编码（中英文对照）

软组织肿瘤	Soft tissue tumors	ICD-O/
良性肿瘤	Benign tumors	
脂肪瘤	Lipoma	8850/0
纤维上皮间质性息肉	Fibroepithelial stromal polyp	
浅表性血管黏液瘤	Superficial angiomyxoma	8841/0
浅表性肌纤维母细胞瘤	Superficial myofibroblastoma	8825/0
富于细胞性血管纤维瘤	Cellular angiofibroma	9160/0
血管肌纤维母细胞瘤	Angiomyofibroblastoma	8826/0
侵袭性血管黏液瘤	Aggressive angiomyxoma	8841/0
平滑肌瘤	Leiomyoma	8890/0
颗粒细胞肿瘤	Granular cell tumor	9580/0
其他良性肿瘤	Other benign tumor	
恶性肿瘤	Malignant tumors	
横纹肌肉瘤	Rhabdomyosarcoma	
胚胎性	Embryonal	8910/3
腺泡状	Alveolar	8920/3
平滑肌肉瘤	Leiomyosarcoma	8890/3
上皮样肉瘤	Epithelioid sarcoma	8804/3
腺泡状软组织肉瘤	Alveolar soft part sarcoma	9581/3
其他肉瘤	Other sarcoma	
脂肪肉瘤	Liposarcoma	8850/3

续表

恶性外周神经鞘膜肿瘤	Malignant peripheral nerve sheath tumor	9540/3
Kaposi 肉瘤	Kaposi sarcoma	9140/3
纤维肉瘤	Fibrosarcoma	8810/3
隆凸性皮肤纤维肉瘤	Dermatofibrosarcoma protuberans	8832/1

（二）软组织肿瘤各论

1. 恶性软组织肿瘤

（1）葡萄状肉瘤：有横纹肌分化特点的恶性肿瘤，也称胚胎性横纹肌肉瘤，几乎只发生在 10 岁以下儿童，病理学特征同阴道葡萄状肉瘤。

（2）平滑肌肉瘤：少见的有平滑肌分化的恶性肿瘤。组织学同子宫的同类肿瘤。

（3）上皮样肉瘤：组织学表现与软组织上皮样肉瘤类似的恶性肿瘤。发生在外阴或会阴部的上皮样肉瘤易复发、转移率较高，恶性度比肢端型上皮样肉瘤高，也称近心型上皮样肉瘤。

组织学：常呈结节状生长，肿瘤细胞大、胞质丰富、嗜双色，细胞核大而多形性，有小核仁，或核呈空泡状而核仁明显，核常偏位，呈横纹肌样瘤特征。

免疫表型：肿瘤细胞表达 CKpan 和 Wimentin。

（4）腺泡状软组织肉瘤：具有实性和腺泡状结构的恶性肿瘤，罕见，组织学类似于四肢的腺泡状软组织肉瘤。肿瘤细胞上皮样，大而一致、有丰富的颗粒状胞质或空泡状嗜酸性胞质，肿瘤细胞排列呈腺泡状或实性片巢状，细胞巢之间有薄壁窦状血管。大部分病例肿瘤细胞质内可见 PAS 阳性的棒状晶体。免疫表型：肿瘤细胞表达 TFE3。

（5）脂肪肉瘤：发生在外阴的脂肪肉瘤非常罕见，分为高分化脂肪肉瘤和黏液性脂肪肉瘤。

（6）Kaposi 肉瘤：是与 HIV 相关的血管肉瘤，罕见。

（7）隆凸性皮肤纤维肉瘤：一种常发生在躯干部位、易于复发的低度恶性皮肤肿瘤。在外阴部位报道的此类肿瘤有 10 例以上。组织学：肿瘤细胞呈浸润性生长，瘤细胞呈梭形，核呈梭形或杆状，易见核分裂象。免疫表型：瘤细胞表达 CD34。

2. 良性软组织肿瘤　发生在外阴的良性软组织肿瘤众多，包括表浅血管黏液瘤、血管肌纤维母细胞瘤、富于细胞性血管纤维瘤、侵袭性血管黏液瘤等。

三、黑色素细胞性肿瘤

（一）外阴黑色素肿瘤分类

外阴黑色素肿瘤分类如表 6-25 所示。

表 6-25　2014 版 WHO 外阴黑色素细胞性肿瘤分类及 ICD-O 编码（中英文对照）

黑色素细胞性肿瘤	Melanocytic tumors	ICD-O/
黑色素细胞痣	Melanocytic naevi	
先天性黑色素痣	Congenital melanocytic naevus	8761/0
获得性黑色素痣	Acquired melanocytic naevus	8720/0

续表

蓝痣	Blue naevus	8780/0
生殖道型不典型黑色素细胞痣	Atypical melanocytic naevus of genital type	8720/0
间变性色素痣	Dysplastic melanocytic naevus	8727/0
恶性黑色素瘤	Malignant melanoma	8720/3

（二）外阴黑色素细胞性肿瘤

1. **恶性黑色素瘤**　是黑色素细胞来源的恶性肿瘤。其可有外阴出血、瘙痒和排尿困难等症状。外阴黑色素瘤一般为富于色素的皮肤病变，约 1/4 为无色素性病变。20%病例有皮肤卫星结节。黑色素瘤可发生在原有的良性或非典型性黑色素性病变的基础上。

大体：大部分为皮肤斑块、结节或息肉，少数为浅表溃疡。

组织学：肿瘤多呈巢状分布，浸润性生长，侵犯表皮、真皮或皮下组织。黑色素瘤细胞可由上皮样、梭形、树枝状、痣样细胞组成，也可由多种类型细胞混合构成。上皮样细胞有丰富的嗜酸性胞质，核大，核仁明显。树枝状细胞两端细，类似神经细胞，细胞核有中度多形性。梭形细胞有较小椭圆形核，梭形细胞为主的肿瘤常排列呈束状。大部分肿瘤细胞中含黑色素，量多少不一，少数肿瘤细胞不含黑色素。核分裂象多见。

黑色素瘤常见三种类型：黏膜/肢端雀斑型、结节型和表浅扩散型。在 198 例外阴黑色素瘤的统计中，黏膜/肢端雀斑型（acral/mucosal lentiginous）占 52%，结节型占 20%，表浅扩散型占 4%，其余病例无法明确类型。黏膜/肢端雀斑型黑色素瘤和表浅扩散型黑色素瘤可完全位于表皮内。发生浸润时，此两种类型均可出现垂直生长和水平生长，垂直生长的成分代表肿瘤浸润灶。结节性黑色素瘤主要呈垂直生长。黏膜/肢端雀斑型和表浅扩散型黑色素瘤的周围表皮内可见非典型性黑色素细胞，是原位黑色素瘤的特征。

黏膜/肢端雀斑样型黑色素瘤是外阴前庭最常见的黑色素瘤，包括阴蒂。在表皮与真皮交界处有梭形肿瘤性黑色素细胞，肿瘤细胞在真皮表浅间质内弥漫性浸润。梭形细胞相对一致，细胞轻度异型性，肿瘤间质常有明显结缔组织增生反应。

表浅扩散型黑色素瘤表皮内水平浸润生长大大超出垂直生长的范围，肿瘤为异型的黑色素细胞，细胞大、核相对一致、核仁明显，核分裂象多见，部分胞质内可见黑色素颗粒。

结节型黑色素瘤可在肿瘤浸润灶附近，含有小团表皮内肿瘤。肿瘤细胞可为上皮样或梭形细胞。典型肿瘤向深部浸润生长。

免疫表型：肿瘤细胞表达 S-100、HMB45 和 MelanA。

2. **非典型性黑色素细胞痣**　发生在外阴的非典型性黑色素细胞增生性良性病变，也称非典型性外阴痣。组织学：该痣具有交界性黑色素细胞巢，细胞巢大小不等，表浅部位有些细胞具有轻中度异型性。较深处真皮的黑色素细胞无明显异型性，核分裂象少见，皮肤附属器不受侵犯，无坏死及病变小、界线清楚、无 Paget 样扩散。

四、生殖细胞／淋巴和髓系／转移性肿瘤

（一）肿瘤分类

外阴生殖细胞/淋巴和髓系/转移性肿瘤分类如表 6-26 所示。

☆☆☆☆

表 6-26　2014 版 WHO 外阴生殖细胞／淋巴和髓系／转移性肿瘤分类及 ICD-O 编码（中英文对照）

生殖细胞肿瘤	Germ cell tumors	ICD-O/
卵黄囊瘤	Yolk sac tumor	9071/3
淋巴和髓系肿瘤	Lymphoid and myeloid tumors	
淋巴瘤	Lymphomas	
髓系肿瘤	Myeloid neoplasms	
继发性肿瘤	Secondary tumors	

（二）生殖细胞／淋巴和髓系／转移性肿瘤各论

1. 卵黄囊瘤　罕见。病理学特征同卵巢同类肿瘤。

2. 淋巴瘤和髓系肿瘤　罕见。

3. 外阴转移性肿瘤　为原发部位在外阴以外部位的外阴肿瘤。肿瘤可经淋巴道扩散或直接浸润至外阴。外阴转移性肿瘤最常见的原发部位是子宫颈，其次为子宫内膜和卵巢。偶尔乳腺癌、肾细胞癌、胃癌、肺癌转移至外阴。罕见情况下，绒毛膜癌、黑色素瘤、神经母细胞瘤也可扩散至外阴。阴道、尿道、膀胱和直肠的癌可直接浸润至外阴。

第十节　妇科肿瘤分子病理及相关检测

一、子宫颈癌相关的分子病理

（一）高危 HPV 介导的子宫颈细胞恶性转化分子机制

生殖道上皮感染 HPV 是最常见的病毒传播性疾病，每年约有 3000 万患者被感染。HPV 包含一个相对分子质量约为 8000 个碱基对的环状双链 DNA，整个核酸形成一个约 55nm 大小、无包膜的二十面体颗粒。病毒基因组包含三个部分：早期区域（E）组成 8 个开放阅读框架；晚期区域（L）编码主要和次要衣壳蛋白 L1 和 L2；非编码区（LCR 或 NCR）（图 6-1）。

HPV 主要感染基底细胞，正常情况下，基底细胞受多层细胞保护，不易被感染，但当上皮损伤时，HPV 可以通过损伤部位（伤口）到达基底细胞层。病毒进入细胞后，在感染的细胞核内保持低拷贝数持续最长可以达数十年。HPV 编码蛋白 E1 和 E2 直接与病毒复制有关，E7 与肿瘤抑制基因蛋白 pRB 结合，并与 p107 和 p130 两种包装蛋白的产生相关，对诱导及保持细胞的 S 期非常重要，这些蛋白参与细胞 G_1/S 期的转化过程。高危 HPV 的 E5、E6 和 E7 蛋白在细胞或动物体内具有转化作用，但在子宫颈上皮细胞内只有 E6 和 E7 是被调控表达的转化相关的蛋白。病毒基因整合到宿主细胞 DNA 是随机性事件，常整合到常见的脆弱位点，如 c-myc。高危 HPV 基因组的插入导致 E2 ORF 破坏或缺失，此结构是编码 E6/E7 蛋白的转录抑制因子，导致 E6/E7 癌蛋白表达失控。上皮细胞中异位性表达 E6/E7 蛋白，激活端粒酶并抑制 p53 和 pRB 等抑癌基因，导致细胞增殖失控，获得永生性。宿主细胞基因组的突变也是进展到癌的必需条件（图 6-2）。

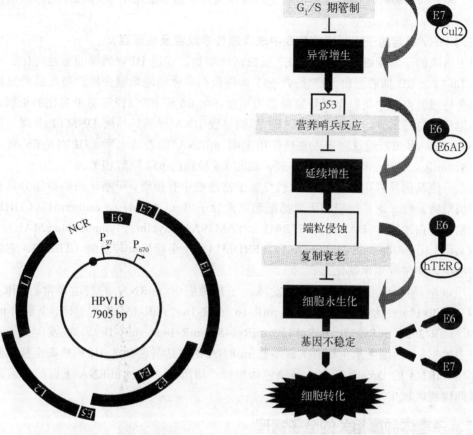

图 6-1 HPV16 病毒基因组三个部分

图 6-2 E6/E7 蛋白在子宫颈上皮细胞恶性转化中的作用机制

（二）HPV 衣壳 L1 蛋白检测及其临床意义

子宫颈细胞形态学上不同级别的病变，包含了细胞生物学上截然不同的损害阶段，临床上可以表现出进展或消退两种结果。衣壳蛋白 L1 和 L2 将病毒的双链环状 DNA 分子包绕在内。L1 是主要的衣壳蛋白，构成 90% 各型 HPV 病毒表面蛋白，在病毒复制后期表达。该蛋白通过与硫酸乙酰肝素蛋白多糖作用，经内涵素介导发生胞饮作用。L1 蛋白不仅成为治疗的重要靶点，也是预后的重要指标。

德国学者 Grit Mehlhorn 等进行了一项多中心前瞻性研究（Mehlhorn, 2013 #72），包括 LSIL 或 HSIL 妇女 908 例。采用常规子宫颈涂片，同时进行 HPV-DNA 分析。高危 HPV 感染通过 HC2 或 PCR 扩增后测序验证，HPV-L1 蛋白检测采用免疫组化染色方法（GmbH, Germany），阳性染色定位于上皮细胞核（彩图 40）。随访间隔为 3～6 个月，最长随访时间为 54 个月。连续两次细胞涂片阴性定义为临床缓解；整个随访时间内细胞涂片阳性，活检为 CIN Ⅰ/CIN Ⅱ定义为持续感染；当组织学检查为 CINⅢ$^+$判断为进展。结果：HPV-L1 蛋白表达阳性 471 例，缓解 296 例（63%），持续感染 102 例（22%），进展 73 例（15%）；L1 蛋白表达阴性 330 例，缓解 38 例（12%），持续感染 99 例（30%），进展 193 例（58%），（$P <$

0.0001）。这项研究表明，HPV-L1 衣壳蛋白的检测，可用于预测早期感染高危 HPV 病毒的临床预后，区分病毒暂时性感染或癌前病变，可作为客观指标应用于早期 CIN 的临床治疗手段选择。

（三）HPV 引起的子宫颈癌前病变中表观遗传学改变及临床意义

增生活跃的子宫颈细胞中 E6 和 E7 蛋白活性增加，促进 HPV 诱导的恶性转化。经典理论认为 E6 结合 RB 抑癌蛋白、E7 结合 p53 抑癌蛋白导致细胞增殖失控。最近的研究提示，E6 和 E7 与细胞内其他蛋白作用导致染色质重塑，如 E6 和 E7 调控细胞甲基化的机制，从而影响细胞和病毒基因表达水平。E6 和 E7 都能导致 DNA 甲基转移酶 DNMT1 上调。另外，HPV16 的 E6 和 E7 通过间接或直接作用影响 miRNA 的表达水平。HPV16 E6 可以引起 miR-218、miR-23b 和 miR-34a 表达下调，这与 E6 导致的 p53 降解相关。

宿主抑癌基因异常甲基化在 CIN 病变或子宫颈癌中有报道，甲基化的类型部分具有病理组织学类型特异性，这些抑癌基因包括细胞黏附分子 1（CADM1）、cadherin1（CDH1）、细胞死亡相关蛋白激酶 1（DAPK1）、EPB41L3、FAM19A4、myelin、lymphocyte（MAL）、paired box 1（PAX1）、PR domain containing 14（PRDM14）及端粒酶反转录酶（TERT），它们在鳞癌和腺癌中都经常发生甲基化。

几项以全基因组进行的研究结果发现，子宫颈癌中 miRNA 的表达异常。miR-126、miR-143、miR-145 表达下调，miR-15b、miR-16、miR-16a、miR-155 表达上调。少量的 miRNA（miR-9、miR-203、miR-375、miR-143、miR-145、miR-14a、miR-199a）被发现与子宫颈癌细胞或 HPV 诱导的细胞永生化有关。多数 miRNA 的表达异常并非 HPV 感染直接导致，可能是编码 miRNA 的 Drosha 所在 5 号染色体短臂扩增所致。引起 miRNA 下调的原因为 CpG 岛丰富的调控区域甲基化而致。

二、子宫体肿瘤相关的分子病理

（一）上皮性肿瘤的分子病理

子宫内膜癌分为 I 型和 II 型。I 型癌分子特征：ER 和 PR 表达、微卫星不稳定性（MSI）、*PTEN* 突变、*KRAS* 突变和 *β-catenin* 突变，PIK3CA-AKT-mTOR 信号通路的异常也存在，39% 发生 *PIK3CA* 癌基因突变，36% 发生在 *PIK3CA* 和 *PTEN* 同时突变。

约 30% 的 I 型癌具有 MSI，容易导致 DNA 复制错配修复错误，II 型癌中很少发现。所谓微卫星是一些明确定义的重复性短 DNA 片段（如 CACACA）分散在整个基因组中，肿瘤细胞被发现在一些特殊的位点获得或丢失这些重复序列。MSI 的分子机制是体细胞甲基化，MLH1 基因启动子沉默或错配修复基因（MSH1、MSH2、MSH6、PMS2）遗传性异常，被认为是病变的早期阶段。推测 MSI 特异性靶向某些肿瘤抑制基因，如 FAS、BAX、IGF、IGFIIR、TGFbetaRII 等。免疫组化染色检测 MSH1、MSH2、MSH6 和 PMS2 是筛选 I 型癌的有效方法。

KRAS 基因突变发生在 20%～30% 子宫内膜样癌，在有 MSI 的癌中 *KRAS* 基因突变频率升高。*β-catenin* 突变主要发生在 3 号外显子，导致 *β-catenin* 稳定性增加并在核内聚集。核内 *β-catenin* 具有很强的转录活性。II 型癌有 *p53* 突变和染色体非整倍体性改变，18% 有 Her-2 蛋白高表达。

（二）间叶肿瘤分子病理

在不同类型子宫平滑肌肿瘤中存在遗传学的异质性。7 号染色体 7q22 区域的缺失是最常见的改变。几个候选基因包括 *ORC5L* 和 *LHFPL3*，但具体作用仍需要研究。1 号染色体片段丢失是平滑肌瘤常见的遗传学改变。

三、卵巢上皮性癌相关的分子病理

从分子病理角度进行分类，上皮性卵巢癌被分为 I 型和 II 型。I 型肿瘤包括低级别浆液性癌（LGSC）、低级别子宫内膜样癌、透明细胞癌和黏液样癌。II 型肿瘤为高级别癌，主要包括高级别浆液性癌（HGSC）和高级别子宫内膜样癌。

97% 的 HGSC 存在 *TP53* 基因突变，*TP53* 基因在细胞周期调节和 DNA 修复中发挥重要作用。p53 可以在细胞复制前阻止细胞生长和修复 DNA 损伤。如果损伤无法修复，p53 则诱导细胞凋亡。*TP53* 突变，则导致细胞 DNA 损伤扩大并且发生染色体不稳定性。利用免疫组化检测突变型 p53 蛋白，虽然存在不足，但可以了解 *TP53* 的突变情况。*TP53* 常见的为错义突变（missense mutation），免疫组化表现为弥漫分布的肿瘤细胞核强阳性表达。如果 *TP53* 为无义突变（nonsense mutation）或缺失，免疫组化检查则表现为 p53 蛋白完全缺乏。

BRCA1/2 突变在 > 15% 的 HGSC 中出现，BRCA1 启动子区甲基化发生在额外的 14%～22% HGSC 中。BRCA1/2 为 DNA 修复蛋白，两者丢失导致 DNA 双链修复失败，引起染色体不稳定性发生，导致细胞死亡。当 *BRCA1/2* 基因正常，在 HGSC 中仍然可以发生 DNA 重组缺陷，如 *EMSY* 基因扩增（约 8% 的患者），*PTEN* 缺失（约 7% 的患者），*RAD51C* 超甲基化（约 2% 的患者）及其他一些少见的分子机制。癌基因组图谱研究项目（The Cancer Genome Atlas, TCGA）对超过 400 个 HGSC 患者进行分子检测的结果提示，HGSC 单个基因突变非常少见，除 *TP53* 和 *BRCA1/2* 外，他们还发现了 6 个基因突变在 HGSC 中发生较多，但发生频率较低（< 10%）。HGSC 特征性的分子改变不是突变，而是体细胞中大量基因拷贝数的改变，他们发现了 100 多种基因扩增和缺失。TCGA 研究还发现了影响 HGSC 的信号通路，包括 RB 蛋白、磷脂酰肌醇 -3 激酶 /RAS、NOTCH 和 FoxM1 信号通路。

60%～70% 的 LGSC 发生 *KRAS* 或 *BRAF* 突变。*KRAS* 和 *BRAF* 突变激活了 MAPK 通路，MAPK 蛋白是丝氨酸 - 苏氨酸激酶调控多种细胞功能，包括基因表达、有丝分裂、细胞分化和存活。*KRAS* 和 *BRAF* 突变具有相互排斥作用。晚期 LGSC 很少发生 *BRAF* 突变，使其更具侵袭力，预后较差，这种情况类似于卵巢黏液性癌，当缺乏 *KRAS* 或 *HER2* 扩增时，预后较差。*HER2* 突变发生在 9% 的 LGSC，通常很难与 *KRAS* 和 *BRAF* 基因突变同时发生。*TP53* 突变极少发生在 LGSC。

卵巢透明细胞癌（CCC）为 I 型癌，常对铂类、紫杉醇化疗不敏感。与 HGSC 比较，CCC 通常显示较低的核分裂活性和细胞凋亡。*ARID1A* 基因突变发生在约 50% 的 CCC，而在 HGSC 中没有该基因突变。*ARID1A* 基因编码 BAF250a 蛋白，它是染色质重塑复合体 SWI-SNF 的一个组装单位，参与细胞的多种功能，包括增殖、分化和 DNA 修复等。*ARID1A* 突变并有 BAF250a 蛋白丢失，可发生在 CCC 和相邻的非典型性子宫内膜异位中。*PIK3CA* 基因的突变发生在 43% 的 CCC 患者。*PIK3CA* 突变常见于 CCC，在 90% 的邻近子宫内膜异位病灶内也能发现。由 *PPP2R1A* 基因编码调控的蛋白磷酸酯酶 2（PP2A）是一种丝氨酸 / 苏氨酸磷酸化酶，控制细胞生长和生存，发挥抑癌功能，该基因在 4%～7% 的 CCC 中发生突变。肝细胞核因子 -1β

（HNF-1β）的 mRNA 和蛋白几乎在所有 CCC 中表达上调，可以用作该类肿瘤诊断的标志物。还有约 10% 的 CCC 患者发生错配修复基因蛋白（MLS1、MSH2、MSH6 和 PMS2）的丢失。少部分 CCC 并非起源于子宫内膜异位症，他们具有腺纤维瘤的背景，这可能与子宫内膜异位无相关性。

卵巢子宫内膜样癌（EC）患者约 30% 具有 *ARID1A* 突变，12% 具有 *PPP2R1A* 突变，38%～50% 有 *CTNNB1* 基因 3 号外显子的突变，可检测到核表达 CTNNB1 蛋白。*PTEN* 基因的外显子 3 和 8 突变可以发生在 20% 的 EC 患者。*PIK3CA* 突变不如在 CCC 中常见。约 10% EC 出现错配基因蛋白（MLS1、MSH2、MSH6 或 PMS2）丢失。高级别的 EC 更常见 *TP53*、*PIK3CA* 基因突变，而低级别的 EC 更倾向于 *PTEN*、*ARID1A*、*CTNNB1* 基因突变。

卵巢黏液性癌（MC）中约 75% 存在 *KRAS* 基因突变。最近研究发现约 15% 的 MC 可以发生 *HER2* 基因扩增及其蛋白的过表达。*KRAS* 突变和 *HER2* 扩增在 MC 中几乎是相互排斥的。如果 MC 缺乏 *KRAS* 突变或 *HER2* 扩增，则提示预后较差。

四、分子病理检测技术简介

随着细胞生物学和分子生物学的发展，分子病理学也应运而生。分子病理学运用分子和遗传学等方法对肿瘤进行诊断和分类，并设计和验证对治疗反应和病情发展具有预测性的生物标志物。分子生物学技术在病理学诊断中的应用（诊断分子病理学）越来越受到人们的重视，为以形态学为主的病理学发展注入了新的活力。分子病理学通过应用免疫组织化学、分子杂交、PCR、DNA 序列分析等手段，与常规病理学、超微病理学相结合，表型和基因型分析相结合，使病理诊断突破了单纯形态学的局限性。同时分子病理学逐渐改变疾病的传统分类方法，开始了分子病理的分类。病理诊断时，常规 HE 染色切片的观察是诊断和评估肿瘤的第一步，借此确定是否需要进一步的分子生物学检测。著名病理学家 Juan Rosai 教授总结道：分子生物学检查必须与形态学相结合，两者的有机结合必然会使病理诊断在确立诊断、肿瘤的分子分类、检测靶向治疗分子靶标及寻找原发病灶等方面大获裨益。目前，国内分子病理检测常用方法主要包括下列技术。

（一）常见的基因表达检测的意义

1. HER2　HER2（human epidermal growth factor receptor-2）是表皮生长因子受体（EGFR）家族成员，在细胞表面表达，通过参与信号通路的一系列活动影响细胞的增殖与分化。根据美国临床肿瘤学协会和美国病理医师学会制定的指南，每一个肿瘤都要用免疫组化（IHC）进行 HER2 蛋白表达检测或采用单探针或双探针原位杂交（ISH）分析检测 HER2 基因表达。指南规定 IHC 3$^+$ 或 ISH 阳性为阳性结果，IHC 2$^+$ 或 ISH 可疑为可疑结果，IHC 1$^+$ 或 IHC 0 或 ISH 阴性为阴性结果。如果检测结果为阳性，应当建议 HER2 靶向治疗；如果初期 HER2 检测结果可疑，必须延迟关于 HER2 靶向治疗的决定；阴性检测结果的患者不建议进行抗 HER2 治疗。

2. PD-L1　PD-L1（programmed death ligand 1）是一种表达于细胞表面的蛋白，又称 B7-H1 蛋白，是由 *CD274* 基因编辑表达。它可以与效应 T 细胞上的 PD-1 及 B7-H1 结合，传导免疫抑制信号，抑制免疫效应 T 细胞的活性。PD-L1 在肿瘤细胞表面的表达则成为肿瘤逃脱免疫细胞追杀造成肿瘤生长的驱动因素。在 2017 年 NCCN 指南中明确提出对于无明确驱动基因突变的初诊的晚期 NSCLC 肺癌患者可以进行 PD-L1 蛋白表达的检测，如果 PD-L1 蛋白表达≥50%，初始治疗可以选择 PD-1 单抗。近日，美国 FDA 又传来重磅消息，PD-1 单抗 keytruda（pembrolizumab，MDS 产）获批治疗微卫星不稳定性高（MSI-H）或错配修复缺陷（dMMR）的实体瘤患者，这也是首次美国 FDA 不依照肿瘤来源，而是依照生物标志批准的肿瘤治疗方法。这将大大推进了 keytruda 在妇科恶性肿瘤中的应用。

3. ERCC1　ERCC1（excision repair cross-complementation group 1）是核酸外切修复家族中重要成员，参与 DNA 的修复。ERCC1 的表达量直接影响 DNA 修复的生理过程。所有肿瘤细胞都可以表达 ERCC1，但表达水平差异很大。临床研究已证实，ERCC1 参与铂类化疗耐药的发生，其表达水平与多种癌症铂类化疗疗效和生存期呈负相关，即表达水平低的患者对铂类药物敏感，反之表达水平高的患者则表现为耐药。

4. TS　TS（thymidylate synthase）是细胞内氟尿嘧啶发挥抗癌作用的主要靶酶，TS mRNA 表达水平低者对氟尿嘧啶为基础的化疗敏感，而 TS mRNA 表达水平高者与对氟尿嘧啶抵抗有关。TS 是培美曲塞的作用靶点之一。前期临床研究发现肺腺癌 TS 表达最低，其次为鳞癌，肺小细胞癌 TS 表达最高。故对培美曲塞的敏感性以肺腺癌最高，肺小细胞癌最低。

5. RRM1　RRM1（ribonucleotide reductase M1）是细胞 DNA 复制及损伤修复过程中提供二磷酸核苷（dNTP）的唯一酶类，因此是 DNA 合成通路中的限速酶，能逆转二磷酸核苷酸为二磷酸脱氧核苷酸。RR 基因有两个亚单位，即 RRM1 和 RRM2，其中 RRM1 基因编码核糖核苷酸还原酶 M1 亚单位，是肿瘤抑制基因，能抑制肿瘤转移，也是吉西他滨的主要作用靶点。所有肿瘤细胞都可以表达 RRM1，但表达水平差异很大。临床研究表明，低 RRM1 mRNA 水平的肺癌患者对吉西他滨敏感性较高，药物疗效较好，中位生存期延长。因此，专家建议 RRM1 高表达的肺癌患者应避免使用吉西他滨。

6. β-tubulin Ⅲ　β-tubulin（微管蛋白）是微管有丝分裂中纺锤体的组成部分，它的聚合和解聚是细胞有丝分裂时染色体分离所必需的。Monzo 等为明确 β-tubulin 与紫杉醇耐药的相关性，研究了 49 例紫杉醇化疗后的 NSCLC 患者的活检标本，发现 16 例存在 β-tubulin 变异者，无 1 例对化疗有效。在 33 例没有 β-tubulin 变异患者中 13 例获得完全或部分缓解。因此可将 β-tubulin 变异作为紫杉醇类药物重要的耐药分子指标。

（二）基因突变的检测方法

1. Sanger 测序技术　又称一代测序，是由 Sanger（1977）发明的双脱氧核糖核酸链末端终止法。Sanger 法将被荧光标记的 ddNTP 掺入到 dNTP 中，核苷酸在某一固定点开始，随着 PCR 反应的进行，PCR 产物从引物之后的第一个碱基开始，每一个位置都有可能是 ddNTP。由于 ddNTP 缺乏链延伸所需要的 3'-OH，链的延伸就选择性地在 G、A、T 或 C 处终止。这样的 PCR 产物与普通 PCR 不一样，不能形成一条电泳带，而是形成一组长度相差一个碱基的成百上千种片段。这组产物具有共同的起始点，终止在不同的核苷酸上，每一个碱基都有相同的概率被终止。将得到的不同大小的片段进行毛细管电泳，通过对荧光信号的采集和拼接，最终获得目的片段的碱基序列（彩图 41）。Sanger 测序是肿瘤组织基因检测的金标准，具有成本低、准确度高的特点，但只能针对特定区域的突变位点设计引物进行扩增测序，且对起始模板量要求相对较高，灵敏度相对较低。

2. 扩增阻滞突变系统多聚链酶式扩增（amplification refractory mutation system-PCR，ARMS-PCR）　是由 Newton（1989）建立的一种用于已知突变位点检测的 PCR 技术。其原理是利用 3' 和 5' 端序列经过改造的特异性引物对含有突变的靶向序列进行高精度扩增，同时阻滞不含突变的基因序列的 PCR 扩增反应,结合实时 PCR 平台实现对样品突变的检测(彩图 42)。该方法在检测单个已知突变位点时具有便捷、经济的优势。

Tang 等利用 ARMS-PCR 技术对四川大学华西医院 3894 例非小细胞肺癌患者肿瘤组织中 *EGFR* 基因的 29 个已知突变进行筛查,检出 19del 和 L858R 突变携带频率较高(分别为 45.7% 和 45.6%),ARMS-PCR 能够快速且大规模地检测出单个、已知突变位点。目前,ARMS-PCR 已被国家食品药品监督管理总局(China Food and Drug Administration, CFDA)批准用来检测突变位点。

3. 微滴数字 PCR(droplet digital PCR, ddPCR)　ddPCR(2007)原理是将 PCR 所需的反应体系微滴化处理,即在每个微滴内进行 PCR 扩增。根据每个反应体系中发出的荧光信号值对样品进行定性定量,从而获得每个反应体系中模板的基因型别。ddPCR 能够检测含量极低的核酸序列,无须标准品(标准曲线),即可对靶分子起始量进行绝对定量,特别适合基质复杂样品的检测。

利用 ddPCR 对 EGFR 突变肺癌患者的细胞游离 DNA(cell free DNA, cfDNA)样品进行基因检测,可有效的用于评估和监测药物疗效,并且可在影像学观察到疾病进展 16 周之前检测出相关耐药突变(彩图 43)。

4. 高通量测序技术(Next generation sequencing, NGS)　又称二代测序技术,可以一次并行检测几十万到上百万条核酸分子序列,成为肿瘤突变检测的重要方法。该方法可实现对单个样本一次性检测多基因区域内的突变甚至是全基因组范围内的突变,在展现丰富的肿瘤分子生物信息的同时,也大大减少了样品耗费总量(纳克级)。与传统基于 PCR 的检测方法相比,NGS 不再是简单地对突变进行定性分析,DNA 片段测序可以提供突变的 DNA 拷贝数和突变频率信息,从而实现了突变的精确定量。NGS 可以检测出低频率突变(<5%),这也是该方法优于一代 Sanger 测序技术的重要特点。在检出突变类型方面,NGS 所能检测的突变类型涵盖了点突变、小片段插入缺失、拷贝数变化和其他重要的染色体结构变异。

癌症基因图谱(the cancer genome atlas, TCGA)曾采用全外显子捕获测序的方法对 230 例肺腺癌患者进行检测并绘制出了肺腺癌的突变频谱,发现 18 个在肺腺癌中频繁发生的突变基因,并分析重要基因拷贝数变化的分布情况,如 *MET*、*ERBB2* 基因。一项利用多基因 NGS 确诊遗传性乳腺癌/卵巢癌患者的研究显示,相较于 Sanger 测序技术或 MLPA 技术,NGS 用于分子诊断更高效,且检测除 *BRCA1/2* 基因之外的其他相关基因能更好地阐释遗传性乳腺癌/卵巢癌的遗传异质性。另有 NGS 检测转移性乳腺癌患者 cfDNA 中基因突变用于评估内分泌治疗疗效的研究显示,对患者 cfDNA 进行 NGS 检测可有效的监测药物疗效,同时在分析肿瘤时空异质性和分层靶向治疗过程也具有较大的潜力。

基因突变不同检测方法特点比较见表 6-27。

（三）基因扩增检测方法

1. 荧光原位杂交技术(fluorescence in situ hybridization, FISH)　是 20 世纪 80 年代末期在原有的放射性原位杂交技术的基础上发展起来的一种非放射性原位杂交技术。该技术已经广泛应用于动植物基因组结构研究、染色体精细结构变异分析、病毒感染分析、人类产前诊断、肿瘤遗传学和基因组进化研究等许多领域。与传统的放射性原位杂交技术相比,FISH 具有安全、快速、灵敏度高;多色标记,简单直观;探针能长时间保存;可应用于新鲜、冷冻或石蜡包埋标本及穿刺物和脱落细胞等多种物质的检测等优势。

表 6-27　常见基因突变检测技术比较

基因突变检测技术	检测突变类型	技术优势	技术劣势
Sanger 测序技术	点突变、小的插入缺失	准确性高	模板起始量要求高、灵敏度低
ARMS-PCR	已知点突变、小的插入缺失	简便快捷，灵敏度高	通量低，成本高
ddPCR	已知点突变	简便快捷，灵敏度高	通量低，成本高
NGS	点突变、插入缺失、拷贝数扩增、基因融合	通量高、灵敏、一次检测可同时检测多种变异类型	操作流程相对复杂

　　FISH 在人类基因组计划中扮演了非常重要的角色，大大加强了遗传学和分子病理学的应用范围，几乎是基因组作图上不可或缺的技术。目前 FISH 已经发展到可以将小至 1kb 的 DNA 探针定位于染色体上，它使今天的分子病理学家更容易、更迅速、更准确地从人类基因组的"深海"中"钓到"我们需要检测的基因。目前，已经开展的 FISH 检测项目有乳腺癌和胃癌 *HER-2* 基因扩增、肺癌 *EGFR* 基因扩增、*c-MET* 基因扩增、子宫颈细胞 *TERC* 基因扩增、自然流产染色体异常检测、膀胱癌细胞染色体及基因异常检测等。此外，FISH 在软组织肿瘤、前列腺癌和淋巴造血系统肿瘤等疾病相关基因的检测上也起着重要的作用。

　　HER-2 基因是一种原癌基因，定位于 17q 染色体上，为乳腺癌的主要致病基因，同时，*HER-2* 还在胃癌等肿瘤进展中起作用。基因扩增是 HER-2 蛋白表达的主要机制，提示肿瘤恶性程度高、进展迅速、化疗缓解期短、无瘤生存期和总生存期短。1998 年，美国 FDA 批准上市的第一种重组 DNA 衍生的人源化单克隆抗体——曲妥珠单抗（商品名为 herceptin，赫赛汀）就是通过与 HER-2 受体特异性结合来影响生长信号的传递，从而特异性的抑制具有 *HER-2* 癌基因扩增的癌细胞的生长，大大改善乳腺癌患者的预后。目前曲妥珠单抗治疗胃癌、肺癌和前列腺癌的临床试验也取得了可喜的效果。*HER-2* 基因扩增和蛋白过表达是临床上决定是否使用曲妥珠单抗的"金标准"。美国临床肿瘤学会/美国病理医师学会推荐的 *HER-2* 检测方法包括免疫组化（immunohistochemistry, IHC）和 FISH。IHC 强阳性者（3+），可直接进行靶向治疗；IHC 阴性或弱阳性者（+），不推荐进行靶向治疗；而对于 IHC 阳性（2+）者，需进一步进行 FISH 检测，存在 *HER-2* 基因阳性扩增才可进行靶向治疗。研究表明，靶向治疗的效果与 FISH 检测结果的相关性较 IHC 更高，FISH 在检测 *HER-2* 基因扩增方面具有其不可替代的优势（彩图 44）。

　　c-MET 基因是一种原癌基因，定位于染色体 7q31 上，全长 110kb，编码产物为酪氨酸激酶受体，参与细胞信息传导、细胞骨架重排的调控，是细胞增殖、分化和运动的重要因素。研究表明，*c-MET* 基因扩增和过度表达与多种癌症的发生和转移密切相关。临床上，通过 FISH 或 RT-PCR 在预后较差 NSCLC 患者的肿瘤细胞中检测到了 *c-MET* 基因的扩增，而且在未经治疗的 NSCLC 患者中 *c-MET* 基因扩增比较罕见，突变比例仅有 2%～4%。研究表明，*c-MET* 基因扩增或过表达是 NSCLC 晚期患者表皮生长因子受体酪氨酸激酶抑制剂（EGFR-TKIs）获得性耐药的主要原因之一。吉非替尼（易瑞沙）、厄洛替尼（特罗凯）是 *EGFR* 突变肿瘤患者的针对性靶向药物，很多患者从中受益，但也有很多患者会产生耐药，FISH 检测结果表

明，5%～20%的患者中出现了 *c-MET* 扩增。克唑替尼（crizotinib）和卡博替尼（cabozantinib）是针对 *c-MET* 靶点的抑制剂药物，已经有案例报道，两者对具有 *c-MET* 扩增肿瘤的 NSCLC 患者有效。

人端粒酶由人类染色体端粒酶（hTERC）、人端粒酶反转录酶（hTERT）和人端粒酶相关蛋白（hTP）组成。绝大多数人体正常细胞无端粒酶活性，而大多数肿瘤细胞具有较高的端粒酶活性。研究表明，子宫颈上皮细胞由非典型性增生向子宫颈癌转变的过程中几乎都伴有 3 号染色体长臂的扩增，涉及的重要基因是人类染色体端粒酶（*hTERC*）基因。该基因的扩增可阻止细胞凋亡，导致肿瘤的产生。*hTERC* 基因的检测对于区分 ASC-US/LSIL、HSIL 及指导临床治疗方案的选择具有重要价值。具有 *TERC* 基因扩增的患者发展为子宫颈癌的风险 ＞50%，宜积极治疗（彩图 45）。

2. 比较基因组杂交技术（comparative genomic hybridization, CGH）　是 1992 年 Kallioniemi 等建立的一种高分辨率的分子核型技术，是 FISH 技术在全基因组水平的应用，它通过单一的一次杂交可对某一肿瘤整个基因组的染色体拷贝数的变化进行检测。近年来，在 CGH 基础上发展起来的微阵列比较基因组杂交技术（array-based comparative genomic hybridization, aCGH）使这一技术的应用前景更为广阔。

目前，aCGH 已经广泛应用于人类各种肿瘤的病理研究中，通过对不同肿瘤的基因组热点重排、拷贝数目的异常、编码基因及与肿瘤的发生发展、诊断和预后关系的研究，帮助病理学家加深对肿瘤的认识。研究表明，许多恶性肿瘤如乳腺癌、卵巢癌、前列腺癌和肺癌染色体区的 1q、3q 和 8q 常发生扩增，而 8p、17p、13q 和 16q 常发生缺失，所有肿瘤的扩增和缺失都有其独特的分布规律。然而，不同类型的肿瘤也具有相当大的重叠，提示许多肿瘤的发生具有相似的分子机制。通过 aCGH 对不同分期脑膜瘤的研究发现，随着恶性程度的增加，染色体遗传学异常明显增多。MⅠ期最常发生的改变是 22q 丢失；MⅡ期肿瘤组织中的 1p（76%）、22q（71%）、14q（43%）、18q（43%）、10q（33%）和 6q（33%）常发生丢失，20q（48%）、12q（43%）、15q（43%）、1q（33%）、9q（33%）和 17q（33%）常发生扩增；在 MⅢ肿瘤组织中除与 MⅡ 相似的发生频率外，6q（53%）、10q（68%）和 14q（63%）的丢失频率也增加，9p 的丢失为 32%，推测肿瘤基因组的异常可能与脑膜瘤的进程有关。

aCGH 还可对肿瘤基因进行精确定位，特别是发生 DNA 扩增的染色体位点。通过对乳腺癌、上皮细胞癌、胃癌、肺癌等肿瘤组织的研究发现，在很多肿瘤组织中存在多种染色体亚区的扩增或丢失，在这些重复扩增的片段上存在影响细胞增殖的原癌基因，在某些缺失的片段上存在抑癌基因，这表明原癌基因的扩增和抑癌基因的缺失是肿瘤发生、发展的重要原因。通过对这些扩增或丢失区域的克隆，可帮助我们发现新的癌基因和抑癌基因。Tagawa 等应用 aCGH 技术研究套细胞淋巴瘤发现了 *BIM* 基因的缺失，*BIM* 基因编码的凋亡前体蛋白在细胞程序性死亡过程中起重要作用，因此，*BIM* 是一个新的抑癌基因的候选基因。

aCGH 具有高分辨率、高通量、自动化、简便、重复性高等优点，可以检测出传统细胞遗传学方法所无法发现的染色体异常，但 aCGH 也有一些局限性。目前，大多数 aCGH 平台是为检测非整倍体、微缺失/微重复综合征、亚端粒或其他不平衡染色体重排而设计的，因此无法检测平衡的染色体重排，如易位、倒位及某些倍体性异常。此外，其分辨率仍然受限于固化在芯片上的 DNA 探针的大小和密度（1 探针/6 kb），而且 aCGH 的价格也比较昂贵。

3. 高通量测序技术（next generation sequencing, NGS）　是对传统 Sanger 测序技术革命

性的改变，一次对几十万到几百万条核酸分子进行序列测定，它能对一个物种的转录组和基因组进行细致全貌的分析，又被称为深度测序（deep sequencing）。基于 NGS 技术开发的拷贝数变异检测包括两种。

（1）靶向捕获测序，通过针对特定的几十个至几百个甚至几千个基因的序列设计探针，从全基因组序列中捕获特定的基因，进行高通量测序，通过基于测序深度策略等的信息分析方法评估基因的拷贝数水平（彩图 46）。该策略现已广泛应用于各类临床试验中，如 LUNG-MAP。LUNG-MAP 是一个专门针对肺鳞癌驱动基因的临床试验，预计招募 500～1000 例患者，采用 NGS 方法通过对肿瘤组织的 200 多个基因进行检测，根据检测结果，纳入 5 个亚组：其中亚组 C 入组的均为肿瘤 DNA 存在 *CCND1*、*CCND2*、*CCND3* 和 *CDK4* 基因扩增者，试验药物为 palbociclib（CDK 抑制剂）；亚组 D 入组的为肿瘤 DNA 存在 *FGFR* 扩增、突变和融合者，试验药物为 AZD4547（FGFR 抑制剂）。

（2）全基因组测序，无须设计探针，全面覆盖 23 对染色体异常。与传统芯片技术相比，拷贝数变异（CNV）检测的分辨率和准确率随测序深度的增加而提高，在足够深度测序的条件下，可以获得更加准确的基因断点位置，能够实现对多等位基因拷贝数变异（mCNV）的准确定量，但由于测序成本问题，目前普遍应用的还是低覆盖度的全基因组测序，因此识别的 CNV 分辨率有限，不能达到单基因层面。所以现阶段临床基因水平的扩增检测，更适用的是基于靶向捕获测序策略，分析特定的基因。

此外，NGS 还具有检测基因范围广、样本要求简单、试验技术更易标准化、无须细胞培养、更能反映真实的基因组情况等优势。随着测序技术的发展，测序成本的降低，基于 NGS 的基因扩增检测方法将会有更好的前景。

（四）癌症基因检测及意义

近年来，随着肿瘤相关基础研究进展和一些技术方法的成熟和应用，如分子遗传、信号转导、生物信息学、蛋白质组学、基因组学、生物芯片技术和高通量测序技术等，肿瘤分子靶向治疗进展迅速。由于靶向治疗药物作用的标靶为肿瘤细胞中特定靶分子，有较高的特异性和选择性，在临床应用中其效果存在很大的个体差异，有的病例可能效果很好，而部分病例可能无效。因此，基于肿瘤分子靶标的基因检测应运而生，对于肿瘤靶向治疗药物的选择具有重要意义。此外，肿瘤基因检测也可以应用于癌症的早期筛查、辅助诊断、术后监测、疗效监测等方面。

北京吉因加科技有限公司专注肿瘤精准防治大需求，以基因科技为核心，集科研、临床检测与健康服务为一体，布局肿瘤风险预测、早期检测、精准用药、疗效监测等方向，致力于推动高通量基因检测技术在肿瘤防治领域的应用，是肿瘤精准防治领域的先行者。目前已经提供给临床的服务项目包括肿瘤遗传风险基因检测（Gene＋OncoH）、肿瘤精准用药基因检测（Gene＋OncoD）、肿瘤疗效基因监测（Gene＋OncoMD）、肿瘤术后基因监测（Gene＋OncoMRD）。

其中，肿瘤遗传风险基因检测（Gene＋OncoH）可以对 61（女）/62（男）个遗传性肿瘤基因进行检测 [包括 18（女）/17（男）种遗传性肿瘤]。通过对受检者的血液样本进行基因测序，根据吉因加遗传基线数据库利用大数据分析的方式，判断受检者遗传性肿瘤的风险，并根据检测结果进行遗传咨询和预防指导，实现对肿瘤遗传风险的精准预测和预防。

肿瘤精准用药基因检测（Gene＋OncoD）是北京吉因加科技有限公司推出的针对肿瘤（实

体瘤）患者的多基因检测服务，包括 OncoD-全面版和 OncoD-经济版，分别可以对肿瘤相关的 1021 个基因和 59 个基因进行检测，解析 128 种靶向药物和 105 种靶向药物。通过检测患者的肿瘤冷冻组织、石蜡切片或外周血，获得全面的基因突变及肿瘤分子分型信息，辅助临床医师制订个体化用药方案，使精准治疗达到最好效果。通过检测可以帮助患者获得更好的生存机会和生活质量；帮助患者免于无效治疗所带来的时间和金钱的浪费。

肿瘤精准基因监测（Gene＋OncoMD）是北京吉因加科技有限公司推出的针对肿瘤患者的多基因检测服务，可以对肿瘤相关基因进行精准定量检测（包含所有实体肿瘤），通过检测患者的外周血，获得患者游离肿瘤基因突变的全面信息，从基因层面实现对肿瘤耐药、复发和转移的精准监测。通过多次监测，可以通过吉因加 mClone 算法深入分析敏感与耐药克隆分布及动态变化，为下一步治疗方案调整提供依据；通过吉因加分子肿瘤负荷（mTBI）分析，对疗效进行全面评价。

肿瘤术后基因监测（Gene＋OncoMRD）采用高通量测序技术对肿瘤相关的 1021 个基因进行全面检测，在肿瘤组织检测的基础上，为每一位患者建立个性化的肿瘤突变图谱，并通过术后血液连续动态监测，实现对患者进行个性化的肿瘤复发风险分层，为后续干预措施的决策提供更多维度参考信息。同时，本检测涵盖肿瘤药物相关基因突变信息，为后续用药方案提供参考。

这些产品主要是通过高通量测序技术（Illumina HiSeq 3000，NextSeq CN500 等）对肿瘤相关基因突变进行检测。该技术具有样本需求量少、高准确性、高通量、高灵敏度的特点，并且测序的单碱基成本与一代测序技术相比急剧下降。除此之外，以肿瘤精准用药基因检测（Gene＋OncoD）产品为例，北京吉因加科技有限公司还提供独特的技术优势。

更高的准确性：针对高通量 ctDNA 检测开发的高精准度检测分析技术，有效降低超高深度（＞10 000x）测序下的背景信号噪声，实现低频检出限 0.1%。

全面检测：全面解析目前已有的靶向肿瘤药物对应的基因，解析 128 种靶向药物，提供丰富和可靠的肿瘤基因突变数据，包括敏感突变、耐药突变、提高使用靶向治疗的机会。

样本类型多样：适合检测的样本类型灵活，除传统的肿瘤组织样本、胸腔积液、腹水和脑脊液外，还可以进行无创的外周血 ctDNA 检测，方便难以获得组织样本的患者。

动态监测：全面覆盖驱动基因，建立个人 cfDNA 基线基因信息，运用创新的 mTBI 和 mClone 算法，为后续疗效评估、耐药原因分析、治疗策略调整奠定基础。

（涂　频　周晓蝶　石群立）

参 考 文 献

林洁，杜娟，张春好，等，2010. 卵巢浆液性癌两级组织学分级系统的评估及 p53 蛋白过表达的意义[J]. 中华病理学杂志，39（10）：655-660.

刘海燕，蔡颖，石群立，等，2009. 幼年性粒层细胞瘤临床病理分析[J].临床与实验病理学杂志，25（6）：584-587.

马捷，石群立，周航波，等，2010. 原发性女性生殖道恶性淋巴瘤 19 例临床病理分析[J].医学研究生学报，23（9）：938-942.

韦玮，石群立，周晓军，等，2009. 子宫内膜非典型性息肉样腺肌瘤 11 例临床病理分析[J]. 临床与实验病理学杂志，25（4）：352-356.

Albores-Saavedra J, Martinez-Benitez B, Luevano E, 2008. Small cell carcinomas and large cell neuroendocrine carcinomas of the endometrium and cervix: polypoid tumors and those arising in polyps may have a favorable prognosis[J]. Int J Gynecol Pathol, 27(3): 333-339.

Bakalianou K, Salakos N, Iavazzo C, et al, 2008. A case of endometrial carcinoma arising in a 36-year-old woman with uterine atypical polypoid adenomyoma[J]. Eur J Gynaecol Oncol, 29(3): 298-299.

Beer N R, Hindson B J, Wheeler E K, et al, 2007. On-chip, real-time, single-copy polymerase chain reaction in picoliter droplets[J]. Analytical chemistry, 79(22): 8471-8475.

Carlson JW, Nucci MR, Brodsky J, et al, 2007. Biomarker-assisted diagnosis of ovarian, cervical and pulmonary small cell carcinomas: the role of TTF-1, WT-1 and HPV analysis [J]. Histopathology, 51(3):305-312.

Castéra L, Krieger S, Rousselin A, et al, 2014. Next-generation sequencing for the diagnosis of hereditary breast and ovarian cancer using genomic capture targeting multiple candidate genes[J]. European Journal of Human Genetics, 22(11): 1305-1313.

Costa C, Espinet B, Molina MA, et al, 2009. Analysis of gene status in cervical dysplastic lesions and squamous cell carcinoma using tissue microarrays [J]. Histol-Histopathol, 24(7): 821-829.

Davidson B, Abeler VM, FØrsund M, et al, 2014. Gene expression signatures of primary and metastatic uterine leiomyosarcoma[J]. Hum Pathol, 45(4): 691-700.

de Leval L, Lim G S, Waltregny D, et al, 2010. Diverse phenotypic profile of uterine tumors resembling ovarian sex cord tumors: an immunohistochemical study of 12 cases[J]. Am J Surg Pathol, 34(12): 1749-1761.

Gilks CB, 2010. Molecular abnormalities in ovarian cancer subtypes other than high-grade serous carcinoma [J]. J Oncol, 2010:740968.

Gurung A, Hung T, Morin J, et al, 2013. Molecular abnormalities in ovarian carcinoma: clinical, morphological and therapeutic correlates[J]. Histopathology, 62(1):59-70.

Hou JY, McAndrew TC, Goldberg GL, et al, 2014. A clinical and pathologic comparison between stage-matched endometrial intraepithelial carcinoma and uterine serous carcinoma: is there a difference?[J]. Reprod Sci, 21(4): 532-537.

Izadi-Mood N, Sarmadi S, Eftekhar Z, et al, 2014. Immunohistochemical expression of p16 and HPV L1 capsid proteins as predictive markers in cervical lesions [J]. Arch Gynecol Obstet, 289(6):1287-1292.

Jarboe EA, Pizer ES, Miron A, et al, 2009. Evidence for a latent precursor （p53 signature) that may precede serous endometrial intraepithelial carcinoma[J]. Mod Pathol, 22(3): 345-350.

Karst AM, Levanon K, Drapkin R, 2011. Modeling high-grade serous ovarian carcinogenesis from the fallopian tube [J]. Proc Natl Acad Sci U S A, 108(18): 7547-7552.

Kurman RJ, Carcangiu ML, Herrington CS, et al, 2004. WHO classification of tumours of female reproductive organs[M]. Lyon: IARC Press.

Kurman RJ, Shih IM, 2010. The origin and pathogenesis of epithelial ovarian cancer: a proposed unifying theory [J]. Am J Surg Pathol, 34(3): 433-443.

Levanon K, Ng V, Piao HY, et al, 2010. Primary ex vivo cultures of human fallopian tube epithelium as a model for serous ovarian carcinogenesis [J]. Oncogene, 29(8): 1103-1113.

Liu Q, Lin JX, Shi QL, et al, 2011. Primary Peritoneal Serous Papillary Carcinoma: A Clinical and Pathological Study[J]. Pathol Oncol Res, 17(6):713-719.

Liu Q, Shi QL, Zhang JM, et al, 2007. Epithelioid trophoblastic tumor of the uterus: a report of three cases [J]. Chin Med J, 120(8):729-730.

Ma J, Shi QL, Zhou XJ, et al, 2007. Lymphoma-like lesion of the uterine cervix: Report of 12 cases of a rare entity [J]. International Journal of Gynecological Pathology, 26:194-198.

Masaki M, Yamaguchi K, Noriomi M, et al, 2009. Ovarian cancer in endometriosis: molecular biology, pathology, and clinical management [J]. The Japan Society of Clinical Oncology, 14(4): 383-391.

Matsumoto T, Hiura M, Baba T, et al, 2013. Clinical management of atypical polypoid adenomyoma of the uterus. A clinicopathological review of 29 cases[J]. Gynecol Oncol, 129(1): 54-57.

McCluggage WG, Kennedy K, Busam KJ, 2010. An immunohistochemical study of cervical neuroendocrine carcinomas: Neoplasms that are commonly TTF1 positive and which may express CK20 and P63 [J]. Am J Surg Pathol, 34(4):525-532.

Mehlhorn G, Obermann E, Negri G, et al, 2013. HPV L1 detection discriminates cervical precancer from transient HPV infection: a prospective international multicenter study [J]. Mod Pathol, 26(7):967-974.

Milrot E, Jackman A, Kniazhanski T, et al, 2012. Methyl jasmonate reduces the survival of cervical cancer cells and downregulates HPV E6 and E7, and surviving [J]. Cancer Lett, 319(1):31-38.

Newton CR, Graham A, Heptinstall LE, et al, 1989. Analysis of any point mutation in DNA. The amplification refractory mutation system(ARMS)[J]. Nucleic acids research, 17(7): 2503-2516.

Nguyen ML, Han L, Minors AM, et al, 2013. Rare large cell neuroendocrine tumor of the endometrium: A case report and review of the literature[J]. Int J Surg Case Rep, 4(8): 651-655.

Norman I, Hjerpe A, Andersson S, 2013. High-risk HPV L1 capsid protein as a marker of cervical intraepithelial neoplasia in high-risk HPV-positive women with minor cytological abnormalities [J]. Oncol Rep, 30(2):695-700.

Ohishi Y, Kaku T, Kobayashi H, et al, 2008. CD10 Immunostaining distinguishes atypical polypoid adenomyofibroma (atypical polypoid adenomyoma) from endometrial carcinoma invading the myometrium [J]. Hum Pathol, 39(10): 1446-1453.

Oxnard G R, Paweletz C P, Kuang Y, et al, 2014. Noninvasive detection of response and resistance in EGFR-mutant lung cancer using quantitative next-generation genotyping of cell-free plasma DNA[J]. Clinical cancer research, 20(6): 1698-1705.

Pedroza-Torres A, Lopez-Urrutia E, Garcia-Castillo V, et al, 2014. MicroRNAs in cervical cancer: evidences for a miRNA profile deregulated by HPV and its impact on radio-resistance [J]. Molecules, 19(5): 6263-6281.

Pradhan D, Mohanty SK, 2013. Uterine tumors resembling ovarian sex cord tumors[J]. Arch Pathol Lab Med, 137(12):1832-1836.

Prathapam T, Aleshin A, Guan Y, et al, 2010. p27^{Kip1} mediates addiction of ovarian cancer cells to MYCC (c-MYC) and their dependence on MYC paralogs [J]. J Biol Chem, 285(42): 32529-32538.

Przybycin CG, Kurman RJ, Ronnett BM, et al, 2010. Are all pelvic (nonuterine) serous carcinomas of tubal origin [J]? Am J Surg Pathol, 34(10): 1407-1416.

Reis-Filho JS, 2009. Next-generation sequencing[J]. Breast Cancer Research, 11(3): S12.

Sanger F, Nicklen S, Coulson AR, 1977. DNA sequencing with chain-terminating inhibitors[J]. Proceedings of the national academy of sciences, 74(12): 5463-5467.

Seidman JD, Zhao P, Yemelyanova A, 2011. "Primary peritoneal" high-grade serous carcinoma is very likely metastatic from serous tubal intraepithelial carcinoma: assessing the new paradigm of ovarian and pelvic serous carcinogenesis and its implications for screening for ovarian cancer [J]. Gnecol Oncol, 120(3): 470-473.

Semaan A, Mert I, Munkarah AR, et al, 2013. Clinical and pathologic characteristics of serous carcinoma confined to the endometrium: a multi-institutional study[J]. Int J Gynecol Pathol, 32(2): 181-187.

Snellenberg S, De Strooper LM, Hesselink AT, et al, 2012. Development of a multiplex methylation-specific PCR as candidate triage test for women with an HPV-positive cervical scrape [J]. BMC Cancer, 12:551.

Steenbergen RD, Snijders PJ, Heideman DA, et al, 2014. Clinical implications of (epi) genetic changes in HPV-induced cervical precancerous lesions [J]. Nat Rev Cancer, 14(6):395-405.

Tang Y, Wang W, Zheng K, et al, 2016. EGFR mutations in non-small cell lung cancer: an audit from West China Hospital[J]. Expert Review of Molecular Diagnostics, 16(8): 915-919.

Tavassoil FA, Devilee P, 2003.World Health Organization Classification of Tumours. In: WHO, ed. Pathology & Genetics of Tumours of the Breast and Female Genital Organs[M]. Lyon: ILAC Press,

Umeda S, Tateno M, Miyagi E, et al, 2014. Uterine tumors resembling ovarian sex cord tumors (UTROSCT) with metastasis: clinicopathological study of two cases[J]. Int J Clin Exp Pathol, 7(3):1051-1059.

Verhoef VM, Heideman DA, van Kemenade FJ, et al, 2014. Methylation marker analysis and HPV16/18 genotyping in high-risk HPV positive self-sampled specimens to identify women with high grade CIN or cervical cancer[J]. Gynecol Oncol, 135(1):58-63.

Vlahos NF, Kalampokas T, Fotiou S, 2010. Endometriosis and ovarian cancer: a review[J].Gynecol Endocinol 26(3):213-219.

Yamanouchi H, Umezu T, Tomooka Y, 2010. Reconstruction of oviduct and demonstration of epithelial fate determination in mice [J]. Biol Reprod, 82(3): 528-533.

第7章

妇科肿瘤的影像学诊断

第一节 影像检查技术及临床应用概述

一、X 线检查

由于生殖器呈软组织密度，与周围组织缺乏对比，不能显影，故对于妇科肿瘤性病变，X 线平片检查价值有限。

二、CT 检查

1. CT 平扫及增强　CT 平扫：检查前 2～3h，分次口服 1% 的泛影葡胺 1000ml，以充盈肠道。检查时膀胱应在充盈状态，扫描范围通常自髂嵴水平至耻骨联合，以 5～10mm 层厚连续扫描。CT 增强：静脉内快速推注碘造影剂 50～100ml，对可疑病变或肿块进行扫描。

2. 女性盆腔 CT 正常表现　正常子宫位于膀胱后方，直肠前方，表现为横置的边缘光滑的卵圆形或三角形软组织密度影，宫腔表现为小的低密度区。子宫颈位于子宫体下方，呈横径小于 3cm 的类圆形软组织密度影。子宫周围环以脂肪性低密度区，宫旁血管、神经与纤维组织表现为点状影、条状影。正常卵巢及输卵管往往不能显示。增强扫描时子宫为均一强化，宫腔低密度影更清晰。

3. CT 临床应用　CT 检查对于女性生殖系统肿瘤疾病具有较高的诊断价值，主要用途：检查盆腔肿块，判断肿块的起源与性质；对于已确诊的恶性肿瘤，CT 检查可进一步显示病变范围及是否转移；用于恶性肿瘤的治疗后随诊，以观察疗效，判断病变是否复发。

CT 的局限性：①有辐射性；②对某些小病灶的显示还不够满意，如不能清晰显示较小的子宫肌瘤和早期子宫颈癌；③定性诊断价值也有一定的限制，对于某些肿瘤的定性困难。

三、MRI 检查

1. MRI 平扫及增强

（1）MRI 平扫：常规行 SE 序列轴位、冠状位和（或）矢状位 T_1WI 和 T_2WI，其中 T_2WI 十分重要，检查层厚为 5～10mm。

（2）MRI 增强：发现病变后，经静脉内注入 Gd-DTPA 10～20ml，对病变区行脂肪抑制前后的 T_1WI。

2. **女性盆腔 MRI 正常表现**　子宫分为内膜、肌层和浆膜层，内膜及肌层的厚度随内分泌水平改变而改变。平扫时，在 T_1WI 上子宫和阴道在周围脂肪高信号衬托下可清楚显示，呈一致的低信号影。T_2WI 对显示子宫各带的解剖最为清晰，子宫体中心为高信号的子宫内膜，其外侧低信号为子宫肌内层，肌外层则为中等信号，最外层为一薄的低信号线状的浆膜层。子宫大小与患者的年龄、临床病史、妊娠次数等均有密切关系，判断子宫大小应综合考虑上述因素。子宫内膜的信号与形态也随妇女年龄与月经周期的变化而有所不同。正常子宫颈结构在 T_2WI 上显示最为清晰，自内向外为高信号的黏液、中等信号的子宫颈内膜、低信号的纤维化间质和中等信号的肌层。子宫颈在矢状位显示最佳，同时宫体、宫腔、膀胱及直肠之间的关系也最为清楚。阴道在膀胱与直肠之间，其内容物为高信号，壁呈低信号。正常卵巢在 T_1WI 上为中等或略低信号，T_2WI 上卵泡为高信号，中心为低至中等信号。

3. **MRI 临床应用**　MRI 是检查女性生殖系统的最佳影像学方法。MRI 能明确分辨子宫、子宫颈的各解剖层次，因而对子宫内膜癌和子宫颈癌分期的判断具有很高价值，其准确性要优于 CT 和超声检查。此外，MRI 检查多方位、多参数、多序列成像也有利于盆腔肿块的发现、起源的判断及组织成分的确定。子宫内节育环放置的患者，需要取出环后再检查。

四、MRI 弥散加权成像及在妇科肿瘤中的应用

全身弥散加权及肿瘤分子成像对妇科恶性肿瘤的早期诊断、准确分期及术后监测具有重要意义。弥散加权成像（diffusion weighted imaging, DWI）是利用成像层面内水分子的弥散系数和分布产生对比度而进行的成像。弥散是指分子的随机热运动，研究人体组织的弥散就是观察体内水分子不停地随机运动，用弥散系数来描述，人体不同组织的弥散系数不同，在病理情况下弥散系数也将发生变化，这就构成了 DWI 的病理生理基础。正如常规 MRI 用 T1WI 和 T2WI 参数成像。在 DWI 中，弥散系数的差异同样能被用来产生组织的影像对比度。

MRI-DWI 在中枢神经系统病变方面的价值得到广泛肯定并已应用于临床。对于妇科肿瘤的临床应用价值，学者们在鉴别诊断及疗效评价方面也进行了不少探索。研究发现卵巢囊肿、浆液性囊腺瘤及黏液性囊腺瘤的弥散系数（apparent diffusion coefficient, ADC）大于囊腺癌且有统计学意义，但也有学者认为良恶性病变囊性部分的 ADC 差异无统计学意义，对诊断帮助不大。因此，在鉴别卵巢肿瘤的良恶性时尚存在分歧。对子宫颈癌患者在放疗、化疗前后分别进行 DWI，测量其前后 ADC 的改变，结果表明这种改变与后期用 MRI 观察肿瘤大小变化及其他临床指标的反应一致。

全身弥散加权成像（whole body diffusion weighted imaging, WB-DWI）是最新的 MRI 技术之一，是 DWI 技术临床应用的进一步拓展。它是基于一种抑脂反转恢复脉冲序列与 DWI 平面回波序列的组合（short T_1 inversion recovery diffusion weighted echo-planar imaging, STIR-DW-EPI）的技术。该技术可用显著压低肌肉、脂肪、肝脏等背景信号，而使那些使水分子弥散受限的病灶凸显出来。它独特优势在于恶性病变及全身范围转移病灶的检出。运用该技术扫描后获得的图像进行重建及黑白变换之后，就能得到一幅"类 PET"的图像，而国内外的研究也表明，它对病灶检出的灵敏度和特异度与 PET 相似甚至优于 PET，相对于 PET，WB-DWI 还具有非侵袭性、无放射性并且费用相对较低的优势，有广泛的临床应用前景。对于妇科肿瘤方面的应用，研究认为测量 ADC 有助于子宫颈癌的检出并有望进行组织病理学分型，并可提高淋巴结转移的检出，可作为一种病情评价手段。

第二节　妇科肿瘤的影像学诊断

一、子宫肌瘤

子宫肌瘤是女性生殖器官中最常见的良性肿瘤，以子宫体较多见，可为单发或多发，大小不等。较大肌瘤可由于血供障碍发生多种退行性变化，包括玻璃样变性、黏液样变性、脂肪样变性等，也可发生坏死、囊变、出血及钙化等。

1. CT 表现　子宫肌瘤的 CT 表现取决于肌瘤大小、数目、位置和是否有钙化及坏死，小的肌层内或黏膜下肌瘤难以发现，但小的浆膜下肌瘤向外突出，可造成子宫轮廓的改变。子宫肌瘤内可出现钙化，钙化是子宫肌瘤较为特征性表现，其形态为无定形、斑片状、爆米花样或边缘钙化。平扫肌瘤的密度可等于或略低于周围正常子宫肌层，囊性变区呈低密度；增强检查肌瘤可有不同程度的强化，多略低于正常子宫肌层的强化（图 7-1）。

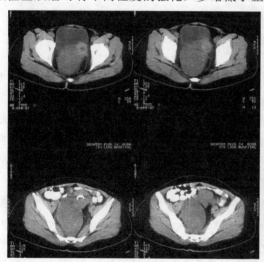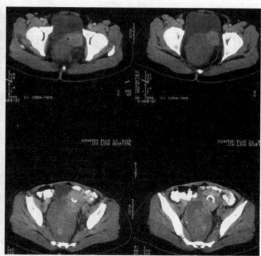

图 7-1　子宫平滑肌瘤 CT

2. MRI 表现　MRI 是发现子宫肌瘤最敏感的方法，能检出小至 3mm 的子宫肌瘤，还可清楚地分辨黏膜下、肌层内、浆膜下或子宫颈部的子宫肌瘤。典型非变性型子宫肌瘤在 T_1WI、T_2WI 上，呈明显低信号，边界清楚，与周围子宫肌层形成鲜明对比，部分肌瘤为中等信号。子宫肌瘤继发变性者表现不一，取决于变性的性质及范围，根据不同的病理改变而呈高信号或低信号。出血和脂肪变性时可呈高信号，钙化灶在 T_1WI、T_2WI 上均呈黑色低信号。增强扫描肌瘤可见不同程度的强化。CT 由于软组织分辨率有限，对肌瘤的大小、数目、部位和判断肌瘤变性的准确性不高，显示病灶和鉴别诊断方面均不如 MRI 敏感。

3. 鉴别诊断　子宫肌瘤需与子宫腺肌病、子宫内膜癌、子宫肉瘤等相鉴别。MRI 鉴别子宫腺肌病和子宫肌瘤较为敏感，主要依据子宫增大的形态、病灶的边界、内膜形态及病变的信号特点等。子宫内膜癌主要与黏膜下肌瘤相鉴别，两者均表现为宫腔内肿块，但肌瘤密度较高，增强后强化较明显；而子宫内膜癌密度低于肌壁密度，强化程度也不如肌瘤明显。子宫肉瘤较少见，主要表现为子宫增大，密度不均匀，肿瘤内可见不规则坏死和出血，常可见周围结构受侵等恶性征象。

二、子宫内膜癌和子宫颈癌

子宫癌是最常见的妇科恶性肿瘤，影像学上分子宫体癌和子宫颈癌。临床上患者表现均为不规则阴道出血、白带增多伴血性分泌物，晚期感疼痛。组织学上分为鳞癌和腺癌。其他组织学亚型有浆液性乳头状腺癌、黏液性腺癌、透明细胞癌、未分化癌和混合型癌等。肿瘤可直接蔓延至输卵管、子宫颈，也可浸润子宫肌层、穿破浆膜层累及宫旁组织，淋巴转移常见，晚期可有血行转移，以肺、肝、骨多见。子宫癌的早期诊断依赖细胞学、组织学检查，影像学检查的目的在于显示肿瘤的侵犯和转移程度，利于肿瘤的分期。

1. 子宫颈癌　早期子宫颈癌主要依靠临床检查及病理活检诊断，影像检查主要适用于进展期子宫颈癌的分期判断，明确有无宫旁侵犯、盆壁或周围器官受侵及淋巴结转移，从而指导治疗和评估预后，对评价疗效、治疗后随访、鉴别肿瘤复发和治疗后改变也有重要意义。

（1）CT 表现：可见子宫颈增大，或不规则软组织块影，轮廓对称或不对称，呈不均匀的低密度影，增强扫描肿瘤密度低于正常子宫颈组织，其内更低密度区提示肿瘤内出现坏死区（图 7-2，图 7-3）。软组织肿块可蔓延至子宫与宫旁组织，周围脂肪间隙模糊、变小或消失，直肠与膀胱壁受浸润时显示壁不规则增厚或形成软组织肿块，盆壁软组织的不对称增厚等。

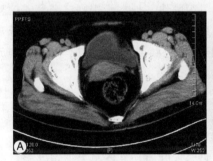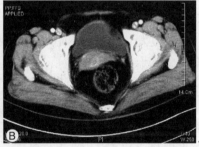

图 7-2　子宫颈低分化鳞癌：CT 平扫子宫颈增大，呈不均匀的低密度

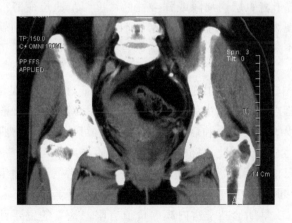

图 7-3　增强扫描肿瘤密度低于正常子宫颈组织

（2）MRI 表现：子宫颈内见软组织肿块影，子宫颈明显增大，T_1WI 上呈等或略低信号，中心坏死区信号更低，T_2WI 上呈高信号，与正常的子宫颈壁、子宫与阴道对比明显，可清楚显示肿块浸润的范围；增强检查见肿瘤信号明显增强、子宫颈管增宽、正常分层消失；子宫颈管阻塞时可引起宫腔积液。肿块可侵犯邻近的阴道壁、子宫及宫旁组织，表现为子宫颈外缘不规则或模糊，宫旁软组织明显不规则增厚或软组织肿块形成，输尿管末端周围脂肪间隙不清晰提示输尿管末端受侵。重者可侵犯直肠、膀胱及盆腔软组织，提示为子宫颈癌晚期，预后差。直肠或膀胱受侵时低信号的壁被高信号的肿瘤占据，呈锯齿状增厚，肿瘤结节向直肠或膀胱腔内突出为肯定的侵犯征象；肿瘤与盆壁肌肉融合，为盆壁受侵表现。还可见淋巴结转移，盆腔淋巴结＞1.5cm，腹主动脉旁淋巴结＞1cm 提示淋巴结转移。

（3）临床应用：CT 对子宫颈癌的大小、侵犯深度及＜5mm 的软组织肿块检查有限，但 CT 对子宫颈癌浸润范围的判断有一定帮助，尤其对腹腔淋巴结转移判断的准确性较高。MRI 具有软组织分辨率高、无骨性伪影等优点，能清晰显示正常子宫颈壁的各层结构和宫旁组织，并且可直接而清晰地显示肿瘤信号与正常子宫颈壁的差异，从而能更准确地判断肿瘤大小、位置及范围，是目前子宫颈癌首选的影像检查方法。MRI 可显示肿瘤侵犯的程度和范围，具有较高的精确性、敏感性和特异性，有助于子宫颈癌的临床分期。在子宫颈癌的术前分期方面，MRI 明显优于 CT，可作为子宫颈癌临床分期的参考。在子宫颈癌放疗后的疗效观察方面，CT 和 MRI 均具有重要的作用，CT 空间分辨率高，价格较经济，是子宫颈癌治疗后随访的首选检查方法。子宫颈癌复发表现为盆腔软组织肿块，形态不规则，密度或信号不均匀，增强后肿块呈不规则强化，中心可见低密度坏死区。但 CT 的软组织分辨力较低，较难分辨子宫颈癌放疗后的复发与纤维化；而 MRI 是观察治疗反应的最好方法，MRI 鉴别放疗后肿瘤复发、局部纤维化优于 CT。

2. 子宫内膜癌　影像学检查有助于肿瘤的检出和诊断，也有助于评估临床期别。

（1）CT 表现（图 7-4）：早期肿瘤局限于子宫，肿瘤组织与子宫肌层密度相似，CT 难以显示；肿瘤长大可使子宫增大，CT 可见子宫呈对称性或分叶状增大，密度不均；宫腔扩大，内有软组织密度肿物，其密度稍低于正常子宫肌层，肿瘤坏死区呈更低密度影；增强后正常子宫肌层强化，而肿瘤呈略低密度影，肿瘤坏死区不强化，仍呈低密度影；肿瘤侵犯肌层时，CT 表现为强化的正常子宫肌层内局限或弥漫性低密度影，肌层变薄；肿块可侵犯膀胱、直肠及盆腔壁肌肉，表现为子宫周围脂肪间隙密度增高、与子宫相连的软组织密度肿块，密度均匀或不均匀，形态不规则，膀胱、直肠及盆壁直接蔓延受侵。其还可见盆腔或腹膜后淋巴结的转移。

（2）MRI 表现（图 7-5）：子宫内膜增厚，宫腔扩大；子宫壁上见信号不均匀的肿块影，使正常子宫肌层和子宫内膜结构消失；在 T_1WI 上肿块呈等信号，肿瘤内出血时可表现为高信号；T_2WI 上肿瘤多为略高信号，肿瘤侵入子宫肌层时可使邻近子宫肌内层的低信号带中断或缺失；增强后肿块为不均一强化；癌肿侵犯膀胱、直肠时，可见子宫与膀胱、直肠之间的脂肪间隙模糊或消失，正常膀胱、直肠壁层受侵犯，由异常信号肿瘤组织取代，增强后可见强化征象。淋巴结转移时，可见主动脉旁或腹股沟淋巴结肿大。

（3）临床应用：CT 早期诊断子宫内膜癌价值有限，检查的主要目的是明确病变范围。CT 扫描范围广，可了解全腹部淋巴结转移的情况，对判断子宫内膜癌淋巴结转移范围较准确和全面，有助于进行临床分期。MRI 可判断肿瘤部位、侵犯深度和肌层受累的程度，易于显示肿瘤向宫外侵犯的范围和程度，有助于肿瘤的临床分期。CT 和 MRI 对子宫内膜癌治疗后的疗效观察和术后复发的诊断有较高的准确性。MRI 对子宫内膜癌分期的准确性及鉴别放疗后肿瘤复发、局部纤维化优于 CT。在各种影像检查技术中，MRI 对子宫内膜癌诊断的准确度最高，特异性最好。

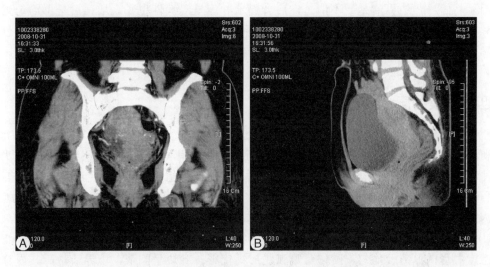

图 7-4　子宫体下段-子宫颈子宫内膜腺鳞癌

A. CT 平扫子宫颈增大，呈不均匀的低密度；B. 增强扫描肿瘤密度低于正常子宫颈组织，侵犯子宫与宫旁组织

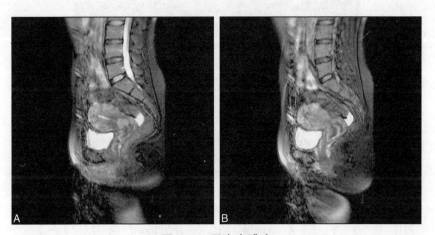

图 7-5　子宫内膜癌

A. T_2WI 上肿瘤多为略高信号，子宫内膜增厚，宫腔扩大；B. 增强后肿块为不均一强化

三、子宫平滑肌肉瘤

子宫平滑肌肉瘤是恶性程度较高的女性生殖器肿瘤，可原发于子宫肌层或继发于子宫肌瘤恶变。其多见于围绝经期妇女，如出现绝经前后阴道出血及子宫颈息肉样物，绝经后肌瘤继续增大，子宫肿物快速增大及突发腹痛时应高度警惕肉瘤可能。血行转移多见，除局部浸

☆ ☆ ☆ ☆ ☆

润子宫肌层外，常发生盆腔脏器的转移，远处转移最常见的部位为肺，也可出现肝转移。

1. CT 表现　子宫明显增大，轮廓不规则，肿块内密度不均匀，可见斑片状高密度出血灶或低密度坏死区，境界清楚或不清楚，增强后呈不均匀强化。

2. MRI 表现　肿瘤生长迅速，在 T_1WI 上肿瘤呈等信号，出血呈斑片状高信号区，T_2WI 上呈明显高信号，边界清楚或不清楚，后者提示肿瘤呈浸润性生长。增强后呈不均匀强化。

3. 临床应用　在对子宫平滑肌肉瘤的诊断上，CT 和 MRI 的影像学表现均无特异性，术前正确诊断率较低，需靠手术病理确诊。但影像学检查可明确病变的部位、判断肿瘤侵犯的程度和范围，为手术方案的制订提供依据，指导临床治疗。

四、卵巢肿瘤

卵巢肿瘤是女性生殖系统的常见肿瘤。卵巢肿瘤种类繁多，形态各异，肿块可表现为囊性、实性和混合性等多种类型。增强扫描有助于显示肿瘤的强化方式及与周围组织的关系。大多数良性肿块境界清楚，与周围结构界线清楚；若肿块侵犯周围组织器官，则应考虑恶性肿瘤可能。

1. 畸胎瘤　卵巢畸胎瘤任何年龄均可发生，主要见于生育年龄的年轻女性，多为良性，少数为恶性。畸胎瘤含有内胚层、外胚层及中胚层组织。

CT 表现（图 7-6）：成熟囊性畸胎瘤表现为密度不均匀的囊性肿块，其内含有脂肪和（或）水样密度；囊壁厚薄较均匀，囊壁可见弧线形钙化影。肿块呈圆形，境界清楚，其内有时可见高密度钙化或骨化影。部分肿块内可见实质性软组织密度结节影或漂浮物，有时可见液-液平面。囊性畸胎瘤也可呈单纯囊肿改变。

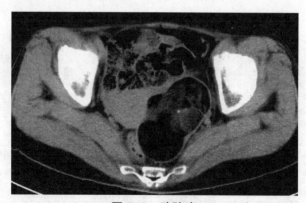

图 7-6　畸胎瘤

左侧附件区可见一肿块占位，边界清楚，可见包膜，内部大部分为脂肪密度，可见分隔和点状钙化

MRI 表现：由于成熟囊性畸胎瘤的内容物不同，其 MRI 表现也不尽相同。典型畸胎瘤含有三个胚层的成分，信号不均匀，呈混杂信号影，内含颇具特征的脂肪信号影，呈短 T_1 长 T_2 信号；囊液呈长 T_1 长 T_2 信号，骨化或钙化在 T_1WI 和 T_2WI 上呈典型的无信号黑影。

临床应用：影像学检查不仅能显示肿瘤内的牙齿、骨组织和脂肪等成分，还可以显示肿瘤的外形、大小及肿瘤与周围组织的关系。由于肿瘤成分特殊，影像学具有特征性，故易于作出正确的诊断。CT 较 MRI 更易显示瘤内的钙化、骨或牙组织。

2. 囊腺瘤　卵巢囊腺瘤包括浆液性囊腺瘤和黏液性囊腺瘤，发病年龄多为 20～50 岁，在卵巢肿瘤中最常见。肿瘤的密度或信号强度类似卵巢囊肿。病理上囊壁为纤维结缔组织，囊壁光滑或有乳头状结节。浆液性囊腺瘤囊壁上皮为单层立方或矮柱状上皮，黏液性囊腺瘤囊壁上皮为单层黏液柱状上皮。

CT 表现（图 7-7，图 7-8）：浆液性囊腺瘤表现为卵巢区薄壁、边缘光滑的单房或多房囊性肿块，囊壁光滑，厚薄均一，边界清楚；囊内密度均匀，有时囊内可见不规则钙化。黏液性囊腺瘤常表现为多囊性肿块影，囊内分隔薄，囊壁结节少见，囊内密度高于浆液性囊腺瘤。增强扫描肿瘤囊壁及囊内分隔可见强化。

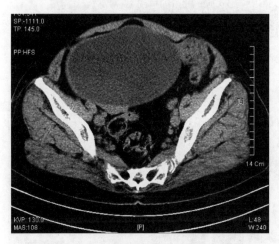

图 7-7　右侧卵巢浆液性囊腺瘤 CT

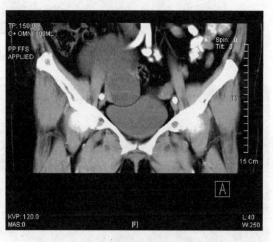

图 7-8　右侧卵巢黏液性囊腺瘤 CT

MRI 表现：浆液性囊腺瘤呈长 T_1 长 T_2 信号，囊壁薄而规则，增强后囊壁明显强化；黏液性囊腺瘤因囊内所含蛋白、黏多糖及液体的不同，在 T_1WI 和 T_2WI 上表现为高信号、低信号不同的囊肿影；囊内分隔在 T_1WI 和 T_2WI 上表现为低信号；黏液性囊腺瘤易发生囊内出血。囊腺瘤恶变时囊壁不规则增厚，并可见软组织肿块形成。

临床应用：影像学检查可显示肿瘤的大小、形态、内部结构及与周围的关系。MRI 可分辨囊肿内的蛋白、黏多糖及液体成分，对鉴别浆液性和黏液性囊腺瘤有一定帮助，CT 主要依靠囊内密度的 CT 值来进行鉴别。

3. 囊腺癌　卵巢囊腺癌在中老年女性多见，早期无特殊症状，就诊时多属晚期。卵巢囊腺癌包括浆液性囊腺癌和黏液性囊腺癌，浆液性囊腺癌最常见，约 50%病例为双侧，较早发生腹腔广泛转移；黏液性囊腺癌瘤体较浆液性肿瘤大，单侧多见，常发生腹腔假黏液瘤。

CT 表现（图 7-9）：肿瘤以囊性成分为主时呈单房或多房状，囊壁及分隔厚且不规则，多数见囊壁结节，增强后囊壁、分隔及囊壁结节见强化征象。肿瘤以实性成分为主时，实性成分占肿块 2/3 以上，形态不规则，肿瘤内出现不规则坏死区呈低密度影；增强后实性成分明显强化，坏死区无强化；肿瘤浸润性生长，周围脂肪间隙模糊或消失，与邻近组织分界不清。部分患者可出现腹水。肿瘤晚期可见肝、网膜及淋巴结转移等征象。

MRI 表现（图 7-10）：多表现为囊实性肿块，边缘不规则，MRI 上 T_1WI 为等或稍低信号，T_2WI 多呈高信号或中高混杂信号，肿块内可见坏死、出血灶，增强检查见肿瘤实体部分强化。肿瘤可产生腹水和腹膜及网膜转移，后者表现为扁平状或多发结节状肿块。

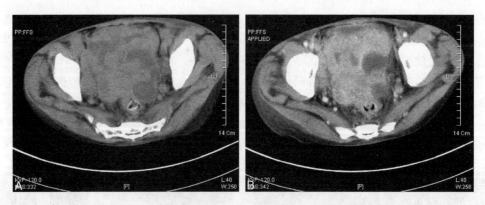

图 7-9　左侧附件低分化浆液性乳头状囊腺癌 CT

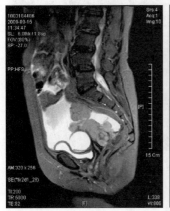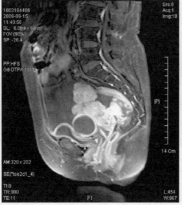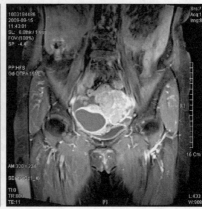

图 7-10　双侧附件中分化浆液性囊腺癌 MRI

临床应用：影像学检查可判断肿瘤的来源和部位，鉴别卵巢肿瘤的良恶程度，显示肿瘤侵犯邻近组织的程度和范围，评价肿瘤治疗后（放疗、化疗或手术切除）有无复发及残留。MRI 鉴别良恶性肿瘤的准确性、敏感性和特异性明显优于 CT，主要与 MRI 能更清楚地显示肿瘤的内部结构和肿瘤侵犯邻近组织的程度、范围有关。

4. 纤维瘤　卵巢纤维瘤为起源于卵巢间质细胞的肿瘤，实性为主。其多见于中年妇女，单侧多见，临床多无症状，可伴发腹水或胸腔积液。

CT 表现：平扫见一侧附件区实性软组织肿块，类圆形，境界清楚，增强后可见强化。

MRI 表现：肿瘤呈圆形或卵圆形，单侧，T_1WI 上呈稍低信号，在 T_2WI 上呈明显低信号，信号强度较为均匀；增强扫描呈轻度强化征象。部分患者伴腹水或胸腔积液。

临床应用：卵巢纤维瘤需与卵巢囊腺癌、卵泡膜细胞瘤、子宫浆膜下肌瘤相鉴别。实性卵巢囊腺癌形态不规则，密度不均匀，境界不清，与纤维瘤不同，鉴别不难。卵巢纤维瘤与卵泡膜细胞瘤单从影像学上难以鉴别，需结合临床，纤维瘤不具有内分泌功能，有助于鉴别诊断。子宫浆膜下肌瘤是密度均匀、境界清楚的实性肿块，且肿块与子宫有蒂或基底相连，根据以上特点可作出鉴别。

5. 卵泡膜细胞瘤　为起源于卵巢间质的良性实质性肿瘤，能分泌雌激素。任何年龄均可发生，但多发于绝经后妇女。肿瘤多单侧发生，双侧罕见；呈圆形或椭圆形，表面光滑或呈分叶状，其内可见囊性变或出血。临床表现除腹痛、腹胀、腹部包块外，还有雌激素增多引起的相应症状，如绝经后阴道出血、幼少儿性早熟等。常合并子宫肌瘤，尚可合并子宫内膜癌，以绝经后患者多见。

CT 表现：一侧附件区的软组织密度肿块，境界清楚，肿瘤较小时呈实性，密度均匀；较大时可发生坏死、囊性变及出血致密度不均匀。增强后肿瘤实性成分可见强化征象。

MRI 表现：肿瘤在 T_1WI 上呈较均匀的低信号，在 T_2WI 上信号较低，信号较均匀，境界清楚；当肿瘤体积大，发生坏死、囊变及出血时，表现为高低混杂信号影；增强后肿瘤实性成分可见强化征象。

临床应用：卵泡膜细胞瘤需与子宫浆膜下肌瘤、卵巢纤维瘤相鉴别。子宫浆膜下肌瘤与子宫有蒂或基底相连。影像学对卵泡膜细胞瘤与卵巢纤维瘤鉴别困难，需结合临床表现，卵泡膜细胞瘤常合并内分泌功能改变。对出现异常子宫出血的患者，结合临床病史及表现，应考虑卵泡膜细胞瘤的诊断，最后确诊需手术病理检查。

6. 内胚窦瘤　为卵巢恶性生殖细胞肿瘤，其形态与大鼠胎盘的内胚窦十分相似，起源于原始生殖细胞或多潜能胚胎细胞，向胚外中胚层、内胚层结构衍化，因形态与人胚卵黄囊相似，故又称卵黄囊瘤。该肿瘤高度恶性，进展快，转移较早，预后差。多见于儿童及年轻妇女。单侧多见，体积常较大，包膜完整光滑，可有囊变、坏死或出血。AFP 是一个特异性较高的指标，多数患者血清 AFP 有不同程度的升高。CT 及 MRI 表现：盆腔实性或囊实性肿块，体积较大，可伴有坏死区，形态不规则，境界清楚或不清楚，常伴腹水；增强后肿瘤实性部分明显强化。内胚窦瘤需与卵巢癌、无性细胞瘤、颗粒细胞瘤等相鉴别。

7. 无性细胞瘤　为最常见的卵巢恶性生殖细胞肿瘤，多发生于青春期及青年女性，单侧多见。部分患者可有血 HCG 升高，出现内分泌紊乱表现，如月经不规则、闭经、阴道不规则出血等。肿瘤实质性，呈类圆形或分叶状，表面不光滑。

CT 及 MRI 表现（图 7-11）：卵巢区圆形或卵圆形实性肿块，境界较清；在 T_1WI 上呈稍低信号，在 T_2WI 上瘤体呈结节样高信号，结节间可见明显低信号的纤维结缔组织分隔；增强扫描实性部分强化。无性细胞瘤需与卵巢囊腺癌、颗粒细胞瘤、卵黄囊瘤等鉴别。

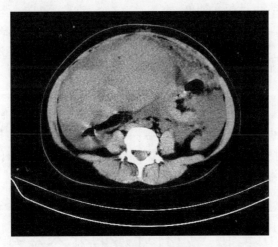

图 7-11　右侧附件无性细胞瘤，CT 显示实性肿块

8. 粒层细胞瘤　多数为单侧发病，分为成人型和幼年型。因肿瘤能分泌雌激素，患者可出现内分泌症状，青春期前患者多表现为性早熟，育龄期妇女常有月经紊乱、月经量过多等症，绝经后妇女则有不规则阴道出血等。

CT 及 MRI 表现：影像表现无明显特征性，表现为盆腔内软组织密度肿块，在 T_1WI 上呈稍低信号，在 T_2WI 上呈稍高信号，类圆形或分叶状，密度不均匀，其内可见大小不等的囊，瘤内也可发生坏死、出血，增强后强化不明显。粒层细胞瘤需与卵泡膜细胞瘤、卵黄囊瘤和无性细胞瘤等鉴别。

9. 卵巢转移瘤　卵巢有丰富的淋巴和血供，体内任何部位的原发性癌均可能转移到卵巢。卵巢转移瘤占全部卵巢肿瘤的 10%～25%，多累及双侧卵巢。Krukenberg 瘤是指来自胃肠道的黏液腺癌的卵巢转移瘤，多伴有腹水。

CT 及 MRI 表现：卵巢呈实性或囊实性肿块，密度不均匀，其内可见坏死和出血，境界清楚或不清楚，增强后实性部分明显强化，可伴有腹水。

10. 卵巢淋巴瘤　卵巢淋巴瘤以非霍奇金淋巴瘤最常见，早期无症状，体检发现盆腔无痛性包块，后期出现腹胀、腹痛、发热等非特异性症状。

CT 及 MRI 表现：盆腔类圆形实性肿块，密度较均匀，影像表现无特征性，常双侧，境界清楚，增强后轻度强化。需与颗粒细胞瘤、转移瘤相鉴别。

五、其他妇科肿瘤

1. 输卵管肿瘤　较罕见，良性肿瘤有乳头状瘤及腺样瘤等，多发生在生育期。恶性肿瘤多为原发性输卵管癌。良性输卵管肿瘤早期无症状，合并输卵管炎或输卵管周围炎时可有下腹部隐痛、月经过多，后期可有阴道排液、腹痛等。CT 及 MRI 表现为盆腔内软组织实质性肿块。原发性输卵管癌多发于绝经后妇女，单侧多见，肿瘤多数起源于输卵管壶腹部，随病程进展，伞部出现梗阻，输卵管增粗呈腊肠样。临床早期无特异性症状或体征，肿瘤进展可出现阴道排液、腹痛、盆腔肿块的输卵管癌"三联征"。CT 及 MRI 表现为附件区小的实性分叶状软组织肿块，密度或信号均匀，在 T_1WI 上呈低信号，在 T_2WI 上呈高信号，增强后肿瘤可有强化征象，部分患者可见腹水征象。

2. 阴道肿瘤　少见，良性肿瘤包括乳头状瘤、平滑肌瘤、纤维瘤等，恶性肿瘤最常见鳞癌，少数为腺癌、肉瘤、转移瘤等。阴道肿瘤通常使用阴道镜即可诊断，影像学检查的作用主要在于观察肿瘤的侵犯程度、范围及淋巴结转移的情况，为临床分期和治疗方案的选择提供依据。

3. 外阴肿瘤　少见，良性肿瘤包括乳头状瘤、纤维瘤、神经纤维瘤、脂肪瘤和血管瘤等；恶性肿瘤最常见鳞癌，少数为基底细胞癌、腺癌、肉瘤、转移瘤等。外阴肿瘤位置表浅，易于发现，仅需活检就能明确诊断，一般不需影像学检查。影像学检查的作用主要在于观察肿瘤的侵犯程度、范围及淋巴结转移情况，为临床分期提供依据。

（许　健）

第三节　妇科肿瘤的介入治疗

介入放射学作为一种新兴的微创医疗技术在现代医疗体系中发挥出独特优势，日益显示出强大的生命力。目前，介入放射技术已在妇产科领域广泛应用，其主要适应证为妇科恶性肿瘤的术前辅助化疗，晚期妇科恶性肿瘤动脉内栓塞和化疗，妇科恶性肿瘤术后复发的姑息治疗，妇科恶性肿瘤所致出血及放疗后并发出血的髂内动脉栓塞治疗，产后大出血、选择性输卵管造影和再通术对女性不孕症的治疗，子宫动脉栓塞治疗子宫肌瘤及腺肌症、输卵管妊娠，卵巢静脉栓塞治疗盆腔淤血综合征等。

妇科恶性肿瘤介入治疗的目的：①缩小或消除癌灶，为手术治疗创造机会；②降低肿瘤组织学分级及临床分期，消灭癌灶周围的微小转移灶，提高生存率；③晚期癌瘤的姑息治疗；④癌灶出血的止血。

根据不同目的采用不同的方法，主要方法如下。

1. *经导管动脉灌注化疗*　选择或超选择性地将导管插入肿瘤供血动脉内进行灌注化疗，使化疗药物以高浓度进入肿瘤局部，利用药物的首过效应提高疗效，同时减少化疗药物对全身的毒副作用。局部药物浓度是影响疗效的重要因素，单纯的动脉灌注化疗与静脉化疗相比可使局部组织的抗癌药物浓度提高 2.8 倍，且化疗后即刻至 20min 癌组织内铂类药物浓度药时曲线下面积也是静脉化疗的 1.7 倍。文献报道细胞周期非特异性抗癌药物如铂类药物，其抗癌效价随癌组织内抗癌药物浓度的升高而呈几何倍数升高，若癌组织内抗癌药物浓度升高 1 倍，其抗癌效价将增加 10~100 倍。通过介入疗法进入癌组织内的药物大部分以药物原型存在，尚未与血浆蛋白结合，未经体内代谢，因而具有更高的抗癌效价。

动脉灌注化疗的作用：①肿瘤供血的血管明显减少，从而使肿瘤体积缩小；②盆腔肿瘤组织所含的药物浓度明显高于静脉及腹腔给药浓度，增强抗癌效应；③缓慢灌注延长了化疗药物与癌细胞直接作用的时间，充分杀伤癌细胞提高疗效。最初动脉灌注化疗仅作为一种辅助治疗手段，目的主要是给失去手术机会而放疗效果又欠佳的患者一种新的治疗方法。随着研究的深入，它已转为综合治疗的一个很重要的组成部分，对于不能手术的患者，可以先行髂内动脉插管化疗（图 7-12），当肿瘤缩小后再行手术；若仍不能手术，则与静脉化疗、腹腔化疗结合起来，缓解病情、减轻痛苦、延长生命。

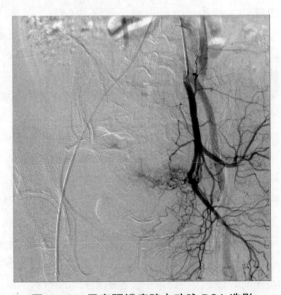

图 7-12　子宫颈鳞癌髂内动脉 DSA 造影

2. **经导管动脉栓塞治疗** 妇科肿瘤领域的栓塞治疗用于晚期、术后复发的姑息治疗；妇科恶性肿瘤所致出血及放疗后并发出血的止血治疗；良性子宫肌瘤及腺肌症的治疗。肿瘤动脉血管栓塞可使对血氧敏感的肿瘤细胞出现变性、坏死、吸收，从而使病灶变小或消失。妇科恶性肿瘤栓塞治疗的原则为尽可能完全彻底地栓塞肿瘤血管床，以最大程度地引起肿瘤缺血坏死，常与化疗结合使用。肿瘤所致的出血及放疗后并发出血多来势凶猛，常危及生命，盆腔和外阴、阴道的动脉主要来自髂内动脉及子宫动脉，超选择性动脉插管造影可清晰显示出血动脉及出血点，并用栓塞物（如明胶海绵）栓塞供血动脉使出血动脉闭塞，血流减少，血栓形成，达到立即和永久止血的目的。1995 年 Ravina 首先将动脉栓塞技术用于治疗症状性子宫肌瘤，取得 14 例成功经验，子宫动脉栓塞治疗子宫肌瘤、肌腺瘤的操作技术成熟，短期疗效也已得到肯定，可有效缩小肌瘤、减少经血、缓解痛经。子宫动脉栓塞治疗具有微创、操作简单、无失血、无腹腔粘连、无子宫切除术的手术风险、术后并发症发生率低、住院时间短甚至可不住院等优点，保留了子宫的完整性。

3. **经导管动脉栓塞化疗** 恶性肿瘤的栓塞治疗通常与动脉插管化疗同时进行，称化疗栓塞，是将化疗药物与栓塞剂混合在一起，经导管注入肿瘤供血动脉，一方面将供血动脉栓塞，使肿瘤组织因缺氧、缺血而坏死，另一方面提高了药物浓度，延长了药物与肿瘤组织的作用时间，明显提高疗效。单纯动脉灌注化疗可使局部组织的抗癌药物浓度提高，但仅维持 30min，药时曲线下面积（$AUC_{0\sim20min}$）比静脉化疗高 1.7 倍，动脉栓塞化疗可比单纯灌注化疗局部组织内 $AUC_{0\sim20min}$ 高 2.36 倍，而局部组织平均浓度时间曲线下降速度明显慢于单纯灌注组。研究发现，单纯灌注化疗癌块缩小只能维持 2～3 周，而栓塞化疗能维持 4～5 周，栓塞化疗药物的峰值低于灌注化疗。因而可在选择血管插管后先将部分（2/3 量）抗癌药物作灌注冲击化疗，再将余下的药物（1/3 量）以明胶海绵颗粒吸附后栓塞血管，这样既保持癌组织内较高的首次冲击浓度，又能保持长时间的持续高浓度，临床效果良好。

近年来，妇科恶性肿瘤患者术前进行介入灌注化疗等新辅助化疗在临床上得到有效应用，尤其是在巨块型和中晚期子宫颈癌中的应用具有特别重要的临床价值。临床上将这种新型的治疗方法用于子宫颈癌患者的术前治疗，已取得了显著的疗效，改善了患者的预后。子宫颈癌介入化疗的优势在于缩小子宫颈癌原发病灶的同时，最大程度地减少化疗的副作用，而且具有微创性和可重复性，并且可以杀灭术前已经存在的周围微小转移灶和亚临床病灶，使一些原来无法进行手术切除的患者获得手术机会。

特别是对于一些临床分期相对较晚的年轻子宫颈癌患者可避免术前放疗，在接受动脉插管介入化疗后直接进行手术治疗，对于手术中可以保留卵巢的患者，避免了卵巢受到放疗的损害，从而使卵巢功能得以延续，改善了患者的生活质量。临床上子宫颈癌灶直径＞4cm（巨块型）的子宫颈癌患者多数有不规则阴道出血，发生肿瘤转移的概率高，易较早并发盆腔淋巴结转移，直接手术切除有一定困难或手术切除的可能性较小，采用导管经股动脉穿刺直接将药物运送到髂内动脉或子宫动脉进行灌注化疗及栓塞，使肿瘤体积缩小，降低肿瘤分期，同时杀灭肉眼尚不能察觉的区域转移，使得根治性手术得以实行，提高了肿瘤的手术切除率，减少术中播散及术后转移。除巨块型外，以往学者普遍认为的ⅡB 期子宫颈癌患者多采取放射治疗的观点，经过术前介入化疗后，使部分可疑ⅡB 期患者有机会手术治疗，拓展了子宫颈癌的治疗手段，为临床分期较晚的子宫颈癌患者的治疗带来希望。

（许　健）

第四节　妇科肿瘤核医学影像诊断进展

基于妇科疾病特殊的解剖和病理生理，临床症状体征学、超声检查、内镜等是主要诊断手段，核医学影像诊断技术应用相对较少。但近年来，随着分子影像技术的不断发展，以放射性核素示踪原理为基础的正电子发射型计算机断层成像（positron emission computed tomography，PET）、PET/CT 分子影像技术在妇科肿瘤诊治中的价值受到重视，越来越多地应用于临床。

核医学是研究核技术在医学中的应用及其理论的一门学科。临床核医学主要是利用放射性核素来诊断和治疗疾病，包括放射性核素示踪成像（核医学影像）、放射性核素治疗和测定人体微量活性物质的体外放射分析。核医学影像是利用放射性核素标记化合物及其示踪原理和射线探测技术显示人体病理生理、特定生化过程和组织器官代谢、功能的变化，揭示特定分子与人体细胞或分子的相互识别、信息传递和病变的生物学特征等内在信息，以图像方式显示，并以相应的生理参数进行定量分析，协助临床诊断、研究疾病的影像科学。核医学影像诊断是临床核医学的主要内容，显像检查项目涉及人体各个系统、器官。由于核医学显像所用的放射性核素半衰期短，显像剂化学量极微，患者所接受的辐射吸收剂量低，因此发生毒副作用的概率极低，属无创性检查。

一、放射性药物

合适的放射性药物和探测射线的显像仪器是获得核医学影像的两个重要前提。通常将分子中含有放射性核素的化合物或生物制品称为放射性药物。放射性药物的制备应根据使用的目的和要求，选择合适的放射性核素，通过适当的标记技术将其连接到需要的化合物或生物制品（称为配体）上。放射性药物与未标记的配体的化学性质相似，在生物体内应具有相似的生物学行为。临床实践中对放射性药物有不同的称谓，习惯上将显像、诊断用的称为示踪剂或显像剂，治疗用的仍称为放射性药物，用于体外放射分析的则称为放射性试剂。

核医学显像建立在脏器、组织细胞对示踪剂的选择性摄取、代谢或特异性结合上，不同脏器组织的显像需要不同的示踪剂，同一脏器组织的不同功能或生物学特征也需要用不同的示踪剂来显示。示踪剂定位于特定脏器、组织或病变部位的机制如下。

1. 细胞选择性摄取　包括下列几种机制。

（1）细胞生物合成底物或前体：如 ^{131}I 甲状腺显像显示甲状腺组织及其肿块的碘代谢状态，^{18}F-DOPA 显像反映神经元的多巴胺合成功能。

（2）细胞代谢底物：如氟-18-脱氧葡萄糖（^{18}F-DG）显像反映组织细胞的葡萄糖能量代谢状态，常用于恶性肿瘤诊断，其他还有脂肪酸、氨基酸、核酸代谢显像等。

（3）特殊态物质：如氯化铊-201（$^{201}TlCl$）、锝-99m-甲氧异腈（^{99m}Tc-MIBI）等化合物在溶液中与正一价钾离子相似，可被心肌细胞摄取，用于心肌缺血性疾病的诊断，锝-99m-双半胱乙酯（^{99m}Tc-ECD）因其分子小、电中性、脂溶性特点而得以穿过血脑屏障进入脑细胞，脑组织摄取量与其血流量成正比。

（4）代谢产物选择性排泄：如锝-99m-二乙三胺五乙酸钠（^{99m}Tc-DTPA）显像反映肾小球滤过功能及肾脏排泄通畅情况，锝-99m-双半胱氨酸（^{99m}Tc-EC）显像则反映肾小管分泌

☆ ☆ ☆ ☆ ☆

功能等。

（5）细胞吞噬：锝-99m-硫胶体（^{99m}Tc–SC）、锝-99m-右旋糖酐（^{99m}Tc–DX120）等可被网状内皮系统细胞吞噬，用于淋巴结、骨髓、脾显像等。

2. 基于分子识别的特异性结合　包括基于抗原-抗体特异性结合的放射免疫显像、受体-配体特异性结合的细胞受体显像、碱基配对的反义寡核苷酸基因显像和基于多肽、蛋白结合的基因表达显像、报告基因显像，以及基于特殊多肽、蛋白结合的凋亡细胞显像和特殊化学键识别的乏氧组织显像等。

3. 利用人体循环、生理通路　如经腰穿注入 ^{99m}Tc-DTPA 可显像观察脑脊液循环情况。锝-99m-聚合蛋白（^{99m}Tc^m-MAA）可模拟精子的循行过程，用于不孕症患者输卵管功能检测，此方法不干扰人体生理状态，患者所接受的辐射剂量远低于 X 线造影，具有临床应用价值。

4. 化学吸附和离子交换　锝-99m-亚甲基二磷酸盐（^{99m}Tc-MDP）通过化学吸附和离子交换等机制聚集在骨骼使其显像，主要用于骨转移癌的诊断。

5. 利用人体生理差异　人体心脏、肝脏含血量高于周围组织，以 ^{99m}Tc 标记红细胞行血池显像，用于心脏泵功能评价和肝占位性病变的鉴别诊断。

6. 其他　基于微血管暂时栓塞机制的 ^{99m}Tc-MAA 肺血流灌注显像、基于细胞提截的热变性红细胞脾显像等。

二、单光子发射型计算机断层成像

单光子发射型计算机断层成像（single photon emission computed tomography，SPECT）、SPECT/CT 和 PET、PET/CT 是目前临床核医学的主要成像技术。SPECT 使用释放 γ 射线的放射性核素标记的示踪剂，过去又称 γ 显像。原子核处于激发状态的放射性核素锝-99m（^{99m}Tc）衰变成为稳定状态的锝-99（^{99}Tc），半衰期仅为 6.02h，释放 γ 射线能量为 140keV，最适合 SPECT，是目前标记示踪剂最常用的放射性核素。SPECT 技术已很成熟，根据显像检查目的和所使用示踪剂在人体内的吸收、转运、代谢、排泄、空间分布和随时间变化的规律等生物学特点，可作人体局部显像或全身扫描、静态显像或连续动态显像，也可作三维断层显像（以消除组织重叠的影响），仪器功能上已涵盖并超过早期的 γ 照相机。PET 显像使用释放正电子的放射性核素标记的示踪剂，常用的正电子放射性核素有氟-18（^{18}F）、碳-11（^{11}C）、氧-15（^{15}O）、氮-13（^{13}N）等，半衰期都很短（如 ^{18}F 为 109min，^{11}C 仅 20min），均由医用回旋加速器生产。正电子放射性核素衰变时释放的正电子很快与周围介质中的电子发生湮灭反应，生成两个能量均为 511keV、空间飞行方向相反的 γ 光子，正是利用这一特殊物理现象，PET 以围绕人体排列成环、成对相向的晶体探测器探测 γ 光子对，应用符合探测技术对衰变原子进行空间定位，再经计算机重建处理，获得示踪剂在人体内空间分布的三维影像。PET 的这种符合探测方式不需要使用准直器，故其空间分辨率高于 SPECT，据理论测算，PET 显像的空间分辨率可达 4mm，SPECT 显像为 8～10mm。

SPECT、PET 显像探测发射光子以了解示踪剂在人体脏器和组织的分布、转运、代谢及随时间变化的规律，其突出优势是提供脏器、组织的功能和代谢信息，有助于疾病的早期诊断。但受其空间分辨率的限制，在显示脏器、组织细微解剖结构方面，逊于 CT、MRI 等解剖影像技术。随着技术进步和设备改进，将 SPECT、PET 与 CT 相结合的 SPECT/CT、PET/CT，以全新的理念，将功能、代谢影像与解剖影像融为一体，开启了影像核医学的功能-解剖影像新时代，已成为核医学显像设备发展和临床应用的主流。

三、分子核医学

生命科学，特别是分子生物学对蛋白质、核酸等生命分子的研究成果及基因扩增、杂交、重组等技术在医学领域的应用，使得现代医学可以在细胞、分子水平诊断和治疗疾病，步入分子医学时代。但临床医学无法直接深入分子，需要借助于分子影像技术才能观察到人体内特定分子的转运、代谢、分子与分子（或细胞）的结合、信息传递等分子过程，真正进入临床分子医学时代。

分子影像技术是应用现代影像学技术，在活体状态下对细胞和分子水平的生化过程、生物学特征进行定性和定量研究。其特点是以某种或某类分子（可称为"分子探针"）为成像基础或成像参数，显示分子和细胞水平的生化过程、生物学特征等内在信息，提供生物体或病灶的生物学特征的可视影像。核医学影像的突出特点是以放射性核素示踪原理为基础，而示踪剂本身就是"分子探针"，因此，核医学在分子影像中具有独特的优势，也是目前临床分子影像学中最重要的成像技术。

随着核医学显像技术的不断发展和大量新型示踪剂的研发应用，核医学进入一个全新的发展阶段即分子核医学（molecular nuclear medicine）阶段。分子核医学是将分子生物学技术与放射性核素示踪技术相结合，在细胞和分子水平对活体生化过程和生物学特征进行定性、定量研究，是诊断和治疗疾病的新兴交叉学科。分子核医学影像应用核医学的示踪原理与技术从细胞、分子水平上显示病变组织生化代谢变化、细胞受体密度与功能活性的变化、基因的异常表达、分子间相互识别与信号转导等内在特征，为临床诊断、治疗疾病和医学研究提供分子水平的客观证据，为观察机体某一特定病变部位的生化过程变化提供了一个窗口，人们可以通过此窗口，将以某种生化过程变化为特征的疾病与其相应的基因型联系起来。

分子核医学技术具有广阔的临床应用和医学研究前景，可在细胞、分子水平多层次、多侧面显示疾病的生物学特征，是临床在分子水平诊断、治疗和研究疾病的重要辅助手段。例如在肿瘤学中，应用多种示踪剂可以从肿瘤细胞的能量代谢、肿瘤细胞快速增殖对脂类（细胞膜构架前体物质）、氨基酸（蛋白质合成）、核苷酸（DNA 复制）等的需求、细胞表面异常蛋白、受体的表达、基因异常和新生血管等不同侧面显示肿瘤的生物学特征，对协助临床诊断、分期、监测和评估疗效、判断预后及相关基础研究、新技术新疗法研究等有重要价值。又如在帕金森病中应用多种示踪剂可以从多巴胺合成前体多巴的需求、单胺氧化酶活性、多巴胺重摄取转运蛋白活性、多巴胺突触后膜 D_1 和 D_2 受体功能状态、表达密度等不同层次显示帕金森病的生物学特征，对协助临床判断病情、分类分型、制订治疗方案、监测和评估疗效等有重要帮助。

第五节　妇科肿瘤相关核医学显像方法

20 世纪 90 年代，随着核医学仪器的发展和示踪剂的开发应用，肿瘤核医学成为临床应用的重要内容之一。在肿瘤核医学成像中，利用镓-67（^{67}Ga）、铊-201（^{201}Tl）、碘-131（^{131}I）、铟-111（^{111}In）、锝-99m（^{99m}Tc）和氟-18（^{18}F）等放射性核素及其标记化合物进行非特异性或特异性肿瘤显像，在肿瘤诊断和疗效观察等方面有很大的临床应用价值。此后，影像核医

☆☆☆☆

学逐渐向分子核医学方向发展，而且正在不断走向成熟。当今分子核医学研究较多且具有应用前景的技术主要有代谢显像、受体显像、反义寡核苷酸基因显像、基因表达显像、放射免疫显像（radioimmunoimaging, RII）、乏氧显像及凋亡细胞显像等。

一、非特异性亲肿瘤显像

非特异性亲肿瘤显像又称肿瘤阳性显像，引入的显像剂较多的为肿瘤组织摄取而很少或不被正常组织摄取，因此靶/非靶组织（tumor/not tumor, T/NT）的放射性摄取比值较高，肿瘤病灶呈明显的异常放射性浓聚。常用的非特异性亲肿瘤显像包括前哨淋巴结显像、^{99m}Tc-MDP、^{67}Ga、^{201}Tl、^{99m}Tc-MIBI 及 ^{99m}Tc（V）-二巯基丁二酸钠[^{99m}Tc-（V）-DMSA]显像等。

1. 前哨淋巴结显像　恶性肿瘤是否存在局部淋巴结转移对其分期、治疗抉择及预后有重要意义。前哨淋巴结（sentinel lymph node, SLN）是指首先接受区域淋巴引流的那一组或一个淋巴结，在恶性肿瘤中是指肿瘤细胞到达的第 1 站淋巴结，如果 SLN 不发生肿瘤转移，则其他淋巴结发生肿瘤转移的可能性小于 1%。通常认为 SLN 病理检查未发现肿瘤转移的患者，局部淋巴结转移的可能性很小，不需要进行局部淋巴结清除术，可使手术范围缩小以减少并发症。然而，由于原发肿瘤的淋巴结引流往往有两个甚至更多的淋巴循环参与，因此很难预测究竟哪个淋巴循环转移的可能性大，而跳跃式转移现象的存在使准确预测更难。通过 SLN 显像，准确检测出肿瘤的局部淋巴结转移状况，为淋巴结活检提供准确的位置和数目，对保证准确分期、判断是否需要做区域淋巴结清扫、是否进行术后辅助治疗和判断预后具有重要意义。因此，SLN 概念的提出为恶性肿瘤区域淋巴结个体化治疗提供了可能。

SLN 检测的主要方法有三种：①使用亚甲蓝等生物活性染料注射于瘤体周围，进而使淋巴管和淋巴结着色；②瘤体周围注射放射性淋巴显像示踪剂如锝-99m-硫胶体（^{99m}Tc-SC）、^{99m}Tc-DX（^{99m}Tc-右旋糖酐）等，应用 SPECT 淋巴结显像结合术中 γ 计数探测仪检测；③联合应用生物活性染料与放射性示踪显像识别。多数研究认为联合探测的方法检出率高。

国内外关于 SLN 显像的研究在乳腺癌、皮肤恶性黑色素瘤和外阴癌等表浅恶性肿瘤方面比较成熟，在大肠癌、前列腺癌、食管癌、肺癌、胃癌及妇科恶性肿瘤等方面也取得了初步成效。SLN 显像技术对妇科恶性肿瘤外科术式改进和个体化治疗有积极影响。

外阴癌的主要转移途径以直接浸润和淋巴道转移为主，后者是外阴癌重要的预后因素。早期外阴癌目前多主张采用改良术式即单纯腹股沟浅淋巴结清扫术，但其术后腹股沟复发率为 7.4%，而 SLN 可为早期外阴癌患者术式选择提供依据。

子宫颈癌术式基本固定，除 0 期和 I A 期外，子宫颈癌的手术治疗方法基本上都是广泛全子宫切除加双侧盆腔淋巴结清扫术，但 I 期和 II 期子宫颈癌患者盆腔淋巴结转移率分别为 0～16% 和 24.5%～31%，对大部分盆腔淋巴结无转移的患者而言，承受由清扫术带来的手术风险、术中和术后并发症及由于切除了正常淋巴结带来的免疫系统的负效应，采用 SLN 显像技术可能为这类患者带来益处。

应注意的是，文献资料中子宫颈癌 SLN 的检出率相差较大（60%～100%），假阴性率为 0～25%，这可能与注射示踪剂的量、时间、部位等方面的差异有关，因此 SLN 显像技术还需进一步改进、探索。

子宫内膜癌的淋巴结引流比子宫颈癌和外阴癌更为复杂，除盆腔淋巴结引流外，还有一部分引流至腹主动脉旁淋巴结，尽管相关研究资料尚少，但提示子宫内膜癌淋巴道显像是可行的，可引导进一步进行腹膜后淋巴结活检术，以利于提高手术-病理分期的准确性。

卵巢癌以盆腹腔种植转移为主，没有一个合适的部位注射示踪剂，故关于卵巢癌 SLN 显像的研究尚未见报道。

2. ^{99m}Tc–MIBI、^{99m}Tc-(V)-DMSA 亲肿瘤显像　^{201m}Tl、^{99}Tc–MIBI、^{99m}Tc（V）-DMSA、^{67}Ga 等非特异性亲肿瘤显像在肿瘤学诊断中有较多的应用与研究，其临床价值已获肯定。尽管这些显像技术在妇科肿瘤中的应用研究尚少，但其理论认识和研究结论支持在妇科肿瘤领域应用这些显像技术。焦鲁霞等研究发现以 ^{99m}Tc-MIBI SPECT 显像对卵巢恶性肿瘤的术前诊断及盆腔肿瘤的鉴别诊断具有较高的灵敏度和特异性，分别为 87.5% 及 84.7%。赵新明等应用 ^{99m}Tc-（V）-DMSA 显像鉴别卵巢肿瘤良恶性，其诊断卵巢恶性肿瘤的灵敏度、特异性、阳性预测值、阴性预测值和准确性分别为 93.33%、77.78%、87.50%、87.50% 和 87.50%，认为核素示踪显像方法对术前鉴别卵巢肿瘤良恶性有重要临床价值。这些研究提示放射性核素亲肿瘤显像技术在妇科肿瘤领域具有潜在临床价值和应用前景。

3. 放射性核素骨显像　^{99m}Tc-MDP 主要通过化学吸附和离子交换等机制聚集在骨骼使其显像，主要用于骨转移癌的诊断，其敏感性远高于 X 线检查。尽管妇科恶性肿瘤的骨转移发生率不高，但在肿瘤分化程度差、随访中局部肿瘤有进展及临床怀疑有骨转移等情况下，放射性核素骨显像检查是必要的。

二、分子核医学显像

1. 细胞代谢显像　反映组织细胞对代谢物质的需求，包括细胞维持自身生命和结构完整性所需的能量物质（如葡萄糖、氧等）、细胞表达其功能（如合成蛋白、多肽、激素、细胞因子等）所需的前体和原料物质、细胞增殖所需的构件物质（如脂类、氨基酸、核苷酸等）等，均可通过核素示踪显像进行观察并定量分析。细胞代谢显像的示踪剂很多，目前临床诊断最常用的是氟 18-脱氧葡萄糖（^{18}F-DG），^{11}C-胆碱或 ^{18}F-胆碱、^{11}C-乙酸盐、^{11}C-蛋氨酸、^{18}F-FLT（胸腺嘧啶核苷）等也有不少应用。

^{18}F-DG 是葡萄糖的类似物，以葡萄糖转运的相同机制进入细胞，经磷酸化酶作用转化为 ^{18}F-6-磷酸-DG，由于分子中含有 ^{18}F 原子，不能继续参与三羧酸循环和糖原合成，也不能透过细胞膜再返回细胞外液，从而滞留在细胞内并保持一定时间。恶性肿瘤细胞具有快速增殖、物质代谢需求旺盛、细胞膜葡萄糖转运载体增多和细胞内磷酸化酶活性增高等生物学特征，肿瘤细胞内糖代谢率明显增加，恶性肿瘤及其转移灶在 ^{18}F-DG PET/CT 显像上表现为 ^{18}F-DG 摄取明显增多，呈放射性浓聚灶，其摄取量的半定量分析指标是标准化摄取值（standardized uptake value, SUV）。^{18}F-DG PET/CT 显像在肿瘤学的主要应用有：肿瘤的良恶性鉴别，恶性肿瘤早期诊断、分期，治疗后残癌、复发的诊断，化疗疗效监测，临床疗效评价和随访再分期，寻找已知转移癌的肿瘤原发灶和血清肿瘤标志物升高者检查，指导放疗计划的制订，选择最适合的肿瘤穿刺活检部位，协助临床判断预后等。对子宫颈癌、卵巢癌、子宫内膜癌等妇科肿瘤的分期、选择和制订治疗方案、随访再分期和再治疗前评估等有重要价值。

2. 细胞受体显像（receptor imaging）　是利用受体与配体结合具有高度特异性、选择性及亲和性的特点，以放射性核素（如 ^{18}F、^{11}C 或 ^{99m}Tc 等）标记的配体作为示踪剂，使其与肿瘤细胞上高密度表达的相应受体结合，从而使肿瘤显像。PET/CT 肿瘤受体显像研究主要有生长抑素受体（SSTR）显像、血管活性肠肽（VIP）受体显像、神经内分泌肿瘤（NET）

受体显像、表皮生长因子受体（EGFR）显像、类固醇激素受体（SHR）显像等，应用于多种肿瘤的诊断、分期、治疗方案选择及预后评价。

3. 反义寡核苷酸显像与基因表达显像　反义显像（antisense imaging）是基于碱基配对原则，将放射性核素标记的人工合成反义寡核苷酸引入体内后，以示踪显像方法追踪其与病变组织中过度表达的目标 DNA 或 mRNA 发生特异性结合的过程，从而达到在基因水平早期、定性诊断疾病的目的。目前，已有针对在肿瘤发生、发展过程中特异、过度表达的基因进行反义显像研究，如原癌基因 *C-myc*、*Bcl-2*、*K-ras* 等。

基因表达显像是将功能基因转移至异常细胞而赋予其新的功能，用放射性核素示踪技术来显示其基因表达，也包括已知某基因的表达产物，利用放射性核素示踪技术研究表达产物的生物学特性，反映该基因的表达状况。多药耐药基因（multidrug resistance gene, mdr-1）的表达显像研究是一个典型的例子，在对化疗产生抗药性的癌症患者中，多药耐药基因的表达产物 p-糖蛋白（p-glycoprotein, p-gp）在细胞膜上明显增多，p-糖蛋白可将细胞内的抗癌药物迅速排到细胞外，降低了药效。研究发现，临床上常用的心肌灌注显像剂 ^{99m}Tc-MIBI 可被肿瘤细胞大量摄取，具有化疗抗药性的肿瘤细胞能逆电位梯度以主动转运方式将 ^{99m}Tc-MIBI 泵出细胞外，这与表达 mdr-1 的肿瘤细胞排除抗癌药物的机制相同，证实 ^{99m}Tc-MIBI 是 p-gp 的转运底物之一，应用 ^{99m}Tc-MIBI 做示踪剂对肿瘤进行显像，可无创性评估 mdr-1 的功能，预测肿瘤对化疗的疗效，如果恶性肿瘤在 ^{99m}Tc-MIBI 显像时不显影，或在静脉注射后早期肿瘤摄取 ^{99m}Tc-MIBI，延时显像肿瘤 ^{99m}Tc-MIBI 明显减少，提示可能存在 mdr-1 的过度表达，预示化疗效果不佳。在卵巢癌患者中 ^{99m}Tc-MIBI 显像除可对病灶定性诊断外，还可评估多药耐药基因表达状态、预测化疗效果，对协助临床选择个体化的治疗方案可能有很大的临床应用价值。

4. 放射免疫显像　是以放射性核素标记单克隆抗体，注入体内后能够与相应的靶抗原特异性结合使其显影，可用于恶性肿瘤及其转移灶的特异性诊断。尽管近年来的临床实践发现该法还有许多技术难题，如抗体来源、鼠源性抗体的免疫原性、T/NT 值低、整分子抗体血液清除慢、穿透力差及靶组织分布不均匀等，给显示病灶带来很多困难，临床应用不尽人意。但单克隆抗体与靶抗原结合的高度特异性，仍激励人们进行不断的探索，以期能对病灶进行特异性显像诊断，敏锐地发现转移灶，甚至以释放 β 射线的治疗用放射性核素标记抗体进行特异性靶向治疗。基因重组、蛋白质、抗体工程技术等可获得单链、重链的可变区甚至超变区肽段等小分子片段，提高穿透力、血液清除率和 T/NT 值，可望克服放射免疫显像的某些不足。

在卵巢癌方面，抗体工程的研究促进了一些特异性 PET 分子显像剂的研制，卵巢癌细胞表面的一些蛋白，如肿瘤相关抗原糖蛋白-72（tumor-associated glycoprotein-72，TAG-72）、CA125 的异常表达可作为特异性显像剂设计的靶点，目前研究的放射性核素标记的单克隆抗体包括抗 TAG-72 单克隆抗体 B72.3、抗 CA125 单克隆抗体 145-9、抗黏蛋白单克隆抗体 2G3、抗卵巢腺癌 HEY 细胞株单克隆抗体 10B、抗 HER2 单克隆抗体、鼠单克隆抗体 OVTL 3F（ab'）$_2$ 等，其中部分表现出良好的药物代谢动力学特征。笔者所在医院的一项研究发现人精子蛋白 17（Sp17）在子宫内膜癌、子宫颈癌中呈高水平表达，并已制备获得抗 Sp17 单克隆抗体片段，有望成为妇科肿瘤放射免疫显像的新手段。

5. 乏氧显像　大多数肿瘤在生长过程中存在氧供不足，细胞在有氧状态下比在乏氧状态下对放疗更敏感，肿瘤乏氧组织对放疗具有抵抗性。探测肿瘤乏氧状况的显像剂是目前国际上放射性新药的研究热点之一。^{99m}Tc–HL91、^{18}F-fluoromisonidazole（^{18}F-MISO）等是硝基咪唑类化合物，可选择性与乏氧肿瘤细胞结合，在局部肿瘤组织的聚集量与其乏氧程度相关，可用于体内乏氧肿瘤组织的显像评估。乏氧显像可显示肿瘤组织乏氧程度及其分布，对预测放疗效果、指导三维适形调强放疗的剂量调整有重要作用。

6. 凋亡细胞显像 细胞凋亡是由于细胞内外环境改变引起的细胞自发性、程序性死亡过程，如化疗或放疗等诱导的肿瘤细胞凋亡、长期慢性缺血缺氧诱导的细胞凋亡等，是近年来研究的热点课题之一。与一般理化、生物因素导致的细胞坏死不同的是，细胞凋亡在其细胞形态、结构发生系列改变直至形成凋亡小体被吞噬清除过程中，伴随一系列基因及其表达产物、酶、细胞因子等的改变。细胞凋亡的观察与研究大多采用病理学、实验室研究方法，但由于这些技术的复杂性和一些不足，对于疾病的辅助诊断、指导治疗、疗效监测及预后的判断尚缺乏有效的检测手段。如何在活体观察和研究细胞凋亡，可能对极早了解肿瘤对放化疗的反应以判断治疗的有效性、肿瘤相关新技术与新疗法研究、疾病发生发展的免疫学机制研究等有积极意义。

研究发现，在细胞凋亡早期，原本位于细胞膜内侧的磷脂酰丝氨酸（phosphatidylserine，PS）向外翻转而暴露在细胞膜表面，并可与提取自胎盘的膜联蛋白 V（annexin V）特异性结合，以放射性核素 ^{99m}Tc 标记 annexin V 可以在活体显像观察并定量测定早期细胞凋亡，使其有可能在临床上应用。迄今为止，研究者已尝试应用多种放射性核素标记 annexin V，以 ^{99m}Tc-annexin V 的研究最为深入。研究发现以 ^{11}C、^{18}F 标记的 ^{11}C –annexin V、^{18}F - annexin V 是极有应用前景的检测细胞凋亡的 PET 显像剂，在图像的空间分辨率和定量分析准确性方面优于 ^{99m}Tc-annexin V SPECT 显像。

第六节 PET、PET/CT 在妇科肿瘤中的应用

妇科恶性肿瘤的诊断和分期既往常采用的影像学手段是 US、CT 和 MRI。近年来，^{18}F-DG PET、PET/CT 显像技术在妇科恶性肿瘤的临床应用得到了重视及快速发展，在诊断、临床分期、局部复发或腹膜播散种植的检测、疗效评估和随访等方面，发挥着越来越重要的作用。

一、恶性肿瘤 ^{18}F–DG PET、PET/CT 显像表现特点

恶性肿瘤细胞具有快速增殖、物质代谢需求旺盛、细胞膜葡萄糖转运载体增多和细胞内磷酸化酶活性增高等生物学特征，肿瘤细胞内糖代谢率明显增加，恶性肿瘤及其转移灶在 ^{18}F-DG PET、PET/CT 显像上表现为 ^{18}F-DG 摄取明显增多、呈放射性浓聚灶，通常以 SUV＞ 2.5 作为判断恶性肿瘤的标准。但需注意的是，恶性肿瘤的病理类型、分化程度、肿瘤体积大小和所在位置及其毗邻组织不同，其 ^{18}F-DG 摄取的程度会有差异，需结合病灶形态、大小、^{18}F-DG 的分布及其他相关因素综合分析判断。

^{18}F-DG PET、PET/CT 显像反映细胞糖代谢、能量需求及细胞膜葡萄糖转运载体蛋白活性，因而并非特异性的肿瘤显像剂，一些良性病变如炎症、炎性假瘤、肉芽肿等也可摄取较多 ^{18}F-DG，一些正常组织如胃肠道可有生理性摄取，部分 ^{18}F-DG 经泌尿系统排泄，在显像图上均可表现为 ^{18}F-DG 浓聚，应注意识别，必要时可采用双时相法协助鉴别（即在静脉注射

^{18}F-DG 后 40～60min 做常规显像，在注射后 3h 增加一次延时显像），大多数生理性摄取、良性病变的 ^{18}F-DG 摄取下降，而恶性肿瘤 SUV 值增高。

此外，基于妇科特殊的解剖与生理，在临床应用中应注意以下方面。

（1）月经周期对显像结果的影响：与月经周期相关，^{18}F-DG 被子宫内膜生理性摄取和卵巢的功能性摄取可见于育龄妇女（彩图 47，彩图 48），绝经后女性卵巢、子宫内膜没有 ^{18}F-DG 生理性摄取。排卵期和月经期正常子宫内膜 ^{18}F-DG 摄取较高，SUV 可达 5 ± 3.2 和 3.7 ± 0.9；增殖期和分泌期较低，SUV 为 2.6 ± 1.1 和 2.5 ± 1.1。避孕和激素治疗与子宫内膜摄取增加无关。Nishizawa 等观察到 81% 育龄妇女（26/32）在月经周期的卵泡晚期和黄体形成早期（即月经周期的第 10～25 日）卵巢摄取 ^{18}F-DG 增加。据笔者观察，^{18}F-DG PET/CT 检查时间应选择在月经期前的一个星期之内或几天后，以避免月经周期对显像结果的影响。

（2）一些良性病变对 ^{18}F-DG 的摄取也可增加，如浆液性和黏液性囊腺瘤、黄体囊肿、皮样囊肿、子宫内膜异位症、子宫肌瘤、炎症、畸胎瘤、神经鞘瘤等。

二、PET、PET/CT 在子宫颈癌中的应用

除了小病灶子宫颈癌，大多数子宫颈癌原发灶呈局灶性 ^{18}F-DG 摄取增高（彩图 49），但有关其原发灶 ^{18}F-DG 代谢定量分析值 SUV 的研究文献相对少，判断病灶性质时不应简单、教条地套用具体数值标准（如 SUV≥2.5），而应结合其他的影像学检查方法和各种有用的临床信息综合判断。^{18}F-DG PET/CT 显像主要用于淋巴结分期、放射治疗计划制订、治疗反应评估、早期复发灶检测和预后判断。

1. 子宫颈癌的分期判断　子宫颈癌侵犯蔓延一般遵循一定的模式，可直接蔓延至邻近器官、局部组织结构；可累及区域淋巴结，盆腔淋巴结最先受累，之后转移至腹主动脉旁和锁骨上淋巴结；也可通过血行转移到远处器官，如骨、肝和肺等。其分期采用 FIGO 修订的临床分期，因为 PET 的空间分辨率相对低，在宫旁浸润和邻近结构受累的评估中不及 CT、MRI。

^{18}F-DG PET/CT 显像在子宫颈癌术前分期，特别是发现淋巴结、远处转移中有重要价值。CT、MRI 等常规影像方法无法识别正常大小淋巴结是否存在肿瘤浸润、无法区分反应性淋巴结增生和淋巴结转移，对淋巴结诊断准确性差；而 ^{18}F-DG PET/CT 显像在检测转移性病变，特别是淋巴结转移方面优于常规影像方法。

Scheidler 等的荟萃分析资料显示，^{18}F-DG PET 显像在子宫颈癌患者淋巴结分期中的敏感性为 75%～100%，特异性为 92%～100%，明显优于 CT 和 MRI。Havrilesky 等综合分析了 ≥12 个研究，受试者的随访时间超过 6 个月，并以组织病理学为参照标准，PET 在检测腹主动脉旁淋巴结转移中，总的敏感性为 84%，特异性为 95%；盆腔淋巴结转移为 79%、99%，优于 MRI（总的敏感性、特异性为 72%、96%）和 CT（总的敏感性为 47%）。

Ma 等采用双时相法，40min 时 ^{18}F-DG PET 显像检测子宫颈癌患者腹主动脉旁淋巴结转移的敏感性、特异性和准确性分别为 81.6%、97.0%、91.3%，将 40min 和 3h 时延迟显像相结合，所有的值增加到 100%。即使是早期子宫颈癌患者，PET/CT 在淋巴结分期中也有较高的价值，能准确显示直径≥0.5cm 的转移性淋巴结。

Sironi 等研究 47 例早期子宫颈癌患者的共 1081 个淋巴结，经组织病理学检查共有 18 个淋巴结为转移，PET/CT 在"以结节为分析单位"时的敏感性、特异性、阳性预测值、阴性预测值和准确率分别为 72%、99.7%、81%、99.5%、99.3%，以"患者为分析单位"时为 73%、

97%、92%、89%、89%。

^{18}F-DG PET/CT 显像在术后、化疗后判断子宫颈癌残留、复发和有无远处转移也有重要价值（彩图 50～彩图 52）。Wong 等的研究显示 ^{18}F-DG PET 显像检测局部复发病灶的敏感性、特异性和准确性分别为 82%、97%和 92%，对远处病灶的敏感性、特异性和准确性分别为 100%、90%和 94%。Lai 等采用双时相法进行复发性子宫颈癌的再分期，发现 PET 敏感性为 92%，明显优于 CT、MRI（60%）。

需要注意的是早期子宫颈癌患者 ^{18}F-DG PET 显示阳性的盆腔转移性淋巴结的直径（平均 15.2mm；2～35mm）要大于 ^{18}F-DG PET 显示阴性的淋巴结（平均 7.3mm；0.3～20mm），因此小的肿瘤灶和细微病变在 ^{18}F-DG PET 显像可呈假阴性，而假阳性可见于淋巴结增生、肠道或泌尿道生理性摄取区的图像融合配准不良。

2. 子宫颈癌治疗反应及预后判断　^{18}F-DG PET/CT 显像在子宫颈癌预后判断中起重要作用。初诊时子宫颈癌原发病灶 ^{18}F-DG 摄取程度与预后有关，且 ^{18}F-DG PET 显像检测到的转移性淋巴结的范围、转移性淋巴结的 SUV_{max}、治疗后异常 ^{18}F-DG 摄取灶也是重要的预后判断指标。

Xue 等研究 96 例行放疗和（或）化疗患者的 ^{18}F-DG PET 显像结果，治疗前原发肿瘤灶 SUV_{max}<10.2 组和≥10.2 组，随访 5 年的无病生存率分别为 71%和 52%，总生存率分别为 72%和 69%，提示肿瘤 FDG 代谢值具有预后意义。

Kidd 等对 287 例未经治疗的 I A_2-IVB 期子宫颈癌患者进行研究，发现在肿瘤组织病理类型（鳞癌与非鳞癌）、淋巴结转移和 SUV_{max} 等指标中，SUV_{max} 是子宫颈癌患者死亡的唯一重要预测因子，采用不同 SUV_{max} 将患者分组，SUV_{max}≤5.2 时，5 年生存率为 95%，5.2<SUV_{max}≤13.3 时生存率为 70%，SUV_{max}>13.3 时生存率只有 44%，表明初诊时子宫颈癌原发肿瘤灶的 SUV_{max} 是判断预后的一个敏感的生物指标。

Yen 等发现在治疗前 CT 和 MRI 检测到腹主动脉旁淋巴结转移的子宫颈鳞癌患者（FIGO 分期 I～II 期 54 例，III～IV 期 16 例）中，腹主动脉旁淋巴结的 SUV_{max}≥3.3 或 FIGO 分期 III 期或以上是重要的负性预测因子，与复发和患者 5 年无复发生存率和生存、死亡密切相关。Singh 等探讨了 47 例 FIGO III 期子宫颈癌患者，治疗前的 ^{18}F-DG PET 显示在所有患者子宫颈 FDG 摄取增高，其中 13 例（28%）患者无淋巴结转移表现，20 例（43%）患者仅有盆腔淋巴结转移，7 例（15%）患者盆腔和腹主动脉旁淋巴结转移，7 例（15%）患者盆腔、腹主动脉旁和锁骨上淋巴结转移，这些患者相应的 3 年病因特异性生存率（cause-specific survival, CSS）分别为 73%、58%、29%、0%（P=0.0005），提示子宫颈癌患者的 CSS 与 ^{18}F-DG PET 显示淋巴结转移的范围有关。

也可以通过 ^{18}F-DG PET 显像测定肿瘤生理学容积来评价治疗反应、判断疗效。治疗前原发病灶 SUV_{max} 及治疗后异常代谢灶是疗效判断的重要因素。

Lin 等对 32 例子宫颈癌患者的前瞻性 ^{18}F-DG PET 研究中，采用 40%的阈值法计算肿瘤生理学容积，放疗前 I、II、III 期肿瘤的平均容积分别为 54mm^3、79mm^3、176mm^3，在盆腔外照射剂量 19.8Gy 后，肿瘤体积减少了 29%（72mm^3）；之后采用高剂量率近距离放射治疗 13Gy 后测量显示肿瘤体积减为 15.4mm^3；再继续使用高剂量率近距离放射治疗 13Gy，肿瘤体积进一步减少至 8.6mm^3。Kidd 等发现在 238 例接受放化疗的子宫颈癌患者中，经 3 个月随访，治疗前 SUV_{max} 值高的子宫颈癌原发灶与治疗后子宫颈存在持续性异常 ^{18}F-DG 摄取有关。

Grisby 等研究 152 例子宫颈癌患者治疗前、治疗后 ^{18}F-DG PET 显像，这些患者接受体外照射治疗和腔内近距离放疗，大多数患者同时使用少量顺铂，在治疗结束后 1～12 个月（平均 3 个月）行治疗后 ^{18}F-DG PET 显像，114 例患者治疗后 PET 未显示异常 FDG 摄取，5 年 CSS 为 80%；20 例患者子宫颈或照射区淋巴结出现持续性异常 FDG 摄取，5 年 CSS 仅为 32%；18 例患者照射野外新出现 ^{18}F-DG 代谢异常增高灶，5 年内没有患者存活，表明治疗后异常 ^{18}F-DG 摄取（包括持续性 ^{18}F-DG 代谢增高病灶或新出现 FDG 代谢增高病灶）可以评估治疗反应，可望作为子宫颈癌患者肿瘤复发和死亡的预测因子。

3. 协助放疗计划制订　Grigsby 等发现 65 例未见 ^{18}F-DG 代谢异常增高淋巴结的子宫颈癌患者放疗同时行化疗没有更多的疗效，一组同时行放疗和化疗，另一组仅行放疗，5 年生存率为 81%、85%。目前认为 PET 在调强放疗（intensity-modulated radiotherapy, IMRT）或近距放疗计划制订中有积极作用，子宫颈癌患者腹主动脉旁淋巴结转移中采用 PET/CT 指导下 IMRT 能减少周围结构的辐射剂量。

4. ^{11}C-蛋氨酸等多种示踪剂在子宫颈癌中的应用　^{18}F-DG 经泌尿系统排泄，肾盂、膀胱及输尿管显影，并且 ^{18}F-DG 可以被炎性病变摄取，可能会影响对盆腔结构的观察。为了克服 ^{18}F-DG 的一些不足，其他的放射性示踪剂，如 ^{11}C-蛋氨酸、^{11}C-胆碱、^{11}C-醋酸盐也已用于肿瘤的研究。^{11}C-蛋氨酸没有明显的泌尿系统排泄，膀胱中没有或仅有少许示踪剂，更适合于对盆腔病变进行评估。Lapela 等探讨 ^{11}C-蛋氨酸 PET 显像在 14 例子宫颈癌或子宫内膜癌中的价值，所有的原发病灶摄取 ^{11}C-蛋氨酸增加，平均 SUV_{max} 为 8.4（正常子宫内膜 SUV_{max} 为 4.6），中低分化肿瘤摄取程度比分化好的肿瘤更明显。Torizuka 等在 18 例未经治疗的妇科恶性肿瘤患者中比较了 ^{18}F-DG 和 ^{11}C-蛋氨酸 PET 显像的价值，^{11}C-蛋氨酸和 ^{18}F-DG 分别在 16 例、14 例患者检测到原发病灶，尽管 ^{11}C-蛋氨酸 PET 显像的敏感性稍高于 ^{18}F-DG 显像，但需注意的是 ^{11}C-蛋氨酸测量的 SUV_{max} 值比 ^{18}F-DG 显像测量值低，而且子宫内膜非典型增生和盆腔炎性病变中出现的假阳性摄取也会影响对结果的解释，因此，这些新型示踪剂的应用价值尚需积累更多的临床经验予以评估。

目前认为乏氧肿瘤更具侵袭性，乏氧且细胞凋亡少的患者淋巴结转移发生的概率高、预后差，且易产生放疗抵抗。钴-60-甲基缩氨基硫脲（^{60}Cu-ATSM）是一个乏氧显像剂，用于评估治疗前肿瘤乏氧状况和预测疗效。Dehdashti 等对子宫颈癌患者进行 ^{60}Cu-ATSM PET 显像研究发现，治疗前肿瘤对 ^{60}Cu-ATSM 的摄取程度与治疗后无疾病进展生存率呈负相关，乏氧性肿瘤局部淋巴结转移的频率更高，提示 ^{60}Cu-ATSM PET 乏氧显像可提供预测治疗疗效信息。

三、PET/CT 在子宫内膜癌中的应用

子宫内膜癌一般呈 ^{18}F-DG 高代谢灶，但排卵期和月经期子宫内膜的生理性摄取增加及良性病变和子宫肌瘤 ^{18}F-DG 摄取也会增加，^{18}F-DG PET/CT 显像在子宫内膜癌诊断的价值有限，但对其分期、协助放疗计划制订、疗效评价和治疗后随访有应用价值。

^{18}F-DG PET/CT 显像在子宫内膜癌术前评估中能提供更多的信息。与 CT/MRI 相比，能发现更多的子宫外病变，并可指导放疗计划制订中将受累淋巴结等病灶纳入照射野。子宫肌层受侵犯的深度对于分期和手术计划制订非常重要，深部侵犯时 SUV 值要高于表浅侵犯，故 ^{18}F-DG PET/CT 显像可用于预测子宫肌层的浸润。在原发病灶检测中，^{18}F-DG PET/CT 显像较 CT/MRI 敏感性更高，分别为 96.7%、83.3%；对转移病灶，^{18}F-DG PET/CT 显像特异性高

于 CT/MRI，分别为 100%、85.7%，但由于 PET 相对较低的分辨率，仅能检测到超过 6mm 的腹膜后淋巴结转移灶，因而不能将阴性结果作为腹膜后淋巴结是否切除的依据。[18]F-DG PET/CT 显像对显示子宫外病变（不包括腹膜后转移性淋巴结）的敏感性为 83.3%，也优于 CT/MRI（66.7%），两种成像方法特异性没有差别。

子宫内膜癌治疗后随访中不同成像方式诊断效能不同，联合应用可改善诊断效能。怀疑复发的子宫内膜癌患者 PET/CT 对复发灶检测非常有效（彩图 53），即使是尚无症状的患者，[18]F-DG PET 显像对发现复发灶的敏感性也很高，对改变部分患者的临床处理选择有积极作用。一项对 34 例子宫内膜癌患者治疗后的 41 次 PET 显像随访研究显示，[18]F-DG PET 显像检测到复发病灶的敏感性、特异性、准确性、PPV 和 NPV 分别为 96%、78%、90%、89% 和 91%，阳性结果的拟然比为 4.5，阴性结果的拟然比低，为 0.05，说明代谢显像在排除疾病复发中有显著价值。

PET/CT 因为结合了功能-解剖影像信息，对复发灶检测更为有效，可更敏感地检测到转移病灶。Suzuki 等研究发现，对怀疑病变复发的 24 例患者行 PET 显像（$n=11$）和（或）PET/CT 显像（$n=14$），[18]F-DG PET/CT 显像检测到复发灶的敏感性、特异性、准确性、PPV、NPV 分别为 100%、83.3%、96%、95% 和 100%。在没有症状且临床未怀疑复发的 64 例患者的随访中，行 PET（$n=8$）和（或）PET/CT 成像（$n=66$），[18]F-DG PET/CT 检测复发灶的敏感性、特异性、准确性、PPV、NPV 均为 100%，并且改变了 14 例患者（21.9%）的临床处理方案。Saga 等认为 ^{18}F-DG PET 显像联合 CT/MRI 成像的诊断价值（敏感性、特异性和准确性为 100%、88.2% 和 93.3%）优于 CT/MRI（84.6%、85.7% 和 85.0%）、肿瘤标志物（100%、70.6% 和 83.3%）。

其他非 ^{18}F-DG 类示踪剂如 [11]C-蛋氨酸、[18]F-17-β-雌二醇（[18]F-FES）等已逐步开始应用于子宫内膜癌，可提供更多疾病生物学特征信息。[11]C-蛋氨酸 PET 可反映肿瘤生物学特征的变化，Lapela 等发现在 [11]C-蛋氨酸 PET 成像中子宫内膜癌 [11]C-蛋氨酸代谢增加，且病理学恶性级别越高，代谢越明显。近期研究显示联合应用 ^{18}F-FES PET 和 ^{18}F-DG PET 在子宫内膜癌鉴别诊断中有价值，子宫内膜癌和子宫内膜增生均可见 ^{18}F-DG 代谢增高，但 ^{18}F-FES PET 显像反映的雌激素受体表达在子宫内膜增生未受影响，而在子宫内膜癌则减少。

四、PET/CT 在卵巢癌中的应用

卵巢癌的转移途径：①直接侵犯邻近的盆腔器官；②淋巴道转移，腹股沟、盆腔、腹主动脉和肠系膜淋巴结；③网膜和广泛浆膜种植转移，可伴有腹腔积液；④远处转移。早期还可转移至对侧卵巢，双侧卵巢受累的概率为 32%～50%，可伴有 CA125 增高。

1. 卵巢癌原发灶的诊断 卵巢癌若为囊实性混杂病灶，实性部分一般出现 ^{18}F-DG 摄取增高，而囊性部分没有 ^{18}F-DG 摄取（彩图 54，彩图 55）；腹膜转移灶表现为腹膜增厚，可呈结节状、肿块状、条带状、污垢状及饼状等软组织密度影，[18]F-DG 代谢增高。文献资料显示 PET、PET/CT 在附件肿块的鉴别诊断中诊断效能并不十分理想，[18]F-DG PET 诊断卵巢癌的敏感性为 58%～90%，特异性为 54%～90%，其敏感性、特异性相对低，可能的原因是含囊性成分卵巢癌、体积小病灶（如粟粒状腹膜转移）、交界性或分化好肿瘤会表现为假阴性；假阳性结果可能与卵巢功能性摄取、潴留性囊肿、炎性病变、子宫内膜异位症和良性肿瘤的 FDG 摄取有关。卵巢癌诊断中 [18]FDG-PET 显像结果受到多种因素影响，因此目前经阴道超声和

☆☆☆☆

MRI 仍旧是理想的无创性检查方法。Risum 等根据血清 CA125、超声检查和绝经情况计算恶性风险指数（risk of malignancy index, RMI），在 RMI＞150 的 101 例患者中 PET/CT 诊断盆腔恶性肿瘤的敏感性、特异性为 100%（57/57）、92.5%（37/40），提示在 RMI＞150、B 超显示起源不明盆腔肿块的患者中，PET/CT 可用于检测原发性卵巢癌。

2. 卵巢癌复发灶检测和随访　一般很难检测卵巢癌的复发和残留病灶，特别是腹膜转移灶。目前，[18]F-DG PET 显像已经较多地应用于卵巢癌治疗后随访和复发灶的检测中，尽管存在部分假阳性（如囊性病变、体积小病变或粟粒状腹膜转移灶等）和假阴性结果（如肠道、子宫或泌尿系统生理性摄取），但 ^{18}F-DG PET/CT 显像已经显示出了临床价值。

对卵巢癌复发灶的检测 ^{18}F-DG PET 较 CT 准确性更高，甚至比 CA125 有更高的敏感性。研究显示 ^{18}F-DG PET 显像检测卵巢癌复发灶的敏感性、特异性和准确性分别为 100%、50% 和 90%，优于 CT（为 40%、50%、43%）和 MRI（为 86%、100%、89%）。随着 PET/CT 的应用，其在卵巢癌复发灶检测中的作用受到越来越多的关注。

Sebastian 等发现与单纯 CT 比较，PET/CT 检测复发、转移灶的准确性更高，且观察者间一致性更好，在胸部 PET/CT 的准确性为 96%（51/53），CT 为 89%（47/53），而腹部分别为 91%（48/53）、79%（42/53）。董孟杰等的荟萃研究显示，与增强 CT（敏感性、特异性分别为 66%、83%）相比，[18]F-DG PET/CT 显像的敏感性（88%）和特异性（90%）更高。近期 Gu 等的荟萃分析系统地比较了 CA125、PET、PET/CT、CT 和 MRI 在复发性卵巢癌诊断中的作用，PET/CT 的敏感性（91%）和准确性（95.55%）最高，CA125、PET、CT 和 MRI 的准确性分别为 92.19%、92.97%、88.45%、79.55%；PET、PET/CT 准确性高于 CT 和 MRI；PET 与 PET/CT 间总的敏感性、特异性、准确性没有显著差异。总之，[18]F-DG PET/CT 在复发性卵巢癌随访中是一个敏感、准确的方法，特别是当 CA125 增高而 CT/MRI 或常规影像检查结果不确定时（彩图 56，彩图 57）。

^{18}F-DG PET、PET/CT 与常规影像检查、CA125 的联合应用可提高对复发灶的检测效率。与单独采用 ^{18}F-DG PET 相比，联合 ^{18}F-DG PET 和常规成像，总的敏感性、特异性和准确性从 72.7%、75.0%、73.3%，提高到 92.3%、100.0%、94.4%。联合应用 ^{18}F-DG PET 和 CA125 对卵巢癌复发灶检测的敏感性为 97.8%，仅有 1 例呈假阴性。对外科治疗和多个周期化疗后的卵巢癌患者，PET/CT 能检测到常规成像方法不能显示的尚未出现临床表现的复发病灶。

3. 协助卵巢癌复发患者的治疗抉择　[18]F-DG PET/CT 对卵巢癌复发的随访是一个敏感的显像诊断方法，有助于治疗计划的抉择、早期干预，最终对患者预后产生积极影响。Simcock 等研究 55 例复发性卵巢癌患者，进行了 66 次 PET/CT 扫描后，改变了 34 例（58%）患者的临床处理方案。Chung 等报道 24.7% 的怀疑复发卵巢癌患者因 PET/CT 检查而改变了原诊断或治疗计划。另一项研究显示，临床因患者血清 CA125 增高而怀疑复发的 29 例卵巢癌患者，PET/CT 显像检查改变了 1/3 以上患者的临床处理抉择。

五、PET/CT 在阴道癌、外阴癌和输卵管癌中的应用

尽管 ^{18}F-DG PET 在阴道癌、外阴癌和输卵管癌的研究很少，但已表明其在淋巴结分期和放疗计划制订中有潜在价值。约 60% 的阴道恶性病变是子宫颈恶性肿瘤侵犯至邻近的阴道黏膜。子宫肿瘤行子宫切除术后，阴道穹窿是肿瘤复发最常见的位置。阴道的原发性恶性病变，占女性生殖道恶性病变的 3% 以下。阴道癌的生物学行为与子宫颈癌类似，直接蔓延至

邻近盆腔筋膜，主要通过淋巴道播散。因邻近结构如直肠和膀胱会出现 ^{18}F-DG 生理性摄取，PET 显像对局部 ^{18}F-DG 浓聚灶的准确定位有一定难度，PET/CT 可提高解剖定位和诊断能力（彩图 58）。在一组 23 例阴道癌患者的回顾性研究中，Lamoreaux 等发现与 CT 相比，^{18}F-DG PET 显像能显示更多原发阴道癌病灶和异常淋巴结。

外阴恶性肿瘤早期可出现腹股沟淋巴结的转移，而在大多数患者出现远处转移的概率比较低。10%～20%患者存在淋巴结潜伏性转移，一般要进行淋巴结切除。腹股沟淋巴结是否受累对于分期、治疗和预后判断非常重要。以患者为分析单位，^{18}F-DG PET 显像检测腹股沟淋巴结转移的敏感性、特异性、PPV 和 NPV 为 80%、90%、80% 和 90%，以病变为分析单位在结外病变检测中的数值与上相似，分别为 67%、95%、86% 和 86%，^{18}F-DG PET 特异性和准确性高，但敏感性低，因此阴性结果不能作为淋巴结切除与否的判断依据，但阳性结果在放疗计划的制订中有价值。

关于 ^{18}F-DG PET 在输卵管癌中的作用的文献很少，且研究的病例数少。研究提示 ^{18}F-DG PET 在检测输卵管癌的复发灶和转移灶方面是一个有价值的无创性显像方法（彩图 59）。

（杨桂芬　朱　虹）

参 考 文 献

曹丽敏，田嘉禾，2007. PET/CT 与肿瘤. //田嘉禾. PET、PET/CT 诊断学. 北京：化学工业出版社：231-249，405-419.

陈春林，刘萍，2003. 妇产科放射介入治疗学[M]. 北京：人民卫生出版社：267-269.

董孟杰，林祥通，赵 军，2005. PET-CT 在卵巢癌中临床应用价值. 国外医学放射医学核医学分册，29（5）：209-213.

董孟杰，赵 奎，阮凌翔，等，2009. FDG PET/CT 显像对复发性卵巢癌复发价值的 Meta 分析. 中国医疗设备，24（8）：23-28.

胡裕效，朱 虹，常林凤，等，2008. 绝经前后女性正常卵巢及子宫内膜 18 氟-去氧葡萄糖 PET/CT 显像研究. 医学研究生学报，21（10）：1059-1062.

黄刚，2005. 影像核医学. 北京：人民卫生出版社：72-78.

霍宗伟，杨国仁，陈鸣陆，2004. 前哨淋巴结检测在妇科恶性肿瘤中的应用. 国外医学肿瘤学分册，31（9）：713-716.

江新青，谢琦，梁长虹，等，2002. 宫颈癌的 MRI 诊断与分期研究[J].中华放射学杂志，36（7）：621-625.

焦鲁霞，李亚里，张锦明，等，2000. ^{99m}Tc-MIBI 盆腔显像诊断卵巢恶性肿瘤的临床研究. 军医进修学院学报，21（1）：26-28.

李芳秋，孙 伟，吴 波，等，2008. 子宫内膜癌和宫颈癌中 CT 抗元精子蛋白 17 的异常表达. 肿瘤防治研究，35（1）：43-46.

李天然，陈自谦，郑春雨，2008. 临床 PET/CT 诊断学. 北京：人民军医出版社：174.

李相声，周纯武，戴景蕊，等，2008. 多层螺旋 CT 诊断宫颈癌淋巴结转移的价值[J]. 中国医学影像学杂志，16：61-63.

刘志翔，任春娥，李广宙，等，2006. 核素输卵管显像对不孕症患者输卵管功能的诊断价值. 中华核医学杂志，26（6）：370-372.

谭天秋，2003. 临床核医学. 第 2 版. 北京：人民卫生出版社：82-184，838-839.

田嘉禾，2007. PET/CT 图像判读. //田嘉禾. PET、PET/CT 诊断学. 北京：化学工业出版社：110-128.

王芬，刘楠楠，申东兰，2009. 卵巢癌多药耐药 ^{99m}Tc-MIBI 显像的研究现状及临床应用进展. 现代肿瘤医学，17（7）：1372-1375.

王荣福，2004. 肿瘤影像核医学进展. 中国医学影像技术，20（11）：1792-1796.

王荣福，2008. 分子核医学应用研究进展. 中国临床医学影像杂志，19（8）：585-590.

吴文凯，2009. PET/CT 显像仪的结构和功能特点. //潘中允，屈婉莹，周 城，等. PET/CT 诊断学. 北京：人民卫生出版社：16-32.

阎紫宸，田嘉禾，2007. 妇科肿瘤与 PET/CT. //田嘉禾. PET、PET/CT 诊断学. 北京：化学工业出版社：299-308.

袁颂华，梁立治，2003. 前哨淋巴结在妇科恶性肿瘤中的研究进展. 国外医学肿瘤学分册，30（3）：233-235.

张永学，2005. 核医学. 北京：人民卫生出版社：1-83，201-230.

Basu S, Li G, Alavi A, 2009. PET and PET-CT imaging of gynecological malignancies: present role and future promise. Expert Rev. Anticancer Ther, 9(1):75-96.

Chung HH, Kang WJ, Kim JW, et al, 2007. Role of [^{18}F]FDG PET/CT in the assessment of suspected recurrent ovarian cancer: correlation with clinical or histological findings. Eur J Nucl Med Mol Imaging, 34(4):480-486.

De Gaetano AM, Calcagni ML, Rufini V, et al, 2009. Imaging of gynecologic malignancies with FDG PET-CT: case examples, physiologic activity, and pitfalls. Abdom Imaging, 34(6):696-711.

Dehdashti F, Grigsby PW, Mintun MA, et al, 2003. Assessing tumor hypoxia in cervical cancer by positron emission tomography with ^{60}Cu-ATSM: relationship to therapeutic response-a preliminary report. Int J Radiat Oncol Biol Phys, 55(5):1233-1238.

Delbeke D, Coleman RE, Guiberteau MJ, et al, 2006. Procedure gaideline for tumor imging with ^{18}F-FDG PET/CT 1.0. J Nucl Med, 47:885-895.

Grigsby PW, Mutch DG, Rader J, et al, 2005. Lack of benefit of concurrent chemotherapy in patients with cervical cancer and negative lymph nodes by FDG-PET. Int J Radiat Oncol Biol Phys, 61(2):444-449.

Grigsby PW, Siegel BA, Dehdashti F, et al, 2004. Posttherapy [^{18}F] fluorodeoxyglucose positron emission tomography in carcinoma of the cervix: response and outcome. J Clin Oncol, 22(11):2167-2171.

Gu P, Pan LL, Wu SQ, et al, 2009. CA125, PET alone, PET-CT, CT and MRI in diagnosing recurrent ovarian carcinoma: a systematic review and meta-analysis. Eur J Radiol, 71(1):164-174.

Havrilesky LJ, Kulasingam SL, Matchar DB, et al, 2005. FDG-PET for management of cervical and ovarian cancer. Gynecol Oncol, 97(1):183-191.

Ito M, Tomiyosh K, Takahashi N, et al, 2004. Development of a new ligand, ^{11}C-Annexin V, for PET imaging of apoptosis. J Nucl Med, 43(5,suppl):362.

Kamprath S, Possover M, Schneider A, 2000. Laparoscopic sentinel lymph node detection in patients with cervical cancer. Am J Obstet Gynecol, 182(6):1648-1649.

Kidd EA, Siegel BA, Dehdashti F, et al, 2007. The standardized uptake value for ^{18}F-fluorodeoxyglucose is a sensitive predictive biomarker for cervical cancer treatment response and survival. Cancer,110(8):1738-1744.

Kmuar R, Chauhan A, Jana S, et al, 2006. Positron emission tomography in gynecological malignancies. Anticancer Ther, 6(7):1033-1044.

Kurosaki H, Oriuchi N, Okazaki A, et al, 2006. Porgnostic value of FDG-PET in patients with ovarian carcinoma following surgical treatment. Ann Nucl Med, 20(3):171-174.

Lai CH, Huang KG, See LC, et al, 2004.Restaging of recurrent cervical carcinoma with dual-phase [^{18}F] fluoro-2-deoxy-D-glucose-positron emission tomography. Cancer, 100(3):544-552.

Lerman H, Metser U, Grisaru D, et al, 2004. Normal and abnormal ^{18}F-FDG endometrial and ovarian uptake in pre- and postmenopausal patients: assessment by PET/CT. J Nucl Med, 45(2):266-271.

Lin LL, Yang Z, Mutic S, et al, 2006. FDG-PET imaging for the assessment of physiologic volume response during radiotherapy in cervix cancer. Int J Radiat Oncol Biol Phys, 65(1):177-181.

Ma SY, See LC, Lai CH, et al, 2003. Delayed ^{18}F-FDG PET for detection of paraaortic lymph node metastases in cervical cancer patients. J Nucl Med, 44(11):1775-1783.

Murakami M, Miyamoto T, Iida T, et al, 2006. Whole-body positron emission tomography and tumor marker CA125 for detection of recurrence in epithelial ovarian cancer. Int J Gynecol Cancer, 16(Suppl 1):99-107.

Murakami Y, Takamatsu H, Taki J, et al, 2004. ^{18}F-labelled Annexin V: a PET tracer for apoptosis imaging. Eur J Nucl Med Mol Imaging, 31(4):469-474.

Nishizawa S, Inubushi M, Okada H, 2005. Physiological ^{18}F-FDG uptake in the ovaries and uterus of healthy female volunteers. Eur J Nucl Med Mol Imaging, 32(5):549-556.

Risum S, Hogdall C, Loft A, et al, 2007. The diagnostic value of PET/CT for primary ovarian cancer-a prospective study. Gynecol Oncol, 105(1):145-149.

Saga T, Higashi T, Ishimori T, et al, 2003. Clinical value of FDG-PETin the follow up of post-operative patients with endometrial cancer. Ann Nucl Med,17(3):197-203.

Scheidler J, Hricak H, Yu KK, et al, 1997. Radiological evaluation of lymph node metastases in patients with cervical cancer. A meta-analysis. JAMA, 278(13):1096-1101.

Sebastian S, Lee SI, Horowitz NS, et al, 2008. PET-CT vs. CT alone in ovarian cancer recurrence. Abdom Imaging, 33(1):112-118.

Sheng XG, Zhang XL, Fu Z, et al, 2007. Value of positron emission tomography-CT imaging combined with continual detection of CA125 in serum for diagnosis of early asymptomatic recurrence of epithelial ovarian carcinoma. Zhonghua Fu Chan Ke Za Zhi, 42(7):460-463.

Simcock B, Neesham D, Quinn M, et al, 2006. The impact of PET/CT in the management of recurrent ovarian cancer. Gynecol Oncol, 103(1):271-276.

Singh AK, Grigsby PW, Dehdashti F, et al, 2003. FDG-PET lymph node staging and survival of patients with FIGO stage Ⅲb cervical caicinoma. Int J Radiat Oncol Biol Phys, 56(2):489-493.

Sironi S, Buda A, Picchio M, et al, 2006. Lymph node metastasis in patients with clinical early-stage cervical cancer: detection with integrated FDG PET/CT. Radiology, 238(1):272-279.

Soussan M, Wartski M, Cherel P, et al, 2008. Impact of FDG PET-CT imaging on the decision making in the biologic suspicion of ovarian carcinoma recurrence. Gynecol Oncol, 108(1):160-165.

Suzuki R, Miyagi E, Takahashi N, et al, 2007 Validity of positron emission tomography using fluoro-2-deoxyglucose for the preoperative evaluation of endometrial cancer. Int J Gynecol Cancer, 17(4):

890-896.

Torizuka T, Nakamura F, Takekuma M, et al, 2006. FDG PET for the assessment of myometrial infiltration in clinical stage Ⅰ uterine corpus cancer. Nucl Med Commun, 27(6):481-487.

Van Den Bossche B, Van de Wiele C, 2004. Receptor imaging in oncology by means of nuclear medicine: current status. J Clin Oncol, 22(17):3593-3607.

Wong TZ, Jones EL, Coleman RE, 2004. Positron emission tomography with 2-deoxy-2-[(18) F]fluoro-D-glucose for evaluating local and distant disease in patients with cervical cancer. Mol Imaging Biol, 6(1):55-62.

Wright JD, Dehdashti F, Herzog TJ, et al, 2005. Preoperative lymph node staging of early-stage cervical carcinoma by [18F]-fluoro-2-deoxy-D-glucose-positron emission tomography. Cancer, 104(11):2484-2491.

Xue F, Lin LL, Dehdashti F, et al, 2006. 18F fluorodeoxyglucose uptake in primary cervical cancer as an indicator of prognosis after radiation therapy. Gynecol Oncol, 101(1):147-151.

Yen TC, See LC, Lai CH, et al, 2008. Standardized uptake value in para-aortic lymph nodes is a significant prognostic factor in patients with primary advanced squamous cervical cancer. Eur J Nucl Med Mol Imaging, 35(3):493-501.

Yoshida Y, Kurokawa T, Sawamura Y, et al, 2007. The positron emission tomography with 18F 17beta-estradiol has the potential to benefit diagnosis and treatment of endometrial cancer. Gynecol Oncol, 104(3):764-766.

第 8 章

妇科肿瘤的放射治疗

放射线用于医学领域已有 100 多年的历史，X 线的发现是这个历史的起点。1895 年伦琴发现 X 线，1896 年居里夫妇发现了镭，其生物学效应很快就得到了确认。1899 年出现首例采用放射治疗治愈患者的报道。1913 年 Coolidge 研制成功了 X 线管，1922 年生产了 X 线机，同年在巴黎召开的国际肿瘤大会上 Coutard 及 Hautant 报道了放射治疗治愈晚期喉癌且无严重并发症，标志着肿瘤放射治疗学作为临床医学的一门学科正式诞生。

20 世纪 20～30 年代，肿瘤放射治疗学在大量临床放射治疗及病例观察的基础上，迅速积累电离辐射对正常组织和恶性肿瘤组织影响方面的数据资料，提出了分次照射的治疗方法。50 年代中期，钴-60 远距离治疗机的出现，开辟了现代体外照射治疗的新纪元。60 年代有了电子直线加速器，70 年代建立了镭疗的巴黎系统，80 年代发展了现代近距离治疗。近 10 年来开展了立体定向放射外科、三维适形放射治疗、适形调强放射治疗等，放射治疗有了飞跃发展。随着放射治疗设备的不断更新，以及放射物理学、放射生物学、肿瘤学及其他学科的发展，促使肿瘤放射治疗学不断发展，放射治疗在肿瘤治疗中的作用和地位也逐渐改变和日益突出。放射治疗已成为恶性肿瘤的主要手段之一，约有 70% 的肿瘤患者在病程的不同时期因不同目的需要进行放射治疗。

1. **射线种类** 放射治疗的电离辐射包括电磁波辐射和粒子辐射，临床用于放射治疗的电磁波主要是 X 线和 γ 射线，这两种射线具有相同的特性，只是它们所产生的方式和能量不同。X 线是由 X 线治疗机和各类加速器产生。其中加速器产生的高能 X 线与常压 X 线相比，具有皮肤剂量低、深部剂量高、骨吸收剂量小、全身剂量小的优点，常用于治疗深部肿瘤。γ 射线是由放射性同位素射出，能量高，穿透力强，因此临床上可以用于较深部位的肿瘤治疗，特别适合头颈部肿瘤的放射治疗。用于放射治疗的粒子包括电子束、质子束、α 粒子、负 π 介子及其他重粒子。除电子束外，粒子放射治疗费用昂贵，现主要限于部分研究单位使用。X 线和 γ 射线都是低能 LET（线性能量转换），中子和 α 粒子是高能 LET。高能 LET 射线和低能 LET 射线的生物学效应有所不同。

2. **放射治疗种类及放射治疗设备** 根据放射治疗照射的方法分为体外照射和体内照射。体外照射又称远距离放射治疗，是将放射源在距离患者体外一定距离的情况下照射靶区，用于体外照射的放射治疗设备有深部治疗 X 线机、远距离钴-60 治疗机和医用电子直线加速器；体内照射又称近距离放射治疗，是指将放射源置入被治疗的器官腔内（腔内照射）或被治疗的组织内（组织间照射）进行照射。

深部治疗 X 线机：20 世纪 50 年代深部治疗 X 线机曾作为肿瘤外照射治疗的首选设备广为使用，但随着高能 γ 射线源的应用，深部治疗 X 线机在现代肿瘤放射治疗中仅限于表浅部位肿瘤的照射，如位于体表的淋巴结转移灶、头颈部肿瘤或皮肤癌的放射治疗等，或是将高能 X 线、γ 射线与深部治疗 X 线机产生的 X 线联合使用，以产生符合临床治疗所需要的剂量分布。

远距离钴-60 治疗机：钴-60 治疗机作为外照射放射治疗的重要设备在各类医院放射治疗部门广泛使用。自从 20 世纪 50 年代由加拿大首次生产钴-60 放射治疗机到现在，钴-60 治疗机的结构、性能、标准有了很大的改进，在世界范围内得到广泛应用。由于钴-60 治疗机的射线能量高，并有益于保护皮肤，疗效令人满意，因此钴-60 治疗机在放射治疗发展史上具有极其重要的意义。钴-60 治疗机用放射性同位素钴-60 进行治疗，其在衰变过程中放出两个能量级别 γ 射线，分别是 1.17MeV 和 1.34MeV（平均为 1.25MeV）。与深部 X 线相比，钴-60 产生的 γ 射线能量高，穿透力强，射线与组织作用产生的侧向散射线较少，射野边缘以外正常组织受量较少，因此临床上可用于较深部位的肿瘤治疗，特别是头颈部肿瘤的放射治疗。同时 γ 射线在骨组织中吸收的量较一般的 X 线低，因而骨损伤小。与直线加速器相比较，钴-60 治疗机经济、方便。由于高能 γ 射线的剂量建成效应，其在体内形成的最大剂量点位于皮下 0.5cm 处，更适合较表浅病灶的治疗，如腹股沟表浅淋巴结小转移的放射治疗。钴-60 治疗机的缺点：放射源有一定大小，半影较大；半衰期为 5.3 年，需定时更换钴源。

医用电子直线加速器：医用加速器的种类较多，如电子直线加速器、电子感应加速器、电子回旋加速器，目前最常用的为医用电子直线加速器。从 1953 年英国研制出第一台医用电子直线加速器起，为适应现代肿瘤放射治疗的需要，医用电子直线加速器已逐渐在临床放射治疗中占主导地位。与钴-60 治疗机相比较，直线加速器产生的高能 X 线可替代钴-60，加速器 X 线靶点小，无须永久放射源，在不加高压时无射线产生，且剂量率高，能量可调控，克服了钴-60 治疗机半影大、半衰期短和放射防护方面的缺点。一般医用电子直线加速器可以有两档能量 X 线和多档能量电子线供选择。低能档 X 线用于治疗头颈及四肢部位肿瘤，高能档 X 线用于治疗胸腹部较深部位肿瘤。加速器产生的能量在 4~25MeV 的电子线与组织作用时有明显的射程，且射程随能量的增加而加深，使用电子线治疗肿瘤时，可以根据肿瘤深度，选择不同能量的电子线，使其射程恰好超过肿瘤的范围，电子线的大部分能量消耗在肿瘤组织内，而病灶后面及表层正常组织受到较小损伤，因此医用电子直线加速器适用于全身各部位的常规放射治疗。医用电子直线加速器的缺点为设备结构复杂、技术要求较高、日常维护及治疗保证费用较高。

体内照射又称近距离放射治疗，主要包括腔内、管内、组织间插植、术中置管和敷贴照射。近距离放射治疗在妇科肿瘤放射治疗中具有举足轻重的作用。近距离照射最初是使用镭作为放射源，主要用于子宫颈癌和其他表浅部肿瘤的治疗。但镭源存在放射比度低、治疗时间长、造价高、易污染等缺点，目前临床已基本不再使用，而是改用铱-192、钴-60、碘-125 及钯-103 等防护性能好、灵活性高、安全可靠的放射性核素进行治疗。

第一节　外阴癌放射治疗

外阴癌多发生在绝经后，治疗以手术为主，一般采用外阴根治术及双侧腹股沟淋巴结清扫，放射治疗和化学药物治疗多作为辅助治疗。

单纯放射治疗如下。

1. **外阴原发灶放射治疗**　外阴原发灶一般不首选放射治疗，在下列情况下可采用外阴单纯放射治疗：①患者一般情况差，有重要器官严重病变，不适宜行全身麻醉下外阴根治术；②患者拒绝手术治疗或局部肿瘤已超过外阴手术范围或已有远处转移，仅作为姑息性放射治疗。放射治疗方法目前多采用 6～18MV 的 X 线外阴部垂直照射，病灶较大时可采用切线照射，放射野应超过肿瘤 2cm，同时设野时要注意在外阴与腹股沟无缝隙遗漏并尽可能避开肛门和尿道口。放射能量应根据肿瘤大小和浸润深度选择，总量为（50～60）Gy/（6～8）周，可先照射 30Gy/3 周，若有明显的皮肤反应，可停止放疗，休息 2 周后继续完成剂量。放疗时应尽量保持局部皮肤干燥，对癌肿较大且外突明显者可采用切线照射。

2. **区域淋巴结放射治疗**　活检或淋巴结清扫术后发现多于一个淋巴结转移的病例，可行腹股沟淋巴结区域照射。照射野采用左右腹股沟野，野中轴相当腹股沟韧带，上下野平行该韧带，内为耻骨结节，二野间隔 1cm，野大小（8～10）cm×（12～14）cm，总剂量 60Gy/6 周，如采用加速器则先采用高能 X 线（6～10MV），完成 40Gy/4 周后再采用电子线照射，主要依据腹股沟浅淋巴结皮下脂肪厚度，一般给予 20Gy/2 周。如有淋巴结转移，最好放射治疗前给予切除，同时对该部位缩野加照 10Gy/1 周，总剂量达 70Gy。对需要照射盆腔淋巴结区的病例，可将野上缘适当上调，在完成腹股沟区照射后再利用盆腔四野（8cm×15cm）追加照射，盆腔中点剂量 10Gy/2 周。也可采用按子宫颈癌的高能 X 线适形盆腔放射治疗，然后增强腹股沟区的剂量。

3. **组织间的插植放射治疗**　主要用于晚期或复发且病灶较大的患者并在体外照射结束后施行。

第二节　阴道癌放射治疗

多数阴道癌患者需要放射治疗，由于肿瘤部位及范围不同，其治疗原则应强调个别对待，上段阴道癌可参照子宫颈癌、下段阴道癌可参照外阴癌的放射治疗。特别应注意减少直肠及膀胱的严重放射损伤，以保障患者的生存质量。

1. **体外放射治疗**　病变位于阴道上 1/3 者，盆腔照射范围基本同子宫颈癌，若肿瘤侵犯达中 1/3，外照射下界可随肿瘤下缘有所变动，下移 1～2cm，盆腔中心剂量为 40～45Gy（30Gy 后中心挡铅）；若肿瘤侵犯整个阴道，体外照射前野应包括双侧腹股沟向外扩展至髂前上棘，宽为 5～7cm，下界则到阴道口，即包括全阴道，野中心剂量仍为 40～45Gy（30Gy 后仍需中心挡铅），然后增加双侧腹股沟剂量，设常规双侧腹股沟野[（7～8cm）×（10～12cm）]，腹股沟剂量增加 15～20Gy，而后野位置同常规盆腔外野照射，腹股沟淋巴结总剂量 60Gy/6 周；如果肿瘤仅位于阴道下 1/3，则应设常规腹股沟放射野[（7～8）cm×（10～12）cm]，采用加速器先采用高能 X 线（6～10MV）完成 40Gy/4 周，后再改用不同能量电子线给予 20Gy/2 周。如果肿瘤位于阴道下 1/3 伴有盆腔淋巴结转移，则按子宫颈癌盆腔前后野体外照射，盆腔中心剂量 40～45Gy，然后设双侧腹股沟照射野，高能 X 线或电子线 20Gy/3 周。对于盆腔淋巴结转移者，也可采用调强适形技术，以增加盆腔淋巴结剂量，减少靶区周围正常组织的受量。

2. **腔内放射治疗**　目前仍采用高剂量率的后装适用器，可用直径 2～3cm 的有机玻璃圆柱体，中心置管状后装施源器（阴道塞子），布近源照射，控制放射源的驻留时间及位置，得到适合阴道肿瘤范围的剂量分布，其布源长度一般应超过肿瘤长度 1cm，适用柱行的等剂量分布，若不需要照射阴道无肿瘤部位，应在相应塞子表面贴敷一个半价层的铅片防护，特别保护直肠黏膜。如果是巨块局限病灶，可先采用组织间插植照射 1～2 次（源旁 1 cm 剂量为 10～20Gy），使肿瘤有所缩小，再用阴道塞子。腔内治疗的参考点，如病变表浅，一般采用阴道黏膜下 0.5cm，如阴道肿瘤突出明显或浸润深，则采用阴道黏膜下 1.0～1.5cm，布源长度则依肿瘤侵犯阴道长度有所不同，腔内总剂量为（30～40）Gy/（5～6）周（肿瘤基底总剂量为 70～80Gy），如果肿瘤位于阴道前壁或阴道后壁，特别是后壁，参考点的设置应特别小心，以避免膀胱三角区、尿道及直肠黏膜受到过量照射，也可将腔内治疗 7Gy/周改为 5Gy/周，以延长腔内治疗时间。近来三维影像技术腔内治疗临床开始应用，但靶区难以确定，故阴道癌三维调强治疗仍有困难。

Ⅰ期病变局部病灶较为表浅，如肿瘤范围为 2～3cm，无须体外放射治疗，可单纯采用腔内治疗，其黏膜表面积剂量应为 60～80Gy 以上。Perez 等认为Ⅱ期应首选放射治疗，无论是单纯腔内放射治疗或腔内放射治疗与体外放射治疗结合均可获得高的生存率。

第三节 子宫颈癌放射治疗

子宫颈癌放射治疗已有 90 年的历史。1903 年即开始镭照射用于治疗子宫颈癌。20 世纪 30 年代，腔内镭疗已形成三个主要的流派，即斯德哥尔摩、巴黎和曼彻斯特治疗方法，各种方法各有其特点。以往称斯德哥尔摩法为高剂量分次治疗，巴黎法为低剂量连续治疗，而曼彻斯特法则是在巴黎法基础上的改良，提出了 A 点、B 点为子宫颈癌放射治疗的剂量参考点。20 世纪 50 年代，子宫颈癌放射治疗方法逐渐趋于完善，腔内镭疗针对子宫颈及其周围局部病灶，体外放射则针对盆腔淋巴结，以补充镭疗的不足。20 世纪 60 年代，由于钴-60、电子加速器的应用，减少了盆腔淋巴转移的概率，提高了疗效。但镭疗有很多缺点，如不易防护、衰变产物有放射性氡，易污染环境且不易处理等，因而在 20 世纪 60 年代末，许多医院以铯-177 取代了镭。20 世纪 80 年代，放射治疗设备随高科技发展而更新换代，人们在传统腔内治疗的基础上，利用现代化放射治疗设备，不断发展和完善子宫颈癌的放射治疗技术，使放射治疗成为治疗子宫颈癌的主要手段。

子宫颈癌放射治疗的有利因素：①无论鳞癌或腺癌均有一定的敏感性；②子宫颈癌病变多局限于盆腔内；③达到子宫颈癌根治剂量时，直肠、膀胱的受量基本在耐受量以内；④有自然腔道（阴道及宫腔）便于腔内放疗。

子宫颈癌放射放疗的适应证较为广泛，各期浸润癌及不适合手术的早期癌均可采用放射治疗；病变晚期不易行根治性放射治疗者，也可进行姑息性放射治疗，以改善症状，延长生命。但有下列情况之一者为禁忌：①外周血白细胞 $<3\times10^9$/L、 血小板 $<7\times10^9$/L；②未获控制的盆腔炎症；③肿瘤广泛转移、恶病质或有尿毒症；④急性肝炎、精神病发作期、严重心血管疾病未控制。

照射范围：子宫颈癌的放射治疗以腔内照射配合体外照射的方法最为普遍。体外照射主要照射子宫颈癌的盆腔蔓延和转移区域，盆腔照射范围包括宫旁组织（子宫旁、子宫颈旁、阴道旁组织）、盆壁组织和盆腔淋巴结。腔内照射主要照射子宫颈癌的原发区域，照射范围包括子宫颈、阴道、宫体和宫旁三角。

一、放射治疗原则

放射治疗原则是最大限度的杀灭癌细胞，尽最大可能保护正常组织和重要器官，降低并发症。为此，放射治疗应达到以下要求：

1. 适当的治疗工具　目前，可提供临床使用的放射治疗工具很多，包括近距离治疗及远距离治疗设备。近距离治疗包括腔内照射、管道内照射、组织间照射等，远距离治疗包括深部 X 线治疗机、钴-60 治疗机、加速器等。根据肿瘤的不同情况，选择适当的照射工具。例如，原发肿瘤区选用近距离的腔内照射最为适宜，由于近距离照射剂量衰减得很快，对周围组织和器官的辐射损伤较小；如子宫颈癌为大菜花状，也可选用组织间照射，先将局部肿瘤缩小后，再行常规的腔内放射；对子宫旁、子宫颈旁、阴道旁、盆腔淋巴区或体表局部病灶的治疗，就必须采用远距离的体外照射，根据其肿瘤部位及深度的不同，选用钴-60 治疗机、能量不同的加速器治疗。工具选择的是否适当，是影响治疗效果的因素之一。

2. 适宜的照射范围　除了早期子宫颈癌可以对其蔓延转移区不作处理外，其他期别的治疗都需要包括肿瘤原发区及其蔓延转移区。照射范围的确定主要以肿瘤的恶性程度、周围侵犯的范围及区域淋巴转移的可能性等方面来综合考虑。尽量做到使照射野够大，但又不过大。照射野不够大，肿瘤照射不全；照射野过大，增加或加重放射治疗并发症。子宫颈癌的体外照射，一般照射野的上缘在髂嵴水平，下缘在耻骨联合下缘水平即可，根据肿瘤期别的早晚可以适当调整其照射范围。一般恶性肿瘤的周边区域的细胞对放射线的敏感性较肿瘤中心为高，因此照射野应在照射到适当时间后，随肿瘤的缩小而缩小，以提高肿瘤的照射剂量，减少并发症。

3. 足够的照射剂量　是否在一定的时间内给足一定的照射剂量，也是影响放射治疗效果的因素。由于肿瘤的组织类型、细胞成分、生长部位、肿瘤体积及患者全身情况等因素不同，肿瘤对放射线的敏感性各异，其所需放射剂量也不尽相同。例如，子宫颈鳞癌，生长在以纤维组织为主的子宫颈上，所以其瘤床对放射线有很高的耐受量，一般受量均在 100～200Gy 以上，而其他部位的鳞癌瘤床无此现象。肿瘤的放射剂量必须足够，剂量不足则肿瘤复发，剂量过高则瘤床坏死，影响组织的修复功能。体外照射的剂量计算相对容易、准确，而腔内照射剂量的计算，因其影响剂量的因素很多，导致剂量很难计算，且不准确。为此，有条件的单位，应由专业人员负责临床剂量的确定工作。

（1）均匀的剂量分布：体外照射在治疗体积内使剂量分布均匀是较易做到的，而近距离照射在治疗体积内的剂量分布很难均匀，放射剂量随着与放射源距离的增加，按反平方比定律下降。这种近距离照射的剂量分布特点，既有其不利的一面，又有可利用的一面。子宫颈癌常用的腔内照射就是利用其有利的一面。近距离照射可以通过合理布置照射源，以减少治疗体积内剂量分布不均匀的程度。子宫颈癌放射治疗中，最常用的是体外照射及腔内照射的联合应用，两者适当配合，可以弥补一部分近距离照射剂量分布不均匀的弊端。

（2）合理的照射体积：靶体积确定以后，就要利用一切可能，使靶体积内的照射剂量最高，而正常组织和器官的辐射剂量在最低范围内。因为组织器官的放射损伤概率与照射剂量和体积呈正相关，要求在病变范围以外的正常组织和器官受照射范围和剂量越小越好。例如，子宫颈癌的肿瘤原发区的腔内放射治疗就明显的优于体外照射，其关键就是腔内放射的照射体积小于体外照射的照射体积。又如，对盆腔淋巴区的体外照射，前野、后野对穿照射优于侧野照射，前者照射距离近，体积小，辐射损伤少，后者则反之。

（3）个别对待治疗原则的正确运用：个别对待的治疗原则在治疗方案设计上得体，就是治疗方针、照射范围、照射剂量、分次方法和治疗工具的选择上，均应根据每位患者的个体及肿瘤情况来决定。例如，菜花状子宫颈癌患者可先行消除治疗，合并盆腔炎者可先行体外照射，子宫明显偏斜者四野外照射的位置向子宫偏斜方向适当外移等。在治疗过程中，必须对患者定期进行仔细而全面的检查，根据肿瘤对体外放射治疗的反应及全身和局部的放射反应，对照射野的大小、照射野的位置、照射剂量及疗程等进行必要的调整。个别对待的治疗原则要贯穿在整个治疗过程中。例如，患者治疗前计划行根治性放射治疗，但在治疗过程中出现远处转移，或在治疗过程中肿瘤未得到控制甚至继续发展，表明放射治疗可能无效，或因放射治疗反应严重而不能完成根治计划，应根据情况改变治疗手段或治疗计划，必要时改为姑息性治疗。反之，原计划为姑息性放射治疗者，对放射治疗肿瘤的反应良好，在全身情况允许下，也可以改变治疗计划，转为根治性治疗。

二、治疗计划的制订与实施

（一）治疗计划的制订与实施

1. 治疗方针　子宫颈癌的治疗主要是手术、放射治疗及化疗。在制订治疗计划前要根据恶性肿瘤的类型、病变范围及患者全身情况等决定采用哪种治疗手段。对于决定采用单纯放射治疗者，还要决定是根治性治疗还是姑息性治疗。

（1）根治性放射治疗：对肿瘤全部组织给予根治剂量的照射时，由于照射范围较大，照射剂量也高，对肿瘤附近的正常组织和器官，特别是一些对放射线敏感的组织和器官的防护极为重要，在放射治疗后可望获得长期生存的同时，避免严重的并发症和后遗症，保证患者的生活质量。

（2）姑息性放射治疗：其目的是为了减轻患者痛苦，延长患者的生存时间。姑息性放射治疗时，照射范围较小，甚至可以不包括全部肿瘤，而仅照射引发症状的部位，如引起梗阻或压迫症状的肿瘤，照射剂量也较低，因此，所需的照射技术相对简单，要以不增加患者痛苦为前提。

根治性放射治疗与姑息性放射治疗是相对的，在治疗过程中可根据肿瘤及患者的情况而互相转换。若放射治疗作为与手术配合的综合治疗，要根据肿瘤情况及患者条件决定是术前放射治疗还是术后放射治疗。

（3）术前放射治疗：通常是计划性的，其目的是通过术前放射治疗降低癌细胞活力或减少种植和扩散的概率；缩小肿瘤范围，提高手术切除率；杀伤亚临床病灶，降低局部复发率。

（4）术后放射治疗：常是根据手术情况决定的，若手术切除范围不够广泛或手术可疑有局部残存肿瘤，该肿瘤对放射线有一定的敏感性，可行术后放射治疗，以提高疗效。

2. 确定肿瘤位置、范围及周围正常组织和器官的关系　准确定位是放射计划设计的基础，在条件允许的情况下，尽可能精确地画出肿瘤体积，根据肿瘤的位置及其生物学行为确定靶体积。

（1）肿瘤体积：可通过临床检查、X线、CT、MRI、超声、PET/CT及病理组织学检查等来确定。

（2）靶体积：包括肿瘤体积和其他可能受侵犯的组织。靶体积的确定主要是从肿瘤的恶性程度、侵犯周围组织的范围及区域淋巴结转移的可能性等方面考虑。所以，靶体积必须由有一定临床经验的医师确定。

（3）治疗体积：由于每次摆位时产生的一定体位差异、呼吸运动影响，治疗过程中靶体积内组织肿胀或皱缩造成靶体积变化等因素的存在，照射野必须包括靶体积以外的一部分组织，以保证靶体积内组织无遗漏的获得需要照射的剂量，这个范围就称为治疗体积，治疗体积在治疗过程中可随肿瘤体积缩小而适当的缩小。

3. 解剖横截面图　该图用于设计照射剂量计划。横截面图应包括患者躯体轮廓、参考点、肿瘤体积、靶体积及重要器官。做剂量计划时，肿瘤体积与周围组织和重要器官的相互关系，可以在一个或几个有代表性的解剖横截面图上显示出来。这种解剖横截面图必须在治疗位置上按实际大小画出。所选横截面图能最好地显示治疗体积的立体状态及与患者躯体轮廓的关系。一般情况下，可以采用靶体积中心部分的横截面图，子宫颈癌一般以"A"点水平的截面为准。

为了获得横截面所需资料，最简单的方法是在治疗位置上摄取互相垂直的正侧位 X 线片，通过在入射点和出射点中间的体表皮肤上放置标尺校正照相放大率后，即可得到肿瘤体积、位置及与周围正常组织的关系。目前可通过 CT、超声波扫描获得精确的横截面图。

4. 制订放射治疗剂量计划　通过所得到的横截面图，结合治疗方针及其他有关因素，可以制订出一个适合其具体情况的放射治疗剂量计划。剂量计划可以通过手工计算的方法，把不同照射的剂量相加，给予相应的校正而获得，也可以用电子计算机进行。如腔内与体外联合照射，则把腔内与体外照射的剂量相加。使用电子计算机作为剂量计划的优点是速度快、准确性高。

5. 治疗计划的选择　同一患者，可以由于选用的治疗工具、治疗方法、照射途径等因素的不同，制订出几个不同的治疗计划。治疗计划制订以后，可以从中选出最理想的方案执行。最理想的放射治疗计划应该是最符合放射治疗原则的，即对靶区的照射剂量足够而且均匀，对癌组织起到最大的杀灭作用，对正常组织和器官的照射损伤最小。例如，子宫颈癌肿瘤原发区（子宫颈、阴道、宫体及宫旁三角区）的治疗，以腔内照射为主；盆腔转移区（子宫旁组织、子宫颈旁组织、阴道旁组织及盆腔淋巴区）以体外照射为主。腔内照射与体外照射相互配合，在盆腔范围形成一个以子宫颈为中心的有效放射区。在精心处理的基础上，正确运用个别对待的治疗原则，以达到消灭癌组织，最大程度地保护正常组织和器官的目的。

（二）放射治疗计划的实施

1. 放射治疗前准备

（1）做好对患者的解释工作，取得密切配合。

（2）处理合并症：肿瘤患者常合并其他疾病，如果合并症不影响肿瘤放射治疗，则应先放射治疗；反之则应尽快处理合并症，使患者能在最佳状态下进行放射治疗。例如，合并贫血、感染及营养不良等，应纠正贫血、控制感染及补充营养后再进行放射治疗。如果合并心、肝、肾等重要器官的疾病，在急性发作期时，应待病情稍微稳定后再进行放射治疗。

（3）治疗前的肿瘤处理：有些情况宜在正式放射治疗前对肿瘤进行处置后再行放射治疗。例如，大菜花状的子宫颈癌，可以先行局部肿瘤组织间照射或局部照射，待肿瘤缩小后再行正规的放射治疗。

2. 放射治疗计划的执行

（1）仔细核实检查，认真记录：放射治疗前要仔细核实检查情况、影像资料及病理组织学检查结果，放射治疗前必须有病理证实依据；进行妇科检查，对肿瘤的大小、范围、类型与周围组织器官的关系等再次核实、认真记录并绘图示意，以备治疗过程中及随诊检查时对照之用。

（2）治疗体位：治疗准确与否在很大程度上与患者的体位及其重复性程度有关。为此，应选择患者感到舒适而重复性好的体位，某些情况下，还应采用固定体位的装置，以确保位的准确。患者应在最少变动的位置上进行治疗，以避免因体位的变动致内脏相对位置的改变而影响治疗的准确性。子宫颈癌的放射治疗，体外照射一般均取仰卧及俯卧位，俯卧位更佳，因俯卧位时的前后径最小，而且小肠向头部方向移动，可以减少腹腔脏器的辐射损伤。腔内照射均取截石位。

（3）体外照射：在实际进行治疗前，均应按照治疗体位在模拟定位机上及透视下按照剂量计划的要求，核对不同照射野和治疗体积及参考点，最后确定照射野的位置，然后开始治疗。每个照射野在体表的具体部位均应在治疗单上标明，以便在需要时可以重新画出，这对研究照射野与放射治疗疗效的关系是很有帮助的。对再次放射治疗者，应按照原照射野的标志，重新画出照射野，以避免照射野重叠而超量照射引起放射损伤。应尽量利用体表的骨性解剖标志作为照射标志，如剑突、肋骨、脊柱、髂嵴、髂前上棘、耻骨、坐骨结节等，并应注明照射野每边的具体尺寸、体位等，便于复制。

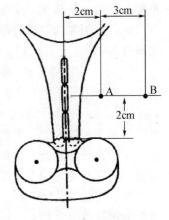

图8-1　A点、B点位置

（4）腔内照射：根据宫腔深度、阴道宽窄及肿瘤的具体情况，决定选用容器的大小，将容器放好后填塞固定。有条件时可利用计算机计算出剂量分布曲线，如剂量分布不理想，可以调整放射源组合至理想为止。如无计算机设备，也要在治疗前测出各种组合的主要参考点"A"点与"B"点（阴道穹窿垂直向上2cm，与子宫中轴线外2cm交叉处为"A"点，解剖上相当于子宫动脉与输尿管交叉处。自"A"点水平向外延伸3cm处为"B"点，图8-1），并测出肠道及膀胱照射剂量的比例关系，以便在治疗中参考，避免出现严重的放射损伤。

（5）有关人员的密切配合：在放射治疗过程中，放射治疗医师、放射物理师和技术员间必须密切配合，共同负责放射治疗计划的制订与实施。放射治疗医师除必须具备一般临床知识外，还要熟悉掌握有关放射物理、放射生物、照射技术及肿瘤学方面的知识。放射治疗医生的主要任务是精确确定照射范围，决定照射剂量及分次方法。放射治疗技术员是放射治疗计划的具体执行者，技术员工作的好坏直接影响到治疗效果。因此，对放射技术员必须进行严格的训练。放射治疗医师也应与妇科肿瘤科医师密切配合，有计划地进行综合治疗。

3. 保证放射治疗计划准确执行的措施

腔内照射：有条件时应每次均行放射剂量曲线的计算，并应与体外照射相配合。腔内治疗时应对直肠所受照射进行剂量监测。

体外照射：第一次照射时主管医师应亲自参加摆位，并核对照射野的位置是否正确。

三、照射方法与适用范围

（一）近距离照射

近距离照射包括腔内照射及组织间照射。子宫颈癌的腔内放射治疗放射源距肿瘤近，而子宫颈、子宫体及阴道对放射线的耐量高，因此放射治疗效果好。

1. **腔内放射源**　1898 年 Curie 夫妇首次提炼出天然放射元素镭，1903 年 Margaret Cleaves 报道了 2 例用腔内镭疗治愈的子宫颈癌。镭作为腔内放射治疗的放射源达半世纪之久，才相继被钴-60、铯-137、铱-192 所取代。1952 年发现放射性中子锎-252，随后也用于腔内放疗，国内某些医院也在使用。

2. **传统的腔内照射法**

（1）斯德哥摩尔方法：1914 年建立的子宫颈癌镭疗法，根据宫腔深度可置镭 23～74mg，在子宫颈管内 1.5～2.0cm 的一段置放射源，根据肿瘤形状及大小选择合适的阴道容器，置镭 60～80mg。本法腔内镭疗一般分两次进行，每次 24～28h，两次间隔 3 周，宫腔及阴道照射同时进行，总量 7000～8000mg/h，其中宫腔内为 2400～3000mg/h，阴道为 3600～4500mg/h，"A"点剂量相当于 75～85Gy。如子宫颈旁组织受累，子宫颈管内癌或怀疑盆腔淋巴转移者，则增加宫腔内照射量，相应减少阴道内照射量。

（2）巴黎方法：1919 年建立的子宫颈癌镭疗法，根据宫腔深度不同，可置宫腔管 2～4 支，每支含镭 13.3mg 或 6.6mg。阴道容器为橡胶制成的圆柱状体（colpostst），以钢制弹簧片连接，使两个容器尽量撑向两侧穹窿，阴道两个容器各置镭 13.3mg，阴道宽松时可在其中间增加一个容器，置镭 6.6mg。置镭时间尽量持续 120h，总量为 8000mg/h，其中宫腔及阴道各 4000mg/h，"A"点剂量相当于 80Gy。一般宫腔内放射治疗完成后 48h 内即可进行体外照射。若盆腔感染、子宫颈大面积溃疡或阴道广泛浸润，可先行部分体外照射后再行腔内镭疗，完成腔内照射后再继续体外照射，完成整个治疗。

（3）曼彻斯特方法：1938 年根据巴黎方法演变而成，它的阴道容器为两个卵圆形容器，两个卵圆球间以橡皮块支撑和固定，宫腔管置镭 25～35mg，阴道容器置镭 35～45mg，每次置镭 72h，分 2～3 次进行，每次间隔 1 周。宫腔及阴道同时照射，总剂量 8640～11 520mg/h，"A"点剂量相当于 80Gy。本法特点是根据容器大小的不同组合，可以计算出各组"A"点的剂量。

（4）北京方法：此法是中国医学科学院肿瘤医院 1958 年根据斯德哥摩尔方法设计的，其阴道容器是排管式可以任意组装的，并带有防护装置，故也称排管法。宫腔管分长、中、短 3 种，各装放射源为 60mg、40mg、20mg 镭当量，阴道容器每管内装放射源 10mg 镭当量，可以根据肿瘤大小及阴道宽窄任意组合 2～6 个放射源。宫腔及阴道同时照射，一般 4～5 次，多者可达 7～8 次。每次间隔 1 周，每次照射 20～22h，总剂量一般在 6000～9000mg/h，个别可超过 10000mg/h，其中宫腔量在 3000～4500mg/h，"A"点剂量相当于 70Gy。本法的特点是容器可组合，可适应各种不同局部病灶变化的治疗需要。

（5）Fleteher 方法：宫腔容器根据宫腔深度布镭，一般是 15mg—10mg—10mg 或 15mg—10mg—10mg—10mg，子颈管内癌时则将末端的镭改为 15mg。阴道布镭则根据阴道宽窄而定，阴道宽度为 2cm、2.5cm 及 3cm 各布镭 15mg、20mg 及 25mg，分两次进行，间隔时间为 2 周，置镭时间总计 120～140h，原发肿瘤区剂量在 70Gy 以上。布镭方法、剂量等也是根据肿瘤及患者的具体情况而个别对待。本方法与传统腔内照射方法的主要不同点：宫腔照射剂量高于阴道照射剂量；调强盆腔大野体外照射在子宫颈癌放射治疗中的作用。

经过几十年实践证明了的几个经典的子宫颈癌腔内放疗方法都具有两个特点：阴道照射的剂量不低于宫腔照射量，因而都能形成子宫颈癌需要的理想的扁梨形放射曲线；在治疗上运用个别对待的治疗原则，因而才能取得好的疗效。

3. 组织间照射　由针状容器内置放射源直接插入组织间或肿瘤间进行照射，次数不宜过多，操作在麻醉下进行，应尽量减少创伤。巴黎方法被认为在大多数情况下，能较好地进行组织间照射。Pierpuir 1978 年叙述巴黎方法的基本原则：①放射源为平行的直线源；②放射源长度相等；③放射源中点位于垂直放射源轴的同一平面；④插植面中的每条直线源活性长度相同；⑤插植时放射源间距相等，依插植体积大小的不等，其间距也不同，可在 5～20mm 间；⑥立体插植时中心平面源排列成等边三角形或正方形。

按上述原则行组织间治疗剂量计算时，以各源间中心点剂量之和的平均值为基础剂量，参照剂量为基础剂量的 85%。本法适用于病灶清楚、插植部位无感染，插植部位不影响重要器官的肿瘤，如子宫颈癌局部大菜花状肿瘤在正规治疗前为缩小局部肿瘤可采用，又如其他的孤立性肿瘤，一般放射治疗效果不显著者也可选用组织间照射。

4. 后装腔内放射治疗　自 1903 年用镭治疗子宫颈癌后，1914 年及 1919 年相继建立了腔内治疗子宫颈癌的斯德哥尔摩及巴黎方法。约半个世纪间，子宫颈癌的腔内放射治疗一直是医护人员带着放射源进行操作，受放射线辐射的问题一直未得到很好的解决，同时由于传统腔内治疗时间长，治疗期间难以保持放射器的准确位置。直到 1960 年 Henschne 等提出了远程低剂量率后装技术，即先将放射容器置于腔内病变部位，然后在有防护屏蔽的条件下远距离地将放射源通过管道传输到容器内进行治疗。该技术的应用很好地解决了医务人员的辐射防护问题，但由于低剂量率后装治疗时间仍然很长，传统治疗的其他问题仍然存在。1964 年 Henschne 等开始应用远距离高剂量率后装技术，使得传统腔内放射治疗的缺点得以弥补。至 20 世纪 90 年代，后装腔内治疗机 Selectron 得到多数学者的认同。

（1）后装腔内治疗机分类：根据其对"A"点放射剂量率的高低可分为 3 类。

1）低剂量率后装腔内治疗机："A"点剂量率在 0.667～3.33cGy/min 者为低剂量率后装腔内治疗机。其优点是它与传统的腔内放射治疗极其相似，所以治疗上完全可以借助传统腔内放射治疗的原则和经验，如法国的 Curietron 及荷兰的 LDR-Selectron 等。由于治疗时间长，每台后装机每次只能治疗 1～2 人，经济负担很重，防护要求高，要有要求很高的放射防护病房，所以应用很受限制。

2）中剂量率后装腔内治疗机："A"点剂量率在 3.33～20cGy/min 者为中剂量率后装腔内治疗机，如法国的 Cynetron。由于既无低剂量率的优点，又无高剂量率的长处，也无自己突出的特点，所以未得到广泛的应用。

3）高剂量率后装腔内治疗机："A"点剂量率在 20cGy/min 以上者属高剂量率后装腔内治疗机，是子宫颈癌腔内放射治疗应用最广泛的一种。HDR-Selectron 就是高剂量率后装机的代表，北京型铱-192 后装机及多数国产后装机也属此类。高剂量率后装机的优点：防护屏蔽远距离的后装放射源，医师可以根据治疗需要，精心地进行摆位和固定不受发射影响；减少对直肠、膀胱的辐射量；由于治疗时间短，患者痛苦少，避免了放射容器移位，减少了护理工作，增加了患者的治疗量，降低了感染率，也不需要防护条件很高的防护病房。

（2）高剂量率后装腔内治疗机的容器：宫腔与阴道的照射剂量要有适当的比例才能形成子宫颈癌腔内放射治疗所需要的理想的剂量曲线。高剂量率与低剂量率的放射剂量的计算上略有差别，需要适当转换（校正系数 0.5～0.8）。子宫颈癌除早期病变较局限外，中晚期的局部变化均较大，可以蔓延至宫旁及阴道甚至广泛浸润。肿瘤可以为不规则形状。后装治疗机与临床治疗效果有关的只是它的放射源排列是否合理，即放射容器特别是阴道容器是否理想，它能否形成临床需要的各种放射剂量分布，以满足子宫颈局部的病变需要，这是评价后装机质量的关键所在。

1）宫腔容器：一般后装的宫腔管是直径 4.5～7mm 的金属管，有直管及略弯管两种。依据放射源摆动的长度与速度的不同，可形成各种不同的剂量曲线。

2）阴道容器：形状很多，不管外形如何，基本都是能使阴道放射源与宫腔放射源呈垂直方向的不同有效长度的线源排列，形成子宫颈癌放射治疗所需的放射治疗剂量曲线。国产后装机的容器设计一般均较合理，其中北京型后装容器更为理想。

北京型后装容器的特点是宫腔管外径仅 4.5mm，不需扩张子宫颈即可顺利置入，宫腔放射源可行线性或非线性摆动，形成正梨形、倒梨形、柱状及梭形等不同形状及大小的各种剂量分布曲线。阴道容器可以任意组合成 1～6 个排管容器。放射源在阴道容器内自动直立 90°，形成剂量分布较均匀的椭圆形剂量曲线。宫腔源与阴道源联合使用，可组成子宫颈癌放射治疗需要的较理想的多种扁梨形剂量分布。阴道容器本身带有防护装置，以减少对直肠等正常组织的放射损伤。

（3）后装腔内放射治疗的方法：后装腔内治疗的方法很多，一般每周 1 次，个别的每周 2～3 次或每两周 1 次，每次"A"点剂量在 3～10Gy，"A"点每周剂量一般均在 10Gy 以内。整个疗程腔内的"A"点总量因体外照射方法和剂量的不同而异，一般体外照射与腔内照射给"A"点剂量的总和为 70Cy 左右。

（4）腔内放射治疗剂量的计算：传统的腔内放射治疗的剂量是以"mg/h"表示，"mg"是重量单位，"h"是时间单位，两者都不是放射剂量单位，所以"mg/h"只是经验剂量，不能确切反应肿瘤剂量。后装腔内放疗剂量是以"A"点为参考点计算的。由于每次治疗时放射源的位置不可能完全相同，肿瘤体积也经常变化。理论上的"A"点剂量与实际剂量相差甚远，而且肿瘤是立体的，只用一点的剂量来表示也同样不能反映出肿瘤的真正受量。后装腔内治疗机的电脑可以设计出较理想的、立体的放射治疗剂量曲线，这比"A"点参考剂量更有意义。"A"点作为参考点只用于子宫颈癌的腔内放射治疗，对子宫体癌及阴道癌则不适用。

5. 内照射新技术的应用进展　由于阴道、子宫及邻近器官的解剖学特点，加上腔内放射治疗的物理学优点，目前近距离治疗仍然是子宫颈癌的主要放射治疗手段之一。子宫颈癌的腔内放射治疗经过数十年发展建立了多种剂量学系统，但均停留在以二维剂量分析、以参考点来表示和分析剂量的基础上，不能真正反映在三维空间上肿瘤和危及器官的准确剂量和相互关系。在剂量学和临床上的缺陷，主要表现在四个方面：①处方剂量线可能不完全包绕靶区；②"A"点剂量的不准确性；③危及器官剂量监测的不准确性；④个体化治疗强调不足。近年来，子宫颈癌的近距离治疗不断更新，主要包括治疗计划系统、新的放射源的应用等。

（1）治疗计划系统：基于 CT、MRI、PET 影像学，图像引导的腔内治疗三维近距离治疗计划系统（image-based brachytherapy, IBBT）被引入近距离治疗领域。IBBM 是指以三维影像为基础，对靶区及危及器官给予剂量评估，从而在立体空间实现对肿瘤、淋巴引流区、周围正常组织和重要器官精确的剂量分布。Befiwal 等通过分析图像引导下的 IBBT 联合体外照射治疗子宫颈癌，局部控制率达 88%、2 年生存率达 86%。Kang 等比较 IBBT 和传统二维腔内治疗子宫颈癌的临床疗效和不良反应，发现两者的局部控制率和无进展生存率无差异，但当肿瘤直径＞4 cm 时，IBBT 的局部控制率较传统放射治疗提高了 17%，且严重直肠出血的发生率明显降低（13% 和 2%），显示出 IBBT 的优越性。但如何能更加合理的勾画靶区、设计治疗计划及评价靶区剂量，仍然需要大量的基础及临床研究。

（2）新的放射源：近距离放射治疗通常采用的放射源有 ^{226}Ra、^{137}Cs、^{192}Ir 等。^{252}Cf 中子作为一种应用较晚的新的放射源，其生物优势如下：①相对生物效应高；②氧增比低，乏氧癌细胞对中子抗性小，中子的抑癌能力较强；③周期效应小，光子治疗时不同细胞周期的细胞放射敏感性不同，S 期细胞可能较 M 期细胞相差 3 倍，而中子的周期效应极小，因此疗效提高；④潜在致死损伤和亚致死损伤修复少，中子线属于高线性能量传递（LET）射线，对细胞的杀伤主要是单击致死性损伤，细胞难以修复，即根治的可能性大，治愈率高。Marina 等报道了不同腔内放射源治疗Ⅲ期子宫颈癌的 5 年生存率情况：^{252}Cf 中子（70.9%）明显高于 ^{60}Co（43.6%）和 ^{137}Cs（57.7%）。Tacev 等对比了 ^{252}Cf 中子腔内放射治疗与传统腔内放射治疗治疗中晚期子宫颈癌的效果，结果显示，^{252}Cf 中子放射治疗患者的生存率明显高于传统腔内放射治疗患者，且其复发率较低。布洁等总结了 110 例子宫颈癌患者应用 ^{252}Cf 中子腔内治疗联合体外放射治疗的临床效果，结果显示，患者 3 年总生存率为 79.2%，局部控制率为 90.0%。

^{252}Cf 中子治疗子宫颈癌尚存在放射剂量难测定、技术难度大、设备昂贵及 ^{252}Cf 中子的辐射防护等问题，这些是影响其发展和推广的主要因素。

（二）体外照射

1. 盆腔大野照射　一般包括下腹及盆腔，前后各一野相对垂直照射，野上缘在髂嵴（第 4 及第 5 腰椎）水平、下缘在耻骨联合下缘（盆底），两侧缘在髂前上棘（股骨头内 1/3）附近，包括髂总 1/2、髂外、髂内、闭孔、骶前等淋巴区，照射野大小在（16～20）cm×（14～15）cm，照射野的形状可以分为多种，每次"B"点照射 1.8～2Gy，每周 5 次。单纯盆腔大野照射"B"点剂量为 45～50Gy/5 周，如果配合腔内照射，"B"点剂量一般为 8～10Gy/周。

2. 盆腔四野照射　即 10cm×15cm 的前后两个大野，前野中间用 4cm×15cm 的铅块遮挡，后野中心（4～6）cm×15cm 的区域以铅块遮挡（用直线加速器照射时，铅块的两侧缘应为坡形，以防止体外照射与腔内照射交叉部位剂量低谷区的形成）。照射野上缘达髂嵴水平，下缘在耻骨联合下缘水平，外缘在股骨头内 1/3。每次 1.8～2Gy，每周 5 次，"B"点总剂量一般为 40～50Gy，部分患者可在缩小照射野后增加至 55～60Gy。体外照射野也要根据患者的身体条件、子宫位置、肿瘤情况及腔内照射剂量的高低等因素进行调整。

3. 盆腔盒式照射（box technique）　即盆腔大野照射加两个侧野照射，前后野上缘达第 5 腰椎水平（以覆盖髂总淋巴结），下缘在闭孔下缘（达阴道上 1/2），前后野侧缘在骨盆边缘旁开 1.5～2cm，前后野大小一般为 16cm×16cm。两侧野前达耻骨联合（包括髂外淋巴结），后在第 2～3 骶椎交界水平（包括骶前淋巴结），如子宫颈原发灶大，宫骶韧带受侵，后缘应达第 3～4 骶椎水平，两侧野一般为（10～12）cm×16cm，侧野照射要对小肠进行防护。每次照射剂量为 1.8Gy。

4. 旋转照射　照射野为 8cm×15cm。旋转照射分两个方式进行，一种是以子宫颈为中心做 300°旋转避开直肠部分的 60°，每周照射 5 次，每次 3Gy，子宫颈总剂量为 70～80Gy。另一种是以两侧"B"点为各自旋转中心，各旋转 160°（前后各避开 10°，以减少对膀胱及直肠的损伤），每周照射 5 次，每次两侧各 2Gy，子宫颈区域总量为 59～67Gy。两种照射方式的"B"点剂量均在 60Gy 以上，疗程为 8 周左右。旋转照射的患者中，近 80%都补充了不同剂量的腔内照射，放射治疗并发症明显增高而且严重。任何方式的体外照射都不能取代子宫颈癌治疗的腔内照射。但对个别腔内照射有困难的晚期病例，可以采用旋转体外照射治疗。

5. 盆腔延伸野　在盆腔野中心以 8cm 左右的宽度向上延伸至膈下，此野包括盆腔及腹主动脉旁淋巴区。照射剂量在 40Gy 左右，5 周完成。对腹主动脉旁淋巴区的照射，有学者主张用四野交叉照射，照射时要注意保护肾脏。

6. 局部照射　是指对肿瘤残余或转移病灶进行小面积的照射。照射范围和剂量则根据不同需要而定。如对盆腔照射后的残留病灶，可用小野补充照射，剂量可加 10～20Gy。如锁骨上淋巴转移灶，可以给 60Gy 左右。如因骨转移而剧痛，可以给局部照射 20～30Gy。

7. 体外照射剂量参考点　多年来均以"B"点为子宫颈癌体外照射量的计算点。Fletcher 1980 年提出了淋巴区梯形定位法：从耻骨联合上缘中点至第 1～2 骶椎之间连线，在此线中点平行向两侧延伸 6cm，此点为髂外淋巴区域。在第 4 腰椎中点平行向两侧延伸 2cm，此点为腹主动脉旁下方淋巴区域。髂外区与腹主动脉旁区连线的中点为髂总淋巴区。Chassagne 等提出：以髋臼上缘最高点做一平行线与髋臼内缘的垂直线交叉为盆壁参考点，代表宫旁组织盆壁端及闭孔淋巴结的区域。

8. 射线选择　射线能量越高，其穿透能力越强，需要的防护条件越高，因此，一般前后二野照射选择 15～18MV X 线，而多野照射可以选择 6～10MV X 线。

（三）体外放射治疗新进展

自从进入三维照射时代，体外放射治疗不断向精确化的方向发展，主要表现在空间及时间上的精确放射治疗上。调强适形放射治疗（intensity-modulated radiotherapy, IMRT）、图像引导放射治疗（image-guided radiotherapy, IGRT）、旋转调强放射治疗（intensity-modulated ARC therapy, IMAT）、螺旋断层放射治疗系统（tomotherapy, TOMO）等新兴的治疗技术在提高靶区剂量和减少正常组织受量等方面显示出优势。2012 年美国 NCCN 指南指出：对于接受子宫切除及需要接受腹主动脉旁淋巴结放射治疗的患者，调强放射治疗和其他高度适形放射治疗技术有助于减少肠管及其他重要器官的受照剂量。对于因局部淋巴结肿大而需要接受大剂量放射治疗的患者，这些技术同样有效；2013 年再次阐明了三维适形放疗（three-dimensional conformal radiation therapy, 3DCRT）在子宫颈癌根治性放射治疗中的可行性。临床上目前常用的适形调强放射治疗技术主要包括以下几种。

1. 3DCRT　是射线高剂量区域与临床病变靶区形状高度一致的放射治疗手段。根据三维CT 扫描构建图像资料，由放射治疗医师筛选射线的入射方向和形状，调整剂量分布，使高剂量区分布的形状在三维方向（前后、左右、上下）上与靶区的形状一致，使其空间定位更精确，从而降低病灶周围正常组织的受照剂量。目前，3DCRT 已广泛应用于临床各期别的子宫颈癌，尤其对于无法耐受手术、手术后需要补充放射治疗及放射治疗后盆腔复发的患者，其临床疗效优于传统体外照射。何报宁等对 30 例不能手术的子宫颈癌患者应用 3DCRT，总有效率为 90%，3 年总生存率为 76.7%，其中Ⅱ、Ⅲ期患者的 3 年生存率分别为 87.5%、72.7%，无Ⅲ级以上不良反应。Acht 等对子宫颈癌术后淋巴结阳性者分别给予盆腔前后野传统放射治疗和 3DCRT，结果显示，传统放射治疗患者小肠接受 95%处方剂量为 48.4Gy，平均体积为 47.6%，而 3DCRT 患者仅为 30.1Gy，平均体积为 14.9%，两者差异显著（$P<0.05$）。任锦霞等比较 3DCRT 与传统放射治疗用于子宫颈癌术后补充放射治疗的患者，结果显示，两者的 2 年生存率及局部控制率均为 100%，但 3DCRT 组明显降低了子宫颈癌患者直肠、膀胱的并发症。对于放射治疗后复发的子宫颈癌患者，3DCRT 提供了新的治疗方法。黄一统等对子宫颈癌放射治疗后复发的患者分别行 3DCRT＋化疗和盆腔前后野照射＋化疗，结果显示，前者的有效率和 1 年生存率均明显高于后者（$P<0.05$），并发症也明显低于后者（$P<0.05$）。

3DCRT 的优势：①靶组织的精确定位；②设计和治疗精确；③放射治疗剂量学优化；④为子宫颈癌术后或放射治疗后复发的再治疗提供了更有效的治疗手段。但由于照射野不能精确对应淋巴引流区域，仍会造成周围小肠、直肠等正常组织受到照射，因此仍有待改进。

2. IMRT　是在 3DCRT 的基础上发展起来的，指在照射野与靶外形一致的条件下，对靶区内各点的输出剂量进行调节。最先用于临床的调强放射治疗是 IMRT，其主要优势如下：一方面，由于靶区剂量的增加，肿瘤的控制率有所改善；另一方面，肿瘤周围正常组织受量明显下降，放射治疗的并发症明显减轻。Jensen 等对 21 例子宫颈癌患者应用 IMRT 技术行腹主动脉旁淋巴结放射治疗不增加远期毒性，局部复发率低。Poorvu 等应用 IMRT 技术行腹主动脉旁淋巴结放射治疗，剂量可提高到 65Gy，仅 7%（3/46）出现＞3 级的近期胃肠道毒性反应，7%（3/46）出现＞3 级的远期胃肠道毒性反应，46 例均未出现十二指肠特异性反应。Souza 等报道，子宫颈癌术后全盆腔 IMRT 处方剂量可增加到 54Gy。另有报道，盆腔骨髓接受 20Gy 照射的体积若＞80%，发生中重度造血系统毒性的相对危险度增加，建议在制订 IMRT 计划时应将骨髓定义为危及器官（organ at risk）进行单独限量，以减少骨髓毒性。

简化调强放射治疗（simplified IMRT, sIMRT）是对 IMRT 子野数目、子野面积和子野照射机跳数进行限定，计划设计和治疗实施环节同 IMRT，验证环节与 3DCRT 相同，从而缩短了占机时间，并保留了 IMRT 剂量分布的显著优势。黄曼妮等比较了 10 例子宫颈癌患者分别采用 3DCRT、sIMRT、IMRT 治疗时计划靶体积（planning target volume, PTV）的剂量分布特点，发现 IMRT 与 sIMRT 的剂量分布均匀度无差别，适形度 IMRT 略好于 sIMRT；对小肠的保护 IMRT 与 sIMRT 近似且都显著优于 3DCRT，对膀胱和直肠的保护则 IMRT 显著占优。

IMRT 用于子宫颈癌根治性放射治疗尽管有种种优势，但主要用于替代体外常规前后两野照射，并不能取代近距离腔内照射。因此，NCCN 指南明确指出：对于子宫颈未切除且伴有中心性病变的患者，不应以调强放射治疗等适形技术替代近距离治疗，仍应选择近距离照射作为主要治疗手段。但两者如何配合，尤其是体外精确放射治疗联合三维近距离腔内放射治疗，仍需进一步研究。

3. IGRT　随着放射治疗精度增加，对靶区的位置限定更加严格，靶区及正常组织在分次放射治疗间的移动仍是影响放射治疗精确性的重要原因。IGRT 技术应运而生，其将放射治疗机与成像设备结合在一起，在治疗时采集图像信息，确定治疗靶区和重要结构的位置、运动，并在必要时进行位置和剂量分布的校正，继承了 IMRT 在空间上的剂量学分布优势，同时考虑了时间轴上分次放射治疗间的误差，使放射治疗更为精确。Huh 等发现，分次放射治疗间子宫颈肿瘤位置变化大，尤其在直径＞4cm 的肿瘤可达 17.9mm，在直径＜4cm 的肿瘤平均为 8.0mm，44 例子宫前屈位的患者有 5 例变为后屈位子宫。Tyagi 等发现，若临床靶体积（clinical target volume, CTV）均匀外放 15mm，则在分次治疗中有 32%的可能出现较小体积的 CTV 漏照，而且会增加直肠和膀胱的受照体积。IGRT 对于保证靶区剂量的确定性及减少正常组织的受量起着重要的作用。

4. IMAT　是调强放射治疗和弧形治疗有机结合的一种放射治疗，兼有调强治疗剂量分布的"优"和弧形治疗的"快"。在治疗机机架匀速或变速旋转过程中，通过动态多叶准直器（MLC）的连续运动，不断改变照射野大小和形状的锥形束调强治疗实施方法，其将 IMRT 的空间调强，发展为空间和时间两方面的调强，更适合于器官生理运动度较小部位的放射治疗。目前常见的 IMAT 技术主要有瑞典 Elekta 公司的 VMAT 和美国 Varian 公司的 RapidArc，有单弧 IMAT 及多弧 IMAT，其优点主要是缩短了治疗时间，剂量分布较 IMRT 更优化，但 IMAT 计划的优化更复杂，计划难度更大，计划所需时间也明显长于 IMRT。Renard 等报道，IMAT 技术用于治疗子宫颈癌能减少治疗时间至 3min（IMRT 为 12min），降低机器跳数至 376.5（IMRT 平均为 962.2），减少器官在治疗中位置移动造成的风险，但对治疗机器的稳定性及可靠性提出了更高的要求；对五野 IMRT 与双弧 IMAT 的剂量学分布进行了比较，发现 IMAT 能更好地覆盖 PTV，对小肠的保护更优，但是 IMAT 的剂量分布会导致接受较低剂量照射的正常组织体积增加。Cozzi 等发现，RapidArc IMAT 计划的适形度和均匀性好于 IMRT，危及器官接受高剂量的体积和平均受量均低于 IMRT。杨波等也得出类似结果，认为子宫颈癌患者采用 IMAT 技术可获得等同于或优于固定野 IMRT 计划的剂量分布，且机器跳数明显降低。

Vandecasteele 等对手术后行 IMAT 放射治疗的毒性及疗效进行研究，认为 IMAT 的严重毒性反应发生率及远期毒性反应发生率低，应用 IMAT 技术行腹主动脉旁淋巴结放射治疗及同步放化疗会增加近期严重毒副反应率，但不影响远期毒性反应率；并对 30 例行 IMAT 加同步顺铂化疗、新辅助放化疗 4 周后手术切除的子宫颈癌患者进行分析，2 年无进展生存率为 89%，1 年、2 年、3 年生存率分别为 96%、91%、84%，术后并发症及放疗毒性低，局部控制率、全身控制率及生存率较高。但 IMAT 治疗会使靶区外低剂量区域明显增加，这可能限制 IMAT 技术对骨髓和卵巢的保护作用。

5. TOMO　是专用于调强治疗的螺旋断层放射治疗系统，也是第一台完全整合影像引导系统的放射治疗系统，2003 年进入市场。"tomo"源于希腊语的前缀，意思是"薄片"。TOMO 治疗即断层治疗，其原理更接近于 CT，采用 64 片二元多叶光栅调制照射野，放射源是安装在类似于 CT 的滑环机架上的一个直线加速器，加速器在进床的同时环绕患者进行 360°范围的螺旋照射。相比于传统加速器，TOMO 可以用扇形 X 线束对肿瘤进行螺旋照射，高度适形的同时最大可能地对周围正常组织进行保护。TOMO 采用 6MV 光子线进行调强（IMRT）治疗，中心处强度可以达到照射野边缘强度的 2 倍。通过多子野的螺旋断层照射方式，能够实现 160cm 超长范围的调强照射，提高适形度和均匀度，可用于大范围、多发和形状复杂的肿瘤。TOMO 技术具有 IGRT 的优势，采用扇形束兆伏级 CT（fan beam CT），治疗与 CT 同源，其影像质量明显优于常规加速器采用的锥形束千伏级 CT（cone beam CT），在治疗的同时收集影像，适时矫正摆位误差。TOMO 同时具有剂量引导放射治疗（dose guided radiotherapy, DGRT）的优势，利用影像追踪剂量的变化，通过剂量重建验证治疗计划，对计划进行评估和修改，保证放射治疗技术实施的精确性和重复性。Oliver 等对 RapidArc IMAT、IMRT 及 TOMO 的放射治疗计划质量进行比较，发现 TOMO 能够达到较多的优化标准，且剂量分布最均匀、累积剂量较高，但计划时间和治疗时间相对较长是其不足之处。研究显示，对于子宫颈癌肿大淋巴结的治疗采用 TOMO 放射治疗可提高剂量，有效率高且毒性反应低。Kim 等对 26 例有较大淋巴结转移的子宫颈癌患者行 TOMO 放射治疗，中位剂量达 62.6Gy，3 年无进展生存率为 63%，总生存率为 65%；2 级以上毒性反应和远期毒性反应发生率分别为 31%（8/26）、4%（1/26）。Platta 等认为，TOMO 技术保留了对小肠和膀胱等正常器官的保护作用，并明显降低了盆腔骨髓的受量。由于采用动态的螺旋照射方式，照射野的微小改变都可以导致动态剂量分布的变化。TOMO 治疗系统完美地将同源的兆伏级 CT 扫描做到了每日都对患者摆位验证，确保了整个治疗过程中患者每次的精准摆位、精确照射。TOMO 不仅可以用来治疗前列腺、脑、头颈部、胸部、腹部和盆腔等这些可以在传统加速器上进行治疗的肿瘤，还可以治疗传统加速器不适合治疗的肿瘤，可以给复杂的肿瘤靶区以非常均匀并且高度适形的剂量分布，甚至可以实现凹形剂量分布。TOMO 照射剂量的准确性为原先已经照射过的和传统放疗并发症危险高的患者提供了一个很好的选择。

6. 质子束和调强质子治疗　质子治疗是目前世界上最先进的放射治疗手段之一。质子在物理特征上具有独特的特点，即质子在行进中转移给组织的能量与质子运动速度的平方成反比，在质子接近其射程终点时能量损失最大，形成 Bragg 峰。因此，在质子治疗时只要将峰值部分对准肿瘤病灶处，肿瘤处就受到最大的照射剂量，而肿瘤前的正常细胞只受到 1/3 左右的峰值剂量，肿瘤后的正常细胞基本上不受到影响，大大减少了对正常组织的损伤，对治疗区比邻重要器官的肿瘤意义明显。Kagei 等总结了 25 例 ⅡB～ⅣA 期子宫颈癌患者应用质子束治疗后的远期临床结局，10 年总生存率为 59%，其中 ⅡB 期为 89%，ⅢB～ⅣA 期 40%；5 年的局部肿瘤控制率为 75%，其中 ⅡB 期为 100%，ⅢB～IVA 期为 66%。

近年来，人们将调强技术引入质子治疗中，使质子治疗技术更进一步。其目的是使靶区内及表面的剂量处处相等，这必须对照射野内各点的输出剂量率或强度按要求的方式进行调整，因此引入了调强概念，称为质子调强放射治疗（intensity-modulated proton radiotherapy，IMPT）。Georg 等比较了质子调强治疗、质子束治疗和三维适形、光子调强治疗在局部晚期子宫颈癌的临床疗效，结果显示，质子治疗相比光子治疗能明显提高靶组织照射的适形度，减少肠道、膀胱、直肠、肾脏和股骨头的受照剂量。

自放射治疗应用于子宫颈癌治疗以来，其治疗效果毋庸置疑。近年来，随着体外精确放射治疗技术的不断进步，治疗效果得到了进一步提高且毒性反应有所降低。但是，在临床上如何合理、规范地应用这些新技术，如何合理勾画靶区，如何采用剂量评估体系等，目前仍无被广泛接受的共识及原则，仍需要进一步的研究。

（四）腔内照射与体外照射的组合

除少数早期子宫颈癌只行腔内照射外，子宫颈癌多需腔内及体外联合照射，在靶区内组成剂量均匀分布的有效治疗。

1. 传统腔内照射与体外照射的组合　传统腔内照射联合体外照射一般均为盆腔四野照射，Fletcher 方法是以盆腔大野为主。一般腔内照射与体外照射都是同时交替进行，疗程都是在最理想的 6～8 周完成。个别因盆腔感染等不宜腔内治疗者，可先行体外照射，适当时间加入腔内治疗。个别肿瘤局部出血或肿瘤巨大，可先行阴道腔内照射达到止血、消瘤的目的。

2. 后装腔内照射与体外照射的组合

（1）北京型铱-192 后装腔内照射治疗方案：高剂量率后装治疗，每周 1 次，"A" 点剂量每次 7Gy，一般照射 5～6 次，总剂量 40Gy 左右/5 周，宫腔与阴道剂量比为 1∶1。体外照射为盆腔四野垂直照射，每日 1 次，"B"点剂量每次 2Gy，总剂量 45～50Gy/5 周，腔内照射与体外照射交替进行。

（2）日本方案：日本放射治疗研究会子宫颈癌治疗标准如表 8-1 所示。

表 8-1　日本放射治疗研究会子宫颈癌治疗标准

临床分级及瘤肿大小		体外照射（Gy）		腔内照射（Gy）	
		全盆腔	盆腔四野照射	高剂量率治疗 A.点总量	低剂量率治疗 A 点总量
I		0	45	29，分 5 次	50，分 5 次
II	小	0	50	29，分 5 次	50，分 5 次
	大	20	30	23，分 4 次	40，分 3 次
III	小至中	20～30	20～30，共 50	23，分 4 次	40，分 3 次
	大	30～40	15～25，共 50～55	15，分 3 次至 20，分 4 次	25，分 2 次至 33，分 3 次
IV		40～50	10～15，共 50～60	15，分 3 次至 20，分 4 次	25，分 2 次至 33，分 3 次

（3）文献报道的高剂量率后装腔内放射治疗的方案如表 8-2 所示。

表 8-2　文献报道的高剂量率后装腔内放射治疗的方案

著者（年代）	体外照射剂量（Gy）	高剂量率后装分次剂量（Gy）	次数	间隔（周）	后装与体外照射时间
Ltely（1984）	50	8～10	5	2	同时
Teshimg（1988）	42～60	7～5	3～6	1	同时
Joslin（1989）	24	10	4	1	同时
Chen（1991）	44～58	5～8.5	3	2	外照后
ROMAN（1991）	30～64	8～10	1～3	1	同时
Arui（1992）	45～65	5～6	4～5	1	同时
Kalaoka（1992）	30～60	6～7.5	4～5	1	外照后

3. 子宫颈癌放射治疗时体外放射野的选择　子宫颈癌的体外照射有 3 种选择：盆腔四野照射、盆腔四野照射加部分盆腔大野照射、全盆大野照射。不同体外照射与腔内照射组成的剂量曲线不同。体外盆腔大野照射的剂量越高，膀胱、部分输尿管、直肠及部分乙状结肠受照射剂量也越高，因此不提倡以体外照射代替或减少腔内照射，不符合放射治疗原则。

（五）治疗中及治疗后处理

由于放射敏感性的差异及其他因素的不同，如照射剂量、照射范围等影响，放射反应也不相同。放射治疗反应主要表现在消化系统和造血系统。消化系统反应多表现为食欲缺乏、恶心、呕吐、腹泻。造血系统反应主要表现为白细胞减少、血小板减少等。经积极营养支持等，一般都能使患者坚持按计划完成放射治疗。治疗期间应定期化验、体检，一般每周查血常规 1 次。疗程中间、疗程结束及随诊时均应做全面检查。治疗开始起即应坚持阴道冲洗，每日或隔日 1 次，直至治疗 6 个月以后，无特殊情况可改为每周冲洗 1～2 次，坚持 2 年以上，以减少感染、促进上皮愈合、避免阴道粘连。按计划完成治疗后，如检查局部肿瘤消失、子宫颈原形恢复、质地均匀、硬度正常、宫旁组织硬结消失、质地变软、弹性好转，则可认为治疗效果满意，可以结束治疗。治疗后恢复期，也应保证营养和休息，2～3周行第一次随诊检查，6～8周行第二次随诊检查，并决定是否需要补充治疗。以后根据检查情况每3～6个月随诊1次。

四、放射治疗结果

（一）生存率

综合国内外报道的材料，各期子宫颈癌放射治疗的5年生存率如表8-3所示。

表8-3　各期子宫颈癌放射治疗的5年生存率

		I	II	III	IV	合计
综合国外资料	例数	35 480	45 844	36 286	6195	123 805
	5年生存率（%）	79.2	58.1	32.5	8.2	54.1
综合国内资料	例数	616	5005	3767	82	9470
（13个单位）	5年生存率（%）	86.2	66.6	48.7	19.5	60.1
中国医学科学院	例数	320	2028	5509	199	8056
肿瘤医院	5年生存率（%）	93.4	82.7	63.6	26.6	68.7

从治疗方法上看，以腔内照射加四野体外照射为最好；从治疗结果上看，早一个期别，其5年生存率可提高20%左右，说明子宫颈癌早期治疗是提高疗效最有效的途径。表8-3显示的中国医学科学院肿瘤医院的疗效明显高于其他报道，原因可能与部分病例的分期要求不严格，即实际为II期的患者分入III期有关。

从放射治疗结果可看出，充分而适当的首次治疗，可以得到可能范围内的最好疗效，因此晚期患者也不应该放弃治疗，腹主动脉转移时也如此（表8-4）。

表8-4　子宫颈癌腹主动脉转移延伸野照射后5年生存情况

作者（年代）	例数	放射量（Gy）	5年生存率（%）
Hughes(1980)	38	45～51	30
Tewflk(1982)	23	50～55	22
Potish(1983)	81	43.5～50.75	40
Rubin(1984)	14	40～50	43
LOVeeehio(1989)	36	45	50
PodCzask(1990)	35	42.5～51	39

中国医学科学院肿瘤医院的统计表明，子宫颈癌放射治疗失败者中，70%是盆腔内复发，30%为远处转移，盆腔内复发者中60%以上是宫旁复发，近40%为局部复发。远处转移肺为第一位，其次是锁骨上淋巴结、腹主动脉旁淋巴结、脊柱、肝等。

不治疗者预后不良。中国医学科学院肿瘤医院统计的各种原因未行治疗的854例子宫颈癌资料表明，自症状出现开始计算，平均生存时间为22个月。子宫颈癌III期患者，自确诊后自然生存时间平均为8个月，生存时间最长者不超过3年，没有子宫颈癌自然消退的报道。

（二）放射治疗并发症

由于放射源种类、放射方法、照射面积、照射部位、单位剂量、总剂量、分割次数及总治疗时间等因素的不同，以及患者对放射线敏感性的差异，放射治疗并发症的发生概率及严重程度也各不相同。医师一方面要了解放射治疗的并发症，另一方面要熟悉腹腔器官、盆腔器官对放射线的耐受剂量（表 8-5）。

表 8-5　腹腔器官、盆腔器官对放射线的耐受剂量

器官	表现	损伤概率 1%～5% 所需剂量（cGy）	损伤概率 25%～50% 所需剂量(cGy)	照射体积（cm³）
皮肤	溃疡严重，纤维化萎缩	5500	7000	100
肌肉		10 000		全
骨	坏死，骨折	6000	15 000	100
软骨	坏死	6000	10 000	全
脊髓	坏死	5000	6000	5
主动脉	粥样硬化	5000～6000		
毛细血管	扩张、硬化	5000～6000	7000～10 000	
淋巴结	萎缩	4500	7000	
淋巴结	硬化	5000	8000	
小肠	溃疡，狭窄	4500	6500	100
结肠	溃疡，狭窄	4500	6500	100
直肠	溃疡，狭窄	5500	8000	100
肾	硬变	2300	2800	全
膀胱	挛缩，溃疡	6000	8000	全
输尿管	狭窄，梗阻	7500	10 000	5～10
卵巢	永久绝育	200～300	625～1200	全
子宫	坏死，穿孔	10 000	20 000	全
阴道	溃疡，瘘	9000	10 000	5
胚胎	死亡	200	450	

1. **早期并发症**　包括治疗中及治疗后不久发生的并发症。

（1）肿瘤感染：子宫颈癌经常合并肿瘤局部感染或潜在盆腔感染，在放射治疗过程中加重或被发现，尤以腔内照射为著，也有由于腔内治疗时无菌操作不严而引起感染者。感染对放射治疗效果有明显影响，因此，必须积极预防和治疗，除肿瘤不能控制、感染也不能控制的病例外，一般均应在感染控制后再行治疗。

（2）放射治疗性阴道炎、外阴炎：在放射治疗过程中，阴道难免受到辐射，特别是腔内放射治疗时，引起阴道物理性炎症反应，也可合并感染，表现为阴道黏膜水肿、充血、疼痛及排污增多。期间应加强阴道冲洗，保持局部清洁，局部适当应用抗生素，促进上皮愈合，避免阴道粘连。外阴是较潮湿的部位，由于阴道排污的刺激和辐射的影响，较易出现不同程度的外阴部放射反应，其表现为局部充血、肿胀、疼痛，严重时可出现溃疡。应保持局部清洁干燥、促进愈合。如在治疗过程中出现，则在不影响治疗的情况下适当调整照射位置，减少对外阴的辐射影响。

（3）胃肠反应：多发生在体外照射时，特别是腹部照射对胃肠影响较多，经常出现食欲缺乏、恶心、呕吐、腹痛及腹泻等。如有以上症状，轻者对症状处理，重者调整放射治疗计划。

（4）直肠反应：是腔内照射较常见的早期并发症。腔内照射的放射源距直肠很近，虽然

可以设法减少其对直肠的辐射，但完全避免是不可能的，主要表现为里急后重、排便疼痛、黏液便等，直肠镜检查可见在子宫颈水平附近的直肠前壁黏膜充血、水肿。有直肠反应者，应减少对直肠的刺激、避免便秘、保证营养和水分、预防感染。直肠反应在治疗期间很少出现，如出现则应暂缓放射治疗，积极处理，待症状好转后再恢复照射，必要时修改照射计划。

（5）机械损伤：主要发生在腔内照射的操作过程中，最多见的是子宫穿孔及阴道撕裂。例如，子宫颈局部肿瘤较大或溃疡较深时子宫颈口显示不清，在探查宫腔或向宫腔内放置宫腔管时，可引起子宫穿孔。在宫腔操作时发现患者突然下腹痛或探查宫腔已超过正常深度而无宫底感时，应考虑为子宫穿孔。这时应立即停止操作、严密观察、预防感染、严禁反复探查宫腔。如有内出血，应及时手术处理。行阴道腔内照射时，阴道狭窄或阴道弹性不佳者，如阴道容器过大、操作粗暴，均可造成阴道裂伤。操作过程中如发现有突然出血或剧痛，应检查有无阴道损伤；如有裂伤应即刻终止治疗，充分冲洗阴道、局部预防感染、促进愈合；如裂伤较深或有活动性出血，应及时缝合止血。

2. 晚期并发症

（1）皮肤及皮下组织改变：体外照射最先影响的是皮肤及皮下组织。会阴及腹股沟区的皮肤比腹背部皮肤对放射线的耐受量低，易出现改变。皮肤及皮下组织的并发症出现较晚，常表现为照射区皮肤、皮下组织甚至肌肉纤维化挛缩。因缺血造成组织坏死而形成溃疡者罕见。由于现代体外照射多采用高能射线，有剂量建成区，皮肤剂量较低，而且多采用两个以上照射野，严重的皮肤及皮下组织损伤已很少见。一旦发生则治疗极其困难，重在预防：选择合适的放射源及放射治疗时间、剂量、照射范围；照射一定剂量后要根据肿瘤消退情况缩小照射野；避免照射的重叠而形成的超量区；注意保护照射区的皮肤，避免外伤及刺激。

（2）生殖器官改变：盆腔的体外照射和腔内照射对生殖器官都有影响。子宫颈、子宫体及阴道对放射线的耐受度高，但也都会出现不同的放射反应，如放射治疗后纤维化，表现为阴道壁弹性消失、变窄，子宫颈、子宫体萎缩变小。若全子宫照射剂量为100Gy，则有不到5%的患者5年内出现子宫坏死和穿孔，宫腔内发生溃疡。子宫颈管引流不畅时还可出现子宫腔积液，合并感染后可造成宫腔积脓。卵巢受照射后可使卵巢功能消失而出现绝经期症状。盆腔纤维化严重者，可引起循环障碍或压迫神经导致下肢水肿或疼痛。

（3）肠道改变：盆腹腔放射治疗受影响最多的肠道是回肠、乙状结肠及直肠。小肠是对放射线耐受量较低的器官之一，在100cm范围内照射45Gy，则在5年内有不到5%的患者发生小肠溃疡、狭窄。但由于小肠的活动性较好，减少了局部小肠所受的辐射剂量，因此，盆腔照射一般给予45Gy安全，给至50Gy一般也不会发生严重并发症。小肠的放射损伤使肠道纤维化，可引起肠粘连、溃疡、狭窄甚至梗阻，临床表现为腹痛、腹泻、血便等。乙状结肠及直肠虽然对放射线的耐受量略高，但由于其在腹腔内相对固定，所以也是易受放射（尤其是腔内照射）损伤的器官，常表现为里急后重感、肛门下坠疼痛、黏液便甚至血便，直肠镜检可见肠黏膜水肿、充血、溃疡甚至瘘，尤以直肠多见。放射性直肠炎80%在完成放射治疗后6个月至2年间出现，大部分在3年内可望恢复。肠道的放射损伤很难治疗，主要是对症处理，重要的是预防，因此，在设计放射治疗计划时即应慎重，如有肠粘连史或腹腔、盆腔手术后的放射治疗，剂量不宜过高。

（4）泌尿系统改变：腹腔、盆腔的放射治疗对泌尿系统器官都有不同程度的影响。盆腔放射治疗对膀胱及输尿管的影响较大。最多见的是放射性膀胱炎，由于其对放射线的耐受较直肠为高，所以其放射损伤的发生率大大低于放射性直肠炎，仅为 3%左右。出现的时间也较放射性直肠炎晚，2/3 患者在放射治疗后 1～6 年出现，大部分在 4 年内恢复。主要表现为尿频、尿急、尿血甚至排尿困难。膀胱镜检查可见膀胱黏膜充血、水肿、弹性减弱或消失、毛细血管扩张甚至溃疡。治疗上可采取对症处理、预防感染、止血、补充液体等，出血严重者需要在膀胱镜下电灼止血。需手术止血者罕见。放射治疗对宫旁组织及输尿管的影响均可导致输尿管不同程度的梗阻，进而出现不同程度的肾盂积水及输尿管积水。肾盂积水患者主诉常为腰痛，检查为患肾区叩痛，通过 B 超、放射性核素肾图或肾盂造影即可确诊。

（5）对骨骼的影响：子宫颈癌放射治疗中盆腔体外照射可以影响骨盆及股骨上段。过去体外照射用低能射线时可见放射性骨炎，严重时可致股骨头坏死或股骨颈骨折等。体外照射改用高能照射后，基本上不存在严重的骨损伤。

（6）放射致癌：放射线治癌也致癌。由于子宫颈癌治疗效果的不断提高，长期生存的患者逐年增加，因而得以观察到放射治疗的远期并发症——放射癌。于国瑞报道的子宫颈癌放射治疗后发生恶性肿瘤的发生率为 0.52%，发生部位最多的是子宫体，其次为直肠、膀胱、卵巢、软组织及骨骼，这与该器官所受的放射剂量呈正相关。因为放射癌在组织学上没有任何特征，所以诊断比较困难，其诊断标准如下：①有放射治疗史；②在原放射区域内发生的恶性肿瘤，并能排除原肿瘤的复发、转移；③组织学证实与原发癌不同；④有相当长的潜伏期。于国瑞等报道的潜伏期为 5～27 年，平均为 14.4 年。因此，凡恶性肿瘤经放射治疗的患者，应终身随诊检查，除及时发现原肿瘤的晚期复发或转移外，还可以早期发现放射癌。

高剂量率后装腔内照射初期阶段放射治疗并发症明显高于传统腔内放疗，20 世纪 80 年代以后，由于个体化治疗的应用，放射治疗并发症逐渐下降，从镭疗与后装治疗的并发症看，两者已无明显差别（表 8-6）。

表 8-6　子宫颈癌镭疗与高剂量率后装治疗并发症比较（ n = 1512 ）

并发症	发生率（%）			
	镭疗		高剂量率后装治疗	
	1973～1979	1980～1988	1973～1979	1980～1988
膀胱溃疡	2.4	2.2	5.7	1.1
膀胱瘘	0	0	0	0
直肠溃疡	11.6	5.8	6.9	1.4
直肠瘘	1.2	0.2	1.5	0
总的并发症	15.2	8.2	14.1	2.5

（三）影响预后的因素

除临床分期外，还有一些因素不同程度地影响预后。

1. **贫血**　子宫颈癌的长期慢性失血或急性大出血均可导致贫血。治疗前的血红蛋白水平在一定程度上反映患者的体质和瘤床血氧供应情况，血红蛋白的高低与放射治疗疗效有直接关系。中国医学科学院肿瘤医院子宫颈癌Ⅱ、Ⅲ期患者，放射治疗前血红蛋白在 80g/L 以下者比 120g/L 以上者的 5 年内生存率低 30%左右，文献也有类似的报道。说明子宫颈癌并发贫血影响放射治疗效果，贫血越重，影响越大。

2. **宫腔积脓**　由肿瘤或放射造成的宫腔引流不畅及感染所致。放射治疗后如发现阴道排污增多、发热、腹痛及子宫增大者均应考虑宫腔积脓的可能，要探查宫腔，必要时扩宫引流，以明确诊断。于国瑞报道,宫腔积脓占子宫颈癌放射治疗并发症的 2.5%,宫腔积脓者的内膜有癌率为 55.6%。子宫颈癌合并宫腔积脓的 5 年生存率比无宫腔积脓者低 10%左右,宫腔积脓合并高热及子宫增大者预后不佳。宫腔积脓在子宫颈癌放射治疗后仍持续不愈或放射治疗后出现者,子宫颈癌局部未控制或复发的可能性极大,放射治疗后出现宫腔积脓者超过 50% 子宫内膜有癌,因而预后更差。除非急性感染,均应行子宫内膜及子宫颈管刮取活体组织检查,同时抗感染、引流。若放射治疗前或放射治疗中活检有癌,则应适当增加宫腔或子宫颈管的放射剂量。最后一次腔内治疗时最好取子宫内膜活检,阳性者均应考虑手术治疗。

3. 盆腔感染 子宫颈癌放射治疗前及治疗中并发盆腔感染者占 6.3%,包括附件炎、宫旁组织炎、盆腔腹膜炎及盆腔脓肿等。癌灶破坏子宫颈及阴道的生理防御机制,加之盆腔检查、宫腔操作、较大压力的阴道冲洗、阴道内异物残留及阴道引流受阻的因素,都可以导致感染。盆腔感染是影响子宫颈癌放射治疗效果的重要因素之一,晚期癌尤为明显,Ⅲ期、Ⅳ期子宫颈癌合并盆腔感染者比无盆腔感染的 5 年放射治疗生存率低 18%。如有盆腔感染,放射治疗前应行预防处理;如发现急性感染,应在最短时间内控制感染,减少对疗效的影响。

4. 输尿管梗阻 子宫颈癌向宫旁扩展压迫输尿管造成输尿管梗阻,继而发生输尿管或肾盂积水。子宫颈癌肾盂积水的发生率为 19%。合并肾盂积水者预后较差,其 5 年生存率比无肾盂积水者低 13%,Ⅲ期、Ⅳ期子宫颈癌合并与不合并肾盂积水者,5 年内生存率相差 6%。合并肾盂积水者或治疗后出现肾盂积水者预后不佳。

5. 组织类别 子宫颈鳞癌与腺癌对放射线的敏感性或疗效有无差异意见不一。一般认为腺癌对放射线的敏感性低于鳞癌,但也有学者认为子宫颈腺癌对放射线的不敏感主要是因为癌细胞侵犯肌层,距放射源较远,多数并非真正的不敏感。子宫颈腺癌常在子宫颈管内形成较大肿块,并易于向子宫下段及宫旁蔓延,导致放射治疗后常易残存,影响疗效。中国医学科学院肿瘤医院子宫颈癌的治疗统计表明,腔内放射治疗在 10 000mg/h 以上的,腺癌占治疗总数的 18%,鳞癌只占 5.5%;子宫颈腺癌的 5 年生存率比鳞癌低 20%左右,支持子宫颈腺癌对放射的敏感性较低、疗效也低的观点。因而有学者主张在子宫颈腺癌放射治疗后手术切除残余灶,以提高疗效。

6. 剂量和疗程 适当的剂量和疗程可以提高性价比,因而放射治疗剂量与疗程都可以影响疗效。剂量过小或疗程过长,达不到对肿瘤的最大破坏,影响疗效。剂量过大或疗程过短,破坏肿瘤周围的屏障和局部组织修复能力,也会降低治愈率。临床实践表明,子宫颈癌放射治疗的适当剂量和疗程是腔内照射 6000~10 000mg/h("A"点剂量腔内加体外共 70~80Gy),体外照射"B"点剂量不低于 40~50Gy,在附件的组织和器官能耐受的范围内应尽量提高宫旁的照射量,有益于提高疗效,总疗程以 6~8 周较为理想。

第四节 子宫内膜癌放射治疗

放射治疗是子宫内膜癌有效的治疗手段之一,可以单独使用,也可以配合手术治疗。

一、单纯放射治疗

单纯放射治疗适用于各期子宫内膜癌,包括腔内照射及体外照射两部分。

（一）腔内照射

腔内照射用于原发区的治疗，包括宫腔、子宫颈及阴道，重点在宫腔。照射方法如下。

1. 传统的腔内照射

（1）传统子宫颈癌的腔内照射方法：最早期对子宫内膜癌的腔内放射治疗是采用子宫颈癌的腔内照射方法，如斯德哥尔摩法、巴黎方法等，只是减少了阴道的照射剂量。由于不能形成子宫内膜癌所需要的倒梨形剂量分布，治疗效果很不满意。

（2）传统的黑曼（Heymen）宫腔填塞法：一般的宫腔管照射不能使瘤床受到均匀有效的剂量。1941 年瑞典的 Heymen 等采用宫腔填充法治疗 695 例子宫内膜癌，5 年生存率从原来的 45% 提高到 65%。此后，宫腔填充法被推广应用。其特点是以囊状放射器将宫腔填满，使放射源与肿瘤的间距缩短，放射源分散，剂量分布均匀。宫腔内填满放射容器而被撑大、变薄，肌层浸润的瘤床可以得到有效照射，较一般单管优越。Heymen 式填充治疗分两次进行，间隔 3 周，其中一次并用阴道照射。每次照射时间 15～36h。镭囊数目与大小可根据宫腔容积调整，宫腔总剂量是 3000mg/h，子宫的浆膜面剂量达 26Gy，符合测量离体标本所得的数据，即距放射源 1.5cm 处的剂量为 30Gy。宫腔镭囊填充法的主要缺点是防护要求高、宫腔置囊操作时间长、工作人员接受的放射剂量大。

（3）其他宫腔容器：为使放射源贴近癌瘤并达到剂量均匀，有人试行改进以弥补宫腔单管的不足，因而有"T"形、"Y"形或倒三角形等宫腔容器出现，也有用滚珠样、弹簧式容器者，甚至液体放射源也曾被考虑，但皆不及宫腔填充法应用广泛。

2. 后装腔内放射治疗　后装技术的应用可为子宫内膜癌腔内放射治疗提供较理想的适合需要的放射剂量曲线，因而提高了疗效。

（1）后装宫腔单管照射：将宫腔容器置于宫腔内，根据宫腔深度及治疗需要决定宫腔放射源移动的长度，放射源在宫腔容器内根据计划在不同位置上停留不同时间，形成与子宫形态相近似的倒梨形剂量分布曲线。子宫内膜癌灶的位置、范围和深度均无法准确判断，肿瘤剂量就更无法计算。因此，固定某一个点作为子宫内膜癌剂量计算点是不全面的，应以实际不同大小的子宫肌层为剂量参考点。可以用治疗计划系统计算出子宫肌层的剂量外，还可计算出膀胱、直肠及各主要区域的剂量分布情况，如不理想可以进行调整。子宫肌层剂量争取达到 50Gy 以上为好，每周 1 次，每次 10Gy，分 4～5 次进行，同时要适当补充阴道腔内照射，以减少阴道复发。如阴道内有明显的转移灶时，局部应按阴道癌进行照射。

（2）后装黑曼式宫腔填塞技术：Rotle 设计了 Micro-slectrom HDR 遥控后装源囊填充技术。依-192 源直径为 1.1mm。有效长度为 0.6nm，源囊外径分别为 4mm、5mm、6mm 及 8mm，依据宫腔大小充填不同数目的源囊，一般可填 6～10 个（子宫颈管置一个，使剂量分布更合理）。治疗前用 B 超检查源囊位置的正确性，治疗计划系统计算出参考体积及参考点剂量。

参考点（My）：从剂量分布中轴也就是宫腔中轴顶点向下 2cm，旁开 2cm。参考体积表面基本代表宫体浆膜层。治疗方法：每次参考剂量 10Gy，共 6 次。每次直肠、膀胱最高剂量不超过 7Gy（一般 3～5Gy），包括体外照射总剂量不超过 60Gy/6 周。因直肠、膀胱距宫腔容器较远，与子宫颈癌治疗相比超过此剂量者较少。

（3）其他后装宫腔容器：为使子宫内膜癌腔内照射的剂量分布更为理想，有学者发明了双管技术、伞装技术等，但仍不如宫腔填充技术有效。

（二）体外照射

子宫内膜癌的体外照射主要负责蔓延及转移区的治疗。由于未行手术，无法判断其蔓延和转移的确切情况，子宫内膜癌体外照射只能凭理论和经验进行。除 I A、I B 期 $G_1 \sim G_2$ 者外均应辅以体外照射。子宫内膜癌体外照射的范围除盆腔淋巴区外，腹主动脉旁淋巴区是否需要照射意见不一。如果按子宫内膜癌转移途径来看就应包括腹主动脉旁淋巴区。

1. 盆腔照射　根据肿瘤的范围而定。一般包括下腹及盆腔，前后各一野相对垂直照射，照射野的上缘在第 5 腰椎水平，下界在闭孔下缘，两侧缘在髂前上棘附近。单纯大野照射"B"点剂量可达 50Gy/5 周。大野中间前后用 4 个 1/2 半价层的铅块遮挡 4cm 左右即成为盆腔四野照射，"B"点剂量一般给（40～50）Gy/（4～5）周。各种形状的照射野设计目的都是为了减少照射体积，增加剂量分布的均匀度。可以根据病情的需要和个人理解去选择适合要求的照射野。

2. 腹主动脉旁及盆腔照射　照射野是由盆腔大野上缘中心 8cm 宽向上延伸至膈下。照射范围包括腹主动脉旁淋巴区、髂总淋巴区及盆腔淋巴区。对腹主动脉旁淋巴区的照射剂量在（40～50）Gy/（5～6）周。

3. 盒式技术（box technique）　由前后两野及两个侧野组成。前后两侧缘达第 5 腰椎上缘，以覆盖髂总淋巴结，下达阴道上 1/2 达闭孔下缘。照射野大小一般为 16cm×16cm。两侧缘前达耻骨联合，包括髂外淋巴结，后达第 2～3 骶椎交界处水平，包括髂前淋巴结，照射野一般为（10～12）cm×16cm。

4. 局部照射及适形照射　前者是指对肿瘤转移灶的局部进行照射。照射范围和剂量根据需要而定。因癌骨转移而剧痛，可对转移灶进行局部照射，剂量为 20～30Gy。后者对某些局部病灶或复发病灶适形放射治疗，有时剂量可达根治量，正常组织受照射剂量小，减少并发症的发生。

二、术前放射治疗

目的是降低癌细胞的活性，减少术中种植概率，缩小肿瘤范围，提高手术切除率。术前放射治疗的适应范围如下。

1. I～II 期子宫内膜癌　术前给半量腔内照射（包括阴道内照射），照射后 2 周内手术。有学者主张术前行全量放射治疗，6～8 周后再行子宫切除，但用两种根治手段进行治疗即增加了并发症，又不提高疗效，有悖于放射治疗的初衷，故不提倡。

2. III～IVA 期子宫内膜癌　以放射治疗为主，给予全量的腔内及体外照射，放射治疗后 8～10 周仍有肿瘤残存且有手术可能者行手术探查，争取根治切除或减瘤术。总的原则是能直接手术则尽量不做术前放射治疗。

三、术后放射治疗

目的是给可能潜在的亚临床病变区域进行预防照射，从而提高疗效；对有残留的病灶区域进行照射，以减少复发。I～II 期子宫内膜癌患者，根据手术探查的情况及手术后病理结果，决定术后是否需要放射治疗。I A 期 $G_1 \sim G_3$ 及 I B 期 $G_1 \sim G_2$ 者术后不需附加放射治疗。I B 期 G_3 及 II C 期及晚期、盆腔淋巴结阳性者应加盆腔大野照射 45～50Gy。有人主张 I A 期 G_3 也加盆腔放射治疗及化疗。腹主动脉旁淋巴结阳性者应另加腹主动脉旁照射。II

期患者阴道切除不足者应加阴道腔内照射、局部剂量不低于 30Gy。Ⅳ期患者则根据病变情况行个体化放射治疗。

第五节　卵巢癌放射治疗

放射治疗作为卵巢癌治疗中的辅助治疗已有 50 多年的历史,开始仅用于肿瘤不能切除的患者,很快普遍用于各期病变的术后治疗。放射治疗是局部治疗手段,主要通过全腹和盆腔体外照射、腹盆腔放射性核素灌注等,达到杀灭和控制肿瘤的目的。虽然铂类和紫杉醇联合化疗已成为卵巢癌患者术后的标准治疗,但有研究表明,谨慎应用盆腹腔放射治疗对选择性患者,如无性细胞瘤,治疗效果好。

一、放射治疗的剂量和方法

1. 盆腔照射　曾是卵巢癌术后治疗方法之一,目前已极少应用。以往多与腹部照射和(或)化疗综合应用。盆腔照射范围包括下腹部和盆腔,前后对称垂直照射,肿瘤剂量 40～50Gy,6～8 周完成。

Schray 等采用下腹照射(上界第 4～5 腰椎,下界盆底)治疗Ⅰ～Ⅱ期和选择性Ⅲ期患者(残存肿瘤小)共 82 例,肿瘤剂量 40～60Gy,多数患者采用 50～55Gy,每周 9～12.5Gy,4～7 周完成,Ⅰ～Ⅲ期 10 年无瘤生存率各为 78%、60%、24%。

2. 全腹加盆腔照射　曾用于早期患者的术后预防治疗,或有小的残存肿瘤(<2cm 甚至<0.5cm)中晚期患者的术后治疗,现已极少应用。全腹照射上始于膈上 1cm,下至盆腔闭孔下缘,包括腹膜在内的盆腹腔。采用全腹开放大野照射,曾一度应用的腹部移动条形野技术经临床随机分组研究显示,全腹开放大野照射较移动条形野照射有较低的并发症,且肿瘤的控制率相同,因此腹部照射开放大野技术已基本替代了腹部移动条形野技术。

照射剂量:一般全腹照射的肿瘤剂量为 22～28Gy,6～8 周完成,前后垂直照射。为减少肝肾损伤,从后方挡肾,剂量限于 15～18Gy;从前方挡肝,剂量限于 22～25Gy。增加盆腔野照射剂量,使盆腔野总剂量达 45～50Gy。

全腹照射的患者放射治疗反应较大,如恶心、呕吐、腹泻,白细胞、血小板减少及不同程度的肝肾功能损伤。肠粘连和肠梗阻是主要的晚期放射并发症,肠梗阻发生率达 4%～12%,需手术解除的肠梗阻则相对少见,晚期有放射性膀胱炎、胃肠吸收不良等。

3. 腹腔内放射性核素灌注　腹腔内灌注放射性核素胶体金-198 或胶体磷-32 治疗卵巢癌已有 30 多年的历史。因放射性物质在腹腔内常分布不均,引起严重的肠道并发症,并对腹膜后淋巴结无作用,目前多被腹腔化疗替代。但腹腔内放射性核素治疗有其独特的优点,在它接触到的体腔表面有限的深度内,可受到高剂量的照射。同时也有给药方法简便和治疗时间短的优点。胶体金-198 的 β 射线能量为 0.32MeV,射程不到 4mm,但 γ 射线易引起肠损伤。磷-32 发射纯的 β 射线,平均能量为 0.69MeV,射程约 8mm,半衰期较长,为 14.3d,肠道损伤较小。

以往放射性核素的腹腔内灌注主要用于早期患者如肿瘤破裂、有腹腔积液等的预防治疗,以及腹腔内有小的散在的残存肿瘤的术后治疗。这些射线穿透软组织的深度<1～2mm,因此对有较大的残存肿瘤患者并不适合。如有腹腔粘连,影响灌注液体的流动,既影响疗效又

增加并发症。Ou 等评价了 370~740MBq（10~20mCi）磷-32，可给腹膜表面 20~40Gy 的治疗，但当分布不均时，局部浓度差异可相差 10 倍以上。

磷-32 腹腔治疗最常见的并发症是腹痛，发生率为 15%~20%。化学性或感染性腹膜炎发生率为 2%~3%。最严重的晚期并发症是小肠梗阻，发生率 5%~10%。

4. **其他方法**　Adelson 等采用高剂量单次分割照射姑息性治疗晚期卵巢癌，取得疗效。42 例肿瘤主要限于盆腔的患者，盆腔肿瘤剂量 10Gy，一日完成，每月 1 次。认为照射 1~2 次是安全的，超过 2 次有严重放射反应。25/34 例肿瘤缩小，15/21 例阴道出血减少或停止，11/20 例疼痛缓解。中国医学科学院肿瘤学院采用此法治疗少数晚期患者，也取得短期姑息性疗效。

膈及腹主动脉旁是卵巢癌常见的转移部位，Sehray 等提出在全腹放射治疗时，应增加腹主动脉旁和膈下区照射野。腹腔、膈区、腹主动脉旁区及盆腔剂量分别增至 30Gy、42Gy、42Gy、51Gy。

Morgon 等采用高分割全腹照射技术治疗接受了手术和多疗程化疗的Ⅲ期卵巢癌患者，经 2 次或 3 次剖腹探查证实无或有小的残存肿瘤。放射治疗采用全腹大野前后垂直照射，每日上午、下午各照射 1 次，每次肿瘤剂量为 0.8Gy，总剂量 30Gy/19d，并加盆腔照射，认为近期及远期的放射治疗反应小，优于一般全腹照射方法。中国医学科学院肿瘤医院采用此法治疗 6 例晚期经手术化疗后，二次剖腹探查残存肿瘤<2cm 的患者，2 年后 2 例仍无癌生存。

二、放射治疗在卵巢癌综合治疗中的应用

（一）卵巢上皮癌

1. **适应证**　主要用于术前、术后的辅助治疗及晚期、复发患者的姑息治疗。放射治疗的部位有盆腔、全腹、腹主动脉旁、局限性复发和转移灶。

术前放射治疗已多被化疗代替，但仍可用于孤立的、手术切除困难的肿瘤，特别是不宜化疗的患者。术前放射治疗如给肿瘤剂量 20Gy，休息 2 周后可手术；如给 40Gy，应等放射治疗反应过后，即休息 6~8 周后再手术。

术后放射治疗也已多被化疗所替代。以往可用于手术后残存瘤<2cm 的患者术后巩固治疗，一般始于术后 7~10d。

2. **治疗方法**　主要有全腹加盆腔放射治疗、磷-32 腹腔灌注，但目前多不采用。晚期卵巢上皮癌的放射治疗主要为姑息性放射治疗。

对化疗无法控制的患者，放射治疗可起到姑息性治疗的作用。2006 年 Quon 等报道采用放射治疗作为复发或晚期有明显症状患者的姑息治疗，共治疗 53 例，主要症状为出血（40%）、疼痛（37%）和其他症状（23%）。最常用的局部放射剂量为 30Gy/10 次（从 5Gy/次→52.5Gy/20 次），53 例共给予 62 个疗程。总症状控制率为 100%，完全缓解达 68%，对出血、疼痛和其他症状的完全缓解率分别达 85%、65% 和 36%。中位有效时间 4.8 个月。常见毒性反应为轻度胃肠反应。本研究表明放射治疗对控制症状明显有效。在距末次治疗 6 个月以上的复发患者，如广泛转移，化疗仍是首选，但对孤立病灶或转移灶，放射治疗也可以取得较好效果。

一般认为，如果肿瘤对铂类或紫杉醇为基础的联合化疗耐药，常对放射治疗也同样不敏感。但一些临床资料表明，体外放射治疗对顺铂抗拒的卵巢癌患者仍能起到有效的姑息治疗作用。Corn 等治疗 33 例复发性卵巢癌共 47 个部位，采用高分割治疗方案，总的症状改善率为 90%，但中位生存时间仅 4 个月。Celblum 等对 47 例顺铂耐药患者进行姑息性放射治疗。

33 例（70%）可评价疗效，23 例（69.7%）症状完全缓解，8 例（24%）部分缓解，另 2 例因其他原因未评价。平均反应时间是 11 个月，接近生存期。39%（13/33）的患者症状缓解期＞12 个月，仅 30%（10 例）缓解期≤6 个月。另有资料显示，在极少数病例高剂量姑息放射治疗可以获得长期生存甚至治愈。

　　姑息治疗盆腔较大肿块时，为增加疗效，减少放射损伤，可针对肿瘤缩小照射野，追加剂量至总剂量 50～60Gy。近年来，放射治疗技术有明显进展，特别是三维适形调强放射治疗的临床应用，明显的提高治疗靶区剂量强度和减少周围正常组织损伤，对卵巢癌的局部肿瘤复发提供更多的治疗手段。

（二）卵巢无性细胞瘤

　　卵巢无性细胞瘤对放射治疗高度敏感，采用手术及术后放射治疗，疗效好，生存率达 83%。放射治疗的方法和剂量基本同卵巢上皮癌。一般有术后单纯盆腔放射治疗或全腹盆放射治疗等，单纯盆腔放射治疗剂量为 40～50Gy，全腹剂量为 22～26Gy 且盆腔加至 40～50Gy。近年来，大量临床研究表明单纯型无性细胞瘤对顺铂为基础的联合化疗高度敏感，在晚期和复发性患者中，也取得了较高的治疗率。中国医学科学院肿瘤医院 1959～1992 年共收治卵巢无性细胞瘤（单纯型）60 例，除 1 例单纯手术治疗外，其中 39 例接受手术加化疗，5 年生存率为 76.9%，而 20 例接受手术加放射治疗患者的 5 年生存率为 95.0%。因为放射治疗只是一种局部治疗，对病变广泛的晚期和复发患者疗效不佳，且全盆放射治疗使患者永久性丧失卵巢功能，因此目前临床上无性细胞瘤术后首选化疗。对化疗耐药者可通过手术和放射治疗。

（沈泽天　朱锡旭）

参 考 文 献

布洁，李韧，宋微，等，2010. 锎-252 中子腔内照射加外照射治疗宫颈癌 110 例临床分析. 中华肿瘤杂志，32：619-621.

杜霄勍，安菊生，吴令英，等，2013. 子宫颈癌体外放疗新进展，中华妇产科杂志，48（9）：710-711.

何报宁，何林，陈松，等，2007. 三维适形放射治疗不能手术的宫颈癌 30 例疗效观察. 广西医学 ，29：199-200.

胡逸民，2000. 适形放疗：肿瘤放射物理学的新进展. 实用肿瘤杂志，15：221-223.

黄曼妮，李明辉，安菊生，等，2009. 简化调强技术在宫颈癌外照射中应用的剂量学研究. 中华放射肿瘤学杂志，18：217-220.

黄一统，王弋，柯晓惠，等，2011. 三维适形放疗联合同步化疗治疗宫颈癌放疗后复发的临床观察. 实用妇产科杂志，27: 436-438.

江启安，周毅德，2006. 质子射线放射治疗研究现状，国际肿瘤学杂志，33：510-513.

任锦霞，赵林，吉宏，等，2012. 宫颈癌根治术后常规放射治疗与三维适形放射治疗的临床观察. 兰州大学学报（医学版），38:61-64.

王璐璐，孔为民，2013. 放疗新技术在子宫颈癌治疗中应用的进展. 中华妇产科杂志，48（10）：793-794.

杨波，庞廷田，孙显松，等，2012. 宫颈癌术后盆腔容积调强弧形治疗与固定野调强放疗计划的剂量学研究. 中华放射肿瘤学杂志，21：543-546.

殷蔚伯，余子豪，徐国镇，等，2008. 肿瘤放射治疗学. 中国协和医科大学出版社，1007.

Albuquerque K, Giangreco D, Morrison C, et al, 2011.Radiation-related predictors of hematologic toxicity after concurrent chemoradiation for cervieal cancer and implications for bone marrow-sparing pelvic IMRT. Int J Radiat Oucol BM Phys, 79:1043-1047.

Beriwal S, Kannan N, Kim H, et al, 2011.Three-dimensional high dose rate intracavitary image-guided brachytherapy for the treatment of cervical cancer using a hybrid magnetic resonance imaging/computed tomography approach: feasibility and early results. Clin Oncol(R Coil Radi01), 23:685-690.

Chen MF,Tseng CJ, Tseng CC, et al, 2007. Clinical outcome in posthysterectomy cervical cancer patients treated with concurrent Cisplatin and intensity-modulated pelvic radiotherapy:comparison with conventional radiotherapy. Int J Radiat Oncol Biol Phys, 67:1438-1444.

Cozzi L, Dinshaw KA, Shrivastava SK, et al, 2008. A treatment planning study comparing volumetric arc modulation with RapidAre and fixed field IMRT for cervix uteri radiotherapy. Radiother Oncol, 89:180-191.

D'Souza WD, Ahamad AA, Iyer RB, et al, 2005. Feasibility of dose escalation using intensity-modulated radiotherapy in Dosthvsterectomv cervical carcinoma. Int J Radiat Oncol Biol Phys, 61:1062-1070.

EC Quon M, Gallant V, Samart R, et al, 2006. Effctive palliative radiotherapy for symptlmatic recurrent or residual ovarian cancer. Gynecol Oncol, 102(2):204-209.

Georg D, Georg P, Hillbrand M,et al, 2008.Assessment of improved organ at risk sparing for advanced cervix carcinoma utilizing precision radiotherapy techniques. Strahlenther Onkol, 184:586-591.

Harper JL, Jenrette JM, Goddu SM, et al, 2004. vulvar cancer in a patient with fanconis anemia, treated with 3D conformal radiotherapy. Am J Hematlo, 76(2):148.

Igdem S, Ercan T, Alco G, et al, 2009. Dosimetfic comparison of intensity modulated pelvic radiotherapy with 3D conformal radiotherapy in patients with gynecologic malignancies. Eur J Gynaeeol Oncol, 30:547-551.

Jensen LG, Hasselle MD, Rose BS, et al, 2013. Outcomes for patients with cervical cancer treated with extended-field intensity-modulated radiation therapy and concurrent cisplatin. Int J Gynecol Cancer, 23:119-125.

Kagei K,Tokuuye K, Okumura T, et al, 2003. Long-term results of proton beam therapy for carcinoma of the uterine cervix.Int J Radiat Oncol Biol Phys, 55: 1265-1271.

Kang HC, Shin KH,Park SY, et al, 2010. 3D CT-based high-dose-rate brachytherapy for eervical cancer:clinical impact on late rectal bleeding and local control. Radiother Oncol, 97:507-513.

Kim YJ, Kim JY, Yoo SH, et al, 2013. High control rate for lymph nodes in cervical cancer treated with high-dose radiotherapy using helical tomotherapy. Technol Cancer Res Treat, 12:45-51.

Mar'ina LA, Chekhonadskit VN, Kravets OA, et al, 2004.Comparison of effectiveness of treatment for eervieal carcinoma using different brachytherapy equipment. Vopr Onkol, 50:55-60.

Morice P, Haie-Meder C, Rey A, et al, 2000. Radiotherapy and radical surgery for treatment of patients with bulky stage Ⅰ B and Ⅱ cervical carcinoma. Int J Gynecol Cancer, 10(3):239-246.

Napolitano V, Imperato F, Mossa B, et al, 2003. The role of neoadjuvant chemotherapy for squamous cell cervical cancer (Ⅰ b- Ⅱ b): a long-term randomized trial. Eur J Gynaecol Oncol, 24:51-59.

NCCN Guidelines Version 1.2012. Cervical cancer [EB/OL].[2013-06-03]. http://download. bioon.com.cn/ view/upIoad/201212/11000849_8320.pdf.

Oliver M, Ansbacher W, Beckham WA, 2009. Comparing planning time, delivery time and plan quality for

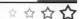

IMRT, RapidArc and Tomotherapy. J Appl Clin Med Phys, 10:3068.

Olofsen.van Acht MJ, Quint S, Seven M, et al, 1999. Three-dimensional treatment planning for postoperative radiotherapy in patients with node-positive cervical cancer.Comparison between a conventional and a conformal technique. Strahlenther Onkol, 175:462-469.

Otton GR, Nicklin JC, Dickie G.L, et al, 2004. Early stage vaginal carcinoma-an analysis of patients.Int J Gynecol Cancer, 14(2):304-310.

Park TK, Kim SN, Kwon JY, et al, 2001. Postoperative adjuvant therapy in early invasive cervical cancer patients with histopathologic high-risk factors. Int J Gynecol Cancer, 11(6):475-482.

Platta CS, Bayliss A, McHaffie D, et al, 2013. A dosimetric analysis of tomotherapy based intensity modulated radiation therapy with and without bone marrow sparing in gynecologic malignancies.Technol Cancer Res Treat, 2013, 12:19-29.

Poorvu PD, Sadow CA, Townamchai K, et al, 2013. Duodenal and other gastrointestinal toxicity in cervical and endometrial cancer treated with extended-field intensity modulated radiation therapy to paraaortic lymph nodes. Int J Radiat Oncol Biol Phys, 85:1262-1268.

Renard-Oldrini S, Brunaud C, Huger S, et al, 2012. Dosimetric comparison between the intensity modulated radiotherapy with fixed field and Rapid Arc of cervix cancer. Cancer Radiother, 16:209-214.

Stryker JA, Mortel R，2000. Survival following extended field irradiation in carcinoma of cervix metastatic to para-aortic lymphnodes. Gynecol Oncol, 79(3):399-405.

Tacev T, Ptdekovd B, Strnad V, 2003. Californium-252(^{252}Cf)versus conventional gamma radiation in the brachytherapy of advanced cervical carcinoma long-term treatment results of a randomized study. Strahlenther Onkol, 179:377-384.

Tjalma NA, Monaghan JM, Battos LA, et al, 2001. The role of surgery in invasive squamas carcinoma of the vagina.Gynecol Oncol, (81):360-365.

Tyagi N, Lewis JH, Yashar CM, et al, 2011. Daily online cone beam computed tomography to assess interfi'acllonal mollon in patients with intact cervical cancer. Int J Radiat Oncol Biol Phys, 80:273-280.

Vandecasteele K, Makar A,Van den Broecke R, et al, 2012. Intensity-modulated arc therapy with cisplatin as neo-adjuvant treatment for primary irresectable cervical cancer. Toxicity,tnmour response and outconle. Strahlenther Onkol, 188: 576-581.

Vandecasteele K, Tummers P, Makar A, et al, 2012. Postoperative intensity-modulated arc therapy for cervical and endometrial cancer: a prospective report on toxicity. Int J Radiat Oncol BiolPhys, 84:408-414.

第 9 章

姑息医学在妇科肿瘤中的应用

第一节 概　　论

根据世界卫生组织（WHO）估计，2020 年全球癌症生存者将达 3000 万例，每年全球有 980 万人死于癌症。发展中国家的年癌症发病率及死亡率增长的比率高于发达国家。让这些患者安宁而有尊严地走完人生旅途最后一程，80%以上的患者需要姑息治疗。临终关怀及姑息治疗的主旨就是在人生结束时提供最好的关怀和照顾。面对只升不降的癌症发病率和死亡率，姑息治疗在全球日益得到认同和发展。以人为本的宗旨即致力于提高生活质量和延长生存期，已成为当前肿瘤学界奋斗的目标。

一、姑息医学的发展简史

姑息关怀（palliative care）最早起源于公元 4 世纪的古罗马拜占庭 Christian 社会机构发起的临终关怀医院运动。1967 年，世界第一个现代化的姑息关怀医院（St Christopher's Hospice）在伦敦建成。1987 年在英国姑息医学（palliative medicine）被批准作为一门医学专业，对其描述：对患活动性、进行性、预后有限的晚期疾病的患者进行研究、治疗和关怀照护，焦点是生命质量。1990 年 WHO 提出姑息关怀的使用定义：对那些对治愈性治疗无反应的患者积极地、整体地关怀和照护，其关注镇痛、控制其他症状和减轻精神心理、社会创伤、缓解宗教困扰，为患者和家属赢得最好的生活质量。姑息关怀的许多方面也适用于早期肿瘤患者，应将姑息治疗与抗肿瘤治疗相结合。

20 世纪 90 年代后，姑息医学在西方日益受到重视。澳大利亚、加拿大、美国、英国等国家建有专门的医疗机构，由医师、护士、心理学家、社会工作者、理疗师、宗教人士、志愿者等组成的团队对需要姑息治疗的患者进行治疗。姑息治疗在美国已获批准成为美国医学专业委员会正式的亚专业，并被批准成为研究生医学教育的培训项目。

2002 年 WHO 重新修订了姑息医学的定义，即姑息医学是一门临床学科，通过早期识别、积极评估、控制疼痛和治疗其他痛苦症状，包括躯体的、社会心理和宗教的干预，预防和缓解身心痛苦，从而改善面临生命威胁的患者及其亲人的生命质量。

2005 年在"临终关怀之声"与世界各地的"临终关怀和姑息治疗学会"的联合倡导下，将每年的 10 月 8 日定为"临终关怀和姑息治疗日"。因此，WHO 对肿瘤工作也由"肿瘤预防、早期诊断、早期治疗"三项任务改为"肿瘤预防、早期诊断、综合治疗、姑息治疗"四项任务。

我国癌症康复与姑息治疗事业起始于 20 世纪 80 年代初,20 世纪 90 年代开始推广 WHO 癌痛的"三阶梯疗法",1994 年正式成立中国抗癌协会癌症康复与姑息治疗专业委员会,成立了一批姑息医疗服务单位。姑息医学在我国虽然起步较晚,但发展很快,前景令人欣慰。

二、姑息治疗的基本内容和原则

姑息治疗是一种以患者及其家庭为中心的特殊健康关怀,关注疼痛和其他症状的有效控制,并按照患者和(或)家属的需要、价值观、信仰和文化背景提供社会心理与精神帮助。姑息治疗的目标是预防及减轻痛苦,提供所能达到的最佳生存质量,而不受疾病分期或其他治疗的限制。姑息治疗应在疾病诊断时即开始,与控制疾病及延长生命的治疗同时进行。当控制疾病及延长生命的治疗无效或不能达到预期目标时,姑息治疗应成为主要治疗。姑息医学是对患者躯体的、心理的和精神层面的全面照顾,并贯穿疾病过程的始终(图 9-1)。姑息治疗也适用于疾病过程的早期,联合应用放射治疗和化疗等积极延长生命的治疗,包括所需要的进一步检查,来评估和治疗各种痛苦的临床并发症状。

姑息医学的核心原则:自主权(尊重患者的人格)、不作恶(向好的方面做,做善事)、仁慈(最小的伤害)和公正(资源的公平使用),要求在姑息治疗中应体现"以人为本",不仅要关注患者的躯体痛苦,还应关注并尊重他们的心理、精神层面的需求,帮助患者制订现实可行的目标,用积极的心态面对疾病和生活。除此之外,还要对患者的亲友进行姑息治疗的宣传教育,让他们接受科学的观念,并给予他们精神和社会的心理支持,使患者本人及其亲属都获得较高的生活质量。

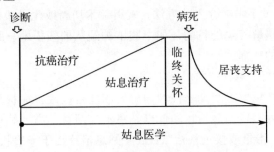

图 9-1 姑息医学贯穿疾病过程的始终

姑息医学的三个基本要素:团队工作合作、社会心理支持和缓解症状。三个要素通过优良的交流技巧有机地结合在一起,给患者坦诚并带来希望。肿瘤患者在疾病不同阶段面临的问题各有不同,治疗内容和原则也各有侧重。通过全面的、有针对性的姑息治疗,使肿瘤患者减少痛苦、获得更高的生活质量,是姑息治疗团队共同追求的目标。

症状控制是姑息治疗的核心,并贯穿疾病过程的始终。美国国家综合癌症网(The National Comprehensive Cancer Network, NCCN)不断推出并更新肿瘤姑息及支持治疗的相关指南,详细阐述了肿瘤患者常见症状和并发症的治疗策略,强调根据患者所处疾病的不同阶段进行有针对性的治疗,以使所有患者获益。这些常见症状或并发症的控制包括呼吸困难、便秘、食欲缺乏、恶心、呕吐、疲乏无力、睡眠障碍、谵妄嗜睡、肠梗阻等。

NCCN 按预期生存把肿瘤患者分为三类:①预期生存为数年至数月的患者,其姑息治疗应与抗肿瘤治疗有机地结合起来;②预期生存数月至数周的患者,多已不能治愈,应通过积

☆ ☆ ☆ ☆

极的症状控制及抗肿瘤治疗(包括姑息性放化疗和姑息性手术等)使患者获得较高生活质量；③预期生存为数周至数天甚至数小时的患者，主要接受临终姑息治疗及善终服务。总之，NCCN 姑息治疗指南强调患者的预期生存不同，治疗策略、手段也应有所差异。

三、姑息治疗的手段

（一）姑息性手术

肿瘤浸润范围太大或已转移，不能进行根治性切除，或患者身体状况太差或有严重心肺疾病不能耐受较大手术，但可通过较简单手术维持器官功能、缓解症状、延长生命，这种手术称为姑息性手术。姑息性手术又分为姑息性肿瘤切除术和减症手术，前者指切除肿瘤的原发灶与转移灶的大部分，肉眼尚可有癌残留；后者则根本不切除肿瘤，只是解除肿瘤引起的相应症状。常用的手术方式如下。

1. 减瘤手术　又称减积手术，主要用于较大体积的肿瘤，无法达到根治性手术切除，如果能切除大部分肿瘤，就有可能用其他治疗方法控制残留的肿瘤，如卵巢肿瘤、软组织肉瘤及伯基特（Burkitt）淋巴瘤等。

2. 分流手术　如壶腹周围癌引起胆道梗阻，可行胆囊十二指肠或胆囊空肠吻合术，使胆汁绕过梗阻部位直接进入肠道。再如胃癌引起幽门梗阻，肿瘤不能切除，可行胃空肠吻合术。

3. 造瘘术　如食管癌晚期造成食管完全梗阻，为解决患者进食问题，可行经腹壁胃造瘘术。

4. 姑息性切除术　切除引起大出血或梗阻的消化道肿瘤或将有大出血或剧痛的肉瘤患肢切除等。

5. 神经毁损术　通过手术或介入的方法，采用手术切断或化学毁损的方法，阻滞受肿瘤浸润的神经传导，达到缓解疼痛的目的，如上腹下神经丛的毁损术、腹腔神经丛毁损术等，可有效缓解盆腔和腹腔的疼痛。

（二）姑息性放射治疗

姑息性放射治疗是指以解除晚期恶性肿瘤患者的痛苦、改善症状及延长其生命为目的的放射治疗。临床上又分为高度姑息治疗和低度姑息治疗两种。高度姑息治疗用于一般状况尚好的患者，所给剂量为根治量或接近根治量；低度姑息治疗用于一般状况较差或病已到晚期，只希望起到减轻痛苦作用的患者，剂量仅为根治量的 1/2 或 1/3。姑息性放射治疗有以下作用。

1. 缓解疼痛　癌症骨转移及软组织浸润等可引起较剧烈的疼痛，如乳腺癌骨转移、胰腺癌侵及后腹壁神经及肛管和直肠癌复发盆腔转移时的疼痛等。

2. 缓解压迫症状　恶性肿瘤引起的消化道梗阻、肺癌或纵隔肿瘤引起的上腔静脉综合征、腹腔肿瘤引起的泌尿系统梗阻及脑占位病变所致的脑神经症状等。

3. 促进病灶愈合　皮肤癌、口腔癌、阴茎癌、乳腺癌等常伴有组织大面积溃疡，放射治疗可使病灶缩小并促进其愈合。

4. 控制远处转移灶的发展　如肺癌、乳腺癌的颈部淋巴结转移或乳腺癌卫星小结节转移灶等。

5. 止血　如鼻咽癌出血等。

（三）姑息性化疗

姑息性化疗主要目的是减轻患者的痛苦，提高其生活质量，延长患者的生命。有些肿瘤患者，特别是晚期患者，目前的化疗并不能使之达到治愈，也不一定能延长生存期。此时应认真地权衡化疗的利弊，以改善生活质量为首要目的，不必过分强调治疗的彻底性，应选择反应小、痛苦小的治疗。姑息性化疗的临床应用方式包括：

1. 全身化疗（systemic chemotherapy）　采用静脉注射、肌内注射或口服途径给药，药物分布于全身多种器官组织。

2. 局部化疗（local chemotherapy）　包括特殊途径化疗。

（1）腔内化疗：包括胸腔内化疗、心包腔内化疗及腹腔内化疗，可治疗癌性浆膜炎和浆膜腔积液。

（2）鞘内化疗：通过腰椎穿刺鞘内给药，可使抗癌药进入脑脊液，常用于治疗中枢神经系统白血病或淋巴瘤、中枢神经系统原发性肿瘤及其他恶性肿瘤的中枢神经转移。

（3）介入化疗：通过高选或超选动脉或静脉插管与置管或穿刺，灌注大剂量抗癌药物以提高局部血药浓度，增强化疗效果，如肝动脉插管介入化疗(常与栓塞合用)，或门静脉穿刺介入化疗治疗原发性或转移性肝癌。

（4）瘤体内注射药物：即直接将抗癌药物注入瘤体局部，如直接在小肝癌癌灶内注射无水酒精或丝裂霉素等，常在 B 超或 CT 引导下进行。

（5）膀胱灌注化疗：主要用于治疗膀胱肿瘤，通过导尿管给药，常用药物有丝裂霉素、吡喃多柔比星及卡介苗等。

针对妇科肿瘤的特点，本章后面的小节将着重阐述姑息医学在妇科肿瘤中的应用，主要包括妇科肿瘤进展或治疗过程中常见症状的治疗、妇科肿瘤患者的营养支持及疼痛控制。

（四）姑息治疗常用药物

姑息治疗常见的症状有疼痛、呼吸困难、厌食、恶病质、便秘、肠梗阻等 18 种（表 9-1）。由于 WHO 基本药物目录未涵盖姑息治疗的基本药物，因此，国际临终关怀和姑息治疗协会（IAHPC）受 WHO 委托，制订了姑息治疗药物基本表（表 9-2），WHO 建议各国政府制订姑息治疗基本药品目录，并将该目录列入国家基本药品目录。

表 9-1　严重干扰癌症患者生活质量及生命的 18 种症状

疼痛	食欲缺乏	恶病质	焦虑	便秘	谵妄
抑郁	腹泻	呼吸困难	乏力	呃逆	失眠
口腔问题	恶心	呕吐	多汗	终末期烦躁不安	终末期呼吸问题

表 9-2　IAHPC 姑息治疗基本药物

阿米替林	比沙可啶	卡马西平	西酞普兰[1]
可待因	地塞米松	地西泮	双氯芬酸
苯海拉明	芬太尼[2]	加巴喷丁	氟哌啶醇
丁溴东莨菪碱	布洛芬	左美丙嗪	洛哌啶醇
劳拉西泮	醋酸甲地孕酮	美沙酮[3]	甲氧氯普胺
咪达唑仑	矿物油灌肠剂	米氮平[4]	吗啡
奥曲肽	口服补液盐	羟考酮	对乙酰氨基酚
泼尼松龙[5]	番泻叶	曲马多	曲唑酮
唑吡坦			

1. 或除帕罗西汀和氟伏沙明外其他疗效相同的非专利 5-HT 再摄取抑制剂；2. 透皮贴剂；3. 速效；4. 或其他非专利的双重作用的 5-HT 能抗抑郁药或 5-HT 再摄取抑制剂；5. 作为地塞米松的替代药

1. 癌痛常用药物

轻中度疼痛：对乙酰氨基酚、布洛芬、双氯芬酸、曲马多、可待因。

中重度疼痛：吗啡（即释和缓释）、芬太尼（透皮贴剂）、羟考酮、美沙酮（即释）。

神经病理性疼痛：阿米替林、卡马西平、加巴喷丁、地塞米松。

内脏痛：东莨菪碱。

2. 消化系统症状常用药物

食欲缺乏：醋酸甲地孕酮、地塞米松、氢化可的松。

恶心呕吐：氟哌啶醇、丁溴东莨菪碱、地塞米松、苯海拉明、奥曲肽。

便秘：番泻叶、比沙可啶、灌肠剂。

腹泻：口服补盐液，奥曲肽。

3. 精神系统症状常用药物

失眠：劳拉西泮、曲唑酮、唑吡坦。

抑郁：阿米替林、西酞普兰、米氮平。

焦虑：地西泮、劳拉西泮、咪达唑仑。

谵妄：氟哌啶醇、左美丙嗪。

临终躁动：氟哌啶醇、左美丙嗪、咪达唑仑。

4. 呼吸系统症状常用药物

呼吸困难：吗啡。

临终呼吸道阻塞：丁溴东莨菪碱。

（刘晓明　金　毅）

第二节　症 状 控 制

对症支持治疗贯穿妇科肿瘤患者治疗的全过程。针对缓解癌症及抗癌治疗所致的症状进行对症支持治疗，尤其对那些无法根治的晚期癌症患者，缓解症状、减轻患者的躯体痛苦和心理负担、改善生活质量是姑息治疗的主要任务。本节主要阐述妇科肿瘤患者常见症状及其处理。

一、恶心和呕吐

1. 定义　恶心是呕吐需要的一种不愉快的感觉，常伴随自主症状，如苍白、出冷汗、流涎、心悸和腹泻。呕吐是胃内容物通过口腔被迫逼出。呕吐是一个复杂的反射过程，它涉及胃肠道、膈和上腹部肌肉的协调动作。恶心是一种自主刺激的表达，干呕和呕吐是由躯体神经介导所引起的。干呕是一种有节律的、费力的膈肌和上腹部肌肉痉挛性运动，常同时并发恶心。

2. 恶心呕吐的发生机制　呕吐中枢位于延髓第四脑室腹侧面极后区（area postrema）化学触发带和孤束核上方，分为化学感受器触发带（chemoreceptor trigger zone, CTZ）和神经反射中枢。神经反射中枢接受皮质（视觉、嗅觉、味觉）、咽喉、胃肠道和内耳前庭迷路、冠状动脉及化学触发带的传入刺激。CTZ 包括了 5-HT$_3$ 受体、5-HT$_4$ 受体、阿片受体、胆碱能受体、大麻受体、多巴胺受体等多种与恶心呕吐相关的部位，位于第四脑室底面血脑屏障外。

3．原因　恶心、呕吐在晚期癌症患者的发生率为 60%。在胃癌和高钙血症或肠梗阻的患者中较为常见，它与阿片、非甾体抗炎药（NSAID）和其他胃刺激剂的应用有关。尽管恶心和呕吐在晚期癌症中有许多原因，但多数患者主要有四个方面的原因。

（1）肿瘤的直接作用：胃肠道麻痹、胃停滞、肠停滞、肠梗阻（不完全性或完全性）、便秘、肝大、大量腹水、颅内压升高、咳嗽、疼痛、焦虑、高钙血症、低氯血症、低钠血症、高糖血症、类癌综合征、尿毒症等。

（2）治疗的副作用：放化疗及治疗药物，如抗生素、铁剂、非甾体抗炎药、洋地黄制剂、雌激素、阿片类镇痛药、抗毒蕈碱类药、吩噻嗪、三环类抗抑郁药等均可引起恶心、呕吐。

（3）并发症：如尿毒症、功能性消化不良、消化性溃疡、酒精性胃炎等。

（4）精神心理因素：焦虑、抑郁等均可能是导致患者呕吐的原因。

4．评估

（1）WHO 标准：0 级，无恶心呕吐；Ⅰ级，恶心；Ⅱ级，一过性呕吐；Ⅲ级，呕吐需要治疗；Ⅳ级，顽固性呕吐，难以控制。

（2）美国东部肿瘤协作组的标准：0 级，无胃肠道反应；Ⅰ级，恶心无呕吐；Ⅱ级，恶心伴呕吐；Ⅲ级，顽固性呕吐。

（3）恶心分级：①无恶心；②轻度恶心，不影响进食及日常生活；③中度恶心，影响进食及日常生活；④重度恶心，由于恶心而卧床。

（4）呕吐分级：①无呕吐；②轻微呕吐（1～2 次/日）；③中度呕吐（3～5 次/日）；④重度呕吐（＞5 次/日）。如 1min 内有数次呕吐，应算为 1 次。如计算 2 次呕吐，其间的间隔时间至少 1min。一次完整的呕吐动作包括干呕应算 1 次呕吐，但 1min 内有数次呕吐动作应算 1 次呕吐，连续 5min 内的 1～5 次干呕应视为 1 次呕吐。

5．治疗

（1）纠正可逆转的病因：咳嗽用镇咳药；便秘用泻药；胃炎用降低胃酸的药物，包括抗酸剂、H_2 受体拮抗、质子泵抑制剂；颅内高压应用皮质类固醇；对高钙血症应用水化加双磷酸盐；以及酌情停用胃刺激药物，包括某些抗生素、刺激性祛痰剂、皮质类固醇类、非甾体抗炎药等。

（2）非药物治疗：包括远离异味的食物，提供一个安静、无忧虑的环境；选择可口食物，少食多餐；避免接触诱发恶心的食物等措施。

（3）药物治疗：应根据药物作用的部位和病情的不同，合理使用抗呕吐药物。抗呕吐药物的选择应考虑到：①呕吐的原因；②与神经递质及受体的亲和力（表 9-3）；③抗呕吐药物的作用方式；④口服、直肠和肠外给药制剂的有效性；⑤药物副作用（表 9-4）。

根据抗呕吐药的作用部位可将抗呕吐药物分类：①作用在皮质，苯二氮䓬类；②作用在化学触发带，吩噻嗪类（氯丙嗪、异丙嗪和丙氯拉嗪）、丁酰苯类（氟哌利多和氟哌啶醇）、5-HT$_3$ 受体拮抗药（昂丹司琼、格拉斯琼、阿扎司琼和多拉斯琼）、苯甲酰胺类、大麻类；③作用在呕吐中枢，抗组胺药（赛克利嗪和羟嗪）、抗胆碱药（东莨菪碱）；④作用在内脏传入神经，5-HT$_3$ 受体拮抗药、苯甲酰胺类（甲氧氯普胺）；⑤ 其他，皮质激素类（地塞米松和倍他米松）。

表 9-3　抗呕吐药与相关受体亲和力

药物分类	多巴胺（D_2）受体	M 胆碱能受体	组胺受体	5-HT_3 受体
吩噻嗪类	＋＋＋＋	＋～＋＋	＋＋～＋＋＋	－～＋
丁酰苯类	＋＋＋＋	－	－～＋	－～＋
抗组胺药	＋～＋＋	＋＋	＋＋＋＋	－
抗胆碱药	＋	＋＋＋＋	＋	－
苯甲酰胺类	＋＋＋	－	＋	＋＋
5-HT_3 受体拮抗药	－	－	－	＋＋＋＋
三环类抗抑郁药	＋＋＋	＋＋～＋＋＋	＋＋＋～＋＋＋＋	－

注：－表示无作用，＋表示作用强度

表 9-4　常用抗呕吐药副作用

药物	副作用
吩噻嗪类	镇静，低血压，锥体外系反应，口干，尿潴留，心动过速，不安
丁酰苯类	镇静，肌张力异常，低血压，心动过速，锥体外系反应，焦虑
苯甲酰胺类	镇静，锥体外系反应，不安
抗胆碱药	镇静，口干，视觉系统，记忆丧失，焦虑，谵妄，尿潴留，不安
抗组胺药	镇静，视物模糊，口干，尿潴留，不安
5-HT_3 受体拮抗药	头痛，眩晕，不安

（4）常用抗呕吐药的作用机制

1）抗胆碱药：这类药物作用机制是抑制毒蕈碱样胆碱能受体，并抑制乙酰胆碱释放。该类药物可阻滞前庭的冲动传入，主要用于治疗运动病、眩晕等所致的恶心呕吐，如东莨菪碱也是姑息治疗常用的抗呕吐药。

2）抗组胺药：组胺受体可分为 H_1、H_2 和 H_3 三种类型。H_1 受体与过敏、炎性反应相关，H_2 受体与胃酸分泌相关，H_3 受体与组胺释放有关。抗组胺药如异丙嗪临床已很少使用，可导致困倦和锥体外系症状。

3）多巴胺受体拮抗药：此类药包括吩噻嗪和氟哌利多。作用靶点是拮抗化学触发带的多巴胺（D_2）受体，阻滞多巴胺对呕吐中枢的刺激，脑室周围 D_2 受体也与 5-HT_3 受体交叉存在。氟哌利多也作用在 α 肾上腺素能受体，常用于化疗导致的恶心呕吐。氟哌利多 0.125mg 与昂丹司琼 4mg 等效。氟哌利多因可能导致 Q-T 间期延长和尖端扭转性室性心动过速而受到美国 FDA 的黑框（black box）警告，但不少学者和文献认为此类并发症是时间和剂量依赖性的，主要见于抗精神病的几周或几个月连续使用，而小剂量应用是安全的。已证明非常小剂量的氟哌利多（10～15μg/kg），也有抗呕吐作用。在成人使用低剂量的氟哌利多对 Q-T 间期的影响与昂丹司琼及安慰剂无差别。增加剂量虽增强抗呕吐疗效，但也带来副作用危险，如镇静，锥体外系症状。锥体外系症状主要发生在较年长的儿童及剂量大于 50～75μg/kg 时。吩噻嗪部分阻断多巴胺受体，而丙氯拉嗪有强大的抗呕吐作用，但可引起锥体外系反应。

4）地塞米松：抗呕吐机制仍不清楚，量效关系也不明确，对中枢和外周 5-HT 的产生和释放均有抑制作用，可改变血脑屏障和对 5-HT 的通透性并降低血液中 5-HT 作用于肠道化学感受器的浓度，是其可能的抗呕吐机制之一。地塞米松是在所有其他止吐措施都无效时常用的一种"额外加用"的止吐药物。同时被广泛用于化疗性呕吐，对肠梗阻也有帮助。本药可减少梗阻部位的炎性反应，增大肠腔。地塞米松发挥抗呕吐作用需一段时间，需注意的是其可能增高糖尿病患者的血糖。

5）苯甲酰胺类：甲氧氯普胺有中枢和外周多巴胺受体拮抗作用，也有抗血清素作用，加速胃排空，抑制胃的松弛并抑制呕吐中枢化学感受器触发带，最常用于胃动力药和作为抗肿瘤化疗相关呕吐的辅助治疗用药，常用剂量为 10～20mg，大剂量的甲氧氯普胺（50mg）可能增加锥体外系的并发症。

6）5-HT$_3$ 受体拮抗剂：5-HT 受体 90% 存在于消化道（胃肠道黏膜下和肠嗜铬细胞），1%～2% 存在于中枢化学感受器触发带。化疗导致的呕吐与胃肠道黏膜下 5-HT$_3$ 受体激活有关。其对由化疗、腹部放射治疗、梗阻（腹胀）、肾衰竭所致的呕吐及由肠嗜铬细胞或血小板大量释放 5-HT 的状况特别有效。其中托烷司琼同时阻断 5-HT$_3$、5-HT$_4$ 受体，结构主环最接近 5-HT，更具特异性。已证明急性呕吐主要由 5-HT$_3$ 受体参与，迟发呕吐是 5-HT$_4$ 受体起重要作用。

由于恶心、呕吐影响肠内药物的吸收，故选定药物后，一般先采用注射给药的方式；如果恶心呕吐被控制大于 72h，对可口服药物的患者应换用等效价的口服药，持续用药直到原因自限。如果 24h 之后仍然无效，就应重新评估导致恶心、呕吐的可能原因，调整用药方案，或联合用药。

二、便秘

便秘是指大便次数比正常次数减少和（或）粪便干燥难解，是晚期肿瘤患者常见的症状之一。目前国内尚缺少便秘发病率的准确数据，据国外对疗养院中癌症患者接受便秘活性药物治疗的情况表明，70%～100% 的患者其便秘需要接受治疗。便秘是肿瘤患者额外的痛苦，更是阿片类镇痛药物使用的瓶颈。而肿瘤患者的生活质量，也部分取决于便秘问题的解决。

1. 原因　便秘可由神经系统受损或功能异常、肠道平滑肌病变及肛门括约肌功能异常导致，腹肌和盆腔肌功能异常也会引起便秘。虽然导致便秘的原因复杂多变，但癌症患者的便秘主要有以下原因。

（1）肿瘤本身的影响：腹盆腔原发或转移性胃肠肿瘤或肠道外肿瘤压迫肠道可引起肠道阻塞，使肠内容物通过受阻，致到达直肠的粪便很少，不能触发排便反射而引起便秘；肿瘤侵犯腰椎引起脊髓损伤或当肿瘤侵及神经致神经受损时，也可引起排便的动力肌不同程度受损而致排便动力减弱，同时传导神经受损，便意冲动不能传至大脑产生排便反射，大便潴留引起便秘。

（2）肿瘤间接因素的影响：肿瘤患者放化疗期间为增加营养，进食高蛋白、低纤维素食物，致粪便在肠道内移动缓慢，大便干燥，硬结成块；进食过少、过于精细，纤维素含量不足，对结肠运动的刺激减少；生活规律、周围环境的改变和精神紧张，使排便习惯受到干扰；长期卧床活动减少，致肠蠕动减慢；慢性消耗、营养不良致肌肉萎缩或肌力减退等。

（3）药物因素：阿片类镇痛药是导致晚期癌症患者便秘的重要原因之一，此类便秘又称阿片类药物引起的肠道功能紊乱（opioid bowel dysfunction, OBD）。首先，阿片肽激活胃肠道 μ 受体，导致胃肠平滑肌痉挛、肠节律性蠕动及纵向收缩减弱，引起胃肠排空延迟，肛门括约肌痉挛致粪便传输障碍；其次，μ 受体激活，胃肠道腺体分泌减少，同时粪便在结肠停留时间过长致水分过度吸收，引起粪便硬结难解；最后，阿片类物质对中枢的抑制作用，使得对排便反射不敏感性，引起便秘。

具有自主神经毒性的化疗药物如长春碱类、鬼臼毒素类均可引起便秘甚至麻痹性肠梗阻；应用 5-HT$_3$ 受体拮抗剂等抗呕吐药，可抑制胃肠蠕动导致便秘；少数便秘患者长期过量服用泻药，可导致肠道黏膜损害、结肠平滑肌萎缩甚至自主神经损害，也可加重便秘。其他可能引起便秘的药物还包括利尿剂、铋剂、制酸剂、抗抑郁药、抗胆碱能药物等。

（4）心理因素：恶性肿瘤患者往往伴有焦虑、紧张、抑郁等，引起自主神经功能紊乱，使胃肠道运动和内分泌功能下降，导致胃肠动力性疾病出现；同时，消极心理也可影响食欲，患者进食减少，不足以引起排便反射，引起便秘。

（5）其他原因：合并其他慢性疾病，如甲状旁腺功能亢进症或甲状腺功能减退、糖尿病；代谢紊乱，如低血钾、高血钙等。

2. 临床特点　根据癌症患者便秘的特点，分为传输障碍型和出口梗阻型。前者一般认为与结肠神经系统的病理改变有关，临床主要表现为便次减少，便意少，粪质坚硬，肛门指检时无粪便或触及坚硬的粪便；后者一般认为是由多元性功能障碍导致，包括肛管舒张不良、直肠感觉功能减退等，临床主要表现为排便费力、排不尽感或下坠感，排便量少，有便意或缺乏排便；肛门指检时直肠内存有不少泥样粪便。

3. 治疗

（1）一般治疗：便秘患者纤维素日摄入量应达到 20～25g，同时饮水 2L 才能达到增加粪便量和刺激肠蠕动的效果；如果有可能，应动员患者尽可能进行活动和锻炼，促进肠蠕动并养成定时排便的习惯；重视患者心理状态调解，消除患者的紧张情绪。

（2）药物治疗：药物治疗便秘应视为一种短期治疗方法，当增加纤维素饮食及多饮水开始起效后，即应停用通便剂。我国学者刘端祺曾提出便秘药物治疗的"三阶梯"原则，即第一阶梯为刺激性泻剂±软化剂，第二阶梯为刺激性泻剂+渗透性泻剂，第三阶梯为采取直肠措施（栓剂、灌肠）。在选择用药时，应从"第一阶梯"开始用起，无效时再过渡到"第二阶梯、第三阶梯"。

刺激性泻剂又称接触性泻剂，刺激肠黏膜及肠间神经，促使肠道推进运动增快，刺激肠道合成和释放炎症介质，使肠黏膜水和电解质的分泌增加，从而加快肠蠕动。常用的刺激性泻剂包括大黄、番泻叶、果导和酚酞等，主要副作用是引起腹绞痛。接受吗啡治疗的约 90% 的患者都需要轻泻剂。阿片类主要是通过增加肠道的环状收缩产生分节过多，阻碍肠的蠕动而引起便秘。刺激性轻泻剂可以松弛环状收缩，因此是治疗 OBD 的选择。

表面湿化剂常称为大肠性轻泻剂，为基本不吸收的表面活性物质，通过减少粪便的表面张力使水分渗入粪便中，软化粪便，常用的有蜂蜜、硫酸多库酯钠（DSS）等。

润滑性泻药是利用矿物油在肠道不被吸收与消化的特点，同时妨碍水分的吸收使肠壁滑润、粪便软化，利于粪便的排出，主要有液体石蜡、50%甘油栓等，但长期应用会影响胡萝卜素和维生素 A、维生素 D 的吸收。

渗透性泻剂是通过增加粪便的渗透浓度增加粪便中的水分含量以刺激肠蠕动,其作用类似纤维素,包括乳果糖、甘露醇、山梨醇和聚乙二醇 4000 等。

容积性泻药是通过增加粪便的容积及软化粪便来治疗便秘,包括葡苷聚糖、甲基纤维素和车前子等,但长期使用容易引起腹胀等不良反应。

直肠措施包括轻泻剂栓剂、灌肠和手指辅助排空。栓剂和灌肠法是缓解轻度便秘最有效的药物方法,但对患者来说很痛苦。有 1/3 接受吗啡治疗的患者,即使口服轻泻剂也需要采取定期或间断的直肠措施。

三、肠梗阻

1. **病因**　晚期癌症肠梗阻由以下一个或多个原因引起:①癌症本身;②过去的治疗,如手术粘连、放射治疗后局部缺血性纤维化;③与虚弱有关,如便秘、大便胀塞;④药物,如使用阿片类镇痛药等;⑤与癌无关的良性病变,如绞窄性疝;⑥多种因素的联合。

2. **临床特征**　90%以上的肠梗阻患者出现持续性上腹部疼痛,大约有 80%的肠梗阻患者会发生呕吐,肠绞痛与呕吐的发生率相同。肠的变化表现多样,可以是肠膨胀、顽固性便秘、腹泻等。麻痹性肠梗阻患者可以无肠鸣音。

3. **外科治疗**

适应证:①可逆转的原因造成的肠梗阻,如手术后粘连或单个分离的器质性梗阻;②患者全身情况较好,即患者无广泛性转移病灶,生活能够自理和独立活动;③患者愿意接受外科手术。

禁忌证:①先前的剖腹术发现无手术成功的机会;②弥漫性腹腔内肿瘤;③腹腔穿刺术后,短时间内大量腹水。

4. **缓解治疗**　主要集中于缓解恶心和呕吐。对无肠绞痛仍有肛门排气的患者,可使用肠动力药物。对严重肠绞痛的患者,禁使用肠动力药物,但可用抗分泌和痉挛的药物,如丁溴酸东莨菪碱。同时应停用容积性、渗透性和刺激性缓泻剂。

如果便秘可能是致病因素,应行磷酸盐灌肠并给予粪便软化剂,如多库酯钠片剂 100～200mg 2 次/日。

皮质类固醇类激素对功能相关的梗阻有可能通过减轻局部水肿改善肠腔的开放,同时降低对肠神经的压迫,纠正神经功能障碍而起作用。这些作用不同于皮质激素特异的止吐作用,可用于无手术指征的肠梗阻患者。文献报道至少有 1/3 的患者可出现自发缓解,故不宜过早使用皮质激素。按上述推荐的方法处理症状,7～10d 后如梗阻不缓解,可酌情使用皮质类固醇类激素 3d,如地塞米松 10mg 或甲泼尼龙 40mg 静脉滴注。

生长激素释放抑制因子同类物,如奥曲肽在整个消化道均有抗分泌作用,使肠内容物减少而缓解膨胀,可能减轻绞痛和呕吐,对持续的完全不宜手术的梗阻有效。常规剂量为250～500μg/24h,偶尔可加大剂量,奥曲肽获得最大疗效是在用药后 24h,但奥曲肽无解痉作用。如果肠绞痛持续,应同时应用丁溴酸东莨菪碱(或胃长宁)100～200mg,丁溴酸东莨菪碱在用药后 72h 发挥最大疗效。因肠腔内高压引起肠壁嗜铬细胞 5-HT(血清素)的释放,一些患者对使用 5-HT$_3$ 受体拮抗剂显效。胃造口插管术对晚期癌症缓解症状几乎没有必要。

四、焦虑

焦虑是每个人都熟悉的一种不愉快情绪，可以是急性的（一过性）或慢性的（持续性的），程度轻重不等，也可以是弛张性或多变的。许多癌症患者睡眠极差，噩梦或夜间不愿独处，都提示重度焦虑。焦虑在尚未达到正规的精神诊断标准时，就可引起严重的痛苦。因此，焦虑是姑息治疗干预的重要内容。

1. 流行病学　国内外近年的流行病学调查均显示，在一般人群中抑郁的终身患病率不低于 6%，而在肿瘤患者，抑郁症的发生率明显高于一般人群。焦虑是很常见的，由患者自己报告的发生率＞70%。末期疾病的焦虑发生率随着躯体疾病的严重程度而增加。

2. 临床特征　主要包括四方面：①与处境不相称的痛苦情绪。典型形式为没有确定的客观对象和具体而固定的观念内容的提心吊胆和恐惧。文献中常称为漂浮焦虑或无名焦虑。②精神运动性不安。坐立不安，来回走动甚至奔跑喊叫，也可表现为不自主的震颤或发抖。③伴有身体不适感的自主神经功能障碍，如出汗、口干、嗓子发堵、胸闷气短、呼吸困难、竖毛、心悸、脸上发红发白、恶心呕吐、尿急、尿频、头晕、全身尤其是两腿无力感等。只有焦虑的情绪体验而没有运动和自主神经功能的任何表现，不能合理地视为病理症状。反之，没有不安和恐惧的内心体验，单纯身体表现也不能视为焦虑。④严重的焦虑并伴有躯体症状，包括心悸、呼吸困难、口干、吞咽困难、食欲缺乏、恶心、腹泻、尿频、眩晕、出汗、震颤、头痛、肌痉挛、疲倦、四肢乏力和胸痛。

3. 焦虑的评估　主要内容包括症状、临床诊疗和组织器官原因。详细的分析及和患者交流是主要的评估方法。家属也能提供有用的病史资料。此外，近期用药史，如是否用过皮质类固醇类激素或选择性 5-羟色胺再吸收抑制剂等也属于评估的内容。

4. 治疗

（1）病因治疗：失眠、疲劳、吞咽困难或其他躯体的痛苦均可引起焦虑，如不治疗引起焦虑的病因，则其症状难以控制。病因治疗主要包括：①缓解疼痛和痛苦症状；②通过使用恰当的技能，分享忧虑和恐惧，"被分享了的忧虑是减半了的忧虑"；③纠正错误的观念，采取策略去处理不确定性因素。

（2）非药物治疗：适当的精神心理放松等治疗是积极有效的，如精神心理治疗师、音乐治疗师、催眠治疗师对焦虑患者的治疗。

（3）药物治疗：晚期癌症患者焦虑的最佳缓解多需要同时给予精神心理支持治疗和应用抗焦虑药物。抗焦虑药物是具有减轻焦虑、紧张、恐惧，稳定情绪，兼有镇静催眠作用的药物。理想的抗焦虑药物应符合以下标准：耐受性好，应用范围广泛；能消除焦虑，但不引起过度的镇静催眠；能产生松弛作用，不引起锥体外系功能障碍或共济失调；不抑制呼吸中枢；无成瘾危险。主要药物如下。

1）苯二氮䓬类：是治疗晚期癌症并发焦虑患者的主要药物，对控制精神焦虑、紧张和伴随的不安有明显效果。由于其抗焦虑作用快而强，不良反应少，安全性高，因而被临床普遍采用。苯二氮䓬类药物主要作用于大脑边缘系统特殊受体 γ-氨基丁酸（GABA），通过增加 GABA 的传递，进一步开放氯通道，氯离子大量进入细胞内，引起神经细胞超极化，从而起到中枢抑制作用。该类药还间接影响 5-羟色胺和去甲肾上腺素系统，从而发挥抗焦虑、镇静催眠、抗惊厥和骨骼肌松弛作用。苯二氮䓬类药物品种甚多，各有特点，一般可根据焦虑的性质、药物性质和副作用来选择。抗焦虑作用以氯硝西泮、阿普唑仑、艾司唑仑为佳；镇静催眠作用以氟西泮、硝西泮、地西泮和艾司唑仑为佳；肌肉松弛作用以地西泮、氯硝西泮为佳。该类药物的常见不良反应有头晕、嗜睡、乏力、胃肠道反应等，长效类尤易发生。同时应用其他中枢抑制药、吗啡和乙醇等可显著增强毒性。长期用药可产生耐受性，需增加剂量。久服可发生依赖性和成瘾，突然停药时可出现反跳和戒断症状(失眠、焦虑、激动、震颤等)。

常用的苯二氮䓬类药物如下：

艾司唑仑：主要用于失眠、焦虑、紧张、恐惧等。用于镇静，每次 1～2mg，1～3 次/日。用于失眠，睡前服 1～4mg。

阿普唑仑：具有镇静、催眠作用。适用于焦虑、抑郁、顽固性失眠。用于催眠，睡前服用 0.4～0.8mg。用于焦虑、抑郁，每次 0.4～0.8mg，3 次/日，最高日剂量 4～5mg。

氯硝西泮：具有较强的镇静、催眠、肌肉松弛、控制精神运动兴奋、抗癫痫、抗焦虑作用。其可以用于抗躁狂、抽动秽语综合征的辅助治疗。用于催眠，睡前服 1～4mg。控制兴奋，静脉注射或肌内注射 1～2mg，老年人酌减。

氟西泮：对焦虑所致的失眠症具有较好的疗效。适用于焦虑症和各种类型的失眠症，能缩短睡眠诱导时间和延长睡眠，维持睡眠 7～8h。因 $t_{1/2}$ 长，停药后 1～2d 仍有催眠作用。口服每次 15～30mg，临睡前服用。

2）丁螺环酮：是近年来发现的一种新的非苯二氮䓬类药物，主要作用于海马 5-羟色胺 1A 受体及多巴胺 1 受体，降低 5-羟色胺能神经元的活性，产生抗焦虑作用。丁螺环酮是高度选择性的抗焦虑药物，具有镇静催眠作用。对神经内分泌功能无影响，适用于急慢性焦虑状态。对焦虑伴有轻度抑郁者也有效。

丁螺环酮口服吸收快，开始剂量每次 5mg，3 次/日，逐渐递增到 20～30mg/d，最高量为 6mg/d。老年人一般不超过 15mg/d。主要不良反应为胃肠道不适、恶心、腹泻、头痛、眩晕、激动、失眠。严重肝肾疾病、青光眼、重症肌无力、孕妇禁用。不宜与酒精、降压药、降糖药、抗凝药、避孕药、单胺氧化酶抑制剂合用。丁螺环酮不会产生药物依赖及戒断反应。

3）黛力新：是氟哌噻吨和四甲蒽丙胺的复合物。氟哌噻吨是一种神经阻滞剂，根据不同剂量具有不同药理作用。大剂量的氟哌噻吨主要拮抗突触后膜的多巴胺受体，降低多巴胺能活性；而小剂量氟哌噻吨主要作用于突触前膜多巴胺自身调节受体（D_2 受体），促进多巴胺的合成和释放，使突触间隙中多巴胺的含量增加，发挥抗焦虑和抗抑郁作用。四甲蒽丙胺是一种双相抗抑郁剂，可以抑制突触前膜对去甲肾上腺素及 5-羟色胺的再摄取作用，提高突触间隙的单胺类递质的含量。两种成分的合剂具有协同调节中枢神经系统的功能，具有较强的抗焦虑作用。用于各种焦虑障碍、神经衰弱治疗。

黛力新每片含氟哌噻吨 0.5mg 及四甲蒽丙胺 10mg。口服成人 2 片/日，早晨和中午各 1 片，严重患者早晨加至 2 片。老年患者 1 片/日，维持剂量 1 片。常见的不良反应有失眠、短暂不安。严重心脏病、束支传导阻滞、闭角型青光眼禁用。

本药增强机体对巴比妥、酒精和其他中枢神经抑制剂的反应。与单胺氧化酶抑制剂合用可导致高血压危象。药物过量可以出现胆碱能和锥体外系症状。抢救时禁用肾上腺素。

4）抗抑郁药：常用于治疗各种焦虑，特别是如果有焦虑性抑郁症或持续惊恐症发作，可以作为晚期癌症患者所用苯二氮䓬类抗焦虑的替代剂。抗抑郁药物的抗焦虑作用与苯二氮䓬类相同，不良反应少，同时具有抗抑郁作用。作为抗焦虑药物使用的标准抗抑郁剂的主要缺点是治疗作用起效缓慢，常需要1～2周。在抗抑郁药中，5-羟色胺重吸收抑制剂和三环类抑郁剂对焦虑最有效。但并非所有抗抑郁药都会如此有效，少数非经典的抗抑郁药（如安非他酮）对缓解焦虑无效。

5）抗精神病药：当患者有认知障碍，不能耐受其他抗焦虑药，或怀疑某些抗焦虑药对其有呼吸抑制时，抗精神病药物可能效果良好。

五、抑郁症

1. 流行病学　抑郁症在晚期癌症患者中的发生率为 5%～15%，另外 10%～15%的患者处于抑郁状态。随着肿瘤进展抑郁症的严重程度增加，并可加重疼痛等相关症状，对生命质量产生明显的负面影响。常规治疗常能使 80%以上的抑郁患者获得良好反应。

2. 临床特征　对重症抑郁症患者，至少必须出现如下 5 种症状，包括前两种的一种或两种。症状必须出现在一天的大多数时间里，至少 2 周内的大多数天数里。①抑郁的心境；②对几乎所有的活动都明显失去兴趣或没有乐趣；③明显的体重减轻或增加；④失眠或睡眠过度；⑤精神运动性激越或迟滞；⑥注意力受损（优柔寡断）；⑦疲劳（乏力）；⑧无价值感（或负罪感）；⑨自杀意念。

3. 评估　肿瘤患者往往躯体虚弱，由于抑郁的躯体化症状和癌症症状的重叠，使评估变得较为困难。不能依靠代理人包括直系亲属确定患者的情绪状态，推荐应用 PHQ-9 抑郁症自我筛查表或医院用抑郁焦虑量表（Hospital Anxiety and Depression Scale, HAD）作为筛选工具，但对末期肿瘤患者的有效性不肯定。爱丁堡抑郁量表（Edinburgh Depression Scale, EDS）用于女性的评估较有效，适合姑息治疗患者。

4. 治疗　轻度抑郁患者在进行药物治疗的同时进行心理支持治疗，适当治疗疼痛、失眠、食欲缺乏、疲惫等可能会明显改善抑郁症状；严重抑郁或有自杀倾向的患者应该进行心理治疗和正规药物治疗。

药物治疗的原则：各种抗抑郁药物的效果差异很小。抗抑郁药物的选择部分受经费、可否购买到和剂型等因素的影响；同时要考虑药物不良反应和药物间的相互作用；如无禁忌，正在应用的或原先有效的抗抑郁药物应该持续应用。

姑息治疗中最常用的抗抑郁药为选择性 5-羟色胺再摄取抑制剂（SSRI），常用的药物：①舍曲林，用于治疗抑郁症的相关症状，包括伴随焦虑、有或无躁狂史的抑郁症。疗效满意后，继续服用舍曲林可有效防止抑郁症的复发和再发。②西酞普兰，较少和其他药物有相互作用，对激越性抑郁症或焦虑症有效，对可能发生突然发作性癫痫患者使用相对安全。③氟西汀，作用时间长故复发的概率小。④米氮平；镇定，小剂量时效果显著；可增加食欲；改善睡眠；老年患者和心力衰竭患者、糖尿病患者有较好的耐受性。⑤阿米替林，为三环类抗抑郁药，也可以用来治疗神经性疼痛。⑥罗非帕明，较其他三环类药物耐受性好。心脏疾病或癫痫患者禁用。

（刘红军　金　毅）

第三节　癌症厌食-恶病质综合征与营养支持

恶性肿瘤营养不良，也被称为癌症厌食-恶病质综合征(cancer anorexia-cachexia syndrome, CACS)。营养不良是恶性肿瘤患者的常见并发症，40%～80%的肿瘤患者存在不同程度的营养不良，约 15% 的患者在确诊 6 个月内体重下降超过 10%。而营养不良可使该类患者对手术、化疗、放射治疗等抗肿瘤治疗的耐受性、有效性下降，毒副作用增加，机体体力状态下降，器官功能损害，生活质量低下，生存时间缩短。研究报道约 20% 恶性肿瘤患者的直接死亡原因是因为营养不良。

一、癌症厌食-恶病质综合征

CACS 是指恶性肿瘤患者由于机体代谢障碍导致的以营养极度不良、消瘦、肌肉萎缩、乏力、贫血及低蛋白血症为特征的综合征，其病理生理特征为蛋白和能量呈负性平衡，这一负性平衡由食物摄入减少和异常代谢增加等综合因素造成，以传统的营养支持不能完全逆转，继而持续恶化。

CACS 分为原发性和继发性。原发性 CACS 主要由癌症本身产生的肿瘤物质扰乱组织的正常修复，分解代谢加速，合成代谢减慢，导致组织丢失所致。此外肿瘤引发全身性炎症反应，包括代谢率的增加，炎性物质的释放，也会抑制食欲，进食不佳，导致脂肪及肌蛋白丢失。继发性 CACS 主要是进食障碍、摄入不足导致的营养不良，常见原因是食欲缺乏、呕吐、口腔溃疡导致的局部疼痛、化疗药物引起的味觉嗅觉的改变、腹泻或便秘、机械性梗阻等。

CACS 的主要发病机制为代谢异常、宿主免疫系统产生致炎细胞因子、体循环中肿瘤产生的分解代谢因子等，易发生于许多疾病的终末阶段。其特征包括食欲缺乏、体重下降、组织消耗、免疫抑制和肿瘤治疗抵抗、耐受力差等，严重影响患者的生活质量。

CACS 的诊断：①食欲的等级评估。0 级，食欲不下降，正常进食；Ⅰ级，食欲稍下降，进半流质饮食；Ⅱ级，食欲明显下降，只能进流质饮食；Ⅲ级，食欲完全丧失，一点不能进食。②恶病质的诊断。定义：6 个月内体重下降＞5%；四肢骨骼肌指数符合肌肉减少症（男性＜7.26kg/m^2，女性＜5.45kg/m^2）及体重下降＞2%。

二、妇科肿瘤患者营养不良产生的原因

妇科肿瘤患者发生营养不良及体重下降的原因是多方面的，主要包括以下几个方面。

1. **肿瘤患者代谢异常**　表现为葡萄糖生成和利用异常、三羧酸循环增强、脂肪和蛋白质的分解增加致糖异生增加。

2. **与肿瘤相关的因素**　肿瘤本身消耗宿主的营养物质，与宿主竞争能量和营养素，并且不断增长直至宿主死亡；肿瘤介导的单核细胞释放的恶病质素作用于下丘脑喂养中枢，导致味觉改变、厌食、恶心呕吐、消化道吸收功能障碍，致营养物质摄入量明显减少，若肿瘤引起消化道梗阻，则加重患者的营养不良。

3. **与抗肿瘤治疗相关的因素**　抗肿瘤治疗对机体的营养状况也可产生不良影响。例如，手术可导致负氮代谢，放化疗可造成患者摄入减少和消化道吸收能力下降，影响合成代谢。

4. 其他　肿瘤患者的抑郁、焦虑等情绪也会影响食欲和进食过程。

三、肿瘤患者的营养风险筛查

评定恶性肿瘤患者的营养状况，需要分两个步骤，首先进行初步筛查，然后进行综合评定。筛查方法强调简便快捷和高灵敏度，根据中国抗癌协会临床肿瘤学协作专业委员会（CSCO）的推荐，现阶段应用最广泛的恶性肿瘤营养风险筛查工具为患者自评主观全面评定量表（Patient-Generated Subjective Global Assessment, PG-SGA）及营养风险筛查量表2002（Nutritional Risk Screening 2002, NRS2002）。经过筛查后，有营养风险的患者需进行营养治疗，但还要结合病史、体格检查、实验室检查、人体测量等多项指标进行评定。

1. 体重指数（body mass index, BMI）　可反映身高与体重的关系，是过去营养风险筛查众多单一指标中被公认较有价值的指标，其计算方法是：BMI=体重（kg）/身高（m）^{2}，中国人正常值18.5～23.5kg/m^2，＜18.5kg/m^{2}为偏瘦，23.5～25kg/m^{2}为超重，＞25kg/m^{2}为肥胖。但单纯使用BMI难以全面反映机体组成和机体功能的关系，无法反映体重和营养摄入的历史变化趋势，更不能提示未来的营养改变情况。此外，对于水肿和腹水及胸腔积液的患者，BMI并不能代表真实的身高与体重的关系。

2. 骨骼肌指数（skeletal muscle index, SMI）　反映身高与肌肉质量之间的关系，计算方法：SMI=骨骼肌质量（skeletal muscle mass, SMM）/身高（m）^{2}。骨骼肌质量通常采用双能X线（DEXA）或磁共振成像测定。SMI可较为全面地反映肌肉变化的情况，常用来评定骨骼肌减少，女性骨骼肌质量减少症的标准为＜5.45 kg/m^2，男性为＜7.26kg/m^2。

3. 整体营养状况主观评估（PG-SGA）　主要用于门诊肿瘤患者的营养评定，分两部分。第一部分包括过去体重、症状、过去和目前食物摄入、活动能力，由患者独自完成。第二部分包括代谢与营养有关的疾病和体检，由临床医师负责完成。PG-SGA表的每个部分，都是根据症状对营养状态的影响而评分，每个项目的分数为0～4分，然后算出总分，根据总分判断患者是否需要进行营养支持干预。PG-SGA评分法可以有效地给予患者及时治疗，在评估标准上较体重指数更具操作性。

4. 营养风险筛查量表2002（NRS2002）　欧洲肠外肠内营养学会（ESPEN）于2002年推出住院患者的营养评定方法，其中突出对是否存在营养不良的风险进行评价，并由此确定是否需要进行营养支持。NRS2002的特点为简便、易行、无创、费用低。总评分为三个部分的总和：疾病严重程度评分＋营养受损状况评分＋年龄评分（若70岁以上加1分）（表9-5）。

表9-5　NRS2002评分系统

---

1. 疾病严重程度评分

评1分：□一般恶性肿瘤　□髋部骨折　□长期血液透析　□糖尿病　□慢性疾病（如肝硬化、慢性阻塞性肺疾病）

评2分：□血液恶性肿瘤　□重度肺炎　□腹部大手术　□脑卒中

评3分：□颅脑损伤　□骨髓移植　□重症监护患者（APACHE＞10）

2. 营养受损状况评分

评1分：□近3个月体重下降＞5%，或近1周内进食量减少1/4～1/2

评2分：□近2个月体重下降＞5%，或近1周内进食量减少1/2～3/4，或BMI＜20.5kg/m^{2}及一般情况差

续表

评 3 分：□近 1 个月体重下降＞5%，或近 1 周内进食量减少 3/4 以上，或 BMI＜18.5kg/m² 及一般情况差

3. 年龄评分

评 1 分：□年龄＞70 岁

NRS 2002 评分＝疾病严重程度评分＋营养受损状况评分＋年龄评分

注：NRS2002 总评分≥3 分（或胸腔积液、腹水、水肿且血清白蛋白＜35g/L 者）表明患者有营养不良或有营养不良风险，即应该使用营养支持，NRS2002 总评分＜3 分：每周复查营养评定。以后复查的结果如果≥3 分，即进入营养支持程序。APACHE：急性生理学及慢性健康状况评分系统

四、肿瘤患者营养评定的临床路径

营养评定是由营养专业人员对患者的营养代谢、机体功能等进行全面评估，需要综合患者的病史、详细的饮食谱、查体及实验室检查结果等。它既是对身体各部分的评估，也是对综合器官功能和代谢情况的描述，其主要目的是建立营养诊断并确定营养、代谢、药物和膳食的综合治疗方案。目前营养支持的筛查和评估理念从纠正营养不良向预防营养不良的方向发展。

在肿瘤患者营养支持的实施中，采用科学的临床途径，早期、动态地进行营养风险筛查极为重要（图 9-2）。筛查可以早期发现患者是否已发生营养不良或存在发生营养不良的风险，判定患者是否处于手术、化疗、放射治疗并发症的高危状态，筛选可能从营养支持中获益的患者；判定营养不良的严重度及原因，指导制订合理的营养支持方案；通过营养监测再次评估营养支持的效果。因此，对肿瘤患者进行营养评定，并在每一次随访中重复评估，可使患者在全身情况恶化之前获得早期营养支持和干预。

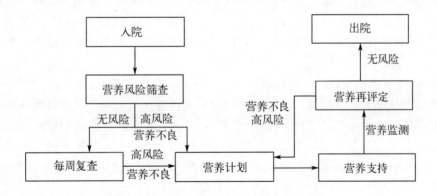

图 9-2　住院肿瘤患者营养评定的临床途径

五、营养支持在妇科恶性肿瘤患者中的应用

（一）普通患者的营养支持

1. 目的　纠正或改善患者的营养状况，提高机体的免疫功能和抗病、抗癌能力；通过调整患者的营养状况，改善生活质量，避免焦虑不安，使患者在精神和心理上充实愉快；营养

治疗可提高患者对手术治疗的耐受性，减少术后感染，加速伤口愈合，也可提高患者耐受放化疗的能力，减少治疗的相关副作用。

对进展期的肿瘤患者，由肿瘤所带来的局部和全身性影响显著，提供及时、合理有效的营养支持治疗，改善患者营养状况，争取为手术切除肿瘤或放化疗等后续治疗奠定基础，中断肿瘤对机体的直接影响，延长存活时间，提高生存质量；对于晚期肿瘤患者，胃肠道功能障碍是常见的并发症，研究表明，约50%的晚期肿瘤患者存在胃肠道并发症，包括早期饱胀（71%）、味觉改变（60%）和厌食（56%），营养支持可改善患者的营养状况，提高其免疫力；终末期患者常表现为恶病质，营养支持对病情的发展和最终预后的改善可能仅是一个暂时维持生命的方法，但可提高患者的生存质量，让患者和亲友得到心理安慰。

2. 适应证　因放化疗而导致的恶心呕吐、厌食、不能摄取足够的营养；需施行姑息性手术或侵入性治疗、围术期已存在中重度营养不良；出现消化道并发症（肠梗阻），无法进食或进食减少不能摄取足够营养；术前无营养不良，但手术创伤大（卵巢癌根治），术后短期内又不能获得足够的营养；出现恶病质。

3. 临床应用　妇科肿瘤，尤其是卵巢癌患者，易发生腹腔内广泛种植和转移，手术创面大、创伤重，术后机体多处于严重的应激状态和负氮平衡，而机体利用外源性营养物质的功能受限，术后营养支持尤为重要。

Steed等的研究显示，妇科经腹大手术患者术后早期口服进食可以减少住院时间，并且并不增加呕吐、肠梗阻等的发生率。Heyland等通过Meta分析全肠外营养（TPN）支持与普通饮食加静脉滴注葡萄糖对手术患者的影响，结果显示，TPN能明显减少营养不良患者术后感染的并发症。

在晚期妇科恶性肿瘤中5%～51%的患者合并有肠梗阻，其中50%的小肠梗阻和37%的大肠梗阻由卵巢癌引起。Brard等对合并肠梗阻的III～IV期上皮性卵巢癌患者的研究显示，给予TPN的患者生存期平均延长4周，同时给予化疗则生存期缩短。但也有研究显示，对合并肠梗阻的晚期卵巢癌患者，进行姑息性化疗同时给予TPN，其生存期明显长于单用化疗的患者。

Craighead等发现接受根治性盆腔放射治疗的同时，接受营养支持的妇科恶性肿瘤患者，其急性肠炎的发生率及严重程度、持续时间均轻于无营养支持者。有学者回顾性分析放射治疗引起的慢性肠道功能障碍共30例，其中手术组17例，家庭肠外营养（HPN）组13例，两组的年龄、放射治疗剂量、症状相似。结果显示，HPN组的13例中有7例无须手术肠梗阻缓解，手术组17例中10例术后再次出现肠道功能障碍需HPN治疗，且最初给予HPN的患者存活率高。

也有人认为对肿瘤患者进行营养支持治疗会使肿瘤细胞生长加快，但只有营养状态好才能保证及时足量的放射治疗、化疗，增强其敏感性，提高机体对放化疗的耐受性，改善机体的免疫功能，从而保证肿瘤治疗的有效性。一项随机对照研究显示，常规TPN可使大肠癌细胞增殖，若TPN同时化疗，则可抑制肿瘤细胞增殖、诱导凋亡增加，因此对肿瘤患者进行营养支持是必要的。

4. 治疗方法

（1）肠内营养（EN）：是指经鼻胃管及鼻肠管进食较全面的营养素。有肠道功能患者应首选和尽早应用 EN，可以维护肠黏膜屏障的完整性。

肠内营养治疗适应证：①营养正常患者（BMI＞18kg/m²），存在营养不良风险，伴厌食症或严重进食障碍，预计至少持续 5～10d 能量摄入少于人体需要的 50%或伴中重度高代谢状态，预计至少持续 7d 能量摄入少于人体需要的 50%；②营养不良患者（BMI＜18kg/m²），前 6 个月体重下降超过 10%，预期 5～10d 能量摄入少于人体所需的 50%或患者无吞咽困难但有不能控制的呕吐。

EN 更符合生理状况。按剂型 EN 分为一般剂型和特殊剂型，后者添加了一些代谢调理剂或免疫促进剂，分为单聚、多聚配方等。单聚配方含有已被水解的营养物质，当消化功能有障碍时，可以更好地被吸收，蛋白质可用短肽或游离氨基酸，脂肪用中链和长链脂肪酸的混合制剂。多聚配方含完整的糖类、蛋白质、三酰甘油，大多数患者可以安全使用。免疫增强配方中含特殊的营养物质，如精氨酸、谷氨酰胺、核酸及 ω-3 多不饱和脂肪酸，可增强免疫功能，推荐在肿瘤患者中使用。常用的肠内营养剂见表 9-6。

表 9-6 临床常用肠内营养剂

名称	分类	日用量（唯一来源）	日用量（补充）	主要特点
瑞素（乳剂）	整蛋白型	30ml/kg	500～1000ml	无纤维素，MCT/LCT=0.55，适用于脂吸收障碍
安素（粉剂）	整蛋白型	250kcal/6 勺，冲调为 250ml		无乳糖，无 MCT，无纤维素
瑞能（乳剂）	整蛋白型	1500ml	400～1200ml	高脂高能低糖类，含 ω 脂肪酸
能全力（液体）	整蛋白型	2000ml	适量	无乳糖，无 MCT，适用于胃肠功能较好者
能全素（粉剂）	整蛋白型	320g/听/1500ml	适量	
维沃（粉剂）	氨基酸型	80.4g/袋/300ml，1kcal/ml		低脂，不需消化液和酶，适用于严重消化道功能障碍者
百普素（粉剂）	短肽型	125g/袋/500ml，1kcal/ml		适用于消化道功能及脂代谢障碍

（2）肠外营养（PN）：又称静脉营养，是通过静脉为人体提供代谢需要的能量及营养基质的营养治疗方式。输入的途径主要是中心静脉和外周静脉。根据患者的生理需要，输入所需的全部营养素。对于胃肠道尚有功能的患者，应在应用 PN 之前试用 EN；对于胃肠功能受损的患者，在胃肠功能恢复之前，需以 PN 作为首选的营养支持方式。目前，EN 在围术期营养支持逐渐占据了主导地位，研究认为，PN 与 EN 联合使用取长补短，可避免营养不良或过度。

PN 由葡萄糖＋脂肪乳剂＋氨基酸＋电解质、维生素、微量元素等组成。标准配方：热量 104.6～209.2 kJ/（kg·d），其中 30%～50%由脂肪供能，氮 0.15～0.2g/（kg·d），非蛋白质热量 105kJ/（kg·d），糖脂比 6∶4，并添加常规剂量的矿物质与微量营养素，

☆ ☆ ☆ ☆

按常规配成全合一静脉营养液，放入 3L 袋，经中心静脉导管，持续、均匀滴入，1 次/日，持续 1 周。

（二）特殊患者的营养支持

1. 恶病质患者　对于恶病质的患者来说，营养支持是一种长期的治疗手段，至少要用几周，因此应考虑使用特殊配方。

脂肪一直被认为是机体能量的主要来源，在终末期肿瘤患者中使用脂肪乳剂比较普遍。中长链脂肪乳剂（LCT/MCT）是指中链和长链三酰甘油各占 50% 的一类脂肪乳剂。中链脂肪酸由于相对分子质量小，水溶性高，其血清廓清和氧化速率均高于长链脂肪酸。已有研究证实，中长链脂肪乳剂比长链脂肪乳剂更易为人体摄取，安全性也较好。Carpentier 等的研究指出，在对 20 例接受中长链脂肪乳剂 3～6 个月患者的随访中，并未发现明显的肝功能损害。以糖为主的静脉营养支持方案可能会引起肿瘤患者的水钠潴留，目前认为这一症状是由胰岛素的抗利尿作用引起的。考虑到需要用长期静脉营养支持的患者多数存在恶病质和食欲缺乏并伴有细胞外液增加，因此在这种情况下使用以糖为主的营养支持会加重腹膜和脏器的水肿；而且抗利尿激素过多也与患者反复出现恶心有一定关系。

总之，对于有恶病质的患者来说，1∶1 的脂糖能量配比是比较合适的，如果患者还伴有胸膜或腹膜水肿，可以考虑再升高脂肪的比例，以 LCT/MCT 为宜。另外氮元素的比例目前还没有一定的说法，推荐至少为 1g/（kg·d），目标剂量是 1.2～2g/（kg·d）。

2. 终末期患者　目前尚无随机对照研究来评估终末期或不能进食患者使用或不使用静脉营养的预后差别。静脉营养虽能延长一些患者的生存时间，但对患者的厌食、乏力等症状不能产生明显改善，因此对终末期患者是否有必要给予静脉营养支持，仍有不同意见。有研究认为，对有体重下降不能进食的终末期患者给予补充性营养支持可能对患者有益。与无营养支持适应证的患者相比，更多有适应证的患者在接受合理的营养支持后结局获得改善，这或许证实了合理营养支持的有效性。对于非治愈性的，尤其是预计生存期不足 3 个月的患者，静脉营养能否延长其生存期尚无定论，还有可能增加患者的痛苦。对于此类患者，应以临床指征和社会伦理学为基础，认真评估营养支持的风险效益比，并尊重患者的意愿，更加公平合理地使用有限的医疗资源。

建议对不能进食或不能肠饲的终末期患者在下列情况下可以给予静脉营养：①预计患者因为消化道梗阻或厌食死亡会比肿瘤本身进展导致的死亡更加迅速；②患者可以耐受静脉营养；③患者或家属有强烈要求。

（三）CACS 的药物治疗

多项 Meta 分析结果显示，营养补充可以提高肿瘤患者的生活质量，但不一定提高肿瘤患者的生存时间。尽管最好的癌症恶病质管理方式仍是治疗癌症，但对不能耐受抗癌治疗和晚期的癌症患者，除了必需的营养外，药物是治疗 CACS 常用的措施之一。

总体来讲药物治疗效果有限，应在改善患者生活质量的基础上合理进行。

常用的一线药物：①食欲刺激剂，糖皮质激素和孕酮；其他食物刺激剂包括大麻酚类、脑肠肽（ghrelin）和赛庚啶。②抗细胞因子剂，沙利度胺和己酮可可碱、β_2 肾上腺受体激动剂（克仑特罗）、支链氨基酸、NSAID、甲氧氯普胺、二十碳五烯酸（EPA）、褪黑素、5-氟尿苷和其他药物（蛋白同化甾类、硫酸肼）等。

皮质类固醇类可以短期内改善患者食欲，起效快，但 3～4 周后作用会减弱，对减少恶心发生率、改善整体的健康状况可能有帮助，在营养学中未见明显效果。初始剂量为晨服地塞米松 4mg 或泼尼松龙 30mg，如有需要可口服质子泵抑制剂，主要不良反应有液体潴留、念珠菌病、肌病、胃炎等。服用 1 周后如未见疗效则停用，有效则使用最低有效剂量持续，定期进行检查，如不能继续缓解症状则停用。

孕激素类可改善癌症患者的食欲，增加体重，数周起效，药效较类固醇类持久，对患者预后作用较好。醋酸甲地孕酮口服初始剂量 160mg/d，甲羟孕酮口服初始剂量 25～250mg/d。主要不良反应有高血糖、高血压、外周水肿、撤退性出血、男子乳腺发育、血栓、肝功能损伤、肾上腺功能减退。

胃肠促动力药物可改善早饱、胃排空延迟、胃肌轻度瘫痪和恶心症状。甲氧氯普胺 10mg 或多潘立酮 10～20mg，饭前 30min 口服，每日 3 次。

（贾宏彬　金　毅）

第四节　疼　痛　控　制

疼痛是妇科恶性肿瘤患者常见的症状，也是给患者带来最多痛苦的症状之一。疼痛治疗的目的就是使患者免除或缓解疼痛，恢复功能（睡眠），提高患者的生活质量。在姑息治疗中，疼痛的缓解与机体整体功能（包括精神和心理因素）的改善密不可分，因而不仅仅是"镇痛"，还涉及多学科的治疗方法和路径。

一、疼痛的定义与分类

（一）疼痛的定义

1979 年，国际疼痛研究会（International Association for the Study of Pain, IASP）将疼痛定义为与组织损伤和潜在的组织或类似的损伤有关的一种不愉快的感觉和情绪体验。1994 年，根据对疼痛内涵的进一步理解，疼痛的定义又有了更多的注释。IASP 认为，对于大多数人群，组织损伤是疼痛定义的"金标准"。因疼痛通常带有比较强的主观性，即每个人的体验和表达都是不同的，因而定义疼痛时，也应该考虑到情绪等心理因素的影响。

（二）疼痛的分类

理解疼痛如何分类有助于提供有效的评估和治疗方法。遗憾的是至今尚无一个被广泛认可的疼痛分类方法。

根据疼痛持续的时间，疼痛可分为急性疼痛（acute pain）、慢性疼痛（chronic pain）、暴发痛（out break pain）、持续性疼痛（persistent pain）、间歇性疼痛（intermittent pain）、偶发痛（incident pain）；根据疼痛的形成机制又可分为伤害感受性疼痛（nociceptive pain）、非伤害感受性疼痛（no-nociceptive pain）和精神性疼痛（psychogenic pain）。其他的分类方法还包括按疼痛的部位分为颈肩痛、胸背痛、腰痛、腹痛等；按疼痛的性质还可分为酸胀痛、钝痛、尖锐痛、烧灼痛等。

1. 急性疼痛与慢性疼痛　习惯上将持续时间≤6 个月的疼痛称为急性疼痛（视不同疾病状态），持续时间＞6 个月的疼痛称为慢性疼痛。通常急性疼痛病因明确，有特定的组织损伤或疾病。患者神经系统的功能相对完整或仅出现一过性损伤，随着组织损伤的愈合可以痊愈，急性疼痛完全消失。慢性疼痛多为急性疼痛的迁延和进展，患者中枢或外周神经系统出现功能障碍，即使组织损伤完全愈合也难以恢复，如果不加干预有可能持续性加重，患者往往伴有沮丧或抑郁。

2. **持续性疼痛与间歇性疼痛**　两者属于慢性疼痛的不同表现，前者疼痛持续无间歇，如果不加控制很难自动消失甚至进行性加重；后者有间歇期，可以反复发作和迁延，如果不加控制会转变为持续性发作并加重。

3. **偶发痛和暴发痛**　偶发痛与通常意义上的"运动痛"相似，指休息不动时不痛，某些特殊情况下如咳嗽、行走和转身可有意或无意诱发的疼痛；暴发痛是在稳定持续性疼痛的基础上或疼痛持续缓解后突然出现的短暂而剧烈的疼痛。

4. **伤害感受性疼痛与非伤害感受性疼痛**　从发病机制看，伤害感受性疼痛是指由于冷、热、机械（压迫）和化学（炎症）等的特殊刺激激活特定的感受器引起的疼痛，又称炎症性疼痛或炎性痛。急性疼痛均属伤害感受性疼痛，其中躯体痛包括软组织、肌肉、骨骼疼痛等，比较表浅，疼痛范围局限；内脏痛比较深，范围更局限，往往存在浅表特定区域的牵涉痛。与伤害感受性疼痛不同的是，非伤害感受性疼痛通常没有明确的组织损伤或组织损伤已愈合，常由中枢或外周感觉神经系统原发疾病或损伤所导致的疼痛，因此又称神经病理性疼痛（neuropathic pain, NP）。自发痛（spontaneous pain）、异常性疼痛（allodynia）和痛觉过敏（hyperalgesia）为 NP 的三大临床特征，表现为烧灼样、枪击样、撕裂样疼痛及感觉迟钝或缺失，多数患者存在深部组织的酸胀、紧缩或压榨感。交感神经痛（sympathetic pain）是 NP 的一种特殊类型，由交感神经受损引起，以局部烧灼感和痛觉敏感为特征，并伴有局部交感神经障碍的体征，包括红斑或水肿、异常性出汗及皮肤变薄、皮下组织甚至肌肉萎缩等局部营养障碍的变化。

5. **躯体化疼痛**　属于特殊类型的疼痛，有人把它归属于非感受伤害性疼痛的范畴，除疼痛以外，往往伴有精神、心理方面的异常及失眠、消化不良等躯体化症状，临床诊断一般采用排除法。值得注意的是，精神或心理因素（焦虑、抑郁等）往往使得疼痛加重，而慢性疼痛也是造成患者精神异常的重要原因之一。癌痛的治疗应该是两者兼顾。

二、癌痛概述

广义的癌痛是指癌症患者的疼痛。通常所说的癌痛是指与恶性肿瘤及转移(侵犯、压迫、感染、缺血等)或恶性肿瘤治疗相关(包括放射治疗、化疗等)的疼痛。从姑息医学的范畴来讲，癌症患者的所有疼痛均应为姑息治疗的对象。

（一）癌痛的流行病学

WHO 根据综合分析指出，70%的晚期癌症可出现明显的疼痛，每年至少有 350 万癌症患者遭受疼痛的折磨，其中只有部分人可能得到了合理的疼痛治疗。目前国内仍然缺乏系统和大范围的晚期癌痛的流行病学调查。上海医科大学调查的癌痛发生率为 30%～79%，平均为 64.25%（532/828），其中原发性肝癌为 90%。最近的统计资料认为，我国肿瘤疼痛的患者中仅有 41%得到缓解，晚期癌痛的有效缓解率不到 25%。目前我国每年新增 160 万～200 万晚期肿瘤患者，每年死亡人数约 130 万。对于绝大多数晚期癌痛患者，所面临的最大痛苦就是疼痛。

（二）癌痛形成的原因

导致癌痛的原因复杂多样，通常可分为三类：①源自肿瘤本身，包括肿瘤的原发部位或继发部位，约 65% 的疼痛与肿瘤有关；②源自肿瘤治疗，约 25% 的疼痛与治疗有关；③源自同时存在的非肿瘤性疾病，占 10% 左右。

1. **源自肿瘤本身的疼痛**　是指疼痛直接是由肿瘤及其转移引起的，可以是肿瘤直接压迫、刺激神经、刺激痛觉敏感组织（胸膜、脑膜、血管、淋巴管等），也可以是肿瘤分泌致痛因子或伴随炎症直接致痛或导致痛觉敏感等。

（1）肿瘤压迫和浸润神经：是癌症疼痛的主要原因，癌细胞通过神经鞘周围淋巴管或神经周围抵抗力较弱的部位浸润，导致神经鞘内的神经纤维绞窄、肿瘤细胞释放某种致痛物质或神经营养血管被癌细胞所闭塞、神经纤维处于缺血状态等，引起疼痛。癌症转移到椎骨或肋骨，压迫神经根或肋间神经。癌症浸润到腹膜、胸膜、胸壁时均可产生顽固性疼痛。临床上常以神经痛形式表现，疼痛为锐痛，患者描述为刀割样、针刺样剧痛，通常向体表神经分布范围放散。当浸润进一步加剧则产生感觉障碍。如果癌细胞浸润腹腔神经丛、肠系膜神经丛、骶神经丛，则发生 C 纤维性疼痛，疼痛性质为钝痛，疼痛部位不明确，有周期性反复的持续性疼痛。相反，也有癌细胞转移到感觉神经末梢处皮肤却不发生疼痛的病例。在产生或不产生剧痛之间差别显著，其原因有待于进一步研究。

（2）空腔脏器受肿瘤浸润：恶性肿瘤患者如果出现管腔脏器梗阻时，即可产生疼痛。其特点是无明确的定位、周期性和反复发作的疼痛，常伴有恶心、呕吐、冷汗，在管腔平滑肌痛觉神经纤维末梢与平滑肌保持并列的位置，当管腔壁伸展或平滑肌痉挛性收缩时，神经末梢处于伸展状态而致疼痛。当癌症累及腹腔内管腔脏器平滑肌时，不管致痛的脏器在何处，其疼痛表现在腹部正中线的某部位。胆道、胰腺管狭窄或阻塞可引起剧烈疼痛，输尿管受压时也会引起疼痛。

（3）脉管系统受肿瘤浸润：癌细胞浸润动脉、静脉、淋巴管时可以引起疼痛。肌肉本身对疼痛并不敏感，但脉管阻塞在动脉可引起间歇性跛行症的缺血性疼痛，当动脉闭塞致局部缺血或坏死时，可引起剧痛；阻塞在静脉或淋巴管时，导致回流障碍致远端肿胀而发生疼痛。如果合并感染，炎症会进一步加剧疼痛。

（4）骨骼受癌细胞浸润：原发性骨肿瘤或转移性肿瘤均产生难忍的疼痛。骨膜内存在与痛觉有关的感觉神经末梢，骨髓和哈佛管中也有感觉神经，但骨实质内并不存在。骨骼痛是因为骨髓内压的变化、骨膜受刺激而产生疼痛，疼痛性质为钝痛，定位不明确，伴有深部压痛。

2. **肿瘤治疗引起的疼痛**　在姑息治疗中放射治疗也是缓解癌痛的重要手段之一，但治疗效果有滞后性，放射治疗引起的局部组织炎症、软组织水肿、纤维化、坏死及放射部位新生物形成，加上神经丛如臂丛神经纤维化、脊髓损伤（见于放射治疗脊髓受压、食管癌、淋巴瘤）、直肠炎、骨坏死等，都是放射治疗后患者疼痛的主要原因，化疗后因各种化疗药物和大剂量激素的作用，引起神经毒性和骨质疏松等，也可引起全身各部位难以忍受的疼痛。

3. **非肿瘤性疾病引起的疼痛**　肿瘤患者患有的其他慢性疼痛性疾病，如椎间盘突出症、肩周炎、骨质增生等良性疾病也可使肿瘤患者出现疼痛症状。通常将这些疼痛称为非癌性疼痛（no-cancer pain），但相对于癌痛患者，其也是需要控制的疼痛之一。

三、癌痛的临床特点与评估

（一）临床特点

首先应该认识到癌痛是混合型疼痛，它可能是慢性持续性的疼痛，伴随着癌症患者到死亡，也可表现为急性疼痛，如病理性骨折所致的剧烈疼痛；癌痛也常伴有偶发，以暴发痛更为常见（60%～90%）；癌痛可以是非伤害感受性的，也可以是伤害感受性的；癌痛可以来自躯体，也可以来自内脏；癌痛可来自患者心理、精神改变（焦虑、抑郁、愤怒），也可来自患者家庭甚至社会（人际关系、家庭问题、经济原因）的压力。因此癌痛称为"全方位疼痛"（total pain）（图9-3）。了解癌痛的特点，有助于充分认识控制癌痛的艰巨性，不可以简单地将癌痛治疗与"镇痛"混为一谈，只有掌握癌痛的特点，才能对癌痛进行科学、客观地评估和治疗。

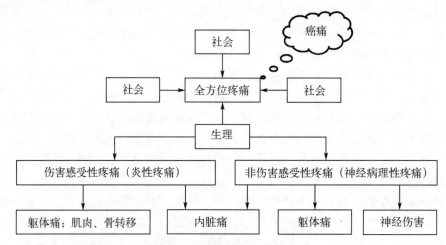

图9-3 癌痛的全方位疼痛

（二）评估

客观评估癌痛是正确治疗的前提，换句话说，正确地进行癌痛的诊断，是有效治疗癌痛所必需的。癌痛的评估应贯穿于癌痛治疗的全过程。评估首先是对癌症患者整体疾病状态的评估，就疼痛评估而言，主要包括疼痛强度、性质、部位、加重和缓解因素的评估；还应包括对患者心理和精神因素等的评估。

1. 疼痛强度的评估

（1）视觉模拟评定量表（visual analogue scales, VAS）：一条长10cm的标尺，一端标示"无痛"，另一端标示"最剧烈的疼痛"，患者根据疼痛的强度标定相应的位置（图9-4）。

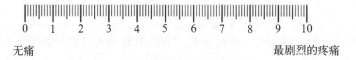

0 1 2 3 4 5 6 7 8 9 10

无痛　　　　　　　　　　　　　　　　最剧烈的疼痛

图9-4 视觉模拟评定量表

（2）数字等级评定量表(numerical rating scale, NRS)：用0～10数字的刻度标示出不同程度的疼痛强度等级，"0"为无痛，"10"为最剧烈疼痛，<3为轻度痛，3～7为中度痛，>7

以上为重度痛（图 9-5）。

图 9-5   数字等级评定量表

（3）语言等级评定量表（verbal rating scale, VRS）：又称现时疼痛强度（PPI）评分法，将描绘疼痛强度的词汇通过口述表达。

0 度：不痛。

Ⅰ度：轻度痛，为间歇痛，可不用药。

Ⅱ度：中度痛，为持续痛，影响休息，需用镇痛药。

Ⅲ度：重度痛，为持续痛，不用药不能缓解。

Ⅳ度：剧烈痛，为持续剧痛伴血压、脉搏等变化。

（4）Wong-Baker 面部表情量表（Wong-Baker faces pain rating scale）：由 6 张从微笑或幸福直至流泪的不同表情的面部图组成（图 9-6）。这种方法适用于交流困难，如老年人、意识不清或不能用言语表达的患者。

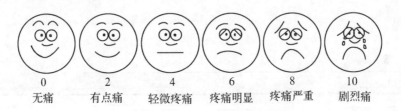

图 9-6   Wong-Baker 面部表情量表

2. 其他评估   除疼痛强度的评估外，还包括疼痛的性质、部位、加重或缓解疼痛的因素及情绪、心理和精神因素的评估。这些均有助于了解更多癌痛的信息，给后续治疗带来帮助。

（1）McGill 疼痛问卷和简式的 McGill 疼痛问卷表：McGill 疼痛问卷（McGill pain questionaire, MPQ）为一种多因素疼痛调查评分方法，它的设计较为精密，重点观察疼痛的性质、特点、强度和伴随状态及疼痛治疗后患者所经历的各种复合因素及其相互关系。MPQ 采用调查表形式，表内附有 78 个用来描述各种疼痛的形容词汇，以强度递增的方式排列，分别为感觉类、情感类、评价类和非特异性四类。MPQ 可测定有关疼痛的多种信息和因素，适用于临床科研工作或较为详细的疼痛调查工作，但对患者的要求较高，表中的词类比较抽象且相对复杂，有时患者难以理解，并且花费时间较多，所以临床应用中具有一定的局限性。

1987 年 Melzack 在 McGill 疼痛问卷表的基础上提出一种简化的疼痛问卷，并将视觉模拟方法加入其中，成为一种简便实用的综合问卷，称为简式的 McGill 疼痛问卷表（Short-form of McGill pain questionnaire, SF-MPQ）。SF-MPQ 表（表 9-7）对各种疼痛治疗产生的临床变化敏感，包括癌症引起的慢性疼痛也同样有效。

表 9-7　简式的 McGill 疼痛问卷表

疼痛评级指数（PRI）的评估			
疼痛的性质	疼痛的程度		
	无	轻	中	重

疼痛的性质	无	轻	中	重
A 感觉项				
跳痛	0	1	2	3
刺痛	0	1	2	3
刀割痛	0	1	2	3
锐痛	0	1	2	3
痉挛牵扯痛	0	1	2	3
绞痛	0	1	2	3
热灼痛	0	1	2	3
持续固定痛	0	1	2	3
胀痛	0	1	2	3
触痛撕裂痛	0	1	2	3
B 情感项	0	1	2	3
软弱无力	0	1	2	3
厌烦	0	1	2	3
害怕	0	1	2	3
受罪、惩罚感	0	1	2	3

感觉项总分＿＿＿＿＿　　　　　　　　　　　情感项总分＿＿＿＿＿

（2）利兹评估疼痛调查表（表 9-8）：利兹评估疼痛调查表（LANSS）评估疼痛等级是建立在感觉描述分析和感觉紊乱床边检查的基础上的，并提供直接的临床信息，有助于判断传导疼痛信号的神经是否工作正常，即是否存在神经病理性疼痛。总分 24 分，如得分小于 12 分，神经病变性疼痛机制不可能对患者的疼痛起作用。如得分大于 12 分，神经病变性疼痛机制可能对患者的疼痛起作用。

表 9-8　利兹评估疼痛调查表

想一想你上星期疼痛的感觉是什么样的，请说出这些描述是否与你的疼痛精确匹配。

（1）你的疼痛感觉像你的皮肤上有奇怪的、不舒服的感觉吗？"刺痛感""麻刺感""针毡感"这些词可以描述这些感觉。

否——　我的疼痛感觉真的不像这样……………………………………………（0）

是——　我有相当多的这些感觉……………………………………………（5）

（2）你的疼痛使疼痛区域的皮肤看起来与正常的皮肤不同吗？"有些杂色"或"看起来比较红火粉红"这些词可以描述这种外观。

否——　我的疼痛不影响皮肤………………………………………………（0）

是——　我已经注意到疼痛使我的皮肤看起来与正常的皮肤不同…………（5）

（3）你的疼痛使受影响的皮肤接触起来异常敏感吗？"当轻敲那个部位皮肤时有不舒服的感觉"或"穿紧身衣时有疼痛感"可以描述这种异常的敏感性。

续表

否—— 我的疼痛没有使我那个区域的皮肤异常敏感·······················（0）

是—— 我那个区域的皮肤似乎接触起来异常敏感····················（3）

（4）当你安静的时候，你的疼痛会突然产生和没有明显原因地暴发吗？"电击""跳动""爆裂"这些词可以描述感觉。

否—— 我的疼痛真的没有感到这样·····································（0）

是—— 我有很多这样的感觉···（2）

（5）你的疼痛感觉好像疼痛部位的皮肤温度有异常变化吗？"热""烧灼感"可以描述这些感觉。

否—— 我真的没有这些感觉···（0）

是—— 我有很多这样的感觉···（1）

感觉测试

皮肤的敏感性可以通过疼痛部位与对侧或邻近的非疼痛部位比较来检查，可以查出触诱发痛和可变的针刺极限（PPT）的存在。

（1）触诱发痛：用棉线轻轻抚触非疼痛部位，然后是疼痛部位。如果在非疼痛部位是正常的感觉体验，但在疼痛部位轻触时，体验到疼痛或不舒服的感觉（麻刺感和恶心），那么就存在触诱发痛。

否—— 两个部位都是正常感觉···（0）

是—— 触诱发痛仅在疼痛部位···（5）

（2）变化的针刺极限：将安放在一个 2ml 的注射器管内的 23 号针头轻放在非疼痛部位的皮肤上，然后放在疼痛部位的皮肤上，比较两者的反应。如果在非疼痛部位感觉到明显的针刺痛，但在疼痛部位有不同的感觉体验，如有疼痛或仅仅是钝痛（上升的 PPT）或非常疼痛的感觉（降低的 PPT），存在变化的 PPT，如果针刺在两个部位都没有感觉，安放注射器与针头之上以增加其重量，重复前面的步骤。

否—— 两个部位感觉相同···（0）

是—— 在疼痛的部位存在变化的 PPT·····································（3）

得分：将感觉描述和检查所得的括号内的分值加起来获得全部得分。

总分（最大值 24 分）＿＿＿＿＿＿＿＿＿

（3）简明疼痛量表（brief pain inventory, BPI）：简明疼痛量表是威斯康星大学神经科疼痛研究小组为研究而研制的。当用这个调查量表时，对患者疼痛的强度和干扰活动均要记分，记分的等级为 0～10。虽然可获得大量临床资料，但作为临床常规应用显得过于麻烦。在此量表的基础上简化，得出简明疼痛量表，并在此表基础上加入身体图，以便于记录疼痛的部位（表 9-9）。

表 9-9　简明疼痛量表

1. 在一生中，我们大多数人都曾体验过轻微头痛或扭伤和牙痛，今天您是否有疼痛？

　1. 是　　　2. 否

2. 请您用阴影在下图中标出您的疼痛部位，并在最疼痛的部位打"×"。

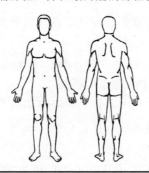

续表

以下 3～6 请圈出一个数字，表示您在 24h 内的疼痛程度

3. 疼痛最重的程度　　　　　　　　　　　5. 疼痛平均程度

　0 1 2 3 4 5 6 7 8 9 10　　　　　　　　　0 1 2 3 4 5 6 7 8 9 10

不痛　　　　　　　您能想象的最痛　　　不痛　　　　　　　您能想象的最痛

4. 疼痛最轻的程度　　　　　　　　　　　6. 现在疼痛的程度

　0 1 2 3 4 5 6 7 8 9 10　　　　　　　　　0 1 2 3 4 5 6 7 8 9 10

不痛　　　　　　　您能想象的最痛　　　不痛　　　　　　　您能想象的最痛

7. 目前您正在接受什么药物和疗法治疗疼痛？

　　_____

8. 请圈出一个百分数，以表示 24h 内镇痛治疗后疼痛缓解了多少？

　0%　10%　20%　30%　40%　50%　60%　70%　80%　90%　100%

无缓解　　　　　　　　　　　　　　　　　　　完全缓解

9. 请圈出一个数字，表示您上周受疼痛影响的程度

　　A. 日常活动　　　　　　　　　　　　　E. 与他人的关系

　　0 1 2 3 4 5 6 7 8 9 10　　　0 1 2 3 4 5 6 7 8 9 10

　　无影响　　　　　　　完全影响　　　　无影响　　　　　　　完全影响

　　B. 情绪　　　　　　　　　　　　　　F. 睡眠

　　0 1 2 3 4 5 6 7 8 9 10　　　0 1 2 3 4 5 6 7 8 9 10

　　无影响　　　　　　　完全影响　　　　无影响　　　　　　　完全影响

　　C. 行走能力　　　　　　　　　　　　G. 生活乐趣

　　0 1 2 3 4 5 6 7 8 9 10　　　0 1 2 3 4 5 6 7 8 9 10

　　无影响　　　　　　　完全影响　　　　无影响　　　　　　　完全影响

　　D. 日常工作

　　0 1 2 3 4 5 6 7 8 9 10

　　无影响　　　　　　　完全影响

　　总分：_____

　（4）情绪评分(emotional scale, ES)：不论急慢性疼痛都会伴有程度不同的情绪变化。临床采用 VAS 尺进行评定，0 分端为"最佳情绪"，10 分端为最差情绪。0～2 为优，代表患者情绪良好，面容安静，应答自如；3～5 分为良，代表患者情绪一般，安静，面容淡漠，指令性回答；5～8 分为可，代表患者情绪焦虑或抑郁，轻度痛苦面容，勉强应答；>8 分为差，痛苦面容，呻吟不止，强迫体位，无法应答。

　（5）心理状态评估：焦虑及抑郁等心理状态的评估见症状控制章节。

　3. 疼痛的客观评估指标

　（1）痛阈：主要通过热辐射（温度）法（thermal radiation, TR）、电刺激法（electrical stimulation, ES）、机械刺激法、药物刺激法等测定。

　（2）生理生化指标：可在一定程度上作为反映疼痛的指标，尤其在伤害性刺激或损伤的急性期。疼痛最常测定的生理指标是潮气量、心率、血压、皮肤的电活动、肌电图、皮层诱发电位、血浆皮质醇、神经肽类等。

　4. 慢性痛临床治疗转归的测定方法（initiative on methods, measurement, pain assessment

in clinical trials, IMMPACT）　许多癌痛患者并没有从现有治疗中得到适当的缓解，甚至还要承受药物副作用的折磨，因此，努力开创更好的治疗手段以获得更佳的治疗效果是疼痛研究者的重要任务。由于不同临床过程采用不同的预测指标，因而妨碍了对治疗效果的评价。针对这一情况，IMMPACT 推荐了六项评价治疗转归的核心内容（表 9-10）。

表 9-10　IMMPACT 为评价慢性痛疗效而推荐的核心结果测量方法

1. 疼痛状况	4. 被试者对治疗效果和满意度的评分
• 采用 11 点（0～10）数字评分尺度评估疼痛强度	• 患者对于病情改善的整体印象表（PGIC）
• 调查镇痛药的使用情况	5. 异常症状和意外事件
• 数字评分尺度不适用时用归类法评估疼痛强度（无痛、轻微、中等、剧烈）	• 被动记录患者自述的异常症状意外事件，或主动询问和提示患者
2. 躯体功能（以下两种方法任选其一）	6. 被试者的选择和安排
• 多维度疼痛干扰量表（MPI）	• 遵照 CONSORT 指导守则中的规定详细记
• 简易疼痛干扰量表（BPI）	录患者加入的信息及治疗进程
3. 情绪状态（以下两种方法至少择一）	
• Beck 抑郁量表（BDI）	
• 情绪状态测试表（POMS）	

　　疼痛是一种个人的主观体验，受文化水平、所处的状态、注意力、社会环境和心理学变量的影响。评估疼痛的方法虽然很多，但是没有一种方法能独立完整地描述患者的疼痛感受，告知我们应如何施以治疗。相信患者的主诉是最重要的，来自患者自己所报告的疼痛是最有效的测量，这也是目前疼痛测量方面的"金标准"。在临床研究中，VAS 和 MPQ 可能是目前最常用的方法。对于慢性癌症疼痛患者简明疼痛量表是最为实用的，首先它非常简便，其次它可以 24h 进行疼痛评价，可以得出疼痛强度的变化。另外，联合应用多种方法，以获得对患者全面深入的了解，可能是我们治疗疼痛最有效的途径。

四、癌痛的治疗

（一）治疗原则

　　癌痛的治疗首先是针对癌症本身的抗癌治疗或姑息性抗癌治疗。只要有适应证且患者可以耐受治疗，均要创造条件实施治疗。针对癌痛治疗的总体原则是最大程度地缓解疼痛，最大限度地改善功能，最大可能地减少治疗的毒副作用，从而提高癌症患者的总体生活质量。

　　1. WHO 癌痛治疗三阶梯方案　WHO 于 1982 年在意大利米兰召开了国际知名的神经学、麻醉学和肿瘤学专家会议，成立了 WHO 疼痛治疗专家委员会，讨论并制订了"WHO 癌痛三阶梯治疗方案"，因仅涉及药物的癌痛治疗，所以又称为"WHO 癌痛药物治疗三阶梯"，但通常还是使用前一种名称。WHO 癌痛药物治疗三阶梯原则作为癌痛治疗的指南及教育工具，目前已被广泛接受，具体内容（图 9-7）如下：在对癌痛的性质和原因作出正确的评估基础上，根据患者疼痛的程度和原因选择相应的镇痛药物，即对于轻度疼痛的患者主要选用解热镇痛类镇痛药，中度疼痛选用弱阿片类药物，重度疼痛则选用强阿片类药物，均可以加用辅助用药（抗惊厥药、抗抑郁药等）。

用药原则：①口服给药：尽可能避免创伤性给药途径；②按时给药：固定给药时间，而非需要时才给药；③按阶梯用药：按照三阶梯治疗原则合理使用，首先从第一阶梯开始；④个体化用药：特别注意具体患者的实际疗效及副作用。需要指出的是，随着对疼痛研究的不断深入、新型药物的研发和上市及疼痛治疗技术的不断进展，临床实际癌痛治疗工作远比三阶梯原则复杂且许多内容是三阶梯所不能涵盖的。

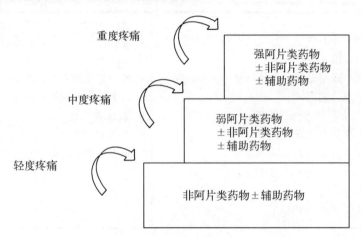

基本原则：①口服给药；②按阶梯给药；③按时给药；④个体化给药；⑤注意具体细节

图 9-7 WHO 癌痛药物治疗三阶梯方案及原则

2. NCCN 癌痛治疗指南 NCCN 于 2000 年初次颁布了癌痛临床实践指南，自 2005 年以来《NCCN 成人癌痛临床实践指南》（*NCCN clinical practice guidelines for Adult cancer pain*，简称 NCCN 癌痛指南）每年更新，日臻完善，是近年全球癌痛治疗领域最先进和权威的指南之一。NCCN 癌痛指南与 WHO 三阶梯镇痛指南的基本原则一致，简言之是在全面评估癌痛基础上的以阿片类药物为核心的综合镇痛治疗。NCCN 强调全面评估疼痛是合理选择镇痛方案的前提；关注阿片类药物使用的主要原则和细节，将阿片类药物作为癌痛治疗的核心药物；提倡根据疼痛的病因、机制开展有针对性的药物联合治疗，必要时采用介入治疗手段镇痛，但应先评估患者的预期生存、脏器功能及经济承受能力；关注并积极防治镇痛药物的副作用；重视癌痛患者的随访和疼痛的再评估；关注影响疼痛的社会、心理因素等，因而临床的可操作性、指导意义更强。具体内容可参考 NCCN。

（二）抗癌治疗

以缓解癌症患者的疼痛为目的的抗癌治疗，是姑息性抗癌治疗的主要目标之一，具体内容如下。

1. 放射治疗 已有大量的资料和成功的临床经验证实，对骨转移、硬脑膜肿瘤、脑转移的治疗有良好效果和较高的价值，但其他方面的资料目前尚少，放射治疗的应用纯属经验性。例如，骶丛病变引起的会阴痛，放射治疗的治疗效果是很好的。

2. 化疗 缓解疼痛的期望是寄托于对化疗有反应的肿瘤上，如淋巴瘤、小细胞肺癌、胚胎细胞瘤及没有治疗过的乳腺癌等。另外，化疗后的肿瘤缩小与疼痛缓解是否有相关性仍有争议，因此仅仅为治疗疼痛而决定化疗不太妥当，应重新考虑其适应证，在减轻疼痛与副作用的平衡之间明显有利于患者的前提下采用化疗为宜。

　　3. 姑息手术　外科手术能缓解某种疾病引起的疼痛，尤其是肠梗阻、不稳定的骨结构和神经受压等，但在手术前必须仔细评价利弊、住院时间、康复时间及估计的受益期限。对病理性骨折、肠梗阻、严重腹水等进行手术时，临床经验是很重要的，如果处理得当，可取得较好效果。如果没有转移扩散的病灶，根治性手术切除，不但可获得良好效果，还可提高某些患者的生存期。其他针对神经传导通路的手术，如神经松解术、经皮或开放脊髓前侧柱切断术、立体定向中枢神经的烧灼术等，也提供了癌症镇痛的一种方法。但必须由有经验的神经外科专家实施，并严格掌握适应证。

（三）药物治疗

　　药物是控制和缓解癌痛最主要的方法，80%以上癌痛患者的疼痛可以通过药物治疗得到良好缓解。但药物治疗同样存在许多不确定因素，并且药物本身也会带来毒副作用等，因此熟悉癌痛治疗药物，包括作用机制、药代和药效动力学及毒副作用，是安全、有效、合理使用药物控制和缓解癌痛的前提。现分述如下。

　　1. 阿片类镇痛药　又称麻醉性镇痛药（marcotic analgetics），是一类能消除或减轻疼痛并改变对疼痛情绪反应的药物。除少数作用弱的药物外，此类药物多具有成瘾性，但规范化应用于临床镇痛导致成瘾极为少见。

　　（1）阿片受体：阿片类药物主要通过激动阿片受体产生镇痛、镇静等药理作用和恶心呕吐、呼吸抑制等副作用。不同的阿片受体及作用（表 9-11）。

表 9-11　阿片受体激动后的作用

受体	作用
μ	
μ_1	脊髓上镇痛、镇静、催乳素分泌
μ_2	呼吸抑制、欣快、瘙痒、缩瞳、抑制肠蠕动、恶心呕吐、依赖性
κ	脊髓镇痛、呼吸抑制、镇静、致幻
δ	脊髓镇痛、平滑肌效应、缩瞳、调控 μ 受体活性
σ	呼吸加快、心血管激动、致幻、瞳孔散大
ε	激素释放

　　（2）阿片类药物的分类：阿片类药物有多种分类方法，此处介绍临床使用的分类方法。

　　1）按药理作用分类：按阿片类药物的药理作用又可分为激动药（吗啡、芬太尼、哌替啶等）、激动-拮抗药（喷他佐辛、纳布啡等）、部分激动药（丁丙诺啡）和拮抗药（纳洛酮、纳曲酮、去甲纳曲酮等）。

　　2）按药物镇痛强度分类：临床分为强阿片类和弱阿片类药物。弱阿片药如可待因、双氢可待因；强阿片药包括吗啡、芬太尼、哌替啶、舒芬太尼和雷米芬太尼。弱阿片药主要用于轻至中度癌痛的治疗（表 9-12），强阿片类则用于中至重度癌痛的治疗（表 9-13）。不同的阿片类药物及不同的给药途径可以进行等效换算（表 9-14）。

　　（3）阿片类药物的副作用与防治：阿片类药物的副作用也是阿片受体激动效应的表现，与药物的受体作用强度相关，故也可称为剂量依赖性副作用，但使用途径不同或制剂类型不同，副作用的发生率和作用强度表现也不同。

☆ ☆ ☆ ☆

表 9-12　弱阿片类药物药代动力学特性

药　　物	半衰期（h）	常用剂量 [mg/（4～6）h]	给药途径	作用持续时间（h）
可待因	2.5～4	30	口服	4
氨酚可待因 （对乙酰氨基酚 0.5g＋可待因 8.4mg）		1～2 片	口服	4～5
氨酚可待因Ⅱ号 （对乙酰氨基酚 0.3g＋可待因 15mg）		1～2 片	口服	4～5
双氢可待因	3～4	30～60	口服	4～5
双氢可待因复方片 （对乙酰氨基酚 0.5g＋双氢可待因 10mg）		1～2 片	口服	4～5
强痛定		30～60	口服	8
		50～100	肌内注射	
曲马多		50～100	口服	4～5
		50～100	肌内注射	
氨酚羟考酮片				
（对乙酰氨基酚 0.5g＋羟考酮 5mg）		1 片	口服	4～6
（对乙酰氨基酚 0.375g＋羟考酮 5mg）		1 粒	口服	4～6

表 9-13　强阿片类药物药代动力学特性

药物	半衰期（h）	常用有效剂量	给药途径	作用持续时间（h）
盐酸吗啡	2.5	（5～30）mg/（4～6）h	口服	4～5
		10mg/（4～6）h	肌内注射、皮下注射	
硫酸（盐酸）吗啡 控释片		（10～30）mg/12h	口服	8～12
芬太尼透皮贴剂		25～100μg/h	透皮贴剂	72
美沙酮	7.5～48	10～20mg/次	口服	1～12
盐酸羟考酮控释片	4.5～5.1	10mg/12h	口服	8～12

表 9-14　常用阿片类药物剂量换算表

药物	非胃肠给药	口服	等效剂量
吗啡	10mg	30mg	非胃肠道：口服＝1：3
可待因	130mg	200mg	非胃肠道：口服＝1：1.2
			吗啡（口服）：可待因（口服）＝1：6.5
羟考酮		10mg	吗啡（口服）：羟考酮（口服）＝1：0.5
芬太尼透皮贴剂	25μg/h（透皮吸收）		芬太尼透皮贴剂（μg/h），每 72h 1 次
			剂量＝1/2×24h 口服吗啡（mg/d）剂量

　　副作用可分为短时间耐受、中时间耐受和长时间耐受三大类。镇静、意识模糊（包括幻觉）、嗜睡、恶心、呕吐、瘙痒、呼吸抑制及尿潴留都是短暂反应，持续用药数日或 1～2 周后这些症状都可消失。瞳孔缩小则需数月至 1 年方可耐受。最顽固和持久的副作用是便秘，可见于所有使用强及弱阿片药物时。耐受性和依赖性也是长久用药后的副作用。阿片耐受性

发生缓慢，个别患者可能因基因突变导致迅速对吗啡耐受，对产生耐受性的患者更换所用的阿片类药物（阿片轮换）可减少剂量，达到减低副作用和提高镇痛效应的双重作用。躯体依赖表现为突然停药时出现戒断症状，可通过逐渐减量来避免这种现象。

1）恶心呕吐：是阿片类药物刺激了中枢化学感应带、前庭核及胃肠道阿片受体导致中枢性恶心呕吐和胃蠕动减慢所致。前庭刺激可以加重恶心呕吐，故翻身、运动等可加重症状。长期用药或逐步增加阿片类药物剂量的情况下，恶心呕吐发生率极低。对于肿瘤患者，首次使用阿片类药物，尤其是强阿片类药物，建议同时给予甲氧氯普胺 10mg，每日 3 次。

治疗阿片类诱发的恶心呕吐前应注意纠正促发恶心呕吐的因素，如高钙血症、颅内高压及使用化疗药物、抗生素等。对严重的恶心呕吐，应在治疗的同时静脉补充水、电解质和营养，并暂停口服药物或饮食，同时给予药物止吐。常用的抗呕吐药物如下。

5-羟色胺（5-HT$_3$）受体拮抗剂：包括恩丹西酮、格拉斯琼、托烷西酮、阿扎司琼等。

地塞米松和丁酰苯类药物：氟哌利多也有优良的抗呕吐作用，但有可能导致 Q-T 间期延长及室性期前收缩的心血管副作用，虽被美国 FDA 做出警告，但大量临床实践和实验研究表明，该药总体安全性良好。具体用量为每日 1~2.5mg。

吩噻嗪类药物：如氯丙嗪小剂量时即有强烈的抗呕吐作用，但镇静和降低血压的副作用限制了其作为一线药物的使用。其他止吐药物还包括安定类药物、抗晕药物、抗胆碱药和大麻类等。

纳洛酮：小剂量（0.05mg 以下）静脉注射，或口服去甲纳曲酮有一定减低恶心呕吐的作用。

如果恶心呕吐超过 1 周，应重新评估恶心呕吐的原因，确定是阿片类药物引起的，可采用阿片轮换的方法或改为鞘内或硬膜外阿片镇痛的方法。

2）呼吸抑制：是阿片类药物最危险的和可能致死的副作用，常见于使用阿片类药物过量时。遵循阿片类药物应用指导原则的患者，尤其是癌痛患者，极少发生呼吸抑制。阿片类药物所导致的呼吸抑制可表现为呼吸变深变慢，故而呼吸频率每分钟 8 次以上的患者常无气体交换异常，一般无须治疗。呼吸抑制易被下列因素增强：低龄，特别是新生儿；肺部疾病，主要是慢性阻塞性肺气肿和阻塞性睡眠呼吸暂停综合征；合并使用其他镇静药物；同时存在颅内疾病。

疼痛是最大的呼吸抑制拮抗剂，因而呼吸抑制总是发生于不痛的患者，强刺激唤醒患者或导致疼痛是阿片中毒所致呼吸抑制的徒手抢救最便捷的方法。使用纳洛酮可完全拮抗阿片类的呼吸抑制作用，但应注意如果完全拮抗了阿片类药物的作用，患有疼痛的患者可能立刻重现疼痛，并导致心率增快、血压升高甚至肺水肿。纳洛酮的常见用法为 0.4mg 溶于 10ml 生理盐水静脉注射，如呼吸抑制未扭转，可重复剂量 0.1~0.2mg，直至呼吸频率每分钟≥8 次。由于纳洛酮的作用时间短（不超过 4~6h）而导致呼吸抑制的药物常作用持续时间更长，故应在需要时重复使用纳洛酮，如 2mg 仍无效，应排除阿片类药物中毒。吸氧虽不能使二氧化碳潴留缓解，但可减轻致死性低氧血症，是延长生命的重要急救手段。

3）便秘：是阿片类药物唯一终身不耐受的副作用，由于慢性疼痛和慢性癌痛患者长时间使用阿片类药物，便秘常是最突出的并发症。便秘的原因包括阿片类药物减低胃排空、增加大肠和小肠的张力、减低向前性蠕动、括约肌阵挛、减少消化液（胃液、肠液、胰液、胆汁）分泌、增加血液吸收等。卧床、脱水或脊柱受压也是便秘加重的原因，抗抑郁药、抗酸药、抗胆碱药和利尿剂也是促发因素。

便秘的治疗方法包括饮食调整，采用富含纤维的饮食，增加液体摄入量，如可能可进行适当的体育锻炼。使用粪便软化剂和促进肠蠕动的药物如番泻叶、多库酯、硫酸镁、比沙可啶、山梨醇或乳果糖等，严重便秘时应排除消化道梗阻，必要时灌肠或应用开塞露。如考虑为胃肠动力学障碍，可用甲氧氯胺、西沙必利等。

由于便秘主要是肠道 μ 受体激活所导致，故使用周围阿片受体拮抗剂可以预防或治疗阿片药物所导致的便秘或肠麻痹。甲基纳曲酮口服后不吸收，在拮抗肠麻痹的同时不导致中枢神经系统副作用，也不诱发疼痛，口服纳洛酮也可减轻阿片类药物导致的便秘，为避免副作用，最大滴定剂量应不超过 3～12mg/6h。

4）瘙痒：是导致患者不适的因素之一，尤其常见于椎管内使用吗啡的情况下。瘙痒机制仍不清楚，可能与脊髓背角 μ 受体激活或全身用药使肥大细胞释放组胺有关。赛庚啶和羟嗪的镇静作用较轻，是首选的抗组胺药。小剂量纳洛酮常用于治疗瘙痒，也有报道使用布托啡（butorphanol）或氢吗啡酮（hydromorphone）减轻抗组胺药无效的瘙痒。使用吗啡轮换有可能减轻瘙痒。

5）肌僵直、肌阵挛和惊厥：肌僵直主要是胸壁和腹壁肌肉僵直，见于长期治疗尤其是高剂量长期治疗时，使用芬太尼的发生率最高。使用肌松药、阿片受体拮抗药可使肌僵直消除。由于哌替啶代谢产物去甲哌替啶的作用较哌替啶强 1～2 倍，在脑脊液内消除半衰期较哌替啶长 1 倍，故长期应用时，尤其是老年人或肾功能损害的患者在应用时易导致惊厥。

长时间使用阿片类药物可导致肌阵挛，吗啡的代谢产物 3-葡萄糖醛酸吗啡（M3G）可能与此有关。肌阵挛通常是轻度的和自限性的，在患者困倦时或进入睡眠时更易发生，肌阵挛主要表现为轻度的抽搐，但严重时也可表现为持续性惊厥。阿片受体拮抗药对阿片类药物引起的惊厥有拮抗作用，但对哌替啶所引起的惊厥作用较弱。有报道指出，同时服用抗抑郁药或抗精神药物作为镇痛或抗呕吐的辅助药的患者，发生肌阵挛的比例较高。也有研究表明，长期使用吗啡的患者血浆内的 M3G 浓度增高，其和 6-葡萄糖醛酸吗啡（M6G）在血液和脑脊液中的比率（M3G/M6G）与吗啡导致的痛觉高敏、异常性疼痛及肌阵挛相关。以往有惊厥病史或同时使用其他的抗惊厥药物可增加阿片类药物所导致的运动异常危险。肌阵挛的治疗方法包括使用苯二氮䓬类药物及丹曲林（dantrolene）或巴氯芬等中枢性肌松剂。

6）镇静和认知功能障碍：镇静最常发生在阿片类药物治疗的开始几日或剂量骤然增加时，镇静常伴有暂时性困倦和认知功能减退，在此期间应避免酗酒驾车。镇静的副作用可迅速耐受，通常不超过 1 周镇静作用将消失，同时使用其他中枢神经抑制药如安定类、巴比妥类药物，或合并代谢性脑病、高钙血症、脑肿瘤及其他颅内疾病等也可增加抑制强度。同时服用某些抗抑郁药、抗焦虑药或抗组胺药，因减低了阿片类药物的代谢而增强了阿片类药物的效应。使用阿片类药物的患者如发生过度镇静应减低药物剂量 20% 以上或采取阿片轮换，也可使用中枢兴奋药右苯丙胺（dextroamphetamine）、咖啡因或哌甲酯治疗。

迄今为止并无足够证据表明长期服用阿片类药物治疗者可能导致精确工作能力的减退或认知功能障碍，对于稳定剂量的患者一般没有或最多只有轻度的认知功能影响，似乎不影响驾车和工作。

7）免疫系统：阿片类药物可造成免疫功能抑制。长期使用阿片类药物成瘾者，免疫功能普遍低下，艾滋病病毒感染率、肿瘤发生率和转移率均高于普通人群。已证明对于无痛的哺乳动物和人，吗啡对 T 淋巴细胞免疫有抑制作用，可抑制 T 淋巴细胞增殖，调节 T 淋巴细胞表面抗原的表达。吗啡可使自然杀伤（NK）细胞活性减低，此作用与吗啡的剂量和应用时间成正比。长期使用阿片类药物可抑制巨噬细胞分泌集落刺激因子、NO 和 TNF-α、IL-1、IL-2、IL-6、IFN-α 等，故瘾君子易受细菌、病毒和艾滋病毒感染，肿瘤的发病率高于正常人群。

吗啡对免疫系统影响的机制似乎主要与 μ 受体相关，μ 受体基因敲除的小鼠，NK 细胞活性降低和 CD4/CD8 值下降明显减轻。κ 受体基因敲除的小鼠也未发生正常鼠使用阿片类药物后的紧张性抑制抗体反应。免疫细胞表面已发现阿片受体表达，说明阿片类物质的免疫调节效应可能与之有关。

（4）常用的阿片类药物

1）吗啡(morphine)：为纯天然阿片类生物碱，是目前使用最为广泛的阿片类药物之一，因其镇痛效果确切、价格低廉而被 WHO 推荐为阿片类镇痛药物的标准用药，通常也作为其他阿片类药物临床评估的参考。吗啡口服易吸收，由于肝和消化道的首过效应（first-pass effect），其生物利用度仅为 30%～40%，控缓释制剂与即释制剂生物利用度相近，直肠给药生物利用度变异比较大。皮下、肌内和静脉注射吗啡无首过效应，生物利用度接近 100%。

空腹时口服即释吗啡 30min 起效，饱胃状态则起效延迟，达峰效应需 1～2h，作用维持 4～5h。长效吗啡口服制剂包括盐酸吗啡控释片（美菲康）和硫酸吗啡控释片（美施康定），起效时间较即释吗啡稍慢但不受食物影响，需较长时间才能达到峰效应（平均 3.7h），血浆峰浓度较即释吗啡低，作用可以有效持续 8～12h。直肠给药生物利用度变异较大，其起效时间、达峰效应时间和作用持续时间与口服吗啡相近，美施康定直肠给药与口服等效。单次静注吗啡数分钟即可起效，15min 达峰效应，作用持续 2～3h。皮下注射和肌内注射吗啡除起效稍慢外，镇痛作用及副作用与静脉途径相当，但使用更方便，其达到峰效应时间为 30～60min，作用持续 3～4h。吗啡的中枢神经作用同其他阿片类药物类似，包括镇痛、镇静、镇咳及呼吸抑制、瞳孔缩小、恶性呕吐、尿潴留等。

口服即释吗啡主要用于癌性暴发痛的控制及控缓释剂的剂量滴定。吗啡控缓释制剂限于中至重度癌痛的治疗，原则上从小剂量开始，最好在 24～72h 内滴定至较理想镇痛用药剂量。以美施康定为例，初始剂量为 30mg，12h 或 24h 时评价患者疼痛强度（VAS，10cm），如VAS≥7cm，剂量增加 50%～100%；VAS 5～6cm，剂量增加 25%～50%；VAS≤4cm 则增加 25%的剂量。须注意：滴定剂量应同时调整按时给药和必要时给药的用量；备用阿片类即释片作为必要时用药；疼痛程度＜4 及不良反应严重时减量；如果用药剂量突然出现较明显变化，应重新评估疼痛及病情并考虑是否产生耐药。美施康定可以直肠给药，用于不能口服的患者，其剂量滴定同口服。不推荐长期间断静脉注射、皮下注射和肌内注射吗啡用于缓解癌痛。吗啡静脉和皮下 PCA 给药仅用于缓解终末期癌痛。

置入式电子微量注射泵鞘内给药是目前效力最高、全身副作用最小的阿片类药物的给药途径，经典药物仍是吗啡。该装置可持续匀速给药，吗啡起始剂量为 0.5mg/24h，或通过其他给药途径滴定 24h 的吗啡用量，按鞘内：硬膜外：静脉/肌内/皮下：口服≈1：10：100：300比例计算初始剂量。剂量每次增加原来剂量的 1/4～1/3。如果鞘内吗啡用量＞20mg/24h 疼痛缓解不明显，可认为吗啡无效。

2）羟考酮（oxycontin）：是阿片受体纯激动剂，其作用类似吗啡等纯阿片受体激动剂，等效镇痛作用强度为吗啡的 2 倍，其他药理作用还包括抗焦虑、止咳、平滑肌作用等，镇痛

☆ ☆ ☆ ☆

无封顶效应。

近年来对其剂型及临床研究进行了深入探讨。羟考酮口服生物利用度为 60%～87%，是阿片类生物利用度最高的药物。羟考酮控释剂采用了 AcroContin 精确的控释技术，可以让 38% 的羟考酮从控释片中快速释放，随后其余 62% 的羟考酮持续缓慢释放，使控释剂口服后出现双吸收相，快吸收相 $t_{1/2}$ 为 37min（即释片的吸收半衰期为 0.4h），约 3h 达峰浓度，慢吸收相或称持续释放相 $t_{1/2}$ 为 6.2h，故不仅起效快（1h 内起效）而且作用持久（持续达 12h）。其主要代谢产物有去甲羟考酮、羟氢吗啡酮和 3-葡萄糖醛酸苷。血中主要代谢产物去甲羟考酮镇痛作用很弱，羟氢吗啡酮虽有镇痛作用但量极低，无实际临床意义。代谢产物主要经肾脏排泄，尿中排泄游离羟考酮为总量的 19%，结合羟考酮为 50%，结合羟吗啡酮小于 14%，结合或游离去甲羟考酮及游离羟吗啡酮含量极低。

羟考酮控释片适用于中到重度的癌痛患者，无封顶剂量。起始剂量取决于疼痛强度或参考目前服用的阿片类药物剂量进行剂量转化。未使用过阿片类药物的癌痛患者初始剂量为 10mg，12h 1 次，剂量调整原则为 1～2d 进行 1 次，若每日补救剂量超过 2 次以上，则应在目前镇痛日剂量上增加 1/4～1/3。正在使用阿片类药物的患者其用药转换可参考表 9-15 进行转换。癌痛患者常需 100～200mg/12h，少数患者可能需要更高的剂量。

表 9-15　以前使用的阿片类药物转换为口服羟考酮的日剂量的转换倍率

	以前服用的阿片类药物（口服）	以前服用的阿片类药物（胃肠外）
羟考酮	1mg/d	-
可待因	0.15mg/d	-
芬太尼透皮贴剂	-	25μg/h　10mg，每 12h 1 次
二氢可待因	0.9mg/d	-
氢吗啡酮	4mg/d	20mg/d
美沙酮	1.5mg/d	3mg/d
吗啡	0.5mg/d	3mg/d

羟考酮剂量（mg/d）=以前所用的阿片类药物量×倍率；仅用于口服途径的羟考酮转换。对于接受高剂量注射用阿片类药物的患者，这种转换要更加保守。如正在接受高剂量吗啡针剂者，所使用转换率为 1.5 而不是 3。

羟考酮的不良反应发生率与药物剂量、基础疾病、患者对阿片类药物的耐受能力等相关，最常见的不良反应有便秘、恶心、嗜睡、眩晕、呕吐、瘙痒、头痛、口干、出汗和乏力。

氨酚羟考酮为羟考酮的复方制剂，每片含羟考酮 5mg＋对乙酰氨基酚 325mg，为即释剂型，起效时间为 20～30min，2～3h 达峰浓度，作用持续时间为 4～6h，药理作用及副作用与羟考酮相同，由于含对乙酰氨基酚，考虑到肝脏毒性，一般每日最大剂量≤6 片，适用于轻中度癌痛的控制。

3）芬太尼透皮贴剂（fentanyl transdermal patches）：芬太尼是与 μ 阿片受体有高亲和力和选择性的纯激动剂。其镇痛强度为吗啡的 50～100 倍。芬太尼镇痛浓度与血浆浓度密切相关，但也存在明显的个体差异，镇痛作用有耐受性，但无封顶效应。

多瑞吉（durogesic，芬太尼透皮贴剂，transdermal fentanyl，TDF）经过皮肤使芬太尼不断被吸收入血液循环，72h 绝对生物利用度为 92%。在首次使用贴剂后的 6～12h，逐步开始

☆ ☆ ☆ ☆

出现镇痛作用，一般 24h 达峰浓度，且在整个 72h 期间保持稳定。多瑞吉释放剂量与贴片膜的表面积成正比，即为 $25mg/10cm^2$。该药膜有 4 种规格，即 $10cm^2$、$20cm^2$、$30cm^2$、$40cm^2$，释放速度分别为 $25\mu g/h$、$50\mu g/h$、$75\mu g/h$、$100\mu g/h$。如果需要量超过 $100\mu g/h$（2.4mg/d）可同时用多张药片。TDF 主要经肝脏代谢，其代谢产物无镇痛作用。约 75% 的药物以代谢物形式、10% 以原形经尿排出，约 9% 经粪便排出。停药后，吸收入皮肤的药物还将缓慢吸收入血，药物在血浆中的半衰期平均为 17h（13～22h）。TDF 适用于中重度癌痛患者，尤其适用于不能进食、吞咽困难、重度恶心呕吐或用吗啡等强阿片类药物出现严重便秘副作用的患者。TDF 是吗啡口服制剂的理想替代物，是癌痛第三阶梯的推荐用药之一。多中心研究结果显示，TDF 治疗癌痛可获得与口服吗啡相似的镇痛疗效，长期用药疗效稳定，耐受性好。在用 TDF 期间，对于因病情变化突然发作的疼痛，应该追加吗啡即释片，以迅速缓解疼痛。

初次选用 TDF 的剂量一般为 $25\mu g/h$。正在用吗啡等强阿片类药物者，改用 TDF 的用药剂量应根据吗啡日用总量换算。TDF 剂量（$\mu g/h$）＝24h 口服吗啡量（mg）×1/2。第 1 次改用 TDF 时，应继续口服维持 12h，直至 TDF 起效达到有效镇痛剂量。同时注意暴发痛的控制，一般使用即释吗啡，如每日暴发痛＞3 次，换算成 TDF 并增量，目前尚无最高限制用药剂量报道。

TDF 的不良反应与吗啡等阿片类药物相似。与吗啡相比，TDF 所致恶心呕吐、便秘等不良反应较低，这与芬太尼易透过血脑屏障较快分布于疼痛中枢，而分布于胃肠道的剂量相对较低有关。4%～13% 的患者在贴药膜区出现局部皮肤轻微非过敏性刺激征，表现为皮肤潮红、瘙痒，在停药后 24h 内自行消失。

与其他阿片类药物一样，芬太尼用药剂量不当有引起呼吸抑制的危险。中枢性镇静剂可能增加芬太尼引起呼吸抑制的危险。停药后由于渗入皮肤内的药物还会持续吸收，药物清除半衰期较长，因此呼吸抑制症状在停药后仍可能持续存在一段时间。

4）美沙酮（methadone）：是合成吗啡类药，作为 μ 受体激动剂，药理性能类似于吗啡，但化学结构与吗啡不同。由于具有较长的排除半衰期，主要用于长时间镇痛；又由于其口服生物利用度高（61%～94%），在世界范围内主要用于戒毒患者的长期替代治疗。美沙酮还具有 N-甲基-D-天冬氨酸（NMDA）受体的拮抗作用及抑制血清素再吸收作用，也广泛用于癌痛和神经病理性疼痛的治疗。口服美沙酮，由于药物的不断再分布，达到稳态血药浓度约需 10d，并出现长半衰期，导致没有简单的口服剂量指南，需要个体化滴定剂量。其半衰期为 8～18h。美沙酮与吗啡的强度比一直被认为是 1：（1～4），但研究表明，剂量稳定时的比例是 1：12.2［1：（4.4～16.4）］，随用药剂量增加，此比例也增加。美沙酮主要用于对吗啡等出现药物耐受时或吗啡疗效不好时的神经病理性癌痛。

5）氢吗啡酮（hydromorphone）：是一种半合成的阿片类激动剂，属强效麻醉性镇痛药，与吗啡类似。氢吗啡酮主要作用于 μ 受体，对 δ 受体作用较弱，而对 κ、ζ 及 ε 受体没有作用。氢吗啡酮可有效用于癌痛的治疗。

口服生物利用度波动在 25%～50%。即释剂型起效时间约为 30min，药效维持 4h 左右。长效的缓释制剂比每 4～6h 1 次的短效即释制剂对患者更为方便、有效和安全。12h 每日 2 次的改良缓释氢吗啡酮制剂或每日 1 次的缓释氢吗啡酮制剂更为方便和安全，适用于癌痛的治疗。

2. 曲马多（tramadol）　是一种作用机制比较特殊的中枢镇痛药，曲马多的镇痛强度约为

☆ ☆ ☆ ☆

吗啡的 1/10。曲马多有两种异构体：（＋）－曲马多和（－）－曲马多。前者及其代谢产物（＋）－O－去甲基曲马多（M_1）是 μ 受体的激动剂（吗啡的 1/6000），两者又分别抑制中枢5-羟色胺和去甲肾上腺素的再摄取，提高了对脊髓疼痛传导的抑制作用。两种异构体的协同作用增强了镇痛作用并提高了耐受性。曲马多与 μ 受体的结合形式与弱阿片类药物不同，前者为松散的结合，作用强度在一定范围内呈剂量依赖性，不与强阿片竞争 μ 受体，联合使用可以减少强阿片药物的用量；而后者与 μ 受体结合紧密，并与强阿片竞争，联合使用反而减弱强阿片类药物的镇痛强度。循证医学证据表明，曲马多可以缓解多种神经病理性疼痛，被多个指南推荐为治疗神经病理性疼痛的二线或三线用药，与曲马多抑制中枢 5-羟色胺和去甲肾上腺素的再摄取有关。

曲马多因其成瘾性和药物依赖性低，克服了传统镇痛药物的缺点，适用于各种中重度癌性疼痛，被 WHO 列为癌痛三阶梯镇痛治疗的第二阶梯推荐药物。常规使用剂量为 200～400mg/d，日最大剂量在 400～600mg，常用剂型有片剂、胶囊和缓释剂等口服剂型及供肌内、静脉或皮下注射剂型。

曲马多最常见的副作用为恶心、呕吐，预先给予止吐药（甲氧氯普胺）可以预防；曲马多引起头晕、便秘、镇静、耐受和依赖的发生率比阿片类药物要低，且程度较轻；曲马多仅在肾衰竭者因 M_1 代谢产物蓄积才可能导致呼吸抑制，通常情况下曲马多并无呼吸抑制。

氨酚曲马多（paracetamol and tramadol hydrochloride）是曲马多（37.5mg）与对乙酰氨基酚（325mg）的合剂，属即释剂型。

3. 对乙酰氨基酚（paracetamol）和非甾体抗炎药（NSAID） 是一类具有解热、镇痛、抗炎、抗风湿、抗血小板聚集作用的药物。主要作用机制是抑制前列腺素（PG）合成过程中的限速酶，即环氧合酶（COX），减少前列腺素的合成。目前，已发现三种环氧合酶（COX-1、COX-2 和 COX-3），对作用和机制已经了解得比较清楚的是前两种酶。以前认为 COX-1 为结构酶，存在于正常组织中，维持胃肠、肾脏、血小板等组织器官的生理功能，该酶受抑制则产生消化道溃疡、穿孔、出血、肾损伤等副作用。COX-2 为诱导酶，只有在炎症因子刺激时才在炎症组织中表达产生，参与炎症反应。随着研究的深入逐渐发现，COX-1 和 COX-2 的分布有重叠现象，COX-1 有可能也参与炎症反应，COX-2 也可能参与维持人体的某些正常功能。COX-3 可能只存在于中枢，与对乙酰氨基酚的作用机制有关。

（1）对乙酰氨基酚：是临床常用的解热镇痛药，抑制中枢的 COX-2，并对 COX-3 选择性易感，还有调节抑制下行的 5-HT 通路和抑制中枢 NO 合成的作用。单独应用对轻中度疼痛有效，与阿片类药物、曲马多或 NSAID 联合应用，可发挥镇痛相加或协同效应。口服常用剂量为每 4～6h 10～15mg/kg，最大剂量不超过 100 mg/（kg·d），日口服剂量超过 4000mg可引起严重肝损伤和急性肾小管坏死，联合给药时日剂量不超过 2000mg。

（2）NSAID（Non-steroidal anti-inflammatory drug）：根据对 COX 的选择性不同可分为 3类：①COX-1 选择性抑制剂，代表药物是小剂量阿司匹林；②COX 非特异性抑制剂，代表药物包括大剂量阿司匹林、吲哚美辛、布洛芬、双氯芬酸、萘普生及美洛昔康（meloxicam）、氯诺昔康（lornoxicam）、依托度酸（etodolac）等；③COX-2 选择性抑制剂，代表药物有塞来昔布（celecoxib）、帕瑞昔布（parecoxib）、依托考昔（etoricoxib）。

NSAID 是 WHO 癌痛三阶梯药物镇痛指南推荐的第一阶梯药物，也是另外两个阶梯的重要辅助用药，应在癌症镇痛中得到充分利用。原则上所有 NSAID 均可用于缓解轻中度癌痛，或作为辅助用药与阿片类药物联合用于中重度癌痛。常用口服或注射用 NSAID 的剂量和作用时间见表 9-16 和表 9-17 所示。

表 9-16　常用的口服 NSAID 剂量及作用时间

药物	每日最大剂量（mg）	每次剂量（mg）	服用方法（次/日）
缓释布洛芬	2400～3600	400～600	1～2
缓释双氯芬酸	75～150	25～50	1～2
美洛昔康	7.5～15	7.5～15	1
氯诺昔康	24～32	8	3
塞来昔布	200～400	100～200	1～2
依托考昔	120	30～120	1～2

表 9-17　注射用 NSAID 剂量及作用时间

注射液	剂量范围（mg）	起效时间（min）	维持时间（h）	用法和用量
氯诺昔康	8～16	20	3～6	IV/Ivgtt：每次 8mg，1～2 次/日，日剂量不应超过 16mg
酮咯酸	10～60	50	4～6	IM：开始每次 30～60mg，以后 15～30mg/6h，最大量 120mg/d，连续用药不超过 2d
氟比洛芬酯	50～200	15	4～8	IV/Ivgtt：每次 50mg，1～2 次/日
帕瑞昔布钠	40～80	7～13	6～12	IM/IV：首次剂量 40mg，随后 40mg，每 12h 1 次

但其对重要脏器的毒性作用也不应忽视。非选择性 NSAID 抑制体内所有前列腺素物质的生成，在抑制炎性前列腺素生成发挥解热、镇痛、抗炎效应的同时，也抑制了对生理功能有重要保护作用的前列腺素，可能导致血小板、消化道、肾脏和心血管副作用，其他副作用还包括过敏反应及对肝脏损害等。选择性 COX-2 抑制药不影响血小板功能。所有非选择性 NSAID 和选择性 COX-2 抑制药都影响肾功能，对脱水、血容量减低等肾前性或肾实质性损害患者可能导致肾衰竭。一般而言，非选择性 NSAID 的消化道损害发生率高于选择性 COX-2 抑制药。由于对心脏的影响既取决于药物对前列环素、血栓素，也和药物对 NO 等的影响有关，是否选择性 COX-2 抑制剂的心血管并发症发生率高于非选择性 NSAID 仍不确定。使用环氧化酶抑制剂的高危因素如下：易损伤脏器原有基础疾病如上消化道溃疡、出血史；缺血性心脏病或脑血管病史（冠状动脉搭桥围术期、脑卒中或脑缺血发作史）；肾功能障碍；出凝血机制障碍（包括使用抗凝药）；同时长时间、大剂量服用皮质激素或 ACEI 及利尿剂，或有高血压、高血糖、吸烟、酗酒及年龄＞60 岁男性。

NSAID 用于姑息治疗时需注意：①轻度非炎性疼痛时，首选对乙酰氨基酚镇痛，疗效不佳或合并炎性疼痛时再考虑使用 NSAID 治疗，任何 NSAID 均不宜长期、大量服用，以避免毒性反应。②NSAID 均有"天花板"效应，故不应超量给药；此类药物的血浆蛋白结合率高，故不同时使用两种药物，但一种药物效果不佳，可能另外一种药物仍有较好的作用。③无胃肠道溃疡或出血的危险因素时，可用非选择性 COX 抑制剂，酌情考虑是否同时给予质子泵抑制剂。长期服药应首选选择性 COX-2 抑制剂，在老年人使用前应评估心血管事件的风险。

④存在 NSAID 高危因素时应避免使用。除禁忌证（慢性肾功能不全、冠状动脉旁路移植术后）外，如确需 NSAID 治疗的，应定期监测血压、尿素氮、肌酐、血常规和大便隐血。

4. 辅助用药

（1）抗抑郁药（antidepressants）与抗惊厥药（anticonvulsants）：癌症相关性神经病理性疼痛是导致顽固性癌痛最主要的原因之一，也是令癌痛患者最为痛苦的事件之一。虽然目前尚缺乏抗抑郁药与抗惊厥药用于治疗癌性神经病理性疼痛的循证医学证据，但几乎所有指南均将其作为控制癌性神经病理性疼痛的主要手段之一，其原因源自阿片类药物对这一类疼痛疗效不佳。临床实践也证实，阿片类药物联合使用抗抑郁药和（或）抗惊厥药，可有效缓解癌性神经病理性疼痛，并可以减少前者的用量。常用抗抑郁药和抗惊厥药用量用法如表 9-18 所示。

1）抗抑郁药：主要分为三环类抗抑郁药（tricyclic antipsychotic, TCA）、单胺氧化酶抑制剂（monoamine oxidase inhibitor, MAOI）、选择性 5-羟色胺和去甲肾上腺素再摄取抑制剂（selective serotonin-norepinephrine reuptake inhibitor, SNRI）、选择性 5-羟色胺再摄取抑制剂（selective serotonin reuptake inhibitor, SSRI）。其中 TCA（如阿米替林、多塞平）与 SNRI（如文拉法辛、度洛西汀）可以缓解多种神经病理性疼痛，常见的副作用为口干、嗜睡和镇静；SSRI 几无镇痛作用。MAOI 由于副作用大，临床应用很少。

2）抗惊厥药：主要分为作用于电压依赖性 Na^+ 通道的阻滞剂（如卡马西平）和作用于脊髓背角突触前膜电压门控型 Ca^{2+} 通道 α_2-δ 亚单位的拮抗剂（如加巴喷丁、普瑞巴林）。前者是缓解三叉神经痛（trigeminal neuralgia, TN）的一线药物，后者是目前治疗多种神经病理性疼痛的一线或二线用药，常见的副作用为头晕、嗜睡、镇静和外周性水肿。

表 9-18　常用抗抑郁药和抗惊厥药用量用法

药物	起始剂量（mg）	增量方法（mg）	剂量范围（mg/d）	服用方法（次/日）
阿米替林	12.5/睡前	12.5/（5～7）d	25～100	1～2
多塞平	25/睡前	25/（5～7）d	25～100	1～2
文拉法辛	75/d	75/>4d	75～225	1～2
度洛西汀	20/d	20/>4d	20～120	1～2
奥卡西平	300/d	300/（3～4）d	900～1800	1～2
加巴喷丁	第1天300　1次/日 第2天300　2次/日 第3天300　3次/日	300/（3～4）d	900～3600	2～3
普瑞巴林	150/d	300/（3～7）d	300～1200	1～2

（2）抗焦虑药（antianxiety drug）：解除癌痛患者的烦躁、激动、恐惧、失眠等焦虑状态，其是癌痛治疗的重要内容。苯二氮䓬类药（benzodiazepam）的抗焦虑作用较明显，其遗忘效果有利于焦虑的缓解。其中地西泮（diazepam）和咪达唑仑（midazolam）较常用，失眠者宜选用半衰期长者，如劳拉西泮（lorazepam）或硝西泮（nitrazepam），后者睡前服用 5～10mg 催眠效果好。对于严重焦虑症状如出现幻觉，应给予吩噻嗪类或丁酰苯类强效药物，前者常用氯丙嗪（chlorpromazine）和甲氧异丁嗪（methotrimeprazine），后者主要用氟哌啶醇（haloperidol）。氟哌啶醇的抗精神病作用较氟哌利多（droperidol）强，且持续时间长，但锥体外系反应发生率高。

（3）甾体抗炎药（steroidal anti-inflammatory drug）：此类药物可减轻肿瘤周围软组织肿胀和水肿等炎性反应，对脑转移瘤造成的颅内压升高性头痛和肝转移瘤造成的上腹部疼痛有缓解疼痛的效果。对阿片类药物部分敏感的疼痛如肿瘤压迫或浸润神经造成的神经病理性疼痛，在给阿片类药物的同时，应加用甾体类药物，能增强其镇痛作用。甾体激素可阻断感受伤害信息传入的 C 纤维，抑制磷脂酶 A_2 的作用，而此酶与细胞膜受损、细胞水肿和致痛物质释放有关，故有一定的直接镇痛效果。泼尼松龙（prednisolone，强的松龙）和地塞米松（dexamethasone）是两种常用的甾体激素，后者作用更强，口服每次 0.75mg，每日 2～3 次，总量 4～8mg 便足够。服用时间过长、剂量过大，有液体潴留、末梢水肿和类库欣（Cushing）现象，以及精神烦躁和入睡困难等副作用，所以甾体类药物必须用最短时间、最小剂量，而且高血压、糖尿病、溃疡病与肺结核患者应慎用或禁用。

（4）双膦酸盐类药（bisphosphonates）：恶性肿瘤骨转移常并发高钙血症，其发生率为 10%～20%，双膦酸盐类用于预防和治疗各种晚期恶性肿瘤骨转移相关事件效果显著。其生物学作用是抑制破骨细胞活性并诱导破骨细胞凋亡，抑制破骨细胞前体转化为成熟破骨细胞，直接诱导多种肿瘤细胞凋亡而抑制肿瘤。

双膦酸盐类药用于治疗肿瘤引起的高钙血症（HCM），肿瘤骨转移引起的疼痛及骨并发症（skeletal-related event, SRE）的作用肯定，预防骨转移的作用正在研究中，目前尚无定论。

目前用于骨转移的双膦酸盐类药有唑来膦酸（zoledronic acid）、伊班膦酸（ibandronic acid）、阿仑膦酸钠（alendronate）、帕米膦酸二钠（pamidronate disodium）、氯屈膦酸二钠（clodronate disodium）（表 9-19）。

表 9-19　常用的双膦酸盐类药效价及用量

药物	相对强度	用量	
氯屈膦酸钠	10	1600～2400 mg	口服/d
帕米膦酸钠	100	30～90mg	静脉滴注/1～3 个月
阿仑膦酸钠	1000	70mg	口服/周（或 10mg，1 次/日，口服）
伊班膦酸钠	10 000	2～6mg	静脉滴注/（1～3）个月
唑来膦酸钠	100 000	4～8mg	静脉滴注/（1～3）个月

在已证实骨转移患者中进行的 12 项临床研究中对比了双膦酸盐和安慰剂的疗效，发现双膦酸盐治疗能使骨相关事件的发生率降低 14%～48%，中位数为 29%，其中 10 项研究的差异有统计学意义（$P \leqslant 0.05$）。静脉滴注帕米膦酸、唑来膦酸和口服氯屈膦酸能明显延迟骨相关事件发生的时间；在与安慰剂或对照组比较的 7 项研究中发现，静脉滴注 90mg 帕米膦酸、4mg 唑来膦酸或 6mg 伊班膦酸，口服 1600mg 氯屈膦酸或 50mg 伊班膦酸能显著改善骨痛。在 8 项采用生活质量评分的研究中发现，3 项静脉滴注和口服伊班膦酸患者的生活质量得到改善，但对生存可能无影响。在随机双盲对照研究中对比了使用帕米膦酸和唑来膦酸后第一个骨相关事件发生的危险性、第一个骨相关事件发生的中位时间和骨病的发生率，发现两药的效应相似，但使用唑来膦酸能使发生任何骨相关并发症的危险性降低 20%（$P=0.025$），说明唑来膦酸比帕米膦酸可能更有效。

双膦酸盐的耐受性和安全性影响药物的选择，低热、恶心呕吐、急性可逆的肾衰竭和低钙血症是常见的不良反应。其中肾毒性是最重要的不良反应，并与剂量和输注速度有关。另外，多项研究发现，静脉输注双膦酸盐的患者可出现下颌骨坏死。目前，学者对是否仅在使用双膦酸盐治疗时会出现下颌骨坏死和对已发生下颌骨坏死的患者是否继续使用双膦酸盐的观点不一。

5. 癌痛药物治疗的几点建议

（1）平衡镇痛与多模式镇痛：随着对癌性疼痛生理学研究的飞速进展，使人们充分认识到仅靠单一的药物和方法不可能达到充分镇痛并使不良反应减少的目的。联合镇痛方案（平衡镇痛）、多模式互补方法治疗疼痛，通过不同镇痛药物作用的相加和协同以达到充分镇痛，同时减低了药物剂量而使不良反应减少。因此平衡镇痛与多模式镇痛是未来癌痛治疗的发展方向。

如何联合药物，主要考虑如下因素：选择作用于不同靶点的药物联合（图 9-8）；药物联合应根据临床具体情况，在充分评估的基础上选择不同的药物进行联合，使得药理作用"1＋1≥2"，而副作用"1＋1＜2"（表 9-20）。

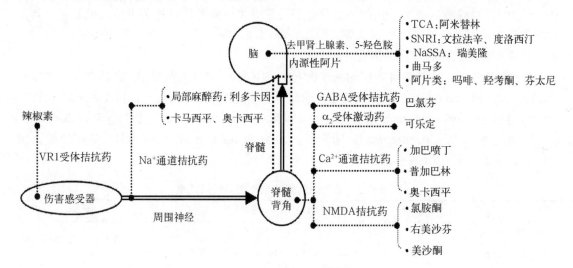

图 9-8　镇痛药物作用的靶点

表 9-20　基于临床癌痛类型的药物镇痛推荐

疼痛类型	疼痛程度	药物治疗
伤害感受性疼痛		
骨、软组织痛	轻中度	非阿片类（需要时也可用阿片类）
	重度	阿片类＋非阿片类
内脏痛	轻度	非阿片类（需要时也可用阿片类）
	中重度	阿片类＋非阿片类
神经性疼痛		阿片类＋皮质类固醇
神经压迫		三环类抗抑郁药或抗惊厥药＋阿片
传入神经阻滞痛		类或非阿片类药
交感神经型痛疼		交感神经阻滞
其他		
颅内压增高		皮质类固醇
肌肉痉挛		肌肉松弛药物

摘自卫生部医政司编写的《麻醉药品临床使用与规范化管理培训教材》

（2）阿片类药物使用的注意事项：对个体而言，能够充分缓解患者疼痛的阿片类药物血浆浓度即为阿片类药物的治疗窗，过低造成镇痛不足，过高则不良反应可能增加甚至中毒。因此，强调通过剂量滴定使其达到稳定的治疗窗，是取得平稳镇痛的最科学做法。具体实施可参照 NCCN 相关指南。

阿片类药物和其他药物一样，短期内重复应用药效可能降低，需要增加药量才能达到原来程度的镇痛效应，这种现象称为阿片耐药性（tolerance）。耐药性是一种药理学现象，随着用药时间的延长，患者逐渐适应，镇痛效果和副作用均减弱，不得不提高剂量以恢复原镇痛水平，这时的副作用减弱有利于继续用药和提高药量。耐药与成瘾（addiction）是完全不同的两个概念，停用阿片类药物后出现戒断症状者如烦躁不安、肌肉震颤、腹痛、呕吐、流涎、出汗及失眠等称为成瘾。成瘾是一种复杂现象，有身体依赖性和心理依赖性之分，前者是阿片受体长期受阿片类药物刺激的一种生理反应，后者则是一种渴求继续用药以达欣快感的心理状态，一般所谓成瘾是指后者，而口服阿片类药物的血药浓度难达此目的，故不会成瘾。需要注意的是，长时间反复使用短效阿片类药物，尤其是注射剂推注，血药浓度峰谷比较大，波动频繁，反而易导致成瘾和快速耐药，因此长期镇痛时应转换为控释剂型。

阿片类药物出现耐药性常采取“轮换”策略。不同的阿片类药物其临床药理学特点不同，对阿片受体的亲和力不同，药物的副作用也不同，因此更换不同药物可能会提高镇痛效果，减少副作用。一般来说，对一种阿片类药物耐受经过更换后，再应用该药物仍然会有镇痛效果。更换新的药物需要按照等效剂量重新滴定，应用一段时间后，还可以再更换其他药物，此过程为阿片类药物轮换。如对常用的阿片类药物均出现耐药，美沙酮可能是个不错的选择，美沙酮除 μ 激动受体外，还具有拮抗 N-甲基-D-天冬氨酸（NMDA）受体及抑制血清素再吸收的作用。此外，美沙酮还对肿瘤引起的神经性疼痛有效（表 9-21）。

表 9-21　美沙酮替代阿片类药的实施方案

起始剂量

24h 口服吗啡≤300mg，美沙酮每次用量＝吗啡用量的 1/10

24h 吗啡用量＞300mg，美沙酮每次用量＝30mg

可按此剂量按需多次口服（在开始滴定的初期，用药间隔≥3h）。用药第 2～3 日，美沙酮的用量通常会减少，在第 4～5 日达到稳定，到第 6 日，计算此前 48h（第 4 及第 5 日)的总用量×1/4 得出每次口服的剂量，转换成规律的每 12h 服药 1 次

应用时还需注意以下几点：

对于以前所用的阿片类药物，在使用第 1 剂美沙酮前应停用，而不要在用美沙酮的同时逐渐减量，因为这种重叠用药具有潜在的协同作用和毒性反应；

无论以前口服吗啡多高（300～3500mg/d），在换用美沙酮后，使用较低剂量与使用较高剂量具有同样效果。例如：患者以前需用吗啡 3500mg/d，换用美沙酮后开始的最大用量也不超过 240mg/d；一般来说，只需要 180mg/d（30mg/4h）；

确定了每日 2 次的稳定方案后，在疼痛增加时可做相应的剂量调整。每日 2 次用药时，推荐的递增剂量是 50%（如原来是 30mg，每日 2 次增加到 45mg）。与其他阿片类物质相比，美沙酮具有较低的耐受性。

（3）有关爆发痛：癌性爆发痛在癌痛患者中的发生率为 60%～90%，其定义尚不确定，比较公认的说法为经阿片等药物的治疗，在稳定疼痛基础上所形成短暂而剧烈的疼痛。对于

患者也许是最糟糕的疼痛，这种疼痛使初发患者感到生活无望，失去生活的勇气。爆发痛的治疗效果不佳。只有不到 30%的爆发痛与慢性癌痛相关（或称背景痛可能更合适），主要是剂量不足造成的，临床经常可以发现患者口服缓释片维持时间达不到 12h，经过滴定增加药物剂量可以减少或缓解爆发痛。有人又将这类爆发痛称为"剂量末端型"爆发痛，其实这些还不是真正意义上的爆发痛。20%～60%的爆发痛无任何诱因，属于神经病理性疼痛"自发痛"的表现，使用即释阿片类药物效果不理想，因此必须寻找新的解决途径。联合用药，尤其联合使用抗惊厥药和（或）抗抑郁药可能有效，但临床循证医学证据并不充分。非药物方法也可能是一种更好的选择。

（四）癌痛的介入治疗

当使用大剂量强效阿片类药物和辅助镇痛药仍难以控制癌痛或副作用明显、患者又无法耐受药物治疗时，介入治疗不失为一种可供选择的方法，也是药物三级阶梯治疗的重要辅助镇痛措施。常用的方法如下。

1. 神经阻滞　一般适用于有特定神经支配的区域性癌痛。可根据癌痛的神经分布定位穿刺点，选择周围神经阻滞和椎管内阻滞。单次神经阻滞作用时间有限，因而很少用于治疗癌痛。现多在超声引导下，通过神经电刺激仪定位，将注药通道（导管）放置到传导癌痛的相应的神经丛或神经干附近实施持续镇痛。

硬膜外间隙置管后，将药物输注通道置入体内连接微量镇痛泵，可持续注入低浓度局部麻醉药和（或）阿片类药物，也可采用手工分次注入或患者自控镇痛技术。缺点是患者行动不便，反复多次给药，硬膜外感染概率高，且局部麻醉药产生快速耐受，故通常在生命的晚期应用。

2. 神经毁损　常用的神经破坏药为乙醇和苯酚，注药的浓度以乙醇为例，注射部位局限的应选用无水乙醇，注射范围较广者如腹腔神经丛阻滞，宜选用低浓度大容量如 50%～70%的乙醇 15～20ml。苯酚可用水溶液，但通常是采用苯酚甘油溶液，注入后苯酚从甘油中释放出来，缓慢发挥作用，常用浓度为 5%～15%的苯酚甘油溶液。

（1）蛛网腔下腔和硬膜外腔神经毁损术：将神经破坏药注入蛛网膜下腔或硬膜外腔，阻滞脊神经的传导而产生节段性镇痛。虽然镇痛效果确切，但并发症较多，且需由有经验的专科医师操作。

（2）内脏神经丛毁损术：常用的有腹腔神经丛、上腹下神经丛和奇神经节毁损等。对胰腺、肝、胃等晚期肿瘤上腹部疼痛明显的患者，采用腹腔神经丛区域注射无水酒精等神经破坏剂，毁损神经丛治疗疼痛（彩图 60）。上腹下神经丛毁损术适用于卵巢癌、子宫颈癌、膀胱癌等盆腔肿瘤导致的盆腔癌痛（彩图 61）。阴道、尿道、肛门等会阴部的癌痛可采取奇神经毁损术（彩图 62）。

3. 鞘内药物输注（inthrathecal drug delivery, ITDD）　用于癌性疼痛的治疗有 30 多年的历史，与传统的阿片类药物给药途径相比，ITDD 具有效力高（所需吗啡剂量只相当于口服剂量的 1/300）、副作用小的优势，随着用于鞘内注射新型药物的不断开发和鞘内给药装置的不断改进，ITDD 已成为控制癌性疼痛，尤其是顽固性癌痛的重要治疗方式。

（1）ITDD 的装置：目前临床用于鞘内药物输注的装置主要有两种（图 9-9）。①置入式鞘内药物输注系统（inthrathecal drug delivery system, IDDS），输注通道与药物输注泵均置入体内；②置入式鞘内药物输注通道（inthrathecal drug delivery port, IDDP），持续输注需另加外置的药物输注设备。

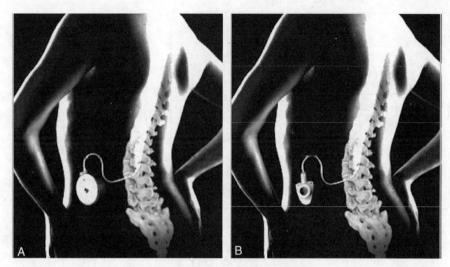

图 9-9　鞘内药物输注装置示意图

（A. IDDS，B. IDDP）

（2）ITDD 适应证：癌痛患者是否采用鞘内输注镇痛药物的方式来缓解疼痛目前并没有统一的标准。多数疼痛医师认为，如果慢性顽固性癌痛患者全身给药疼痛缓解不理想或不能耐受全身给药的副作用，均可以采用鞘内镇痛治疗。除前述的药物选择外，还要考虑选择何种类型的给药装置对癌痛患者更为合适。尽管国外基本都采用 IDDS 装置，但从效价比和国内可供鞘内输注的镇痛药物种类稀少的情况来看，应根据癌痛患者的具体情况选择使用 IDDS 或 IDDP（表 9-22）。

表 9-22　鞘内输注装置选择策略

评价指标	IDDP	IDDS
预计生存期	<3 个月	>3 个月
疼痛进展情况	进展迅速	基本平稳
疼痛的性质	伤害性疼痛为主	神经病理性疼痛为主
爆发痛	发作频繁	较少发作
阿片耐受	鞘内吗啡试验，疼痛缓解<50%	鞘内吗啡试验，疼痛缓解>50%
患者活动情况	活动受限	活动正常
经济状况	一般	富裕

IDDS 可一次性注入 20ml 或 40ml 药物，根据药物的使用剂量不同，灌注一次药物可连续使用 1～6 个月。IDDP 系统可以选择经 Port 单次注射给药或持续注射给药，前者需要反复穿刺，会增加感染机会。由于缺乏大病例数临床研究，其安全性值得关注。综合国内专家的意见和建议，对癌痛患者采用患者自控（patient controlled analgesia, PCA）方式经 Port 持续注射值得推荐。一方面，PCA 是目前临床最能满足患者个体化需求的给药方式，另一方面，PCA 泵的储药盒容量为 100～250ml，可以满足患者联合用药的需求；更为重要的是 PCA 泵经延长管无损伤针穿入 Port 形成密闭给药通道，可以减少反复穿刺 Port 导致的感染机会。因此采用 IDDP＋PCA（图 9-10）用于顽固性癌痛是比较常用的鞘内给药方式。

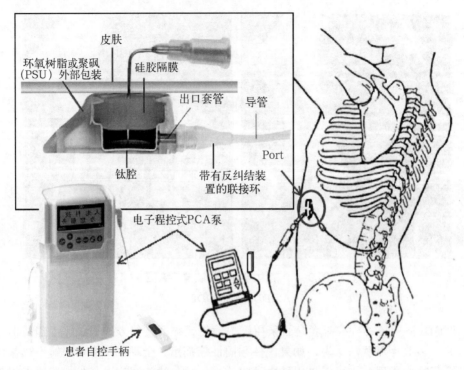

图 9-10　IDDP+PCA 系统示意图

（3）ITDD 常用药物：ITDD 所使用的药物，理论上需在脊髓内有相应的受体、离子通道等药物作用靶点，剂型上适合鞘内注射，无神经、脊髓使用毒性。由于可用于鞘内注射的镇痛药物有限，对于癌痛患者，建议推荐以下药物（表 9-23）和鞘内用药剂量（表 9-24）。

表 9-23　鞘内镇痛药推荐

	药物使用	适用状况
一线	吗啡	全身痛者
二线	吗啡＋（布比卡因/罗哌卡因）	全身痛伴剧烈节段性疼痛者
三线	芬太尼/舒芬太尼＋（布比卡因/罗哌卡因）	吗啡耐受者
四线	阿片类药物＋右美托咪定	阿片类药物耐受者
五线	阿片类药物＋（氯胺酮、新斯的明、咪达唑仑）	癌性神经病理性疼痛、阿片类药物耐受者

表 9-24　鞘内药物推荐的浓度和剂量

药物	最大浓度	每日最大剂量
吗啡	20mg/ml	15mg
氢吗啡酮	10mg/ml	4mg
芬太尼	2mg/ml	?
舒芬太尼	50μg/ml	?
布比卡因	40mg/ml	30mg
可乐定	2mg/ml	1.5mg
齐考诺肽	100μg/ml	19.2μg

（五）妇科癌痛综合征的处理

1. **盆腔痛**　子宫癌、膀胱癌、直肠癌易向腰骶神经丛浸润，故疼痛的性质既有内脏成分，也有神经病理性成分。疼痛异常剧烈，除按照阶梯镇痛药物逐步升级治疗外，对神经病理性疼痛需辅助加巴喷丁和阿米替林等抗惊厥药和抗抑郁药，非甾体抗炎药对伴有炎性浸润的疼痛也有一定作用。上腹下神经丛毁损可以有效缓解盆腔癌痛，值得推荐。

2. **髋腿痛**　髋痛与腿痛主要是因骨盆与股骨的转移癌所致。虽然长骨的转移癌少于颅骨与脊椎骨，但由于需负重，易发生病理性骨折而致残。50%以上患者放射治疗后疼痛可缓解。对顽固性癌痛，尤其是终末期患者，采用硬膜外阿片＋局部麻醉药镇痛效果良好。

3. **直肠会阴痛**　此处疼痛多为骶神经根或骶前神经丛受累的缘故，疼痛呈拖拉样或隐痛，偶为痉挛性，大便时加重。放射治疗造成的反应性直肠炎有不适感与烧灼痛，部分可能与炎性浸润有关，使用非甾体抗炎药可减轻。阴道与肛门幻痛，患者自觉直肠有拖拉痛与隐痛，尿道烧灼感，且与各种刺激无关，药物很难达到镇痛效果，可选择奇神经阻滞或奇神经损毁术。

（陈浩飞　金　毅）

参 考 文 献

江志伟，黎介寿，李　宁，2009. 恶性肿瘤患者的肠内营养支持. 临床营养学，1（3）：4-6.

Albers G, Echteld MA, de Vet HC, et al, 2010. Evaluation of quality-of-life measures for use in palliative care: a systematic review. Palliat Med, 24(1):17-37.

Baldwin C, Spiro A, Ahern R, et al, 2012. Oral nutritional interventions in malnourished patients with cancer: a systematic review and meta-analysis. J Natl Cancer Inst, 104(5):371-385.

Basile S, Angioli R, Manci N, et al, 2006. Gynecological cancers in developing countries: the challenge of chemotherapy in low-resources setting. Int J Gynecol Cancer, 16(4):1491-1497.

Bottros MM, Christo PJ, 2014. Current perspectives on intrathecal drug delivery. J Pain Res, 6(7):615-626.

Callin S, Bennett MI, 2008. Diagnosis and management of neuropathic pain in palliative care. Int J Palliat Nurs, 14(1):16-21.

Chai T, Smith LS, Gebhardt R, 2013. Recent advances in select interventional approaches to cancer-related pain. Pain Management, 3(6):503-509.

Chambers WA, 2008. Nerve blocks in palliative care. Br J Anaesth, 101(1):95-100.

Clemens KE, Klaschik E, 2008. Management of constipation in palliative care patients. Curr Opin Support Palliat Care, 2(1):22-27.

Deer TR, Prager J, Levy R, et al, 2012. Polyanalgesic Consensus Conference 2012: recommendations for the management of pain by intrathecal (intraspinal) drug delivery: report of an interdisciplinary expert panel.Neuromodulation, 15:436- 464.

Del Fabbro E, Dalal S, Bruera E, 2006. Symptom control in palliative care-Part Ⅱ: cachexia/anorexia and fatigue. J Palliat Med, 9(2):409-421.

Fallon M, Hanks G, Cherny N, 2006. Principles of control of cancer pain. BMJ, 332(29):1022-1024.

Fearon K, Strasser F, Anker SD, et al, 2011.Definition and classi-fication of cancer cachexia: an international consensus. Lancet Oncol, 12(5):489-495.

Harris D, Noble S, 2006. A practical approach to symptom management in palliative care. Br J Hosp Med, 67(8):404-408.

Johansen N, Kondrup J, Plum L, et al, 2004. Effect of nutritional support on clinical outcome in patients at nutritional risk. Clin Nutr, 23(4):539-550.

Kirchmair L, EntnerT, WisselJ, et al, 2001. A Study of the Paravertebral Anatomy for Ultrasound-Guided Posterior Lumbar Plexus Block. Anesth Analg,93:477-481.

Knudsen AK, Aass N, Fainsinger R, et al, 2009. Classification of pain in cancer patients--a systematic literature review. Palliat Med, 23(4):295-308.

Kondrup J,Rasmussen HH, Hamberg O, et al, 2003.Nutritional Risk Screening (NRS 2002): a new method based on an analysis of controlled clinical trials. Clin Nutr, 22(4):321-336.

Levy MH, Back A, Benedetti C, et al, 2009. NCCN clinical practice guidelines in oncology: palliative care. J Natl Compr Canc Netw, 7(4):436-473.

Marco R. Perez, MD, Steven C, et al, 2010. Intrathecal analgesia in cancer pain. Techniques in Regional Anesthesia and Pain Management, 14(1):10-18.

Marín Caro MM, Laviano A, Pichard C, 2007. Nutritional intervention and quality of life in adult oncology patients. Clin Nutr, 26(3):289-301.

Mehrotra B, 2007. Safety profile of intravenous bisphosphonates. Semin Oncol, 34(6 Suppl 4):S24-27.

Miguel R, 2000. Interventional Treatment of Cancer Pain: The Fourth Step in the World Health Organization Analgesic Ladder? Cancer Control, 7(2):149-156.

Miller K, Massie MJ, 2006. Depression and anxiety. Cancer J, 12(5):388-397.

Moeschler SM, Rosenberg C, Trainor D, et al, 2014. Interventional modalities to treat cancer-related pain. Hosp Pract, 42(5):14-23.

Moore JC, Adler DG, 2009 Celiac Plexus Neurolysis for Pain Relief in Pancreatic Cancer. CPN for Pain Relief in Pancreatic Cancer, 7(3):83-90.

Morley JE, 2009. Calories and cachexia. Curr Opin Clin Nutr Metab Care, 12(6):607-610.

Naja Z, Al-Tannir M, Ziade F, et al, 2008. Management of cancer pain: different intervention techniques. J Med Liban, 56(2):100-104.

Nicholson AB, 2007. Methadone for cancer pain. Cochrane Database Syst Rev, 17 (4):CD003971.

Nikbakhsh N, Moudi S, Abbasian S, et al, 2014. Prevalence of depression and anxiety among cancer patients. Caspian J Intern Med, 5(3):167-170.

Paul B. Jacobsen D, Kristine A, et al, 2006. Management of Anxiety and Depression in Adult Cancer Patients: Toward an Evidence-Based Approach. Oncology, 1561-1588.

Price A, Hotopf M, 2009. The treatment of depression in patients with advanced cancer undergoing palliative care. Curr Opin Support Palliat Care, 3(1):61-66.

Radbruch L, Strasser F, Elsner F, et al, 2008. Fatigue in palliative care patients-an EAPC approach. Palliat Med, 22(1):13-32.

Reville B, Axelrod D, Maury R, 2009. Palliative care for the cancer patient. Prim Care, 36(4):781-810.

Saarto T, Wiffen PJ, 2007. Antidepressants for neuropathic pain. Cochrane Database Syst Rev, 17(4): CD005454.

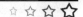

Thomas JR, Cooney GA, Slatkin NE, 2008. Palliative care and pain: new strategies for managing opioid bowel dysfunction. J Palliat Med, 11 Suppl 1:S1-19; quiz S21-22.

Tonini G, Ripamonti C, 2013. Old and new drugs for the treatment of cancer pain. Expert Opin Pharmacother, 14(4):425-433.

Wasteson E, Brenne E, Higginson IJ, et al, 2009. Depression assessment and classification in palliative cancer patients: a systematic literature review. Palliat Med, 23(8):739-753.

Wilcock A, Twycross R, 2006. Symptom management in palliative care: optimizing drug treatment. Br J Hosp Med, 67(8):400-403.

Woods A, Willison K, Kington C, et al, 2008. Palliative care for people with severe persistent mental illness: a review of the literature. Can J Psychiatry, 53(11):725-736.

World Health Organization, 2011. Model List of Essential Medicines. (17th edition), Geneva: WHO, 03.

第 10 章

妇科肿瘤的靶向治疗及细胞免疫治疗

第一节 妇科肿瘤的分子靶向治疗

分子靶向治疗是以肿瘤细胞的某一特异性结构分子为靶点，利用某些能与这些靶点特异结合的抗体或分子等达到直接治疗或导向治疗肿瘤的一种方法。近年来，许多分子靶向治疗已成为癌症治疗中不可分割的一部分，尤其在肺癌、结肠癌、乳腺癌等领域已取得令人瞩目的成就，在妇科肿瘤中，分子靶向治疗也正在成为研究的热点。本节简要介绍各类常见的分子靶向药物，重点阐述其在妇科恶性肿瘤中的研究情况和应用前景。

一、针对细胞表面抗原的单克隆抗体

随着妇科肿瘤治疗领域对单克隆抗体临床研究的深入，已有一些针对妇科肿瘤的单克隆抗体应运而生，如靶向肿瘤 CA125 蛋白（MUC16）、肿瘤黏蛋白 1（mucin 1, MUC1）、表皮生长因子受体（epidermal growth factor receptor, EGFR）及靶向血管内皮生长因子受体（vascular endothelial growth factor receptor, VEGFR）的单克隆抗体，简介如下。

（一）针对血管内皮细胞表面 VEGFR 的单克隆抗体

1. 贝伐单抗（bevacizumab, avastin） 是一组重组人源化抗 VEGF 的单克隆抗体，由 93% 的人 IgG 骨架和 7% 的鼠源区域结合而成，能高亲和性地结合于 VEGF 所有亚型，阻止 VEGF 与 VEGFR 的结合，阻断 VEGF 信号通路，从而抑制肿瘤新生血管的形成和生长。贝伐单抗是目前应用最为广泛的血管生成抑制剂，2004 年 2 月被 FDA 批准用于转移性结肠癌的一线治疗。2014 年和 2015 年被 FDA 批准用于卵巢癌和子宫颈癌的治疗。

贝伐单抗的 II 期临床 GOG170 试验纳入 62 例复发性卵巢癌患者，以单药 15mg/kg，1 次/3 周用于二线、三线复发的治疗。结果 18% 部分缓解，55% 疾病稳定，39% PFS 达 6 个月。此后，贝伐单抗分别在卵巢癌的初始治疗、铂类敏感复发、铂类耐药复发患者中进行了几个大样本前瞻性 III 期临床试验，结果如下。

GOG 218 试验：研究纳入 1873 例初次手术后的 III～IV 期卵巢癌患者，随机分为 3 组，组 1 为在术后第 2 疗程 TC 方案化疗起，加用贝伐单抗 15mg/kg，1 次/3 周，第 6 个化疗疗程结束后仍以贝伐单抗 15mg/kg，1 次/3 周维持 16 个疗程；组 2 为贝伐单抗（术后第 2 疗程 TC 方案化疗起）＋TC 方案 1 次/3 周，第 6 疗程结束后给予安慰剂 16 个疗程；组 3 为 TC 方案＋安慰剂 3 周疗法共 6 个疗程。结果组 1 中位 PFS 为 14.1 个月，组 2 为 11.2 个月，组 3 为 10.3 个月，提示加用贝伐单抗并以贝伐单抗维持治疗能延长 PFS（14.1 和 10.3 个月；$P < 0.001$），

OS 无延长，但有腹水者的 PFS（$P<0.001$）、OS（$P=0.014$）均可获益。

ICON 7 试验：研究纳入 1528 例初次手术后具有高危因素的早期和Ⅲ～Ⅳ期卵巢癌患者，随机分为两组，组 1 为在术后第 2 疗程 TC 方案化疗起，加用贝伐单抗 7.5mg/kg，1 次/3 周，第 6 个化疗疗程结束后仍以贝伐单抗 7.5mg/kg，1 次/3 周维持至疾病进展或 12 个疗程；组 2 为 TC 方案 6 个疗程。随访 42 个月，结果显示，组 1 中位 PFS 为 18.1 个月，组 2 为 14.5 个月，提示加用贝伐单抗 7.5mg/kg 并维持治疗能延长 PFS，OS 无改善，但对预后差人群的 PFS（15.9 个月和 10.5 个月）、OS（39.3 个月和 34.5 个月，$P=0.03$）均有延长。

OCEANS 试验：研究评价了贝伐单抗联合 GC 方案（吉西他滨＋卡铂，1 次/3 周）用于铂类敏感复发性卵巢癌的疗效。共纳入 484 例患者，随机分为 2 组，组 1 为贝伐单抗（15mg/kg）＋GC 方案共 6～10 个疗程，贝伐单抗用至出现疾病进展；组 2 为 GC 方案＋安慰剂。结果加用贝伐单抗组延长 PFS 4 个月（中位 PFS：12.4 个月和 8.4 个月）。

AURELIA 试验：研究评价了贝伐单抗用于治疗铂类耐药复发性卵巢癌的疗效。该试验共纳入 361 例患者，分为单药化疗组（单药：紫杉醇、托泊替康或脂质体多柔比星）及单药联合贝伐单抗（15mg/kg）组，结果显示单纯化疗组的中位 PFS 为 3.4 个月，联合贝伐单抗组为 6.7 个月（$P<0.001$），显著改善了 PFS 3.3 个月，明显延长了无铂类间期，为难治性卵巢癌再用铂类治疗奠定了基础。

GOG240 试验：为针对晚期子宫颈癌的Ⅲ期临床试验。试验纳入 452 例复发性或顽固性晚期子宫颈癌患者，对照组采用紫杉醇＋顺铂或紫杉醇＋托泊替康方案，试验组在给相同化疗的同时联合贝伐单抗 15mg/kg，并于化疗结束后继续采用贝伐单抗单药 1 次/3 周，直至疾病进展。结果中位 OS 在单纯化疗组为 13.3 个月，联合贝伐单抗组为 17 个月（$P=0.0132$），使用联合化疗的患者死亡风险降低了 26%（HR=0.74）。

GOG229-E 试验：该试验评价了贝伐单抗单药治疗复发性子宫内膜癌的作用。研究采用贝伐单抗 15mg/kg，1 次/3 周的方案，获得了 15.1% 的临床缓解率和 35.8% 的 6 个月 PFS 率，中位 PFS 为 4.2 个月，中位 OS 为 10.5 个月。Adamo 等报道了贝伐单抗联合应用多柔比星治疗转移性软组织肉瘤的Ⅱ期临床试验，其中包括了 7 例子宫平滑肌肉瘤，结果显示有效率为 12%，与多柔比星单药比较没有明显优势，但贝伐单抗组 65% 患者能获得大于 4 个疗程的疾病稳定，中位 PFS 为 8 个月。吉西他滨和多西他赛±贝伐单抗治疗复发性子宫平滑肌肉瘤的Ⅲ期临床试验结果显示，联合贝伐单抗组在 OS、PFS 上均无明显受益，但联合用药组的药物不良反应率明显高于对照组，因此该试验被提前终止。

2. 阿柏西普（VEGF-trap, aflibercept）　该药具有与 VEGFR 细胞外结构域相似的结构，能与 VEGF 结合，进而阻断 VEGF 信号传导通路。aflibercept 由 VEGFR1、VEGFR2 与人 IgG_1 融合而得到，可与各亚型 VEGF 结合，形成稳定复合物，可在较长时间内阻断 VEGF 信号通路。该药于 2012 年被 FDA 批准治疗转移性结肠癌。Coleman 等的研究中选取复发的上皮性卵巢癌、输卵管癌和原发腹膜癌患者共 46 例，给予阿柏西普（6mg/kg）和多西他赛（75mg/m^2）联合化疗，至疾病进展前每 3 周静脉使用 1 次，结果 ORR 达 54%，10 例患者完全缓解，PFS 和 OS 分别为 6.2 个月和 24.3 个月。2015 年，在一项多中心Ⅱ期临床试验中，55 例化疗失败并伴有腹水的晚期卵巢癌患者采用阿柏西普治疗，每 2 周 1 次，连用 6 个月，并以用药开始后至首次需要穿刺抽取腹水的时间作为评价药效的指标。结果显示，治疗组患者的平均首次穿刺时间为 55d，而安慰剂组为 23d，研究认为，aflibercept 对恶性腹水有较好的疗效，可应用于晚期卵巢癌伴恶性腹水患者的姑息治疗。澳大利亚和新西兰妇科肿瘤协作组（ANZGOG）正在进行有关阿柏西普腹腔化疗的疗效研究，结果不久将会报道。

3. 雷莫卢单抗（ramucirumab, cyramza）　是一种全人源化单克隆抗体，可特异性地与VEGFR2 结合，诱导其构象和空间位阻变化，干扰其与配体结合，抑制新生血管的形成，进而阻断肿瘤细胞的血液供应，抑制肿瘤细胞增殖。该药于 2104 年和 2015 年共获得 FDA 四项批准，用于治疗晚期胃癌、胃食管交界处腺癌、非小细胞肺癌和结直肠癌。2014 年，该药进行了一项多中心 II 期临床试验（IMC-1121B），对 60 例持续性或复发性卵巢癌、输卵管癌或原发性腹膜癌患者应用 ramucirumab，主要研究终点为 6 个月无进展生存率（PFS-6）和客观缓解率（ORR），最终结果 PFS-6 为 25%，ORR 为 5%，未到达预期的目标疗效。

（二）针对 EGFR 的单克隆抗体

1. 西妥昔单抗（cetuximab, IMC-erbitux, 爱必妥）　属于抗 EGFR 人/鼠 IgG$_1$ 嵌合单克隆抗体，通过竞争性抑制 EGFR 与其配体结合，阻断受体相关酶的磷酸化发挥抗癌作用。作为抗 EGFR 单克隆抗体的代表性药物，该药于 2006 年上市，被 FDA 批准用于转移性头颈癌、转移性结肠癌、非小细胞肺癌的治疗。临床前试验显示，西妥昔单抗对多种肿瘤细胞株具有抗瘤活性，I 期临床显示西妥昔单抗无论是单药还是联合卡铂都有很好的耐受性，常见的不良反应主要有皮疹、过敏反应、间质性肺疾病等。2008 年，GOG 公布了采用西妥昔单抗联合卡铂治疗复发性卵巢癌的 II 期临床试验结果：在可评估的 28 例患者中 26 例高表达 EGFR，西妥昔单抗的剂量为在第 1 个疗程第 1 日 400mg/m^2，之后 250mg/m^2，1 次/周；卡铂 AUC 6，1 次/3 周。28 例患者中 9 例有效，PFS 为 9.4 个月，客观缓解率仅为 32%。同样在复发性子宫颈癌的临床试验中，无论西妥昔单抗单独还是与化疗药物联合都未显示出足以支持进行 III 期临床试验的结果，因此未再进行 III 期临床试验。在一项评价同步放化疗联合西妥昔单抗对局部晚期子宫颈癌初始治疗中的安全性的临床试验中发现，盆腔放射治疗同步顺铂联合西妥昔单抗治疗是可行的，但淋巴结转移的患者给予扩大野放射治疗同步顺铂联合西妥昔单抗的治疗毒性反应大，会使放射治疗时间延长。

2. 尼妥珠单抗（nimotuzumab, 泰欣生）　是在西妥昔单抗基础上开发的新一代抗 EGFR 单克隆抗体，人源化程度达 95%，是全球首个以 EGFR 为靶点的人源化单克隆抗体，也是我国首个自主研发的人源化单抗药物，2012 年被 FDA 批准用于联合放射治疗治疗 EGFR 表达的 III/IV 期鼻咽癌患者。相比第一代人-鼠嵌合抗体西妥昔单抗，尼妥珠单抗免疫原性大大降低，安全性提高，并且在人体内的血清半衰期延长。2007 年由国内 7 个国家药品临床研究基地对尼妥珠单抗进行了多中心、随机对照的 II 期临床研究，观察了尼妥珠单抗与放射治疗联合应用治疗晚期鼻咽癌的疗效及不良反应，共入组 137 例晚期鼻咽癌患者，单放射治疗组 67 例，联合治疗组 70 例。职合治疗组每周 1 次注射尼妥珠单抗 100mg，单独放疗组注射生理盐水，同时联合（70～76）Gy/（7～8）周的放射治疗。结果显示，联合治疗组在放射治疗结束、放射治疗后 5 周和放射治疗后 17 周的完全缓解率为 65.6%、87.5% 和 90.6%，而单纯放射治疗组分别为 27.3%、42.4% 和 51.5%（$P<0.05$），提高了放射治疗的有效性，并且没有明显增加放射治疗的不良反应。鉴于尼妥珠单抗可以提高鳞癌的放射治疗疗效，因此，也有国内部分研究者将该药应用于中晚期子宫颈鳞癌的治疗中，但缺乏大型、多中心的 II～III 临床试验结果可供参考。

3. 耐昔妥珠单抗（necitumumab, portrazza）　是一种重组人源性 IgG$_1$ 单克隆抗体，与

EGFR 结合，从而阻断 EGFR 与其配体的结合。该药于 2015 年获 FDA 批准，联合吉西他滨和顺铂，用于表达 EGFR 的转移性非小细胞肺鳞癌患者的一线治疗。目前该药在晚期实体瘤的 I 临床试验已经完成，推荐剂量为 800mg，1 次/2 周，主要的不良反应是头痛（73%）、皮肤干燥（67%）、皮疹（53%），没有患者达到完全缓解或部分缓解。

4. 曲妥珠单抗（trastuzumab, herceptin, 赫赛汀）　是一种人源化的 HER-2 单克隆抗体，能与 HER-2 的胞外结构域结合，抑制 HER-2 高表达的肿瘤生长，并有增强细胞毒药物抗肿瘤活性的作用。1998 年曲妥珠单抗被 FDA 首次批准用于治疗 HER-2/neu 过度表达的晚期转移性乳腺癌。III 期临床结果显示对 HER-2/neu 过表达的转移性乳腺癌，曲妥珠单抗单药治疗的有效率达 15%～20%，与化疗药物（多柔比星、紫杉醇、环磷酰胺等）联合应用时，还可以明显提高疗效。

15%～30% 的卵巢癌患者存在 HER-2/neu 的过表达，因此，抑制 HER-2 过表达，有可能改善 HER-2 阳性的妇科恶性肿瘤患者的病程。对卵巢癌小鼠模型使用曲妥珠单抗的研究显示，曲妥珠单抗通过抑制细胞丝裂源活化激酶信号传导通路和 AKT 的磷酸化，可以抑制卵巢癌细胞增殖，延长生存期。但 GOG 对 HER-2/neu 过度表达的复发性、难治性卵巢癌及原发性腹膜癌患者应用曲妥珠单抗的 II 期临床试验研究显示，ORR 仅为 7.3%，低于同期实验中乳腺癌的反应率，中位 PFS 仅为 2 个月，此结果限制了赫赛汀在卵巢癌的临床应用。分析认为，这可能与 HER-2 在卵巢癌和原发性腹膜癌过度表达的频率低及基因变异点多有关。Bellone 等提取了 18 例 HER-2/neu 过表达的子宫颈癌患者的肿瘤细胞，检测曲妥珠单抗对癌细胞的作用，结果显示癌细胞均对曲妥珠单抗高度敏感，细胞增殖被显著抑制，并且该作用能被低剂量的 IL-2 增强。

5. 帕妥珠单抗（pertuzumab, perjeta）　是一种重组的人源化的单克隆抗体，与 HER-2 受体胞外结构域 II 区结合，抑制二聚体的形成，从而抑制细胞信号传导通路和肿瘤生长。该药于 2012 年被 FDA 批准用于治疗 HER-2 阳性的转移性乳腺癌。I 期临床试验显示 pertuzumab 对难治性、复发性和转移性实体瘤的安全性及耐受性较高。在对 123 例铂类耐药卵巢癌的多中心平行对照的 II 期临床试验中发现，使用 pertuzumab 进行治疗的 ORR 为 4.3%，8 例疾病稳定 ≥6 个月，10 例 CA125 下降 ≥50%，中位 PFS 6.6 周，不良反应少，认为 pertuzumab 对多重治疗失败的卵巢癌患者有很好的耐受性，但效果欠佳。Makhija 等对 130 例铂类耐药的卵巢癌患者采用帕妥珠单抗联合吉西他滨与单药吉西他滨治疗作比较，结果显示，联合用药组的 ORR 明显优于单药组（13.8% 和 4.6%），PFS 有优势但无差异（2.9 个月和 2.6 个月，$P=0.07$）。2016 年公布的 PENELOPE 研究是一项前瞻性 III 期随机临床试验，评估了铂类耐药卵巢癌患者化疗中加入帕妥珠单抗的治疗效果。研究纳入 156 例患者，分为化疗组（单药托扑替康、紫杉醇周疗或吉西他滨）及化疗＋帕妥珠单抗组（首次剂量 840mg，以后 420mg，1 次/3 周）。结果没有统计差异，联合用药组中位 PFS 为 4.3 个月，对照组为 2.6 个月（$P=0.07$），亚组分析显示帕妥珠单抗在应用吉西他滨或紫杉醇化疗的患者对 PFS 更有益，帕妥珠单抗对卵巢癌的治疗效果还是值得进行进一步探索。

6. 帕尼单抗（panitumumab, vectibix）　是一种 IgG_2 单克隆抗体，与 EGFR 具有高亲和性，也是第一个完全人源化的单克隆抗体。2005 年该药获 FDA 批准用于治疗转移性结直肠癌。2013 年，Steffensen 等发布了 panitumumab 联合脂质体多柔比星治疗 46 例铂类耐药卵巢癌的 II 期临床试验结果，脂质体多柔比星联合 panitumumab（6mg/kg，1 次/2 周）的 ORR 为

18.6%，中位 PFS 为 2.7 个月，中位 OS 为 8.1 个月，最常见的 3 级毒性反应为皮肤毒性（42%）。

（三）针对 CA125 的单克隆抗体

CA125 又称 MUC16 抗原，是体内一段重复序列 *MUC16* 基因编码的细胞表面的黏液样糖蛋白。多种妇科肿瘤中都表达 CA125 抗原，特别是晚期上皮性卵巢癌，其阳性率高达 95%，因此其是卵巢上皮性癌最常用的血清肿瘤标志物。对用于卵巢癌治疗的抗体偶联物而言，CA125 是潜在的靶标。

奥马珠单抗（oregovomab，MAb B43.13）通过结合 CA125 形成免疫复合物，引起针对 CA125 的独特型免疫应答。在小鼠移植瘤模型实验中，应用 oregovomab 治疗后，可推迟或阻止肿瘤的发生，并可缩小已形成肿瘤的体积，显著延缓肿瘤生长并延长小鼠的生存时间。Ehlen 等对 13 例复发性卵巢癌患者应用 oregovomab 单药进行 II 期临床研究，结果 58% 的患者出现抗体或针对 oregovomab 和 CA125 特异性 T 细胞的免疫反应，3 例无进展生存时间大于 2 年，4 例 CA125 水平下降，所有患者均可耐受治疗，无特殊不良反应。Braly 等观察了 oregovomab 联合紫杉醇＋顺铂治疗晚期卵巢癌的效果，结果显示化疗同时应用 oregovomab 可增强免疫反应，提示 oregovomab 可用于晚期卵巢癌患者一线治疗后的巩固治疗。但在 2009 年发布的多中心、随机、双盲、安慰剂对照研究中显示，单用 oregovomab 的中位复发时间与安慰剂组相比无统计学意义，oregovomab 对晚期卵巢癌患者一线化疗后的维持治疗无显著疗效。由于临床疗效并不理想，目前认为 oregovomab 对卵巢癌的治疗十分有限。

（四）针对 MUC1 的单克隆抗体

MUC1 是由 *MUC1* 基因表达的一种高糖基化大分子跨膜蛋白。由于 MUC1 在肿瘤组织中的异常表达导致糖基化不完全，暴露出正常情况下隐蔽的抗原表位，利用这些暴露抗原作为免疫攻击的靶点，即产生了相应的单克隆抗体 HMFG1。约 90% 上皮性卵巢癌患者的肿瘤细胞表面过量表达 MUC1 抗原，理论上讲该药对卵巢癌应该有效。

HMFG1：由英国癌症研究中心研发，为鼠源单抗，能特异性结合 MUC1 蛋白主链的表位。I 期临床试验中，Nicholson 等将 HMFG1 通过静脉注射或腹腔注射至 26 个卵巢癌患者体内，初始剂量为 25mg，随剂量递增，显示出一定的治疗效果，不良反应少。检索到的临床研究多将其与放射性物质钇偶联后进行治疗。Nicholson 等采用放射性物质钇（90Y）-HMFG1 治疗处于临床完全缓解的卵巢癌患者，与无治疗病例相比，患者 5 年 OS 明显延长。Verheijen 等将处于临床完全缓解的卵巢癌患者随机分为 2 组，即单一腹腔注射 90Y-HMFG1 组和标准方法治疗组，经过近 40 个月的观察后，90Y-HMFG1 组未显示治疗优势，不良反应主要为恶心、血小板减少症等。虽然在病情复发时间和总存活率上 2 组无显著差异，但在疾病的复发时间上，90Y-HMFG1 组患者复发时间明显比标准治疗组有延长。基于以上数据，2009 年 Verheijen 等进行了一项多中心、随机的 III 期临床试验，对 447 例卵巢癌患者采用 90Y-HMFG1＋标准治疗与单用标准方法治疗进行对比，数据显示联合用药的患者血清样本中抗 MUC1 抗体浓度较高，能改善患者病情，但是两组最终的 OS 和 PFS 并没有出现明显差异。

二、针对受体酪氨酸激酶的抑制剂

大多数细胞生长因子受体都含有酪氨酸激酶的肽链系列，这些受体具有极为相似的结构：与配体结合的细胞外的一段糖基化肽链、疏水的中间跨膜区及胞内的一段具有酪氨酸激酶活性的膜内区。根据肽链序列的相似性和其他一些结构上的特点，这些受体酪氨酸激酶（RTK）被分成若干家族：①表皮生长因子受体（EGFR）家族，以 EGFR 为代表，还包括 HER2、HER3、HER4 等，此类受体的高表达常见于上皮细胞肿瘤；②胰岛素受体家族，包括胰岛素受体、胰岛素样生长因子受体、胰岛素相关受体；③血小板生长因子受体（PDGFR）家族，包括 PDGFRα、PDGFRβ、克隆刺激因子、c-Kit 等，此类受体在脑肿瘤、血液细胞肿瘤等常见高表达；④纤维细胞生长因子受体（FGFR）家族，包括 FGFR1、FGFR2、FGFR3、FGFR4 和角化细胞生长因子等，此类受体在血管生成方面起着重要作用；⑤血管内皮细胞生长因子受体（VEGFR），是血管生成重要的正性调节因子；⑥另外，还有肝细胞生长因子受体、纤维结合素受体、神经细胞生长因子受体家族等。受体酪氨酸激酶致使其细胞内信号通路激活，导致细胞增殖失控。

（一）EGFR 酪氨酸激酶抑制剂

1. **吉非替尼（gefitinib，ZD1839，易瑞沙）**　是一种口服的格拉非宁化合物，属于小分子受体酪氨酸激酶抑制剂（receptor tyrosine kinase inhibitors, rTKI），通过抑制 EGFR 的酪氨酸激酶的活性阻断信号传导，从而抑制细胞增殖。体外试验显示，吉非替尼在卵巢癌细胞中能完全抑制 TGF-α 诱导的 EGFR 磷酸化和刺激生长作用，在小鼠模型中该药与放化疗联合应用时有协同作用。2003 年，吉非替尼被美国 FDA 批准应用于铂类和多西他赛耐药的非小细胞肺癌治疗，并逐步将其应用于多种实体瘤的治疗中。2007 年，关于吉非替尼治疗复发或顽固性卵巢癌的一项 GOG Ⅱ 期临床研究显示，对 EGFR 阳性患者的 ORR 仅为 9%，效果不佳，认为可能与 EGFR 的 18～21 外显子突变率低有关。在对非小细胞肺癌的研究中显示，吉非替尼对有 EGFR 18～21 外显子突变的患者治疗效果较好，但卵巢癌患者有此类突变者仅为 3.6%。另一项 AGO 关于卵巢癌的 Ⅱ 期临床研究显示，对铂类或紫杉醇耐药的患者给予吉非替尼联合他莫昔芬治疗效果也不佳，治疗组无一缓解，因此认为吉非替尼对于卵巢癌的治疗作用可能十分有限。

吉非替尼治疗子宫颈癌的相关研究较少，2008 年，Goncalves 对 30 例子宫颈鳞癌及腺癌的多中心 Ⅱ 期临床试验，评估了吉非替尼作为二线或三线药对于复发性子宫颈癌的治疗作用。结果显示，ORR 为 6 例（20%）患者中位病情稳定时间为 111.5d，所有患者的中位 PFS 为 37d，中位 OS 为 107d，所有患者均对吉非替尼有良好耐受，药物不良反应主要是皮疹和胃肠道反应。因此认为吉非替尼单药治疗难治性子宫颈癌的效果甚微。

2. **厄洛替尼（arlotinib，OSI-774，特罗凯）**　是一种口服、高效的小分子 rTKI。临床前期研究证实，厄洛替尼能对抗与 HER-2/neu 相关的肿瘤生长，可单独应用，也可与其他药物联合应用。2013 年，该药被 FDA 批准用于转移性肺小细胞癌的一线治疗。2010 年，Hirte 等在一项包括 50 例复发性卵巢癌的 Ⅱ 期临床试验（OSI-774）中发现，应用铂类＋厄洛替尼治疗铂敏感者的 ORR 为 57%，而铂类耐药者仅为 7%。Blank 等将厄洛替尼＋卡铂＋紫杉醇作为一线药物治疗Ⅲ～Ⅳ期的卵巢癌术后患者，结果也未取得更好的疗效。厄洛替尼联合标准放化疗治疗晚期子宫颈癌的 Ⅰ 期临床试验显示，治疗最大可耐受剂量为 150mg。Woodworth 等研究发现，厄洛替尼可以抑制 HPV16 导致的子宫颈上皮细胞的永生化，诱导表达 E6/E7 癌蛋白的细胞发生衰老或凋亡，认为厄洛替尼可能通过抑制 EGFR 进而阻断高危型 HPV 持续感染、预防子宫颈癌的发生。2009 年，Schilder 等在一项 Ⅱ 期临床试验中评价厄洛替尼单药用于复发性子宫颈鳞癌的疗效，虽然患者对该药的耐受性良好，但单药治疗子宫颈癌未见疗效。2014，Nogueira-Rodrigues 等公布了一项 Ⅱ 期临床试验，评价厄洛替尼联合同步放化疗治疗 36 例ⅡB～ⅢB 期子宫颈癌的疗效，结果显示，所有患者均可耐受，ORR 为 94.4%，

☆☆☆☆☆

2年、3年生存率分别为91.7%和80%。使用厄洛替尼治疗其他妇科恶性肿瘤仅见少量个案报道。Olawaiye等使用厄洛替尼治疗2例外阴癌，1例为75岁浸润性中分化鳞状细胞外阴癌Ⅲ期患者，另1例为Ⅳ期外阴低分化鳞癌合并下腹壁和右腹股沟区脓肿患者，采用150mg/d厄洛替尼治疗，2周后肿瘤直径明显缩小，症状缓解，认为可能与外阴癌患者常高表达EGFR有关，这为临床治疗晚期外阴癌提供了新的思路。

3. 拉帕替尼（lapatinib，GW572016，泰克泊） 是一种口服的小分子EGFR/HER-2双rTKI，能可逆性结合于EGFR/HER-2酪氨酸激酶区的ATP结合位点，抑制受体激酶区的自身磷酸化，从而阻断下游的MAPK和P13K/AKT通路。Lapatinib于2007年由美国FDA批准与卡培他滨联合应用于治疗晚期或转移性乳腺癌。2012年，Lheureux等用拉帕替尼联合托泊替康治疗36例铂类耐药的卵巢癌和原发性腹膜癌的Ⅱ期临床试验显示，ORR为14%，PD为37%，未达到预期疗效。

4. 阿法替尼（afatinib，BIBW2992，Gilotrif） 是首个第二代EGFR-TKI，对EGFR和HER-2具有非可逆性双重抑制作用。2013年该药获FDA批准用于转移性非小细胞肺癌和晚期乳腺癌的治疗。在2015年进行的体外实验中，阿法替尼可以抑制并逆转ABCB1介导的多药耐药卵巢癌细胞株对紫杉醇产生的耐药性，认为具有一定的临床应用前景，但在妇科肿瘤治疗领域还未见该药的相关临床试验。

5. 奥斯替尼（osimertinib，AZD9291，Tagrisso） 是一种口服、高效、不可逆转的第三代EGFR抑制剂，选择性针对EGFR抑制剂敏感突变和T790M耐药突变。当EGFR T790M发生突变时，患者会对第一代EGFR抑制剂（厄洛替尼、吉非替尼）或第二代EGFR抑制剂（阿法替尼）产生耐药，因此，理论上奥斯替尼较这些药物的作用更强更可靠。2015年，该药被FDA批准用于治疗晚期非小细胞肺癌。但在妇科肿瘤治疗领域尚未见报道。

（二）多种受体的酪氨酸激酶抑制剂

1. 西地尼布（cediranib，AZD2171） 是一种泛血管内皮生长因子（pan-VEGF）受体TKI。主要抑制VEGFR-1、VEGFR-2、VEGFR-3和PDGFR。西地尼布可作用于血管和淋巴管，发挥抗血管生成作用，抑制肿瘤的生长和扩散。Ledermann等在2016年发布了西地尼布治疗铂类敏感性复发性卵巢癌的Ⅲ期临床试验结果，该研究共纳入患者456例，涵盖澳大利亚、加拿大、新西兰、英国的63个中心，随机分为A组118例，给予铂类为基础的化疗加口服安慰剂6周期，并以安慰剂维持治疗；B组174例，给予铂类为基础的化疗加口服西地尼布20mg/d，6周期，并以安慰剂维持治疗；C组164例，给予铂类为基础的化疗加口服西地尼布20mg/d，6周期，并以西地尼布维持治疗。中位随访19.5个月，可评价者A组96%（113/118）、B组90%（156/174）、C组86%（141/164）。结果显示PFS在A组为8.7个月，B组9.9个月，C组11.0个月（A与C组相比$P<0.0001$）。由于在随访的截止日期出现52%（236/456）的死亡率，测得的中位总生存（OS）并不准确，C组OS是26.3个月，A组21.0个月（$P=0.11$）。尽管联合使用西地尼布有助于延长铂类敏感性复发卵巢癌患者的PFS，但腹泻、中性粒细胞减少、乏力、高血压、声音改变及甲状腺功能减退等不良反应常见，并且由于维持治疗期间腹泻、甲状腺功能减退及声音改变等因素，使治疗组患者的依从性极差。

2. 帕唑帕尼（pazopanib，votrient） 是一种口服的多靶点的TKI药物，其靶点包括VEGFR的3个亚型、PDGFR和c-Kit等，2009年该药被FDA批准用于治疗晚期肾癌。2012年又被FDA批准用于治疗进展期软组织肉瘤。

2012 年 ACOG 发布了帕唑帕尼治疗子宫肉瘤的回顾性分析，主要涵盖了 EORTC 的 2 个针对软组织肉瘤的临床试验结果，其一为纳入 142 例患者的 II 期临床试验（62043#），其二为纳入 246 例患者 III 期临床试验（62072#），两项试验内有 44 例为子宫肉瘤患者，其中平滑肌肉瘤占 89%，84% 为低分化。44 例子宫肉瘤患者的中位年龄为 55 岁，体能评分 0～1，73% 有肺转移，27% 有骨转移，25% 有肝转移，39% 有其他部位转移，14% 有局部复发。服用帕唑帕尼后 64%（28/44）有 3～4 级的药物不良反应，5 例 PR，25 例 SD。子宫肉瘤与其他肉瘤相比，中位 PFS 为 4.5 个月和 3.0 个月，中位 OS 为 17.5 个月和 11.1 个月；子宫平滑肌肉瘤与非子宫半滑肌肉瘤相比，反应率为 12.8% 和 5.3%。认为帕唑帕尼对子宫肉瘤的疗效与非子宫肉瘤相似，甚至中位 OS 还长于其他类型肉瘤，值得进一步研究。

2013 年发布的 III 期临床研究（AGO-OVAR16）评价了帕唑帕尼在卵巢癌维持治疗中的作用。940 例手术后接受铂类为基础的一线化疗后无明显进展的晚期卵巢癌、输卵管癌及原发性腹膜癌患者，随机分为安慰剂组及帕唑帕尼组（800mg/d×24 个月），结果 PFS 在安慰剂组为 12.3 个月，帕唑帕尼组为 17.9 个月，帕唑帕尼延长了 PFS 达 5.6 个月（HR=0.77，P=0.0021），不良事件并不明显，仅增加了腹泻及高血压（26% 和 11%）的发生率，明显推迟了复发，提示帕唑帕尼作为一线治疗后的维持治疗药物能有效延长卵巢癌患者的 PFS 并延缓二线化疗方案的使用时间，而生活质量无明显下降。2015 年，Pignata 等发布了帕唑帕尼联合紫杉醇周疗治疗铂耐药型卵巢癌患者的 II 期临床试验结果（MITO11），共纳入 74 例患者，随机分配接受紫杉醇周疗（80 mg/m^2）或紫杉醇周疗＋帕唑帕尼（800mg/d），主要研究终点是 PFS，结果显示，PFS 在联合用药组显著延长（6.35 个月和 3.49 个月，HR=0.42，P=0.0002），但 OS 没有显著差异（19.1 个月和 13.7 个月，P=0.056），主要的不良反应为中性粒细胞减少（30%）和疲劳（11%）。

在晚期或复发的子宫颈癌中，一项由 230 例患者参与的 II 期随机临床试验显示，74 例患者应用帕唑帕尼（800mg/d）单药治疗，ORR 为 9%，PFS 和 OS 有所增加，中位 OS 为 50.7 周，不良反应为腹泻（54%）、恶心（36%）、高血压（30%）、厌食（28%）、瘘管（4%）。认为帕唑帕尼用于晚期或复发性子宫颈癌患者有可能获益。

3. 阿帕替尼（apatinib，艾坦）　是 VEGFR 酪氨酸激酶抑制剂 PTK787 的衍生化合物，在很低浓度即能有效抑制 VEGFR，较高浓度时还能抑制 PDGFR、c-Kit 及 c-Src 等激酶，活性检测发现其与 VEGFR 的结合能力比 PTK787 强 10 多倍。阿帕替尼的作用部位是蛋白酪氨酸受体胞内 ATP 结合位点，抑制 VEGFR2 酪氨酸激酶活性，阻断 VEGF 结合后的信号传导，抑制肿瘤细胞生长。该药由我国自主研制，并获得 SFDA 批准上市，这是在我国国家重大新药创制科技重大专项支持下，在肿瘤治疗领域取得的重大突破。在晚期胃癌 III 期临床试验（NCT01512745）中，入组 273 例患者，按 2∶1 分成阿帕替尼组（阿帕替尼 850mg/d）、安慰剂组，应答率分别为 2.84%、0，中位 PFS 分别为 78d、53d（HR=0.44，P<0.001），中位 OS 分别为 195d、140d（HR=0.71，P=0.016）。在临床前研究中显示，阿帕替尼可显著增强紫杉醇对 ABCB1 介导的耐药细胞株 KBV200 裸鼠移植肿瘤模型的抗肿瘤效果，表明阿帕替尼可以通过作用于侧细胞群来加强化疗药物的效果，起到协同作用，因紫杉醇是广泛应用于妇科恶性肿瘤的化疗药物，因此，该药物在理论上对妇科恶性肿瘤具有一定的应用前景。

2012 年 12 月的 *Gynecologic Oncology* 上发表了湖南省肿瘤医院唐洁关于阿帕替尼治疗复发性上皮性卵巢癌的 II 期临床研究。研究纳入 29 例常规治疗无效，接受过 3～8 线复发方案治疗的上皮性血管癌患者，给予单药阿帕替尼 500mg/d 治疗。结果显示，ORR 41.4%，疾病控制率 61.9%，mPFS 5.1 个月，mOS 14.5 个月。初步证明了可帕替尼单药对多重复发的上皮性卵巢癌的有效性。

4. 伊马替尼（imatinib, gleevec, 格列卫）　特异性阻断 Bcr-Abl、PDGFR 和 c-Kit，通过阻止酪氨酸激酶受体自身磷酸化，影响细胞信号的转导，从而影响肿瘤细胞的增殖、分化与凋亡。伊马替尼的出现在分子靶向药物发展史上具有里程碑性的意义，因为该药首次实现了根据特定靶点设计药物，并在临床上取得了显著成效，目前伊马替尼已被 FDA 批准应用于治疗慢性粒细胞性白血病和胃肠道间质肿瘤。PDGFR 及其受体在卵巢癌的发生、发展中起重要作用，并且体外实验表明 PDGFRβ 在卵巢癌中过度表达，因此，理论上伊马替尼对 PDGFR 阳性的卵巢癌细胞应具有治疗效果，但临床试验令人失望。在 GOG 的 II 期临床试验中，对表达 c-Kit 和 PDGFR 的 III～IV 期卵巢癌者使用伊马替尼单药未观察到有效缓解。有学者认为，在联合用药时伊马替尼可能能够发挥化疗增敏作用，伊马替尼、顺铂、紫杉醇在诱导肿瘤细胞凋亡的过程中存在相同的靶点，它们均可上调 Caspase-3 的表达而促进肿瘤细胞凋亡，三药联合应用应该可以降低顺铂、紫杉醇的用药量，减少不良反应及耐药的产生，从而提高患者的生存率和生存质量。伊马替尼在子宫颈癌治疗中的临床前研究，选择新鲜分离的子宫颈癌肿瘤细胞，进行肿瘤化学敏感性分析，分别检测其对 8 种药物(卡铂、顺铂、托泊替康、紫杉醇、伊马替尼、吉非替尼、西妥昔单抗及曲妥珠单抗)的敏感性，结果显示伊马替尼敏感性较高，为 66.6%（10/15），仅次于紫杉醇（93.8%），认为伊马替尼有可能成为子宫颈癌治疗的有效药物之一。

5. 尼罗替尼（nilotinib, tasigna）　是由伊马替尼的分子结构改进而来的，对 Bcr-Abl 激酶活性有更强的选择性，对酪氨酸激酶的抑制作用较伊马替尼强 30 倍，可抑制对伊马替尼耐药的 Bcr-Abl 突变型的激酶活性。同时还能抑制 Kit 和 PDGFR 活性。该药最初在 2007 年被 FDA 批准用于治疗病情恶化或对其他治疗不耐受或耐药的慢性粒细胞性白血病，2016 年又被 FDA 批准用于治疗有费城染色体阳性的慢性粒细胞性白血病。2014 年，在一项体外研究中发现，尼罗替尼与紫杉醇或卡铂联合应用可以抑制 PDGFR 阳性的卵巢癌细胞的增殖，诱导细胞凋亡。

6. 舒尼替尼（sunitinib, sutent, 索坦）　是一种口服的小分子多靶点 TKI，其作用靶点包括 PDGFR、VEGFR1-3、FLT-3、CSF-1R、KIT 和 RET。该药最早在 2006 年获 FDA 批准用于治疗晚期肾癌和伊马替尼耐药的胃肠道间质瘤，2011 年该药又被 FDA 批准用于治疗进展期胰腺神经内分泌肿瘤。2011 年，Biagi 等进行了有关舒尼替尼治疗 30 例复发性卵巢癌、腹膜癌的研究，结果显示，3.3%的患者部分缓解，10%的患者 CA125 降低，但仅表现在铂类敏感的患者中。Baumann 等进行了舒尼替尼在铂类耐药的卵巢癌患者中的临床试验，入组患者 73 例，随机分为间断用药组（50 mg/d，连用 4 周停药 2 周，共 6 个周期）和连续用药组（37.5mg/d 持续口服），两组患者的中位 PFS 分别为 4.8 个月和 2.9 个月，中位 OS 分别为 13.6 个月和 13.7 个月，总体缓解率为 16.7%和 5.4%。2013 年 Campos 等进行的舒尼替尼治疗复发性和难治性卵巢癌、输卵管癌、腹膜癌的 II 期非随机临床试验，ORR 仅为 8.3%，中位 PFS 为 9.9 周，没有出现可以支持进行 III 期临床试验的结果。常见的副作用为高血压、胃肠道穿孔、手足综合征及疲劳。

7. 乐伐替尼（lenvatinib, E7080, lenvima）　是多靶点 TKI，可以抑制 VEGFR2 和 VEGFR3。2015 年被 FDA 批准用于治疗分化型甲状腺癌，2016 年又被 FDA 批准联合依维莫司（everolimus）治疗既往接受抗血管生成治疗的晚期肾细胞癌。目前，该药还无关于妇科肿瘤治疗领域的研究。

8. 瑞戈非尼（regorafenib, stivarga）　是一个口服的多靶点 TKI，可以阻断 VEGFR 1～3、TIE-2、RAF-1、BRAF、KIT、RET、PDGFR 和 FGFR 受体。2012 年 9 月 27 日，FDA 批准了该药用于既往接受过或以氟尿嘧啶、奥沙利铂和伊立替康为基础的化疗，抗 VEGF 治疗及抗 EGFR 治疗（如果 KRAS 野生型）的转移性结直肠癌（CRC）的患者。2013 年 FDA 又批准用于先前接受过伊马替尼和舒尼替尼治疗的局部晚期、不能手术切除或转移性胃肠道间质瘤患者。2017 年 FDA 又扩大了瑞戈非尼的治疗适应证，允许其作为二线药物用于接受过索拉非尼药物的肝癌患者。目前，该药还无关于妇科肿瘤治疗领域的研究。

三、酪氨酸激酶信号传导途径下游分子抑制剂

（一）RAS 及法尼基转移酶抑制剂

R115777（tipifarnib, zarnestra）是一种小分子的法尼基转移酶抑制剂（FTI），对 Ras 信号传导通路和 PBK-AKT 信号传导通路均有抑制作用。RAS 蛋白在胞质内合成，翻译后与类脂结合并转移到质膜，定位到细胞膜的内表面，参与跨膜信号传递，突变后引起细胞持续增生、抑制调亡。约 30% 的人类肿瘤中发现了 RAS 基因突变，因此 RAS 信号传导过程是一个理想的治疗靶点。RAS 蛋白的细胞膜定位和发挥功能依赖于法尼基转移酶的催化作用，FTI 对多种实体瘤和血液系统恶性肿瘤有效。Warnberg 等在乳腺癌和卵巢癌细胞系和小鼠移植瘤模型中观察到，R115777 能通过抑制 Ras 信号传导通路抑制癌细胞移植瘤的生长，但其确切机制和临床应用效果还有待进一步研究。

（二）MEK/MAPK 抑制剂

1. 索拉非尼（sorafenib, BAY 43-9006, 多吉美）　是目前应用最成功的 Raf 激酶抑制剂，Raf 激酶是丝氨酸/苏氨酸激酶。2005 年经美国 FDA 批准作为治疗晚期肾癌的一线药物上市，2007 年 FDA 又批准该药用于治疗不能切除的肝癌。MAPK 通路与细胞的增殖和凋亡密切相关，对肿瘤的生长增殖起至关重要的作用。Raf-MEK-ERK 通路，即 ERK1/2 通路，是 MAPK 通路中最早被发现的经典的亚通路。它在细胞分裂、存活、迁移及肿瘤侵袭能力方面具有重要的调节作用，主要参与各种生长因子、细胞因子、丝裂原及激素受体活化后的信号转导，参与多种肿瘤细胞的生存和增殖。Raf 激酶特异性地磷酸化并激活 MAPK 激酶（MEK1/2），而 MEK1/2 进一步激活 ERK1/2，ERK1/2 一旦被活化，胞质中的一部分转位至细胞核，通过核转录因子的磷酸化作用来调节基因表达，细胞膜、细胞核、细胞骨架及内膜系统的多种功能都受其影响。由此可见，以 ERK 通路为靶点阻断其激活，对肿瘤的治疗具有重要意义。索拉非尼是 Ras 信号传导通路中重要的成员 RAF 激酶的选择性抑制剂，与 ATP 竞争目标激酶的 ATP 位点，目前发现其对许多其他激酶也有选择性抑制作用。在索拉非尼单药治疗晚期肾透明细胞癌的多中心大样本随机临床研究中发现，索拉非尼能延长晚期肾透明细胞癌患者的 PFS，但同时也增加了毒性。

索拉非尼联合吉西他滨治疗二线化疗失败的转移性或难治性卵巢癌患者的 II 期临床试验（$n=26$）结果显示，1 例肿瘤缩小达 PR，5 例 CA125 下降达 PR，有效率为 33%，10 例稳定，中位 PFS 为 7.6 个月，认为索拉非尼联合吉西他滨治疗转移性或难治性卵巢癌可能有效，耐受性良好。2014 年，Hainsworth 等进行了在紫杉醇＋卡铂的标准治疗方案基础上增加索拉非尼的 II 期临床试验，纳入 III/IV 期卵巢癌患者共 85 例，随机分配接受紫杉醇＋卡铂的标准治

疗或标准治疗基础上联合应用索拉非尼，结果显示，两组中位 PFS 无明显差异（标准化疗组 16.3 个月和索拉非尼组 15.4 个月），2 年 OS 也无差异（标准化疗组 81%和索拉非尼组 76%），且索拉非尼组患者有更多的 3～4 级非血液性毒性反应，认为在晚期卵巢癌紫杉醇/卡铂一线方案基础上增加索拉非尼并未增加疗效，反而增加了毒性反应。

2. TLK286（canfosfamide）　是一种小分子谷胱甘肽前体类似物，作用于 JNK 通路，干扰 JNK 与 GSTp 蛋白的相互作用，进而在 MAPK 信号途径中起调节作用。TLK286 在体外与卡铂、紫杉醇及蒽环类药物具有协同作用，无交叉耐药性。该药已在 I 期临床研究中证实对卵巢癌有效。II 期临床试验发现，31 例铂类耐药的难治型卵巢癌患者 1 例获得完全缓解，1 例部分缓解，12 例病情稳定。2009 年，Vergote 等进行了 TLK286 联合脂质体多柔比星对照脂质体多柔比星单药治疗铂类耐药卵巢癌的随机对照III期临床试验，结果表明，TLK286 联合脂质体多柔比星组和脂质体多柔比星单药组相比，中位 PFS 分别为 5.6 个月和 3.7 个月（$P=0.72$）。但针对 75 例铂类原发耐药的卵巢癌患者的亚组分析显示，联合组和单药组中位 PFS 分别为 5.6 个月和 2.9 个月（$P=0.04$），两组非血液学毒性发生率接近。

（三）PI3K/AKT/mTOR 抑制剂

大部分肿瘤存在磷脂酰肌醇 3-激酶/蛋白激酶 B(phosphoinositide-3 kinase, PI3K/protein kinase B，PKB）/哺乳动物雷帕霉素靶蛋白（mammalian target of rapamycin, mTOR)信号通路的激活，该途径的活化与肿瘤耐药性相关。PI3K 激动剂作用于卵巢癌细胞会增加紫杉醇的耐药性，激活 PI3K-AKT 可减弱顺铂诱导的细胞凋亡，激活 mTOR 可引起的癌基因转化、血管生成等。PI3K/AKT/mTOR 信号通路的活化在肿瘤的发生、发展中起重要作用，因此抑制 PI3K/AKT/mTOR 信号通路对肿瘤的治疗有重大意义。

1. 雷帕霉素（sirolimus，西罗莫司）　是一种大环内酯类化合物，早在 20 世纪 70 年代就被研发出来，起初被作为低毒性的抗真菌药物，1977 年发现具有免疫抑制作用，1989 年开始把它作为治疗器官移植的排斥反应的新药进行试用。大量研究表明，雷帕霉素具有抗肿瘤作用。在许多肿瘤培养细胞和动物模型中，雷帕霉素可以抑制 mTOR 磷酸化下游靶基因，进而阻断 mRNA 翻译，使细胞不能从 G_1 期进入 S 期，最终阻滞细胞周期，导致细胞凋亡。雷帕霉素作为单一抑制剂时可抑制不同细胞系的卵巢癌细胞的生长和转移，当与其他药物联合时也表现出协同作用。Huynh 等研究发现，与单独用药相比，雷帕霉素和贝伐单抗联合可增强抑制卵巢癌细胞生长的作用。雷帕霉素由于水溶性不好、化学稳定性差及体内生物利用率低等问题，使其在临床上的应用受到限制。学者们以雷帕霉素为先导化合物构建出稳定性较好的新化合物，目前临床上雷帕霉素的衍生物有依维莫司（RAD001）、坦西莫司（CCI-779）和 AP23573。

2. 依维莫司（everolimus，RAD001，certican）　是在雷帕霉素 40 位羟基上引入羟乙基得到的，使其比雷帕霉素更适合口服给药，目前该药已获得 FDA 的批准在多种肿瘤中应用，包括晚期肾癌、室管膜下巨细胞性星形细胞瘤、进展或转移性胰腺神经内分泌肿瘤、乳腺癌、起源于胃肠道或肺部的非功能性神经内分泌肿瘤。依维莫司可抑制高表达 AKT 的 OVCAR10 和 SKOV3 的卵巢癌细胞增殖，SKOV3 卵巢癌动物模型也证实，依维莫司可有效抑制肿瘤进程，延长小鼠生存期。在一项晚期实体肿瘤的 I 期临床研究中，采用不同剂量的依维莫司联合贝伐单抗评估联合给药的药物最大耐受剂量及安全性，每日 10mg 或 5mg 依维莫司的剂量限制毒性包括黏膜炎、皮疹和血小板减少，调整依维莫司给药剂量为 5mg 每周 3 次，有效提高了治疗的耐受性。联合给药常见的不良事件包括皮疹、黏膜炎、低镁血症、低钙血症和低钾血症。联合给药具有良好的抗肿瘤作用，10 个受试者疾病稳定≥6 个月，3 例卵巢癌和 1 例子宫内膜癌取得 11~40 个月的疾病稳定期。目前，依维莫司与贝伐单抗联合用于复发性或持续性卵巢癌的 II 期临床试验已经在进行中。2017 年，G.Colon-Otero 等发布了依维莫司联合来曲唑治疗雌孕激素受体阳性的 20 例复发性卵巢癌的临床试验结果，可评价患者 19 例，均接受依维莫司（10mg/d）和来曲唑（2.5mg/d）联合用药治疗直至疾病进展或无法耐受用药，中位 PFS 为 3.9 个月，6 个月无进展生存率为 32%，中位 OS 为 13 个月，4 名患者因无法耐受用药而终止，无严重不良反应发生。2014 年，Takatori 等对 1 例复发性卵巢透明细胞癌病例采用依维莫司每日 10mg，28d 一个周期，在依维莫司治疗的 6 个周期中，疾病无明显进展，药物不良反应主要为 3 级贫血，而当切换为吉西他滨联合多西他赛化疗后，患者病情迅速恶化死亡，提示依维莫司可能对复发性卵巢透明细胞癌有效。此外，在一项评价依维莫司治疗非胰腺来源神经内分泌肿瘤的III期临床实验中，服用依维莫司较安慰剂能显著延长 PFS（11 个月和 3.9 个月，$P<0.0001$）及 OS，中期分析中位 OS（$P=0.037$）。

3. 坦西莫司（CCI-779，temsirolimus）　将雷帕霉素的 42 位-OH 用 2，2-双羟甲基丙酸进行酯化后得到此药，目前已被 FDA 批准用于治疗晚期肾细胞癌。坦西莫司联合托泊替康用于治疗包括子宫颈癌在内的难治性妇科肿瘤显示，两药联合的剂量限制性毒性为骨髓抑制。坦西莫司单药用于转移或局部晚期的复发性子宫颈癌的 II 期临床试验结果显示，23 例可评价疗效的患者中，RR 为 4%，1 例 PR，15 例 SD，中位 PFS 为 5.5 个月，耐受性良好，乏力、皮疹和黏膜炎是最常见的毒性反应。一项关于坦西莫司和贝伐单抗联合多柔比星脂质体治疗晚期实体瘤的 I 期临床试验表明，该三药联合耐受良好，21%（28/136）的患者 PFS≥6 个月，21%（29/136）的患者表现出 PR 或 CR。对 6 例复发性卵巢透明细胞癌患者使用坦西莫司治疗，$10mg/m^2$ 用药 3 周停药 1 周，5 例患者能够耐受，其中 1 例患者获得 14 个月的无进展期，提示坦西莫司可能是治疗复发性卵巢透明细胞癌的有效药物。

4. GDC-0941（RG7321，pictilisib）　是一种高效的 PI3K 选择性抑制剂，主要通过竞争性结合 ATP 核糖区域发挥作用，是 ATP 竞争性抑制剂。GDC-0941 可抑制 80% 的 IGROV-1 卵巢癌异种移植肿瘤的生长。GDC-0941 已经进入临床 I 期试验，其在卵巢癌、乳腺癌及黑色素瘤中表现出良好的耐受性和抗肿瘤作用，主要的不良反应为恶心、呕吐、腹泻。

5. XL-147（SAR245408，pilaralisib）　是可逆性的高选择性 PI3K 抑制剂。在前期临床试验中，XL-147 单一给药可阻断肿瘤细胞 PI3K-AKT-mTOR 信号通路的传导，并使肿瘤细胞增殖降低、凋亡增加，但是存在剂量依赖性。XL-147 与紫杉醇或卡铂联合用于晚期实体瘤治疗的研究目前正处于临床 I 期试验。研究结果显示，联合用药具有良好的耐受性，并可促进肿瘤衰退，但其用于卵巢癌的治疗时需增大剂量才能达更好的治疗效果，因此在一定程度上妨碍了其在临床中的应用。

6. 哌立福新（perifosine）　是 AKT 抑制剂，抑制 AKT 从胞质转移至胞膜发生磷酸化的激活过程。哌立福新与多西他赛联合用于复发性卵巢癌的治疗处于临床试验阶段，结果显示该药具有较好的耐受性，并具有一定的疗效。

（四）蛋白激酶 C 抑制剂

蛋白激酶 C（protein kinase C，PKC）是细胞内信号转导中的关键部分，参与细胞信息传递、分泌、离子通道调节、细胞增殖、分化、凋亡及癌变等一系列过程，同时 PKC 也是肿瘤

☆ ☆ ☆ ☆

细胞活化的重要信号分子，参与肿瘤发生、发展的调控。随着 PKC 家庭成员不断增加，PKC 各亚型与肿瘤关系的研究取得了很多突破性进展。根据对 Ca^{2+}、DAG 的依赖性，将其分为经典型 PKC（conventional PKC, cPKC）、新型 PKC（novel PKC, nPKC）及非典型 PKC（atypical PKC, aPKC）三大类。国内外多项研究表明，PKC 抑制剂有望成为一种新的抗肿瘤药物，许多 PKC 抑制剂不仅对多种肿瘤细胞具有明显的抑制作用，还能诱导肿瘤细胞分化，促进凋亡，增强细胞毒作用，下调多药耐药基因的表达从而逆转化疗耐药的作用。

1. ISIS 3521（affinitak, aprinocarsen） 是含有 20 个碱基的反义寡核苷酸，可与 PKC- α mRNA 结合，阻断 mRNA 的翻译过程，从而抑制 PKC-α 蛋白的合成。Advani 等在 Ⅱ 期临床研究中将 36 例晚期卵巢癌患者分为铂类敏感组和铂类耐药组，分别给予单药 affinitak 治疗，结果仅有 1 例耐药组患者出现血清 CA125 水平下降且病情稳定达 8 个月，其余均无明显缓解。

2. 苔藓虫素（bryostatin-1） 是从海洋动物苔藓虫中分离得到的，其在体内外对多种肿瘤均具有抗肿瘤作用，目前研究认为，苔藓虫素的抗肿瘤作用主要与 PKC 相关。肿瘤细胞短暂接触苔藓虫素后导致 PKC 的激活及自身磷酸化，并由胞质转位至胞膜或核膜。苔藓虫素与佛波醇酯在 PKC 上的结合位点相同，后者与 PKC 的结合促进肿瘤细胞生长，苔藓虫素与 PKC 的亲和力强于佛波醇酯，可作为佛波醇酯的竞争性拮抗剂抑制佛波醇酯的促肿瘤生长作用。苔藓虫素与 PKC 的长时间结合可导致细胞内 PKC 枯竭，可能与泛素蛋白酶体降解途径有关。苔藓虫素通过 PKC 的作用，对肿瘤细胞的生长、分化、侵袭、转移、凋亡等起调节作用。在 GOG 的随机临床研究中，苔藓虫素单药分两个剂量组应用于 45 例复发的铂类敏感的卵巢上皮性癌和原发性腹膜癌患者，结果仅 1 例缓解，9 例病情稳定，因此认为苔藓虫素单药对卵巢上皮性癌的作用有限。

四、二磷酸腺苷核糖多聚酶抑制剂

二磷酸腺苷核糖多聚酶（Poly ADP-ribose Polymerase, PARP）是存在于多数真核细胞中的多功能蛋白质翻译后修饰酶，其通过识别结构损伤的 DNA 片段而被激活，被认为是 DNA 损伤的感受器。PARP 家族由 17 个核蛋白组成，具有酶活性和招募 DNA 修复蛋白的作用。PARP 功能包括基因转录调节、染色质变性、DNA 损伤修复、细胞增殖和分化、DNA 甲基化及细胞凋亡等。正常情况下，剔除或抑制细胞中 PARP 的活性，虽然可以在一定程度上导致细胞内单链 DNA 断裂的积聚，但此时细胞可通过 *BRCA1/2* 基因介导的同源重组（Homologous recombination, HR）修复途径，修复双链 DNA 损伤，维持染色体的稳定，因此，正常细胞的生存不受影响。当 *BRCA1* 或 *BRCA2* 基因的蛋白功能异常时，双链 DNA 断裂的修复功能出现缺陷，进而导致细胞死亡。

有研究显示，存在 *BRCA1/2* 突变的细胞对 PARP 抑制剂高度敏感，这就是所谓的合成致死（synthetic lethality）效应。合成致死的概念是指当两个基因同时失去功能时会导致细胞死亡，而其中一个基因失去功能时细胞仍可存活。使用 PARP 抑制剂后，PARP 的活性受到抑制，细胞中单链 DNA 断裂损伤不能被修复并积聚，持续的单链 DNA 损伤在 DNA 复制过程中将转化为双链 DNA 损伤，由于 *BRCA1/2* 基因功能缺陷的肿瘤细胞不能通过 HR 修复双链 DNA 损伤，导致 DNA 复制停止，细胞出现合成致死，最终杀伤肿瘤细胞，发挥抗肿瘤作用。

研究显示，约 50% 的高级别浆液性卵巢癌存在 HR 修复途径的功能缺陷，除了 22% 伴有 *BRCA1/2* 基因种系突变或体细胞突变以外，还包括 *EMSY* 基因的扩增或突变（8%）、*PTEN*

基因的缺失或突变（7%）、*RAD51C* 基因的高甲基化（3%）、*ATM* 或 *ATR* 基因的突变（2%）和 *Fanconi* 基因的突变（5%），这为 PARP 抑制剂靶向治疗卵巢癌（不仅仅局限于 *BRCA* 基因相关性卵巢癌）提供了理论基础。

目前，已研发出十余种 PARP 抑制剂，其中有 3 种药物（奥拉帕尼、尼拉帕尼、雷卡帕尼）已进入不同阶段的临床试验，并取得了可喜的治疗结果，奥拉帕尼在 2016 版卵巢癌指南中已有推荐，在 2017 版指南中又新增了尼拉帕尼和雷卡帕尼。

1. 奥拉帕尼（olaparib，AZD2281，lynparza）　是目前研究最为广泛的 PARP 抑制剂，该药于 2014 年被 FDA 批准用于治疗 *BRCA* 突变阳性的卵巢癌患者。50 例接受铂类化疗后进展或复发的 *BRCA* 基因相关性卵巢癌的 Ⅰ 期临床试验表明，应用奥拉帕尼（最高剂量 200mg/次，2 次/日）的总有效率为 43%，其中铂类药物敏感型患者为 69%，铂类药物耐药型患者为 46%，难治型患者为 23%，为奥拉帕尼作为单药治疗 *BRCA1/2* 基因突变的卵巢癌患者提供了有力的证据。Fong 等观察了 60 例 *BRCA1/2* 基因突变的难治性实体瘤患者（包括 21 例卵巢癌）应用奥拉帕尼的治疗效果，结果显示 63% 的患者能获益于奥拉帕尼，表明 PARP 抑制剂可单药用于抗肿瘤治疗。2012 年和 2013 年分别有两个临床试验研究了奥拉帕尼与顺铂、吉西他滨和与抗血管生成药西地尼布联合的治疗效果，结果提示，持续抑制 PARP 需增加每个化疗周期中 PARP 抑制剂的给药次数，而奥拉帕尼与顺铂和吉西他滨联合用药即使在较低剂量时也可引起骨髓抑制；奥拉帕尼和抗血管生成药联合应用的有效性尚不确定（其 Ⅱ 期临床试验正在进行中），因此联合用药受到限制。

目前，有 4 个关于奥拉帕尼用于治疗 *BRCA* 基因相关性卵巢癌或高级别浆液性卵巢癌的 Ⅱ 期临床试验。①Audeh 等报道了奥拉帕尼治疗 57 例 *BRCA1/2* 基因突变的复发性卵巢癌（包括铂类药物敏感型和耐药型），结果显示 400mg/次，2 次/日给药的 33 例患者的总有效率为 33%，而 100mg/次，2 次/日的 24 例患者的总有效率为 13%。②Gelmon 等的研究显示，65 例高级别浆液性卵巢癌患者（17 例存在 *BRCA1/2* 基因种系突变）口服奥拉帕尼 400mg/次，2 次/日的 ORR 为 29%，其中 *BRCA* 基因突变者为 44%，无 *BRCA* 基因突变者为 24%，发现 PARP 抑制剂在无 *BRCA* 基因种系突变的卵巢癌患者中也有作用。③Kaye 等比较了奥拉帕尼和脂质体多柔比星用于铂类药物治疗后 12 个月内复发的 *BRCA1/2* 基因突变的卵巢癌患者的疗效，结果显示，奥拉帕尼 200mg/次，2 次/日组、奥拉帕尼 400mg/次，2 次/日组和脂质体多柔比星 50mg/m² 组的 PFS 分别为 6.5 个月、8.8 个月、7.1 个月，3 组 PFS 比较无差异；ORR 分别为 25%、31%、18%，统计学也无差异。④Ledermann 等研究了铂类敏感型的复发性卵巢癌患者应用奥拉帕尼的效果，218 例患者中有 136 例存在 *BRCA1/2* 基因种系突变或体细胞突变，分为奥拉帕尼组（400mg/次，2 次/日）和安慰剂组，结果显示，奥拉帕尼组和安慰剂组患者的中位 PFS 分别为 8.4 和 4.8 个月，有统计学差异（*P*<0.01）。该研究在随后进行了拓展，*BRCA1/2* 基因种系突变者应用奥拉帕尼作为巩固治疗组的 PFS 显著优于安慰剂组（11.2 个月和 4.1 个月，*P*<0.01）；加入肿瘤 *BRCA* 基因突变者后两组的 PFS 比较仍有统计学意义（11.2 个月和 4.3 个月，*P*<0.01）；22% 的安慰剂组患者转为应用奥拉帕尼后两组的 OS 无统计学差异（29.8 个月和 27.8 个月）。该研究表明，PARP 抑制剂在 *BRCA1/2* 种系突变和肿瘤突变的卵巢癌患者中均存在有效性。

奥拉帕尼作为维持治疗的 Ⅲ 期临床试验也有报道。其中一项是英国阿斯利康公司于 2013 年启动 SOLO1，该研究主要主要针对 Ⅲ～Ⅳ 期 *BRCA* 突变的高级别浆液性卵巢癌或高级别子宫内膜样卵巢癌患者，评价一线铂类化疗后奥拉帕尼单药维持治疗的研究结果。另一项SOLO2研究已于今年公布，该研究评价了口服奥拉帕尼单药在铂类敏感复发卵巢癌患者≥二线铂类为基础的化疗后维持治疗中的疗效和耐受性，旨在确定既往Ⅱ期临床研究中 BRCA1/2 突变的铂类敏感复发卵巢癌患者中获得的阳性结果。研究共纳入 294 例 BRCA1/2 突变的铂类敏感型复发卵巢癌患者，结果显示，奥拉帕尼较安慰剂显著改善 PFS，研究者评估的中位 PFS 延长至 19.1 个月（安慰剂组为 5.5 个月），而独立中心盲法评估的中位 PFS 更是达到了 30.2 个月（安慰剂组为 5.5 个月）。该研究显示了奥拉帕尼在铂类敏感型复发卵巢癌且有 BRCA1/2 突变患者中维持治疗的显著益处。

有关 PARP 抑制剂的安全性和耐受性，现有的临床试验结果显示，奥拉帕尼胶囊口服作为单药治疗有很好的安全性和耐受性。目前的研究显示，奥帕拉尼在 400mg，2 次/日时的主要副作用为乏力、胃肠道反应（恶心、呕吐）、血液系统副作用（贫血、淋巴细胞减少），多是轻中度、间断性的而且是可处理的；骨髓异常增生综合征、急性髓性白血病和肺炎的发生率<1%；长期单药奥拉帕尼治疗未出现非预期的副作用。奥拉帕尼与作用于 DNA 的化疗药物联合应用会增加骨髓抑制毒性，主要是中性粒细胞减少；与抗血管生成药物联合应用的耐受性好，副作用不明确。

2. 尼拉帕尼（niraparib, MK-4827） 在 2017 年卵巢癌 NCCN 指南中，对于铂类敏感复发的患者，完成复的治疗后，经过影像学检查评估为部分缓解或完全缓解者，可以考虑尼拉帕尼维持治疗，该推荐是根据 ENGOT-OV16/NOVA 维持治疗的Ⅲ期临床研究结果而出的。该研究入组了 553 例既往经过至少 2 轮含铂标准化疗且在最后一轮化疗后获得缓解的卵巢癌患者，并根据是否带有 BRCA 基因突变将患者分为两组，按照 2：1 入组接受尼拉帕尼（300mg/d）或安慰剂进行维持治疗，203 例为 BRCA 突变携带者（治疗组和安慰剂组分别为 138 例和 65 例），350 例为非 BRCA 突变者（治疗组和安慰剂组分别为 234 例和 116 例），研究终点是 PFS。结果显示，在化疗缓解后使用尼拉帕尼维持治疗，无论患者是否存在 BRCA 突变都有效果：在非 BRCA 突变、但存在肿瘤同源重组缺陷患者中，PFS 为 12.9 个月和 3.8 个月（HR 0.38，$P<0.0001$）；在所有 BRCA 突变阴性患者中，PFS 延长 2 倍以上（9.3 个月和 3.9 个月，HR 0.45，$P<0.0001$）；在 BRCA 突变阳性患者中 PFS 延长近 4 倍（21 个月和 5.5 个月），疾病进展风险降低了 73%。提示不论患者是否存在 BRCA1/2 突变，使用尼拉帕尼均能使患者受益，因此使用该药无须进行基因检测。服药期间最常见的 3～4 级不良反应为血小板减少（33.8%）和贫血（25.3%）。

3. 雷卡帕尼（rucaparib, AG-014699） 在 2017 年卵巢癌 NCCN 指南中,对于存在 BRCA 基因突变、已经过两线或两线以上化疗的晚期卵巢癌患者，也可以使用雷卡帕尼，该推荐主要依据一项国际、多中心、非盲的Ⅱ期临床试验（NCT01891344、ARIEL2）作出的。研究共纳入 192 例复发性高级别浆液性卵巢癌患者，治疗前均明确存在 BRCA 基因突变或 BRCA 基因同源重组缺陷（如杂合性缺失，LOH），分为 3 个组，BRCA 突变亚组（$n=40$），LOH 高（$n=82$），LOH 低（$n=70$），口服雷卡帕尼 600mg，2 次/日，直至疾病进展。结果显示，BRCA 突变亚组 PFS 明显延长（12.8 个月、5.7 个月、5.2 个月），雷卡帕尼的耐受性良好，没有任何因为治疗相关的不良事件而停药者。目前 ARIEL2 试验已被扩展，研究包括额外的 300 例接受至少 3 个阶段化疗的晚期卵巢癌患者，目前该研究正在进行中。关于雷卡帕尼应用于复发性卵巢癌维持治疗的Ⅲ期临床试验已于 2014 年启动，该研究结果预计在 2018 年公布。

4. veliparib（ABT-888） 目前有 2 项关于 veliparib 治疗复发性卵巢癌的 II 期临床试验。2015 年，Colemen 等报道了 veliparib 治疗 50 例 *BRCA* 基因突变的复发性卵巢癌患者的研究，结果显示：2 例 CR，11 例 PR，总缓解率达 26%，中位 PFS 为 8.2 个月，值得注意的是，该实验中包含了 30 例铂类耐药型复发的卵巢癌患者。另一项 2015 年进行的多中心临床试验评价了环磷酰胺联合 veliparib 治疗复发性卵巢癌患者的效果，研究共纳入 75 例患者，随机分为两组，37 例接受联合药物治疗，38 例仅使用环磷酰胺，结果显示联合用药组在总缓解率和中位 PFS 上均未体现出优势（12%和 19%，2.1 个月和 2.3 个月）。veliparib 应用于复发性卵巢癌治疗的 III 期临床试验也于 2016 年启动。

五、血管生成抑制剂

（一）金属蛋白酶抑制剂

坦诺司他（BAY12-9566）是一种具有体内抗血管生成和抗肿瘤转移特性的联苯基质金属蛋白酶抑制剂（MMPI）。体外实验表明金属蛋白酶在肿瘤的侵袭和血管生成中均有作用。但加拿大国立肿瘤中心对接受了铂类或紫杉醇治疗后缓解的 243 例晚期卵巢癌患者应用坦诺司他的 III 期随机对照临床研究显示，坦诺司他组与安慰剂组的 OS 及 PFS 无差异。

（二）血管内皮抑素和血管生成素抑素

1. 恩度（endostatin） 是一种血管内皮抑制素类抗癌药，通过抑制形成血管的内皮细胞迁移来达到抑制肿瘤新生血管的作用。与传统化疗药相比，恩度具有靶向明确、无耐药性、毒副作用小等优点。动物模型中已证实，恩度与卡铂联合治疗卵巢癌荷瘤裸鼠较不联合组能明显抑制肿瘤复发，延长无瘤生存期，并能抑制卵巢癌细胞在腹腔中的转移。

2. trebananib（AMG386） 由美国安进公司研发的新型抗血管生成抑制剂，通过结合 Tie2 受体抑制血管生成素 1 和血管生成素 2，进而阻止血管生成。研究表明，其可以延长卵巢癌患者的 PFS，避免抗 VEGF 治疗中不确定的副作用。在一项 2015 年进行的 III 期临床研究（TRINOVA-1）中，919 例复发性卵巢上皮癌、原发性腹膜癌或输卵管癌患者被随机分为治疗组和对照组，治疗组给予静脉注射紫杉醇（$80mg/m^2$）和 trebananib（15mg/kg），对照组给予紫杉醇（$80mg/m^2$）加安慰剂组，均每周 1 次，出现病情恶化、毒副作用明显时治疗停止。结果显示，治疗组和对照组的中位 PFS 为 7.2 个月和 5.4 个月（$P<0.001$），OS 为 19.3 个月和 18.3 个月（$P=0.52$）。3 级以上不良事件的概率基本一致。治疗组 17%的患者由于副作用中断了治疗，而对照组只有 6%；治疗组有 64%的患者出现水肿，对照组为 28%。

（三）其他

1. 沙利度胺（thalidomide） 是一种众所周知的致畸药物，已于 1961 年退出市场，但近来发现其具有广泛抑制 TNF-α、bFGF、VEGF 的作用，从而具有抗肿瘤血管生成的活性。Gordinier 等对复发性卵巢癌和原发性腹膜癌患者给予沙利度胺联合化疗治疗，发现 53%患者的 CA125 水平下降超过 50%，而仅接受化疗患者的 CA125 水平下降 13%。一项用托泊替康联合沙利度胺和单用托泊替康治疗复发性卵巢上皮性肿瘤患者的前瞻性随机研究显示，与对照组 22%的缓解率相比，联合治疗组可达到 50%的缓解率，但总生存率无变化。

2. 来那度胺（CC-5013） 是一种新的 4-氨基戊二酰亚胺沙利度胺类似物，药效比沙利度胺更强，却没有沙利度胺的神经毒性和致畸作用，经临床前研究证实具有抗肿瘤效应。评估来那度胺在各种晚期恶性肿瘤包括卵巢癌患者中连续低剂量使用的效果，发现仅在 18 例肾细胞癌患者中有 3 例出现部分反应，3 例病情稳定持续 6 个月，虽然在其他肿瘤中没有发现客观效应，但患者在睡眠和食欲方面显著改善。治疗过程中测量了血液和尿液中的 TNF-α、bFGF 和 VEGF 的浓度，发现疾病进展与这些因子水平的升高有关。

（四）VEGF 单抗及 TKI

VEGF 单抗及 TKI 见前述。

六、细胞周期蛋白激酶抑制剂

几乎所有肿瘤都与细胞周期调控机制紊乱所导致的细胞生长失控、分化受阻、凋亡异常有关，细胞周期蛋白依赖激酶（cyclin-dependent kinase, CDK）的过度活化则是其重要原因。CDK 是一类重要的丝氨酸/苏氨酸蛋白激酶，与细胞周期蛋白（cyclin）结合后被激活，可催化底物磷酸化，驱动细胞周期各时相进程，引起细胞的生长和增殖，而 CDK 抑制剂则可发挥负调节作用。

1. alvocidib（flavopiridol, HMR1275）　是从植物中提取的黄酮类生物碱半合成小分子衍生物，为经典的非选择性 CDK 抑制剂。flavopiridol 能通过抑制 CDK、降解 cyclin D1 并下调其转录、抑制血管生成和诱导凋亡发挥抗肿瘤作用；也可通过抑制 DNA 亚致死性损伤的修复、细胞周期的重分布增强卵巢癌细胞对放射治疗的敏感性，但该药对卵巢癌患者的体内研究尚处于起步阶段。

2. seliciclib（CYC202）　是一个嘌呤类似物，选择性抑制 CDK，尤其是对 CDK2 的抑制作用最强。在体外，CYC202 对多种人肿瘤细胞株的增殖有抑制作用，如乳腺癌、前列腺癌、肺癌、卵巢癌等。CYC202 能抑制凋亡抑制基因的表达，通过抑制 MDM2 的表达，阻滞 p53 的降解，诱导肿瘤细胞周期停滞于 G_1/S 与 G_2/M 期，降低 pRb 的磷酸化水平，诱导细胞周期各个时相的细胞凋亡。体内实验表明，CYC202 耐药性好，口服生理活性良好。CYC202 进行的 I 期研究中发现，10 例卵巢癌患者服用 seliciclib 4 个月以上，没有出现严重的治疗相关副作用，其中 1 例患者的肿瘤缩小了 30% 以上，并得到了 1 年以上的病情稳定。

七、凋亡诱导剂

凋亡抑制蛋白（inhibitor of apoptosis protein, IAP）是近年发现的具有较强凋亡抑制作用的蛋白质家族，首先在杆状细菌的体内发现，这些杆状细菌可以使宿主细胞免于凋亡。迄今为止已经发现 5 种凋亡抑制蛋白：神经凋亡抑制蛋白（neuronal IAP, NIAP）、X 连锁凋亡抑制蛋白（X-linked IAP, XIAP）、人类凋亡抑制蛋白-1（human IAP-1, HIAP-1）、人类凋亡抑制蛋白-2（HIAP-2）及存活素（survivin）。细胞凋亡主要有两个途径：死亡受体途径和线粒体途径。这两种途径都可以被凋亡抑制蛋白所抑制，其中 XIAP 起着十分关键的作用。针对 IAP 的主要药物如下。

1. phenoxodiol　通过激活 caspase 系统，抑制 XIAP，阻断 FLICE 抑制蛋白（FLIP），同时激活内源性和外源性凋亡途径，诱导肿瘤细胞凋亡。Kamsteeg 等发现在耐药的卵巢癌细胞系和从患者腹水中获得的卵巢癌细胞中，phenoxodiol 都能有效诱导细胞凋亡，但其在临床中的应用前景还需要进一步的研究和评估。

2. CDDO-Me　是一种合成的三萜系化合物，能显著抑制对紫杉醇耐药的卵巢癌细胞株分泌 IL-6，抑制抗凋亡 STAT3 靶基因 *Bcl-X（L）*、*Survivin* 和 *Mcl-1*，从而阻断 IL-6-STAT3 及 src 途径中多种激酶信号，发挥促肿瘤细胞凋亡和逆转肿瘤耐药的作用。在对卵巢癌和乳腺癌细胞株的研究中，发现降低了 STAT3、Jak 水平和 src 磷酸化。

3. 水飞蓟宾（silibinin）　已证实可提高多种抗肿瘤药物的敏感性。研究发现水飞蓟宾可提高 A2780/taxol 细胞对紫杉醇的敏感性，增加紫杉醇诱导的细胞凋亡并将细胞阻滞在 G_2/M 期，同时下调水飞蓟宾和 P-糖蛋白水平，显著降低 A2780/taxol 的侵袭性。提示水飞蓟宾联合紫杉醇可作为对紫杉醇耐药肿瘤的化疗方案。其临床疗效需要进一步研究。

分子靶向治疗还处在不断研发、突破的阶段，仍有诸多问题等待解决。

（1）缺乏靶向核心：由于肿瘤信号传导途径存在复杂性和多态性，目前仍难以确定通路中的核心靶点。

（2）抗体的异源性：由于在制备分子靶向治疗药物时多采用鼠源性抗体，因此在将药物用于人体后，患者体内人抗鼠抗体反应会使其失效，造成临床效果欠佳。

（3）肿瘤耐药性：由于肿瘤细胞易发生突变及肿瘤信号传导的代偿性，导致原本敏感的靶向药可能变得不敏感。

（4）肿瘤异质性及肿瘤进化：使得单靶点药物无法顾及众多靶点。

（5）药物的不良反应。

（6）难以精确把握给药时机。

（7）难以明确如何将分子靶向药物与其他治疗方法联合用药。

尽管存在上述问题，但分子靶向治疗仍是当今肿瘤治疗最具方向性的治疗，并可能成为突破肿瘤治疗困境的有效途径，使妇科肿瘤的治疗更具个体化，对其不断地探索、研究必将对妇科肿瘤的治疗产生深远的影响。

（张　秦　徐　云）

参 考 文 献

Advani R, Peethambaram P, Lum BL, et al, 2004. A phase Ⅱ trial of aprinocarsen, an antisense oligonucleotide inhibitor of p rotein kinase C alpha, administered as a 212day infusion to patients with advanced ovarian carcinoma. Cancer, 100: 321-326.

Aghajanian C, Blank SV, Goff BA, et al, 2012. OCEANS: a randomized, double-blind, placebo-controlled phaseⅢtrial of chemotherapy with or without bevacizumab in patients with platinum-sensitive recurrent epithelial ovarian, primary peritoneal, or fallopian tube cancer.J Clin Oncol, 30(17):2039-2045.

Aghajanian C, Sill MW, Darcy KM, et al, 2011. Phase Ⅱ trial of bevacizumab in recurrent or persistent endometrial cancer: a Gynecologic Oncology Group study. J Clin Oncol, 29(16):2259-2265.

Bartlett JB, Michael A, Clarke IA, et al, 2004. Phase Ⅰ study to determine the safety,tolerability and immunostimulatory activity of thalidomide analogue CC-5013 in patients with metastatic malignant melanoma and other edvanced cancers. Br J Cancer, 90(5):955-961.

Bellone S, Palmieri M, Gokden M, et al, 2003. Selection of HER-2/neu-positive tumor cells in early stage cervical cancer: implications for Herceptin-mediated therapy. Gynecol Oncol, 91:231-240.

Berek J, Taylor P, McGuire W, 2009. Oregovomab maintenance monoimmunotherapy does not improve outcomes in advanced ovarian cancer. J Clin Oncol, 27(3): 418-425.

Blank SV, Christos P, Curtin JP, et al, 2010. Erlotinib added to carboplatin and paclitaxel as first-line treatment of ovarian cancer: a phase II study based on surgical reassessment. Gynecol Oncol, 119(3): 451-456.

Bookmann MA, Darcy KM, Clarke-Pearson D, et al, 2003. Evaluation of monoclonal humanized anti-HER2 antibody, trastuzumab, in patients with recurrent or refractory ovarian or primary peritoneal carcinoma with overexpression of HER2: a phase II trial of the Gynecologic Oncology Group. J Clin Oncol, 21(2): 283-290.

Braly P, Nicodemus CF, Chu C, 2009. The Immune adjuvant properties of front-line carboplatin-paclitaxel: a randomized phase 2 study of alternativeschedulesofintravenousoregovomabchemoimmunotherapy in advanced ovarian cancer. J Immunother, 32(1):54-65.

Burger RA, Brady MF, Bookman MA, et al, 2011. Incorporation of bevacizumab in the primary treatment of ovarian cancer. N Engl J Med, 365(26):2473-2483.

Burger RA, Sill MW, Monk BJ, et al, 2007. Phase II trial of bevacizumab in persistent or recurrent epithelial ovarian cancer or primary peritoneal cancer: a Gynecologic Oncology Group Study. J Clin Oncol, 25(33): 5165-5171.

D'Adamo DR, Anderson SE, Albritton K, et al, 2005. Phase II study of doxorubicin and bevacizumab for patients with metastatic soft-tissue sarcomas. J Clin Oncol, 23(28):7135-7142.

Diaz-Padilla I, Monk BJ, Mackay HJ, et al, 2013. Treatment of metastatic cervical cancer: future directions involving targeted agents[J]. Crit Rev Oncol Hematol, 85(3):303-314.

DuBois A, Floquet A, Kim J, et al, 2013. Randomized, double-blind, phaseIIItrial of pazopanib versus placebo in women who have not progressed after first-line chemotherapy for advanced epithelial ovarian, fallopian tube, or primary peritoneal cancer (AEOC): results of an international Intergroup trial (AGO-OVAR16). Am Soc Clin Oncol, 31 Suppl:LBA5503.

Ehlen TG, Hoskins PJ, Miller D, 2005. A pilot phase 2 study of oregovomab murine monoclonal antibody to CA125 as an immunotherapeutic agent for recurrent ovarian caner. Int J Gynecol Cancer, 15(6): 1023-1034.

Epenetos AA, Hird V, Lambert H, et al, 2000. Long term survival of patients with advanced ovarian cancer treated with intraperitoneal radioimmunotherapy. Int J Gynecol Cancer, 10(S1):44-46.

Fong PC, Boss DS, Yap TA, et al, 2009. Inhibition of poly (ADP-ribose) polymerase in tumors from BRCA mutation carriers. N Engl J Med, 361(2):123-134.

Fong PC, Yap TA, Boss DS, et al, 2010. Poly(ADP)-ribosepolymerase inhibition: frequent durable responses in BRCA carrier ovarian cancer correlating with platinum-free interval. J Clin Oncol, 28(15):2512-2519.

Goncalves A, Fabbro M. Lhommé C, et al, 2008. A phase II trial to evaluate gefitinib as second-or third-line treatment in patients with recurring locoregionally advanced or metastatic cervical cancer. Gynecologic Oncology, 108:42-46.

Gordinier ME, Dizon DS, Weitzen S, et al, 2007. Oral thalidomide as palliative chemotherapy in women with advanced ovarian cancer. J PalliatMed, 10: 612661.

Gordon MS, Matei D, Aghajanian C, et al, 2006. Clinical activity of pertuzumab(rhuMAb 2C4), a HER dimerization inhibitor, in advanced ovarian cancer: potential predictive relationship with tumor HER2 activation status. J Clin Oncol, 24(26): 4324-4332.

Henriksen R, Funa K, Wilander E, et al, 1993. Expression and prognostic significance of plateler-derived growth factor and its receptors in epithelial ovarian neoplasms. Cancer Res, 53(19):4550-4554.

Hirte H, Oza A, Swenerton K, et al, 2010. A phase Ⅱ study of erlotinib (OSI-774) given in combination with carboplatin in patients with recurrent epithelial ovarian cancer (NCIC CTG IND.149). Gynecol Oncol, 118(3): 308-312.

Kamsteeg M, Rutherford T, Sap i E, et al, 2003. Phenoxodiol-an isoflavone analog-induces apoptosis in chemoresistant ovarian cancer cells. Oncogene, 22: 2611226201.

Kimball KJ, Numnum TM, Kirby TO, et al, 2008. A phase Ⅰ study of lapatinib in combination with carboplatin in women with platinum sensitive recurrent ovarian carcinoma. Gynecol Oncel, 111(1): 95.

Kozak KR, Su F, Whitelegge JP, et al, 2005. Characterization of serum biomarkers for detection of early stage ovarian cancer. Rroteomics. 5(17):4589-4596.

Ledermann J, Harter P, Gourley C et al, 2012.olaparib maintenance therapy in platinum-sensitive relapsed ovarian cancer. N Engl J Med, 366(15):1382-1392.

Liu JF, Tolaney SM, Birrer M, et al, 2013. A Phase Ⅰ trial of the poly (ADP-ribose) olymerase inhibitor olaparib (AZD2281) in combination with the anti-angiogenic cediranib (AZD2171) in recurrent epithelial ovarian or triple-negative breast cancer. Eur J Cancer, 2013, 49(14):2972-2978.

Lord IP, Allal C, Canal M, et al, 2005. Selective inhibition of HER-2 inhibits AKT signal transduction and prolongs disease-free survival in a micrometastasis model of ovarian carcinoma. Ann Oncol,16:1889-1897.

Mackay HJ, Tinker A, Winquist E, et al, 2009. A phase Ⅱ study of sunitinib in patients with locally advanced or metastatic cervical carcinoma: NCIC CTG Trial IND. 184[EB/OL]. Gynecol Oncol.

Makhija S, Amler LC, Glenn D, et al, 2010. Clinical activity of gemcitabine plus pertuzumab in platinum-resistant ovarian cancer, fallopian tube cancer, or primary peritoneal cancer. J Clin Oncol,28(7): 1215-1223.

Mendelsohn J, Baselga J, 2003. Status of epidermal growth factor receptor antagonists in the biology and treatment of cancer. J Clin Oncol, 21(14):2787-2799.

Molinolo AA, Marsh C, El Dinali M, et al, 2012.mTOR as a molecular target in HPV-associated oral and cervical squamous carcinomas. Clin Cancer Res, 18(9):2558-2568.

Monk BJ, Mas Lopez L, Zarba JJ, et al, 2010.Phase Ⅱ, open-label study of pazopanib or lapatinib monotherapy compared with pazopanib plus lapatinib combination therapy in patients with advanced and recurrent cervical cancer. J Clin Oncol, 28(22):3562-3569.

Moore KN, Sill MW, Miller DS, et al, 2012. A phase Ⅰ trial of tailored radiation therapy with concomitant cetuximab and cisplatin in the treatment of patients with cervical cancer: A gynecologic oncology group study. Gynecol Oncol, 127(3):456-461.

Moy B, Kirkpatriek P, Kar S, et al, 2007. Lapatinib. Nat Rev Drug Discov, 6(6):431-432.

National Institutes of Health, 2013. Bevacizumab significantly improves survival for patients with recurrent and metastatic cervical cancer[EB/OL]. (02-07)[2013-06-16]. http://www.nih.gov/news/health/feb2013/nic-07.htm.

Nicholson S, Bomphray CC, Thomas H, et al, 2004, A phase Ⅰ trial of idiotypic vaccination with HMFG1 in ovarian cancer. Cancer Immunol Immunother, 53(9):809-816.

Nogneira-Rodrigues A，do Carmo CC, Viegas C, et al, 2008. Phase Ⅰ trial of erlotinib combined with cisplatin and radiotherapy for patients with locally advanced cervical squamous cell cancer.Clin Cancer Res, 14:6324-6329.

Oei AL, Moreno M, Verheijen RH, et al, 2008.Induction of IgG antibodies to MUC1 and survival in patients with epithelial ovarian cancer. Int J Cancer, 123(8):1848-1853.

Oh KJ, Kalinina A, Park NH, et al, 2006. Deregulation of eIF4E: 4E-BP1 in differentiated human papillomavirus-containing cells leads to high levels of expression of the E7 oncoprotein.J Virol,80(14): 7079-7088.

Olawaiye A, Lee LM, Krasner C, et al, 2007. Treatment ofsquamoug cell vulvar cancer with the anti-EGFR tyrosine kinase inhibitor Tarceva. Gynecol Oncol, 106(3)：628-630.

Olayioye MA, Neve RM, Lane HA, et al, 2000. The EerbB Signling network: receptor heterodimerzation in development and cancer. EMBO J, 19(13):3159-3167.

Perren TJ, Swart AM, Pfisterer J, et al, 2011.A phase 3 trial of bevacizumab in ovarian cancer.N Engl J Med, 365(26):2484-2496.

Pujade-Lauraine E, Hilpert F, Weber B, et al, 2014.bevacizumab combined with chemotherapy for platinum-resistant recurrent ovarian cancer: the aurelia open-label randomized phase iii trial.J Clin Oncol, 32(13): 1302-1308.

Rajan A, Carter CA, Kelly RJ, et al, 2012. A phase Ⅰ combination study of olaparib with cisplatin and gemcitabine in adults with solid tumors[J]. Clin Cancer Res, 18(8):2344-2351.

Ramakrishnan MS, Eswaraiah A, Crombet T, et al, 2009. nimotuzumab, a promising therapeutic monoclonal for treatment of tumors of epithelial origin. MAbs, 1(1):41-48.

Sehultes BC, Zhang C, Xue LY, et al, 1999. lmmunothempy of human ovarian carcinoma with OvaRex MAb-B43. 13 in a human PBL-SCID/BG mouse model [J].Hybridoma.18：47-55.

Santin AD, Sill MW, McMeekin DS, et al, 2011. Phase Ⅱ trial of cetuximab in the treatment of persistent or recurrent squamous or non-squamous cell carcinoma of the cervix: a Gynecologic Oncology Group study. Gynecol Oncol, 122(3):495-500.

Schilder RJ, Sill MW, Lee YC, et al, 2009. A phase Ⅱ trial of erlotinib in recurrent squamos cell carcinoma of the cervix: a Gynecologic Oncology Group Study. Int J Gynecol Cancer, 19(5): 929-933.

Schilder RJ, Sill MW, Chen X, et al, 2005. Phase Ⅱ study of gefitinib in patients with relapsed or persistent ovarian or primary peritoneal carcinoma and evaluation of epidermal growth factor receptor mutations and immunohistochemical expression:a Gynecologic Oncology Group study. Clin Cancer Res,11:5539-5548.

Schilder RJ, Sill MW, Lee RB, et al, 2008. Phase Ⅱ evaluation of imatinib mesylate in the treatment of recurrent or persistent epithelial ovarian or primary peritoneal carcinoma: a Gynecologic Oncology Group Stud]. J Clin Oncol, 26(20):3418-3425.

Secord AA, Blessing JA, Armstrong DK, et al, 2008. Phase Ⅱ trial of cetuximab and carboplatin in relapsed platinum-sensitive ovarian cancer and evaluation of epidermal growth factor receptor expression: a Gynecologic Oncology Group study. Gynecol Oncol, 108(3): 493-499.

Sewell JM, Maclcod KG, Ritchie A, et al, 2002. Targeting the EGF receptor in ovarian cancer with the tyrosine kinase inhibitor ZD1839("Iressa"). Br J Cancer, 86:456-462.

Shak S, 1999. Overview of the trastuzumab(Herceptin)anti-HER-2 monocIonal antibody clinical Program in HER-2-overexpressing metastatic breast cancer[J]. Semin Oncol, 26(4 Suppl 12):71-77.

Subramanian IV, Bui Nguyen TM, Truskinovsky AM, et al, 2006. Adeno-associated virus-mediated delivery of a mutant endostatin in combination with carboplatin treatment inhibits orthotopic growth of ovarian cancer and improves long-term survival. Cancer Res, 66(8):4319-4328.

Temkin SM, Yamada SD, Fleming GF, 2010. A phase I study of weekly temsirolimus and topotecan in the treatment of advanced and/or recurrent gynecologic malignancies. Gynecol Oncol, 117(3):473-476.

Trump DL, Escudier B, Eisen T, et al, 2007. TARGET study group, department of medicine, institut gustave roussy, Villejuif, france. Urol Oncol, 25:44324451.

Tutt A, Robson M,Garber JE, et al, 2010. Oral poly(ADP-ribose) polymerase inhibitor olaparib in patients with BRCA1 or BRCA2 mutations and advanced breast cancer: a proof-of-concept trial[J].Lancet, 376(9737): 235-244.

Tyagi P, 2005. Vatalanib (PTK787/ZK 222584) in combination with FOLFOX4 versus FOLFOX4 alone as firstline treatment for colorectal cancer: preliminary results from the CONFIRM-1 trial. Clin Coloreetal, 5(1):24-26.

Verheijen RH, Massuger LF, Benigno BB, et al, 2006.PhaseIIItrial of intraperitoneal therapy with yttrium-90-labeled HMFG1 murine monoclonal antibody in patients with epithelial ovarian cancer after a surgically defined complete remission. J Clin Oncol, 24(4):571-578.

Verri E, Guglielmini P, Puntoni M, et al, 2005. HER2/neu oncoprotein overexpression in epithelial ovarian cancer: evaluation of its prevalence and prognostic significance. Clinical study. Oncology, 68(2/3): 154-161.

Wagner U, du Bois A, Pfisterer J, et al, 2007. Gefitinib in combination with tamoxifen in patients with ovarian cancer refractory or resistant to platinum-taxane based therapy-a phase II trial of the AGO Ovarian Cancer Study Group(AGO-OVAR 2.6), 105:132-137.

Warnberg F, White D, Anderson E, et al, 2006. Effect of a farnesyl transferase inhibitor (R115777) on ductal carcinoma in situ of the breast in a human xenograftmodel and on breast and ovarian cancer cell growth in vitro and in vivo. Breast Cancer Res, 8: R211.

Welch S, Hirte H, Schilder RJ, et al, 2006. Phase II study of sorafenib(BAY 4329006)in combination With gemcitabine in recurrent epithelial ovarian cancer: A PMH phase II consortiumtrial.J Clin Oncol, 24(18s): 5084.

Weroha SJ, Oberg AL, Ziegler KL, et al, 2011. Phase II trial of lapatinib and topotecan (LapTop) in patients with platinum-refractory/resistant ovarian and primary peritoneal carcinoma, Gynecol Oncol, 122(1):166.

Wood JM, Bold G, Buchdunger E, et al, 2000.PTK787/ZK222584, a novel and potent inhibitor of vascular endothelial growth factor receptor tyrosine kinases, impairs vascular endothelial growth factor-induced responses and tumor growth after oral administration. Cancer Res, 60(8)：2178-2189.

Woodworth CD, Diefendorf LP, Jette DF, et al, 2011. Inhibition of the epidermal growth factor receptor by erlotinib prevents immortalization of human cervical cells of Human Papillomavirus type 16. Virology, 421(1):19-27.

☆ ☆ ☆ ☆

Xu L,Yoneda J, Hermra C, et al, 2000.Inhibition of malignant ascites and growth of human ovrian carcinoma by oral administration of a potent inhibitor of the vascular endothelial growth factor receptor tyrosine kinases. Int J Oncol, 16:445-454.

Zhou L, Liu P, Chen B, et al, 2008. Silibinin restores paclitaxel sensitivity to paclita-xel-resistant human ovarian carcinoma cells. Anticancer Res, 8(2A):1119-1127.

第二节　妇科肿瘤的基因靶向治疗

恶性肿瘤是一个长期的、分阶段的、细胞内多种正常基因连续突变的积累导致的细胞分裂不受监控、细胞异常增生而形成的新生物，其中包括原癌基因的激活和（或）抑癌基因的失活等，这便是肿瘤基因治疗的初衷及基础，但肿瘤基因治疗并非易事，可谓前途光明、道路曲折。

挑战之一，恶性肿瘤并非孤立的基因突变，而是一系列不同基因突变积累的结果，因此某种单一基因的治疗可能并不能控制肿瘤基因信号通路的"总开关"；挑战之二，运输治疗基因的载体及基因转染技术仍不尽人意，怎样的载体及转染技术才能实现治疗效果的最大化及载体副作用的最小化，仍不得而知。虽然近些年关于基因治疗肿瘤的研究层出不穷，如引入抑癌基因，以恢复和增强抑癌功能；使用反义核酸 RNA 干扰技术，以达到阻断癌基因的目的；将自杀基因导入肿瘤细胞，诱导肿瘤细胞死亡；针对耐药基因治疗，以提高化疗效应等。但迄今为止除 *p53* 基因外，其他所有的基因治疗仍处于临床前或临床试验阶段。

p53 基因是目前发现的与人类肿瘤相关性最高的基因，也是研究最透彻的基因之一。起初曾误将 *p53* 当成癌基因，直至 1989 年后才明确，起癌基因作用的是突变的 *p53*，而野生型 *p53* 是一种抑癌基因。人类的 *p53* 基因定位于 17 号染色体的短壁上（17p13.1），全长 16～20kb，有 11 个外显子和 10 个内含子，转录成 2.8kbm 的 RNA，其基因表达产物为分子量 53kDa 的 P53 蛋白，是一种由 393 个氨基酸构成的核内磷酸化蛋白，主要集中于核仁区，为细胞内的转录因子，在体内以四聚体的形式存在，半衰期为 20～30min，而突变的 P53 蛋白的半衰期为 1.4～7h。

正常情况下，细胞中 P53 蛋白的含量很低，因其半衰期短，通常很难检测出来，但处在生长增殖的细胞，如恶性肿瘤细胞中，其含量可升高 5～100 倍以上。野生型 P53 蛋白在维持细胞正常生长、抑制恶性增殖中起重要作用，因而被冠以"基因卫士"的称号。*p53* 基因时刻监控着细胞染色体 DNA 的完整性，一旦 DNA 遭到损害，细胞的主要反应之一便是 P53 蛋白的增加，继而 P53 蛋白与基因相应的 DNA 结合部位结合，起特殊转录因子的作用，活化 p21 基因转录，在 G_1 期检查 DNA 损伤点，使细胞停滞于 G_1 期，阻止受损的 DNA 复制，以提供足够的时间使损伤的 DNA 修复；如果修复失败，P53 蛋白则诱发细胞凋亡，阻止有癌变倾向的突变细胞的生成，从而防止细胞恶变，抑制肿瘤的发生发展。

在肿瘤发生过程中，野生型 *p53* 主要通过突变的方式致其功能丧失，包括点突变及等位基因的丧失，即一个等位基因的错义突变，另一个等位基因最终丢失。研究发现很多肿瘤的突变点集中于 5、6、7、8 外显子的保守区，相对应的氨基酸 175、248、273、282 位为错义突变热点区域，未发生突变的等位基因常发生丢失。当 *p53* 基因发生突变后，由于空间构象影响到转录活化功能及 P53 蛋白的磷酸化过程，使 p53 不仅失去野生型抑制肿瘤增殖的作用，而且突变本身又使该基因具备了癌基因的功能。突变的 P53 蛋白还可与野生型 P53 蛋白相结合，使其不能结合相应的 DNA 位点，导致癌变基因转录失控而发生肿瘤。此外，$p53$ 还可与 MDM2 等癌蛋白结合，干扰 P53 蛋白进入细胞核内发挥作用，使其丧失功能。

　　临床上约 60% 的肿瘤中均可见到 $p53$ 基因存在不同程度突变的报道。在妇科肿瘤中，高级别浆液性卵巢癌中突变率为 58.7%，黏液性卵巢癌中突变率为 57%，卵巢透明细胞癌中 52%。在研究不同级别卵巢癌基因突变的特点时发现，低级别卵巢癌中 $p53$ 基因突变率明显少于高级别卵巢癌，提示 $p53$ 基因的突变与肿瘤的级别升高相关。在子宫颈癌发生过程中，E6 蛋白通过偶联 P53 蛋白推动其降解，从而促进子宫颈癌的发生。在淋巴结阳性的子宫颈癌中 $p53$ 的突变率可达 75%，而没有淋巴结转移的子宫颈癌只有 48%，说明 $p53$ 的高突变率与子宫颈癌的侵袭、转移相关。在子宫内膜癌中，子宫内膜样腺癌的 $p53$ 突变率为 21%～48%，而子宫内膜浆液性乳头状癌为 80%～86%；浆液性乳头状子宫内膜癌中 P53 蛋白的表达同样比子宫内膜样腺癌明显增高（76.2% 和 35%），说明 P53 高表达意味着妇科肿瘤恶性度更高、侵袭性更强。突变的 $p53$ 基因也易导致肿瘤治疗过程中耐药的发生，导致肿瘤预后差。

　　如何抑制突变基因的表达及恢复野生型基因的功能是基因治疗的重要部分，方法之一为阻止突变基因的功能实现，之二是恢复正常基因的表达。根据 $p53$ 经常发生突变的位点设计的小分子如 PRIMA-1，可以恢复突变 P53 蛋白的肿瘤抑制功能，由其衍生的 PRIMA-1MET 是经过临床试验的抗突变 P53 的药物；野生型 P53 蛋白的功能可以与 mdm2 或 MDM4 结合后受抑制，nutlins 是一种对抗 mdm2 或 MDM4 与 P53 蛋白结合的小分子物质，还有应用肽分子来抑制 mdm2 或 MDM4 和 P53 蛋白结合的报道；也有研究使用基因干扰技术达到目标基因表达的方法。Wolf 等研究发现，无论内源性 $p53$ 表达的状态如何，将外源性 $p53$ 导入肿瘤细胞内均可成功表达具有免疫活性的 P53 蛋白，同时上调 $p53$ 下游的 $p21$ 的表达。

　　自 1995 年美国 FDA 批准复制缺陷的人重组腺病毒为载体的 $p53$（Ad-p53）基因治疗用于人体试验后，在许多实体肿瘤中获得令人鼓舞的结果，为肿瘤治疗提供了全新的理念。将野生型 $p53$ 基因转染到恶性肿瘤细胞中的大量基础及临床前研究显示，Ad-p53 可能通过以下机制发挥抗肿瘤作用：①调控细胞周期及与凋亡有关的基因，诱导细胞凋亡；②抑制药物多抗性基因表达，增加肿瘤细胞对放化疗的敏感性；③抑制肿瘤血管生成；④发挥"旁观者效应"，即刺激机体产生抗肿瘤免疫反应，使肿瘤局部聚集大量免疫细胞或免疫因子，继而杀灭肿瘤细胞。2003 年，重组人 $p53$ 腺病毒注射液（rAd-p53）在中国上市（商品名：Gendicine，今又生），该药是由正常人 $p53$ 肿瘤抑制基因和 5 型缺陷型腺病毒重组而成，前者是 rAd-p53 发挥肿瘤治疗作用的主体结构，后者起携带 $p53$ 基因进入肿瘤细胞的载体作用，这是世界上第一个获准上市的肿瘤基因治疗药物。目前已批准的 rAd-p53 的适应证为头颈部鳞癌，但实际上自 2003 年上市以来，rAd-p53 已在临床众多肿瘤治疗中获得了广泛应用，范围涵盖鼻咽癌、头颈部鳞癌、肝癌、肺癌、乳腺癌、胃癌、前列腺癌、子宫颈癌、卵巢癌、子宫肉瘤等 40 多种实体肿瘤，并已治疗了数千例国内外患者，其中多为常规治疗（手术、放射治疗及化疗）已无效的晚期患者。临床应用的结果显示：rAd-p53 在术中、术后使用有利于消灭残留癌灶、预防复发；与放化疗联合应用具有协同作用，提高对放化疗不敏感的难治性患者的疗效；术前与放化疗联合使用，可增加手术机会；对不能耐受放化疗的患者，单独使用也取得了一定疗效。目前在国内外，rAd-p53 已获准用于 26 种恶性肿瘤的 52 个临床试验。

rAd-p53 作为抗肿瘤药物具有如下特点。

1. 广谱性

（1）p53 基因的广谱性：人类≥60%的肿瘤发生均与 p53 基因突变有关，国内外临床试验证实，rAd-p53 对 40 多种主要实体瘤均有明确疗效。

（2）腺病毒载体的广谱性：病毒对人体细胞具有天然的感染能力，腺病毒可感染几乎所有类型的人体细胞。

2. 安全性

（1）p53 基因的安全性：在国内外对该基因长达 20 多年的研究中，未观察到对人体细胞的明显不良作用。

（2）腺病毒载体的安全性：rAd-p53 所选用的载体源于第一代人 5 型腺病毒，是腺病毒中致病力最弱的病毒株，野生型的该病毒株也仅偶致普通感冒；载体基因不整合到宿主细胞基因组中，无遗传毒性；载体经基因工程改构，只对细胞实施一次感染，不能复制，无环境污染。

（3）临床试验证实安全：国内外 10 多年来批准的有关 rAd-p53 的临床试验达 50 多项，使用量约 30 000 个剂量，均未发现严重不良反应、未测到最大耐受剂量。目前 rAd-p53 临床试验及临床应用的给药途径包括实体肿瘤局部多点注射、胸腹腔内注射、选择性动脉介入注射及静脉注射，不良反应主要是病毒载体导致自限性发热，发生率超过 50%，多发生在注射后的 24h 内，80%可达 38.5℃，持续约 4h 左右自行消退，个别患者的发热可达 40℃或持续48h 左右，应用非甾体抗炎药预处理或发热后应用均可缓解；另外发现 1 例全血细胞减少和 3例血小板减少者，2 例腹腔灌注继发腹腔感染者，但这些副作用是腺病毒载体导致的还是与同时化疗有关还不确定，应用更昔洛韦抗病毒治疗后症状可得到缓解，极个别患者在滴速较快时可出现一过性低血压，无须治疗可自行缓解，无其他严重不良反应发生。

3. 有效性　戚晓东等应用静脉滴注、肿瘤局部注射等方法治疗 42 例晚期肿瘤患者，其中 15 例单用 rAd-p53 进行基因治疗，27 例接受 rAd-p53 治疗并联合化疗。结果显示，rAd-p53单用组的 15 例患者 CR 0 例，PR 4 例（26.7%），SD 6 例（40.0%），PD 5 例（33.3%），临床获益率为 66.7%；rAd-p53 联合化疗组的 27 例患者 CR 0 例，PR 9 例（33.3%），SD 10 例（37.0%），PD 8 例（29.6%），临床获益率为 70.3%，总的临床获益率为 69.4%（29/42）。rAd-p53 对头颈部癌、肺癌、胰腺癌及胃癌也显示出良好疗效，未观察到 rAd-p53 相关的严重副作用。潘建基等采用 rAd-p53 治疗 53 例鼻咽癌患者，5 年 OS 在 rAd-p53 联合放疗组为 65.4%，单纯放疗组为 51.9%；5 年 PFS 在 rAd-p53 联合放疗组为 64.3%，单纯放疗组为 35.6%；5 年局部复发率 rAd-p53 联合放疗组为 4.4%，单纯放疗组为 47.6%，表明 rAd-p53 联合放疗明显提高了鼻咽癌患者的局部控制率，并且明显延长 5 年 OS、PFS。

4. 预防性　基础研究显示，P53 蛋白对高危癌前病变的 DNA 损伤可直接或间接通过调控其他途径进行修复，使其恢复正常；对 DNA 损伤无法修复的细胞，P53 蛋白则诱导其进入冬眠状态或细胞凋亡，从而预防细胞癌变。动物试验也显示，裸鼠皮下接种 $1×10^7$ 个肿瘤细胞，7d 后，100%裸鼠出现花生米大小瘤块；若在第 3 日注射 rAd-p53，则 100%裸鼠均未见瘤块长出。

在妇科恶性肿瘤的治疗中，rAd-p53 的应用起步相对较晚，除晚期子宫颈癌有报道应用 rAd-p53 联合放化疗外，其他肿瘤未见报道，近年来已加快了 rAd-p53 在其他妇科恶性肿瘤中的临床应用。

一、rAd-p53 与子宫肉瘤

子宫肉瘤是罕见的女性生殖道恶性肿瘤，其恶性程度高，预后差，中位生存期仅为 16～46 个月，5 年生存率小于 30%。子宫肉瘤经初始治疗后极易出现复发及转移，即使是 Ⅰ～Ⅱ 期患者，也有约 80% 出现局部复发或远处转移。由于子宫肉瘤对放化疗的敏感性有限，文献报道的最高有效率为吉西他滨＋多西他赛化疗方案，缓解率（CR＋PR）为 53%，但其治疗后的中位 PFS 也只有 5.6 个月。子宫肉瘤复发后的治疗至今没有统一标准，手术仍然是首选，遗憾的是复发的盆腹腔肿瘤常巨大并浸润周围组织，导致手术常不满意，文献报道的满意肿瘤切除率不足 10%，且 70% 的复发者均伴有远处转移，不可能均以手术方式解决，因此，复发后的子宫肉瘤的处理相当棘手，寻找复发性子宫肉瘤的治疗方法，延长这些患者的生存时间迫在眉睫。

子宫肉瘤表达突变型 *p53* 的比例高达 50%～70%。Kim 等对 43 例子宫肉瘤患者的研究显示，63% 的患者表达突变型 *p53*，且突变型 *p53* 基因与患者的总生存时间明显相关；Koivisto 等检测不同类型子宫肉瘤中 *p53* 的表达，也发现突变型 P53 蛋白与患者的预后关系密切；Milas 在体外实验中发现，rAd-p53 转染到子宫肉瘤细胞系后，40%～60% 的细胞生长受到抑制；体内试验发现给子宫肉瘤裸鼠模型的瘤内注射 rAd-p53 后，40% 小鼠的肿瘤消失，其余肿瘤则生长明显减慢，同时在肉瘤组织中检测到野生型 p53 mRNA 的表达。

中国医科大学附属盛京医院自 2009 年开始，对 16 例各种组织类型的晚期、复发的子宫肉瘤患者应用 rAd-p53 联合化疗治疗，均显示有效。具体方案：rAd-p53 2～3 支（1×10^{12} VP/支），根据瘤体大小以生理盐水稀释成 4～20ml，在 B 超、CT 或内镜引导下，经阴道或腹壁对瘤体进行多点注射，72h 左右 rAd-p53 转染达高峰时，再将博来霉素 15～30mg 配制成 4～20ml 液体进行瘤体多点注射，同时静脉给予顺铂 70mg/m^2 第 1 日，表柔比星 60mg/m^2 第 1 日，异环磷酰胺 1.5g/m^2 第 1～3 日，每 3～4 周重复疗程。

典型病例介绍：梁某，56 岁，因"子宫肌瘤"在当地医院行次全子宫＋双附件切除术，术后病理示子宫平滑肌肉瘤，未行辅助治疗。术后 2 个月起自觉腹部增大，术后 3 个月时因腹部迅速增大、腹胀严重、进食及呼吸困难、无法平卧而就诊。CT：腹盆腔巨大囊实肿物，上界达第 11 胸椎水平，下界至子宫颈后方，最大截面积为 32.4cm×18.1cm（图 10-1），肿瘤标志物仅 CA125 升高为 195.8U/ml，肿瘤固定不动并与肠管粘连。考虑再次手术可能困难，随采用 rAd-p53＋博来霉素肿瘤局部注射，静脉给予顺铂＋异环磷酰胺＋表柔比星治疗，3 周 1 个疗程，2 个疗程后肿瘤体积明显缩小（图 10-2），继而进行了满意的肿瘤减灭术（彩图 63），手术后病理显示均为坏死的肿瘤细胞，现患者已无瘤生存 28 个月。采用上述方案能对复发性子宫肉瘤成功治疗的原因可能与如下机制有关。

1. rAd-p53 本身具有抗肿瘤作用 *p53* 可调控细胞周期诱导细胞凋亡、抑制肿瘤血管生成、发挥旁观者效应。1 例子宫平滑肌肉瘤术后 7 个月复发、再次手术后 1 个月又复发的患者拒绝再次手术及放化疗治疗，盆腔复发病灶 5cm×4cm 大小，随仅行单纯 rAd-p53 局部

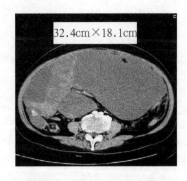
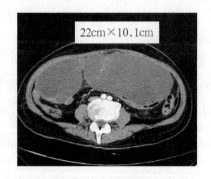

图 10-1　入院时 CT 表现　　　　图 10-2　化疗后肿瘤缩小

治疗，待肿瘤缩小至 1.5cm（PR）时停药观察，结果患者 PFS 达到 10 个月，疾病再次复发仍局限于盆腔，无远处转移，再次采用 rAd-p53 单药局部治疗，患者获得再次 PR，现带瘤生存中，说明 rAd-p53 本身对子宫平滑肌肉瘤有很好的控制作用。

2. rAd-p53 与化疗之间的协同作用　大量研究显示 rAd-p53 与化疗之间存在协同抗肿瘤作用。早在 1997 年 Muller 等就报道了博来霉素诱导凋亡与 p53 基因有关；Lee 的研究也发现，表达野生型 p53 的肿瘤细胞对博来霉素的敏感性明显高于表达突变型 p53 的肿瘤细胞。而博来霉素能使肿瘤细胞的 DNA 损伤，将肿瘤细胞阻止在 G_2 期，rAd-p53 则使 DNA 损伤的细胞进入凋亡，两者是序贯的抗肿瘤作用，起到了 $1+1 \geqslant 2$ 的效应。

本研究使用的静脉化疗药物顺铂、异环磷酰胺、表柔比星均作用于肿瘤细胞的 DNA，导致 DNA 损伤，而化疗药物抗肿瘤作用的机制之一就是通过 p53 诱导肿瘤细胞凋亡，因此和博来霉素一样，上述静脉化疗药物与 rAd-p53 可能会产生序贯的、协同的抗肿瘤作用。曾有 1 例 42 岁患者，2010 年 5 月行子宫肌瘤剜除术，2013 年 1 月出现无痛性肉眼血尿收入泌尿外科，膀胱镜检查见膀胱内肿物（图 10-3），活检病理为低级别子宫内膜间质肉瘤，随在肿瘤内科行 2 疗程的表柔比星+异环磷酰胺化疗，但肿瘤无缩小（图 10-4），转入妇科肿瘤科后，应用 rAd-p53 联合化疗治疗 4 个疗程后肿瘤明显缩小（图 10-5）。基础研究也证明了 p53 与化疗的协同作用。Qi 等将 Ad-p53 导入乳腺癌小鼠模型中，乳腺癌细胞的凋亡增加，提高多柔比星敏感性达 18.1 倍，多柔比星的半量抑制浓度、MDR1 mRNA 及 P-gp 均明显下降。p53 基因治疗的动物实验还发现，rAd-p53 与紫杉醇或顺铂等合用比单用紫杉醇或顺铂者，肿瘤细胞凋亡水平显著增加，肿瘤体积明显减小，动物的生存时间增加显著。Gurnani 等通过体内研究发现 Ad-p53 联合顺铂、紫杉醇、多柔比星、5-FU、依托泊苷、甲氨蝶呤与单独应用化疗药相比，能有效抑制头颈部、卵巢、前列腺、乳腺等恶性肿瘤的细胞增殖。Camp 等通过体内研究发现野生型人 p53 基因能够使胰腺癌小鼠的中位生存期提高 37d，并且增加胰腺癌细胞对吉西他滨的敏感性，提示恢复野生型 p53 基因的表达能有效提高导致细胞 DNA 损伤或启动细胞凋亡程序的化疗药物的细胞毒性，即增加化疗敏感性，并且逆转肿瘤耐药。因此我们认为 rAd-p53+博来霉素肿瘤局部注射+静脉化疗（顺铂、异环磷酰胺、表柔比星）的治疗方案治疗复发性子宫肉瘤是合理的、有意义的，也许是里程碑式的，应值得进行大规模的临床验证。

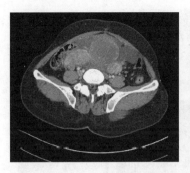
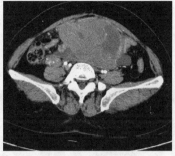
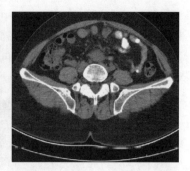

图 10-3　CT 示膀胱内肿物　　　图 10-4　化疗后肿瘤未缩小　　　图 10-5　rAd-p53 治疗后肿瘤缩小

二、rAd-p53 与卵巢癌

卵巢癌（尤其在 II 型癌）中的 *p53* 突变率高、复发率高、易耐药、生存率低，因此，若能通过针对 *p53* 的基因治疗改善此状况，无疑会使患者获益。Wolf 等的先期体外试验证明，使用腺病毒为载体的 *p53* 基因导入卵巢癌细胞后取得了良好的效果，无论内源性 *p53* 状态如何，卵巢癌细胞在转染腺病毒介导的 *p53* 基因后均出现生长抑制；Wen 等对裸鼠的体内研究也显示，在裸鼠卵巢癌模型中无论野生型 *p53* 表达与否，*p53* 基因治疗联合化疗后，进入卵巢癌细胞的 Ad-p53 水平足够诱导 *p53* 介导的转录活性，均可使 *p21*、*Bax* 等抑癌基因表达升高，细胞凋亡明显增加；大量采用 *p53* 联合化疗的临床前研究也发现，与单纯化疗相比，rAd-p53 联合紫杉醇+顺铂可使肿瘤细胞凋亡水平显著增加，肿瘤体积明显缩小，实验动物的生存时间显著延长。对 17 例耐顺铂或耐紫杉醇的卵巢癌患者的 I 期临床试验显示，采用腹腔内注射复制缺陷腺病毒介导的 P53cDNA 的方法治疗，在 11 例可评价患者中，2 例出现治疗反应，4 例在 4 个疗程后疾病稳定，5 例在 1~2 个疗程后疾病进展，腹腔内注射均可耐受，无剂量相关性毒性发生。2002 年 Buller 等对复发性卵巢癌、原发性腹膜癌及输卵管癌患者进行了重组人 *p53* 腺病毒（SCH58500）基因治疗的 I/II 期临床研究，结果显示，腹腔注射 SCH58500 安全、可耐受，并发现对难治的复发性卵巢癌患者，腹腔注射重组人 *p53* 腺病毒联合铂类为基础的化疗可有效降低血清 CA125 水平；长期随访中还发现，使用多倍剂量 SCH58500 的患者，其中位生存时间明显长于用单倍剂量的患者。随后进行了相应的 II/III 期临床试验，使用携带野生型 *p53* 基因的复制缺陷病毒载体，通过腹腔给药联合标准方案化疗治疗有 *p53* 基因突变的患者，但没有观察到足够的受益，故试验被迫终止，分析原因可能为反复使用腺病毒为载体的 *p53* 基因，导致腹水中产生腺病毒抗体中和了腺病毒，从而阻止其进入肿瘤细胞发挥作用所致，但 Wen 等对载体的生物学行为和表达水平进行的评估显示，即使腺病毒抗体不断增加，进入肿瘤细胞的 SCH58500 也足够诱导 *p53* 介导的转录活性，使 *p21*、*Bax* 的表达上调，*survivin* 表达下调，并在患者活检肿瘤组织中观察到明显增加的细胞凋亡趋势。

盛京医院妇科肿瘤科应用 rAd-p53 治疗一位耐药的输卵管癌患者却收到了难以想象的疗效，该患者 2007 年行输卵管癌肿瘤细胞减灭术，术后应用环磷酰胺＋奈达铂化疗 6 个疗程。2011 年 1 月盆腔 CT 及 CA125（84.9U/ml）提示输卵管癌复发及腹腔转移，紫杉醇＋奈达铂方案化疗 3 个疗程无效，更换紫杉醇＋卡铂方案化疗 3 个疗程仍出现疾病进展。妇科检查直肠前方触及儿头大小的囊实性包块，固定、挤压肠管至排便、排尿不畅（图 10-6）。超声引导下经阴道盆腔肿物注射 rAd-p53 2 支＋博来霉素 30mg,并继续应用紫杉醇＋卡铂方案化疗,3 个疗程后复查显示盆腔肿瘤缩小至 3cm (图 10-7),4 疗程后达到 PR,口服 VP16 巩固 3 疗程。带瘤生存 8 个月后,肿瘤再次盆腔复发,给予局部 rAd-p53 2 支＋博来霉素 30mg 及口服 VP16 治疗,又带瘤生存 28 个月,病情稳定。

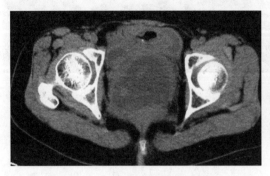

图 10-6　CT 显示患者肿瘤情况

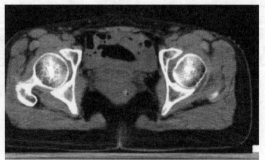

图 10-7　化疗后肿瘤缩小至 3cm

卵巢癌化疗耐药的机制之一为有缺陷的 p53 信号通路使肿瘤细胞对治疗产生抵抗。野生型 p53 可抑制 MDR1 功能,突变的 p53 则减弱这种抑制,使 MDR1 增加导致化疗耐药。有研究显示,对顺铂、紫杉醇耐药的细胞株中导入野生型 p53 基因后显示耐药情况有所逆转。该病例也出现了紫杉醇、卡铂的耐药,但经过应用 rAd-p53＋博来霉素局部用药、静脉仍用紫杉醇、卡铂后却出现治疗效果,说明 rAd-p53 可能有逆转化疗耐药的作用。

三、rAd-p53 与子宫颈癌

在子宫颈癌的分子发生机制中,P53 蛋白的功能受到 E6、E7 蛋白的抑制 ,故 p53 基因导入治疗在子宫颈癌中也有一定价值。有研究发现对 p53 家族蛋白 p73 β 经 ESM6 介导后表达,且对 HPV 相关的子宫颈癌有特异性,因此认为其可用于病毒相关肿瘤的治疗。

Ghoi 等将 rAd-p53 转染 6 个不同类型 HPV 感染的子宫颈癌细胞系,结果显示肿瘤细胞重新表达 p53 基因;对荷瘤裸鼠转染 rAd-p53 后肿瘤体积明显缩小。Lee 等研究发现,rAd-p53 可以通过诱导凋亡、细胞周期停滞和调节细胞周期相关蛋白的表达,抑制子宫颈癌细胞的生长。有研究报道,在 rAd-p53 转染子宫颈癌 SiHa 细胞后,P21、P53 和 MDM2 蛋白的表达上调,细胞周期依赖酶-4 的表达下降,并且细胞周期停滞于 G_1 期,细胞凋亡增加。Ahn 等研究发现,rAd-p53 转染入子宫颈癌细胞,在体内和体外都能通过诱导细胞凋亡有效产生抗肿瘤作用。

自 2002 年起,北京肿瘤医院放射治疗科张珊文等在国内率先开展了 p53 基因结合放射治疗治疗局部晚期子宫颈癌的临床研究,8 年间完成了 23 例临床观察,包括 ⅡB 期 7 例,Ⅲ期 16 例。治疗方法:rAd-p53 每周 1 次瘤内注射共 5～8 次,同时进行 8 周的足量放射治疗。结果 23 例患者全部达到 CR,随访截止到 2009 年 10 月,仅 1 例 41 个月后死于肺转移,无 1 例局部复发,5 年局部控制率为 100%,平均生存时间为 83 个月,5 年总平均生存率为 85.7%,比中国医科院肿瘤医院统计的 14 万例子宫颈癌 5 年总平均生存率 55.3%提高了 30%。2013 年 ASCO 报道了 Zhou 等 rAd-p53 联合化疗治疗局部晚期子宫颈癌的研究,其中单纯静脉 PVB 化疗组 20 例,rAd-p53＋静脉 PVB 化疗组 20 例,于化疗后第 3 日起每隔 3d 注射 rAd-p53 1

支共 3 次。结果 PVB 组有效率为 75%，rAd-p53＋PVB 组有效率为 95%，两组差异显著。VEGF、突变型 P53 蛋白、MVD 的阳性表达率在 2 组中也有差异。

四、rAd-p53 与子宫内膜癌

免疫组化结果显示，子宫内膜浆液性乳头状癌的 *p53* 突变率为 50%～90%，远远高于子宫内膜样腺癌 10%～30%。Ramondetta 等将 rAd-p53 和 rAd-p21 分别对突变型 *p53* 的子宫内膜浆液性乳头状癌细胞系进行转染，结果显示，rAd-p21 能导致细胞的 G_1 期阻滞，但 rAd-p53 能够上调 Bax 的表达而不改变 Bcl-2 的表达，还可促进细胞凋亡，推测 rAd-p53 可能会在子宫内膜浆液性乳头状癌的基因治疗中起到作用。有关子宫内膜癌的临床研究尚未见报道。盛京医院妇科肿瘤科曾静脉应用 rAd-p53 治疗复发的广泛肝肺转移伴大量胸腔积液的晚期子宫内膜样腺癌 1 例（图 10-8），患者治疗前剧烈咳嗽，呼吸困难，不能平卧，不能耐受化疗，给予 rAd-p53 单药静脉治疗，每 5 日 1 次，每次 4 支，5 次后肺部病灶明显缩小（图 10-9），呼吸困难消失，咳嗽明显缓解。初步显示 rAd-p53 单纯应用于子宫内膜癌有效。

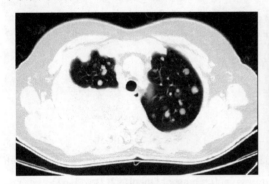
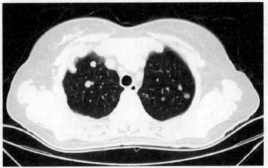

图 10-8　肝肺转移伴胸腔积液　　　　图 10-9　rAd-p53 单药治疗后病灶缩小

五、rAd-p53 与外阴阴道恶性黑色素瘤

阴道恶性黑色素瘤罕见，预后差，多为个案报道，治疗以阴道病灶局部扩大切除为主，放化疗及生物治疗为辅。满意的阴道肿瘤扩大病灶切除范围应该是距肿瘤切缘 2cm，深 2mm，由于阴道局部解剖的限制，很多患者不能达到满意的手术范围而短期复发及转移，影响预后。自小分子靶向药物（包括 BRAF 抑制剂 vemurafenib、dabrafenib，MEK 抑制剂 trametinib 等）相继问世以来，黑色素瘤的治疗便进入了一个新时代，免疫靶向治疗（如抗 CTLA-4 抗体，抗 PD-1、PD-L1 抗体）在多项临床试验中的成功，也提供了该肿瘤治疗的新理念。黑色素瘤的治疗逐渐摆脱了传统的治疗模式，进入一个新的历史阶段，但采用 rAd-p53 基因治疗尚未见报道，这可能与文献报道的恶性黑色素瘤 *p53* 的突变率仅有 19%有关。华西医科大学口腔医院的李龙江教授尝试采用 rAd-p53 对口腔黏膜的恶性黑色素瘤进行治疗，取得了可喜疗效。盛京医院妇科肿瘤科采用阴道局部注射 rAd-p53＋博来霉素配合静脉紫杉醇＋卡铂的方法，治疗了一位阴道恶性黑色素瘤患者，同样收到了良好疗效。该患者阴道前壁下 1/2 可见直径约 4cm×3cm 的紫黑色质硬肿物（彩图 64），并且阴道左壁、下壁及处女膜缘均可见大范围的黑色素沉着，肿物压迫尿道致排尿困难。经过 2 个疗程治疗后，患者阴道前壁下 1/2 仅剩 1cm 左右肿物并且明显变软（彩图 65），阴道壁有色素消退表现，转为阴道腔内放射治疗，

达到完全临床缓解。该病例说明 rAd-p53 在恶性黑色素肿瘤的治疗也值得探讨。

　　尽管 *p53* 基因治疗取得了一定临床效果，但肿瘤常与多基因改变有关，因此单纯修补一种基因可能效果欠佳，而且肿瘤细胞表面缺少腺病毒载体和整合素的表达，导致转染效率仍不高。未来的研究除需要开发、加入新的有效基因外，还要在发现更有效的载体、更高的转导率、增加转基因的表达、跨过宿主的免疫反应等方面继续努力。为增加病毒的转染效率，可使用多肽或氨基酸来修饰腺病毒的纤毛，以克服肿瘤细胞表面缺乏柯萨奇腺病毒载体（coxsackie-and-adenovirus receptor, CAR）或整合素。已有研究以卵巢癌多重耐药基因为靶向的修饰纤毛的腺病毒转染系统 Ad5/3MDR1E1 为载体，提供了一种更高效的转染途径。为提高靶向性，使用卵巢癌细胞特有的 TAG-72 为目标的包含有 Fab-CC49 的腺病毒，相对于非特异性腺病毒而言，增加了 28 倍的转染效率。

　　基因治疗是一种崭新的治疗手段，虽然还不完美，但它属于让肿瘤细胞转化为正常细胞的一种治疗，应该代表着肿瘤治疗的方向。传统的肿瘤治疗模式难以从根本上解决肿瘤细胞的遗传学缺欠，而基因治疗是追根溯源，在基因水平上彻底纠正细胞的遗传缺陷。临床个案治疗的良好疗效应当有理由进行大样本的临床试验以利于更多的患者。随着对癌变机制、癌细胞信号转导通路及遗传特征研究的深入，大批新基因、新靶标的发现及基因转染技术的发展，将使基因治疗在肿瘤治疗中的应用前景更加广阔。

（李秀琴　刘　琦）

参 考 文 献

张媛媛，付丽，2006. P53 基因治疗研究的新进展. 中华病理学杂志，35（1）：48-50.

Ahn WS, Bae SM, Lee KH, et al, 2004.Recombinant adenovirus-p53 gene transfer and cell-specific growth suppression of human cervical cancer cells in vitro and in vivo[J]. Gynecol Oncol, 92(2):611-621.

Ambros RA, Sheehan CE, Kallakury BV, et al, 1996. MDM2 and p53 protein expression in the histologic subtypes of endometrial carcinoma. Mod Pathol, 9(12):1165-1169.

Barone G, Tweddle DA, Shohet JM, et al, 2014. MDM2-p53 interaction in paediatric solid tumours: preclinical rationale, biomarkers and resistance. Curr Drug Targets, 15(1):114-123.

Bilbao G, Contreras JL, Dmitriev I, et al, 2002. Genetically modified adenovirus vector containing an RGD peptide in the HI loop of the fiber knob improves gene transfer to nonhuman primate isolated pancreatic islets. Am J Transplant, 2(3):237-243.

Brown CJ, Quah ST, Jong J, et al, 2013. Stapled peptides with improved potency and specificity that activate p53. ACS Chem Biol, 8(3):506-512.

Buller RE, Runnebaum IB, Karlan BY, et al, 2002. A phase I / II trial of rAd/p53 (SCH 58500) gene replacement in recurrent ovarian cancer. Cancer Gene Ther, 9(7):553-566.

Buller RE, Runnebaum IB,Karlan BY, et al, 2002.A phase I / II trial of rAd/p53 (SCH 58500) gene replacement in recurrent ovarian cancer[J].Cancer Gene Ther, 9(7):553-566.

Buller RE, Shahin MS, Horowitz JA, et al, 2002.Long term follow-up of patients with recurrent ovarian cancer after Ad p53 gene replacement with SCH 58500[J].Cancer Gene Ther, 9(7):567-572.

Bykov VJ, Issaeva N, Shilov A, et al, 2002. Restoration of the tumor suppressor function to mutant p53 by a lowmolecular- weight compound. Nat Med, 8(3):282-288.

Cai S, Han K, 2014. Research on expression and importance of p53, p16 and VEGF-C in cervical cancer. J Gynecol Obstet Biol Reprod(Paris), Nov4. pii: so368-2315(14)00198-7.

Camp ER,Wang C, Little EC, et al, 2013. Transferrin receptor targeting nanomedicine delivering wild-type p53 gene sensitizes pancreatic cancer to gemcitabine therapy[J].Cancer Gene Ther, 20(4):222-228.

Choi JW, Ahn WS, Bae SM, et al, 2005.Adenoviral p53 effects and cell-specific E7 protein-protein interactions of human cervical cancer cells[J]. Biosens Bioelectron, 20(11):2236-2243.

Collinet P, Vereecque R, Sabban F, et al, 2006. In vivo expression and antitumor activity of p53 gene transfer with naked plasmid DNA in an ovarian cancer xenograft model in nude mice. J Obstet Gynaecol Res, 32(5):449-453.

Das S, El-Deiry WS, Somasundaram K, 2003. Efficient growth inhibition of HPV 16 E6-expressing cells by an adenovirus-expressing p53 homologue p73beta. Oncogene, 22(52):8394-8402.

Das S, Somasundaram K, 2006. Therapeutic potential of an adenovirus expressing p73 beta, a p53 homologue, against human papilloma virus positive cervical cancer in vitro and in vivo. Cancer Biol The，5(2):210-217.

GeWu H, Han T, Lam JT, et al, 2004. Preclinical evaluation of a class of infectivity-enhanced adenoviral vectors in ovarian cancer gene therapy. Gene Ther, 11(10):874-878.

Gurnani M, Lipari P, Dell J, et al, 1999. Adenovirus-mediated p53 gene therapy has greater efficacy when combined with chemotherapy against human head and neck, ovarian, prostate, and breast cancer[J].Cancer Chemother Pharmacol, 44(2):143-151.

Hensley ML, Maki R, Venkatraman E, et al, 2002. Gemcitabine and docetaxel in patients with unresectable leiomyosarcoma: results of a phase Ⅱ trial[J]. J Clin Oncol, 20(12):2824-2831.

Hodis E, Watson IR, Kryukov GV, et al, 2012.A landscape of driver mutations in melanoma[J]. Cell, 150(2):251-263.

Ishiji T, 2000. Molecular mechanism of carcinogenesis by human papillomavirus-16. J Dermatol, 27(2):73-86.

Kelly FJ, Miller CR, Buchsbaum DJ, et al, 2000. Selectivity of TAG-72-targeted adenovirus gene transfer to primary ovarian carcinoma cells versus autologous mesothelial cells in vitro. Clin Cancer Res, 6(11):4323-4333.

Koivisto-Korander R, Butzow R,Koivisto AM, et al, 2011.Immunohistochemical studies on uterine carcinosarcoma, leiomyosarcoma, and endometrial stromal sarcoma: expression and prognostic importance of ten different markers[J]. Tumour Biol, 32(3):451-459.

Kong D, Ma S, Liang B, et al，2012. The different regulatory effects of p53 status on multidrug resistance are determined by autophagy in ovarian cancer cells. Biomed Pharmacother, 66(4):271-278.

Kounelis S, Kapranos N, Kouri E, et al, 2000. Immunohistochemical profile of endometrial adenocarcinoma: a study of 61 cases and review of the literature. Mod pathol, 13(4):379-388.

Lee YS, Yoon S, Park MS, et al, 2010. Influence of p53 expression on sensitivity of cancer cells to bleomycin[J]. J Biochem Mol Toxicol, 24(4):260-269.

Lehmann S, Bykov VJ, Ail D, et al, 2012. Targeting p53 in vivo: a first-in-human study with p53-targeting compound APR-246 in refractory hematologic malignancies and prostate cancer. J Clin Oncol, 30(29):

3633-3639.

Liu Q, Sui R, Li R, et al, 2015. Biological characteristics of Taxol?resistant ovarian cancer cells and reversal of Taxol resistance by adenovirus expressing p53. Mol Med Rep, 11(2):1292-1297.

Matias-Guiu X, Davidson B，2014. Prognostic biomarkers in endometrial and ovarian carcinoma. Virchows Arch, 464(3):315-331.

Milas M, Yu D, Lang A, et al, 2000. Adenovirus-mediated p53 gene therapy inhibits human sarcoma tumorigenicity[J]. Cancer Gene Ther, 7(3):422-429.

Naidu KA, Fang Q, Naidu KA，et al, 2007. P53 enhances ascorbyl stearate-induced G2/M arrest of human ovarian cancer cells. Anticancer Res, 27(6B):3927-3934.

Pan JJ, Zhang SW, Chen CB, et al, 2009. Effect of recombinant adenovirus-p53 combined with radiotherapy on long-term prognosis of advanced nasopharyngeal carcinoma[J]. J Clin Oncol, 27(5):799-804.

Peng Z, 2005. Current status of gendicine in China: recombinant human Ad-p53 agent for treatment of cancers[J]. Hum Gene Ther,16(9):1016-1027.

Qi X, Chang Z, Song J, et al, 2011. Adenovirus-mediated p53 gene therapy reverses resistance of breast cancer cells to adriamycin[J]. Anticancer Drugs, 22(6):556-562.

Ramondetta L, Mills GB, Burke TW, et al, 2000. Adenovirus-mediated expression of p53 or p21 in a papillary serous endometrial carcinoma cell line (SPEC-2) results in both growth inhibition and apoptotic cell death: potential application of gene therapy to endometrial cancer[J]. Clin Cancer Res,6(1):278-284.

Rechsteiner M, Zimmermann AK, Wild PJ, et al, 2013. TP53 mutations are common in all subtypes of epithelial ovarian cancer and occur concomitantly with KRAS mutations in the mucinous type. Exp Mol Pathol, 95(2):235-241.

Rein DT, Volkmer A, Bauerschmitz G, et al, 2012. Combination of a MDR1-targeted replicative adenovirus and chemotherapy for the therapy of pretreated ovarian cancer. J Cancer Res Clin Oncol，138(4):603-610.

Vereczkey l, Serester O, Dobos J, et al, 2011. Molecular characterization of 103 ovarian serous and mucinous tumors. Pathol Oncol Res, 17(3):551-559.

Wen SF, Mahavni V, Quijano E, et al, 2003. Assessment of p53 gene transfer and biological activities in a clinical study of adenovirus-p53 gene therapy for recurrent ovarian cancer[J]. Cancer Gene Ther, 10(3):224-238.

Wolf JK, Mills GB, Bazzet L, et al, 1999. Adenovirus-mediated p53 growth inhibition of ovarian cancer cells is independent of endogenous p53 status[J]. Gynecol Oncol, 75(2):261-266.

Wu G, Liu D, Jiang K, et al, 2014. PinX1, a novel target gene of p53, is suppressed by HPV16 E6 in cervical cancer cells. Biochim Biophys Acta, 1839(2):88-96.

Yuan Z, Cao K, Lin C, et al, 2011. The p53 upregulated modulator of apoptosis (PUMA) chemosensitizes intrinsically resistant ovarian cancer cells to cisplatin by lowering the threshold set by Bcl-x(L) and Mcl-1. Mol Med, 17(11-12):1262-1274.

Yugawa T, Kiyono T, 2009. Molecular mechanisms of cervical carcinogenesis by high-risk human papillomaviruses: novel functions of E6 and E7 oncoproteins. Rev Med Virol, 19(2):97-113.

Zeimet AG, Marth C, 2003. Why did p53 gene therapy fail in ovarian cancer [J].Lancet Oncol, 4(7):415-422.

第三节　妇科肿瘤的细胞免疫治疗

肿瘤的发生和发展主要是由人体防御系统对癌细胞失去调节和控制，导致机体和肿瘤之间失去抗衡所致，因此通过调动机体固有的免疫功能去抵御、杀伤并最终消灭癌细胞并非不可能。肿瘤的免疫治疗就是通过人为干预，激发和调动机体的免疫系统，增强抗肿瘤免疫力来达到控制和杀伤肿瘤细胞的目的，目前已经成为继手术、放射治疗和化疗后的第四大抗肿瘤治疗手段。

一、肿瘤免疫编辑学说

肿瘤的免疫理论经历了两次大的飞跃：免疫监视和免疫编辑。2001 年，发现免疫系统不仅能控制肿瘤的数量，还能够控制肿瘤的性质（免疫原性），促使对免疫监视理论进行重大修改。2002 年，Schreiber 和 Dunn 提出了"肿瘤免疫编辑"学说，认为免疫系统不仅能保护宿主防止肿瘤形成，还能够塑造肿瘤的免疫原性。这个学说强调了免疫系统对肿瘤发生具有宿主保护和肿瘤促进的双重作用。完整的免疫编辑过程依次通过 3 个独特的阶段：清除（elimination）、平衡（equilibrium）和逃逸（escape）（彩图 66），但是在某些情况下，肿瘤细胞可能不经过早期阶段而直接进入平衡阶段或逃逸阶段。肿瘤免疫编辑学说是肿瘤免疫治疗的理论基础。

（一）清除阶段

通常认为，每个人每日因受理化和生物等因素的作用，基因组中都会出现大量的 DNA 损伤，但由于细胞自身拥有 DNA 损伤修复和保护机制，可以避免向肿瘤细胞转化，即使是出现少量的肿瘤细胞，因其具有较强的抗原性，很容易被免疫系统识别并将其清除。肿瘤的"清除"过程就是升级版的肿瘤"免疫监视"，即固有免疫系统和适应性免疫系统共同监测新生的肿瘤，并在出现临床症状前将其摧毁。免疫系统对新生肿瘤产生警示的机制还没有完全阐明。第一种机制可能与经典的"危险信号"有关，如肿瘤发生早期诱导产生的 I 型干扰素（IFN）等，这些细胞因子可激活树突状细胞（dendritic cell, DC），诱导产生适应性抗肿瘤免疫应答。第二种机制涉及各种损伤相关分子模式分子（damage-associated molecular pattern molecule, DAMP），如垂死的肿瘤细胞直接释放的高迁移率族蛋白 1（high mobility group box 1, HMGB1）及实体瘤侵袭生长损伤的组织释放的透明质酸片段。第三种可能机制与应激配体有关，如 RAE-1 和 H60（小鼠）或 MICA/B（人），通常表达在肿瘤细胞的表面。这类配体与固有免疫细胞上的活化受体结合，导致促炎症性和免疫调节性细胞因子释放，从而建立有助于发生肿瘤特异性适应性免疫应答的微环境。如果清除过程彻底，肿瘤细胞被完全排除，免疫编辑过程就此结束；如果一些变异的肿瘤细胞逃过了免疫编辑的"清除"作用而存活下来，它们与免疫系统的关系就进入了第二个阶段，即平衡阶段。

（二）平衡阶段

在此阶段，适应性免疫系统能够阻止肿瘤生长，同时塑造肿瘤细胞的免疫原性，将残余的肿瘤细胞维持在一个休眠的功能状态，使潜伏的肿瘤细胞在最终开始生长之前可能在患者体内存在数十年。平衡阶段是肿瘤免疫编辑中时间最长的阶段，可以维持几年、十几年甚至终身都不发生变化。因此，肿瘤的平衡阶段实际上就是一种带瘤生存状态，但这种平衡属于不稳定平衡，当肿瘤细胞在免疫系统的压力下，其基因有可能会发生变化，突变的"积累"达到一定程度时，就可能打破这种平稳，使免疫系统与肿瘤的关系进入逃逸阶段。一般认为，适应性免疫是维持这种平衡状态的主要机制，特别是 IL-12、IFN-γ、CD4$^+$ T 细胞和 CD8$^+$ T 细胞的参与，而固有免疫系统不参与这个过程。

（三）逃逸阶段

在此阶段，肿瘤细胞获得了逃避免疫识别和（或）摧毁的能力，逐渐生长为肉眼可见的肿瘤。到这个阶段，免疫系统的抗肿瘤机制已全面崩溃，肿瘤生长完全失控并广泛转移，免疫编辑的终点也就是机体的死亡。

免疫识别减弱可促使肿瘤生长，一方面肿瘤细胞出现问题：①抗原表达丢失。这种丢失至少表现在三个方面：出现不表达强排斥抗原的肿瘤细胞；出现不表达 MHC Ⅰ类蛋白，无法将肿瘤抗原提呈给肿瘤特异性 T 细胞；肿瘤细胞内的抗原加工功能丧失，无法产生抗原肽及将其负载到主要组织相容性复合体（major histocompatibility complex, MHC）Ⅰ类分子。②对免疫细胞毒性作用的抵抗力增加，如诱导产生抗凋亡机制等。另一方面肿瘤微环境出现了问题：肿瘤间质内建立了一种免疫抑制状态，这种状态可导致肿瘤逃逸。肿瘤细胞可产生一些免疫抑制性细胞因子，如 VEGF、TGF-β、半乳糖凝集素或吲哚胺 2,3-双加氧酶（IDO)和（或）募集调节性免疫细胞等,这些因子作为免疫抑制的效应物使肿瘤细胞周围产生免疫抑制状态。在肿瘤微环境中，调节性 T 细胞（Treg）和髓源性抑制细胞（MDSC）是两种主要的免疫抑制性细胞，在抑制宿主抗肿瘤应答中具有关键作用。

二、基于肿瘤免疫检查点的免疫治疗

人体免疫系统具有根除病原体同时限制自身过度炎症反应、避免周围组织损伤的重要调节功能,这种动态平衡主要由细胞膜受体与细胞表面或细胞质中的可溶性配体相结合而调控。其中膜表面表达的抑制性受体分子也被称为免疫检查点,在自身的免疫保护中起着关键作用,维持着自身免疫耐受。肿瘤细胞可通过过表达免疫检查点分子,抑制抗肿瘤免疫反应,从而逃避宿主免疫系统的免疫监视和杀伤作用,促进肿瘤生长。免疫检查点疗法就是通过打破肿瘤的这种免疫逃逸机制,从而提高抗肿瘤免疫反应的治疗方法,是肿瘤免疫治疗的热点之一。目前,针对细胞毒 T 细胞相关抗原-4（cytotoxic T-lymphocyte associated protein 4, CTLA-4）和程序性细胞死亡受体-1（programmed cell death-1, PD-1）分子的阻断抗体在多种恶性肿瘤中取得突破性疗效并进入临床应用（表 10-1）。

（一）CTLA-4

1. CTLA-4 的生物学特性　CTLA-4 是一种关键的负向调节性受体,主要表达于活化的 T 细胞表面,与 T 细胞上表达的协同刺激分子 CD28 有约 30% 的序列相同。与 CD28 一样,CTLA-4 可与 B7-1（CD80）和 B7-2（CD86）结合,但亲和力更高（10～40 倍）。B7-1 和 B7-2 都属于 B7 免疫球蛋白超家族成员,表达于 DC 和其他抗原提呈细胞（APC）。当 T 细胞受体与 APC 上 MHC 分子呈递的抗原肽结合时,T 细胞开始活化,CD28 与 APC 表面的 B7 分子结合为 T 细胞增殖与细胞因子的产生提供必需的第二信号。然而,CTLA-4 与 B7 分子的结合能够有效抑制 T 细胞的进一步激活和增殖,目前认为是 CTLA-4 和 CD28 竞争性地与 B7 分子结合,从而抑制了 T 细胞从 G_1 期进入 S 期及 IL-2 转录因子的活性,下调或终止 T 细胞应答。此外,CTLA-4 构成性表达于 Treg 细胞,对 Treg 细胞的免疫抑制功能极其重要。因此,

CTLA-4 被认为是一种抑制机体抗肿瘤免疫的因子（表 10-1）。

表 10-1 获得 FDA 批准的免疫检查点抑制药物

靶分子	药物	批准时间	适应证	剂量/方案
CTLA-4	ipilimumab	2011 年	黑色素瘤（转移性/无法切除）	3mg/kg，IV，每 3 周 1 次，最多 4 次
		2015 年	黑色素瘤（辅助治疗）	10mg/kg，IV，每 3 周 1 次，4 次，然后每 12 周 1 次，最多 3 年
PD-1	pembrolizumab	2014 年	黑色素瘤（转移性/无法切除）	2mg/kg，IV，每 3 周 1 次
		2015 年	非小细胞肺癌（如 PD-L1＞50%作为一线药物)	200mg，IV，每 3 周 1 次
		2015 年	非小细胞肺癌(铂类化疗后，如 PD-L1＞1%)	
		2016 年	头颈癌	
	nivolumab	2014 年	黑色素瘤（转移性/无法切除）	240mg，IV，每 2 周 1 次
		2015 年	非小细胞肺癌（铂类对化疗后）	
		2015 年	肾细胞癌	
		2016 年	霍奇金病	3mg/kg，IV，每 2 周 1 次
		2016 年	头颈癌	
		2017 年	尿道上皮癌	240mg，IV，每 2 周 1 次
PD-L1	atezolizumab	2016 年	尿道上皮癌、肺癌	1200mg，IV，每 3 周 1 次
		2016 年	非小细胞肺癌(铂类化疗后)	
CTLA-4＋PD-1	Ipilimumab＋nivolumab	2015 年	黑色素瘤（转移性/无法切除）	nivolumab 1mg/kg，IV＋ipilimumab 3 mg/kg，IV，每 3 周 1 次，共 4 次；随后 nivolumab 240 mg，IV，每 2 周 1 次

注：IV. 静脉注射

2. 阻断 CTLA-4 的临床试验 目前已经有两家公司（BMS/Medarex 和 Pfizer）推出两种全人抗 CTLA-4 抗体（ipilimumab 和 tremelimumab）进入临床试验，主要用于治疗晚期黑色素瘤患者，ipilimumab 属于 IgG_1 抗体，而 tremelimumab 为 IgG_2 抗体。阻断 CTLA-4 的 I / II 期临床试验显示在黑色素瘤、肾细胞癌、前列腺癌、尿路上皮癌和卵巢癌患者中产生临床反应。在晚期黑色素瘤患者中完成两项 ipilimumab 的 III 期临床试验。2010 年，Hodi 等完成一项关于 676 例转移性黑色素瘤患者的随机对照 III 期试验，比较单独采用 ipilimumab 及联合应用 gp100 多肽疫苗的效果，ipilimumab 剂量为 3mg/kg，每 3 周给药 1 次，最多 4 次。结果 ipilimumab 联合疫苗组和 ipilimumab 组的中位 OS 分别为 10.0 个月和 10.1 个月，而单用疫苗组为 6.4 个月（P＜0.001）。此外，ipilimumab 有益于患者长期生存，经治疗的患者 18%存活超过 2 年，相比之下单纯疫苗组只有 5%。在 2011 年报道的另一项试验中，共 502 例先前未经治疗的转移性黑色素瘤患者，比较 ipilimumab 联合达卡巴嗪和单独使用达卡巴嗪的效果，ipilimumab 剂量为 10mg/kg，每 3 周 1 次，给药 4 次，然后每隔 12 周维持 1 次治疗剂量。结果 ipilimumab 组和达卡巴嗪组的 OS 分别为 11.2 个月和 9.1 个月（P＜0.001），1 年生存率分别为 47.3%和 36.3%，2 年生存率分别为 28.5%和 17.9%，3 年生存率分别为 20.8%和 12.2%。基于这些临床研究结果，2011 年美国和欧洲批准使用 ipilimumab 治疗转移性或无法切除的黑色素瘤患者。上述成功研究促使 ipilimumab 治疗切除过但有复发高危的Ⅲ期黑色素瘤患者成为可能。一项Ⅲ期临床研究调查了辅助使用 ipilimumab 与安慰剂治疗Ⅲ期黑色素瘤患者的效果，初步结果显示 ipilimumab 组的无复发存活期为 26.1 个月，而安慰剂组为 17.1 个月，虽然随访只持续了 2.7 年。

采用 ipilimumab 阻断 CTLA-4 的最佳使用剂量还有待确定，在上述 ipilimumab 联合达卡巴嗪的Ⅲ期试验中采用了较高剂量（10mg/kg），结果高级别毒性副作用的发生率较高。随后的研究对 0.3mg/kg、3mg/kg、10 mg/kg 剂量进行比较，证实疗效是剂量依赖性的。目前还在进一步研究比较 3mg/kg 和 10mg/kg 的疗效，但研究结果尚未公布。

2010 年，Kirkwood 等报道了一项 tremelimumab 治疗黑色素瘤的Ⅱ期临床试验，共招募251 例耐药或复发的黑色素瘤患者，246 例接受 tremelimumab 治疗，剂量为 15mg/kg，每 3个月给药 1 次，4 个周期后若患者疾病缓解或稳定再接受≤4 个周期的维持治疗。研究结果显示，16 例部分缓解，35 例病情稳定，中位生存期 10.0 个月，表明 tremelimumab 单药具有治疗黑色素瘤的作用。但在随后一项共 655 例晚期转移性黑色素瘤患者的Ⅲ期临床试验中，试验组给予 15mg/kg tremelimumab，每 3 个月 1 次，对照组给予单一化疗药物达卡巴嗪的中期数据分析时发现，试验组总生存期为 11.8 个月，对照组为 10.7 个月，tremelimumab 与达卡巴嗪的生存优势并没有统计学差异，因此试验中途终止。目前，仍在评估 tremelimumab 联合其他抗癌药物治疗黑色素瘤及其他肿瘤的效果。

ipilimumab 对于非黑色素瘤患者的抗肿瘤效果并不高。一项有关转移性肾细胞癌的Ⅱ期试验显示，ipilimumab 单药治疗组的部分缓解率为 10%。在两项随机双盲Ⅱ期试验中，对未治疗过的非小细胞肺癌或广泛期的小细胞肺癌患者接受常规化疗或化疗联合 ipilimumab 治疗的结果显示，ipilimumab 对两种肿瘤的总生存期没有显著影响。但对患者的亚群分析显示，ipilimumab 能够提高鳞状非小细胞肺癌患者的疗效。在转移性去势难治性前列腺癌患者进行的试验也显示 ipilimumab 的作用并不强，在治疗过的胰腺导管腺癌患者中观察到 ipilimumab 结合 GM-CSF 疫苗 GVAX 的效果也类似。目前正在进行一项 ipilimumab 治疗铂类敏感性卵巢癌的Ⅱ期试验研究（NCT01611558）。

采用 ipilimumab 治疗获得的缓解可以持续几年而不是几个月。有几项晚期黑色素瘤患者接受 ipilimumab 治疗的长期随访研究证实，虽然客观缓解率相对较低（13%），但疾病稳定的比例较高。一项包括 1861 例黑色素瘤患者接受 ipilimumab 治疗的 Meta 分析结果显示，约20%的患者持久缓解，生存期超过 4 年，部分超过 10 年。一项对 177 例在早期临床试验中接受过治疗的患者进行了回顾性评估，结果显示，15 例完全缓解，其中 14 例持续缓解，最长者持续超过 99 个月以上（中位数 83 月）。最近一项 ipilimumab（10mg/kg）与安慰剂比较的Ⅲ期试验，共纳入 951 例切除过的黑色素瘤患者，结果 3 年无进展生存率显著改善，分别为 46.5%和 34.8%；其中一小部分肿瘤完全消退的患者（10%～15%）缓解极其持久，持续数年，表明可能建立了保护性免疫。

ipilimumab 治疗产生的影像学变化比较特别，用传统的实体肿瘤疗效评估标准可能会产生错误。化疗和酪氨酸激酶抑制剂的肿瘤消退通常在开始用药后几周内就显现，但 ipilimumab 的反应较慢，而且很多患者推迟出现（最迟者从治疗开始后 6 个月）。此外，可能在 CT 或 MRI 显示肿瘤明显增大之后才发生较明显的和持久的肿瘤消退。肿瘤增大可能是由于药物引起肿瘤部位产生炎症，或者是肿瘤先生长再发生迟发性消退。

3. 生物标志物　有多个生物标志物似乎能反映 CTLA-4 抑制剂导致的免疫激活与临床效果相关，包括外周血绝对淋巴细胞计数、针对 NY-ESO-1 抗原的体液免疫反应、诱导协同刺激（ICOS）分子的 $CD4^+$ T 细胞和产生 IFN-γ 的抗原特异性 $CD4^+$ T 细胞数量增加。一项研究显示，在 ipilimumab 治疗 2 个周期后，绝对淋巴细胞计数＞1000 个/μl 的患者的临床疗效及总生存率更好。在另一项采用 ipilimumab 治疗的小样本黑色素瘤患者的研究结果显示，表达 ICOS 的 T 细胞与临床疗效相关。此外，基因分析显示黑色素瘤存在较多突变，结果产生可以被 T 细胞识别的所谓"新生抗原"，其与抗 CTLA-4 疗法的临床反应有关。

4. 阻断 CTLA-4 的副作用　采用 ipilimumab 治疗可以产生一类新的副作用，被称为免疫相关的不良事件（immune-related adverse event, irAE），其本质上是自身免疫性反应，主要局限于皮肤和肠胃系统，肝和内分泌组织也能够观察到。最初的Ⅲ期试验报道接受 3mg/kg 剂量 ipilimumab 治疗的患者中，约 60%发生 irAE，其中 12%为 3 级，2.3%为 4 级。使用 ipilimumab 最常见的副作用包括皮疹、腹泻、结肠炎、肝毒性、内分泌病变。通常情况下，大多数 2～4 级事件在治疗的前 3 个月比较明显，中位消退时间 5～7 周。研究表明，irAE 由浸润的高度活化的 CD4 和 CD8 T 细胞介导，同时血清炎症性细胞因子水平增加，通常采用皮质类固醇或英夫利昔单抗可控制这些副作用。临床上若出现任何 3 级、4 级 irAE 属于进一步 ipilimumab 治疗的禁忌证。

（二）PD-1

1. PD-1 的生物学特性　PD-1（CD279）属于 CD28 家族成员，与 CTLA-4 同源，是另一个重要的负向调节性受体，主要表达于活化的 T 细胞。PD-1 可结合两个配体 PD-L1（B7-H1、CD274）和 PD-L2（B7-DC、CD273），这两者也属于 B7 免疫球蛋白超家族，表达于 APC。与 CTLA-4 类似，静止的初始和记忆 T 细胞不表达 PD-1，而是在 TCR 与抗原肽结合后才表达。PD-L1 和 PD-L2 有 37%的序列同源，但其表达情况相差很大。PD-L1 被炎症性细胞因子 IFN-γ 诱导表达于造血细胞和非造血细胞，而 PD-L2 更多选择性表达于激活的 DC 和某些巨噬细胞。PD-1 信号通路主要通过抑制效应 T 细胞而在肿瘤和慢性病毒感染中发挥关键的免疫调节功能。

2. 肿瘤中的 PD-1 和 PD-L1 表达情况　大部分肿瘤浸润淋巴细胞（tumor-infiltrating lymphocyte, TIL）表达高水平的 PD-1，持续表达 PD-1 的 $CD8^+$ TIL 可能属于一种无能或耗竭的状态，因为 $PD-1^+$ TIL 产生的细胞因子量少于 $PD-1^-$ TIL。在多种类型的肿瘤中发现了这种表型的 TIL，其与预后不佳和肿瘤复发有关，说明 PD-1 是一种调节抗肿瘤活性的重要分子。人肿瘤细胞上的 PD-L1 表达通常上调且具有预后作用，某些 B 细胞淋巴瘤细胞上 PD-L2 表达高度上调。此外，给小鼠肿瘤细胞强制表达 PD-L1 可抑制局部的抗肿瘤 T 细胞反应。这些发现证明，阻断 PD-1 通路能够增强肿瘤微环境中的抗肿瘤作用。

☆ ☆ ☆ ☆

PD-L1 能够构成性表达于肿瘤细胞，从而抵抗内源性肿瘤特异性 T 细胞的清除作用。目前已经在乳腺癌、肺癌、食管癌、胃癌、胰腺癌、结直肠癌、甲状腺癌等实体瘤中检测到 PD-L1 的表达。在肿瘤细胞中，遗传学改变或某些信号通路（如 AKT 通路和 STAT3）的激活促使其构成性表达 PD-L1。例如，*PTEN* 基因的缺失或沉默可增强恶性胶质瘤中 PD-L1 的表达，这与 PI3K-AKT 通路有关。同样，构成性的间变性淋巴瘤激酶（ALK）信号可通过 STAT3 信号通路驱动 PD-L1 的表达。另外，原发性纵隔淋巴瘤通常显示出 MHC Ⅱ类反式激活因子（CIITA）和 PD-L1 或 PD-L2 之间存在基因融合，因此 PD-1 的配体受到 CIITA 启动子的转录控制。

某些细胞因子可以诱导肿瘤细胞表达 PD-L1，特别是 IFN-γ，这反映了肿瘤对内源性肿瘤特异性免疫应答的适应。事实上，人肿瘤表达的 PD-L1 与肿瘤微环境中浸润的 T 细胞和 IFN-γ 均显著相关。这些结果说明，肿瘤细胞利用诱导表达 PD-1 配体防御抗肿瘤免疫应答。

3. 阻断 PD-1 的临床试验　PD-1 和 PD-L1 分别在 TIL 和肿瘤微环境中表达增加，是阻断 PD-1/PD-L1 通路能够增强抗肿瘤免疫应答的机制。通过对多个抗 PD-1/抗 PD-L1 抗体进行评估，证明其对多种癌症有临床反应。首批有关 PD-1 及 PD-L1 特异性单克隆抗体的临床试验包括晚期及既往多次治疗过的肾、肺、前列腺和结肠癌患者，结果令人鼓舞。

（1）抗 PD-1 抗体：nivolumab 是首个在黑色素瘤中测试的抗 PD-1 抗体，是一种全长人 IgG$_4$ 抗体，可阻断 PD-1 和 PD-L1 之间的相互作用，也能阻断 PD-1 与 CD80 的相互作用。2010 年，Brahmer 等报道一项Ⅰ期试验结果，共 39 例难治性或复发转移的黑色素瘤、结直肠癌、去势难治性前列腺癌、非小细胞肺癌或肾细胞癌患者，单次静脉注射 nivolumab 的剂量为 0.3mg/kg、1mg/kg、3mg/kg 或 10mg/kg，结果 2 例黑色素瘤和肾细胞癌部分缓解，1 例结肠癌完全缓解，2 例黑色素瘤和非小细胞肺癌显示肿瘤显著消退但不符合部分缓解的标准。2012 年，Topalian 等完成一项更大规模的试验，共 296 例晚期黑色素瘤、非小细胞肺癌、去势耐受性前列腺癌或肾细胞癌患者，nivolumab 剂量为 0.1～10mg/kg，每 2 周给药 1 次。结果黑色素瘤、肾细胞癌、非小细胞肺癌的客观缓解率分别为 28%、27% 和 18%，而且许多患者获得持久缓解，31 例缓解患者中 20 例持续 1 年以上。

2015 年，Robert 等完成一项Ⅲ期试验，纳入 418 例未经治疗、无 *BRAF* 突变的转移性黑色素瘤患者，比较 nivolumab 和化疗药达卡巴嗪的治疗效果。结果 nivolumab 组的客观缓解率为 40%，1 年 OS 为 72.9%，而达卡巴嗪组的客观缓解率为 13.9%，1 年 OS 为 42.1%。nivolumab 治疗 PD-L1$^+$肿瘤患者获得的客观缓解率（52.7%）高于 PD-L1$^-$肿瘤患者（33.1%），但两组与达卡巴嗪组相比都具有生存益处。

pembrolizumab 是一种亲和力非常高的人源化 IgG$_4$ 同种型抗 PD-1 抗体。2013 年，Hamind 完成一项Ⅰ期试验，纳入 135 例晚期黑色素瘤患者，pembrolizumab 的剂量范围为 2mg/kg，每 3 周 1 次至 10 mg/kg，每 2 周 1 次。采用实体瘤疗效评价标准（response evaluation criteria in solid tumors, RECIST）评估获得的总缓解率为 38%，其中 10mg/kg，每 2 周 1 次的缓解率最高（52%），而且患者的缓解持久，总的 PFS 超过 7 个月。

2014 年 Robert 等报道一项Ⅰ期试验，证实 pembrolizumab 对 ipilimumab 难治性黑色素瘤有效，共纳入 173 例至少采用过 2 次 ipilimumab 治疗的肿瘤进展期患者，pembrolizumab 剂量为 2mg/kg（89 例）或 10mg/kg（84 例），每 3 周 1 次，中位随访时间 8 个月。结果两个剂量组的客观缓解率为 26%，中位反应时间 12 周，两组的 1 年 OS 相似（58% 和 63%）。基于这些研究结果，FDA 在 2014 年 9 月和 12 月先后批准 pembrolizumab 和 nivolumab 用于治疗转移性黑色素瘤。

2015 年，Borghaei 等完成了一项随机、开放III期临床研究，比较 nivolumab 和紫杉醇治疗经铂类双重化疗的进展期非鳞状细胞非小细胞肺癌患者，292 例接受 nivolumab 治疗，剂量为 3mg/kg，每 2 周 1 次，290 例采用多烯紫杉醇治疗，剂量为 75mg/m^2，每 3 周 1 次。结果 nivolumab 组和多烯紫杉醇组的缓解率分别为 19% 和 12%（P=0.02），中位总生存期分别为 12.2 个月和 9.4 个月，1 年 OS 分别为 51% 和 39%。虽然 nivolumab 的 PFS 并没有超过多烯紫杉醇（中位数分别为 2.3 个月、4.2 个月），但是 nivolumab 的 1 年无进展生存率（19%）高于多烯紫杉醇（8%）。基于这项试验的结果，nivolumab 于 2015 年 3 月被批准用于先前治疗过的晚期或转移性非小细胞肺癌。

pidilizumab 是一种人源化的抗 PD-1 IgG$_1$ 抗体，在转移性黑色素瘤患者中完成了II期临床试验，患者被随机分为每 2 周接受 1.5mg/kg 或 6mg/kg 剂量治疗，最多 54 周，结果总的缓解率为 6%，远低于 nivolumab 或 pembrolizumab，但 1 年 OS 为 64.5%，与 nivolumab 的结果（62%）相似。

（2）抗 PD-L1 抗体：已开发了多个抗 PD-L1 单克隆抗体，包括 MPDL3280A、BMS-986559 和 MEDI4736。MPDL3280A 是一种人源化 IgG$_1$ 抗体，有突变的 Fc 结构域，FcγR 结合区完全缺失，可抑制 PD-L1 与 PD-1 和 CD80 之间的相互作用。在转移性膀胱癌患者中的 I 期临床试验认为有应用前景。正在进行的几个 I / II 期以及 1 个III期临床试验，将为进一步明确其在晚期难治性实体肿瘤和恶性血液病中的作用奠定基础。BMS-936559（BMS）是一种全人 IgG$_4$ 抗体，可抑制 PD-L1 与 PD-1 及 CD80 的结合，其安全性已经过 I 期试验评估，正在进行多个临床试验以评估其在晚期难治性实体瘤和 HIV 感染中的效果。MEDI4736（MedImmune/AstraZeneca）是一种类似的抗 PD-L1 抗体，正在进行多个 I / II 期临床试验以证明其作为单药及结合其他方法的治疗效果。

4. 生物标志物　早期研究结果显示，肿瘤细胞上表达的 PD-L1 与抗 PD-1 治疗的缓解之间存在相关性，在一项 nivolumab 的 I 期试验中，PD-L1 阳性肿瘤患者（肿瘤细胞上 PD-L1 免疫组化染色≥5%）的客观缓解率为 36%，而 PD-L1 阴性肿瘤患者没有获得任何客观反应。但随着自动化 PD-L1 免疫组织化学检测技术的出现及通过对数百例各种癌症患者的循证医学，证实肿瘤微环境中表达的 PD-1 与阻断 PD-1 的反应性之间存在重要的但不是绝对的关系，有些 PD-L1 阴性肿瘤患者对抗 PD-1 和抗 PD-L1 治疗也产生临床反应。例如，在一项 nivolumab 的 I 期试验中，PD-L1 阳性和阴性肿瘤患者的客观缓解率为分别为 44% 和 17%。另一项在多种肿瘤患者中进行的 MPDL3280A 的 I 期研究中，PD-L1 表达最强、中度和最弱者的客观缓解率分别为 46%、17%、21%，未检出 PD-L1 者为 13%。尽管肿瘤组织中表达 PD-L1 者具有更高的缓解率，但是在采用抗 PD-1 或抗 PD-L1 抗体治疗时不应将其作为选择或排除患者的生物标志物。

浸润免疫细胞表达的 PD-L1 及 CD8$^+$ 肿瘤浸润淋巴细胞的作用尚在研究中。一项针对原发性和转移性黑色素瘤患者的研究发现，肿瘤组织中表达 PD-L1 且同时存在浸润 T 细胞的患者，总的 OS 高于只有一个阳性或两者均缺失的患者。一项在转移性黑色素瘤患者中进行的 pembrolizumab 研究表明，在侵入性肿瘤边缘预存的 CD8$^+$ T 细胞和 PD-1、PD-L1 的表达相关，比肿瘤组织中表达的 PD-L1 更能预测 pembrolizumab 的临床反应。这些结果提示，在存在活性 T 细胞应答的情况下,肿瘤表达 PD-L1 最具说服力。肿瘤中的 PD-L1 表达是结构性的,与 T 细胞浸润无关,也不是 IFN-γ 诱导的,检测 PD-L1 的表达对于指导治疗可能非常有用。

考虑到肿瘤免疫应答的动态特性及多种免疫检查点及其配体表达的复杂性,很难依靠单一免疫生物标志物来选择患者,可能需要通过多个生物标志物的表达模式来指导患者的治疗。

5. 阻断 PD-1 的副作用   总的来说,PD-1 和 PD-L1 抑制剂具有良好的耐受性,各种治疗剂量产生的 irAE 都不太严重。最常见的副作用包括轻度疲劳、皮疹、瘙痒、腹泻、食欲缺乏和恶心,与皮肤及胃肠道功能紊乱有关的特定 irAE 包括肺炎、白癜风和结肠炎,在治疗的 6 个月内出现。无症状氨基转移酶增加(尤其是 ALT 升高)及 1～2 级甲状腺炎也相对常见(10%～20%)。与其他药物联合使用时这些副作用的发生率和严重程度会增加。阻断 PD-1 通路导致的严重 irAE 数量似乎比阻断 CTLA-4 少。严重 irAE 的治疗方法包括停止治疗和使用免疫抑制剂,infliximab(抗 TNF-α)和霉酚酸酯已经被应用,特别是糖皮质激素难治的患者。大多数患者在临床症状消失后能够重新启动治疗。

三、基于树突状细胞的免疫治疗

基于树突状细胞(DC)的癌症免疫治疗也是肿瘤生物治疗的研究热点。2011 年度诺贝尔生理学或医学奖颁给了在免疫学方面作出突出贡献的几位科学家,其中 Ralph Steinman 就是在 1973 年因发现 DC 而获奖的。DC 疫苗的基本原理是在体外采用细胞因子联合培养扩增出 DC,模拟体内成熟过程,并使其接触相应的抗原物质(人工合成的肿瘤肽、肿瘤细胞裂解产物、肿瘤蛋白抗原、DNA 或 RNA 等),或使用基因工程使肿瘤抗原基因通过载体导入 DC,然后将这些致敏的 DC 回输体内作为疫苗,诱导机体产生有效的抗肿瘤免疫应答。

(一)DC 的生物学特性

1. DC 的免疫生物学   DC 是体内功能最强大的专职 APC,能够捕获、加工和提呈抗原,诱导抗原特异性的 T 细胞应答。DC 来源于骨髓 CD34$^+$的造血祖细胞(DC 前体细胞),分为未成熟 DC 和成熟 DC。DC 前体细胞经过血液循环或淋巴循环进入多种实体器官及非淋巴组织的上皮部位,在微生物感染、炎症刺激和某些细胞因子的作用下,分化、发育为未成熟 DC。稳态条件下,体内绝大多数 DC 处于未成熟状态,其特点如下:①高表达与吞噬有关的受体,如 Fc 受体、补体受体、甘露糖受体,可通过受体介导的内吞作用或巨胞饮、吞噬作用而有效摄取抗原;②能表达 MHC Ⅱ类分子,具有强的加工、处理抗原能力;③低表达 CD80、CD86、CD40 等共刺激分子和 ICAM 等黏附分子,因此提呈抗原并刺激初始 T 细胞活化的能力很弱。

未成熟 DC 一旦接触并摄取抗原或受炎症因子等影响,即开始从组织局部向外周淋巴器官迁移。迁移过程中,未成熟 DC 逐渐成熟,摄取抗原能力逐渐减弱,而提呈抗原并刺激初始 T 细胞活化的能力逐渐增强。迁移至外周淋巴器官 T 细胞区的成熟 DC 高表达 MHC Ⅰ类、MHC Ⅱ类分子和共刺激分子 B7、CD40、ICAM-1 等,能有效地将加工、处理后的抗原以抗原肽-MHC Ⅱ类分子复合物的形式提呈给初始 T 细胞,并使之激活。

来源于细胞外病原体(如细菌和酵母)的外源性抗原被 DC 内吞和加工后,抗原肽被提呈在细胞表面的 MHC Ⅱ类复合物中。自身蛋白或病毒蛋白等内源性抗原被蛋白酶裂解成肽后,在内质网中被组装成稳定的 MHC Ⅰ-肽复合物,随后被转运至细胞表面。被 DC 内吞的外源性抗原（如凋亡的或坏死的肿瘤细胞）也能在 MHC I 类分子中被提呈，这个过程被称为交叉提呈，可将外源性肿瘤抗原提呈给 CD8$^+$ T 细胞，这是 DC 的一个独特特征，对于利用 DC 疫苗进行癌症免疫治疗极为重要。

在淋巴组织中，DC 通过 MHC 分子将来源于病原体的肽提呈给初始 T 细胞，这种 MHC-肽复合物与 T 细胞受体之间的相互作用（第一信号）、DC 通过共刺激分子向 T 细胞的刺激（第二信号）及微环境中的细胞因子（第三信号）共同促使 T 细胞活化。活化的 T 细胞随后增殖，离开淋巴结，在全身循环并搜寻表达抗原的细胞。此外，DC 还能直接激活 NK 细胞，并在遭遇病毒性病原体后产生大量 IFN，因此为适应性免疫系统和固有免疫系统之间提供了联系。

2. DC 亚群　DC 是一组异质性的细胞群，人外周血中主要存在两种 DC：髓样 DC（myeloid DC，mDC）和浆细胞样 DC（plasmacytoid DC，pDC）。这些 DC 亚群在功能、定位和表型等方面各不相同，mDC 主要迁移或定居在淋巴结的边缘区（血源性抗原的主要进入点），而 pDC 主要定居在淋巴结的 T 细胞区。两种亚群都表达独特的 toll 样受体（TLR），对病原体刺激的反应并不相同。mDC 主要识别细菌和真菌抗原并产生应答，而 pDC 似乎专门识别病毒抗原。天然 DC 只占外周血白细胞的约 0.2%，目前已经建立多种方法可从前体细胞制备临床级的 DC 提供制备 DC 疫苗。

（1）pDC：人 pDC 数量极少，没有谱系标志物和髓系抗原，不表达 CD11c，而表达 BDCA2 和 BDCA4。在稳态时细胞呈圆形而非树突状，寿命相对较长。受到炎症刺激后，pDC 产生树突状细胞的外形和功能。pDC 表达 TLR7，可识别单链 RNA，还表达 TLR9，识别非甲基化的 CpG DNA。这两种受体都属于细胞内 TLR，位于内体小室中。pDC 对病毒产生应答后分泌大量 I 型 IFN，因此，在抗病毒免疫中发挥关键作用。最初认为 pDC 来源于淋巴系，但是近期研究表明，细胞因子 FMS 样酪氨酸激酶 3 配体（FMS-like tyrosine kinase 3 ligand，Flt3L）对于 pDC 的发生起重要作用，在 Flt3L 作用下髓系前体细胞可发展为 pDC。

（2）mDC：可通过表达的髓系标志物鉴定外周血中的 mDC，如 CD13 和 CD33。mDC 没有谱系特异性标志物（CD3、CD14、CD19 和 CD56），但表达 MHC II 和 CD11c。根据 mDC 表面表达的不同分子被进一步分为 3 类：BDCA1/CD1c、BDCA3/CD141 和 CD16。mDC 亚群在其表达的细胞表面标志物和刺激 T 细胞的能力方面存在差异。例如，C 型凝集素受体（C-type lectin receptor，CLR）CLEC9a 只表达于 BDCA3 mDC 上。mDC 的细胞表面表达两种细胞外 TLR，识别细菌和真菌的外部成分，如细胞壁成分的脂多糖（TLR4）和肽聚糖（TLR2）。TLR3 和 TLR8 表达于细胞内，对病毒 RNA 产生应答。mDC 被激活后主要产生 IL-12，调节初始 T 细胞分化为 Th1 细胞，从而增强细胞免疫应答。联合应用 pDC 和 mDC 可能发挥协同作用，或许能够增强癌症患者的抗肿瘤应答作用。

（3）体外制备的 DC：单核细胞属于 DC 前体细胞，来源于髓系祖细胞，通过白细胞单采术很容易获得。在 GM-CSF 和 IL-4 作用下，单核细胞经过 5～7d 的体外培养后可分化为未成熟 DC，然后添加成熟混合物继续培养 24～48h 促使其成熟。因此，一次白细胞单采就能够制备大量的临床级 DC。此外，还可以利用血液中的 CD34$^+$祖细胞制备 DC，只需添加 GM-CSF、Flt3L 和 TNF-α 后将 CD34$^+$祖细胞培养约 1 周。经过体内 Flt3L 扩增后进行白细胞单采，然后在体外进行阴性选择，产量远低于单核细胞来源的 DC。

迄今大多数临床 DC 疫苗研究采用体外培养的单核细胞来源 DC，但是在接种单核细胞来源 DC 疫苗和 CD34$^+$祖细胞来源 DC 疫苗的癌症患者中都观察到了免疫学应答和临床反应。

（二）DC 的成熟

通常采用"成熟"DC 这个术语描述具有 T 细胞刺激能力的 DC，而未成熟 DC 被认为主要参与抗原的识别和摄取，必须有来自组织损伤或微生物的"危险信号"才能启动成熟过程。DC 的成熟过程包括内吞受体和吞噬受体下调，抗原摄取能力明显下降；趋化因子受体 CCR7 和 CD62L 上调，促使其向次级淋巴器官迁移；细胞表面高水平表达 MHC I 类分子、MHC II 类分子和共刺激分子（如 CD40、CD58、CD80、CD83 和 CD86），抗原提呈及刺激 T 细胞活化能力显著增强。如果缺少成熟信号，DC 将无法上调其共刺激分子，只能保持无反应性或成为诱导耐受的 APC。DC 的成熟过程高度复杂，在体内的成熟信号主要来自于和病原体的接触或组织损伤，在体外则依靠培养时添加成熟刺激物，如细胞因子、病原体相关触发物质或内源性危险信号（如热休克蛋白）来促使 DC 成熟。

大多数临床研究中使用了单核细胞来源的未成熟 DC 或成熟 DC。研究表明，成熟 DC 是诱导癌症患者免疫应答所必需的，而且采用成熟 DC 比未成熟 DC 能获得更好的临床结果。部分原因在于经过真皮内或皮下注射后，成熟 DC 迁移至引流淋巴结的能力比未成熟 DC 更好。即使在淋巴结内，成熟 DC 明显可迁移到发生抗原提呈的 T 细胞区，而未成熟 DC 仍然在外周。此外，成熟 DC 表达较高的 MHC 和共刺激分子，因此，成熟 DC 在抗原提呈方面具有优势，从而更能够诱导 T 细胞应答。

1. 细胞因子成熟混合物　利用促炎症性细胞因子可以诱导 DC 成熟，如 IL-1β 或 IL-6。最常使用的促 DC 成熟的细胞因子混合物包括 IL-1β、TNF-α、IL-6 和前列腺素（PGE$_2$），或采用更多的因子，包括 IL-1β、TNF-α、IL-6、IFN-α、IFN-γ 和 poly-IC。有研究表明，采用 IL-15 培养获得的成熟 DC 可诱导更强的 Th1 免疫应答。此外，结合 CD40 也已经在临床上被用于激活 DC。不同的细胞因子混合物需要不同的成熟时间，诱导 DC 表达的共刺激分子和产生的细胞因子也有所不同，尚未证明何种成熟方法具有明显的优点。

2. 通过 TLR 促成熟　近期研究了利用 TLR 配体触发 DC 上的 TLR 而促使 DC 成熟，这可能是更为天然的成熟方法。人单核细胞来源 DC 和 mDC 的 TLR 表达谱极其相似，可表达细胞外 TLR（包括 TLR1、TLR2、TLR4、TLR5 和 TLR6）及细胞内 TLR（包括 TLR3 和 TLR8）。单核细胞来源 DC 和 mDC 都能对这些 TLR 的特异性配体产生应答，产生成熟表型并分泌促炎症性细胞因子。TLR1/2/6 的活化导致 DC 成熟，分泌在免疫系统活化中起重要作用的细胞因子，特别是 IL-6、IL-8、IL-10、IL-12 和 TNF-α。pDC 具有独特的 TLR 模式，其内体小室中表达大量的 TLR7 和 TLR9，触发 pDC 上的 TLR7 和 TLR9 导致分泌大量 I 型 IFN，并且出现典型的成熟 DC 表型。

联合应用临床级的 TLR 配体和 PGE$_2$ 可制备成熟 DC，可分泌高水平的 IL-12、IFN-γ 和 TNF-α。这些 TLR 配体激活的单核细胞来源 DC 及天然发生的血液 DC 的作用正在进行临床试验研究，尽管天然发生的血液 DC 数量很少，但是初步数据表明，这些细胞对于启动癌症患者的免疫应答具有非常强大的作用。

（三）DC 疫苗的抗肿瘤机制

1. 诱导细胞毒 T 淋巴细胞（cytotoxic T lymphocyte, CTL）活化扩增　机体的抗肿瘤免疫机制非常复杂，最关键的是 CTL 介导的杀伤肿瘤作用。肿瘤细胞的免疫原性低下，表面的 MHC 分子表达异常，缺少 T 细胞活化的第一信号。而成熟 DC 高表达 MHC I 类分子、MHC

Ⅱ类分子，可将肿瘤抗原有效提呈给 T 细胞，提供 T 细胞活化的第一信号。肿瘤表面的共刺激分子表达水平低，缺少 T 细胞活化的第二信号。成熟 DC 分泌的共刺激分子能与 T 细胞表面的配体结合，提供 T 细胞活化的第二信号。DC 与 T 细胞结合后可分泌 IL-12、IL-18、IFN-α 等细胞因子，提供 T 细胞增殖的第三信号。DC 通过这 3 条途径促使 T 细胞活化、增殖，诱导 CTL 的生成，从而启动 MHCⅠ类分子限制性的 CTL 反应和 MHCⅡ类分子限制性的 CD4$^+$ Th1 反应。CD8$^+$ CTL 主要通过释放穿孔素和颗粒酶杀伤靶细胞，CD4$^+$ CTL 介导的杀伤机制除了释放穿孔素和颗粒酶外，更重要的是依赖细胞间的 Fas/FasL 识别而诱导靶细胞凋亡。

2. 激活 NK 细胞杀伤肿瘤细胞　DC 通过穿孔素、颗粒酶 B 和 Fas/FasL 介导的途径激活 NK 细胞杀伤肿瘤细胞。

3. 直接杀伤作用　虽然 DC 不分泌 IFN-γ 和 TNF-α 等杀伤因子，但分泌一氧化氮（NO），推测 DC 通过 NO 诱导肿瘤细胞凋亡。此外发现，卵巢癌患者的单核细胞来源的未成熟 DC 可通过钙依赖的 Fas/FasL 机制诱导卵巢癌细胞凋亡。但一般认为，DC 直接杀伤靶细胞不是 DC 疫苗的主要机制，其意义在于促进 DC 获取肿瘤抗原。

（四）DC 的肿瘤抗原负载

为诱导癌症患者产生免疫应答，必须给成熟 DC 的 MHC 分子负载相关的肿瘤抗原。比较可取的做法是通过 DC 将肿瘤抗原同时提呈给 CD4$^+$ Th 细胞（通过 MHCⅡ类分子）和 CD8$^+$ CTL（通过 MHCⅠ类分子），因为临床前证据表明，同时靶向 CTL 和 Th 细胞对于诱发强大而持续的抗肿瘤 T 细胞应答至关重要。

1. 肿瘤抗原肽致敏的 DC 疫苗　有多种方法将肿瘤特异性抗原（tumor-specific antigen, TSA）或肿瘤相关抗原（tumor-associated antigen, TAA）负载到 DC 上，最常用的是将肿瘤抗原肽或蛋白与 DC 一起孵育，使其直接与细胞表面的 MHC 分子结合。有些临床试验联合使用可结合 HLAⅠ类分子的肽与可结合 HLAⅡ类分子的肽，从而在产生 CD8$^+$ CTL 应答的同时激活 CD4$^+$ Th 细胞。Brossart 等采用来源于 HER-2/neu 的 E75 肽或来源于 MUC1 的 M1.2 肽冲击自身 DC，结果两者都可诱发较强的体内 CTL 应答，持续时间超过 6 个月。Stantin 等利用重组的 HPV16 或 HPV18 的 E7 蛋白致敏自体 DC，治疗 10 例手术治疗后身体状态尚好的子宫颈癌患者，经皮下注入这种 DC 疫苗后所有患者都产生了 CD4$^+$ T 细胞应答，8 例诱导出针对 E7 的特异性 CD8$^+$ CTL 应答，并且 DC 疫苗的耐受性较好，所有患者都未出现严重的毒性反应。

采用肿瘤抗原肽的优点是许多肽已经作为商品被出售，缺点是：①已知的妇科肿瘤特异性抗原较少，而且抗原肽存在 HLA 型别限制性；②MHC-肽复合物的寿命相对较短，限制了产生持久的免疫应答；③可能发生所谓抗原扩散的现象，即接种针对某个表位的 DC 疫苗后，被杀死的肿瘤细胞释放肿瘤抗原，这些抗原被 DC 摄取并提呈给 T 细胞，产生针对与疫苗无关抗原的 T 细胞应答。

2. 肿瘤细胞裂解物致敏的 DC 疫苗

（1）坏死的全部肿瘤细胞裂解物：通过反复冻融诱导细胞坏死是最常用而简单的制备肿瘤全细胞抗原的方法，所获得的肿瘤裂解物含有所有细胞成分，包括被破坏的细胞膜和细胞内细胞器的碎片及 RNA 和 DNA。坏死的肿瘤细胞可释放大量的热休克蛋白（HSP70 和 HSP90），因此，自身可能诱导 DC 成熟。坏死细胞可能释放促炎症性细胞因子 HMGB1，与 DC 上的 TLR4 结合后刺激肿瘤相关抗原的加工和提呈。此外，TLR4 和 HMGB1 的结合抑制吞噬体和溶酶体的

☆ ☆ ☆ ☆

融合，因而阻止肿瘤抗原的降解。坏死细胞的 RNA 和 DNA 迅速降解为嘌呤，再转变为尿酸，导致局部尿酸浓度增加，这些受损或垂死细胞产生的尿酸自身也是内源性危险信号。研究证实，采用卵巢癌细胞裂解物致敏的 DC 能够激活抗自身卵巢肿瘤的 T 细胞应答。冻融过程中肿瘤裂解物的上清液也可作为肿瘤相关抗原的来源，主要含可溶性的肿瘤衍生蛋白质，可利用超速离心收获，再通过 DC 大胞饮作用而不是受体介导的方式摄取这类抗原。

（2）凋亡的全部肿瘤细胞：另一种制备肿瘤全细胞抗原的方法是采用致死剂量的紫外线（UVB）照射，因此，从而获得凋亡的全部肿瘤细胞。在凋亡过程中，细胞质膜正常的磷脂不对称性丧失，暴露出磷脂酰丝氨酸。DC 上的磷脂酰丝氨酸受体介导凋亡细胞的摄取，并有效地交叉提呈 TAA。Schlienger 等采用 UVB 辐照的自身卵巢肿瘤细胞冲激致敏自身 DC，采用 TNF-α 成熟后给卵巢癌患者接种，结果外周血可检出肿瘤特异性 T 细胞的前体细胞扩增。

（3）氧化的全部肿瘤细胞：次氯酸具有强大的杀微生物作用，并通过氧化作用增强蛋白抗原的免疫原性。因此，利用次氯酸在化学上改变全部肿瘤细胞而增强其免疫原性，再用于被 DC 摄取并激活自身肿瘤特异性的 $CD4^+$ T 和 $CD8^+$ T 细胞应答。有研究证实，采用 60μmol/L 次氯酸在 37℃孵育 1h 可使 99%的卵巢癌细胞株 SKOV-3 产生剂量依赖的坏死；利用氧化 SKOV-3 细胞冲激的 DC 诱导出的抗原特异性细胞毒 T 细胞可识别出患者腹水中的卵巢癌细胞。

肿瘤全细胞致敏 DC 疫苗的优点：不需要明确肿瘤表达的抗原，可同时提呈包括肿瘤特异性抗原在内的一系列 MHC I 类、MHC II 类表位，因此是优秀的多价疫苗。可能的缺点如下：因为常含有正常的组织细胞，可能因提呈自身抗原而诱发自身免疫性疾病；需要足够的肿瘤组织制备裂解物；诱导 T 细胞应答的抗原未知，因此难以监测肿瘤特异性 T 细胞应答。

3. DC 肿瘤细胞融合疫苗　采用化学、物理或生物学方法将 DC 与肿瘤细胞融合，可将来源于 DC 的共刺激分子与高效的抗原加工和提呈元件结合在一起，而且使用全部肿瘤细胞也增加了提呈未知肿瘤相关抗原的可能性。这种技术不需要明确肿瘤表达的抗原，可提呈一系列表位。与肿瘤裂解物致敏的 DC 疫苗相比，DC 肿瘤融合疫苗的优点是内源性合成的抗原更容易进入 MHC I 类分子途径。然而，采用这种方法必须具有培养的肿瘤细胞，而灭活的肿瘤细胞在体内可能仍然具有致瘤性。一项体外研究显示，人卵巢癌细胞与同种或自身人体 DC 融合得到的细胞，可刺激自身 T 细胞增殖及抗自身肿瘤的 CTL，但其有效性尚未通过临床研究评估。

4. 基因修饰的 DC 疫苗　近年来的研究显示，将编码肿瘤抗原的基因导入 DC，使肿瘤抗原在 DC 内持久表达而促进抗原提呈，能够诱导更加有效的 CTL 反应及长效的记忆 $CD4^+$ T 和 $CD8^+$ T 细胞。基因修饰的 DC 疫苗分为 DNA 疫苗和 RNA 疫苗，分别采用肿瘤细胞的 DNA 和 RNA 负载 DC。基因修饰的载体分为病毒载体和非病毒载体两大类。病毒载体由去除复制基因片段的病毒基因组成，加载目的基因后与 DC 共培养制备肿瘤疫苗，最常用的病毒载体是腺病毒载体，优点是免疫原性强，转染效率高，蛋白表达充分。

在最初使用这种技术的尝试中，利用 HER-2/neu rAAV 转染制备 DC 疫苗，结果在体外刺激产生了 HLA I 限制性的 CTL，可特异性针对表达 HER-2/neu 抗原的 EOC 细胞。然而，由于病毒基因组容易突变引起器官组织损伤及 DNA 的转染成功率较低，使得该方法较少用于临床。因此，临床试验大多选用安全性高和转染效率相对较高的非病毒载体 RNA 方法转染 DC，RNA 可来源于肿瘤或编码所用全长肿瘤抗原的合成 RNA。电穿孔是使用最多的 RNA 转染技术，利用电场短暂透化细胞质膜使 RNA 通过进入细胞。这种技术的好处是可以提呈多个 MHC I 类表位，有时还有 MHC II 类表位。与寿命较短暂的抗原肽负载技术相比，这种方法可延长抗原的提呈。RNA 转染的缺点：尽管存活细胞的表型和成熟能力没有丧失，但表达结果可变化，转染后存活细胞数量减少。因为这是一种非病毒性的转染方法，RNA 不会整合到宿主的基因组中，因此，排除了与临床基因治疗有关的安全性问题外，还有可能有未知数量的自身抗原也被提呈。研究表明，这项技术能够高效地转染 DC，并且在接种肿瘤 RNA 电穿孔 DC 疫苗的患者中，发现了可诱导抗肿瘤的 T 细胞应答和某些临床反应。

（五）DC 疫苗的临床试验

在过去的 10 余年中，基于 DC 的免疫治疗已经在世界各地的临床疫苗试验中得到广泛研究，但主要研究还是在癌症领域。大多数临床研究采用的方法是单核细胞或 CD34$^+$ 祖细胞在体外培养获得 DC，负载肿瘤抗原后添加成熟刺激物（如促炎症性细胞因子）培养，再经过不同途径回输给肿瘤患者。另一种方法是分离天然的 DC 亚群（pDC 或 mDC），在体外利用佐剂和抗原进行刺激，或采用携带抗原和佐剂的纳米颗粒，表面标记靶向 DC 的抗体后，在体内靶向天然的 DC 亚群。接种 DC 疫苗的目的是诱导肿瘤特异性效应 T 细胞，从而特异性缩小肿瘤体积并且诱导免疫记忆以控制肿瘤复发（彩图 67）。

20 世纪 90 年代后期，在完成了首批接种 DC 疫苗治疗癌症的探索性研究后，认为 DC 疫苗治疗癌症有潜在的可行性，多个在成人和儿童中开展的 I ～ II 期临床试验也证明 DC 疫苗是安全的，只产生少量不良反应（短暂寒战、发热、疲劳、恶心和头痛等）。尽管采用多种免疫监测方法证实，不同的培养方案均可产生免疫应答，但观察到的客观临床反应率仍然较低，一般不超过 5%～15%，主要以疾病稳定和混合反应多见，但一旦诱导出临床反应，这些客观反应通常是持久的。迄今完成的 III 期临床试验很少，主要集中在前列腺癌和黑色素瘤中。sipuleucel-T 是第一个被美国 FDA 批准用于治疗恶性肿瘤的 DC 疫苗，于 2010 年 4 月被批准用于内分泌治疗无效的晚期前列腺癌。与其相关的 III 期临床试验共选择了激素难治性前列腺癌患者 512 例，其中 sipuleucel-T 组 341 例，安慰剂组 171 例。与安慰剂组比较，sipuleucel-T 组患者的死亡风险降低 22%，中位生存期延长 4.1 个月（25.8 个月和 21.7 个月）。该结果为采用 DC 疫苗治疗卵巢癌带来了希望（表 10-2）。

表 10-2　基于 DC 的卵巢癌细胞免疫治疗临床试验

作者及年份	肿瘤相关抗原	免疫治疗类型	患者	临床结果
Brossart（2000）	HER 或 MUC1	DC＋肽	10 例晚期乳腺癌和卵巢癌	疫苗耐受性良好，5 例检出肽特异性 CTL，8 周至 8 个月后疾病稳定
Hernando（2002）	肿瘤细胞裂解物	DC＋肿瘤细胞裂解物＋KLH	6 例复发卵巢癌、2 例晚期子宫肉瘤	疫苗耐受性良好，3 例病情稳定，持续 25～45 周；5 例在前 14 周内病情进展
Loveland（2006）	甘露聚糖-MUC1 融合蛋白	DC＋肽	10 例表达 MUC1 的肾癌和上皮性卵巢癌	所有患者产生 T 细胞应答，2 例稳定

☆☆☆☆

续表

作者及年份	肿瘤相关抗原	免疫治疗类型	患者	临床结果
Homma（2006）	肿瘤细胞	DC肿瘤细胞融合＋IL-12	22例肿瘤（包括卵巢癌）	1例卵巢癌和1例乳腺癌分别稳定9个月、24个月。接种后产生针对自身肿瘤细胞的抗体
Hernando（2007）	叶酸受体（FR）-α	DC＋编码FR-α的mRNA	1例晚期卵巢癌，术后复发	接种DC后16个月，淋巴结转移消退＞50%；CA125浓度降至60U/ml
Peethambaram（2009）	HER-2	PBMC（含DC）＋基于HER-2的重组融合蛋白	18例转移性卵巢癌、结直肠癌和乳腺癌患者	2例患者病情稳定超过48周
Rahma（2012）	p53	第1组皮下注射肽＋IL-2；第2组静脉注射DC＋肽＋IL-2	21例晚期或复发卵巢癌，HLA-A2.1，过表达p53	第一组13例中9例（69%）产生免疫应答，第二组6例中5例（83%）产生免疫应答，中位OS分别为40.8个月和29.6个月
Chu（2012）	HER-2$^+$TERT$^+$PADRE	DC＋肽，接种前使用或不用环磷酰胺	11例晚期卵巢癌	9例完成4次接种，其中6例无病存活36个月，3例分别在6个月、17个月和26个月时复发
Coosemans（2013）	WT1	DC＋编码WT1的mRNA	1例卵巢癌肉瘤，1例浆液性卵巢癌	疾病进展，但在随后的化疗后生存期延长19个月和12个月

在早期接种DC疫苗的研究中，因没有明确的卵巢癌TAA，故使用的全部是肿瘤细胞裂解物。2002年，Hernando等完成的Ⅰ期临床试验，采用的是钥孔血蓝蛋白（keyhole limpet hemocyanin, KLH）和自身肿瘤细胞裂解物致敏的DC疫苗，给晚期妇科恶性肿瘤患者（2例子宫肉瘤和6例卵巢癌）皮下注射接种了3～23次，每次间隔10～28d。结果3例患者维持25～45周病情稳定，5例患者在治疗开始14周内发生早期肿瘤进展，8例患者出现针对KLH和肿瘤裂解物的淋巴细胞增殖反应。这项试验表明，这种治疗方法具有免疫活性，除了局部皮肤过敏外基本没有发生严重不良事件。

采用肿瘤抗原肽致敏DC疫苗是另一种选择。2000年，Brossart等采用来源于HER-2/neu或MUC1的多肽致敏自身DC，给晚期乳腺癌和卵巢癌患者接种这种DC疫苗。结果耐受性良好，10例接种者中5例的外周血中都检出多肽特异性的CTL，体内产生的CTL应答主要由HER-2/neu来源的E75肽和MUC1来源的M1.2肽诱导。有趣的是，1例接种MUC1来源多肽的患者，经过数次疫苗接种后检测到 CEA 和 MAGE-3 肽特异性的 T 细胞应答。在另一例采用 HER-2/neu 肽免疫的患者中，经过 7 次免疫后诱导出 MUC1 特异性的淋巴细胞，提示采用单个肿瘤抗原免疫后体内可能发生抗原扩散。这些结果说明，卵巢癌患者接种单一肿瘤抗原致敏的 DC 疫苗后可能诱导免疫应答。

2006 年，Loveland 采用甘露聚糖-MUC1 融合蛋白致敏的自身 DC 疫苗治疗晚期卵巢癌和肾腺癌患者。经过单采获得患者的白细胞，体外培养产生 DC 后，用 MFP 冲击致敏，给患者注射疫苗，共用 3 个周期，每次间隔 1 个月。结果 8 例经 DC 治疗后产生 T 细胞 IFN-α ELISPOT 强应答，并且在注射部位产生迟发型超敏反应，3 例患者产生抗体应答，但效价低，不良反应轻微。在纳入研究时明确处于进展期的 2 例患者，经过首次治疗后即病情稳定，认为可能是免疫诱导产生了 T 细胞应答，该 2 例患者持续接受了 3 年的治疗。

2009 年，Peethambaram 等评估了使用 lapuleucel-T 治疗 HER-2/neu 阳性的 18 例肿瘤患者（转移性卵巢癌、结直肠癌和乳腺癌）的效果，lapuleucel-T 是将自身外周血单个核细胞（PBMC）与重组融合蛋白 BA7072（由 HER-2/neu 的细胞内和细胞外成分与 GM-CSF 连接而成）在体外一起培养制备。结果治疗的耐受性良好，94.7% 的不良反应为 1～2 级，但没有出现客观反应，只有 2 例患者病情稳定超过 48 周。

2012 年，Chu 等在 I/II 期试验中评估了 11 例晚期上皮性卵巢癌患者接种 DC 疫苗的效果，该疫苗负载了 HER-2/neu、人端粒酶反转录酶和泛 HLA-DR 表位肽，结果 2 例在疫苗接种期间复发，9 例完成 4 次接种，其中 3 例分别在 6 个月、17 个月和 26 个月时复发，6 例在 36 个月时仍无疾病证据，无 3～4 级毒性反应。尽管 3 年总存活率达 90%，但这种多肽致敏的 DC 疫苗只能产生较小的免疫应答。作者认为，尽管接种负载多肽的 DC 疫苗能够激发较小的免疫应答，但生存结果是相对满意的。

还有临床试验测试了卵巢癌 DC 肿瘤细胞融合疫苗。2006 年，Homma 等采用自身 DC 肿瘤细胞融合疫苗治疗 22 例癌症患者，其中 9 例还注射了重组人 IL-12。结果 1 例胃癌患者（只注射 DC 肿瘤细胞融合疫苗）、1 例乳腺癌患者（只注射 DC 肿瘤细胞融合疫苗）和 1 例卵巢癌患者（注射 DC 肿瘤细胞融合疫苗＋重组人 IL-12）在治疗期间血清抗核抗体（anti-nuclear antibody, ANA）水平明显升高，乳腺癌和卵巢癌患者保持身体状况良好分别达 24 个月和 9 个月，卵巢癌患者接种疫苗后产生抗自身肿瘤细胞的抗体。此外，血清 ANA 水平升高的患者与未升高者相比治疗周期明显较长，表明接种 DC 肿瘤细胞融合疫苗后血清 ANA 水平升高与疫苗接种诱导的抗肿瘤免疫应答相关。

基因修饰的 DC 疫苗也已经被应用于临床试验。2007 年，Hernando 等报道采用编码叶酸受体 α（FRα）的 mRNA 转染制备自身 DC 疫苗，用于治疗 1 例复发性卵巢癌患者，共接种 10 次疫苗，每次间隔 4 周，治疗后 3 个月 CT 扫描显示部分缓解，且毒性低。2013 年，Coosemans 等采用编码 Wilms 肿瘤基因 1（WT1）的 mRNA 电穿孔致敏自身 DC，每周 4 次，给 1 例卵巢癌肉瘤和 1 例浆液性卵巢癌患者接种，结果显示，CD137+ 抗原特异性 T 细胞和产生的 IL-10 均有增加，但病情仍进展，继续化疗，在停止免疫治疗后分别生存了 19 个月、12 个月。

Rahma 等评价了接种两种野生型 P53 蛋白疫苗的免疫应答效果。给 21 例 P53 蛋白过表达的 III～IV 期复发性卵巢癌患者，皮下注射野生型肽与 Montanide 和 GM-CSF 的混合物或静脉注射负载野生型肽的 DC。结果显示，皮下注射者 69%（9/13）、静脉注射者 83%（5/6）产生了免疫应答，皮下注射者中位 PFS 为 4.2 个月、OS 为 40.8 个月，静脉注射者中位 PFS 为

8.7 个月，OS 为 29.6 个月，未见严重不良反应。

四、过继性 T 细胞转移

过继性免疫治疗是指通过回输体外培养扩增的、具有抗肿瘤作用的免疫效应细胞，直接杀伤肿瘤或激发机体抗肿瘤免疫反应的肿瘤治疗方法。有效的细胞毒性和精确的特异性是新型肿瘤细胞免疫治疗的关键，就这两种特性而言最合适的是 CTL。人类具有各种多样的 T 细胞库，约含 2.5×10^7 个独特的 T 细胞受体（TCR），可识别独一无二的肽序列或抗原。肿瘤疫苗的最终目的是刺激产生肿瘤特异性的效应细胞，而过继性 T 细胞转移能够直接赋予患者抗肿瘤细胞免疫功能。在此背景下，随着对 NK 细胞的功能、活化和体外扩增的了解增多，利用 NK 细胞进行抗肿瘤治疗也越来越受到关注。

（一）CIK 细胞

1. CIK 细胞的生物学特性　CIK 细胞的全称是细胞因子诱导的杀伤细胞（cytokine induced killer）。1991 年，Schmidt-Wolf 等发现在多种细胞因子（INF-γ、抗 CD3 单克隆抗体和 IL-2 等）作用下，PBMC 可以被定向诱导并大量增殖为具有抗肿瘤活性的细胞群。CIK 细胞又称自然杀伤样 T 淋巴细胞，同时具有 T 淋巴细胞强大的抗肿瘤活性和 NK 细胞的非 MHC 限制性杀瘤优点，对肿瘤细胞的识别能力很强，但不会伤及正常细胞。

CIK 细胞是一个异质性的细胞群，增殖能力很强，多数细胞具有 T 细胞标志，部分带有 NK 细胞标志，其中一群细胞同时表达 T 细胞表面标记 CD3 和 NK 细胞表面标记 CD56，被证明是 CIK 细胞中的主要效应细胞。在未经培养的 PBMC 中，$CD3^+$、$CD56^+$细胞占 1%～5%，培养后可明显增加。$CD3^+$、$CD56^+$细胞主要来源于 PBMC 中的 T 细胞（$CD3^+$、$CD56^-$）而非 NK 细胞（$CD3^-$、$CD56^+$）。

CD3 是 T 细胞的表面分子，与 T 细胞表面的 T 细胞受体（TCR）结合成复合体，而 TCR 是 T 细胞特有的表面标志，可在 MHC 分子的限制下识别抗原。T 细胞的活化主要通过 CD3-TCR 复合体途径实现，同时为了保持 TCR 的激活信号，需要 T 细胞共刺激分子参与，其中 CD28 与 B7 激活途径起重要作用。因此，CIK 细胞是多种细胞因子共同诱导培养的细胞，这些细胞因子起相互协同的作用，单一的细胞因子对效应细胞的增殖及细胞毒活性无作用或小于多种因子的联合作用。CIK 可能通过以下途径发挥杀瘤作用：①直接杀伤肿瘤细胞。CIK 细胞可能通过黏附分子 LFA-1/ICAM-1 通路与肿瘤细胞结合，分泌含大量 BLT 酯酶的颗粒，穿透靶细胞膜，导致肿瘤细胞裂解。②CIK 细胞可分泌多种细胞因子，包括 IFN-γ、IL-2、IL-6、TNF-α 和 GM-CSF 等，不仅对肿瘤细胞有直接抑制作用，而且还可以通过调节免疫系统间接杀伤肿瘤细胞。③诱导肿瘤细胞凋亡或坏死。

2. CIK 细胞在妇科肿瘤治疗中的应用　1999 年，Schmidt-Wolf 等完成了首个利用自身 CIK 细胞治疗转移性肾细胞癌、结肠癌和淋巴瘤的 I 期临床试验，此后国内外陆续开展了 CIK 细胞治疗恶性肿瘤的临床试验。CIK 细胞可作为单独的治疗方法，也可以作为与外科手术、放射治疗、化疗相结合的治疗方法。临床试验结果表明：采用 CIK 细胞治疗恶性肿瘤可明显延长患者半年、1 年、2 年生存率及中位生存时间，可延长患者的无进展生存期，减轻化疗导致的不良反应，改善患者生活质量；CIK 细胞治疗不会产生严重的不良反应，仅有轻度发热、寒战等。

CIK 细胞已经用于妇科肿瘤的治疗。2006 年，孟凡东等采用自体 CIK 细胞治疗 5 例卵巢癌术后患者，观察治疗前后患者外周血淋巴细胞亚群的变化，发现 CIK 细胞治疗可以提高卵巢癌患者的细胞免疫功能，从而增强对肿瘤细胞的杀伤作用。2007 年，Kim 等研究证实了 CIK 细胞在体内外的抗卵巢癌效果，在效靶比为 30 : 1 的情况下，CIK 细胞对人卵巢癌细胞 SKOV3 的杀伤率为 45%。2008 年，朱建平等采用 CIK 细胞治疗 19 例中晚期卵巢癌患者，其中 7 例无法手术，5 例术后出现腹腔转移。在终止化疗后 15d 静脉输注 CIK 细胞，每 2 日输注 1 次，5 次为 1 个疗程，每例平均 2 个疗程。结果完全缓解 1 例，部分缓解 3 例，好转 6 例，稳定 5 例，进展 4 例。有效率 21.5%。治疗后 12 例生命质量提高。2010 年，陈义敏等选择 22 例妇科肿瘤患者进行 CIK 细胞治疗，其中卵巢癌 11 例，子宫癌 11 例。在 11 例卵巢癌中，Ⅱ 期 2 例，Ⅲ～Ⅳ 期 9 例，失访 5 例，近期疗效评价部分缓解 4 例，有效率为 66.67%。

3. DC 与 CIK 联合应用治疗妇科肿瘤　将 DC 与 CIK 细胞共培养，能够增强 CIK 细胞的细胞毒作用。临床研究提示，DC+CIK 细胞共培养作为化疗的辅助治疗方法，或在化疗后使用，可延长恶性肿瘤患者的无进展生存期，改善化疗结果。2010 年，重庆市肿瘤研究所的杨涛等选择 110 例晚期实体瘤患者（其中卵巢癌 14 例），分离外周血单个核细胞制备产生 DC 和 CIK 细胞，并采用自体肿瘤细胞或外源性肿瘤细胞抗原致敏 DC，然后将 DC 与 CIK 细胞共培养并回输患者进行治疗。结果 42 例可评价病灶的患者中，2 例完全缓解，9 例部分缓解，15 例疾病稳定；37 例不可评价病灶的患者中，25 例患者有效，与治疗前相比，治疗后免疫功能及肿瘤标志物有一定程度改善。2011 年，陈芸等利用人卵巢癌细胞 SKOV3 冻融抗原冲击卵巢癌患者腹水来源的 DC，再以致敏 DC 诱导外周血来源的 CIK 细胞，结果 DC+CIK 细胞共培养后对 SKOV3 细胞的杀伤率较单 CIK 细胞的杀伤率明显提高。

（二）肿瘤浸润淋巴细胞

在黑色素瘤、结肠癌和卵巢癌患者中的研究证实，肿瘤组织中存在的肿瘤浸润淋巴细胞（tumor infiltrating lymphotype, TIL）与患者的临床结局较好呈相关性，因此可从肿瘤组织中分离这种淋巴细胞，经过离体培养扩增后作为肿瘤特异性 T 细胞用于过继性免疫治疗。新鲜分离到的 TIL 的抗肿瘤活性低下，经过 IL-2 体外培养或体内激活，TIL 的活性明显增加。在体外 IL-2 的刺激下，TIL 可快速增殖并可长期传代培养，所扩增的细胞 80%～90% 为成熟的 T 细胞，此时的 T 细胞在丝裂原 PHA 的刺激下增殖反应强烈。TIL 的表型以 CD4 和 CD8 为主，因此主要是淋巴细胞。

美国国家癌症研究所的 Rosenberg 等是这种治疗策略的开创者，他们在 1988 年首次应用 TIL 治疗 20 例转移性黑色素瘤，取得了较好效果。早期研究采用的方法是将黑色素瘤的肿瘤组织消化为单细胞悬液后分离 TIL，然后进行单一的细胞培养扩增。目前已经采用改良的 TIL 制备程序，包括将肿瘤切成小的碎片并建立多重培养方法，一般可顺利地从同一肿瘤标本中扩增到几种不同的 TIL 培养细胞，这些细胞在抗原特异性和反应性上存在质量和数量的差异。此外，在 T 细胞刺激抗体 OKT3 和 IL-2 作用下这些具有高度抗自身肿瘤细胞特异性的培养细胞可快速扩增。采用这种方法，只需 5 周就可获得总数 10^{10}～10^{11} 的 TIL 细胞。

基于过继性转移自身 TIL 治疗转移性黑色素瘤患者的客观反应率高达 50%，在发现卵巢肿瘤中也存在 TIL 后，便开始采用体外扩增的 TIL 过继免疫治疗卵巢癌患者。1991 年，Aoki 等初步试验应用于治疗晚期或复发性卵巢癌，在静脉单次注射环磷酰胺后，过继转移在体外采用 IL-2 扩增的 TIL，结果患者产生高反应率。在 7 例仅采用过继转移 TIL 治疗的患者中，

1 例完全缓解，4 例部分缓解。与之相比，过继性转移 TIL 联合顺铂化疗，10 例中 9 例客观反应（7 例完全缓解，2 例部分缓解）。而在一项 1994 年完成的研究中，使用从实体转移灶或恶性积液中分离的 TIL 并在体外扩增，治疗 8 例晚期上皮性卵巢癌患者，所获得主要为 CD4$^+$ T 细胞，输注这些细胞的患者同时注射重组 IL-2。尽管作者报道了某些临床活性迹象，包括 2 例患者的腹水消退，但这项试验没有观察到客观的抗肿瘤反应。随后在 Fujita 完成的研究中，对 13 例经手术切除和化疗后已无可检出肿瘤的卵巢癌患者，输注 TIL 防止复发，对照组不输注 TIL。平均随访 3 年（TIL 组 36 个月，对照组 33 个月），TIL 组的 3 年无病生存率（82.1%）显著高于对照组（54.5%，$P < 0.05$）。因此认为对于经过手术和化疗后微小残留肿瘤的卵巢癌患者，TIL 能够显著延长无病生存期。

TIL 具有较高的抗肿瘤特异性，杀伤活性远高于 CIK 细胞，而且诱导活化后的 TIL 的杀伤活性不再依赖于 IL-2 的存在，因此在临床上的应用更具优势。TIL 的主要来源是手术切除获得的实体肿瘤组织和浸润淋巴结等，癌性腹水和胸腔积液也可分离出 TIL，但并非所有肿瘤患者都可分离到 TIL 细胞，尤其是晚期患者，因此限制了其适用范围。

（三）基因修饰的 T 细胞

尽管 TIL 已被成功地被应用于黑色素瘤的治疗，但是大多数肿瘤无法获得或难以分离 TIL，即便获得了也并不总是能够大量扩增肿瘤特异性 CTL，因此限制了这种方法的使用。转基因 T 细胞无疑是一种很好的替代选择，随着免疫学和反转录病毒技术的发展，使得 T 细胞受体（TCR）或嵌合抗原受体（chimeric antigen receptor, CAR）能够在 T 细胞表面稳定的表达，从而使其特异性重新指向肿瘤抗原，或增加 T 细胞对肿瘤及其基质产生的抑制性配体的耐受，从而克服 TIL 的某些限制。2013 年，CAR-T 细胞治疗作为一种全新的治疗方法被《科学》杂志评为全球十大科技创新之首。

1. TCR T 细胞　T 细胞的抗原特异性来源于一个由两个免疫球蛋白样蛋白组成的异源双聚体复合物，其组成了 TCR 复合物的一部分。在载体技术方面取得的进展，可将这些 TCR 克隆转入 T 细胞中，使这些 T 细胞因携带肿瘤特异性而成为特异性肿瘤杀伤细胞。1999 年，Nishimura 等用编码 TCR 的反转录病毒载体转染正常的外周血淋巴细胞来源的 T 细胞，使得这些 T 细胞可以很好地识别表达相应抗原的肿瘤细胞；这些转染的 T 细胞有多种功能，包括分泌细胞因子和直接溶解肿瘤细胞。动物实验证实，经 TCR 转染的 T 细胞可以明显抑制肿瘤的生长，而且转染的 T 细胞主要集中在肿瘤部位，证明了其具有的肿瘤特异性。

首个利用 TCR 转染 T 细胞的临床试验是在转移性黑色素瘤患者中进行的。从具有抗肿瘤活性的 TIL 中克隆 MART-1 特异性 TCR 的基因，将其转染受试患者的外周血 T 细胞。这些 MART-1 特异性 T 细胞在回输患者体内后存活了数个月，但 31 例患者中只有 4 例（13%）出现少许临床反应，分析可能必须具有较高靶抗原亲和力的 TCR 才能获得与自然发生 TIL 相似的临床反应率。Johnson 等从人 T 细胞中克隆到 1 个高亲和力 TCR，可识别 HLA-A2 限制性 MART-1 表位。利用 HLA-A2 转基因小鼠，还克隆到 1 个高亲和力小鼠 TCR，可识别 gp100 的 154～162 表位。在 20 例接受高亲和力 MART-1 TCR 的患者中，6 例（30%）达到黑色素瘤临床消退。尽管数量少，但似乎高亲和力的 TCR 与低亲和力 TCR 相比具有更好的临床反应率。将高亲和力小鼠 gp100 TCR 转移到患者 T 细胞中，16 例患者中观察到 3 例出现临床反应（19%）。

尽管携带 *TCR* 基因的 T 细胞特异性较高，研究结果令人鼓舞，但这些反应率仍然远低于采用自然发生 TIL 治疗转移性黑色素瘤所获得的超过 50%的反应率。高亲和力 TCR 还会破坏皮肤、眼睛和耳的正常黑色素细胞，甚至需要局部使用类固醇治疗葡萄膜炎和听力丧失。此外，TCR 基因导入技术的难度较大，因为一个功能性 TCR 同时需要 TCR 的 α 和 β 链，将这些基因转移到 T 细胞中，必须通过两种不同的反转录病毒载体，需要进行两次单独的转染，或采用含一个内部核糖体进入位点或一个病毒 2A 序列的单一载体，才能高水平地表达两条链。再者，转基因 TCR 和内源性 TCR 之间的错配可能导致不想要的特异性，并且减少转基因对的表达，导致 T 细胞对肿瘤的亲和力降低。最后，使用克隆 TCR 基因意味着肿瘤杀伤作用是 HLA 限制性的，因此限制了其应用于已经克隆了高亲和力 TCR 的具有常见 HLA 型的患者。

2. CAR-T 细胞

（1）CAR 的基本结构和原理：CAR 本质上是由不同蛋白功能结构域串联所形成的膜蛋白，CAR-T 可分为胞外区、跨膜区和胞内区三个部分。胞外区由负责靶向定位抗原的单链抗体结构域和提供伸展性的铰链区组成。单链抗体由轻链可变区、重链可变区及它们之间的 15 个氨基酸（Gly_4Ser）$_3$ 接头组成。铰链区通常来源于 CD8 或 IgG。而跨膜区为 CD8 或 CD28。目前，通过胞内区结构域的不同，将 CAR 分为三代。

第一代 CAR 包括一个细胞外抗原识别区、一个铰链区、一个跨膜区和一个来源于 TCR CD3-ζ 链的细胞内信号转导区，细胞外抗原识别区主要由来自单克隆抗体的单链可变区组成。单链可变区片段与其同源配体结合后，信号通过 CD3-ζ 链传输，导致 T 细胞激活。因为抗原识别是通过抗体-配体相互作用进行的，所以 CAR 可被用于任何患者而与 HLA 型别无关。此外，CAR 能够识别 MHC Ⅰ 类分子下调的肿瘤，制备的 CAR 实际上可以针对细胞表面表达的任何肿瘤相关抗原（包括糖类和糖脂）及在正常组织上很少表达的抗原。迄今完成了多项使用 CAR 治疗癌症的 Ⅰ 期试验，在大部分早期研究中，临床反应较小，推测表达 CAR 的 T 细胞持续时间有限是影响抗肿瘤效果的主要障碍。表达第一代 CAR 的 T 细胞只接收 CD3-ζ 的刺激，缺少共刺激信号，激活不完全，这被认为是其在体内持续存在时间有限的主要原因。

第二代 CAR 在 CD3-ζ 链之外增加 CD28 信号转导结构域，与表达第一代 CAR 的 T 细胞相比，第二代 CAR-T 细胞被表达同源抗原的靶细胞刺激后，细胞增殖和分泌重要细胞因子（如 IFN-γ、IL-2 和 TNF-α）均有所增加，而且在体内持续时间较长，并且表现出优异的体内抗肿瘤活性。第三代 CAR 在 CD28 和 CD3-ζ 结构域之间插入一个额外的信号转导结构域（OX40 或 4-1BB），临床前研究表明第三代 CAR 可使体内肿瘤明显消退，因为分泌的细胞因子、细胞扩增和持续时间均得到提高。目前第二代和第三代各自已有临床试验的应用，但增加共刺激结构域的数量并非没有风险，已经报道在接受第二代或第三代基因修饰 CAR-T 细胞治疗的患者中出现 2 例死亡，其确切原因还不清楚，可能与第二代和第三代 CAR 很容易被触发而产生的细胞因子风暴有关。

最新改良设计的第四代 CAR-T 表现出了克服免疫抑制微环境的能力，有望成为实体肿瘤治疗中的重要手段。第四代 CAR-T 是在第二/第三代 CAR-T 的基础上表达一些关键的细胞因子，如 IL-12。IL-12 被誉为 T 淋巴细胞的第三信号分子，可见其对 T 细胞功能的重要性。全身注射 IL-12 会引起严重的炎症副作用，但通过 CAR-T 细胞来实现局部表达后，可以在肿瘤病灶处招募 NK 细胞，或直接逆转被耗竭的肿瘤浸润性 T 淋巴细胞，从而有效克服肿瘤免疫抑制微的环境。

（2）CAR-T 细胞治疗恶性血液病的临床试验：目前 CAR-T 细胞治疗的临床试验主要集

中在恶性血液病，其中研究最多的是 CD19 这个靶标，CD19 特异性表达于 B 细胞及 B 细胞前体细胞，而造血干细胞及非造血细胞则不表达。许多临床数据显示抗 CD19 CAR-T 细胞治疗急性 B 淋巴细胞性白血病（B cell acute lymphoblastic leukemia，B-ALL）的完全缓解率超过 90%其中 1 例患者体内 CAR-T 细胞至少存在超过 10 年之久，这预示着 CAR-T 细胞可能就是一种"活着的药物"。同时临床试验也发现 CD19 基因表达下调或基因突变会导致 B-ALL 的复发率提高。针对其他靶点（CD20、CD22）的临床试验也在开展中，靶向两个目标分子的双靶标 CAR-T 细胞治疗可能会提高疗效。

对于多发性骨髓瘤等非 B 细胞性恶性血液肿瘤，也有一些新的靶点分子可被应用于 CAR-T 细胞治疗。B 细胞成熟抗原（B cell maturation antigen，BCMA）在多发性骨髓瘤细胞中高表达，BCMA-CAR-T 细胞在异种移植模型中可以杀死人的多发性骨髓瘤细胞。恶性髓系血液病的治疗在过去几十年均未取得很大进展，可能 CAR-T 治疗方法将改善这种现状。但由于 CD33、CD123 在正常的血液干细胞中也表达，有研究者提出可以将 CAR-T 治疗和骨髓移植手术结合使用。

（3）CAR-T 细胞治疗实体瘤的临床试验：已开展了很多针对实体瘤的 CAR-T 细胞治疗临床试验。尽管 CD19 特异性的 CAR-T 细胞在治疗淋巴瘤方面取得了很好的效果，但在实体瘤中遇到了很大的挑战。这主要源于实体瘤在漫长的形成过程中，在肿瘤细胞周围营造了一个免疫抑制性微环境，另外，大部分针对实体瘤的靶点分子在正常组织中也有表达。临床试验主要集中在以下几个靶点：靶向 HER-2 治疗 HER-2 过表达的实体瘤；靶向 GD-2 治疗成神经细胞瘤和黑色素瘤；靶向 EGFR 治疗胶质瘤。其他的 TAA 主要还有 Mesothelin、PSMA、GPC3、MET、CEA、MUC1 和 MUC16 等。

在卵巢癌患者中完成了一项第一代 CAR-T 细胞的研究，利用整合了抗 FRα 单链抗体与 Fc 受体 γ 链信号区的嵌合基因对自身 T 细胞进行基因修饰，获得对卵巢癌相关抗原 FRa 具有反应性的 T 细胞。14 例患者输注了这种 T 细胞，尽管研究是安全的，但结果令人失望，没有肿瘤缩小出现，分析可能是转基因 CAR 低表达及转染 T 细胞持续时间太短所造成的。为解决时间短的问题，Song 等构建了携带 CD3-ζ 结构域和 4-1BB 共刺激分子信号结构、可识别 FRα 的 CAR，并进行了动物实验，期待能够改善卵巢癌的治疗。

此外，Sun 等利用多步骤重叠延伸 PCR 方法构建了一种新型的人源化 HER2 CAR，含有抗原特异性单克隆抗体的 chA21 单链可变区片段和 T 细胞的胞内信号转导链 CD28 和 CD3-ζ，通过转移编码这种 CAR 的基因制备了 HER2 CAR-T 细胞。研究证明这种新型 HER2 特异性 CAR-T 不仅能够在体外识别和杀死 HER2$^+$ 的乳腺和卵巢癌细胞，还能诱导体内的乳腺癌退化。

（朱培元）

参 考 文 献

陈文敏，柳露，孟明耀，等，2010. CIK 细胞治疗妇科肿瘤的临床研究. 昆明医学院学报，（12）：45-48.

陈芸，刘晓健，胡素英，2011. 卵巢癌腹水自体抗原致敏 DC-CIK 过继转移治疗的应用研究. 实用临床医药杂志，15（7）：51-54.

孟凡东，隋承光，王晓华，等，2006. 卵巢癌患者自体细胞因子诱导杀伤细胞治疗前后免疫功能的检测与分析. 中国实用妇科与产科杂志，22（6）：424-426.

夏建川，2011. 肿瘤生物治疗基础与临床应用. 北京：科学出版社.

宣恒华，赵卫东，2011. 树突状细胞疫苗在妇科肿瘤免疫治疗中的研究进展. 国际免疫学杂志，34（1）：32-35.

杨涛，邵江河，李启英，等，2010. 树突状细胞联合 CIK 细胞应用于晚期恶性实体瘤治疗的临床疗效观察. 肿瘤，30（8）：700-705.

易拓，牛伟新，2011. 基因修饰的树突状细胞疫苗诱导抗肿瘤免疫.国际外科学杂志，38（11）：767-770.

朱建平，朱寿兴，朱美萍，等，2008. CIK 细胞辅助治疗卵巢癌的临床疗效.江苏医药，34（4）：404-405.

Aoki Y, Takakuwa K, Kodama S, et al, 1991. Use of adoptive transfer of tumor-infiltrating lymphocytes alone or in combination with cisplatin-containing chemotherapy in patients with epithelial ovarian cancer. Cancer Res, 51(7):1934-1939.

Balar AV, Weber JS, 2017. PD-1 and PD-L1 antibodies in cancer: current status and future directions. Cancer Immunol Immunother, 66(5):551-564.

Brossart P, Wirths S, Stuhler G, et al, 2000. Induction of cytotoxic T-lymphocyte responses in vivo after vaccinations with peptide-pulsed dendritic cells. Blood, 96(9): 3102-3108.

Chiang CL, Kandalaft LE, Coukos G, 2011. Adjuvants for enhancing the immunogenicity of whole tumor cell vaccines. Int Rev Immunol, 30(2-3): 150-182.

Chiang CL, Ledermann JA, Aitkens E, et al, 2008. Oxidation of ovarian epithelial cancer cells by hypochlorous acid enhances immunogenicity and stimulates T cells that recognize autologous primary tumor. Clin Cancer Res, 14(15): 4898-4907.

Chu CS, Boyer J, Schullery DS, et al, 2012, 2009. Phase Ⅰ/Ⅱ randomized trial of dendritic cell vaccination with or without cyclophosphamide for consolidation therapy of advanced ovarian cancer in first or second remission. Cancer Immunol Immunother, 61(5): 629-641.

Coosemans A, Vanderstraeten A, Tuyaerts S, et al, 2013. Immunological response after WT1 mRNA-loaded dendritic cell immunotherapy in ovarian carcinoma and carcinosarcoma. Anticancer Res, 33(9):3855-3859.

Coosemans A, Vergote I, Van Gool SW, 2013. Dendritic cell-based immunotherapy in ovarian cancer. Oncoimmunology, 2(12):e27059.

Curiel TJ, 2013. Cancer Immunotherapy. New York：Springer.

Dudley ME, Wunderlich JR, Yang JC, et al, 2005. Adoptive cell transfer therapy following non-myeloablative but lymphodepleting chemotherapy for the treatment of patients with refractory metastatic melanoma. J Clin Oncol, 23(10):2346-2357.

Fesnak AD, June CH, Levine BL, 2016. Engineered T cells the promise and challenges of cancer immunotherapy. Nat Rev Cancer, 16(9):566-581.

Freedman RS, Edwards CL, Kavanagh JJ, et al, 1994. Intraperitoneal adoptive immunotherapy of ovarian carcinoma with tumor-infiltrating lymphocytes and low-dose recombinant interleukin-2: a pilot trial. J Immunother Emphasis Tumor Immunol, 16(3):198-210.

Fujita K, Ikarashi H, Takakuwa K, et al, 1995. Prolonged disease-free period in patients with advanced epithelial ovarian cancer after adoptive transfer of tumor-infiltrating lymphocytes. Clin Cancer Res, 1(5):501-507.

Gong J, Koido S, Calderwood SK, 2008. Cell fusion: from hybridoma to dendritic cell-based vaccine. Expert

Rev Vaccines, 7(7): 1055-1068.

Gong J, Nikrui N, Chen D, et al, 2000. Fusions of human ovarian carcinoma cells with autologous or allogeneic dendritic cells induce antitumor immunity. J Immunol, 165(3): 1705-1711.

Grupp SA, June CH, 2011. Adoptive cellular therapy. Curr Top Microbiol Immunol, 344:149-172.

Hernando JJ, Park TW, Fischer HP, et al, 2007. Vaccination with dendritic cells transfected with mRNA-encoded folate-receptor-a for relapsed metastatic ovarian cancer. Lancet Oncol,8(5):451-454.

Hernando JJ, Park TW, Kubler K, et al, 2002. Vaccination with autologous tumour antigen-pulsed dendritic cells in advanced gynaecological malignancies: clinical and immunological evaluation of a Phase I trial. Cancer Immunol Immunother, 51(1): 45-52.

Homma S, Sagawa Y, Ito M, et al, 2006. Cancer immunotherapy using dendritic/tumour-fusion vaccine induces elevation of serum anti-nuclear antibody with better clinical responses. Clin Exp Immunol, 144(1): 41-47.

Johnson LA, Morgan RA, Dudley ME, et al, 2009. Gene therapy with human and mouse T-cell receptors mediates cancer regression and targets normal tissues expressing cognate antigen. Blood, 114(3):535-546.

Kandalaft LE, Chiang CL, Tanyi J, et al, 2013. A Phase I vaccine trial using dendritic cells pulsed with autologous oxidized lysate for recurrent ovarian cancer. J Transl Med, 11:149.

Kandalaft LE, Powell DJ Jr, Coukos G, 2012. A phase I clinical trial of adoptive transfer of folate receptor-alpha redirected autologous T cells for recurrent ovarian cancer. J Transl Med, 10:157.

Kantoff P W, Higano CS,shore ND, et al, 2010. Sipuleucel T immunotherapy for castration-resistant prostate cancer. N Engl J Med, 363(5):411-422.

Kershaw MH, Westwood JA, Parker LL, et al, 2006. A phase I study on adoptive immunotherapy using gene-modified T cells for ovarian cancer. Clin Cancer Res, 12(20 Pt 1): 6106-6115.

Kim HM, Kang JS, Lim J, et al, 2007. Inhibition of human ovarian tumor growth by cytokine-induced killer cells. Arch Pharm Res, 30(11):1464-1470.

Lim WA, June CH, 2017. The Principles of Engineering Immune Cells to Treat Cancer. Cell, 168(4): 724-740.

Loveland BE, Zhao A, White S, et al, 2006. Mannan-MUC1-pulsed dendritic cell immunotherapy: a Phase I trial in patients with adenocarcinoma. Clin Cancer Res, 12(3 Pt 1):869-877.

Mantia-Smaldone GM, Corr B, Chu CS, 2012. Immunotherapy in ovarian cancer. Human Vaccines & Immunotherapeutics, 8(9): 1179-1191.

Morgan RA, Dudley ME, Wunderlich JR, et al, 2006. Cancer regression in patients after transfer of genetically engineered lymphocytes. Science, 314(5796): 126-129.

Okur FV, Brenner MK, 2010. Cellular immunotherapy of cancer. Methods Mol Biol, 651: 319-45.

Palucka K, Banchereau J, 2012. Cancer immunotherapy via dendritic cells. Nat Rev Cancer,2012,12(4): 265-277.

Peethambaram PP, Melisko ME, Rinn KJ, et al, 2009. A Phase I trial of immunotherapy with lapuleucel-T (APC8024) in patients with refractory metastatic tumors that express HER-2/neu. Clin Cancer Res, 15(18): 5937-5944.

Santin AD, Bellone S, Palmieri M, et al, 2008. Human papillomavinm type 16 and 18 E7-pulsed dendritic vell vaccination of stage Ⅰ B or Ⅱ A cervical cancer patients: a phase Ⅰ escalating-dose trial.J Virol, 82(4): 1968-1979.

Schlienger K, Chu CS, Woo EY, et al, 2003. TRANCE and CD40 ligand-matured dendritic cells reveal MHC class Ⅰ-restricted T cells specific for autologous tumor in late-stage ovarian cancer patients. Clin Cancer Res, 9(4): 1517-1527.

Schmidt-Wolf IG, Finke S, Trojaneck B, et al, 1999. Phase Ⅰ clinical study applying autologous immunological effector cells transfected with the interleukin-2 gene in patients with metastatic renal cancer, colorectal cancer and lymphoma. Br J Cancer, 81(6): 1009-1016.

Schmidt-Wolf IG, Negrin RS, Kiem HP, et al, 1991. Use of a SCID mouse/human lymphoma model to evaluate cytokine-induced killer cells with potent antitumor cell activity. J Exp Med, 174(1):139-149.

Schreiber RD, Old LJ, Smyth MJ, 2011. Cancer immunoediting: integrating immunity's roles in cancer suppression and promotion. Science, 331(6024): 1565-1570.

Shu S, Zheng R, Lee WT, et al, 2007. Immunogenicity of dendritic-tumor fusion hybrids and their utility in cancer immunotherapy. Crit Rev Immunol, 27(5): 463-483.

Song DG, Ye Q, Carpenito C, et al, 2011. In vivo persistence, tumor localization, and antitumor activity of CAR-engineered T cells is enhanced by costimulatory signaling through CD137(4-1BB). Cancer Res, 71(13):4617-4627.

Stiff PJ, Czerlanis C, Drakes ML, 2013. Dendritic cell immunotherapy in ovarian cancer. Expert Rev Anticancer Ther, 13(1): 43-53.

Sun M, Shi H, Liu C, et al, 2014. Construction and evaluation of a novel humanized HER2- specific chimeric receptor. Breast Cancer Res, 16(3):R61.

Sweis RF, Luke JJ, 2017. Mechanistic and pharmacologic insights on immune checkpoint inhibitors. Pharmacol Res, 120:1-9.

Tanyi JL, Chu CS, 2012. Dendritic cell-based tumor vaccinations in epithelial ovarian cancer: a systematic review. Immunotherapy, 4(10): 995-1009.

Wang S, Jia M，2016. Antibody Therapies in Cancer. Adv Exp Med Biol,909:1-67.

Wang Z, Wu Z, Liu Y, et al, 2017. New development in CAR-T cell therapy. J Hematol Oncol, 21; 10(1):53.

Yang F, Jin H, Wang J, et al, 2016. Adoptive Cellular Therapy (ACT) for Cancer Treatment. Adv Exp Med Biol, 909:169-239.

Yu Y, Pilgrim P, Zhou W, et al, 2008. rAAV/HER-2/neu loading of dendritic cells for a potent cellular-mediated MHC class Ⅰ restricted immune response against ovarian cancer. Viral Immunol, 21(4):435-442.

Zhao X, Wei YQ, Peng ZL, 2001. Induction of T cell responses against autologous ovarian tumors with whole tumor cell lysate-pulsed dendritic cells. Immunol. Invest, 30(1):33-45.

彩　　图

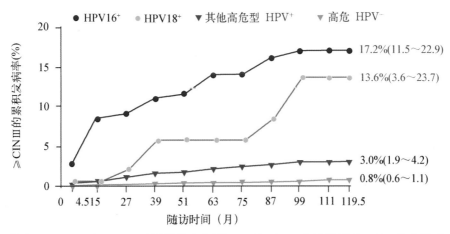

彩图 1　HPV16⁺，HPV18⁺及其他高危型 HPV⁺妇女 10 年随访发生≥CINⅢ的情况

引自 Journal of the National Cancer Institute，Vol. 97，No. 14，July 20，2005

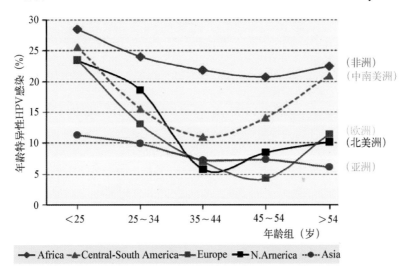

彩图 2　全球不同地区的年龄特异性 HPV 感染情况

引自 Vaccine 26S（2008）K1-K16

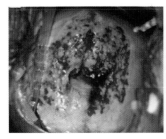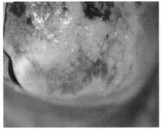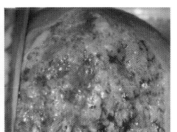

彩图 3　病例 1 阴道镜所见

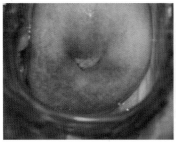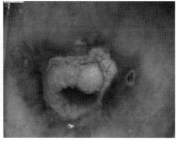

彩图 4　病例 2 阴道镜所见

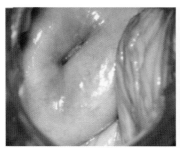

彩图 5　病例 3 阴道镜所见

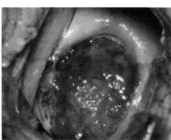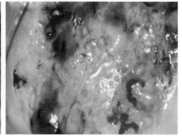

彩图 6　病例 4 阴道镜所见

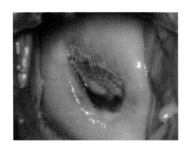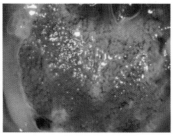

彩图 7　病例 5 阴道镜所见

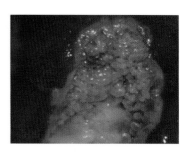

彩图 8　病例 6 阴道镜所见

彩图 9　子宫颈表面柱状上皮

彩图 10　孕妇子宫颈表面
增大的葡萄样结构的柱状上皮

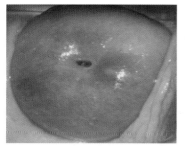

彩图 11　子宫颈表面鳞状上皮

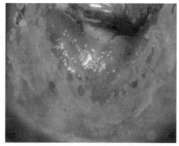

彩图 12　化生的鳞状上皮

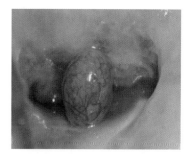

彩图 13　子宫颈纳氏囊肿

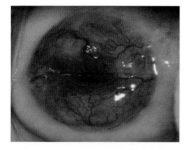

彩图 14　子宫颈表面树枝状血管

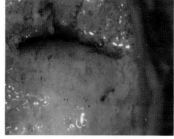

彩图 15　子宫颈表面第 1 与第 4 象限袖口状腺隐窝

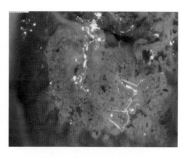

彩图 16　子宫颈表面第 2 与第 3 象限袖口状腺隐窝

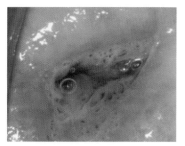

彩图 17　腺隐窝

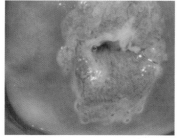

彩图 18　Ⅰ型转化区，正常阴道镜所见

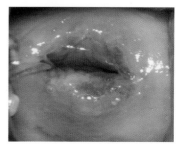

彩图 19　Ⅰ型转化区，子宫颈第 3 象限薄醋白上皮。阴道镜诊断：1 级病变

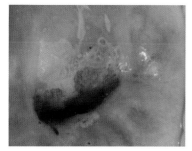

彩图 20　Ⅱ型转化区，子宫颈第 1 与第 4 象限薄醋白上皮。阴道镜诊断：1 级病变

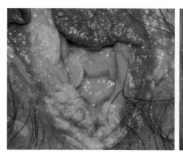

彩图 21　外阴、子宫颈并存上皮内瘤变

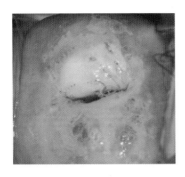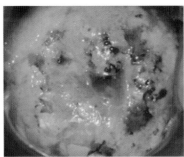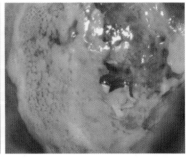

彩图 22　Ⅲ型转化区。子宫颈表面 4 个象限醋白上皮，在第 1 与第 4 象限处见内部边界标志。阴道镜诊断：2 级病变

彩图 23　Ⅲ型转化区。累及子宫颈 4 个象限的厚重醋白上皮，第 3 象限厚重醋白上皮卷曲，可见点状血管、袖口状腺开口隐窝及镶嵌。阴道镜诊断：2 级病变

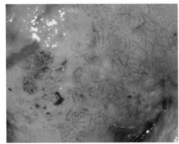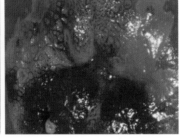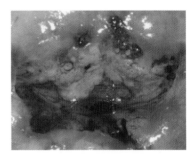

彩图 24　厚重醋白上皮，粗大镶嵌，点状血管

彩图 25　病变主要位于子宫颈管内，表现为粗镶嵌或厚醋白上皮

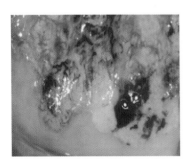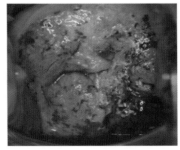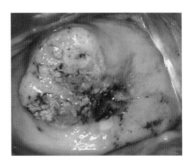

彩图 26　异型血管

彩图 27　Ⅲ型转化区，子宫颈表面 4 个象限厚醋白上皮及异型血管，其中第 2 与第 3 象限上皮卷曲、剥脱。阴道镜诊断：可疑浸润癌

彩图 28　子宫颈第 3 与第 4 象限外生性肿块，表面厚醋白上皮及异型血管。阴道镜诊断：可疑浸润癌

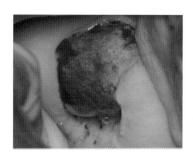

彩图 29　子宫颈上唇第 1 与第 4 象限交界处溃疡面。阴道镜诊断：可疑浸润癌

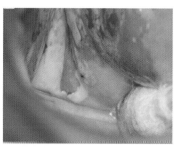

彩图 30　厚醋白上皮累及子宫颈及阴道穹部

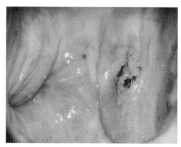

彩图 31　阴道残端 VAIN

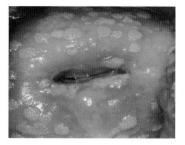

彩图 32　子宫颈表面湿疣

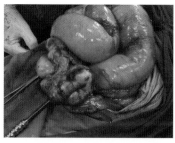

彩图 33　术后放疗引起的盆底粘连处小肠纤维化挛缩致近端小肠梗阻扩张

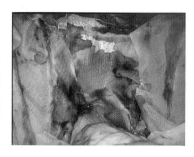

彩图 34　手术中在盆底创面应用防粘连膜屏障肠管

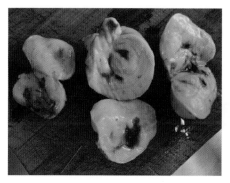

彩图 35　种植播散的良性子宫肌瘤

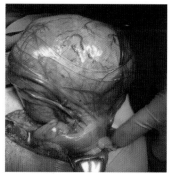

彩图 36　种植在小肠系膜的子宫肌瘤

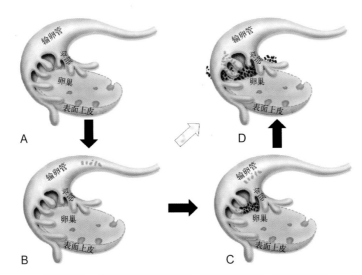

彩图 37　卵巢高级别浆液性癌的输卵管伞端起源学说

A. 正常输卵管上皮；B. 浆液性输卵管上皮内癌作为癌前病变；C. 输卵管伞部的浸润性乳头样浆液性癌；D. 卵巢癌的腹腔内播散

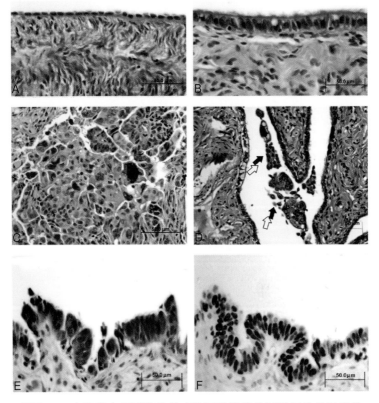

彩图 38　人卵巢高级别浆液性癌的可能致癌机制及相关分子变化

HE 染色：A. 正常卵巢上皮；B. 正常输卵管上皮；C. 卵巢高级别浆液性癌；D. 输卵管腔高级别浆液性癌(箭头示)；E. 输卵管原位浆液性癌；F. 免疫组化染色：输卵管原位浆液性癌 p53 强阳性表达

引自：Xiaoxiang Chen，et al. Hum Pathology，2013，44(11):2373-2384.

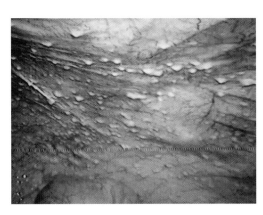

彩图 39　腹腔镜手术见腹膜表面粟粒样结节

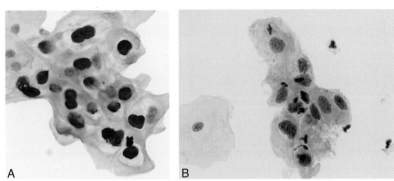

彩图 40　免疫组化 HPV-L1 蛋白

A.核阳性；B.核阴性

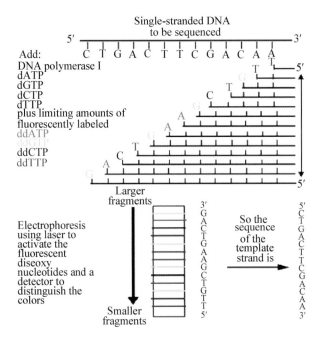

彩图 41　Sanger 测序原理

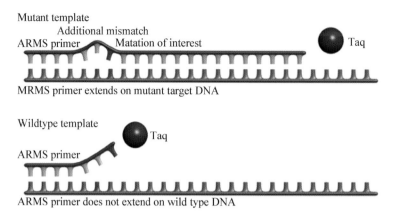

彩图 42　ARMS-PCR 检测突变原理

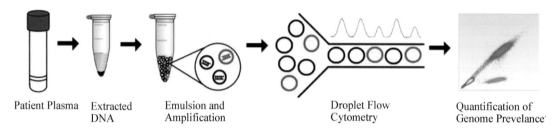

彩图 43　ddPCR 用于 ctDNA 基因检测

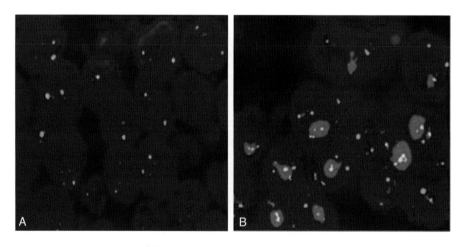

彩图 44　FISH 显示 *HER-2* 基因

A. 无扩增；B. 有扩增

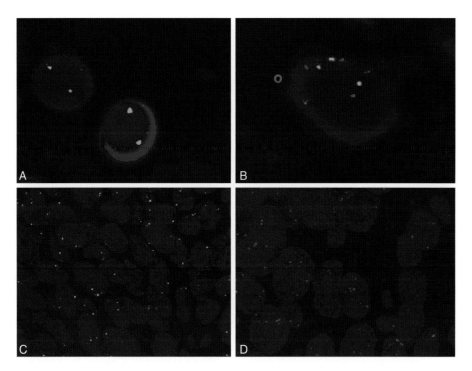

彩图 45 FISH 显示子宫颈 TCT 标本：A.*TERC* 扩增（ – ）；B.*TERC* 扩增（ + ）；

FISH 显示子宫颈石蜡标本；C.*TERC* 扩增（ – ）；D.*TERC* 扩增（ + ）

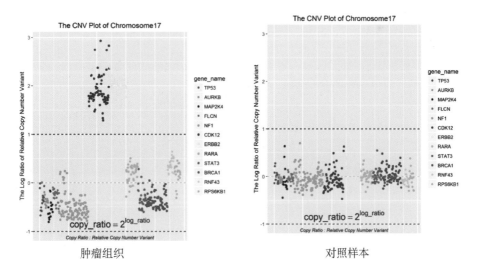

彩图 46 基于靶向捕获的 NGS 测序显示 ERBB2 和 CDK12 扩增

该肿瘤样本存在 ERBB2 和 CDK12 扩增，拷贝数为 8

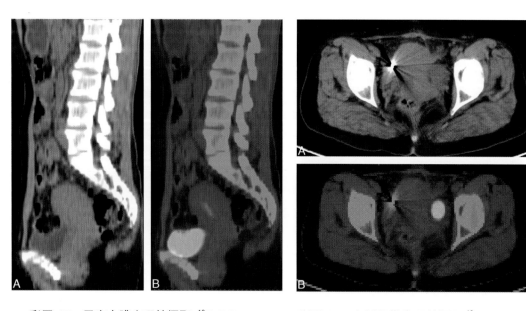

彩图 47　子宫内膜生理性摄取 ^{18}F-DG

　　A. 矢状位 CT 示子宫形态正常、密度均匀；
B. PET/CT 示子宫内膜 ^{18}F-DG 摄取增高，SUV
为 3.4

彩图 48　左侧卵巢生理性摄取 ^{18}F-DG

　　A. CT 示左侧附件区一囊状低密度影；
B. PET/CT 示低密度区 ^{18}F-DG 摄取明显增高，
SUV 为 5.9

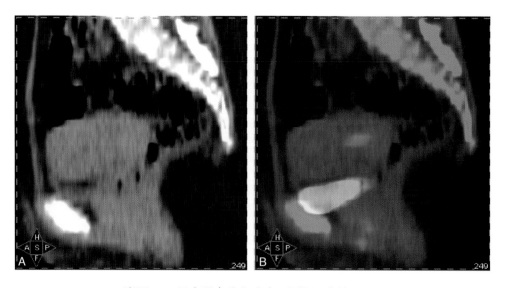

彩图 49　子宫颈高分化腺癌，浸润深度约 1mm

　　A. 矢状位 CT 示子宫颈未见明显异常；B. 矢状位 PET/CT 示子宫颈局部 FDG 代谢轻度增
高，SUV 为 2.8

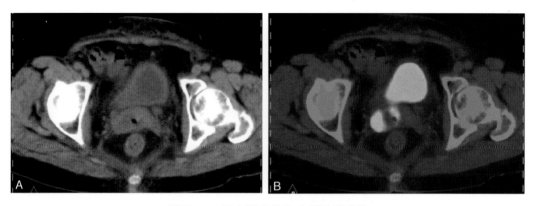

彩图 50　子宫颈癌放化疗后肿瘤残留

A. 横断位 CT 示子宫颈右侧部增厚；B. 横断位 PET/CT 示子宫颈右侧部 FDG 代谢增高，SUV 为 8.3

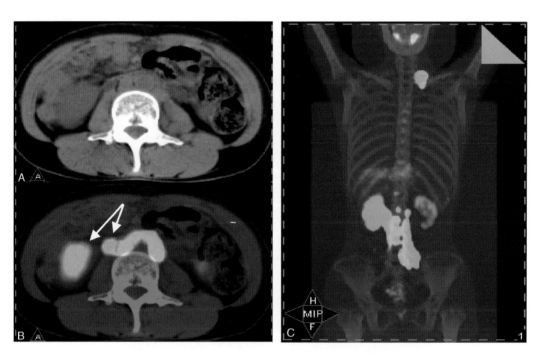

彩图 51　子宫颈中-低分化鳞状细胞癌术后多发转移

A. 横断位 CT 示腹膜后主动脉旁多发肿大淋巴结；B. 横断位 PET/CT 示腹膜后淋巴结 FDG 代谢明显增加，SUV$_{max}$ 为 18.7，并可见右肾盂、输尿管显影；C. 最大密度投影 PET/CT 示：左侧锁骨上、腹膜后多发肿大淋巴结及左锁骨局限性代谢增高（锁骨上淋巴结 SUV 为 16.0），均为转移灶

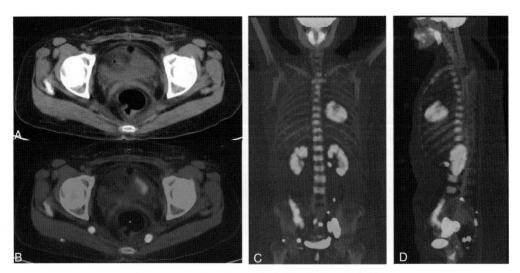

彩图 52　子宫颈鳞状细胞癌Ⅲ B 期术后多发转移

A. 横断位 CT 未见明显结节及肿块；B. 横断位 PET/CT 示双侧尾骨肌及右侧臀大肌可见结节状 FDG 代谢增高影，SUV_{max} 为 7.0；C、D. 最大密度投影冠状位及矢状位 PET/CT 示：腹膜后、左侧盆壁、腰骶尾部皮下及肌肉组织内、双侧臀肌、双侧尾骨肌及左闭孔内肌结节状 FDG 代谢增高灶，为转移灶

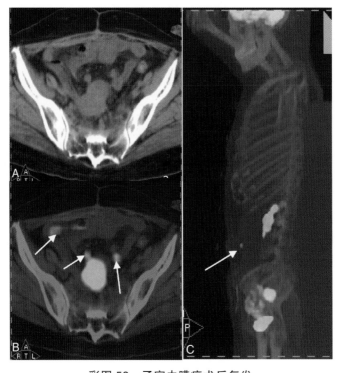

彩图 53　子宫内膜癌术后复发

A. 横断位 CT 示盆腔内见一软组织密度肿块；B. 横断位 PET/CT 示盆腔肿块 FDG 代谢明显增高，SUV 为 11.2，提示代谢活跃，盆腔肠道出现生理性摄取（↑）；C. 最大密度投影矢状位 PET/CT 示盆腔内 FDG 代谢增高肿块，腹壁瘘口 FDG 代谢增加，SUV 为 6.5，为慢性炎症（↑）

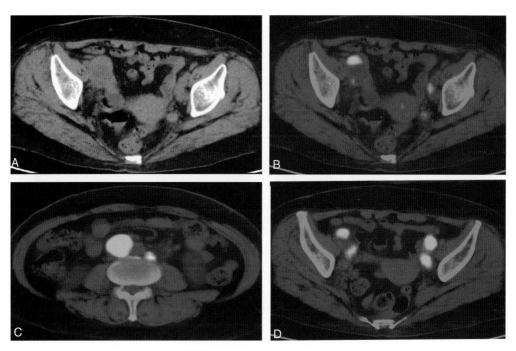

彩图 54　右侧卵巢癌伴双侧盆壁、腹膜后多发淋巴结转移

A. 横断位 CT 示盆腔内一软组织密度肿块；B. 横断位 PET/CT 示盆腔肿块 FDG 代谢明显增高，提示代谢活跃，盆腔肠道出现生理性摄取；C. 最大密度投影矢状位 PET/CT 示盆腔内 FDG 代谢增高肿块；D. 腹壁瘘口 FDG 代谢增加，提示慢性炎症

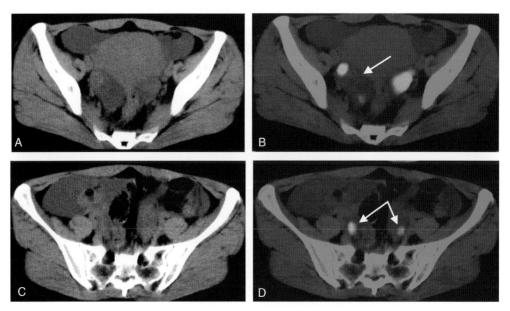

彩图 55　双侧卵巢低分化浆液性腺癌伴盆腔淋巴结转移

A. 横断位 CT 示双侧附件区囊实性肿块；B. 横断位 PET/CT 示右侧、左侧附件肿块实性部分 FDG 代谢明显增高，SUV 为 8.5，7.2，而囊性部分未见代谢增高（↑）；C. 横断位 CT 示盆腔内未见明显肿大淋巴结；D. 横断位 PET/CT 示双侧髂血管旁结节状 FDG 代谢增高，SUV 为 5.5，为转移性淋巴结（↑）

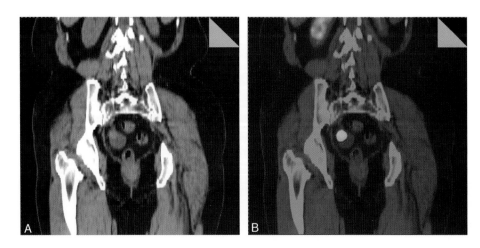

彩图 56　卵巢癌术后复发

A. 冠状位 CT 示右侧附件区囊实性结节；B. 冠状位 PET/CT 示右附件区病灶实性部分 FDG 代谢明显增高，SUV 为 12.1，囊性部分未见代谢增高

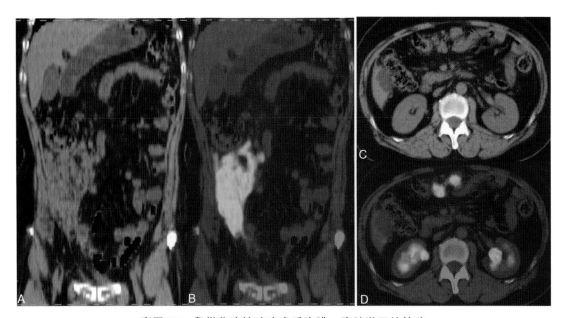

彩图 57　卵巢浆液性腺癌术后腹膜、腹腔淋巴结转移

A. 冠状位 CT 示右中下腹部腹膜呈饼状增厚；B. 冠状位 PET/CT 示增厚腹膜 FDG 代谢明显增高，SUV 为 7.0；C. 横断位 CT 示腹腔内见 2 枚肿大淋巴结；D. 横断位 PET/CT 示腹腔淋巴结 FDG 代谢增高，SUV 为 5.1

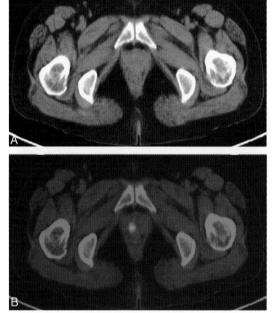

彩图 58　子宫内膜癌行全子宫、双附件切除术后阴道右侧部癌组织浸润

A. 横断位 CT 示阴道未见明显肿块；B. 横断位 PET/CT 示阴道右侧部局部 FDG 代谢增高，SUV 为 3.4

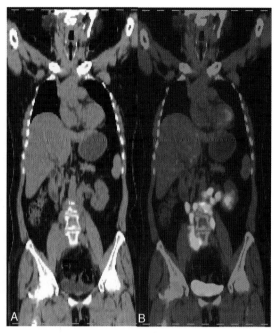

彩图 59　左侧输卵管癌术后腹膜后淋巴结转移

A. 冠状位 CT 示腹膜后多发肿大淋巴结；B. 冠状位 PET/CT 示腹膜后淋巴结 FDG 代谢明显增高，SUV 为 9.3

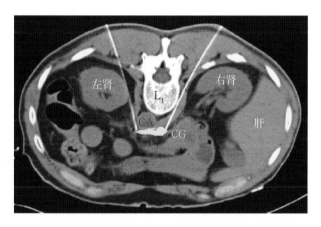

彩图 60　CT 引导下腹腔神经丛毁损

L_1. 第 1 腰椎；CA. 腹主动脉；CG. 腹腔神经丛

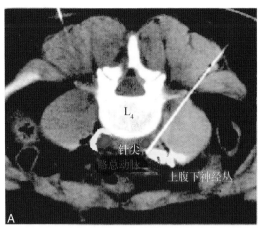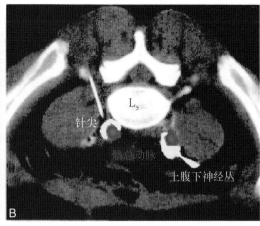

彩图 61 CT 引导下上腹下神经丛毁损

L_4. 第 4 腰椎；L_5. 第 5 腰椎

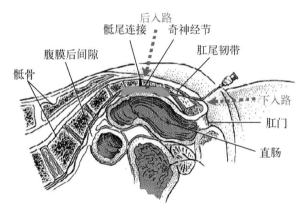

彩图 62 奇神经节毁损术穿刺

后入路. 骶尾连接处径路；下入路. 骶尾韧带径路

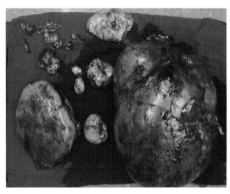

彩图 63 切除的肿瘤

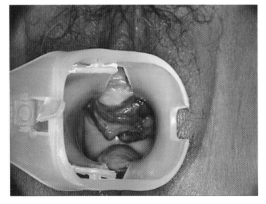

彩图 64 阴道前壁恶性黑色素瘤图像

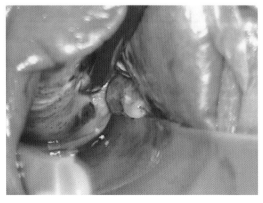

彩图 65 2 个疗程治疗后图像

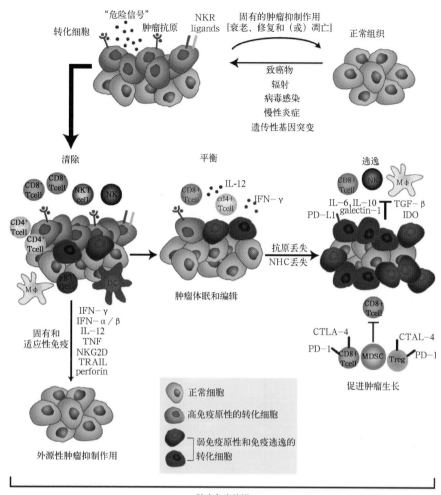

彩图 66 肿瘤免疫编辑（引自：Schreiber RD，et al. Science，2011，331: 1565-1570.）

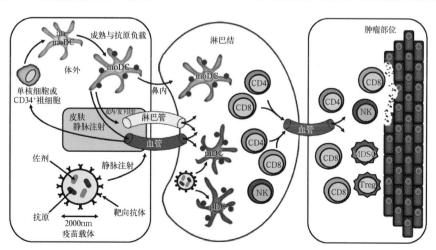

彩图 67 DC 肿瘤疫苗诱导肿瘤特异性 T 细胞

（引自：Curiel TJ. Cancer Immunotherapy. New York：Springer.，2013.）